JN244502

受験生の皆さんへ

　過去の問題に取り組む目的は、(1)出題傾向(2)出題方式(3)難易度(4)合格点を知り、これからの受験勉強に役立てることにあります。出題傾向などがつかめれば目的は達成したことになりますが、それを一歩深く進めるのが、受験対策の極意です。

　せっかく志望校の出題と取り組むのですから、本番に即した受験対策の場に活用すべきです。どうするのか。

　第一は、実際の入試と同じ制限時間を設定して問題に取り組むこと。試験時間が六十分なら六十分以内で挑戦し、時間配分を感覚的に身に付ける訓練です。

　二番目は、きっちりとした正答チェック。正解出来なかった問題は、正解できるまで、徹底的に攻略する心構えが必要です。間違えた場合は、単なるケアレスミスなのか、知識不足が原因のミスなのか、考え方が根本的に間違えていたためのミスなのか、きちんと確認して、必ず正解が書けるようにしておく。

　正答が手元にある過去問題にチャレンジしながら、正解できなかった問題をほったらかしにする受験生もいます。そのような受験生に限って、他の問題集をやっても、間違いを放置したまま、次の問題、次の問題と単に消化することだけに走っているのではないかと思います。過去問題であれ問題集であれ、間違えた問題は、正解できるまで必ず何度も何度も繰り返しチャレンジする。これが必勝の受験勉強法なことをお忘れなく。

入試問題検討委員会

【本書の内容】

1. 本書は過去 10 年間の問題と解答を収録しています。医学科の試験問題です。
2. 英語・数学・物理・化学・生物の前期及び後期の問題と解答を収録しています。尚、大学当局より非公表の問題は掲載していません。
3. 当社の本書解説執筆陣は、現在直接受験生を教育指導している、すぐれた現場の先生方です。
4. 本書は問題と解答用紙の微細な誤りをなくすため、実物の入試問題を各大学より提供を受け、そのまま画像化して印刷しています。

尚、本書発行にご協力いただきました先生方に、この場を借り、感謝申し上げる次第です。

大 阪 医 科 大 学

平成30年度

問 題 と 解 答

英　語

問題

前期試験

30年度

Ⅰ　以下の英文を読み，下線部(1)〜(4)を和訳せよ。ただし，(1)の "they" と(4)の "Both" が何を指すかを明らかにして訳すこと。

　　Thought, or reflection, is the mental act of discerning the relation between what we try to do and what happens in consequence. No experience having a meaning is possible without some element of thought. But we may contrast two types of experience according to the proportion of reflection found in them. All our experiences have a phase of "cut and try" in them — what psychologists call the method of trial and error. We simply do something, and when it fails, we do something else, and keep on trying till we hit upon something which works, and then we adopt that method as a rule-of-thumb[*1] measure in subsequent procedure. Some experiences have very little else in them than this process. In these cases, we see *that* a certain way of acting and a certain consequence are connected, but we do not see *how* they are. We do not see the details of the connection; the links are missing. Our discernment is very gross.

　　In other cases we push our observation farther. We analyze to see just what lies between so as to bind together cause and effect, activity and consequence. This extension of our insight makes foresight more accurate and comprehensive. The action which depends simply upon the trial and error method is at the mercy of circumstances; they may change so that the act performed does not operate in the way it was expected to. But if we know in detail upon what the result depends, we can look to see whether the required conditions are there. This method extends our practical control. For if some of the conditions are missing, we may, if we know what the needed conditions for an effect are, set to work to supply them; or, if they are likely to produce undesirable effects, we may eliminate some of the superfluous[*2] causes and economize effort.

　　In discovery of the detailed connections of our activities and what happens in consequence, the thought implied in cut and try experience is made explicit. Its quantity increases so that its proportionate value is very different. Hence the quality of the experience changes; the change is so significant that we may call this type of experience "reflective". The deliberate cultivation of this phase of thought constitutes "thinking". Thinking, in other words, is the intentional endeavor to discover specific connections between something which we do and the consequences which result, so that the two become continuous. The occurrence is now understood; it is explained; it is reasonable, as we say, that the thing should happen as it does.

　　Thinking is thus equivalent to an explicit rendering of the intelligent element in our experience. It makes it possible to act with an end in view. It is the condition of our having aims. As soon as an infant begins to expect he begins to use something which is now going on as a sign of something to follow; he is, in however simple a fashion, judging. For he takes one thing as evidence of something else, and so recognizes a relationship. Any future development, however elaborate it may be, is only an extending and a refining of this simple act of inference. All that the wisest man can do is to observe what is going on more widely and more closely and then select more carefully from what is noted just those factors which point to something to happen. The opposites to thoughtful action are routine and capricious[*3] behavior. The former accepts what has been customary as a full measure of possibility and omits to take into account the connections of the particular things done (it says, in effect, "let things continue just as I have found them in the past"). The latter makes the momentary act a measure of value, and ignores the connections of our personal action with the energies of the environment (it says, virtually, "things are to be just as I happen to like them at this instant"). Both refuse to acknowledge responsibility for the future consequences which flow from present action. Reflection is the acceptance of such responsibility.

（出典：John Dewey, *Democracy and Education: An Introduction to the Philosophy of Education*. The Macmillan Company. 1916. 一部変更あり）

　　[*1]rule-of-thumb: based on practice rather than theory　　　[*2]superfluous: more than sufficient or required

　　[*3]capricious: likely to change one's mood or behavior unexpectedly

Ⅱ　以下の英文を読み，下線部を和訳せよ。

Humans are unlikely to ever blow out more than 125 candles on their birthday cake, according to research that suggests that our lifespan has already hit its natural limit.

The oldest human who ever lived, according to official records, was 122-year-old Frenchwoman Jeanne Louise Calment, who died in 1997. Now a team of American researchers suggests she is unlikely to lose the top spot any time soon, as their (1) research shows that though more people reach old age each year, the ceiling for human lifespan appears to be stuck at around 115 years. "The chances are very high that we have really reached our maximum allotted lifespan for the first time," said Jan Vijg, co-author of the research.

Some scientists have previously claimed that the first person to reach 1,000 years old is likely to be alive today. But the new study suggests that is highly unlikely. The upshot, says Vijg, is that people should focus on enjoying life and staying healthy for as long as possible; "That's where we have to invest our money."

The notion of extending the human lifespan has captured imaginations for millennia. Among scientists, enthusiasm for the idea has grown in recent years with a host of Silicon Valley companies springing up to join academic institutions in making various attempts to work on issue of longevity.

But the new study describes how analysis of records from a number of international databases suggests there is a limit to human lifespan, and that we have already hit it. Using data for 41 countries and territories from the Human Mortality Database, the team found that life expectancy at birth has increased over the last century. That is due to a number of factors, including advances in childbirth and maternity care, clean water, the development of antibiotics and vaccines and other health measures. But while the proportion of people surviving to 70 and over has risen since 1900, the rate of improvements in survival differ greatly between levels of old age. Large gains are seen for ages 70 and up, but for ages 100 or more the rate of improvement drops rapidly. "For the oldest old people, we are still not very good at reducing their mortality rates," said Vijg.

The researchers also found that the maximum reported age at death rapidly increased between 1970 and the early 1990s, (2) rising by around 0.15 years every year, but it has remained stable at around 115 years since the mid-90s. The apparent limit to human lifespan, the authors say, is not due to a set of biological processes specifically acting to call time on*¹ life. Rather, it is a byproduct of a range of genetic programmes that control processes such as growth and development.

Henne Holstege from VU University, Amsterdam, who works on ageing of centenarians*², says the new study suggests "there seems to be a wall of mortality that modern medicine cannot overcome". "If you die from heart disease at 70, then the rest of your body might still be in relatively good health. So, a medical intervention to overcome heart disease can significantly prolong your lifespan," she said. "However, in centenarians not just the heart, but all bodily systems, have become aged and frail. If you do not die from heart disease, you die from something else." Medical interventions, she says, (3) cannot solve the problem of overall decline, with the only promising approach lying in slowing down the ageing process itself. But, she added, "It is however not yet clear if and how this can be accomplished."

（出典：*The Guardian*, 5 October 2016.　一部変更あり）

*¹call time on ... : decide that it is time to end ...　　　*²centenarian: a person who is 100 years old or older

Ⅲ　下線部を英訳せよ。

　我々は，様々なメディアを通じて，毎日のように新しい科学的発見のニュースに接している。　メディアによる科学への注目 (1) が高まっていることは，我々の科学的知識の向上に役立っていると思われるかもしれない。　しかし，最近発表されたある研究 (2) によれば，こうしたニュースのほぼ半数が，実験結果を誇張しているということだ。したがって，　科学ニュースを無批判に受 (3) け入れれば受け入れるほど，私たちは本来の科学的思考から遠ざかってしまう恐れがあることを自覚しなくてはならない。

数　学

問　題

30年度

$$\boxed{\text{前期試験}}$$

〔1〕　$f(x) = \dfrac{1}{27} x^3 (x-5)^2$ とする。

(1)　$y = f(x)$ のグラフの概形を，極値を調べて描け。ただし，変曲点は求めなくともよい。

(2)　$y = f(x)$ と $y = x$ の共有点はいくつあるか。

〔2〕　$a, b, c > 0$ とする。

(1)　不等式 $8abc \leqq (a+b)(b+c)(c+a)$ を示せ。

(2)　$x = b+c-a, \; y = c+a-b, \; z = a+b-c$ とするとき，a, b, c をそれぞれ x, y, z で表せ。

(3)　不等式 $(a+b-c)(b+c-a)(c+a-b) \leqq abc$ を示せ。

〔3〕　θ を $0 < \theta < \pi$ を満たす実数とする。空間内の4点

$$A(1, 0, 0), \; B(-1, 0, 0), \; C(\cos\theta, \sin\theta, 1), \; D(-\cos\theta, -\sin\theta, 1)$$

を頂点とする四面体 ABCD を考える。

(1)　四面体 ABCD を平面 $z = t \,(0 < t < 1)$ で切った切り口は平行四辺形であることを示し，2つの対角線の長さを θ と t を用いて表せ。

(2)　四面体 ABCD を z 軸の回りに回転させるとき，四面体が通過してできる立体の体積を θ を用いて表せ。

〔4〕　r を正の整数とする。親1人，子 r 人が次のようなゲームを行う。まず，子 r 人が一度ずつさいころを投げて，出た目（1〜6）を記入した券を受け取る。次に，$n \geqq 6$ として1から n までの番号が1つずつ書かれた n 枚の札を箱に入れ，親が1枚取り出して，その札の番号を k とする。$k > 6$ なら当たりは無し，$k \leqq 6$ なら番号 k の券を持っている子をすべて当たりとする。このとき次の確率はいくらか。

(1)　$k > 6$ である。

(2)　当たりがいない。

(3)　当たりが x 人（$1 \leqq x \leqq r$）いる。

〔5〕　$\triangle$ABC の内接円が辺 BC, CA, AB に接する点をそれぞれ A_1, B_1, C_1 とする。また，各辺の長さを $BC = a$, $CA = b$, $AB = c$ とし，$\dfrac{a+b+c}{2} = s$ とする。

(1)　長さ BA_1, CB_1, AC_1 を a, b, c を用いて表せ。ただし s も用いてよい。

(2)　AA_1 と BB_1 の交点を R とするとき，$\dfrac{AR}{RA_1}$ を a, b, c を用いて表せ。ただし s も用いてよい。

(3)　線分 AA_1, BB_1, CC_1 は点 R で交わることを示せ。

物　理

問題

前期試験

30年度

Ⅰ　直角三角形 ABC を断面とする質量 M[kg]の三角柱 P と，質量 m[kg]の小物体 Q がある。P は水平面 OD に BC 面が接するように置かれている（図 1）。AB，BC，AC の長さは，L[m]を単位として，それぞれ $3L$，$4L$，$5L$ である。重力加速度の大きさを g[m/s²]として，以下の問に M，m，g，L から必要な記号を用いて答えよ。ただし摩擦は全て無視する。

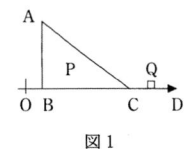

図 1

(1)　はじめに，B が原点 O と一致するように P を固定し，物体 Q を P の斜面上の A に置いた（図 2）。次に，P を固定したまま Q から静かに手を離したところ，Q は斜面を下りはじめた。このときの Q の AC 方向の加速度の大きさはいくらか。

(2)　Q から手を離しても，P に右向きの力を加えて一定の加速度で動かしつづければ，Q を A で静止させておくことができる。このとき P に加える右方向の力の大きさはいくらか。

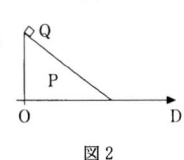

図 2

　　再び図 2 の状態にして，P を固定したまま Q から静かに手を離した。次に，Q が A から斜面を距離 $2L$ だけ下りたところで，P に右向きの力を加えて一定の大きさの加速度 a_0[m/s²]で動かした。すると Q が斜面を下る速さは徐々に減少し，ちょうど C に到達したところで反転して，それ以降 Q は斜面を上った。このとき A から観測した Q の加速度（斜面を下りる方向が正）を a_1[m/s²]とする。

(3)　a_1 はいくらか。

(4)　P が加速度の大きさ a_0 で動いているとき，A から観測した Q の運動方程式を考える。Q には鉛直下方の重力と，大きさ ma_0 の左向きの見かけの力（慣性力）が働くので，この慣性力と重力の斜面に平行な成分の和が Q を斜面に沿って動かす力となっている。これより，$ma_1 = (\ ①\ )a_0 + (\ ②\ )g$ が成立する。また，Q が P から受ける垂直抗力と，慣性力と重力の斜面に垂直な成分の和がつり合っている。垂直抗力の大きさを N[N]とすると，$N = (\ ③\ )a_0 + (\ ④\ )g$ が成立し，a_0 は $(\ ⑤\ )$，N は $(\ ⑥\ )$ となる。①～⑥にあてはまる式を答えよ。

(5)　Q が C に到達したとき，B は O からどれだけ離れているか。

(6)　P に加えられた右方向の力の大きさはいくらか。

Ⅱ　真空中に置かれた単位長さあたり N 巻きの長いソレノイドコイル（半径 R[m]）に電流 I[A]が流れ，コイル内部に磁束密度の大きさが B[T]の一様な磁場を形成している。真空の透磁率を μ[N/A²]とすると $B = \mu NI$ と表される。このコイルの中心軸を x 軸として，コイル内への入口を原点とし，コイル内部への方向を正とする。この x 軸に直交して y 軸，z 軸をとり，原点から質量 m[kg]，電荷 q[C]の粒子を，xy 平面上で x 軸の正の方向に対して $\theta\left(0 < \theta < \dfrac{\pi}{2}\right)$[rad]の角度で，コイル内部に入射する。重力の影響はないものとして以下の問に答えよ。

(1)　初速度 0 m/s の荷電粒子は，電位差 E[V]によって速さ v[m/s]まで加速されてコイル内部に入射した。v を m，E，q で表せ。

(2)　入射した荷電粒子に加わる力の x 軸方向の成分の大きさ F_x[N]と，これに垂直な yz 平面内の成分の大きさ F_{yz}[N]を，B，q，v，θ で表せ。

(3)　コイルに流れる電流が I_{min}[A]より小さければ，入射した荷電粒子はコイルに衝突してしまう。I_{min} を μ，N，m，q，v，R，θ で表せ。

(4)　原点から入射された荷電粒子がはじめて x 軸上に戻ったときの距離 X[m]を，B，m，v，q，θ で表せ。

(5)　コイルに流れる電流 I，および荷電粒子を加速した電位差 E と入射角 θ が分かっていれば，距離 X を測定することで荷電粒子の比電荷 q/m[C/kg]を求めることができる。比電荷 q/m を μ，N，I，E，X，θ で表せ。

Ⅲ 以下の（　　　）に適当な数値をいれよ。ただし，①②は整数，⑦⑩は分数，その他は有効数字2桁で表せ。なお気体定数は 8.3 J/(mol·K)，アボガドロ定数は 6.0×10^{23}/mol，電気素量は 1.6×10^{-19} C とする。

(1) ウランの同位体 $^{238}_{92}$U は，α 崩壊を（　①　）回，β 崩壊を（　②　）回行い，ポロニウムの同位体 $^{210}_{84}$Po になる。$^{210}_{84}$Po は，さらに 1.2×10^7 s の半減期 T で α 崩壊して，鉛の同位体になる。このとき放出される α 線のエネルギーは，5.3×10^6 eV である。

(2) 放射能の強さが X ベクレルの $^{210}_{84}$Po がある。T だけ時間が経過すると，放射能の強さは $\frac{1}{2}X$ ベクレルに減衰する。この間の平均の放射能の強さは，$0.72 X$ ベクレルである。$t = 0$ のとき，放射能の強さが 5.0×10^8 ベクレルの $^{210}_{84}$Po 原子は，$t = T$ までの間，平均して（　③　）ベクレルの放射能の強さで α 線を放出するので，放出された α 線の総数は（　④　）個になる。このことから，$t = 0$ では，$^{210}_{84}$Po は（　⑤　）個あったことがわかる。$t = 4T$ では，放射能の強さは（　⑥　）ベクレルに減衰する。このとき存在している $^{210}_{84}$Po と鉛の同位体の原子数比（$^{210}_{84}$Po/鉛 の同位体）は（　⑦　）である。$^{210}_{84}$Po を容積 2.0×10^{-5} m^3 の真空の容器に封入すると，放出された α 線は容器の壁に吸収され，α 線のエネルギーは容器の壁の温度を上昇させる。壁が受け取った熱エネルギーが，全く周囲に逃げることがないとすると，$t = T$ のとき容器の壁の温度は，$t = 0$ のときに比べて（　⑧　）℃上昇する。なお，容器の壁の質量は 2.5×10^{-2} kg，壁の比熱は 8.6×10^2 J/(kg·K) とする。

　実際には壁が受け取った熱は周囲に逃げ，容器の温度は外気温と同じとみなすことができる。壁に吸収された α 線は，近傍から電子を2個取り込んでヘリウム原子になり，容器の壁から容器内にしみ出してくる。すべてのヘリウム原子が容器にたまり，その気体の温度は常に外気温と同じ 300 K であるとすると，$t = T$ のとき，容器内のヘリウム気体の圧力は $P_0 = $（　⑨　）Pa となり，$t = 4T$ では，圧力は（　⑩　）$\times P_0$ となる。なお，ヘリウム気体は理想気体として考えよ。

Ⅳ 以下の問に答えよ。

(1) 発電所から遠く離れた村に送電線で電気が送られている。その村の4軒の家が同時に電気を使用すると，送電線で 0.5 % の電力損失が起こる。何軒が同時に電気を使用すると，電力損失は 10 % を超えるか。一軒当たりの使用電力は，すべて同じとする。

(2) 衛星が円軌道で地球を周回している。地球の質量を M[kg]，万有引力定数を G[N·m^2/kg^2]，円軌道の半径を R[m] とすると，衛星の速さ[m/s] はいくらか。

(3) 血圧 120 というのは，水銀柱の高さ 120 mm に相当する圧力である。これは，何 Pa に相当するか。なお，水銀の密度は，1.4×10^4 kg/m^3，重力加速度は 9.8 m/s^2 である。

(4) 下記の物理量の次元を，質量，長さ，時間の次元〔M〕，〔L〕，〔T〕を組み合わせて表せ。なお，R は気体定数，T は温度，q は電荷，B は磁束密度，r は電気抵抗，I は電流，P は圧力，V は体積，L はコイルのインダクタンス，C はコンデンサーの電気容量をそれぞれ表している。（例えば，$q^2 C^{-1}$ の次元は ML^{2}T^{-2} である）

　　　① RT　　　　② qB　　　　③ rI^2　　　　④ PV　　　　⑤ LC

(5) 断面積 0.49 m^2 の円筒容器に，大気と同じ圧力の空気を詰めてピストンで封をし，垂直に立てた。このとき，大気の圧力は 1.00×10^5 Pa，温度は 300 K であった。ピストンの上に 1.00×10^2 kg の重りをのせると，ピストンは下に移動して静止した。容器中の気体の温度を上昇させてピストンを元の位置に戻すには，気体の温度[K] をいくらにすればよいか。なお，重力加速度は 9.80 m/s^2，ピストンと容器の間の摩擦はなく，ピストンの質量は無視できるものとする。

化　学

問題 30年度

前期試験

〔注意〕 必要な場合には，次の値を用いよ。原子量 H：1，C：12，O：16，N：14　気体定数：8.31×10^3 Pa·L/(mol·K)

Ⅰ　窒素は（　ア　）個の価電子を持ち，そのうち（　イ　）個は不対電子である。このため，窒素の原子価は（　イ　）である。残りの2個の電子は（　ウ　）を形成する。アンモニアがH^+と結合してアンモニウムイオンとなるとき，アンモニアの窒素原子はH^+に対して（　ウ　）を一方的に与えて結合を形成する。このような結合を（　エ　）という。（　エ　）は図のように（　ウ　）を与える原子から（　ウ　）を受け入れる原子へ向かう矢印で表されることがある。このように表すと，矢印の結合は窒素の原子価に無関係となることがわかる。

典型元素 M を中心原子にもつオキソ酸$M(OH)_mO_n$において，M と OH の結合は単結合（M—OH）であり，M と O の結合は二重結合（M=O）または（　エ　）（M→O）である。M→O においては，酸素は2個の不対電子を電子対とすることで（　ウ　）を受け入れる場所を作っている。M の原子価を l とすると，l は M=O の数を2倍したものと M—OH の数の和に等しい。したがって，M=O の数は（　オ　）となり，M→O の数は（　カ　）となることがわかる。M→O では M から O へ電子が引き寄せられるため，M—OH の O と H の結合が切れやすくなる。一方，M—OH では O から M に電子が与えられるため，他の M—OH の O と H の結合が切れにくくなる。一般に$M(OH)_mO_n$の M→O の数から M—OH の数を引いた値が大きいほど O と H の結合が切れ（　キ　）くなるため，強い酸となる。

問1　（　ア　）〜（　キ　）に適切な語句，数字，あるいは数式を入れよ。なお，数式は l，m，n のうちから必要なものを用いること。

問2　N_2O_5は（　エ　）を2個有する。N_2O_5の構造を図のアンモニウムイオンの構造にならって記せ。

問3　以下のオキソ酸について，M→O の数を答えよ。また，問題文から判断されるこれらの酸の強さの順番を，強い方から順に1，2，3，…と番号で示せ。なお，同じ程度の強さと判断されるのが2組あるが，それらは同じ番号を記せ。

H_3BO_3　$HClO_4$　H_2CO_3　HNO_3　H_3PO_4　H_2SO_4

Ⅱ　次の文章を読み問いに答えよ。数値で解答するときは有効数字3桁で答えよ。

高分子化合物とは一般に分子量が1万以上の物質をいい，小さな構成単位が繰り返し結合した構造をしている。この構成単位となる小さな分子を（　ア　），多数の（　ア　）が次々に結合する反応を重合といい，生じた高分子化合物を（　イ　）という。高分子化合物は，炭素を主な骨格とする（　ウ　）高分子化合物と，ケイ素や酸素など炭素以外の原子を骨格とする（　エ　）高分子化合物に大別される。また，デンプン，セルロース，タンパク質など自然界に存在するものを（　オ　）高分子化合物といい，ビニロン，ナイロン66，ナイロン6，ポリエチレン，ポリスチレンなど人工的に合成されたものを（　カ　）高分子化合物という。ナイロン66は，分子式$C_6H_{16}N_2$で表される（　キ　）と分子式$C_6H_{10}O_4$で表される（　ク　）の（　ケ　）重合によって得られる。

問1　（　ア　）〜（　ケ　）に適切な語句を入れよ。

問2　下線部の反応について，同じ物質量の（　キ　）と（　ク　）を反応させて直鎖状のナイロン66が得られた。この反応を構造式と重合度 n を用いた化学反応式で示せ。構造式は次の例にならって記せ。ただし，ナイロン66は両末端の官能基も示すこと。解答は2段になってもよい。

$$HO-(CH_2)_2-OH \qquad H \left[O-(CH_2)_2-O-\overset{O}{\overset{\|}{C}}-\underset{\underset{\bigcirc}{|}}{CH}-CH_2-\overset{O}{\overset{\|}{C}} \right]_n OH$$

問3　ナイロン66の1.00 g を溶媒に溶かして100 mL とした溶液の浸透圧は，27℃ で 702 Pa であった。このナイロン66の平均分子量を求めよ。

問4　問3のナイロン66の分子1個の中に平均何個のアミド結合があるか答えよ。

問5　問題文中の語句の中で，ナイロン66以外にアミド結合をもつ高分子化合物を全て答えよ。

Ⅲ　次の文章を読み問いに答えよ。数値で解答するときは有効数字2桁で答えよ。

アデノシン三リン酸(ATP)は生物のエネルギーの運搬物質であり，1 mol の ATP が加水分解されてアデノシン二リン酸(ADP)とリン酸(H_3PO_4)に変わるとき 30 kJ のエネルギーが放出される。このエネルギーがタンパク質・糖類・脂質の代謝や動物の筋肉の運動などの生命活動に利用される。この ATP の加水分解 $ATP + H_2O \rightleftharpoons ADP + H_3PO_4$ の平衡定数は 2.2×10^5 である。ATP が反応に関わることで，一般的に生成しにくい物質でも容易に合成できる。例えばグルコースの6番の炭素に結合しているヒドロキシ基とリン酸がエステル結合を形成し，グルコース 6-リン酸(G6P)を生成する反応 $C_6H_{12}O_6 + H_3PO_4 \rightleftharpoons G6P + H_2O$ の平衡定数は 3.8×10^{-3} であり，G6P はわずかしか生成しない。ところがグルコースと ATP が反応して G6P が生成する反応 $C_6H_{12}O_6 + ATP \rightleftharpoons G6P + ADP$ では，G6P は容易に生成する。また，この反応で生じた G6P のリン酸が1番の炭素に転移しグルコース 1-リン酸(G1P)を生じる異性化反応 $G6P \rightleftharpoons G1P$ の平衡定数は 5.3×10^{-2} である。

問 1　酸素が存在する条件で動物細胞は，グルコース1分子を二酸化炭素と水に酸化することで，最大 38 分子の ATP を合成することができる。グルコースの酸化で取り出されたエネルギーのうち，何%が ADP から ATP への合成に使われているか，その最大値を示せ。ただしグルコースの酸化の熱化学方程式は

$$C_6H_{12}O_6(固) + 6\,O_2(気) = 6\,CO_2(気) + 6\,H_2O(液) + 2800\ kJ$$

とする。

問 2　酸素がない条件でも動物細胞は，グルコース1分子と ADP 2分子とリン酸2分子から乳酸2分子と ATP 2分子と水2分子を生成することができる。この反応の熱化学方程式を書け。ただし乳酸の酸化の熱化学方程式は

$$CH_3CH(OH)COOH(液) + 3\,O_2(気) = 3\,CO_2(気) + 3\,H_2O(液) + 1300\ kJ$$

とする。

問 3　$G6P \rightleftharpoons G1P$ の反応が平衡に達した時の G1P の濃度はいくらか，mol/L を単位として答えよ。ただし反応開始時の G6P は 1 mol/L であり，G1P は 0 mol/L であったとする。

問 4　$C_6H_{12}O_6 + ATP \rightleftharpoons G6P + ADP$ の反応の平衡定数を求めよ。

問 5　$G1P + H_2O \rightleftharpoons C_6H_{12}O_6 + H_3PO_4$ の反応の平衡定数を求めよ。

Ⅳ　炭素，水素，酸素からなり，同一の分子式で表される化合物 A～H がある。これらの化合物の性質を調べたところ(a)～(f)のことが分かった。以下の問いに答えよ。

(a)　化合物 A～H の元素組成は，いずれも炭素 64.9 %，水素 13.5 %，酸素 21.6 % であり，分子量は 74 と測定された。

(b)　化合物 A～E は金属ナトリウムと反応して水素を発生したが，化合物 F～H は金属ナトリウムと反応しなかった。

(c)　化合物 A～E を二クロム酸カリウムの希硫酸溶液を加えて温めると，化合物 A および B からはそれぞれ酸性の化合物 I および J を生じ，化合物 C，D からは同一の化合物 K が生じた。化合物 E は反応しなかった。

(d)　化合物 A の脱水反応により生成した，アルケンである化合物 L に臭素を付加させると，化合物 M と N が生成した。化合物 M と N は光学異性体の関係にある。

(e)　エタノールに濃硫酸を加え 130 ℃ に加熱したところ化合物 F が得られた。

(f)　化合物 H は枝分かれした構造を持つ。

問 1　化合物 A～H の分子式を求めよ。

問 2　(e)の反応の化学反応式を答えよ。ただしエタノール及び化合物 F は構造式で示せ。

問 3　化合物 G，K，L の構造式を記せ。

問 4　化合物 A～H について，ヨードホルム反応が陽性のものを全て書け。

問 5　化合物 A～E について，A～E の記号，等号，あるいは不等号を用いて，沸点の大小関係を示せ。

生　物

問題

30年度

前期試験

Ⅰ　以下の文章を読み，設問に答えよ。

無脊椎動物のヤリイカは直径が最大1mmにもなる非常に太い神経繊維(巨大神経軸索)を持つ。表は，通常の巨大神経軸索内外におけるナトリウムイオン(Na^+)とカリウムイオン(K^+)の濃度を示す。図1は細胞外のNa^+濃度を440 mmol/L，220 mmol/L，147 mmol/Lに変化させたときの活動電位を示す。図2は細胞外のK^+濃度を変化させたときの静止電位の変化を表している。

一方，脊椎動物の神経の多くは軸索に(A)細胞が何層にも巻き付いた(B)と呼ばれる構造を持っている。(B)は電気的な絶縁体の役割を持っており，(B)を持つ神経繊維を(C)神経繊維，ヤリイカの巨大神経軸索のように(B)を持たない神経繊維を(D)神経繊維と呼ぶ。(C)神経繊維では，興奮は(B)の切れ目である(E)をとびとびに伝わるため，伝導速度が非常に大きい。この伝導方式のことを(F)と呼ぶ。

表

	軸索細胞内 (mmol/L)	軸索細胞外 (mmol/L)
Na^+	50	440
K^+	440	20

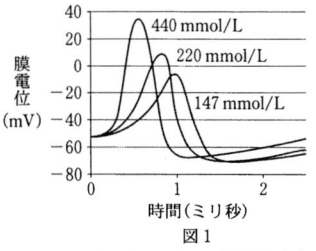

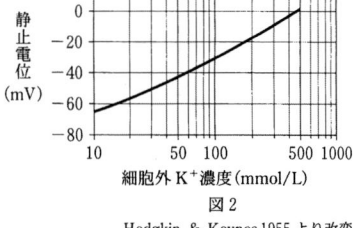

図1
Hodgkin & Katz 1949 より改変

図2
Hodgkin & Keynes 1955 より改変

問1　(A)～(F)の空欄に適切な語句を入れよ。

問2　下線部について，神経繊維が太いことの興奮伝導における利点を答えよ。

問3　表の軸索細胞内外のイオン濃度差の維持に働いているタンパク質の名称と，そのタンパク質が細胞のどこにあるかを答えよ。

問4　細胞外のNa^+濃度を減少させたとき，活動電位はどのように変化したか，図1を参照して特徴を2つあげよ。

問5　表のイオン濃度のときの巨大神経軸索の静止電位(①)と，細胞外のK^+濃度を細胞内と同じ440 mmol/Lに上げたときの静止電位(②)はそれぞれ何mVか，図2から読み取り，以下のア～エより最も近い値を選び，記号で答えよ。

ア．－60 mV　　　イ．－40 mV　　　ウ．－20 mV　　　エ．0 mV

問6　問5をふまえ，負の静止電位が形成される仕組みを「カリウムチャネル」という語句を使って説明せよ。

Ⅱ　以下の設問に答えよ。

問1　細胞壁と細胞膜では，水および溶質の透過性にどのような違いがあるか。

問2　0.3 mol/Lのスクロース溶液中に植物細胞を浸したところ，原形質分離が観察された。このとき，1)細胞膜と細胞壁の関係はどうなっているか。2)膨圧はどうなっているか。3) 0.3 mol/Lのスクロース溶液を水に交換したところ，細胞膜に包まれた原形質の体積は原形質分離を起こしていたときと比べ30%増加した。そのときの細胞内の浸透圧はスクロース濃度に換算して何mol/Lか(有効数字2桁)。

問3　植物細胞が成長するとき，細胞壁のセルロース繊維どうしの結びつきが弱められるなどして細胞壁がゆるんでいる。そのため，内側からの膨圧によって細胞壁が少しずつ変形しながら細胞は成長する。細胞壁をゆるめるためにはたらく植物ホルモンの名称をあげよ。また，このときの細胞の成長方向(上下方向，横方向)は，細胞壁を構成するセルロース繊維の並び方によって決まる。成長方向とセルロース繊維の並び方にはどのような関係があるか。

問4　涙や鼻水の中に含まれているリゾチームという酵素の作用を「細胞壁」という語句を用いて説明せよ。

問5　図は赤血球を浸している溶液のNaCl濃度(%)と，ヒト正常赤血球(ア)，および，ある遺伝子に変異を持つヒトの赤血球(イ)が溶血する割合の関係を示している。ただし，0.9% NaCl溶液はヒトの血しょうと等張である。

(1)　NaCl濃度が低くなるとなぜ溶血が起こるのか，簡潔に述べよ。

(2)　下線部のようなNaCl溶液を一般に何というか。

(3)　アとイでは両者の細胞膜にどのような違いがあると考えられるか，簡潔に述べよ。

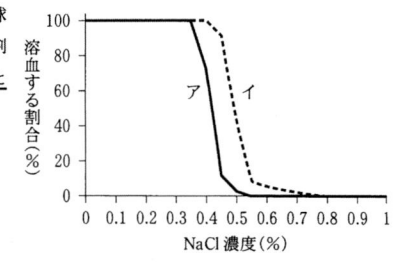

Ⅲ　以下の文章を読み，設問に答えよ。

　　原始大気には遊離の酸素（O_2）はほとんどなく，₁約20〜22億年前から大気への O_2 の蓄積が始まった。ヒトが活動するための
エネルギー産生には O_2 が必要なので，ヒトは呼吸により O_2 を取り入れている。呼吸には，肺と血液との間の O_2 と二酸化炭
素（CO_2）の交換（ガス交換）である「肺呼吸」と，血液と組織の細胞との間のガス交換である「細胞呼吸」がある。₂肺呼吸は肺動脈
が肺の中で分枝した毛細血管と，（　1　）が分枝して形成された肺胞との間で行われるもので，肺の中に空気を出し入れする呼
吸運動を伴う。ガス交換の結果，血しょう中に拡散した O_2 は（　2　）に入り，（　3　）と結合して組織に運ばれる。一方，組
織から出た CO_2 の大部分は（　4　）となり，血しょうに溶解して運ばれる。われわれが食物として摂取した栄養分は呼吸基質
として利用される。小腸で消化，吸収された栄養分のうち，糖は血管に入り，肝臓につながる（　5　）を経て，肝臓に（　6　）
として蓄積される。一方，脂肪は（　7　）に入る。

問1　（　1　）〜（　7　）の空欄に適切な語句を入れよ。

問2　下線部1で O_2 の蓄積に寄与したと考えられる生物の名称とその生物によって作られた岩石の名称を答えよ。

問3　下線部2のガス交換には，吸気，呼気，肺胞気（肺胞に含まれる気体），動脈血，静脈血の O_2 分圧および CO_2 分圧が関係
　　　する。右表はそれぞれの分圧を示している。

　　1）　肺動脈を流れる血液の O_2 分圧はいくらか。

　　2）　表のイの値は，静脈血の O_2 分圧の値と比べて，また表のロの値
　　　　は静脈血の CO_2 分圧の値と比べて，①高い，②同じ，③低い，の
　　　　うちいずれか，最も適切なものを選び，それぞれ①〜③の番号で答
　　　　えよ。また，選んだ理由をそれぞれ述べよ。

	吸　気	呼　気	肺胞気	動脈血	静脈血
O_2	158	116	イ	96	40
CO_2	0.3	32	ロ	40	46

（単位：mmHg）

　　3）　呼吸運動に関係する中枢神経系の部位の名称を答えよ。

　　4）　下線部2で肺に空気を取り込む（吸気）呼吸運動はどのようにおこなわれるか。次の4つの語句，「骨格筋」，「胸郭」，
　　　　「横隔膜」，「胸腔」をすべて用いて説明せよ。なお，「胸郭」は，胸部内臓を包む骨格，「胸腔」は胸郭の内部空間のことであ
　　　　る。

問4　植物細胞で O_2 を消費する細胞小器官および O_2 を発生する細胞小器官の名称をあげよ。存在しない場合は，なしと答え
　　　よ。

Ⅳ　以下の文章を読み，設問に答えよ。

　　生物の生殖法には無性生殖と有性生殖がある。無性生殖では親と全く同じ遺伝的形質を持つ個体が作られるが，有性生殖では
遺伝的に多様な子孫を作ることができる。例えばヒト体細胞は（　①　）本の常染色体と2本の（　②　）染色体を持つ。そのため
減数分裂によって染色体構成が多様な配偶子を作ることができる。これに加えて，減数分裂の際には染色体の乗換えが起きるた
め，配偶子はさらに多様なものとなる。染色体の乗換えが起こると遺伝子の組換えが起きるが，遺伝子の間の組換え価をもとに
して各遺伝子が染色体にどのような位置関係で存在しているかを図に示したものを（　③　）という。例えば同じ染色体にある遺
伝子 A，B，C の組換え価が，AB 間は6%，AC 間は2%，BC 間は4%であった場合，遺伝子 A，B，C の配列順は（　④　）と
なる。

問1　（　①　）〜（　④　）の空欄に適切な数値，語句もしくは記号を入れよ。

問2　以下の(a)〜(f)のうち，減数分裂の観察に適している試料をすべて選んで記号で記せ。
　　　(a)　ヌマムラサキツユクサのつぼみ　　(b)　ニンニクの根端細胞　　　　(c)　テッポウユリの花粉
　　　(d)　ウニの卵　　　　　　　　　　　　(e)　ヒメダカの受精卵　　　　　　(f)　フタホシコオロギの精巣

問3　減数分裂のときの DNA 量（核あたりの相対量）の変化を解答欄のグラフに実線で示せ。ただし，体細胞の核1個あたりの
　　　DNA 量（相対値）を1とする。また，下線部の染色体の乗換えが起こる時期を，解答欄のグラフの(ア)〜(カ)からすべて選び，
　　　(ア)〜(カ)の記号を丸で囲め。

問4　下線部の染色体の乗換えとは何か。「二価染色体」，「相同染色体」という語句を用いて説明せよ。

問5　(1)〜(4)の各文章で比較しているものについて，それらが同じときは「同じ」と書き，違うときは何がどう違うかを具体的に
　　　記せ。
　　　(1)　ヒトの1つの一次精母細胞からできる精子の数と，ヒトの1つの一次卵母細胞からできる卵の数
　　　(2)　酢酸オルセイン液で染色し，光学顕微鏡で観察したときの，タマネギの根端細胞の分裂期と間期の染色体の見え方
　　　(3)　ヒトとニワトリの性決定の型
　　　(4)　ヒトの X 染色体と Y 染色体の大きさ

英 語

問題

後期試験

30年度

Ⅰ 以下の英文を読み，設問に答えよ。

IMAGINE you are a zookeeper and it's your job to design an enclosure for humans. What single feature would best ensure the health and well-being of the animals in your care? Appropriate access to food and water? Shelter?

The thought experiment has only one answer, according to John Cacioppo, a social neuroscientist of the University of Chicago, who proposed it. The enclosure, above all else, must take into account our need for connection with other humans. We are an "obligatorily gregarious*¹ species", in Cacioppo's words. Yet if so, this is not how many of us live today. We are often far from our families, in homes where we are the sole occupant, socialising, working and shopping online.

This can have a serious downside: a gnawing feeling of loneliness to which most of us can be prone, regardless of age or stage of life. We're just beginning to understand what serious consequences that can have. <u>Loneliness changes the brain, taking hold of our thoughts and behaviours in ways that are likely to make us feel even more isolated.</u>(1) But its effects are not just psychological; they are also physical. Left unchecked, loneliness can have a physiological impact as harmful to longevity as smoking or obesity. "I had always thought of loneliness as a nuisance, not one of the most toxic environmental conditions we can possibly encounter," says Steve Cole at the University of California, Los Angeles, who studies the effect of the environment on our genes. If that sounds gloomy, the new insights also offer perspectives on how to tackle this notoriously intractable*² social phenomenon — and make each of us less lonely, too.

Loneliness is often assumed to be a problem of social isolation, one that predominantly affects the elderly, or vulnerable people with no friends and family who rarely leave home. <u>Yet loneliness may have very little to do with being on our own, or having few friends, even if this is how it is often defined.</u>(2) "It's not social isolation; it's feeling socially isolated," says Cacioppo. Loneliness arises from a mismatch between expectations of our social interactions and the reality. A lonely person will not feel less so simply by being surrounded by other individuals, while a socially enfranchised*³ person won't feel lonely just because they have spent sometime alone.

We have known for a while that being physically alone is bad for our health. Only now, though, it is becoming clear that just feeling isolated can be equally damaging. Lonely people are at increased risk of "just about every major chronic illness — heart attacks, neurodegenerative diseases, cancer," says Cole. "Just a completely crazy range of bad disease risks seem to all come together around loneliness."

But perhaps the biggest effect may be on the genes that control the immune system. In their first study together, Cacioppo and Cole compared gene expression in the white blood cells of two groups. In one group were six persistently lonely middle-aged adults and in the other were eight who ranked as consistently socially enfranchised. In the lonelier people, the activity of genes responsible for inflammation was ramped right up. "The signal was screaming loud — it could not have been more clear," says Cole.

Inflammation is the body's first line of defence against injury and bacterial infection, but too much inflammation has been linked to cancer, depression, Alzheimer's disease and obesity. The lonely people in the study also had less activity in genes that regulate the immune response to viral infections, "just the way you really wouldn't like for our long-term well-being," says Cole. <u>Such findings lend weight to Cacioppo's thought experiment: failing to allow the human inhabitants of the zoo the chance to form social bonds could have serious consequences for their health.</u>(3)

But if loneliness is so bad for us, why have we evolved to feel this way? That's possibly not such a mystery. A short pang of loneliness probably helped us to survive in our evolutionary past. Social primates like us live in groups as a means of protection. "<u>Loneliness is part of a biological warning machinery</u>,(4) just like hunger, thirst and pain," says Cacioppo. So we need to listen to that painful, empty feeling of disconnection that we call loneliness and change our behaviour, seeking out safety in numbers.

（出典：*New Scientist*, 19 July 2017. 一部変更あり）

*¹gregarious: fond of living in groups rather than alone　　*²intractable: hard to control or deal with

*³socially enfranchised: socially independent, autonomous

(1) 下線部(1)～(3)を和訳せよ。（ただし，固有名詞のカタカナ表記については正確さを求めない。）

(2) 下線部(4)の意味するところを，本文に即して50字以内の日本語（句読点を含む）で説明せよ。

Ⅱ　以下の英文を読み，下線部(1)〜(3)を和訳せよ。（ただし，固有名詞のカタカナ表記については正確さを求めない。）

To a mathematician, a proof is a logical demonstration that a conclusion necessarily follows from axioms that are assumed. Pythagoras'[*1] Theorem is necessarily true, provided only that we assume Euclidean[*2] axioms, such as the axiom that parallel straight lines never meet. (1)You are wasting your time measuring thousands of right-angled triangles, trying to find one that falsifies Pythagoras' Theorem. The Pythagoreans proved it, anybody can work through the proof, it's just true and that's that. Mathematicians use the idea of proof to make a distinction between a 'conjecture' and a 'theorem'. A conjecture is a proposition that looks true but has never been proved. It will become a theorem when it has been proved. A famous example is the Goldbach[*3] Conjecture, which states that any even integer can be expressed as the sum of two primes[*4]. Mathematicians have failed to disprove it for all even numbers up to 300 thousand million million million, and common sense would happily call it Goldbach's Fact. Nevertheless it has never been proved, despite huge prizes being offered for the achievement, and mathematicians rightly refuse to give it the status of theorem. If anybody ever finds a proof, it will be promoted from Goldbach's Conjecture to Goldbach's Theorem, or maybe X's Theorem where X is the clever mathematician who finds the proof.

Fermat's[*5] Last Theorem, like the Goldbach Conjecture, is a proposition about numbers to which nobody has found an exception. Proving it has been a kind of ultimate goal for mathematicians ever since 1637, when Pierre de Fermat wrote in the margin of an old mathematics book, 'I have a truly marvellous proof ... which this margin is too narrow to contain.' It was finally proved by the English mathematician Andrew Wiles in 1995. Before that, some mathematicians think it should have been called a conjecture. (2)Given the length and complication of Wiles's successful proof, and his reliance on advanced twentieth-century methods and knowledge, most mathematicians think Fermat was mistaken in his claim to have proved it. I tell the story only to illustrate the difference between a conjecture and a theorem.

I am going to borrow the mathematicians' term 'theorem', but I'm spelling it 'theorum' to differentiate it from a mathematical theorem. A scientific theorum such as evolution or heliocentrism[*6] is a theory that conforms to *Oxford English Dictionary*'s first definition of 'theory':

[It] has been confirmed or established by observation or experiment, and is propounded[*7] or accepted as accounting for the known facts; [it is] a statement of what are held to be the general laws, principles, or causes of something known or observed.

A scientific theorum has not been ─ cannot be ─ proved in the way a mathematical theorem is proved. But common sense treats it as a fact in the same sense as the 'theory' that the Earth is round and not flat is a fact, and the theory that green plants obtain energy from the sun is a fact. All are scientific theorums: (3)massive accumulation of evidence supports them so strongly that to deny them the status of 'fact' seems ridiculous to all but the obstinate. As with all facts, however, it is undeniably possible that our measuring instruments, and the sense organs with which we read them, are the victims of a massive confidence trick. As Bertrand Russell, a British philosopher, said, 'We may all have come into existence five minutes ago, provided with ready-made memories, with holes in our socks and hair that needed cutting.' Given the evidence now available, for evolution to be anything other than a fact would require a similar confidence trick by the creator, something that few theists[*8] would wish to credit.

（出典：Richard Dawkins, *The Greatest Show on Earth: The Evidence for Evolution*. Free Press. 2009. 一部変更あり）

[*1]Pythagoras: an ancient Greek philosopher and mathematician　　[*2]Euclid: an ancient Greek mathematician

[*3]Christian Goldbach: a German mathematician (1690-1764)　　[*4]prime: a positive integer divisible only by itself and 1 (e.g. 2, 3, 5, 7)

[*5]Pierre de Fermat: a French mathematician (1607-65)

[*6]heliocentrism: an astronomical view that the earth and the planets revolve around the sun at the center of the solar system

[*7]propound: propose for consideration by others　　[*8]theist: a person who believes in the existence of a god or gods

Ⅲ　英訳せよ。

(1)どれほど人間が利己的であると思われようと，人間の本性には，他人の幸不幸に関心を向ける何らかの打ち消しがたい傾向がある。(2)他人の悲しみに同情することは我々にとってあまりに身近な経験なので，わざわざ例を挙げてそれを説明する必要はない。(3)このような感情は高潔な人間に限られたものでなく，冷徹に見える人間にもまた，しばしば見いだされるのである。

数 学

問題

後期試験

30年度

〔1〕 中心が原点 O，半径が 2 の球面を S とする。S 上の 4 点
$$A(-\sqrt{2}, 0, \sqrt{2}),\ B(\sqrt{2}, 0, \sqrt{2}),\ C(0, \sqrt{2}, \sqrt{2}),\ D(p, q, r)$$
を頂点とする四面体 ABCD を考える。

(1) ∠ABD が直角のとき p の値を求めよ。

(2) (1)の条件が成り立ち，さらに四面体 ABCD の体積が $\dfrac{2\sqrt{2}}{3}$ のとき，点 D の座標を求めよ。

〔2〕 △ABC の辺 AB 上の点 P と辺 AC 上の点 Q について，$\dfrac{\mathrm{AP}}{\mathrm{AB}} = x$，$\dfrac{\mathrm{AQ}}{\mathrm{AC}} = y$ とする。直線 PQ は △ABC の重心 G を通るとする。

(1) x, y の満たす関係式を求め，x がとりうる値の範囲を求めよ。

(2) 面積の比の値 $\dfrac{\triangle \mathrm{APQ}}{\triangle \mathrm{ABC}}$ がとりうる範囲を求めよ。

〔3〕 m, n を自然数とする。

(1) $2^n + 1$ が平方数となるような n をすべて求めよ。ただし平方数とは自然数の 2 乗で表される整数のことである。

(2) $m = nk$（k は奇数）とする。このとき，$2^m + 1$ は $2^n + 1$ で割り切れることを示せ。

〔4〕 関数 $f(x)$, $g(x)$ は微分可能で，連続な導関数 $f'(x)$, $g'(x)$ をもち，次の式を満たすとする。
$$f(x) = g(x) - \int_0^x g'(t)f(t)\,dt$$

(1) $h(x) = f(x)e^{g(x)}$ とすると，$h'(x) = g'(x)e^{g(x)}$ であることを示せ。

(2) $g(x) = -x^2$ のとき $f(x)$ を求めよ。

(3) $f(x) = -x^2$ のとき $g(x)$ を求めよ。

〔5〕 ●を記した札が 4 枚，○を記した札が 10 枚ある。これら 14 枚を袋に入れてよくかき混ぜてから 1 枚ずつ取り出して横一列に並べる。この 14 枚の札の並び方において，左端から 7 番目までの 7 枚の札の中に●が丁度 2 個あるという事象を P，どの 2 つの●の間にも 2 個以上の○があるという事象を Q とする。

(1) 4 枚の●と 10 枚の○の計 14 枚の札の，異なる並び方の総数を求めよ。ただし札は，記された●または○以外の区別はできないとする。

(2) P が起こる確率を求めよ。

(3) $P \cap Q$ が起こる確率を求めよ。

物　理

問　題

後期試験

30年度

Ⅰ　図のように，水平な床上に置かれた質量 M[kg]，長さ L[m]の木材に，質量 m[kg]の弾丸を水平に打ちこむ。弾丸は木材の中を水平に進んでいく。弾丸が木材から受ける抵抗力は，速度や場所によらず一定として以下の空欄を埋めよ。ただし，木材と弾丸の運動は直線上に限られる。

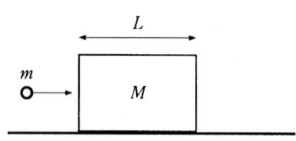

木材を床に固定し，弾丸を速さ v[m/s]で打ちこむと，$\frac{L}{3}$ の深さまで進入して止まった。このとき，弾丸が木材から受けた力積の大きさは　①　[N·s]，抵抗力の大きさは　②　[N]である。よって，弾丸が木材に進入してから止まるまでの時間は，　③　[s]である。また，弾丸が木材を貫通するには，　④　×v 以上の速さで打ちこまなければならない。

木材を固定せず，床面が滑らかであるとき，弾丸を速さ　④　×v で打ちこんでも木材を貫通しなかった。弾丸は，　⑤　×L の深さまで進入し，それ以降は木材と一緒に一定の速さ　⑥　×v で動いた。弾丸が木材に進入してから木材に対して止まるまでに，木材は　⑦　×L の距離を，　⑧　×　③　[s]の時間をかけて移動した。また，弾丸が木材を貫通するには，　⑨　×v 以上の速さで打ちこまなければならない。

Ⅱ　レンズによる光の屈折について，次の問に答えよ。なお，長さの単位はmとし，レンズの厚みは無視できるものとする。

(1)　図のように，焦点距離 f_1 の凸レンズの中心が xy 座標系の原点に置かれており，レンズの光軸を x 軸とする。このレンズに対し，座標 (a, b) にある光源から出た光が入射している（$a < -f_1$）。下の①〜③の式で表される光線が，レンズを通過した後に進む経路を解答欄の図に線で記せ。レンズの厚みは無視するので，光は破線部で一回だけ屈折するとする。

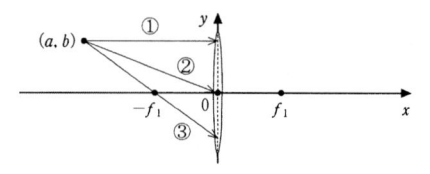

①　$y = b$　　　　②　$y = \dfrac{b}{a}x$　　　　③　$y = \dfrac{b}{a+f_1}(x+f_1)$

また，そのときにできる光源の実像の位置の x 座標は（　④　），y 座標は（　⑤　）である。

(2)　図の凸レンズのかわりに，同じ直径で焦点距離 f_2 の凹レンズを同じ位置に置く（$a < -f_2$）。このレンズに対しても，座標 (a, b) の光源から出た光が入射している。下の①〜③の式で表される光線が，このレンズで屈折された後に進む経路を数式で記せ。

①　$y = b$　　　　②　$y = \dfrac{b}{a}x$　　　　③　$y = \dfrac{b}{a-f_2}(x-f_2)$

また，そのときにできる光源の虚像の位置の x 座標は（　④　），y 座標は（　⑤　）である。

(3)　焦点距離 f_3 の凸レンズを対物レンズに，焦点距離 f_4 の凹レンズを接眼レンズとする望遠鏡を製作した。光軸を x 軸とし，対物レンズの中心を原点とする。いま，x の負の側から対物レンズに入射する $y = b$ で表される光線が対物レンズを通ったのち，接眼レンズによって $y = b'$ で表される光軸に平行な光線に戻されるようにした。

①　接眼レンズの中心の x 座標を求めよ。

②　b/b'（望遠鏡の倍率）を f_3 と f_4 を用いて表せ。

(4)　ヒトの眼球の主な構造は，外から角膜，水晶体，ガラス体，網膜となっている。網膜がスクリーンの役割を果たす。

①　空気の屈折率は1.00であり，角膜，水晶体，ガラス体はそれぞれ，1.36，1.40，1.34となっている。空気中にある物体の実像が網膜上に結像しているとき，光線が最も大きく屈折するのはどこに入射するときか。下記の中から1つ選び記号で答えよ。

　　　ア．角　膜　　　　　イ．水晶体　　　　　ウ．ガラス体

②　正面から絵を見ている。視野中の絵の各点が同時に網膜上に結像するとすると，網膜の形状は下記のどれでなければならないか，1つ選び記号で答えよ。

　　　ア．凸　面　　　　　イ．平　面　　　　　ウ．凹　面

Ⅲ　電子の質量を m [kg]，電荷を $-e$ [C] として以下の問に答えよ。

(1)　図のように，z 軸の正の方向を向いた磁束密度 B_0 [Wb/m²] の一様な磁場がある。電子は，xy 平面内を速さ v [m/s] で原点 O を中心とした半径 R [m] の等速円運動をしている。電子の回転方向は，図中の記号イ，ロのどちらか。

(2)　(1)の場合に，磁束密度 B_0 と v の関係を式で表せ。

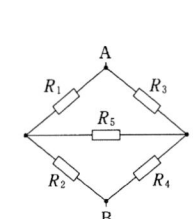

次に，電子を円軌道で加速するためには，円軌道内部を貫く磁束と円軌道上の磁束密度とを適切に変化させる必要があることを確かめよう。

(3)　半径 R の円軌道上にある電子を円周方向に加速するために，半径 R の円軌道の内部を貫く磁束 $\varPhi$ [Wb] を微小時間 $\varDelta t$ [s] の間に $\varDelta\varPhi$ だけ変化させると，誘導起電力の大きさ [V] はいくらになるか。また，円周方向の電場の大きさ [V/m] はいくらか。

(4)　電子を円周方向に加速するためには，(3)の円周方向の電場の向きは図中の記号イ，ロのうちどちらでなければならないか。また，そのためには，$\varDelta\varPhi$ は，正でなければならないか，または負でなければならないか，正，負で答えよ。

(5)　電磁誘導によって生じた電場によって電子は円周方向に加速され，$\varDelta t$ 後の電子の円周方向の速さは $\varDelta v$ だけ変化した。$\varDelta v$ を表せ。

(6)　電子の速さが $\varDelta v$ だけ増加しても半径 R の円運動を維持させるには，円軌道上の磁束密度 B [Wb/m²] をある条件を満たすように変化させなければならない。このときの微小時間 $\varDelta t$ [s] の間に変化させた磁束密度を $\varDelta B$ と表すとき，$\varDelta B$ と $\varDelta v$ の関係を式で表せ。

(7)　(5)と(6)から $\varDelta\varPhi$ と $\varDelta B$ の間に $\varDelta\varPhi = ($　　　$) \times \varDelta B$ の関係が成り立てば，電子を半径 R の円軌道上で加速できる。（　　　）に入る式を求めよ。

Ⅳ　以下の問に答えよ。

(1)　比熱 0.49 J/(g·K) の物質でできた質量 2.0 kg の小球を，高さ 100 m の位置から水平な床に落としたところ，反発係数 0.5 で跳ね返った。このとき，跳ね返った小球の運動エネルギー以外のエネルギーがすべて熱量として小球に与えられたとすると，小球の温度は何℃上昇するか。重力加速度は 9.8 m/s²，空気の抵抗はないものとし，有効数字 2 桁で答えよ。

(2)　プランク定数 h，電子の質量 m，真空中の光速 c を組み合わせた式ア〜カのうち長さの次元をもつものはどれか，記号で答えよ。

$$\text{ア.}\ \frac{m}{hc} \qquad \text{イ.}\ \frac{hc}{m} \qquad \text{ウ.}\ \frac{h}{mc} \qquad \text{エ.}\ \frac{mc}{h} \qquad \text{オ.}\ \frac{hm}{c} \qquad \text{カ.}\ \frac{c}{hm}$$

(3)　音波が室温 25 ℃ の部屋から，気温 5 ℃ の室外へでるとき，その音波の速さ，振動数，波長はどのように変化するか。次の記号から選べ。

　　　　ア．小さくなる　　　　　イ．変わらない　　　　ウ．大きくなる

(4)　右の回路の，①，②の場合における AB 間の抵抗を R [Ω] で表せ。

①　$R_1 = R_2 = R_3 = R_4 = R_5 = R$ のとき。

②　$R_1 = R$，$R_2 = 2R$，$R_3 = 3R$，$R_4 = 6R$，$R_5 = R$ のとき。

化　学

問題

後期試験

30年度

〔注意〕　必要な場合には，次の値を用いよ。原子量　H：1.0，C：12.0，O：16.0，N：14.0，Na：23.0　$\log_{10} 2.0 = 0.30$，
$\log_{10} 3.0 = 0.48$

I　トルエンとベンゼンの混合物が温度 T，圧力 p のもとで気液平衡にある。液体中のトルエンのモル分率を x_ℓ，気体中のトルエンのモル分率を x_g とする。また，温度 T におけるトルエンとベンゼンの飽和蒸気圧をそれぞれ p_A，p_B とする。気体は理想気体の法則に従うものとして問いに答えよ。

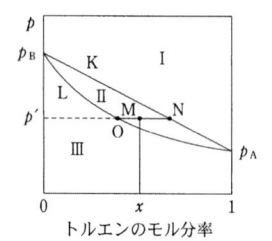

トルエンのモル分率

問1　ラウールの法則によれば，気体中のトルエンの分圧は $x_\ell p_A$ となる。このことから導かれる x_ℓ，x_g，p，p_A の関係式①を示せ。

問2　同様にラウールの法則によれば，ベンゼンの分圧は $(1 - x_\ell)p_B$ となる。このことから導かれる x_ℓ，x_g，p，p_B の関係式②を示せ。

問3　式①と式②から x_g を消去して $p =$ の形にした式③を示せ。

問4　式①と式②から x_ℓ を消去して $p =$ の形にした式④を示せ。

問5　横軸に x_ℓ，縦軸に p を取って式③を描くと図の線 K が得られた。また，横軸に x_g，縦軸に p を取って式④を描くと図の線 L が得られた。図はこれら2つのグラフを重ね合わせたものである。一般に，トルエンのモル分率が x のトルエンとベンゼンの混合物を温度 T，圧力 p' に保ったとき，点 M(x, p') は図の領域 I，II および III のいずれかに存在する。点 M が領域 I および III に存在するとき，トルエンとベンゼンの混合物はどのような状態をとるか。下記から選び，記号で答えよ。ただし，領域 I は線 K を含まず，領域 III は線 L を含まないものとする。

　　ア：固体　　イ：液体　　ウ：気体　　エ：固体と液体　　オ：液体と気体　　カ：気体と固体　　キ：固体と液体と気体

問6　点 M が領域 II に存在するとき，液体の総物質量は n_ℓ，気体の総物質量は n_g であった。M を通り横軸に平行な直線と線 K および線 L との交点をそれぞれ N および O とする。$\overline{MN}$ と $\overline{MO}$ の比 $\dfrac{MN}{MO}$ を n_ℓ，n_g を用いて表せ。

II　化合物 A と化合物 B はともに分子量 106 の芳香族炭化水素であり，構造異性体の関係にある。過マンガン酸カリウムで酸化すると，A は化合物 C に，B は化合物 D になった。C と D をそれぞれ加熱すると，D のみが脱水されて化合物 E になった。また，C と D それぞれに対し，芳香環に結合した水素原子1個を臭素原子で置換すると，C からは1種類の化合物のみが得られ，D からは2種類の異性体が得られた。化合物 F は炭素，水素，酸素からなる直鎖状の化合物であり，全ての炭素原子には水素原子が2個結合している。4.5 g の F を完全燃焼させると，二酸化炭素が 8.8 g，水が 4.5 g 生じた。また，F を酸化したところ，化合物 G となった。1 mol の G を炭酸水素ナトリウムと反応させたところ，二酸化炭素が 88 g 生じた。C と F の縮合重合反応によって分子式 $H\text{+}C_{12}H_{12}O_4\text{+}_n OH$（$n$ は重合度）で表される高分子化合物 H が得られる。一方，化合物 I は，炭素，水素，酸素からなる化合物であり，不斉炭素を1つ持つ。I のヒドロキシ基をアミノ基に変えた化合物 J は天然に存在するアミノ酸の1つである。I の元素分析の結果は，炭素が 40.0 %，水素が 6.7 % であった。I の水溶液は弱酸性で，炭酸水素ナトリウムと反応して水溶性の塩を生じる。I を脱水縮合すると，分子式 $C_6H_8O_4$ の化合物 K が得られ，さらに K を重合すると高分子化合物 L が得られた。

問1　化合物 A，B，C，G，J の名称を記せ。

問2　化合物 D，E，H，I，K，L の構造式を次の例にならって記せ。なお，幾何異性体は区別し，光学異性体は区別しないものとする。

$$H_3C-CH_2 \qquad H$$
$$\diagdown C=C \diagup$$
$$H_3C \diagup \qquad CH_2-CH-C-\text{（ベンゼン環）}$$
$$\qquad\qquad\qquad OH \qquad O$$

$$\left[\begin{array}{c} C-(CH_2)_5-C-NH-\text{（ベンゼン環）}-NH \\ \| \qquad\qquad\quad \| \\ O \qquad\qquad\qquad O \end{array} \right]_n$$

問3　F から G を生じる反応の過程においては，ある官能基を持つ中間体が生じる。この官能基を検出する反応の名称を記せ。

Ⅲ　弱酸は弱電解質であり水溶液中ではその一部が電離し，電離していない弱酸と電離してできた弱酸イオンが平衡状態となる。一般的な弱酸を HA で表すと，HA $\rightleftarrows$ H$^+$ ＋ A$^-$ と書くことができる。この反応が平衡状態にあるとき，電離していない弱酸の濃度[HA]〔mol/L〕と電離した弱酸イオンの濃度[A$^-$]〔mol/L〕，および水素イオンの濃度[H$^+$]〔mol/L〕を用いると，電離定数 K_a〔mol/L〕は次式で表される。

$$K_a = \frac{\boxed{\text{ア}}}{\boxed{\text{イ}}} \qquad ①$$

　この K_a は酸の種類によって一定である。式①の両辺の常用対数をとって変形し，$pK_a = -\log_{10} K_a$ と定義すると，以下の関係式が得られる。

$$pH = \boxed{\text{ウ}} + \log_{10} \boxed{\text{エ}} \qquad ②$$

　以下の問いに答えよ。ただし，酢酸の電離度は1より十分に小さく，酢酸の $K_a = 2.7 \times 10^{-5}$ mol/L，$pK_a = 4.6$ とする。また，酢酸ナトリウムは水に溶解したとき完全に電離するものとする。数値を解答するときは有効数字2桁で答えよ。

問1　$\boxed{\text{ア}}$ ～ $\boxed{\text{エ}}$ を埋めよ。

問2　0.10 mol/L の酢酸水溶液 1.0 L に 17.2 g の酢酸ナトリウム五水和物を溶かした水溶液の pH を求めよ。ただし，溶解による体積変化はないものとする。

問3　酢酸と酢酸ナトリウム五水和物を用いて 0.10 mol/L の酢酸ナトリウム緩衝液 1.0 L を作りたい。pH 3.6 の緩衝液を作るのに必要な酢酸と酢酸ナトリウムの物質量を求めよ。また，必要な酢酸の体積〔mL〕と酢酸ナトリウム五水和物の質量〔g〕を答えよ。ただし，酢酸ナトリウム緩衝液の濃度は酢酸と酢酸イオンの濃度の和とし，酢酸の密度は 1.05 g/cm^3 とする。

問4　問3の酢酸ナトリウム緩衝液 1.0 L に水酸化ナトリウム 0.031 mol を混合すると pH はいくらになるか答えよ。ただし，混合による体積変化はないものとする。

Ⅳ　酵母は，呼吸によりグルコースを完全に酸化して，二酸化炭素と水にすることができる。この酵母の呼吸を測定するために，図に示したような装置を作製した。装置は，反応容器に，開口した U 字管が取り付けられている。U 字管の内空の断面積は 2.0 cm^2 で，反応容器に近い方の直線部分の中央部には目盛りが刻まれている。また反応容器には密閉できる頑丈な蓋があり，この蓋を介して容器内にビーカー A と B を出し入れすることができる。反応容器の蓋を開けた状態で U 字管の 0.0 cm の目盛りまで水銀を注ぎ入れた。この状態を実験の基本の状態と名付ける。

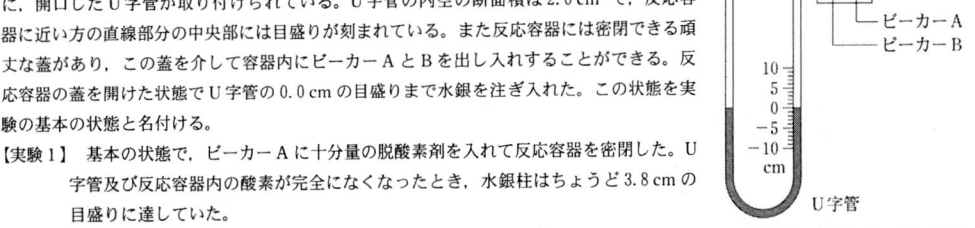

【実験1】　基本の状態で，ビーカー A に十分量の脱酸素剤を入れて反応容器を密閉した。U 字管及び反応容器内の酸素が完全になくなったとき，水銀柱はちょうど 3.8 cm の目盛りに達していた。

【実験2】　基本の状態で，ビーカー A に塩化カルシウム，ビーカー B にソーダ石灰を入れて，反応容器を密閉した。長い時間放置したが，水銀柱の目盛りは 0.0 cm にとどまったままだった。

【実験3】　基本の状態で，ビーカー A には塩化カルシウム，ビーカー B には，0.018 g のグルコースと酵母を少量の水に懸濁したものを入れ，反応容器を密閉し，グルコースが消失するまで放置した。

【実験4】　基本の状態で，ビーカー A にはソーダ石灰，ビーカー B にグルコースと酵母を少量の水に懸濁したものを入れ，反応容器を密閉し，グルコースが消失するまで放置したところ，水銀柱の目盛りは 1.9 cm を示した。

　以下の問いに有効数字2桁で答えよ。ただし，この実験は大気圧 1.00×10^5 Pa，酸素の分圧 2.0×10^4 Pa，27 ℃ で行われ，反応容器内に入れたビーカー，試薬，酵母及び水の体積は無視できるものとする。また気体はすべて理想気体としてふるまうものとし，気体定数は 8.3×10^3 Pa・L/(mol・K) であり，1.00×10^5 Pa の大気圧は 76 cm の水銀柱の高さに相当するものとする。

問1　実験1において水銀柱の目盛りが 3.8 cm になったときの反応容器内の圧力はいくらか。Pa を単位として答えよ。

問2　U 字管の 0.0 cm の目盛から反応容器までの体積はいくらか。cm^3 の単位で答えよ。

問3　実験3において，グルコースが消失したときの水銀柱の目盛りの読みはいくらか。cm の単位で答えよ。ただし，水銀柱の目盛りが 0.0 cm よりも上にあるときは正の値で，下にあるときは負の値で答えよ。

問4　実験4において，何 mol の酸素が消費されたか。

問5　実験4において，何 g のグルコースが加えられたか。

生　物

問題

後期試験

30年度

I　以下の文章を読み，設問に答えよ。

　　地球上の生物の多様性には，（　ア　）多様性，（　イ　）の多様性，（　ウ　）の多様性の３つがある。自然界ではそれぞれの環境で様々な種類の生物が互いに関係しながら生活しており，一方でそれらの生物は自然現象や人間活動から大きな影響を受けている。このことは，ヒトの腸内細菌の生育環境と多様性にもあてはまる。1ヒトが摂取した栄養を利用して生育する腸内細菌は多くの（　イ　）からなり，ヒト体内で（　ウ　）を形成している。2十二指腸付近では，酸素があってもなくても生育できる乳酸桿菌（かんきん）などの嫌気性菌（通性嫌気性菌）が見いだされ，一方，大腸では，酸素があると生育できないビフィズス菌などの嫌気性菌（偏性嫌気性菌）が多い。大腸菌は通常グルコースを分解してエネルギー源とするが，グルコースがなくラクトースが存在する場合には，3ラクトース利用に関わる遺伝子の転写調節系が機能するようになる。

問 1　（　ア　）～（　ウ　）の空欄に適切な語句を入れよ。

問 2　下線部１のように，自身で無機物から有機物を合成することができず，他の生物から有機物を得て生育する生物を一般に何というか。また，これにあたる生物のうち，植物と共生する生物を以下のカッコ内からすべて選べ。

　　（アゾトバクター，クロストリジウム，肺炎双球菌，ネンジュモ，大腸菌，カンジダ菌，根粒菌）

問 3　右図の[あ]～[え]の器官名を記せ。また赤血球成分の分解に関わる[あ]のはたらきを，その成分の変化がわかるように簡潔に述べよ。

問 4　下線部２の内容から腸内環境について考えられることをその理由とともに簡潔に述べよ。

問 5　下線部３の名称を記せ。また，この調節系がはたらいて作られる酵素の名称を１つあげよ。

問 6　一人のヒト腸内に30兆個の大腸菌が存在する場合，大腸菌１個あたりの重さを 7×10^{-16} kg であるとすると，総重量は何gか。またこのとき，大腸菌の細胞数が成人における腸内細菌全体の細胞数の 14 % を占める場合，腸内細菌全体では何gに相当するか（有効数字２桁）。なお，細菌１個あたりの重さはどの腸内細菌も大腸菌と同じであると仮定する。

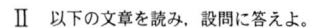

II　以下の文章を読み，設問に答えよ。

　　真核生物の1ゲノムには多数の遺伝子が存在しており，たとえば2センチュウの一種 *Caenorhabditis elegans* では約 23,000，ヒトでは約 22,000 の遺伝子が存在することが知られている。真核生物における遺伝子発現の過程は，転写，3スプライシング，翻訳に分けられる。多数の個人のゲノムを比較すると，ゲノム上の様々な位置に一塩基多型が存在することがわかる。このような一塩基多型のうち，特定の遺伝子上に存在するものは，異なる個人間での形質の違いの原因である可能性がある。4アルデヒド脱水素酵素（ALDH 2）は４つの同一のポリペプチド鎖からなるタンパク質で，*ALDH 2* 遺伝子はそのポリペプチド鎖のアミノ酸配列を指定している。ALDH 2 の 504 番目のアミノ酸を指定するコドンに存在する一塩基多型は，飲酒により体内に取り込まれたエタノールから生成されるアセトアルデヒドを代謝する能力（ALDH 2 活性）を決定する。5この位置の塩基が G の対立遺伝子（G 型）をホモ接合で持つ人（GG）は ALDH 2 活性が高く，アセトアルデヒドはすぐに代謝されるため，少量の飲酒では顔色は変化しない。一方，この位置の塩基が A の対立遺伝子（A 型）と G 型のヘテロ接合（GA）および A 型のホモ接合（AA）の人は ALDH 2 の活性が低いため，アセトアルデヒドが十分に代謝されず血中濃度が増加し，少量の飲酒で顔が赤くなる。なお，*ALDH 2* 遺伝子は常染色体上に存在する。

問 1　下線部１の説明として適切なものをア～エから選び，記号で答えよ。

　　ア．RNA に転写される細胞内 DNA 塩基配列のすべて　　　イ．配偶子に含まれる DNA 遺伝情報のすべて

　　ウ．生物が生存するために必要な遺伝子のすべて　　　　　エ．ある細胞で発現しているタンパク質のすべて

問 2　下線部２について，このセンチュウのゲノムの大きさは約１億塩基対，ヒトゲノムの大きさは約 30 億塩基対であることが知られている。遺伝子のうち，タンパク質を指定する領域の平均の大きさをどちらの種でも 1,000 塩基対と仮定すると，タンパク質を指定する領域のゲノムに占める割合はセンチュウ，ヒトでそれぞれ何%になるか（有効数字２桁）。

問 3　下線部３について，(a)スプライシングの際に切除される RNA の部分に対応する DNA の領域を何というか。(b)選択的スプライシングとはどのような現象か，簡潔に説明せよ。

問 4　下線部４について，ALDH 2 を構成する個々のポリペプチドの立体構造は ALDH 2 の（　ア　）構造，４つのポリペプチドが組み合わされてできる立体構造は ALDH 2 の（　イ　）構造と呼ばれる。（　ア　），（　イ　）に適切な語句を入れよ。

問 5　下線部５について，(a)G 型と A 型の対立遺伝子のうち，どちらが優性か。(b)少量の飲酒をしても顔が赤くならない父と，赤くなる母との間に生まれた X 氏は，少量の飲酒で顔が赤くなる。X 氏の遺伝子型を答えよ。(c)X 氏は，少量の飲酒では顔が赤くならない女性と結婚して，夫婦の間には息子がいる。この息子が少量の飲酒で顔が赤くなる体質である確率は何%か。

Ⅲ 以下の文章を読み，設問に答えよ。

　同じ量の土を入れた同じ大きさの植木鉢4つにダイコンの種子をそれぞれ1，4，16，32粒ずつ，かたよりのないようにまいた。これら4種類の鉢を4セット作り，すべての植物を同一の適切な条件で育てた。種子をまいてから7，14，28，42日目に，1セットずつ各鉢に育った全ての植物体を取り出し，乾燥重量を測定した（図1）。なお，この実験では，すべての種子が発芽した。

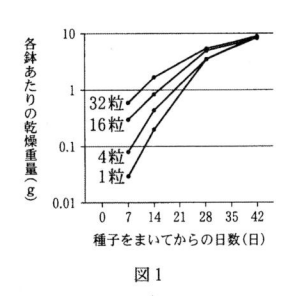

図1

問1　図1をもとに，各鉢あたりの乾燥重量を比較したとき，①14日目，②42日目の場合，次のア～ウのうち，どれが当てはまるか，ア～ウの記号で答えよ。
　　ア．個体群密度が高い方が大きい　　イ．個体群密度が高くても低くても変わらない
　　ウ．個体群密度が高い方が小さい

問2　(A)図1から，42日目では，個体群密度が高くなるにつれて，一個体の乾燥重量はどうなると考えられるか。(B)個体群密度の違いが，個体の生理や成長に変化を与えることを何と呼ぶか。(C)42日目のような結果になる法則の名称を答えよ。

問3　次の①～④は，自然界における種子やそれらから成長した植物の分布に関連する文章である。それぞれ，一様分布，集中分布，ランダム分布のうち，いずれにあたるか最も適切なものを答えよ。
　　①　植物の発芽や成長に適した土壌が局所的に分布している。
　　②　他個体の成長を妨げる物質をそれぞれの個体が分泌している。
　　③　風によって種子が散布され，発芽，成長している。
　　④　光が一部分にあたる土地で発芽，成長している。

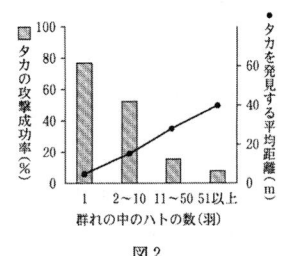

図2
Kenward 1978 より改変

　動物の群れについて調べるために，ハトの群れとタカの関係を調べた。

問4　図2は，ハトの群れの大きさと，タカの攻撃成功率およびハトがタカを発見する平均距離との関係，表は，ハトの群れ（3羽）がタカを発見する距離と，タカの攻撃成功率との関係を示している。(A)群れを作って行動する動物の分布は，問3の3つの分布のうち，いずれに当てはまるか。(B)図2と表から，タカが攻撃成功率を上げるためにはどうすればよいか，2つあげよ。(C)ハトは，群れになるとどのような理由で有利か，簡潔に説明せよ。

表　　　　　　　　　　Kenward 1978 より改変

タカを発見する距離	～20 m	21～40 m	41～60 m
タカの攻撃成功率	50%	7.5%	0%

Ⅳ 以下の文章を読み，設問に答えよ。

　リソソーム内の分解酵素は，タンパク質の合成の場である（　ア　）で作られ，細胞小器官である（　イ　）に送り込まれた後，別の細胞小器官である（　ウ　）を経由してリソソーム内に運ばれる。リソソームは食作用に関わっており，（　エ　）によって細胞外の物質が取りこまれてできた小胞と融合してその物質の分解を行う。一方，消化酵素のように細胞外に分泌される分解酵素は（　ウ　）を経由して小胞に包まれた後，（　オ　）によって小胞から細胞外に分泌される。

問1　（　ア　）～（　オ　）の空欄に適切な語句を入れよ。

問2　樹状細胞は食作用を行う。樹状細胞にはどのようなはたらきがあるか。

問3　細胞質基質は弱アルカリ性に保たれているのに対し，リソソーム内は酸性に保たれている。そのことから予想されるリソソーム内の分解酵素の性質を答えよ。また，リソソーム内の酸性は，水素イオン（H^+）を輸送する膜タンパク質（H^+ ポンプ）によって維持されている。その H^+ ポンプのはたらきを推定して述べよ。

問4　酵母は動物細胞のリソソームに相当する細胞小器官として液胞を持つ。酵母は飢餓条件下では，自分自身の細胞小器官などを分解する（自食作用）。自食作用ではまず，二枚の生体膜が細胞小器官を包み，自食胞が形成される。その後，自食胞が液胞と融合して膜で包まれた球状の果粒が生じ，やがてその果粒が分解される。液胞内にはタンパク質分解酵素が存在し，それを指定する遺伝子を野生株は持っている。この遺伝子に変異が生じた突然変異体（変異体A）では飢餓条件下で果粒が蓄積してくる様子が光学顕微鏡で観察された。
　　(1)　ミトコンドリアを完全に包みこんだ自食胞の模式的二次元断面図を描け。ただしミトコンドリアは正常な構造を保っているとする。
　　(2)　変異体Aの液胞内に果粒の蓄積が観察された理由を推定して述べよ。
　　(3)　変異体Aにさらに突然変異を起こさせる処理を行って，飢餓条件下で液胞に果粒が蓄積しない二重突然変異体（変異体B）を得た。変異体Bでは自食作用において液胞内に果粒が生じるまでのどのような過程が進まなくなっていると推定できるか，考えられる可能性を2つあげよ。ただし，変異体Bでは変異体Aにおける遺伝子の変異に加えて，それ以外の遺伝子にも変異が生じている。

英語

解答 　　　　　30年度

I

〔解答〕

(1) 試行錯誤の方法にのみ依存する行動は、状況のなすがままになる。状況が変化するので、なされる行為が予想通りに進まないからだ。

(2) 言い換えれば、思考とは、我々が行うことと、結果として起こることとの間に明確な関係性を発見しようとする意図的な努力であり、それゆえ両者は連続するようになるのだ。

(3) どれほど賢明な人でも、できることといえば、起こっていることをより広範かつより綿密に観察し、そして、気づいたことから、これから起こることを示す要素だけを、注意深く選ぶことくらいだ。

(4) 型通りの行動と気まぐれな行動はどちらも、現在の行為から生じる将来の結果に対する責任を認めようとしない。

〔出題者が求めたポイント〕

長文中の部分和訳

〔訳出のヒント〕

(1) at the mercy of ～「～のなすがまま、～に翻弄される」。They は circumstances を指す。so that は結果。

(2) the two は、something which we do と the consequences which result を指す。

(3) All that the wisest man can do is to ～「最も賢明な人でさえ、できることは～することだけだ」。select の目的語が、just those factors ～であることを見抜くことが重要。point to ～「～を示す」。something to happen「これから起こること」。

(4) 下線部(4) の 4 行前の routine and capricious behavior が、The former「前者」と The latter「後者」に分けて記述される。その 2 つの部分を受けるのが Both であることに気づく必要がある。

〔全訳〕

　思考、あるいは省察は、我々が行おうとすることと、結果として起こることの関係を見定める精神的行為だ。ある程度の思考的要素がなければ、意味ある経験は不可能だ。しかし、我々は経験の中に見られる省察の割合に応じて2つのタイプの経験を対照させる。我々のあらゆる経験は「カット・アンド・トライ」の段階を持つ。それは、心理学者が試行錯誤の方式と呼ぶものだ。我々は単純に何かをする、失敗すると何か他のことを行い、うまく行くものに当たるまで試み続ける。そして、その方法をその後の行為において経験則として採用する。いくつかの経験は、この過程以外、他にほとんど何も存在しない。こうした事例では、特定の行動の仕方と特定の結果がつながることは分かるが、どのようにつながっているかは分からない。我々にはつながりの詳細は分からない。つまり、リンクが欠けている。我々の識別力がとても粗雑だからだ。

　他の事例では、我々は観察をさらに一層押し進める。原因と結果、行動と結果を結びつけるため、その間に一体何があるのかを分析する。我々の洞察がこのように伸展することで、先見性はより正確で包括的なものになる。(1)試行錯誤の方法にのみ依存する行動は、状況のなすがままになる。状況が変化するので、なされる行為が予想通りに進まないからだ。しかし、結果を決めるものを詳細に知っていれば、必要な条件が存在するかどうかに着目できる。この方法は我々の現実制御力を拡大する。なぜなら、条件の一部が欠けていても、結果のための必要な条件が何かを我々が知っているなら、我々はそれを埋め合わせようとするか、あるいは、それが望まない結果を生む可能性があるなら、余分な原因を取り除き、労力を節約できるからだ。

　我々の行動と、結果として起こることとの詳細なつながりを発見する際に、カット・アンド・トライの経験に含まれる思考が明らかになる。その量が増大すると、その比較的価値はとても多様なものになる。それゆえ、経験の質が変化する。この変化は非常に重要なので、我々はこのタイプの経験を「内省的」と呼ぶかも知れない。この思考段階の意図的な養成が「思考」を構成する。(2)言い換えれば、思考とは、我々が行うことと、結果として起こることとの間に明確な関係性を発見しようとする意図的な努力であり、それゆえ両者は連続するようになるのだ。今や起こったことは理解され、説明される。我々の言葉で言うなら、物事は起こるように起こるはずなのだ。

　したがって、思考とは我々の経験の中の知的要素の明確な表現と同義だ。それは、結末を視界に入れて行動することを可能にする。それは我々が目的を持つことの前提条件だ。幼児は予測をし始めるとすぐに、後に続くものの兆しとして、今起こっていることを用い始める。どれほど単純なやり方にせよ、彼は判断しているのだ。なぜなら、彼はひとつの物事を他の何かの証拠として受け止め、関係を認識しているからだ。将来の発達は、それがどれほど複雑なものになるにせよ、この推論という単純な行為の拡張と洗練にすぎない。(3)どれほど賢明な人でも、できることといえば、起こっていることをより広範かつより綿密に観察し、そして、気づいたことから、これから起こることを示す要素だけを、注意深く選ぶことくらいだ。思慮ある行動の反対は、型通りの行動と気まぐれな行動だ。前者は、可能性の完全な尺度として習慣となったものを受け入れ、行われた特定の事柄の関係を考慮に入れることを省く(事実上、「物事を過去見た通りに継続させる」ということだ)。後者は、瞬間的な行為を価値の尺度にし、我々の個人的行動が環境のエネルギーと結びついていることを無視している(事実上、「物事はまさに私がたまたま現時点で気に入るようにあるべきだ」ということ)。(4)型通りの行動と気まぐれな行動

はどちらも、現在の行為から生じる将来の結果に対する責任を認めようとしない。省察とは、そうした責任を受け入れることだ。

Ⅱ

〔解答〕

(1) 彼女がすぐにも首位の座を失う可能性は低い。なぜなら、毎年より老齢に達する人は増加しているが、人の寿命の上限が115歳あたりで頭打ちになっているように思えることを、彼らの研究が示しているからだ。

(2) 研究者たちはまた、死亡年齢と報告された最高年齢が、1970年から1990年代初めに急速に増加し、毎年ほぼ0.15歳分上昇したが、90年代半ば以降はおよそ115歳で安定したままであることを発見した。

(3) 彼女が言うには、医療の介入は全体的な衰えという問題を解決することはできず、唯一有望な方策は老化の過程そのものを遅らせることにだけだ。

〔出題者が求めたポイント〕

長文中の部分和訳

〔訳出のヒント〕

(1) top spot「トップ（首位）の座」。as は理由の接続詞。the ceiling of human life span「人間の寿命の天井」。be stuck「動きがとれない」。

(2) rising 〜は、分詞構文。has remained stable「安定したままである」。

(3) with 〜は、付帯状況。with + A + B の A に当たるのが the only promising approach の部分、B に当たるのが lying in 〜 の部分。promising「有望な」。lying in 〜「〜にある」。slowing down は動名詞。ageing process「老化の過程」。

〔全訳〕

我々の寿命がすでに自然の限界に達しているということを示す研究によれば、人間が自分の誕生ケーキで、125本以上のろうそくを吹き消すことはまずない。

公式記録によれば、1997年に死亡したフランス人女性のジャンヌ・ルイーズ・カレメンテ（122歳）は、これまでで最も年取った人物だった。現在、アメリカの研究者チームが示唆するところによれば、(1)彼女がすぐにも首位の座を失う可能性は低い。なぜなら、毎年より老齢に達する人は増加しているが、人の寿命の上限が115歳あたりで頭打ちになっているように思えることを、彼らの研究が示しているからだ。この研究の共同執筆者である Jan Vijg 氏は、「はじめて私たちが寿命の最高齢に達した可能性は非常に高い」と語った。

一部の科学者は以前、1,000歳に達する最初の人が今日生きている可能性があると主張していた。しかし、新らたな調査によれば、それは全くありそうもないことだ。Vijg 言うには、結局のところ、人は人生を楽しみ、できるだけ長く健康を保つことに焦点を当てるべきだ。「そこにこそ、我々はお金を投じなければならない」。

人間の寿命を延ばすという考えは、何千年もの間、想像力を刺激してきた。科学者の間では、このアイデアに対する熱意は近年大きくなり、多くのシリコンバレー企

業が学術研究機関に参加し始め、長寿問題に取り組むさまざまな試みを行っている。

しかし、数多くの国際的データベースの記録を分析したところ、人類の寿命には限界があり、我々はすでにそれに達したと、新らたな研究が記述している。人間死亡率データベースによる41の国と地域のデータを使用して、このチームは、出生時の平均余命が前世紀の間増加していたことを発見した。これは、出産や出産看護、清潔な水、抗生物質やワクチンの開発、その他健康対策の進展などを含む、多くの要因によるものだ。しかし、70歳以上まで生存する人の割合は1900年以降増加したが、生存率の改善率は老齢のレベルによって大きく異なる。70歳以上では大きな改善が見られるが、100歳以上では改善率が急激に低下する。「最年長の老人については、死亡率を減らすのが、我々はまだあまり上手でない」とVijg 氏は述べている。

(2)研究者たちはまた、死亡年齢と報告された最高年齢が、1970年から1990年代初めに急速に増加し、毎年ほぼ0.15歳分上昇したが、90年代半ば以降はおよそ115歳で安定したままであることを発見した。筆者らは、人間の寿命の明らかな限界は、人生の終わりを告げるべく明確に作用する、一連の生物的過程によるものではないと言う。それはむしろ、成長や発育などの過程を制御する広範な遺伝的プログラムの副産物なのだ。

センテナリアン（100歳以上の人）の老化を研究する、アムステルダム自由大学の Henne Holstege 氏は、新らたな研究が示唆するのは、「現代医学が克服できない死の壁があるように思われる」ことだと語る。「あなたが70歳のとき心臓病で死ぬなら、体の残りの部分はまだ比較的良好な健康状態にあるかも知れない。だから、心臓病を克服する医学的介入は、あなたの寿命を著しく延ばすことができる」と彼女は語った。「しかし、センテナリアンにおいては、心臓だけでなく全ての体のシステムが、老化し、もろくなっている。たとえ心臓病でしなないにせよ、他の何かで死ぬのだ」。(3)彼女が言うには、医療の介入は全体的な衰えという問題を解決することはできず、唯一有望な方策は老化の過程そのものを遅らせることにだけだ。しかし、彼女は、「だが、これが達成されるのかどうか、また、どのように達成されるかはまだ明らかではない」と付け加えた。

Ⅲ

〔解答例〕

(1) It may seem that the increased attention to science by the media is helping to improve our scientific knowledge.

(2) However, according to a recently published study, almost half of the news like this exaggerates the experimental results.

(3) we must realize that as we accept more scientific news uncritically, we are in danger of getting away from the original scientific thinking.

〔出題者が求めたポイント〕

(1) The mass media is paying more and more attention to science, so we may think that it will contribute to the improvement of our scientific knowledge. なども可。

(2) A study published recently has found, however, that about half of the news of this kind overstates the outcome of the experiments. なども可。

(3) we must be aware that the more news we blindly accept, the more likely we are to get away from ideal scientific thinking. なども可。

後　期

I

〔解答〕

(1) 孤独は脳を変容させ、我々の孤独感をより強めそうなやり方で、我々の思考と行動を支配する。

(2) しかし、孤独とは、自分独りでいることや、友人が少ないこととはほとんど関係がない。たとえそのように定義されることがしばしばあるにせよ。

(3) こうした発見がカシオッポの思想実験に重みを持たせる。動物園で飼われる人間に社会的絆を形成する機会を与えないなら、彼らの健康に深刻な影響を及ぼすだろう。

(4) 孤独感に苦痛を感じることが、自己防衛の手段として集団への帰属を促す警報として作用するということ。(48字)

〔出題者が求めたポイント〕

長文中の部分和訳

〔訳出のヒント〕

(1) taking hold of ～は分詞構文。take hold of ～「～を支配する」。in ways that ～「～するやり方で」。that は関係代名詞。be likely to V「～しそうである、する可能性がある」。

(2) have little to do with ～「～とほとんど関係がない」。be on one's own「独りでいる」。this(that) is the way how ～「そのように～」。実際の英文では the way か how のいずれかが省略され、ここでは the way が省略されている。

(3) lend weight to ～「～に重みを持たせる」。failing to allow ～は動名詞主語。動詞は could have。fail to V「～しない」。allow は「…に～を与える」という意味の第4文型。The human inhabitants of the zoo が間接目的語。the chance to form social bonds が直接目的語。

(4) 下線部の意味は「孤独は生物学的な警報装置の一部だ」という意味。孤独が苦痛を生むこと、その苦痛が警報だということを踏まえて解答する。「生物学的な」とは、自己防衛ためには集団に帰属している必要があるという、本文の論旨を押さえること。

〔全訳〕

　あなたが動物園の管理者で人間用の檻を設計するのが仕事だと想像しなさい。ひとつ選ぶとするなら、どんな特徴があなたの世話する動物の健康と幸福を保証するだろうか？　食べ物と水を適切に入手できることか？　住処か？

　シカゴ大学の社会神経科学者であるジョン・カシオッポによると、彼が提案したこの思考実験にはただ一つの答えしかない。この檻は、他の何にもまして、他の人間とのつながりの必要性を考慮しなければならない。カシオッポの言葉によれば、我々は「必然的に群れたがる種」だ。しかし、そうだとしても、これは今日の私たちの多くの暮らし方ではない。我々はしばしば、家族から遠く離れ、ネットで人付き合いをし、仕事をし、買い物をしながら、ただ一人家にいる。

これには深刻な不都合がある。それは、年齢や人生の段階にかかわらず、我々だれもが陥りがちなつらい孤独感だ。我々は、これがどれほど深刻な結末をもたらすかを理解し始めている。(1)孤独は脳を変容させ、我々の孤独感をより強めそうなやり方で、我々の思考と行動を支配する。しかし、その影響は単に心理的なものではない。身体的なものでもある。放置すると、孤独は喫煙や肥満と同様、寿命にとって有害な生理的影響を与える可能性がある。環境の遺伝子に与える影響を研究してきた、カリフォルニア大学ロサンゼルス校のスティーブ・コールは、「我々は常に孤独を不愉快だと思ってきました。私たちが遭遇しうる最も毒性の高い環境条件のひとつではないにせよ」と語る。これは陰鬱に聞こえるが、新たな洞察が、この悪名高く扱いづらい社会現象にどう取り組むかについて、さらには、我々一人ひとりを孤独にしない方法についても、様々な視点を提供している。

孤独はしばしば、社会的孤立の問題、つまり、大部分は高齢者に影響を及ぼす問題、あるいは、めったに家から出ない、友人や家族のいない、傷つきやすい人々の問題だと想定される。(2)しかし、孤独とは、自分独りでいることや、友人が少ないこととはほとんど関係がない。たとえそのように定義されることがしばしばあるにせよ。「それは社会的孤立ではなく、社会的に孤立していると感じることだ」とカシオッポは語る。孤独は、社会的交流への期待と現実との間の不一致から生まれる。孤独な人は、単に他人に取り囲まれても孤独感が減るわけではない。一方、社会的に自立した人は、単にひとりの時間を過ごしたからといって、孤独を感じることはないだろう。

我々は、物理的に一人でいることが健康に悪いことは以前から知っている。しかし今や、孤立を感じるだけでも、同じく損害を与える可能性があることが明らかになりつつある。コール氏は、「孤独な人は、心臓発作、神経変性疾患、がんなど、あらゆる主要な慢性疾患のリスクが高まる。全く異常なほど幅広い範囲の悪性疾患のリスクが、すべて孤独の周辺に集まっている」と語る。

しかし、ひょっとすると、最大の影響は免疫系を制御する遺伝子に及ぶかも知れない。一緒に行われた彼らの最初の研究で、カシオッポとコールは、2つのグループの白血球細胞における遺伝子発現を比較した。一方のグループには、6人の常に孤独な中年成人がおり、他のグループには、一貫して社会的に自立していると目される8人の人がいた。より孤独な人々においては、炎症の原因となる遺伝子の活動がすぐに増加した。「信号は大声で叫んでいた — これ以上に明確なことはなかっただろう」とコールは語る。

炎症は、身体の傷害と細菌感染を防御する第一線であるが、あまりにも多くの炎症が、がん、うつ病、アルツハイマー病および肥満に関連している。研究における孤独な人々は、ウイルス感染に対する免疫反応を制御する遺伝子の活動も少なかった。「それはまるで、あなたが我々の長期的な健康を本当には求めていないのと同じよ

うに」とコールは言う。(3)こうした発見がカシオッポの思想実験に重みを持たせる。動物園で飼われる人間に社会的絆を形成する機会を与えないなら、彼らの健康に深刻な影響を及ぼすだろう。

しかし、もし孤独が我々にとってそれほど悪いなら、なぜ我々はこのように感じるべく進化したのか？　それは多分、さほどの謎ではないだろう。孤独の短期的な痛みは、我々の過去の進化において、おそらく生き残る助けとなった。我々のような社会的霊長類は、自己防衛の手段として集団で暮らす。「孤独は、空腹、渇き、痛みなどと同様、生物学的な警報装置の一部だ」とカシオッポ氏は言う。だから我々は、我々が孤独と呼ぶ、痛みを伴う空虚な感覚に耳を傾け、行動を変え、数の中に安全を求める必要があるのだ。

II
〔解答〕

(1) ピタゴラスの定理を論破するものを見つけようとして、何千もの直角三角形を測定するのは時間の無駄だ。

(2) ワイルズの成功した証明の長さと複雑さ、また、彼が先進的な 20 世紀の手法と知識に依存したことを考慮すると、フェルマーがそれを証明したと主張したのは彼の誤解だったと、大半の数学者は考えている。

(3) 大量に蓄積された証拠がそれをとても強力に裏付けるので、それに「事実」の地位を与えないのは、頑固者以外の誰にとっても馬鹿げたことに思える。

〔出題者が求めたポイント〕
長文中の部分和訳

〔訳出のヒント〕

(1) trying to ～は分詞構文。one that ～の one は a right-angled triangle を指す。that は関係代名詞。falsify ～「～を論破する」。

(2) Given ～「～を考慮すると」。be mistaken in ～「～のことで考え違いをする、誤解する」。

(3) support ～「～を裏付ける、立証する」。so…that ～構文がある。deny は「…に～を与えない」という意味の第 4 文型。to deny ～は不定詞名詞用法で that 節内の主語になっている。all but ～「～を除く全て」。訳文中の「それ」は「科学的理論」を指している。

〔全訳〕

数学者にとって、証明とは、仮定された公理から必然的に結論が導かれるという論理的実証である。ピタゴラスの定理は、平行直線は決して交差しないなどの、ユークリッド公理を前提とする場合のみ、必ず真である。(1)ピタゴラスの定理を論破するものを見つけようとして、何千もの直角三角形を測定するのは時間の無駄だ。ピタゴラス学派の人はそれを証明した。誰もが証明を調べることができる。それは正に真であり、それで終わりだ。数学者は、「予想」と「定理」を区別するために、証明という考えを用いる。予想は、真に見えるが、決して証明されたことのない命題である。証明されると定理になるだろう。有名な例はゴールドバッハの予想であ

る。それは、偶数の整数は 2 つの素数の和で表されるというものだ。数学者は、300,000,000,000,000,000,000,000 までのすべての偶数について反証ができていない。そして幸いにも、常識的にそれはゴールドバッハの事実と呼ばれている。それにもかかわらず、また、達成に対しては大きな賞が与えられるにもかかわらず、それはこれまで決して証明されたことがなく、数学者はそれに定理の地位を与えることを正しく断っている。もし誰かが証明すれば、それはゴールドバッハの予想からゴールドバッハの定理へと昇進するだろう。あるいは X 氏が証明した賢い数学者なら、X の定理と呼ばれるだろう。

フェルマーの最終定理は、ゴールドバッハの予想と同様、これまで誰も例外を発見していない、数に関する命題だ。それを証明することは、ピエール・ド・フェルマーが古い数学の本の余白に、「私には本当に素晴らしい証明がある ... この余白はそれを書くには狭すぎる」と書いた 1637 年以降、数学者にとってある種究極の目標だった。それは 1995 年、英国の数学者アンドリュー・ワイルズによって最終的に証明された。それ以前は、予想と呼ばれるべきだったと考える数学者もいる。(2)ワイルズの成功した証明の長さと複雑さ、また、彼が先進的な 20 世紀の手法と知識に依存したことを考えると、フェルマーがそれを証明したと主張したのは彼の誤解だったと、大半の数学者は考えている。私は、予想と定理の違いを説明するためだけにこの物語を述べている。

私は数学用語の「定理」を借用するつもりだが、数学の定理と区別するためにそれを「theorum」と綴る。進化論や地動説などの科学的理論は、『オックスフォード英語辞典』の「理論」の最初の定義に従う理論だ。

それは、観察または実験によって、確認または確立され、既知の事実を説明するものとして提唱または容認される。それは、知られているか観察されるものに関する、一般的な法則、原理、あるいは原因だと思われることの陳述である。

科学的理論は、数学的定理が証明されるように証明されたことはないし、今後も証明されることはない。しかし、常識的には、地球は丸く、平らではないという「理論」が事実であり、緑色植物が太陽からエネルギーを得ているという理論が事実であるのと同じ意味で、それ（科学的理論）は事実として扱われる。科学的理論は全てそうだ。(3)大量に蓄積された証拠がそれをとても強力に裏付けるので、それに「事実」の地位を与えないのは、頑固者以外の誰にとっても馬鹿げたことに思える。しかし、すべての事実と同じく、我々の測定器、およびそれを読む感覚器官が、巨大な信用詐欺の犠牲者になる可能性は否定できない。英国の哲学者、バートランド・ラッセルは、「我々は皆、既成の記憶、穴の開いた靴下、切る必要のある髪の毛を持って、5 分前にこの世に現れたのかも知れない」と語ったが、現在入手できる証拠を考えれば、進化が事実でないとすれば、創造主による同種の信用詐欺が必要だろう。それは、有神論者ならほとん

ど誰も認めたくないものであるはずだ。

Ⅲ
〔解答例〕
(1) No matter how selfish we human beings seem to be, we have in our nature an irresistible tendency to pay attention to the happiness or misery of others.
(2) To sympathize with the sorrow of others is so familiar an experience for us that we need not bother to cite examples to explain it.
(3) Such emotions are not limited to noble persons, but they are often found in those who look cold, too.

〔出題者が求めたポイント〕
(1) However self-centered human beings might appear なども可。human nature has an irresistible tendency to なども可。
(2) Sympathy for others' sorrow is なども可。we don't have to explain it by showing instances なども可。
(3) This kind of feeling is not limited to virtuous persons なども可。those who are seemingly cold-hearted なども可。

数　学

解答

30年度

1

〔解答〕

(1)　極小値・$0(x=5)$，極大値・$4(x=3)$

　　グラフは解答のプロセス参照

(2)　5

〔出題者が求めたポイント〕

微分法

(1)　$y=f(x)$ を微分し，増減表をつくり極値を求めてグ

　　ラフを書く。

(2)　$f(x)-x=xg(x)$ とする。$x=0$ の解がある。

　　$y=g(x)$ とし，$g(x)=0$ の解を調べる。

　　$y=g(x)$ を微分し，増減表をつくり極値を求める。

　　$g(a)>0$, $g(b)<0$ の とき，$g(x)=0$ は，$a<x<b$

　　に解がある。

〔解答のプロセス〕

(1)　$f'(x)=\dfrac{3}{27}x^2(x-5)^2+\dfrac{2}{27}x^3(x-5)$

　　　　$=\dfrac{5}{27}x^2(x-3)(x-5)$

x	$\cdots$	0	$\cdots$	3	$\cdots$	5	$\cdots$
$f'(x)$	+	0	+	0	−	0	+
$f(x)$	↗	0	↗	4	↘	0	↗

極小値

$x=5$ のときで，

$$f(5)=\dfrac{1}{27}\,125\cdot 0$$
$$=0$$

極大値

$x=3$ のときで

$$f(3)=\dfrac{1}{27}\,27\cdot 4$$
$$=4$$

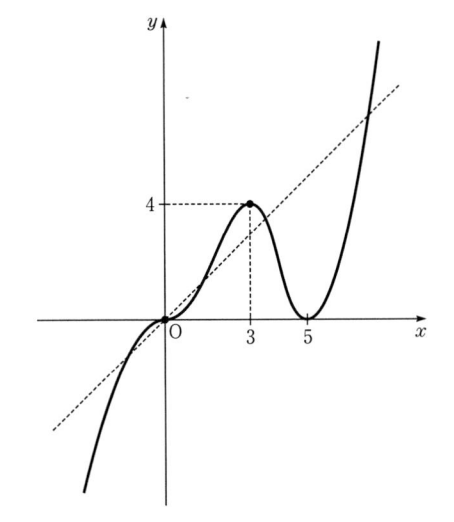

(2)　$\dfrac{1}{27}x^3(x-5)^2-x=0$ より

$$x\left\{\dfrac{1}{27}x^2(x-5)^2-1\right\}=0$$

$x=0$ は解である。$g(x)=\dfrac{1}{27}x^2(x-5)^2-1$ とする。

$$g'(x)=\dfrac{2}{27}x(x-5)(2x-5)$$

x	$\cdots$	0	$\cdots$	$\dfrac{5}{2}$	$\cdots$	5	$\cdots$
$g'(x)$	−	0	+	0	−	0	+
$g(x)$	↘	−1	↗	$\dfrac{193}{432}$	↘	−1	↗

$$\lim_{x\to-\infty}g(x)=+\infty>0,\ \lim_{x\to\infty}g(x)=+\infty>0$$

$$g(0)=-1<0,\ g(5)=-1<0$$

$$g\left(\dfrac{5}{2}\right)=\dfrac{1}{27}\,\dfrac{25}{4}\,\dfrac{25}{4}-1=\dfrac{193}{432}>0$$

従って，$x<0$, $0<x<\dfrac{5}{2}$，$\dfrac{5}{2}<x<5$, $5<x$

に解がある。$x=0$ を含めると 5 である。

2

〔解答〕

(1), (3)　解答のプロセス参照

(2)　$a=\dfrac{y+z}{2}$，$b=\dfrac{z+x}{2}$，$c=\dfrac{x+y}{2}$

〔出題者が求めたポイント〕

不等式の証明

(1)　右辺−左辺を式変形する。− の項が，$(a-b)^2$,

　　$(b-c)^2$, $(c-a)^2$ に含まれるようにする。

(2)　$x+y$, $y+z$, $z+x$ を求めてみる。

(3)　$8xyz\leqq(x+y)(y+z)(z+x)$ とすると，$x, y, z>0$

　　のときは(1)より成立し，a, b, c で一番大きい値を c

　　とすると，$z<0$, $x, y>0$ で，このときも成り立つ

　　ことを示す。各値に a, b, c を代入する。

〔解答のプロセス〕

(1)　$(a+b)(b+c)(c+a)-8abc$

　　　$=ab^2+a^2b+a^2c+ac^2+b^2c+bc^2-6abc$

　　　$=a(b^2-2bc+c^2)+b^2(c^2-2ca+a^2)$

　　　　　　　　　　　　　　　　$+c(a^2-2ab+b^2)$

　　　$=a(b-c)^2+b(c-a)^2+c(a-b)^2\geqq0$

　　従って，$8abc\leqq(a+b)(b+c)(c+a)$

(2)　$x+y=b+c-a+c+a-b=2c$

　　　$y+z=c+a-b+a+b-c=2a$

　　　$z+x=a+b-c+b+c-a=2b$

　　従って，$a=\dfrac{y+z}{2}$，$b=\dfrac{z+x}{2}$，$c=\dfrac{x+y}{2}$

(3)　$8xyz\leqq(x+y)(y+z)(z+x)$ について，$x, y, z>0$

のとき，(1)より成り立つ。

$x+y$, $y+z$, $z+x$ は a, b, $c>0$ なので，すべて正。

$\therefore$ $(x+y)(y+z)(z+x)>0$

$b+c<a$ のとき，$x<0$, $y>0$, $z>0$

$c+a<b$ のとき，$y<0$, $z>0$, $x>0$

$a+b<c$ のとき，$z<0$, $x>0$, $y>0$

いずれの場合も，$xyz<0$　$\therefore$　左辺 $<0<$ 右辺

従って，この場合も不等式は成り立つ。

ゆえに，$8xyz \le (x+y)(y+z)(z+x)$

これに(2)を代入する。

$8(b+c-a)(c+a-b)(a+b-c) \le 2c \cdot 2a \cdot 2b$

従って，$(a+b-c)(b+c-a)(c+a-b) \le abc$

❸

〔解答〕

(1)　解答のプロセス参照

$2\sqrt{1+2(1-\cos\theta)(t^2-t)}$, $2\sqrt{1+2(1+\cos\theta)(t^2-t)}$

(2)　$\dfrac{2+|\cos\theta|}{3}\pi$

〔出題者が求めたポイント〕

積分法，空間ベクトル，平面ベクトル

(1)　各辺 AC, AD, BD, BC と平面 $z=t$ との交点を P, Q, R, S とし，P, Q, R, S の座標を求める。

2 点 $(x_1,\ y_1,\ z_1)$, $(x_2,\ y_2,\ z_2)$ を通る直線の方程式は，

$$\frac{x-x_1}{x_2-x_1}=\frac{y-y_1}{y_2-y_1}=\frac{z-z_1}{z_2-z_1}$$

$\overrightarrow{PQ}=\overrightarrow{SR}$, $\overrightarrow{QR}=\overrightarrow{PS}$ を示す。(どちらか一方でよい)

PR, SQ を求める。

(2)　PR の中点，SQ の中点がともに $(0,\ 0,\ t)$ となるので，z 軸を中心に回転したとき，$z=t$ の平面では，中心が原点で，直径が PR か SQ の長いほうの円となる。円の面積を $U(t)$ とすると，

$\displaystyle\int_0^1 U(t)dt$ を求める。

〔解答のプロセス〕

(1)　各辺 AC, AD, BD, BC と平面 $z=t$ との交点を P, Q, R, S とする。

直線 AC は，$\dfrac{x-\cos\theta}{1-\cos\theta}=\dfrac{y-\sin\theta}{0-\sin\theta}=\dfrac{z-1}{0-1}$

$\dfrac{x-\cos\theta}{1-\cos\theta}=\dfrac{y-\sin\theta}{-\sin\theta}=1-t$　より

$x=1-t+t\cos\theta$, $y=t\sin\theta$

$P(1-t+t\cos\theta,\ t\sin\theta,\ t)$

直線 AD は，$\dfrac{x+\cos\theta}{1+\cos\theta}=\dfrac{y+\sin\theta}{0+\sin\theta}=\dfrac{z-1}{0-1}$

$\dfrac{x+\cos\theta}{1+\cos\theta}=\dfrac{y+\sin\theta}{\sin\theta}=1-t$　より

$x=1-t-t\cos\theta$, $y=-t\sin\theta$

$Q(1-t-t\cos\theta,\ -t\sin\theta,\ t)$

直線 BD は，$\dfrac{x+\cos\theta}{-1+\cos\theta}=\dfrac{y+\sin\theta}{0+\sin\theta}=\dfrac{z-1}{0-1}$

$\dfrac{x+\cos\theta}{-1+\cos\theta}=\dfrac{y+\sin\theta}{\sin\theta}=1-t$　より

$x=-1+t-t\cos\theta$, $y=-t\sin\theta$

$R(-1+t-t\cos\theta,\ -t\sin\theta,\ t)$

直線 BC は，$\dfrac{x-\cos\theta}{-1-\cos\theta}=\dfrac{y-\sin\theta}{0-\sin\theta}=\dfrac{z-1}{0-1}$

$\dfrac{x-\cos\theta}{-1-\cos\theta}=\dfrac{y-\sin\theta}{0-\sin\theta}=1-t$　より

$x=-1+t+t\cos\theta$, $y=t\sin\theta$

$S(-1+t+t\cos\theta,\ t\sin\theta,\ t)$

$\overrightarrow{PQ}=(-2t\cos\theta,\ -2t\sin\theta,\ 0)$

$\overrightarrow{SR}=(-2t\cos\theta,\ -2t\sin\theta,\ 0)$

$\overrightarrow{QR}=(-2+2t,\ 0,\ 0)$, $\overrightarrow{PS}=(-2+2t,\ 0,\ 0)$

$\overrightarrow{PQ}=\overrightarrow{SR}$, $\overrightarrow{QR}=\overrightarrow{PS}$ より四辺形 PQRS は平行四辺形である。

$\overrightarrow{PR}=(-2+2t-2t\cos\theta,\ -2t\sin\theta,\ 0)$

$PR^2=(-2+2t-2t\cos\theta)^2+(-2t\sin\theta)^2$

$=4\{1+t^2+t^2\cos^2\theta-2t+2t\cos\theta$
$\qquad\qquad -2t^2\cos\theta+t^2\sin^2\theta\}$

$=4\{1+2(t^2-t)(1-\cos\theta)\}$

$PR=2\sqrt{1+2(t^2-t)(1-\cos\theta)}$

$\overrightarrow{SQ}=(2-2t-2t\cos\theta,\ -2t\sin\theta,\ 0)$

$SQ^2=(2-2t-2t\cos\theta)^2+(-2t\sin\theta)^2$

$=4\{1+t^2+t^2\cos^2\theta-2t-2t\cos\theta$
$\qquad\qquad +2t^2\cos\theta+t^2\sin^2\theta\}$

$=4\{1+2(t^2-t)(1+\cos\theta)\}$

$SQ=2\sqrt{1+2(t^2-t)(1+\cos\theta)}$

(2)　PR の中点は $(0,\ 0,\ t)$，SQ の中点は $(0,\ 0,\ t)$

従って，四面体を z 軸の回りに回転させると，平面 $z=t$ では，中心が原点で直径が PR か SQ の長い方の円となる。半径を r とする。

$0<t<1$ より　$t^2-t=t(t-1)<0$ なので，

$r=\sqrt{1+2(t^2-t)(1-|\cos\theta|)}$

面積は，$\pi r^2=\pi\{1+2(t^2-t)(1-|\cos\theta|)\}$

$\displaystyle\int_0^1 \pi\{1+2(1-|\cos\theta|)(t^2-t)\}dt$

$=\pi\left[t+2(1-|\cos\theta|)\left(\dfrac{t^3}{3}-\dfrac{t^2}{2}\right)\right]_0^1$

$=\pi\left\{1-\dfrac{2(1-|\cos\theta|)}{6}\right\}=\dfrac{2+|\cos\theta|}{3}\pi$

❹

〔解答〕

(1)　$\dfrac{n-6}{n}$

(2)　$\dfrac{6}{n}\left(\dfrac{5}{6}\right)^r+\dfrac{n-6}{n}\left(=\dfrac{5^r+6^{r-1}(n-6)}{n6^{r-1}}\right)$

(3)　$\dfrac{6}{n}\,{}_rC_x\left(\dfrac{1}{6}\right)^x\left(\dfrac{5}{6}\right)^{r-x}\left(=\dfrac{r!5^{r-x}}{nx!(r-x)!6^{r-1}}\right)$

〔出題者が求めたポイント〕

確率

(1)　試行の根元事象がどれが起こることも同様に確から

しいとき，その試行における任意の事象 A について，

$$A \text{ の起こる確率} = \frac{\text{事象 A の根元事象の個数}}{\text{全事象の根元事象の個数}}$$

(2) $k \le 6$ のとき，全員が k 以外の場合と $k > 6$ の場合の確率の和。

(3) $k \le 6$ のときで，x 人が k，$r - x$ 人が k 以外

〔解答のプロセス〕

(1) 6 より大きい数の枚数は，$n - 6$ より確率は，$\dfrac{n-6}{n}$

(2) $k \le 6$ のとき，全員が k 以外の数をとるので，

$$\frac{6}{n}\left(\frac{5}{6}\right)^r$$

従って，当たりがいないのは(1)との和

$$\frac{6}{n}\left(\frac{5}{6}\right)^r + \frac{n-6}{n}$$

(3) $k \le 6$ のときで，x 人が k，$r - x$ 人が k 以外

$$\frac{6}{n}\,_r C_x\left(\frac{1}{6}\right)^x\left(\frac{5}{6}\right)^{r-x}$$

5

〔解答〕

(1) $BA_1 = \dfrac{a+c-b}{2}(=s-b)$, $CB_1 = \dfrac{a+b-c}{2}(=s-c)$,

$AC_1 = \dfrac{b+c-a}{2}(=s-a)$

(2) $\dfrac{2a(b+c-a)}{(a+c-b)(a+b-c)}\left(=\dfrac{a(s-a)}{(s-b)(s-c)}\right)$

(3) 解答のプロセス参照

〔出題者が求めたポイント〕

平面ベクトル

(1) $BA_1 = BC_1 = x$, $CB_1 = CA_1 = y$, $AC_1 = AB_1 = z$ とおき，x, y, z を求める。

(2) $\overrightarrow{AA_1}$, $\overrightarrow{BB_1}$ を $\overrightarrow{AB}$ と $\overrightarrow{AC}$ で表わす。
$\overrightarrow{AR} = t\overrightarrow{AA_1}$, $\overrightarrow{BR} = s\overrightarrow{BB_1}$ として，
$\overrightarrow{AR} = \overrightarrow{AB} + s\overrightarrow{BB_1}$ から $\overrightarrow{AR}$ を $\overrightarrow{AB}$, $\overrightarrow{AC}$ で表わし係数が等しいとして t, s を求める。

$$\frac{AR}{RA_1} = \frac{t}{1-t}$$

(3) AA_1 と CC_1 の交点を Q とする。
(2)と同様に，$\overrightarrow{AA_1}$, $\overrightarrow{CC_1}$ を $\overrightarrow{AB}$ と $\overrightarrow{AC}$ で表わし $\overrightarrow{AQ} = m\overrightarrow{AA_1}$, $\overrightarrow{CQ} = n\overrightarrow{CC_1}$ としたときに m, n を求めると，$t = m$ となることを言う。

〔解答のプロセス〕

(1) $BA_1 = BC_1 = x$, $CB_1 = CA_1 = y$, $AC_1 = AB_1 = z$ とすると，

$$x + y = a, \quad y + z = b, \quad z + x = c$$

$$x + y + z = \frac{a+b+c}{2} = s$$

$$(x =) BA_1 = s - b = \frac{a+c-b}{2}$$

$$(y =) CB_1 = s - c = \frac{a+b-c}{2}$$

$$(z =) AC_1 = s - a = \frac{b+c-a}{2}$$

(2) $\overrightarrow{AA_1} = \overrightarrow{AB} + \dfrac{x}{a}\overrightarrow{BC} = \overrightarrow{AB} + \dfrac{x}{a}(\overrightarrow{AC} - \overrightarrow{AB})$

$$= \frac{a-x}{a}\overrightarrow{AB} + \frac{x}{a}\overrightarrow{AC}$$

$\overrightarrow{BB_1} = \overrightarrow{BA} + \dfrac{z}{b}\overrightarrow{AC} = -\overrightarrow{AB} + \dfrac{z}{b}\overrightarrow{AC}$

$\overrightarrow{AR} = t\overrightarrow{AA_1}$, $\overrightarrow{BR} = s\overrightarrow{BB_1}$ とする。

$\overrightarrow{AR} = t\overrightarrow{AA_1} = \dfrac{a-x}{a}t\overrightarrow{AB} + \dfrac{x}{a}t\overrightarrow{AC}$

$\overrightarrow{AR} = \overrightarrow{AB} + s\overrightarrow{BB_1} = (1-s)\overrightarrow{AB} + \dfrac{z}{b}s\overrightarrow{AC}$

$\overrightarrow{AB} \npreceq \overrightarrow{AC}$ より

$$\frac{a-x}{a}t = 1-s, \quad \frac{x}{a}t = \frac{z}{b}s$$

$$s = \frac{bx}{az}t \quad \text{より} \quad \frac{a-x}{a}t = 1 - \frac{bx}{az}t$$

$(az - xz + bx)t = az$　だから

$$t = \frac{az}{az - xz + bx}, \quad s = \frac{bx}{az - xz + bx}$$

$$\frac{AR}{RA_1} = \frac{t}{1-t} = \frac{az}{az - xz + bx - az}$$

$$= \frac{az}{-xz + bx} = \frac{az}{x(b-z)} = \frac{az}{xy}$$

$$= \frac{a(s-a)}{(s-b)(s-c)} = \frac{2a(b+c-a)}{(a+c-b)(a+b-c)}$$

(3) $t = \dfrac{2a \cdot 2z}{2a \cdot 2z + 2x(2b - 2z)}$

$$= \frac{2a(b+c-a)}{2a(b+c-a) + (a+c-b)(2b-b-c+a)}$$

$$= \frac{2a(b+c-a)}{2ab + 2ac + 2bc - a^2 - b^2 - c^2}$$

AA_1 と CC_1 との交点を Q とする。

$\overrightarrow{CC_1} = \overrightarrow{CA} + \overrightarrow{AC_1} = \dfrac{z}{c}\overrightarrow{AB} - \overrightarrow{AC}$

$\overrightarrow{AQ} = m\overrightarrow{AA_1}$, $\overrightarrow{CQ} = n\overrightarrow{CC_1}$ とすると，

$\overrightarrow{AQ} = \dfrac{a-x}{a}m\overrightarrow{AB} + \dfrac{x}{a}m\overrightarrow{AC}$

$\overrightarrow{AQ} = \overrightarrow{AC} + n\overrightarrow{CC_1} = \dfrac{z}{c}n\overrightarrow{AB} + (1-n)\overrightarrow{AC}$

$\overrightarrow{AB} \ne \overrightarrow{AC}$ より

$$\frac{a-x}{a}m = \frac{z}{c}n, \quad \frac{x}{a}m = 1-n$$

$n = 1 - \dfrac{x}{a}m$　より　$\dfrac{a-x}{a}m = \dfrac{z}{c} - \dfrac{xz}{ac}m$

$(ac - cx + xz)m = az$　だから

$$m = \frac{az}{ac - cx + xz} = \frac{2a \cdot 2z}{2a \cdot 2c + 2x(2z - 2c)}$$

$$= \frac{2a(b+c-a)}{4ac + (a+c-b)(b+c-a-2c)}$$

$$= \frac{2a(b+c-a)}{2ab+2ac+2bc-a^2-b^2-c^2}$$

よって，$m=t$　だから　点 Q は点 R と一致する。

従って，AA_1，BB_1，CC_1 は点 R で交わる。

〔後　期〕

1

〔解答〕

(1)　$p=\sqrt{2}$　　(2)　$(\sqrt{2}, \sqrt{2}, 0)$，$(\sqrt{2}, -\sqrt{2}, 0)$

〔出題者が求めたポイント〕

空間ベクトル

(1)　$\overrightarrow{BA} \perp \overrightarrow{BD}$　$\Leftrightarrow$　$\overrightarrow{BA} \cdot \overrightarrow{BD} = 0$

(2)　AB，BC，AC を求める。

$$\cos \angle ACB = \frac{CA^2 + CB^2 - AB^2}{2CA \cdot CB}$$

△ABC の面積 S は，$S = \frac{1}{2} CA \cdot CB \sin \angle ACB$

A，B，C は平面 $z=\sqrt{2}$ 上なので，

四面体の体積は，$\frac{1}{3} S |r-\sqrt{2}|$

D は S 上なので，$p^2 + q^2 + r^2 = 2^2$

〔解答のプロセス〕

(1)　$\overrightarrow{BA} = (-2\sqrt{2}, 0, 0)$

$\overrightarrow{BD} = (p-\sqrt{2}, q, r-\sqrt{2})$

$\overrightarrow{BA} \cdot \overrightarrow{BD} = -2\sqrt{2}(p-\sqrt{2}) + 0 + 0$

$= -2\sqrt{2}(p-\sqrt{2})$

よって，$-2\sqrt{2}(p-\sqrt{2}) = 0$

従って，$p=\sqrt{2}$

(2)　$AB^2 = (\sqrt{2}+\sqrt{2})^2 + (0-0)^2 + (\sqrt{2}-\sqrt{2})^2 = 8$

$BC^2 = (0-\sqrt{2})^2 + (\sqrt{2}-0)^2 + (\sqrt{2}-\sqrt{2})^2 = 4$

$AC^2 = (0+\sqrt{2})^2 + (\sqrt{2}-0)^2 + (\sqrt{2}-\sqrt{2})^2 = 4$

よって，$AB=2\sqrt{2}$，$BC=2$，$AC=2$

$$\cos \angle ACB = \frac{4+4-8}{2 \cdot 2 \cdot 2} = 0$$

$$\angle ACB = 90°$$

△ABC の面積は，$\frac{1}{2} \cdot 2 \cdot 2 \sin 90° = 2$

四面体の体積は，$\frac{1}{3} 2 |r-\sqrt{2}| = \frac{2\sqrt{2}}{3}$

よって，$r-\sqrt{2} = -\sqrt{2}$　のとき　$r=0$

$r-\sqrt{2} = \sqrt{2}$　のとき　$r=2\sqrt{2}$

D は S 上より　$2+q^2+r^2 = 4$

$r=2\sqrt{2}$　のとき　$2+q^2+8=4$　より

$q^2 = -6$　となり不適

$r=0$　のとき　$2+q^2+0=4$　より

$q^2=2$　よって，$q=\pm\sqrt{2}$

従って，D は $(\sqrt{2}, \sqrt{2}, 0)$ 又は $(\sqrt{2}, -\sqrt{2}, 0)$

2

(1)　$y = \frac{x}{3x-1}$，$\frac{1}{2} \leqq x \leqq 1$

(2)　$\frac{4}{9} \leqq \frac{\triangle APQ}{\triangle ABC} \leqq \frac{1}{2}$

〔出題者が求めたポイント〕

平面ベクトル，微分法

(1)　$\overrightarrow{AP} = x\overrightarrow{AB}$，$\overrightarrow{AQ} = y\overrightarrow{AC}$　とする。

直線 PQ 上の点 R は，$\overrightarrow{AR} = (1-t)\overrightarrow{AP} + t\overrightarrow{AQ}$

△ABC の重心 G は，$\overrightarrow{AG} = \dfrac{1}{3}\overrightarrow{AB} + \dfrac{1}{3}\overrightarrow{AC}$

R に G が含まれることより関係式を導く。

$0 \le x \le 1$，$0 \le y \le 1$ であるから関係式より x の範囲を求める。

(2) △APQ の面積は，$\dfrac{1}{2} AP \cdot AQ \sin\angle BAC$

$\dfrac{\triangle APQ}{\triangle ABC} = z$ とし，z を x で表わす。

z を微分し増減表をつくって，最大値，最小値を求める。

〔解答のプロセス〕

(1) $\overrightarrow{AP} = x\overrightarrow{AB}$，$\overrightarrow{AQ} = y\overrightarrow{AC}$ とする。

直線 PQ 上の点 R は，
$$\overrightarrow{AR} = (1-t)x\overrightarrow{AB} + ty\overrightarrow{AC}$$

△ABC が R の中に含まれるので，
$$(1-t)x = \dfrac{1}{3}，\quad ty = \dfrac{1}{3}$$

$t = \dfrac{1}{3y}$ より $\left(1 - \dfrac{1}{3y}\right)x = \dfrac{1}{3}$

$(3y-1)x = y$ より $3xy - x - y = 0$

$(3x-1)y = x$ 従って，$y = \dfrac{x}{3x-1}$

$x = 0$ だと $y = 0$ になり重心を通らない。
$$0 < x \le 1 \quad \cdots\cdots ①$$
$$0 < \dfrac{x}{3x-1} \le 1$$

$3x-1 > 0$ のとき，$\dfrac{1}{3} < x$，$0 < x \le 3x-1$

$x \le 3x-1$ 従って，$\dfrac{1}{2} \le x \quad \cdots\cdots ②$

$3x-1 < 0$ のとき，$x < \dfrac{1}{3}$，$0 > x \ge 3x-1$

$0 > x$ となり不適。

①，② より $\dfrac{1}{2} \le x \le 1$

(2) $\triangle ABC = \dfrac{1}{2} AB \cdot AC \sin\angle BAC$

$\triangle APQ = \dfrac{1}{2} xAB \cdot yAC \sin\angle BAC$

$z = \dfrac{\triangle APQ}{\triangle ABC}$ とすると，$z = xy = \dfrac{x^2}{3x-1}$

$z' = \dfrac{2x(3x-1) - 3x^2}{(3x-1)^2} = \dfrac{x(3x-2)}{(3x-1)^2}$

x	$\dfrac{1}{2}$	$\cdots$	$\dfrac{2}{3}$	$\cdots$	1
z'		$-$	0	$+$	
z		$\searrow$		$\nearrow$	

$x = \dfrac{1}{2}$，$z = \dfrac{\frac{1}{4}}{\frac{3}{2} - 1} = \dfrac{1}{6-4} = \dfrac{1}{2}$

$x = \dfrac{2}{3}$，$z = \dfrac{\frac{4}{9}}{2-1} = \dfrac{4}{9}$

$x = 1$，$z = \dfrac{1}{3-1} = \dfrac{1}{2}$

よって，最大値が $\dfrac{1}{2}$，最小値が $\dfrac{4}{9}$

従って，$\dfrac{4}{9} \le \dfrac{\triangle APQ}{\triangle ABC} \le \dfrac{1}{2}$

3

〔解答〕

(1) 3　(2)解答のプロセス参照

〔出題者が求めたポイント〕

式と証明，数学的帰納法

(1) $2^n + 1$ は奇数なので，平方数は奇数。奇数の2乗でなければならない。平方数を $(2k-1)^2$ として，$2^n + 1 = (2k-1)^2$ を展開して，k にとれる値を考える。

(2) 数学的帰納法を用いる。

$k = 2i-1$ として，

① $i = 1$ のとき，$2^{mn} + 1$ が $2^n + 1$ で割り切れることを示す。

② $i = j$ のとき，$2^{mn} + 1$ が $2^n + 1$ で割り切れると仮定すると，$i = j+1$ のとき，$2^{mn} + 1$ が $2^n + 1$ で割り切れることを示す。

〔解答のプロセス〕

(1) $2^n + 1$ は奇数だから，奇数の平方数である。

平方数となる元の奇数を $2k-1$ とする。
$$(2k-1)^2 = 4k^2 - 4k + 1 = 4k(k-1) + 1$$
$$2^n + 1 = 4k(k-1) + 1 \quad より \quad 2^n = 4k(k-1)$$

よって，$2^{n-2} = k(k-1)$

k と $k-1$ は連続する整数なので，一方が奇数で，一方が偶数である。奇数で 2^n の約数となり得るのは1しかない。

$k = 1$ のとき，$k(k-1) = 0$ で $2^{n-2} = 0$ となる自然数 n はないので不適

$k-1 = 1$ のとき，$k = 2$ で $k(k-1) = 2$

$2^{n-2} = 2$ より $n-2 = 1$ 従って，$n = 3$

(2) k が奇数より，$k = 2i-1$ とする。

$i = 1$ のとき，$k = 1$，$m = n$ だから
$$2^n + 1 = 2^n + 1$$

よって，$2^n + 1$ は $2^n + 1$ で割り切れる。

$i = j$ のとき，$k = 2j-1$

$2^{(2j-1)n} + 1$ が $2^n + 1$ で割り切れるとする。

$2^{(2j-1)n} + 1 = (2^n + 1)a$ とする。

$i = j+1$ のとき，$k = 2j+1$
$$2^{(2j+1)n} + 1 = 2^{(2j-1)n + 2n} + 1$$
$$= 2^{2n}(2^{(2j-1)n} + 1) - 2^{2n} + 1$$
$$= 2^{2n}(2^n + 1)a - (2^n - 1)(2^n + 1)$$
$$= (2^{2n}a - 2^n + 1)(2^n + 1)$$

よって，$2^{(2j+1)n} + 1$ も $2^n + 1$ で割り切れる。

従って，数学的帰納法により m，n が自然数で，k が

奇数で $m=nk$ で表わされるとき，2^m+1 は 2^n+1 で割り切れる。

4

〔解答〕

(1)　解答のプロセス参照

(2)　$f(x)=1-e^{x^2}$　　(3)　$g(x)=-\log(1+x^2)$

〔出題者が求めたポイント〕

微分法，積分法

(1)　与式の両辺を微分する。この式を A 式とする。$h(x)$ を微分し，$f'(x)$ に A 式を代入する。

(2)　A 式に $g'(x)$ を代入する。

$\displaystyle\int\frac{1}{y-1}\,dy=\log|y-1|$ と絶対値がつくので，

$\log|y-1|=z+c$ のとき　$y-1=\pm e^{z+c}$ とし，

$f(0)=g(0)$ で確かめる。

(3)　$h(x)=f(x)e^{g(x)}$ に代入し，$h'(x)$ を求めて(1)の式に代入し $g'(x)$ を求め積分する。

〔解法のプロセス〕

(1)　与式の両辺を微分する。

$$f'(x)=g'(x)-g'(x)f(x)\quad\cdots\cdots①$$
$$h'(x)=f'(x)e^{g(x)}+f(x)g'(x)e^{g(x)}$$
$$=\{f'(x)+f(x)g'(x)\}e^{g(x)}$$

これに①式を代入する。

$$h'(x)=\{g'(x)-g'(x)f(x)+f(x)g'(x)\}e^{g(x)}$$
$$=g'(x)e^{g(x)}$$

(2)　$g'(x)=-2x$ を①式に代入する。

$$f'(x)=-2x+2xf(x)=2x\{f(x)-1\}$$
$$\frac{f'(x)}{f(x)-1}=2x$$
$$\int\frac{1}{f(x)-1}\cdot\frac{df(x)}{dx}\,dx=\int 2x\,dx$$
$$\log|f(x)-1|=x^2+c\quad より\quad |f(x)-1|=e^{x^2+c}$$
$$f(x)=1\pm e^{x^2+c}$$

$f(x)=1+e^{x^2+c}$ とする。

$f(0)=g(0)=0$ なので

$f(0)=1+e^c$ となり 0 とならないので不適

$f(x)=1-e^{x^2+c}$ とする。

$f(0)=g(0)=0$ なので

$$f(0)=1-e^c=0$$

よって $c=0$

従って，$f(x)=1-e^{x^2}$

(3)　$h(x)=-x^2 e^{g(x)}$

$$h'(x)=-\{2x+x^2 g'(x)\}e^{g(x)}$$

よって，$g'(x)=-2x-x^2 g'(x)$

$$\therefore\quad g'(x)=-\frac{2x}{1+x^2}$$
$$g(x)=-\log(1+x^2)+c$$

$f(0)=g(0)=0$ より　$c=0$

従って，$g(x)=-\log(1+x^2)$

5

〔解答〕

(1)　1001　　(2)　$\dfrac{63}{143}$　　(3)　$\dfrac{60}{1001}$

〔出題者が求めたポイント〕

場合の数，確率

(1)　14 の場所から 4 つ選んで●を入れ残りは○を入れる。

(2)　7 の場所から 2 つ選んで●を入れ，残り 7 の場所にも 2 つ選んで●を入れる。それぞれ別々になるので場合の数はその積を求め，確率は総数((1)の結果)で割る。

(3)　1〜7 に 2 つの●がその間に 2 つの○がある場合を書いてみる。これは 8〜14 にもあてはまる。

1〜7 で 2 つ目の●の位置を x，8〜14 で最初の位置を y とする。

$x\leqq 5$ のとき，8〜14 のすべての場合

$x=6$ のとき，$9\leqq y$ の場合

$x=7$ のとき，$10\leqq y$ の場合

〔解答のプロセス〕

(1)　${}_{14}C_4=1001$

(2)　$\dfrac{{}_7C_2\cdot{}_7C_2}{1001}=\dfrac{21\times 21}{1001}=\dfrac{63}{143}$

(3)　●を 2 個，○を 5 個を●の間に○が 2 個以上となるように並べた図が右図で 10 通り。

1〜7 で 2 個目の●の位置を x，8〜14 で最初の●の位置を y とする。

1	2	3	4	5	6	7
8	9	10	11	12	13	14
●	○	○	●	○	○	○
●	○	○	○	●	○	○
●	○	○	○	○	●	○
●	○	○	○	○	○	●
○	●	○	○	●	○	○
○	●	○	○	○	●	○
○	●	○	○	○	○	●
○	○	●	○	○	●	○
○	○	●	○	○	○	●
○	○	○	●	○	○	●

$x\leqq 5$ のもの，3。

$x=6$ のもの，3

$x=7$ のもの，4

$9\leqq y$ のもの，6

$10\leqq y$ のもの，3

$x\leqq 5$ のときはすべての場合，

$x=6$ のときは $9\leqq y$，

$x=7$ のときは $10\leqq y$ であるから，

確率は，$\dfrac{3\times 10+3\times 6+4\times 3}{1001}=\dfrac{60}{1001}$

物　理

解答　　　　　30年度

I

〔解答〕

1)　$\dfrac{3}{5}g$ [m/s²]　　2)　$\dfrac{3}{4}(M+m)g$ [N]

3)　$a_1 = -\dfrac{2}{5}g$ [m/s²]

4)　①　$-\dfrac{4}{5}m$　　②　$\dfrac{3}{5}m$　　③　$\dfrac{3}{5}m$

　　④　$\dfrac{4}{5}m$　　⑤　$\dfrac{5}{4}g$ [m/s²]　　⑥　$\dfrac{31}{20}mg$ [N]

5)　$\dfrac{75}{8}L$ [m]　　6)　$\left(\dfrac{5}{4}M+\dfrac{93}{100}m\right)g$ [N]

〔出題者が求めたポイント〕

慣性系と非慣性系

〔解答のプロセス〕

1)　小物体 Q が斜面をすべり落ちるときの運動方程式

$$ma = mg\sin\theta$$
$$= mg\cdot\dfrac{3}{5}$$
$$a = \dfrac{3}{5}g \text{ [m/s²]} \quad \cdots(\text{答})$$

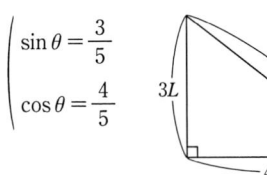

$$\begin{cases} \sin\theta = \dfrac{3}{5} \\ \cos\theta = \dfrac{4}{5} \end{cases}$$

2)　三角柱 P 上で見た，小物体 Q の力のつり合いの式

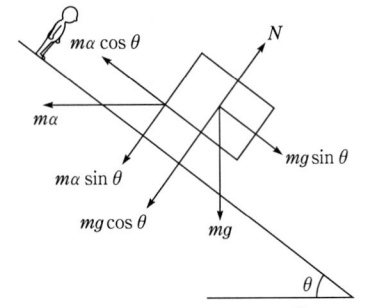

斜面平行：$m\alpha\cos\theta = mg\sin\theta$　……①

斜面垂直：$N = mg\cos\theta + m\alpha\sin\theta$　……②

（α：三角柱 P の右向きの加速度）

①　$\Longleftrightarrow$　$\dfrac{4}{5}\alpha = \dfrac{3}{5}g$

　　$\alpha = \dfrac{3}{4}g$ [m/s²]　……③

③を②に代入して

$$N = \dfrac{4}{5}mg + \dfrac{3}{5}\cdot\dfrac{3}{4}mg$$

$$= \dfrac{16+9}{20}mg$$
$$= \dfrac{25}{20}mg$$
$$= \dfrac{5}{4}mg \text{ [N]}\quad \cdots④$$

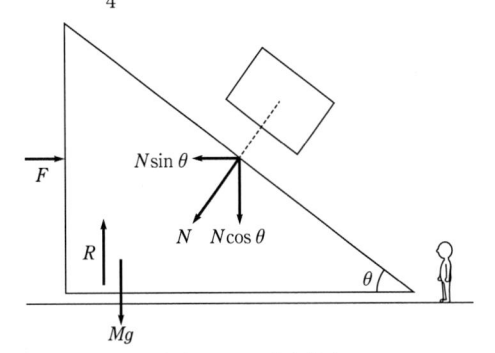

地面から見た三角柱 P の運動方程式

$$M\alpha = F - N\sin\theta$$

よって

$$F = M\alpha + N\sin\theta$$
$$= \dfrac{3}{4}Mg + \dfrac{5}{4}mg\cdot\dfrac{3}{5}\quad (③，④より)$$
$$= \dfrac{3}{4}(M+m)g \text{ [N]}\quad \cdots(\text{答})$$

3)　$v^2 - 0^2 = 2a(2L)$
$$= 4\cdot\dfrac{3}{5}gL \quad ((1)より)$$

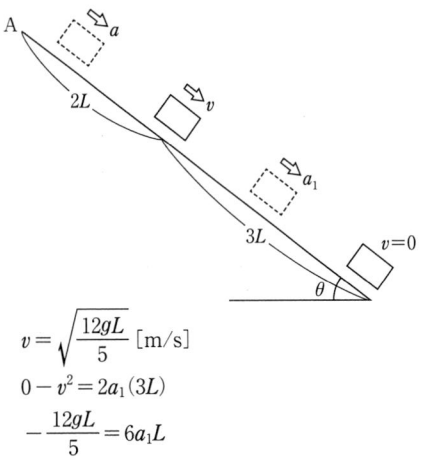

$$v = \sqrt{\dfrac{12gL}{5}} \text{ [m/s]}$$
$$0 - v^2 = 2a_1(3L)$$
$$-\dfrac{12gL}{5} = 6a_1 L$$
$$a_1 = -\dfrac{2}{5}g \text{ [m/s²]}\quad \cdots(\text{答})\quad ……⑤$$

4)　A から観測した Q の運動方程式

$$ma_1 = mg\sin\theta - ma_0\cos\theta$$
$$= \dfrac{3}{5}mg - \dfrac{4}{5}ma_0 \quad ……⑥$$
$$\underbrace{\phantom{\dfrac{3}{5}mg}}_{②}\quad \underbrace{\phantom{\dfrac{4}{5}ma_0}}_{①}$$

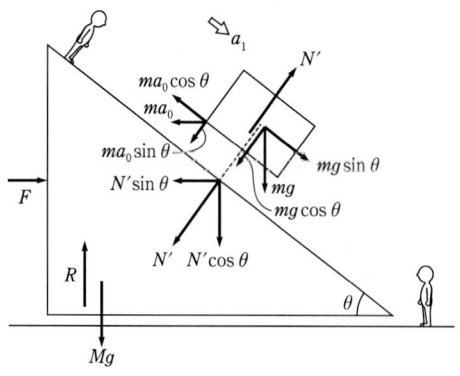

A から観測した Q の力のつり合いの式

$$N' = mg\cos\theta + ma_0\sin\theta$$

$$= \frac{4}{5}mg + \frac{3}{5}ma_0 \quad \cdots\cdots ⑦$$
$$\underset{(④)}{\underbrace{\phantom{\frac{4}{5}mg}}} \quad \underset{(③)}{\underbrace{\phantom{\frac{3}{5}ma_0}}}$$

⑤を⑥に代入

$$-\frac{2}{5}g = \frac{3}{5}g - \frac{4}{5}a_0$$

$$a_0 = \frac{5}{4}g \;[\text{m/s}^2] \quad \cdots(答) \quad \cdots\cdots⑧$$

⑧を⑦に代入

$$N' = \frac{4}{5}mg + \frac{3}{5}m \cdot \frac{5}{4}g$$

$$= \left(\frac{4}{5} + \frac{3}{4}\right)mg$$

$$= \frac{31}{20}mg \;[\text{N}] \quad \cdots(答) \quad \cdots\cdots⑨$$

5)　C で P は一瞬止まるので,

$$v + a_1 t = 0$$

$$t = -\frac{v}{a_1}$$

$$= -\frac{v}{-\frac{2}{5}g} \quad (⑤より)$$

$$= \frac{5v}{2g} \;[\text{s}]$$

よって,

$$\text{OB} = \frac{1}{2}a_0 t^2$$

$$= \frac{1}{2} \cdot \frac{5}{4} \cdot \left(\frac{5v}{2g}\right)^2$$

$$= \frac{1}{2} \cdot \frac{5}{4} \cdot \frac{25}{4g} \cdot \frac{12gL}{5} \quad \left(v = \sqrt{\frac{12gL}{5}}\right)$$

$$= \frac{75}{8}L \;[\text{m}] \quad \cdots(答)$$

6)　地面から観測した P の運動方程式

$$Ma_0 = F' - N'\sin\theta$$

よって

$$F' = Ma_0 - N'\sin\theta$$

$$= M \cdot \frac{5}{4}g - \frac{31}{20}mg \cdot \frac{3}{5} \quad (⑧, ⑨より)$$

$$= \left(\frac{5}{4}M + \frac{93}{100}m\right)g \;[\text{N}] \quad \cdots(答)$$

Ⅱ

〔解答〕

1)　$v = \sqrt{\dfrac{2qE}{m}} \;[\text{m/s}]$

2)　$F_x = 0 \;[\text{N}], \quad F_{yz} = qvB\sin\theta \;[\text{N}]$

3)　$I_{\min} = \dfrac{2mv\sin\theta}{\mu NqR} \;[\text{A}]$　　4)　$X = \dfrac{2\pi mv\cos\theta}{qB} \;[\text{m}]$

5)　$\dfrac{q}{m} = 8E\left(\dfrac{\pi\cos\theta}{\mu NIX}\right)^2 \;[\text{C/kg}]$

〔出題者が求めたポイント〕

磁場内での荷電粒子の運動

〔解答のプロセス〕

1)　エネルギーの原理より

$$\frac{1}{2}mv^2 = qE$$

$$v = \sqrt{\frac{2qE}{m}} \;[\text{m/s}] \quad \cdots(答)$$

2)　ローレンツ力を考えると

$$F_x = 0 \;[\text{N}] \quad \cdots(答)$$

$$F_{yz} = qvB\sin\theta \;[\text{N}] \quad \cdots(答)$$

3)　荷電粒子は yz 平面内でローレンツ力により, 円運動をするので, 円運動の方程式は

$$m\frac{(v\sin\theta)^2}{r} = qvB\sin\theta$$

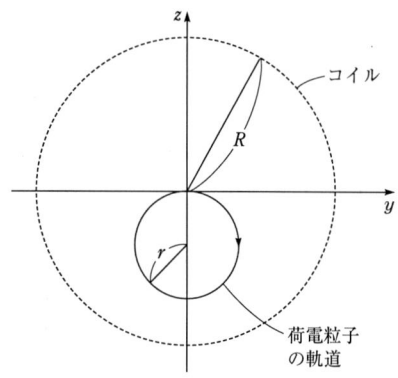

よって

$$r = \frac{mv\sin\theta}{qB} \leqq \frac{R}{2}$$

$$B \geqq \frac{2mv\sin\theta}{qR}$$

$$\mu NI \geqq \frac{2mv\sin\theta}{qR} \quad (B = \mu NI より)$$

$$I \geqq \frac{2mv\sin\theta}{\mu NqR}$$

したがって

$$I_{\min} = \frac{2mv\sin\theta}{\mu NqR} \;[\text{A}] \quad \cdots(答)$$

4)　円運動の周期を T として

$$T = \frac{2\pi r}{v\sin\theta}$$

$$= \frac{2\pi m}{qB} \quad \left(r = \frac{mv\sin\theta}{qB} \ \text{より} \right)$$

x 方向は等速度運動だから

$$X = v\cos\theta \cdot T$$

$$= \frac{2\pi mv\cos\theta}{qB} \ [\text{m}] \quad \cdots (\text{答})$$

5) 4)の結果より

$$\frac{q}{m} = \frac{2\pi v\cos\theta}{BX}$$

$$= \frac{2\pi\cos\theta}{BX}\sqrt{\frac{2qE}{m}} \quad ((1)の結果より)$$

$$\sqrt{\frac{q}{m}} = \frac{2\pi\cos\theta}{BX}\sqrt{2E}$$

$B = \mu NI$ より

$$\frac{q}{m} = 8E\left(\frac{\pi\cos\theta}{\mu NIX}\right)^2 \ [\text{C/kg}] \quad \cdots (\text{答})$$

Ⅲ
〔解答〕

1) ① 7　② 6

2) ③ 3.6×10^8　④ 4.3×10^{15}

　　⑤ 8.6×10^{15}　⑥ 3.1×10^7　⑦ $\dfrac{1}{15}$

　　⑧ 1.7×10^2　⑨ 9.0×10^{-1}　⑩ $\dfrac{15}{8}$

〔出題者が求めたポイント〕

1) 原子核の崩壊

2) 放射能の強さと熱エネルギー，発生したヘリウム原子核の数とその圧力

〔解答のプロセス〕

1) α 崩壊，β 崩壊の回数をそれぞれ x，y として

　　質量数について　$238 - 4x = 210$　……①

　　原子番号について　$92 - 2x + y = 84$　……②

　　①，②より　$x = 7$，$y = 6$

　　よって，α 崩壊 7 回（①），β 崩壊 6 回（②）

2) ③　平均の放射能の強さ $0.72X$ [Bq] だから，

　　$X = 5.0 \times 10^8$　より

　　　　$0.72X = 0.72 \times 5.0 \times 10^8$

　　　　　　　$= 3.6 \times 10^8$ [Bq]　$\cdots (\text{答})$

　　④　$t = T$ までに放出された α 線の総数は

　　　$0.72XT = 3.6 \times 10^8 \times 1.2 \times 10^7 \ (T = 1.2 \times 10^7)$

　　　　　　　$= 4.32 \times 10^{15}$

　　　　　　　$\fallingdotseq 4.3 \times 10^{15}$ [個]　$\cdots (\text{答})$

　　⑤　時間 T 経過で $^{210}_{84}\text{P}_0$ は $X \longrightarrow \dfrac{1}{2}X$ となる

　　　よって，$^{210}_{84}\text{P}_0$ は 4.32×10^{15} 個あるから，$t = 0$ では

　　　$4.32 \times 10^{15} \times 2 = 8.64 \times 10^{15}$

　　　　　　　　　$\fallingdotseq 8.6 \times 10^{15}$ [個]　$\cdots (\text{答})$　ある

　　⑥　$\left(\dfrac{1}{2}\right)^4 X = \dfrac{1}{16} \times 5.0 \times 10^8$

$$= 0.312 \times 10^8$$

$$\fallingdotseq 3.1 \times 10^7 \ [\text{Bq}] \quad \cdots (\text{答})$$

⑦　$t = 4T$ では，$^{210}_{84}\text{P}_0$ は $\dfrac{1}{16}$ になる

　　よって

$$\frac{\frac{1}{16}}{\frac{15}{16}} = \frac{1}{15} \quad \cdots (\text{答})$$

⑧　$Q = mc\Delta T'$ が放出された α 線のエネルギーに等しいから，

$$2.5 \times 10^{-2} \times 10^3 \times 8.6 \times 10^2 \Delta T'$$
$$= 5.3 \times 10^8 \times 1.6 \times 10^{-19} \times 4.32 \times 10^{15}$$

$$\Delta T' = 17.03 \times 10$$

$$\fallingdotseq 1.7 \times 10^2 \ [\text{K}]$$

　　よって，1.7×10^2℃　$\cdots (\text{答})$　　上昇する

⑨　理想気体の状態方程式より

$$P_0 V = \frac{N}{N_A} RT \quad (N_A：\text{アボガドロ数})$$

$$P_0 = \frac{N}{N_A} \cdot \frac{RT}{V}$$

$$= \frac{4.32 \times 10^{15}}{6.0 \times 10^{23}} \frac{8.3 \times 300}{2.0 \times 10^{-5}}$$

$$= 0.894$$

$$\fallingdotseq 9.0 \times 10^{-1} \ [\text{Pa}] \quad \cdots (\text{答})$$

⑩　$P' = \dfrac{\frac{15}{16} \cdot 2N}{N_A} \dfrac{RT}{V}$

$$= \frac{15}{8} P_0$$

　　よって $\dfrac{15}{8}$　$\cdots (\text{答})$

Ⅳ
〔解答〕

1) 89 軒　2) $\sqrt{\dfrac{GM}{R}}$ [m/s]　3) 1.6×10^4 Pa

4) ① ML^2T^{-2}　② MT^{-1}　③ ML^2T^{-3}

　　④ ML^2T^{-2}　⑤ T^2

5) 306 K

〔出題者が求めたポイント〕

1) 電力輸送によるエネルギー損失　2) 万有引力

3) 水銀柱と圧力　4) 次元解析

5) 気体の状態変化

〔解答のプロセス〕

1) 1 軒分の送電線での電力損失を E，消費電力を P とすると，電力が電流の 2 乗に比例することに注意して

$$\frac{4^2 E}{4^2 E + 4P} = \frac{0.5}{100} \quad \cdots\cdots①$$

n 軒分で損失が 10% を超えたとすると，

$$\frac{n^2 E}{n^2 E + nP} > \frac{10}{100} \quad \cdots\cdots②$$

① $\Longleftrightarrow P = 796E$ ……③

③を②に代入して

$$\frac{n^2E}{n^2E + n \times 796E} > \frac{1}{10}$$

$$\Longleftrightarrow 10n > n + 796$$

$$n > \frac{796}{9} = 88.4$$

よって，89 軒 …（答）

2） 向心力＝万有引力

$$m\frac{v^2}{R} = G\frac{Mm}{R^2}$$

$$v = \sqrt{\frac{GM}{R}} \; [\text{m/s}] \quad \cdots（答）$$

3） 圧力は ρgh

$$\rho gh = 1.4 \times 10^4 \times 9.8 \times 120 \times 10^{-3}$$

$$= 1646.4 \times 10$$

$$= 1.6 \times 10^4 \; [\text{Pa}] \quad \cdots（答）$$

4） ① 理想気体の状態方程式 $pV = RT$ を利用

$P\,[\text{N/m}^2]$，$V\,[\text{m}^3]$ より

$$\text{N/m}^2 \cdot \text{m}^3 = \text{kg} \cdot \text{m/s}^2 \cdot \text{m}$$

$$= \text{kg} \cdot (\text{m/s})^2$$

よって，ML^2T^{-2} …（答）

② ローレンツ力 qvB を利用

$$\text{N}/(\text{m/s}) = \text{kg} \cdot \text{m/s}^2 \cdot \frac{\text{s}}{\text{m}}$$

$$= \text{kg/s}$$

よって MT^{-1} …（答）

③ 電力を利用して

$$\text{W} = \text{J/s}$$

$$= \text{kg} \cdot \text{m/s}^2 \cdot \text{m/s}$$

$$= \text{kg m}^2/\text{s}^3$$

よって，ML^2T^{-3} …（答）

④ 仕事なので(1)と同様

よって ML^2T^{-2} …（答）

⑤ 周期 $2\pi\sqrt{LC}$ を利用

よって，T^2 …（答）

5）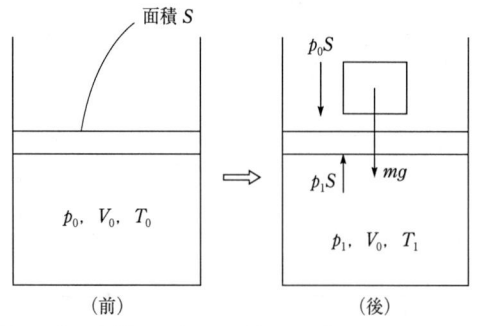

$$\Longleftrightarrow T_1 = \frac{p_1}{p_0}\,T_0 \quad \cdots②$$

①を②に代入

$$T_1 = \left(1 + \frac{mg}{p_0 s}\right)T_0$$

$$= \left(1 + \frac{1.00 \times 10^2 \times 9.8}{1.00 \times 10^5 \times 0.49}\right) \times 300 \;（各数値を代入）$$

$$= (1 + 2 \times 10^{-2}) \times 300$$

$$= 306 \; [\text{K}] \quad \cdots（答）$$

上図の後の状態の圧力 p_1 は力のつり合い

$$p_1 S = p_0 S + mg$$

$$p_1 = p_0 + \frac{mg}{S} \quad \cdots\cdots①$$

ボイル・シャルルの法則

$$\frac{p_0 V_0}{T_0} = \frac{p_1 V_0}{T_1}$$

$$\boxed{\text{後　期}}$$

$\boxed{\text{I}}$

〔解答〕

① mv　② $\dfrac{3mv^2}{2L}$　③ $\dfrac{2L}{3v}$　④ $\sqrt{3}$

⑤ $\dfrac{M}{m+M}$　⑥ $\dfrac{\sqrt{3}\,m}{m+M}$　⑦ $\dfrac{mM}{(m+M)^2}$

⑧ $\dfrac{\sqrt{3}\,M}{m+M}$　⑨ $\sqrt{\dfrac{3(m+M)}{M}}$

〔出題者が求めたポイント〕

運動量の変化と力積の関係，運動量保存則
エネルギーの原理

〔解答のプロセス〕

① 「力積＝運動量の変化」より

　$I=|0-mv|$　（I：力積）
　$=mv\,[\mathrm{kg\cdot m/s}]$　…(答)

② エネルギーの原理より

$$\dfrac{1}{2}\,m\cdot 0^2-\dfrac{1}{2}\,mv^2=-f\cdot\dfrac{L}{3}\quad(f：抵抗力)$$

$$\Longleftrightarrow f=\dfrac{3mv^2}{2L}\,[\mathrm{N}]\quad…(答)$$

③ 「力積＝運動量の変化」より

　$f\cdot t=mv$

　$t=\dfrac{2L}{3v}\,[\mathrm{s}]$　…(答)　（②より）

別　弾丸の運動方程式

　$ma=-f$

　$a=-\dfrac{f}{m}$　…(1)

　$v+at=0$　より

　$t=-\dfrac{v}{a}$

　$=\dfrac{mv}{f}$　((1)より）

　$=\dfrac{2L}{3v}\,[\mathrm{s}]$

④ エネルギーの原理より

$$\dfrac{1}{2}\,mV^2-\dfrac{1}{2}\,mv_1^2=-f\cdot L$$

$\left(\begin{array}{l}v_1：弾丸の木材への進入速度\\ V：弾丸の貫通した瞬間の速度\end{array}\right)$

$$\Longleftrightarrow \dfrac{1}{2}\,mV^2=\dfrac{1}{2}\,mv_1^2-f\cdot L\geqq 0\ となればよい$$

よって

$$\dfrac{1}{2}\,mv_1^2\geqq\dfrac{3mv^2}{2L}\quad(②より)$$

$$v_1\geqq\sqrt{3}\,v$$

したがって，$\sqrt{3}$ 倍　…(答)

⑤，⑥，⑦

運動量保存則

$$\sqrt{3}\,mv=(m+M)V_1$$

$(V_1：弾丸と木材の一体の速さ)$

$$V_1=\dfrac{\sqrt{3}\,m}{m+M}\,v\,[\mathrm{m/s}]\quad…(⑥の答)$$

エネルギーの原理

弾丸：$\dfrac{1}{2}\,mV_1^2-\dfrac{1}{2}\,m(\sqrt{3}\,v)^2=-f(d+l)$　…(2)

木材：$\dfrac{1}{2}\,MV_1^2=f\cdot d$　…(3)

$\left(\begin{array}{l}l：弾丸の木材への進入距離\\ d：木材の移動距離\end{array}\right)$

(3)式より

$$d=\dfrac{MV_1^2}{2f}$$

$$=\dfrac{M\cdot\left(\dfrac{\sqrt{3}\,m}{m+M}\,v\right)^2}{2\dfrac{3mv^2}{2L}}\quad(②，⑥より)$$

$$=\dfrac{Mm}{(m+M)^2}\,L\,[\mathrm{m}]\quad…(⑦の答)$$

⑧ (2)式と(3)式より fd を消去

$$\dfrac{1}{2}\,mV_1^2-\dfrac{3}{2}\,mv^2=-\dfrac{1}{2}\,MV_1^2-fl$$

$$\Longleftrightarrow fl=\dfrac{3}{2}\,mv^2-\dfrac{1}{2}(m+M)V_1^2$$

$$=\dfrac{3}{2}\,mv^2-\dfrac{1}{2}(m+M)\left(\dfrac{\sqrt{3}\,m}{m+M}\,v\right)^2\quad(⑥より)$$

$$=\dfrac{3}{2}\,mv^2\left\{1-\dfrac{m}{m+M}\right\}$$

$$=\dfrac{3mM}{2(m+M)}\,v^2$$

$$l=\dfrac{3mM}{2(m+M)}\cdot\dfrac{1}{f}$$

$$=\dfrac{3mM}{2(m+M)}\cdot\dfrac{2L}{3mv^2}\quad(②より)$$

$$=\dfrac{M}{m+M}\,L\,[\mathrm{m}]\quad(⑤の答)$$

⑧ 「力積＝運動量の変化」より

　$f\cdot t'=MV_1$

　$t'=MV_1\cdot\dfrac{t}{mv}$　（③より）

　$=\dfrac{M}{m}\dfrac{\sqrt{3}\,m}{m+M}\,t$　（⑥より）

　$=\dfrac{\sqrt{3}\,M}{m+M}\,t\,[\mathrm{s}]$　…(答)

⑨ 木材の運動方程式

　$MA=f$　…(4)

木材から見た弾丸についてエネルギーの原理を考えると，慣性力が仕事をすることに注意して

$$K-\dfrac{1}{2}\,mv_0^2=-f\cdot L-mAL$$

$\left(\begin{array}{l}v_0：弾丸の木材への進入速度\\ K：弾丸が貫通する瞬間の運動エネルギー\end{array}\right)$

$$\Longleftrightarrow K=\dfrac{1}{2}\,mv_0^2-(f+mA)L>0\ となればよい$$

よって

$$\frac{1}{2}mv_0{}^2 > (f + mA)L$$

$$= \left(f + \frac{m}{M}f\right)L \quad ((4)式より)$$

$$= \left(1 + \frac{m}{M}\right)fL$$

$$= \left(1 + \frac{m}{M}\right)\frac{3mv^2}{2L}L$$

$$v_0{}^2 > \frac{3(m+M)}{M}v^2$$

$$v_0 > \sqrt{\frac{3(m+M)}{M}}\,v \quad \cdots(答)$$

Ⅱ
〔解答〕

1)

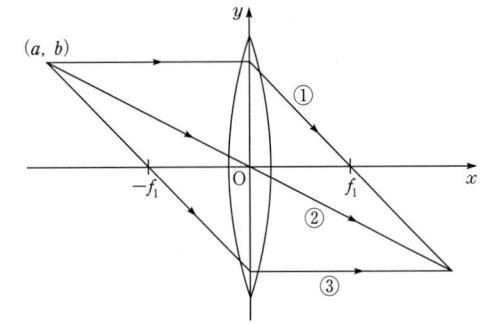

④　$\dfrac{af_1}{a+f_1}$ [m]　　⑤　$\dfrac{bf_1}{a+f_1}$ [m]

2)　①　$y = \dfrac{b}{f_2}x + b$　　②　$y = \dfrac{b}{a}x$

③　$y = \dfrac{bf_2}{f_2 - a}$　　④　$\dfrac{af_2}{f_2 - a}$ [m]

⑤　$\dfrac{bf_2}{f_2 - a}$ [m]

3)　①　$f_3 - f_4$ [m]　　②　$\dfrac{b}{b'} = \dfrac{f_3}{f_4}$

4)　①　ア　　②　ウ

〔出題者が求めたポイント〕
レンズによる光の屈折

〔解答のプロセス〕
1)　①　手前の焦点を通る
　②　レンズの中心を通る
　③　光軸と平行となる
　④,⑤
$$\begin{cases} y = \dfrac{b}{a}x & \cdots\cdots② \\[2mm] y = \dfrac{bf_1}{a+f_1} & \cdots\cdots③' \ (③に x = 0 を代入したもの) \end{cases}$$
　②, ③' の交点を求めればよい

2)

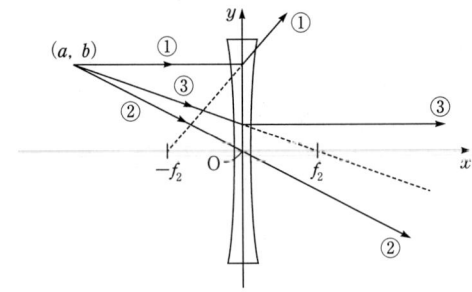

①　レンズの向こうの焦点を通る直線
②　レンズの中心を通る
③　レンズ手前の焦点を通るように入射してくるので, 光軸と平行になる
④,⑤
$$\begin{cases} y = \dfrac{b}{f_2}x + b & \cdots\cdots①' \\ & \quad (2点(-f_2,\ 0),\ (0,\ b)を通る直線) \\[2mm] y = -\dfrac{b}{a}x & \cdots\cdots② \end{cases}$$
①', ②の交点を求めればよい

3)

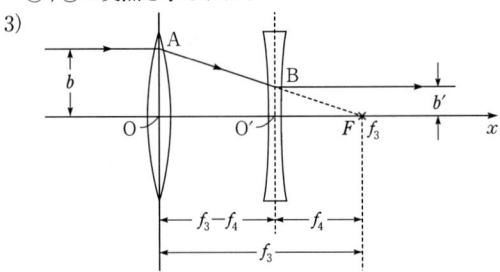

図のように凸レンズと凹レンズの焦点の位置を同じように置けばよい。
①　接眼レンズの位置は $x = f_3 - f_4$ [m]　…(答)

②　$\dfrac{b}{b'}$ は △OAF ∽ △BO'F を利用して,

$$\frac{b}{b'} = \frac{f_3}{f_4} \quad \cdots(答)$$

4)　①相対屈折率が1番大きいものを選ぶ　ア　…(答)

Ⅲ
〔解答〕

1)　ロ　　2)　$B_0 = \dfrac{mv}{eR}$

3)　誘導起電力の大きさ　$\left|\dfrac{\Delta\phi}{\Delta t}\right|$ [V]

　電場の大きさ　$\dfrac{1}{2\pi R}\left|\dfrac{\Delta\phi}{\Delta t}\right|$ [V/m]

4)　イ, 正　　5)　$\Delta v = \dfrac{e}{2\pi mR}\Delta\phi$ [m/s]

6)　$\Delta B = \dfrac{m}{eR}\Delta v$　　7)　$2\pi R^2$

〔出題者が求めたポイント〕
変化する磁場内での電子の運動(ベータトロン)

〔解答のプロセス〕

1), 2)　電子が受けるローレンツ力が向心力となる

よって，回転方向は右ねじの法則と電荷が負であることに注意して，ロ　…((1)の答)

円運動の方程式

$$m\frac{v^2}{R}=evB_0$$

$$\Longleftrightarrow B_0=\frac{mv}{eR}\ [\mathrm{wb/m^2}]\quad \cdots((2)の答)$$

3)　誘導起電力の大きさ $V=\left|\frac{\Delta\phi}{\Delta t}\right|$ [V]

$V=E\cdot d$ (E：電場，d：距離)より

$$E=\frac{V}{2\pi R}$$

$$=\frac{1}{2\pi R}\left|\frac{\Delta\phi}{\Delta t}\right|\ [\mathrm{V/m}]\quad \cdots(答)$$

4)　電場の向きは，電子の進行方向と逆向き

レンツの法則を考えると　$\Delta\phi>0$

5)　微小時間での電場方向の運動方程式

$$m\frac{\Delta v}{\Delta t}=eE$$

$$=\frac{e}{2\pi R}\left|\frac{\Delta\phi}{\Delta t}\right|\quad ((3)より)$$

よって

$$\Delta v=\frac{e}{2\pi mR}\Delta\phi\ [\mathrm{m/s}]\quad \cdots(答)\quad \cdots\cdots①$$

6)　(2)より

$$\Delta B=\frac{m}{eR}\Delta v\ [\mathrm{wb/m^2}]\quad \cdots(答)\quad \cdots\cdots②$$

7)　①を②に代入

$$\Delta B=\frac{m}{eR}\cdot\frac{e}{2\pi mR}\Delta\phi$$

$$\Longleftrightarrow \Delta\phi=2\pi R^2\Delta B\ [\mathrm{wb}]\quad \cdots(答)$$

Ⅳ

〔解答〕

1)　1.5℃　　2)　ウ

3)　音波の速さ：ア，振動数：イ，波長：ア

4)　①　R [Ω]　　②　$\frac{9}{4}R$ [Ω]

〔出題者が求めたポイント〕

1)　力学的エネルギーと熱エネルギー，反発係数

2)　次元解析

3)　音波と気温の関係

4)　合成抵抗，キルヒホッフの法則

〔解答のプロセス〕

1)　はね返る直前，直後の速さを v_1，v_2 として力学的エネルギー保存則より

$$\frac{1}{2}mv_1{}^2=mgh$$

$$\Longleftrightarrow v_1=\sqrt{2gh}$$

反発係数より　$v_2=\frac{1}{2}v_1$

運動エネルギーの減少分＝熱エネルギー

よって，

$$m\times10^{-3}c\Delta T=\frac{1}{2}mv_1{}^2-\frac{1}{2}mv_2{}^2$$

各数値を代入して，

$$\Delta T=1500\times10^{-3}$$

$$=1.5\ [\mathrm{K}]$$

よって，1.5℃上昇

2)　プランク定数 h [J・s]，光速 c [m/s]

質量 m [kg]

$\frac{h}{mc}$ の単位を考えると

$$\frac{\mathrm{J\cdot s}}{\mathrm{kg\cdot m/s}}=\frac{\mathrm{kg\cdot m/s^2\cdot m\cdot s}}{\mathrm{kg\cdot m/s}}$$

$$=\mathrm{m}$$

となるので長さの次元(L)をもつ

3)　音速は，$V\fallingdotseq340+0.6\,\mathrm{T}$ (T：温度)が知られている。

よって，小さくなる

振動数は不変

波長は，$v=f\lambda \Longleftrightarrow \lambda=\frac{v}{f}$　より小さくなる

4)　①

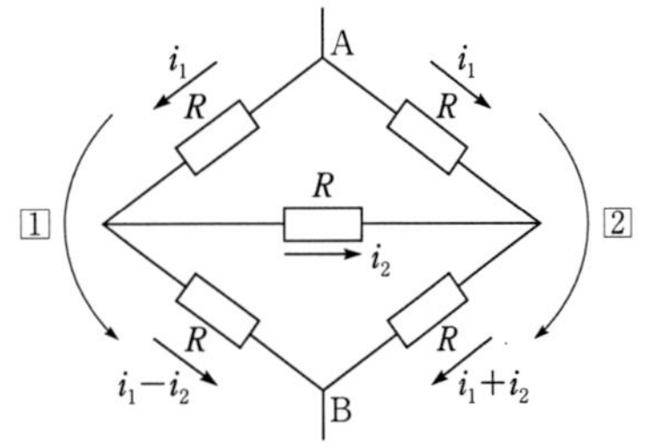

電圧降下は[1]，[2]の径路で

$$i_1R+(i_1+i_2)R=i_1R+(i_1+i_2)R$$

$$\Longleftrightarrow i_2=0$$

よって，合成抵抗は

$$\frac{1}{R'}=\frac{1}{2R}+\frac{1}{2R}$$

$$=\frac{1}{R}$$

$$R'=R\ [\Omega]\quad \cdots(答)$$

②

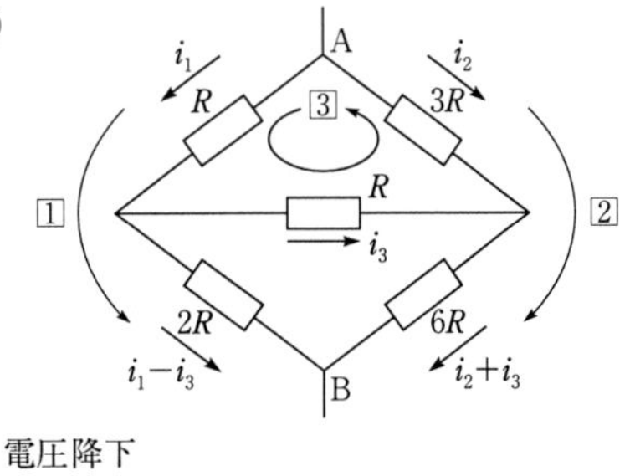

電圧降下

径路[1], [2]より

$$i_1R+(i_1-i_3)\cdot2R=i_2\cdot3R+(i_2+i_3)\cdot6R$$

$$\Longleftrightarrow 3i_1=9i_2+8i_3\quad \cdots\cdots①$$

径路$\boxed{3}$より

$\quad i_1 R + i_3 R = i_2 3R$

$\Longleftrightarrow i_1 + i_3 = 3i_2 \quad \cdots\cdots②$

①，②で i_1 を消去して

$\quad 3(3i_2 - i_3) = 9i_2 + 8i_3$

$\Longleftrightarrow i_3 = 0 \, [\text{A}]$

したがって，合成抵抗は

$$\frac{1}{R''} = \frac{1}{3R} + \frac{1}{9R}$$

$$= \frac{4}{9R}$$

$$R'' = \frac{9}{4} R \, [\Omega] \quad \cdots(答)$$

化 学

解答

30年度

I

〔解答〕

問1 ア：5　　イ：3　　ウ：非共有電子対

エ：配位結合　　オ：$\dfrac{\ell-m}{2}$　　カ：$n-\dfrac{\ell-m}{2}$

キ：やす

問2

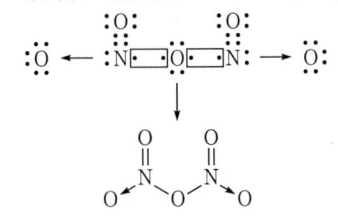

問3　M → Oの数：0, 3, 0, 1, 1, 2

酸の強さの順番：4, 1, 3, 2, 3, 2

〔出題者が求めたポイント〕

オキソ酸

〔解法のプロセス〕

問1

オ，エ

Mの原子価 ℓ の数は M=O の数を2倍したものと M-OH の数の和に等しいより，M=O 結合の数を x，M→O 結合の数を y とおくと，$\ell = 2x + m$ ……①，$n = x + y$ ……②となる。

①，②より

$$x = \dfrac{\ell-m}{2}, \quad y = n - \dfrac{\ell-m}{2}$$

問2

最外殻の電子数が8になるように構造を考えていく。

$$:\!\ddot{O}\!: \longleftarrow :\!N\!-\!\ddot{\ddot{O}}\!-\!N\!: \longrightarrow :\!\ddot{O}\!:$$

$$\downarrow$$

問3

H_3BO_3, $HClO_4$, H_2CO_3, HNO_3, H_3PO_4, H_2SO_4

原子価 ℓ：3, 1, 4, 3, 3, 2

O-H の数 m：3, 1, 2, 1, 3, 2

n（O の数－m）：0, 3, 1, 2, 1, 2

O=M の数 x：0, 0, 1, 1, 0, 0

O→M の数 y：0, 3, 0, 1, 1, 2

$y - m$：－3, 2, －2, 0, －2, 0

$y - m$ の値が大きいほど強い酸である。

よって，酸の強さの順番は 4, 1, 3, 2, 3, 2

II

〔解答〕

問1　ア　単量体（モノマー）　　イ　重合体（ポリマー）

ウ　有機　　エ　無機　　オ　天然　　カ　合成

キ　ヘキサメチレンジアミン　　ク　アジピン酸

ケ　縮(合)

問2

$$n\, H_2N\text{-}(CH_2)_6\text{-}NH_2 + n\, HO\text{-}\overset{\overset{\displaystyle O}{\|}}{C}\text{-}(CH_2)_4\text{-}\overset{\overset{\displaystyle O}{\|}}{C}\text{-}OH$$

$$\longrightarrow H\!\left[\!\overset{\overset{\displaystyle H}{|}}{N}\text{-}(CH_2)_6\text{-}\overset{\overset{\displaystyle H}{|}}{N}\text{-}\overset{\overset{\displaystyle O}{\|}}{C}\text{-}(CH_2)_4\text{-}\overset{\overset{\displaystyle O}{\|}}{C}\text{-}O\!\right]_n\!\!OH$$

$$+ (2n-1)H_2O$$

問3　$3.55 \times 10^4\,\mathrm{Pa}$

問4　313 個

問5　タンパク質，ナイロン6

〔出題者が求めたポイント〕

高分子化合物

〔解法のプロセス〕

問3　ナイロン66の平均分子量を M とおくと，浸透圧の公式 $\pi v = nRT$ より

$$702 \times \dfrac{100}{1000} = \dfrac{1.00}{M} \times 8.31 \times 10^3 \times 300$$

$$M = 3.551 \times 10^4 \fallingdotseq 3.55 \times 10^4$$

問4

ナイロン66の平均分子量は重合度 n を使って表すと，$226n + 18$ なので

$$226n + 18 = 3.551 \times 10^4 \qquad n = 157$$

よって，アミド結合の数 $(2n-1)$ は

$$2 \times 157 - 1 \fallingdotseq 313\ \text{個}$$

III

〔解答〕

問1　41%

問2　$C_6H_{12}O_6(固) + 2ADP + 2H_3PO_4$

$= 2CH_3CH(OH)COOH(液) + 2ATP + 2H_2O(液)$

$+ 140\,\mathrm{kJ}$

問3　$5.0 \times 10^{-2}\,\mathrm{mol/L}$

問4　8.4×10^2

問5　5.0×10^3

〔出題者が求めたポイント〕

熱化学，平衡

〔解法のプロセス〕

問題文の平衡定数について整理すると次のようになる。

$$ATP + H_2O(液) = ADP + H_3PO_4 + 30\,\mathrm{kJ} \quad \cdots\cdots①$$

$$K_1 = \dfrac{[ADP][H_3PO_4]}{[ATP][H_2O]} = 2.2 \times 10^5$$

$$C_6H_{12}O_6(固) + H_3PO_4 = G6P + H_2O \quad \cdots\cdots②$$

$$K_2 = \dfrac{[G6P][H_2O]}{[C_6H_{12}O_6][H_3PO_4]} = 3.8 \times 10^{-3}$$

G6P $=$ G1P　……③

$$K_3 = \frac{[\text{G1P}]}{[\text{G6P}]} = 5.3 \times 10^{-2}$$

問1

1 mol の ADP から 1 mol の ATP を作るのに 30 kJ 必要なので，

$$\frac{38 \times 30}{2800} \times 100 ≒ 41\%$$

問2

$C_6H_{12}O_6$(固) $+ 6O_2$(気)

　　　　　$= 6CO_2$(気) $+ 6H_2O$(液) $+ 2800$ kJ　……④

$CH_3CH(OH)COOH$(液) $+ 3O_2$(気)

　　　　　$= 3CO_2$(気) $+ 3H_2O$(液) $+ 1300$ kJ　……⑤

よって，求める熱化学方程式は④$-2 \times$①$-2 \times$⑤より

$C_6H_{12}O_6$(固) $+ 2ADP + 2H_3PO_4$

$= 2CH_3CH(OH)COOH$(液) $+ 2ATP + 2H_2O$(液)

　　　　　　　　　　　　　　　　$+ 140$ kJ

問3

平衡に達した時の G1P の濃度を x (mol/L) とおくと，

	G6P	$\rightleftharpoons$	G1P	
平衡前	1		0	mol/L
反応量	$-x$		x	mol/L
平衡後	$1-x$		x	mol/L

$$K_3 = \frac{[\text{G1P}]}{[\text{G6P}]} = \frac{x}{1-x} = 5.3 \times 10^{-2}$$

$x ≒ 5.0 \times 10^{-2}$ mol/L

問4

$C_6H_{12}O_6 + ATP \rightleftharpoons G6P + ADP$　の平衡定数を K_4 とおくと，

$$K_4 = \frac{[\text{G6P}][\text{ADP}]}{[C_6H_{12}O_6][\text{ATP}]} = K_1 K_2$$

$K_1 K_2 = 2.2 \times 10^5 \times 3.8 \times 10^{-3} = 8.4 \times 10^2$

問5

$G1P + H_2O \rightleftharpoons C_6H_{12}O_6 + H_3PO_4$　の平衡定数を K_5 とおくと，

$$K_5 = \frac{[C_6H_{12}O_6][H_3PO_4]}{[\text{G1P}][H_2O]}$$

$$= \frac{[C_6H_{12}O_6][H_3PO_4]}{[\text{G1P}][H_2O]} \times \frac{[\text{G6P}]}{[\text{G6P}]}$$

$$= \frac{[C_6H_{12}O_6][H_3PO_4]}{[\text{G6P}][H_2O]} \times \frac{[\text{G6P}]}{[\text{G1P}]} = \frac{1}{K_2 K_3}$$

$$= \frac{1}{3.8 \times 10^{-3} \times 5.3 \times 10^{-2}} ≒ 5.0 \times 10^3$$

Ⅳ

〔解答〕

問1　$C_4H_{10}O$

問2　$2CH_3-CH_2-OH$

　　　　　　　$\longrightarrow CH_3-CH_2-O-CH_2-CH_3 + H_2O$

問3　G　$CH_3-CH_2-CH_2-O-CH_3$

　　　K　$CH_3-CH_2-\overset{\displaystyle O}{\underset{\displaystyle \|}{C}}-CH_3$

L　$CH_3-CH_2-CH=CH_2$

問4　C，D

問5　$A > B > C = D > E$

〔出題者が求めたポイント〕

アルコール，エーテル

〔解法のプロセス〕

問1

$$C : 74 \times \frac{64.9}{100} \times \frac{1}{12} ≒ 4$$

$$H : 74 \times \frac{13.5}{100} ≒ 10$$

$$O : 74 \times \frac{21.6}{100} \times \frac{1}{16} ≒ 1$$

よって，A〜H の分子式は $C_4H_{10}O$

問2

エタノールを濃硫酸とともに約 130° C で加熱すると，ジエチルエーテル（化合物 F）が生成する。

問3

分子式 $C_4H_{10}O$ で考えられる化合物は，アルコール（①〜④）とエーテル（⑤〜⑦）がある。

①　C-C-C-$\underset{\displaystyle OH}{\overset{\displaystyle |}{C}}$　　②　C-C-$\underset{\displaystyle OH}{\overset{\displaystyle |}{C}}$-C　　③　$\underset{\displaystyle OH}{\overset{\displaystyle |}{C}}$ C-C-C

④　$\underset{\displaystyle OH}{\overset{\displaystyle |}{C}}$ C-C-C　　⑤　C-C-C-O-C

⑥　C-C-O-C-C　　⑦　C-C-O-C $\overset{\displaystyle |}{C}$

(b)より，A〜E は Na と反応するので，アルコールとわかる。また，F〜H は Na と反応しないので，エーテルとわかる。

(c)より，A と B は 1 級アルコール（①か③），C と D は 2 級アルコール（②）の 1 対の光学異性体，E は 3 級アルコール（④）である。また，C，D を酸化で得られる同一の化合物 K はエチルメチルケトンである。

(d)より，A は①，B は③と決定できる。A を脱水すると 1-ブテン（化合物 L）が得られる。

(e)より，F はジエチルエーテル（⑥）と決定できる。

(f)より，H は枝分かれ構造なので⑦と決定できる。残りの G は⑤とわかる。

問4

ヨードホルム反応を示す構造は $CH_3-CH(OH)-R$ である。（ただし，R は H か C が直接結合している）

よって，A〜H についてヨードホルム反応を示すものは C，D である。

問5

同じ分子式のアルコールの沸点では，1 級＞2 級＞3 級となる。これは枝分かれが多く存在するほど空間が狭くなり，水素結合を形成しにくくなるためである。また，直鎖と分枝の沸点は，直鎖＞分枝となる。C

とＤは互いに光学異性体なので，沸点は等しい。よって，Ａ～Ｅの沸点の大小関係はＡ＞Ｂ＞Ｃ＝Ｄ＞Ｅである。

後　期

I

〔解答〕

問1　$x_g P = x_\ell P_A$

問2　$(1-x_g)P = (1-x_\ell)P_B$

問3　$P = x_\ell P_A + (1-x_\ell)P_B$

問4　$P = \dfrac{P_A P_B}{(1-x_g)P_A + x_g P_B}$

問5　領域 I ……イ　　　領域Ⅲ……ウ

問6　$\dfrac{n_g}{n_\ell}$

〔出題者が求めたポイント〕

ラウールの法則

〔解答のプロセス〕

問1

気体中のトルエンの分圧を $P_{\text{ト}}$ とおくと

$$P_{\text{ト}} = x_\ell P_A \quad \cdots\cdots\text{(i)}$$

また，混合気体では（分圧比）＝（物質量比）より，分圧＝モル分率×全圧となるので

$$P_{\text{ト}} = x_g P \quad \cdots\cdots\text{(ii)}$$

式(i)，式(ii)より

$$x_g P = x_\ell P_A \quad \cdots\cdots\text{①}$$

問2

同様に，気体中のベンゼンの分圧を $P_{\text{ベ}}$ とおくと

$$P_{\text{ベ}} = (1-x_\ell)P_B \quad \cdots\cdots\text{(iii)}$$

また，混合気体では（分圧比）＝（物質量比）より，分圧＝全圧×モル分率となるので

$$P_{\text{ベ}} = (1-x_g)P \quad \cdots\cdots\text{(iv)}$$

式(iii)，(iv)より

$$(1-x_g)P = (1-x_\ell)P_B \quad \cdots\cdots\text{②}$$

問3

式①と式②から x_g を消去すると，

$$P = x_\ell P_A + (1-x_\ell)P_B \quad \cdots\cdots\text{③}$$

問4

式①と式②から x_ℓ を消去すると，

$$P = \frac{P_A P_B}{(1-x_g)P_A + x_g P_B} \quad \cdots\cdots\text{④}$$

問5

図より，圧力を上げていくと領域Ⅲ，領域Ⅱ，領域 I に変化していくので，領域 I はイ：液体，領域Ⅱは液体と気体の共存，領域Ⅲはウ：気体とわかる。

問6

トルエンの物質量＝（気体のトルエンの物質量）＋（液体のトルエンの物質量）より

$$(n_g + n_\ell)x = n_g x_g + n_\ell x_\ell$$

$$n_g(x - x_g) = n_\ell(x_\ell - x)$$

$$\frac{x_\ell - x}{x - x_g} = \frac{n_g}{n_\ell}$$

よって，

$$\frac{\overline{MN}}{\overline{MO}} = \frac{x_\ell - x}{x - x_g} = \frac{n_g}{n_\ell}$$

II

〔解答〕

問1　A　p-キシレン　　B　o-キシレン
　　　C　テレフタル酸　　G　コハク酸　　J　アラニン

問2　D

$$\text{(構造式: ベンゼン環に -C(=O)OH が2つ結合)}$$

E

$$\text{(構造式: ベンゼン環に無水フタル酸構造)}$$

H

$$\left[\text{C(=O)}-\text{(ベンゼン環)}-\text{C(=O)}-\text{O}-(CH_2)_4-\text{O}\right]_n$$

I

$$\begin{array}{c} CH_3 \\ \text{HO-CH-C-OH} \\ \| \\ O \end{array}$$

K

$$\begin{array}{c} CH_3 \\ CH-O \\ O=C \qquad C=O \\ O-CH \\ CH_3 \end{array}$$

L

$$\left[\begin{array}{c} CH_3 \\ \text{-O-CH-C-} \\ \| \\ O \end{array}\right]_n$$

問3　フェーリング反応(または銀鏡反応)

〔出題者が求めたポイント〕

構造決定

〔解答のプロセス〕

問1, 2

　A, Bは分子量 106 から, エチルベンゼンかキシレンが考えられる。Bを酸化するとDになり, さらにDは脱水されてEになることからEは無水フタル酸とわかる。よって, Bはo-キシレン, Dはフタル酸となる。また, Aを酸化して得られるCは芳香環に結合したH1個をBr1個で置換すると, 1種類の化合物のみが得られるので, Aはp-キシレン, Cはテレフタル酸とわかる。一方, Fの元素分析より組成式C_2H_5Oであり, Fを酸化するとGが得られる。1 molのGと炭酸水素ナトリウムが反応して, 88 g(2 mol)のCO_2が発生するのでGはCOOH基を2つ含むことがわかる。よって, FはOH基を2つ含む。また, FはCのテレフタル酸Fと縮合重合してHを作るので, Cが 47 の直鎖状化合物であるから分子式は$C_4H_{10}O_2$である。このことからFは 1,4-ブタンジオール, Gはコハク酸となる。

　Iの元素分析より組成式CH_2Oであり, Iの性質から乳酸と考えられ, Jはアラニンとなる。また, 乳酸2分子を脱水すると環状のエステル(ラクチド)Kが得られ, さらに, Kを重合するとポリ乳酸が得られる。

問3　F(第1級アルコール)を酸化すると中間生成物のアルデヒドを経て, G(カルボン酸)になる。アルデヒド基を検出する反応はフェーリング反応(または銀鏡反応)である。

III

〔解答〕

問1　ア　$[H^+][A^-]$　　イ　$[HA]$　　ウ　pK_a

　　　エ　$\dfrac{[A^-]}{[HA]}$

問2　4.6

問3　酢酸の物質量　9.1×10^{-2} mol
　　　酢酸ナトリウムの物質量　9.1×10^{-3} mol
　　　酢酸の体積　5.2 cm^3
　　　酢酸ナトリウム五水和物　1.6 g

問4　4.4

〔出題者が求めたポイント〕

緩衝溶液

〔解答のプロセス〕

問1

$$HA \rightleftharpoons H^+ + A^-$$

$$K_a = \frac{[H^+][A^-]}{[HA]} \quad\cdots\cdots ①$$

$$-\log_{10}K_a = -\log_{10}\frac{[H^+][A^-]}{[HA]}$$

$$pK_a = pH - \log_{10}\frac{[A^-]}{[HA]}$$

$$pH = pK_a + \log_{10}\frac{[A^-]}{[HA]} \quad\cdots\cdots ②$$

問2

　$CH_3COONa5H_2O$(式量 172)なので, CH_3COONa の物質量は

$$\frac{17.2}{172} = 0.10 \text{ mol}$$

　CH_3COONa は 1 L 中で, 完全に電離するため

　　$[CH_3COO^-] = 0.10$ mol/L

また, CH_3COOH は, CH_3COONa が共存するため, $CH_3COOH \rightleftharpoons CH_3COO^- + H^+$ の平衡は左にかたよる。よって, CH_3COOH の電離で生じる CH_3COO^- は, 無視することができる。$[CH_3COOH] = 0.10$ mol/L

$$pH = pK_a + \log_{10}\frac{[CH_3COO^-]}{[CH_3COOH]} \text{ より}$$

$$pH = 4.6 + \log_{10}\frac{0.10}{0.10} = 4.6$$

問3

$$pH = pK_a + \log_{10}\frac{[CH_3COO^-]}{[CH_3COOH]} \text{ の式に,}$$

$pH = 3.6$, $pK_a = 4.6$ を代入すると

$$3.6 = 4.6 + \log_{10}\frac{[CH_3COO^-]}{[CH_3COOH]} \text{ より}$$

$$\log_{10}\frac{[CH_3COO^-]}{[CH_3COOH]} = -1 \qquad \frac{[CH_3COO^-]}{[CH_3COOH]} = \frac{1}{10}$$

$[CH_3COOH] = x$ (mol/L), $[CH_3COO^-] = y$ (mol/L) とおくと,

$$\frac{y}{x} = \frac{1}{10} \quad\cdots\cdots ③ \qquad x + y = 0.10 \quad\cdots\cdots ④$$

③式, ④式より

$$x = \frac{1}{11} \fallingdotseq 9.1 \times 10^{-2} \,(\text{mol/L})$$

$$y = \frac{1}{110} \fallingdotseq 9.1 \times 10^{-3} \,(\text{mol/L})$$

よって，必要な酢酸の物質量　9.1×10^{-2} mol,
酢酸ナトリウムの物質量　9.1×10^{-3} mol である。
また，必要な酢酸の体積は

$$\frac{1}{11} \times 60 \times \frac{1}{1.05} \fallingdotseq 5.2 \,\text{cm}^3$$

必要な酢酸ナトリウム五水和物の質量は

$$\frac{1}{110} \times 172 \fallingdotseq 1.6 \,\text{g}$$

問 4
$$\text{CH}_3\text{COOH} + \text{NaOH} \longrightarrow \text{CH}_3\text{COONa} + \text{H}_2\text{O}$$

反応前	9.1×10^{-2}	0.031	9.1×10^{-3}	－　(mol/L)
反応後	0.060	0	$\fallingdotseq 0.040$	－　(mol/L)

$$\text{pH} = \text{p}K_a + \log_{10}\frac{[\text{CH}_3\text{COO}^-]}{[\text{CH}_3\text{COOH}]} \quad \text{より}$$

$$\text{pH} = 4.6 + \log_{10}\frac{0.04}{0.06} = 4.42$$

Ⅳ
〔解答〕
問 1　$9.0 \times 10^4 \,\text{Pa}$
問 2　$68 \,\text{cm}^3$
問 3　$0.0 \,\text{cm}$
問 4　$2.8 \times 10^{-4} \,\text{mol}$
問 5　$8.5 \times 10^{-3} \,\text{g}$

〔出題者が求めたポイント〕
気体と水銀柱

〔解答のプロセス〕
問 1
　実験 1 の反応後の容器内の圧力は $76 - 3.8 \times 2 = 68.4$ cmHg である。
　水銀柱の高さ(mmHg)からパスカル(Pa)に変換すると

$$68.4 \times \frac{1.00 \times 10^5}{76} = 9.0 \times 10^4 \,\text{Pa}$$

問 2
　基本の状態の体積を $x\,(\text{cm}^3)$ とおき，酸素を除いた気体の圧力は $1.00 \times 10^5 - 2.0 \times 10^4 = 8.0 \times 10^4$ Pa となるので，酸素に着目してボイルの法則を当てはめる。反応後の容器の圧力は 9.0×10^4 Pa，体積は $x - 3.8 \times 2$ (cm^3) なので，

$$8.0 \times 10^4 \times \frac{x}{1000} = 9.0 \times 10^4 \times \frac{x - 3.8 \times 2}{1000}$$

$$x = 68.4 \fallingdotseq 68 \,\text{cm}^3$$

問 3
　酵母の呼吸の反応は次のようになる。

$$\text{C}_6\text{H}_{12}\text{O}_6 + 6\text{O}_2 \longrightarrow 6\text{CO}_2 + 6\text{H}_2\text{O}$$

反応係数から，消費した酸素と生成した二酸化炭素の物質量は等しいので，基本の状態の容器内の圧力と実

験 3 の反応後の圧力は等しく，液面の移動はしない。
よって，水銀柱の目盛は 0.0 cm である。

問 4
　実験 4 において，発生した二酸化炭素はソーダ石灰によって吸収されるので，反応前後の気体の物質量の差が消費された酸素の物質量となる。反応前の気体の物質量を $n_1\,(\text{mol})$ とおくと，気体の状態方程式
$(PV = nRT)$ より

$$1.00 \times 10^5 \times \frac{68.4}{1000} = n_1 \times 8.3 \times 10^3 \times 300$$

$$n_1 = 2.743 \times 10^{-3} \,\text{mol}$$

また，反応後の圧力は
$76 - 1.9 \times 2 = 72.2$ cmHg$(9.5 \times 10^4\,\text{Pa})$，容器内の体積は $68.4 - 3.8 = 64.6\,\text{cm}^3$ であり，反応後の気体の物質量を $n_2\,(\text{mol})$ とおくと，気体の状態方程式
$(PV = nRT)$ より

$$9.5 \times 10^4 \times \frac{64.6}{1000} = n_2 \times 8.3 \times 10^3 \times 300$$

$$n_2 = 2.461 \times 10^{-3} \,\text{mol}$$

よって，消費された酸素の物質量は
$$n_1 - n_2 = 2.743 \times 10^{-3} - 2.461 \times 10^{-3} = 2.82 \times 10^{-3}$$
$$\fallingdotseq 2.8 \times 10^{-3} \,\text{mol}$$

問 5
　加えられたグルコースの質量は，
$\text{C}_6\text{H}_{12}\text{O}_6 + 6\text{O}_2 \longrightarrow 6\text{CO}_2 + 6\text{H}_2\text{O}$ より，反応式の係数から，物質量の比 $\text{C}_6\text{H}_{12}\text{O}_6 : \text{O}_2 = 1 : 6$ で反応するので

$$2.82 \times 10^{-3} \times \frac{1}{6} \times 180 = 0.0846 \fallingdotseq 8.5 \times 10^{-3} \,\text{g}$$

生　物

解答 30年度

Ⅰ　興奮の伝導

〔解答〕

問1　(A)シュワン　(B)髄鞘　(C)有髄　(D)無髄
(E)ランビエ絞輪　(F)跳躍伝導

問2　伝導速度が速くなる。

問3　(名称)ナトリウム・カリウム ATP アーゼ(ナトリウムポンプ)
(場所)細胞膜

問4　(特徴1)活動電位の最大値の大きさが小さくなる。
(特徴2)活動電位が最大値に達するまでの時間が長くなる。

問5　①ア　②エ

問6　カリウムイオンの濃度が軸索細胞外より細胞内の方が高いことで、正電荷を持つカリウムイオンが濃度勾配に従ってカリウムチャネルを通って流出する。このため、細胞外に対して細胞内が負になる。

〔出題者が求めたポイント〕

問1　神経系を構成する主な細胞は、ニューロンとグリア細胞である。グリア細胞の一種であるシュワン細胞は、運動ニューロンや感覚ニューロンなどの軸索に巻き付いて髄鞘と呼ばれる構造を形成する。

問2　伝導速度は、軸索の直径が大きいほど大きくなる。

問3　細胞膜上には、物質輸送にはたらくさまざまな輸送タンパク質が存在する。受動輸送にはたらくタンパク質としてチャネル、能動輸送にはたらくタンパク質としてポンプなどがある。ここでの問は、「タンパク質の名称」を聞いているので、「ナトリウムポンプ」と答えるよりは、「ナトリウム・カリウム ATP アーゼ」と答えた方がよいだろう。

問4　図1より細胞外のナトリウムイオン濃度は、活動電位の大きさやナトリウムイオンの細胞内への流入速度に影響を与えていることがわかる。

問5　図2より、細胞外 K^+ 濃度が 20 mmol/L と 440 mmol/L の時の静止電位の大きさをそれぞれ読み取ればよい。

問6　細胞内外で K^+ 濃度差があることで、カリウムイオンが濃度勾配に従った受動輸送が起こる。K^+ 濃度は細胞外より細胞内の方が高いため、カリウムチャネルを通ってカリウムイオンが細胞外へ移動する。カリウムイオンは正電荷を持つため、細胞外を基準にした膜電位は、負になる。

Ⅱ　浸透と原形質分離

〔解答〕

問1　細胞膜は、水は透過するが、溶質は一部しか透過しない。細胞壁は、水も溶質も透過する。

問2　1)細胞膜が細胞壁から離れている。
2)膨圧は0となっている。

3) 2.3×10^{-1} mol/L

問3　(名称)：オーキシン
(関係)成長方向とセルロース繊維の並び方：セルロース繊維の方向と直交する方向に伸長する。

問4　細菌の細胞壁成分を分解する。

問5　(1)細胞膜が半透膜であるため、水が細胞内へ浸透し、細胞が膨張するため。
(2)生理食塩水
(3)アよりイの細胞膜の方が水に対する透過性が高い。

〔出題者が求めたポイント〕

問1　細胞膜は半透膜に近い性質を持ち、水と一部の溶質を透過する。これに対して、細胞壁は全透性であり、水も溶質も透過する。

問2　1)細胞膜が半透膜、細胞壁が全透膜の性質を持つため、高張液に植物細胞を浸すと、細胞外に水が移動するため、原形質部分の体積が減少する。これにより、細胞壁から細胞膜が離れていく。
3)求める答えは、0.3 mol/L のスクロース溶液に浸した時の細胞体積を V としたとき、次のような式により求められる。
$$0.3(\text{mol/L}) \times V = x \times 1.3V \qquad x = 0.23 \text{ mol/L}$$

問3　オーキシンはセルロース繊維の結合を緩めることで細胞の伸長成長を促進する。細胞壁のセルロース繊維は、エチレン存在下では縦方向に、ジベレリンやブラシノステロイド存在下では横方向に合成される。このため、オーキシンが作用すると、エチレンにより縦方向にタガがかけられて細胞は横方向に、ジベレリンやブラシノステロイドにより横方向にタガがかけられた細胞は縦方向に伸長することになる。

問4　リゾチームは涙や鼻水などに含まれる酵素であり、細菌の細胞壁成分を分解することで殺菌作用をもつ。

問5　(1)細胞膜が半透性であるため、低張液に細胞を浸すと、細胞外から細胞内に水分子が浸透する。このため赤血球が膨張して破裂することになる。
(3)アでは、約0.54％以下の生理食塩水に浸すと溶血が見られるようになるのに対して、イの場合、約0.75％以下の生理食塩水に浸すと溶血が見られる。これより、イの細胞膜の方が水が浸透しやすくなっているか、細胞膜の構造が弱いため溶血し易くなっていると考えられる。

Ⅲ　ガス交換

〔解答〕

問1　(1)気管支　(2)赤血球　(3)ヘモグロビン
(4)炭酸水素イオン　(5)肝門脈
(6)グリコーゲン　(7)リンパ管(乳び管)

問2　(生物名)シアノバクテリア

(岩石名)ストロマトライト

問3　1)40 mmHg

2)イ　①　(理由)肺胞気と静脈血との間で酸素が静脈血側に拡散する必要があるから。

ロ　③　(理由)肺胞気と静脈血との間で二酸化炭素が肺胞気側に拡散する必要があるから。

3)延髄

4)骨格筋の収縮により胸郭が広がることと横隔膜の収縮とにより，胸腔が広がることで，外圧に対して胸腔内圧が低くなり肺胞内に空気が流入する。

問4　(消費)ミトコンドリア　(発生)葉緑体

〔出題者が求めたポイント〕

問1　組織細胞から組織液に放出された二酸化炭素は，一旦赤血球に取り込まれ，炭酸脱水酵素の働きで炭酸に変えられる。炭酸は解離して炭酸水素イオンとなり，血しょうに溶けて運ばれる。脂肪は，小腸の中で脂肪酸とグリセリンに分解されて吸収される。吸収された脂肪酸とグリセリンは小腸上皮細胞内で再び脂肪に再合成される。さらにこれに特殊なタンパク質が結合してカイロミクロンというリポタンパク質になり，毛細リンパ管に移動し，リンパ管，胸管を経由して血液中に入る。

問3　2)肺胞と肺胞を取り巻く毛細血管の間で気体分子が拡散することによりガス交換が起きる。このため肺胞気の酸素を取り込み，静脈血の二酸化炭素を放出するには，肺胞気と静脈血の酸素分圧と二酸化炭素分圧が次のような関係にある必要がある。

(酸素分圧)肺胞気＞静脈血

(二酸化炭素分圧)肺胞気＜静脈血

4)腹式呼吸や胸式呼吸などの言葉があるが，これらは胸腔の広げ方の違いによる呼吸方法である。胸式呼吸では，肋骨の間の筋肉(肋間筋)を収縮させることで胸郭が広がる。腹式呼吸では，横隔膜を収縮させて下げる。ともに胸腔の体積が増加するため，胸腔内の圧力が外気圧より低下し，肺胞に空気が流れ込むことになる。

Ⅳ　減数分裂

〔解答〕

問1　①44　②性　③染色体地図　④ACB(BCA)

問2　(a)(f)

問3

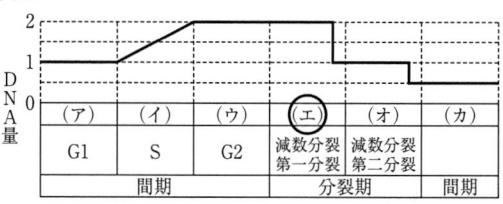

問4　相同染色体が対合して二価染色体を作ったとき，相同染色体の染色分体間で交差して一部の染色体が入れ換わること。

問5　(1)1つの一次精母細胞から形成される精子の数は4個，1つの一次卵母細胞から形成される卵の数は1個である。

(2)分裂期には核膜が消失し，凝縮して棒状になった染色体が観察できるが，間期には核膜があるうえ，染色体は凝縮が起こる前のため染色体は観察できない。

(3)ヒトの性決定型は雄ヘテロ型のXY型，ニワトリの性決定型は雌ヘテロ型のZW型である。

(4)ヒトのY染色体はX染色体と比べて非常に小さい。

〔出題者が求めたポイント〕

問1　③染色体地図は，細胞学的地図と遺伝学的地図とがある。遺伝学的地図は三点交雑の結果をもとに作ることができる。

④

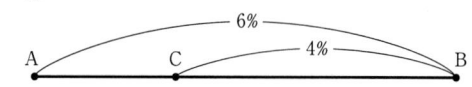

問2　つぼみでは，胚のう母細胞から胚のう細胞が形成される時に起こる減数分裂が観察できる。

問3　核当たりのDNA量の変化であるので，第一分裂，第二分裂のそれぞれ「後期」の終了時にDNA量が減少するように示すこと。

問4　減数分裂第一分裂の前期に「乗換え」という現象が観察できる。乗換えは「交さ」とも言われ，相同染色体が対合するときに染色分体間で必ず起こる現象である。

問5　(1)卵を形成する時には，1個の細胞に栄養分などを集中させるために減数分裂において細胞質が不等分裂する。このため1個の一次卵母細胞から最終的に1つの卵と3つの極体が形成される。

後　期

Ⅰ　腸内環境と細菌

〔解答〕

問1　(ア)遺伝的　(イ)種　(ウ)生態系

問2　従属栄養生物　根粒菌

問3　あ：肝臓　い：胆のう　う：胃　え：すい臓
・ヘモグロビンの分解によって生じる疎水性のビリルビンを水溶性に変えて胆汁中に分泌する。

問4　腸管内の酸素が細菌によって消費されて行くため,十二指腸から大腸に進むほど酸素濃度が低くなる。

問5　(名称)ラクトースオペロン
(酵素)ラクターゼ(β-ガラクトシダーゼ)

問6　21 g　1.5×10^2 g

〔出題者が求めたポイント〕

問1　生物の多様性には,遺伝的多様性,種の多様性,生態系の多様性の3つの概念が含まれる。

問2　ネンジュモ以外はすべて従属栄養生物になるが,その中の根粒菌以外はすべて独立生活をする。

問3　古い赤血球は,脾臓で分解される。赤血球中に含まれていたヘモグロビンはグロビンとヘムに分解され,ヘムは疎水性のビリルビンにまで変えられて肝臓に送られる。肝臓でビリルビンはグルクロン酸と結合し,水溶性のビリルビンに変えられた後,胆汁の成分(胆汁色素)として捨てられる。

問5　細菌における遺伝子発現の調節の例として,トリプトファンオペロンやラクトースオペロンなどが知られる。大腸菌が栄養分としてグルコースがあるときには,ラクトースを含んだ培地であってもラクターゼの合成は見られない。培地にグルコースがなくなると,ラクターゼの発現が起こる。このラクターゼ遺伝子の発現調節をラクトースオペロンという。

問6　単純な計算で求めることができる。
$$3.0 \times 10^{13}(\text{個}) \times 7 \times 10^{-16}(\text{kg}) \times 10^3(\text{g}) = 21(\text{g})$$
$$14\% : 21 \text{ g} = 100\% : x \qquad x = 150(\text{g})$$

Ⅱ　ゲノムと遺伝子

〔解答〕

問1　イ

問2　センチュウ：23%　ヒト：0.73%

問3　(a)イントロン　(b)イントロンとエキソンから構成される遺伝子領域から転写された mRNA 前駆体から異なるエキソンの組合せにより mRNA が作られること。

問4　(ア)三次　(イ)四次

問5　(a)A 型　(b)GA　(c)50%

〔出題者が求めたポイント〕

問1　ゲノムは配偶子の持つ染色体1セットと考えることもできる。体細胞は2セット持つのでゲノムは2倍量あることになる。

問2　次のように計算できる。
センチュウ：$23000 \times 1000/10^8 \times 100 = 23\%$
ヒト：$22000 \times 1000/(3 \times 10^9) \times 100 = 0.733\cdots$
$= 0.73\%$

問4　タンパク質はアミノ酸が鎖状につながったポリペプチドである。このアミノ酸配列を一次構造という。ポリペプチドは特定のアミノ酸間で水素結合などによって α ヘリックスや β シート構造と呼ばれる二次構造をとる。二次構造をとるポリペプチドは,疎水結合や S-S 結合により折りたたまれた三次構造をとる。複数のポリペプチドで構成される立体構造を四次構造という。

問5　(a)ヘテロ接合体において現れる形質を決める遺伝子を優性遺伝子とするので,ALDH2 の活性による「飲酒で顔が赤くなるかならないか」という形質において,A 型が優性遺伝子となる。
(b)父の遺伝子型が GG であるので,X 氏は G を少なくとも一つ持つ。また,X 氏は少量の飲酒で顔が赤くなることより A を持つことも分かるので,遺伝子型は GA となる。

Ⅲ　個体群

〔解答〕

問1　①ア　②イ

問2　(A)個体群密度が高くなるにつれて,一個体の乾燥重量は小さくなる。
(B)密度効果
(C)最終収量一定の法則

問3　①集中分布　②一様分布　③ランダム分布
④集中分布

問4　(A)集中分布
(B)・ハトに気が付かれないようにできるだけ近づいて攻撃する。・群れの大きさが小さいか単独の個体を攻撃する。
(C)タカをより発見しやすくなり,タカからの攻撃から逃れやすくなる。

〔出題者が求めたポイント〕

問2　限られた資源の中で,植物個体群の成長量の総和は一定になる。つまり,密度が高いほど,一個体の個体量は小さくなる。

問3　個体群内の個体の分布に見られる違いは,それぞれの生物の特徴が反映される。一様分布は,なわばり形成する生物に見られる。ランダム分布は,個体間に相互関係がない場合や侵入初期の個体群によく見られる。集中分布は,個体を引き付ける環境要因が局所的に存在する時などに見られる。

問4　群れることの利点は,天敵を発見しやすくなり天敵の攻撃から逃れることができることや見張りの時間が相対的に減ることで採餌の時間が増えることなどが考えられる。群れることのコストは,餌などの競争が増えることがあげられる。

Ⅳ　オートファジー

〔解答〕

問1　(ア)リボソーム　(イ)小胞体　(ウ)ゴルジ体
　　　(エ)エンドサイトーシス
　　　(オ)エキソサイトーシス

問2　ヘルパー T 細胞へ抗原情報を提示する。

問3　(性質)
　　　最適 pH が低く，酸性条件で高い活性をもつ。
　　　(H⁺ ポンプの働き)
　　　ATP を分解して得られるエネルギーにより，H^+
　　　を細胞質基質からリソソーム内へ能動輸送する。

問4　(1)

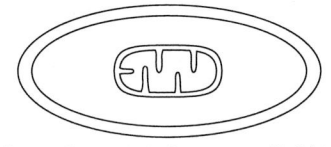

(2)液胞内に正常にはたらくタンパク質分解酵素が含
まれず，顆粒が分解されないため。

(3)・自食胞の形成ができない。
　　・液胞と自食胞の融合ができない。

〔出題者が求めたポイント〕

問1　細胞では，細胞膜の変形による物質の取込みや放
　　出が見られる。エキソサイトーシスは開口分泌，エン
　　ドサイトーシスは飲食作用とも呼ばれる。

問2　樹状細胞は，組織液中で侵入した病原体などの抗
　　原を認識し，食作用により取り込む。取り込まれた抗
　　原は分解され，その断片が細胞膜上に発現する MHC
　　分子上に提示され，ヘルパー T 細胞がこれを T 細胞
　　受容体で認識する。

問3　自食胞はオートファゴソームと呼ばれる。オート
　　ファゴソームはリソソームや液胞と融合することで，
　　オートファゴソーム内に取り込まれた細胞小器官やタ
　　ンパク質の分解が起こる。この反応を自食作用(オー
　　トファジー)というが，細胞小器官やタンパク質の代
　　謝回転や変性タンパク質を除去する役割があると考え
　　られている。リソソームに含まれるタンパク質分解酵
　　素が酸性下で活性化することで，弱アルカリ性に保た
　　れている細胞質基質では働けないようになっている。

問4　(3)自食作用の過程は，①オートファゴソームの
　　形成，②リソソームや液胞と融合し顆粒の形成，③オー
　　トファゴソームの内膜の分解，④顆粒の内容物の分解
　　の4つの段階に分けることができる。変異体 A は④
　　の段階に異常がある。変異体 B は①や②の段階に異
　　常があると考えられる。

英　語（前　期）　受験番号 M　氏名

受験番号 M

英　語（前　期）

I
(1)

(2)

(3)

(4)

II
(1)

(2)

(3)

III
(1)

(2)

(3)

この解答用紙は153％に拡大すると、ほぼ実物大になりま

数 学 (前 期)
(その1)

受験番号	M	氏名	

下の線より上には解答を記入しないこと

〔1〕

数　学（前　期）
（その 2）

受験番号　M　　　氏名

下の線より上には解答を記入しないこと

〔2〕

数　学（前　期）
（その3）

受験番号	M		氏名	

下の線より上には解答を記入しないこと

〔3〕

数 学（前 期）
（その4）

受験番号	M		氏名	

下の線より上には解答を記入しないこと

〔4〕

数　学（前　期）
（その5）

受験番号 M

氏名

受験番号

M

数　学
（前　期）

1	
2	
3	
4	
5	
計	

下の線より上には解答を記入しないこと

〔5〕

物　理（前　期）

受験番号　M　　　氏名

受験番号　M

物　理（前　期）

	I	
	II	
	III	
	IV	
	計	

I

(1) 　　　　[m/s²]　(2) 　　　　[N]　(3) 　　　　[m/s²]

(4)
① 　　②
③ 　　④
⑤ 　　[m/s²]　⑥ 　　[N]

(5) 　　　　[m]　(6) 　　　　[N]

II

(1) 　　　　[m/s]

(2) F_x 　　　　[N]　F_{yz} 　　　　[N]

(3) 　　　　[A]　(4) 　　　　[m]

(5) 　　　　[C/kg]

III

(1) ① 　　②

(2)
③ 　　④
⑤ 　　⑥
⑦ 　　⑧
⑨ 　　⑩

IV

(1) 　　　　軒　(2) 　　　　[m/s]

(3) 　　　　[Pa]

(4)
① 　　② 　　③
④ 　　⑤

(5) 　　　　[K]

この解答用紙は 153％に拡大すると、ほぼ実物大になりま

化 学 (前 期)

受験番号 M　氏名

受験番号 M

化 学 (前 期)

I	
II	
III	
IV	
計	

I

問1

ア	イ	ウ	エ
オ	カ	キ	

問2

問3

オキソ酸	H₃BO₃	HClO₄	H₂CO₃	HNO₃	H₃PO₄	H₂SO₄
M→O の数						
酸の強さ の順番						

II

問1

ア	イ	ウ	エ	オ
カ	キ	ク	ケ	

問2

問3　　　問4

問5

III

問1　　%

問2

問3　　mol/L　問4　　問5

IV

問1

問2

問3

G	K	L

問4　　問5

この解答用紙は153%に拡大すると、ほぼ実物大になります。

生　物（前　期）　受験番号 M ／ 氏名

受験番号 M

生　物（前　期）

I	
II	
III	
IV	
計	

I

問1　A ／ B ／ C ／ D

　　　E ／ F ／ 問2

問3　名称 ／ 場所

問4　特徴1

　　　特徴2

問5　① ／ ②

問6

II

問1

問2　1) ／ 2) ／ 3)　mol/L

問3　名称 ／ 関係

問4

問5　(1)

　　　(2) ／ (3)

III

問1　1 ／ 2 ／ 3 ／ 4 ／ 5

　　　6 ／ 7 ／ 問2

問3　1)　mmHg ／ 2)イ　理由

　　　2)ロ　理由 ／ 3)

　　　4)

問4　消費 ／ 発生

IV

問1　① ／ ②

　　　③ ／ ④

問2

問3

DNA量（相対値）

	(ア)	(イ)	(ウ)	(エ)	(オ)	(カ)
	G₁	S	G₂	減数分裂第一分裂	減数分裂第二分裂	
		間期		分裂期		間期

問4

問5　(1)

　　　(2)

　　　(3)

　　　(4)

この解答用紙は153％に拡大すると、ほぼ実物大になりま

英　語　(後　期)

| 受験番号 | M | 氏名 | |

受験番号

M

英　語
(後　期)

I
(1)

(2)

(3)

(4)

II
(1)

(2)

(3)

III
(1)

(2)

(3)

この解答用紙は 153％に拡大すると、ほぼ実物大になります。

数　学（後　期）
（その１）

受験番号	M	氏名	

下の線より上には解答を記入しないこと

〔１〕

数　学 (後　期)
(その 2)

受験番号 M　氏名

下の線より上には解答を記入しないこと

〔2〕

数　学（後　期）
（その 3 ）

受験番号　M　　　　　氏名

下の線より上には解答を記入しないこと

〔 3 〕

数　学（後期）	受験番号	M	氏名	
（その4）				

下の線より上には解答を記入しないこと

〔4〕

数 学 （後 期）
（その5）

受験番号	M	氏名	

受験番号

M

数 学
（後 期）

1	
2	
3	
4	
5	
計	

下の線より上には解答を記入しないこと

〔5〕

この解答用紙は 153％に拡大すると、ほぼ実物大になりま

物　理（後　期）

| 受験番号 | M | 氏名 | |

受験番号

M

物　理
（後　期）

I	
II	
III	
IV	
計	

I	①		②		③
	④		⑤		⑥
	⑦		⑧		⑨

II (1)

| ④ | [m] |
| ⑤ | [m] |

II (2)

① $y =$	② $y =$	③ $y =$

| ④ | [m] | ⑤ | [m] |

| (3) | ① | [m] | ② | |
| (4) | ① | | ② | |

III	(1)		(2)	$B_0 =$	
	(3)	誘導起電力	[V]	電場	[V/m]
	(4)	電場の向き		$\Delta\Phi$	
	(5)		[m/s]	(6) $\Delta B =$	
	(7)				

IV	(1)		[℃]	(2)	
	(3)	速さ	振動数	波長	
	(4)	①	[Ω]	②	[Ω]

この解答用紙は 153％に拡大すると、ほぼ実物大になります。

化 学 （後 期）

| 受験番号 | M | 氏名 | |

受験番号

M

化 学
（後 期）

I	
II	
III	
IV	
計	

I

問1		問2	

問3	

問4	

問5	I	III	問6	

II

問1	A	B	C	G	J

問2	D	E	H
	I	K	L

問3	

III

問1	ア	イ	ウ	エ

問2	

問3	酢酸の物質量	酢酸ナトリウムの物質量	酢酸の体積	酢酸ナトリウム五水和物の質量
	mol	mol	mL	g

問4	

IV

問1	Pa	問2	cm^3
問3	cm	問4	mol
問5	g		

この解答用紙は 153％に拡大すると、ほぼ実物大になりま

生　物（後期）

受験番号 M ＿＿＿＿＿ 氏名 ＿＿＿＿＿＿＿

受験番号 M

生　物（後　期）

Ⅰ	
Ⅱ	
Ⅲ	
Ⅳ	
計	

Ⅰ

問1	ア	イ	ウ
問2			

問3	あ	い	う	え

問4	

問5	調節系	酵素名

問6	g	g

Ⅱ

問1		問2	センチュウ　　％	ヒト　　％

問3	(a)	(b)

問4	ア	イ

問5	(a)	(b)	(c)　　％

Ⅲ

問1	①	②
問2	(A)	(B)	(C)
問3	①	②	③	④

問4	(A)	(B)
	(C)	

Ⅳ

問1	ア	イ	ウ	エ	オ
問2					

問3	性質
	はたらき

問4	(1)	(2)
		(3)

この解答用紙は153％に拡大すると、ほぼ実物大になります。

平成29年度

問 題 と 解 答

英　語

問題

前期試験

29年度

I　以下の英文を読み，下線部を和訳せよ。

Climate change has been labelled the greatest challenge of our time. But it could also be our greatest opportunity because it gives us the chance to change the way we think, the way we act and the way we work together. But to seize that opportunity we need to overcome barriers within our own minds. (1) These psychological obstacles have the power to block our ability to think about our future, leading us to be "stuck" in the here and now.

In a paper forthcoming in the *Journal of Environmental Psychology* my colleagues Rachel McDonald, Hui Yih Chai and I explore the construct* of psychological distance as a means of understanding our reactions to climate change. Psychological distance is a well-established construct referring to the extent to which an object is removed from the self. It might seem strange to think of climate change as an "object"—but in this context it refers to all of the thoughts, feelings and reactions we might have when we think about the problem of climate change.

Psychological distance has four distinct dimensions. Objects can be psychologically distant in terms of certainty (hypothetical distance), time (temporal distance), space (spatial distance) and people (social distance). Thus psychological distance leads us to think about if something is going to happen, when it might happen, where it might happen, and to whom it might happen.

Is climate change happening? A large body of literature now documents the efforts of various industries and lobby groups in raising doubt about the basic science of global warming. (2) The fact that 97% of currently active climate scientists claim that the globe is warming, largely due to human activity, appears hardly to discourage these obstinate deniers. This seed of doubt can be enough, for some of us, to dismiss climate change as nothing to worry about.

When is climate change going to happen? Many climate scientists argue the effects of serious climate change are already being seen and felt. But it can be hard for us to distinguish between short-term fluctuations in the weather and long-term changes in the climate. The imperfection of memory and the difficulty in picking up signals from noise can make climate change appear a long way off.

Where is climate change going to happen? Even if we think climate change is real and will happen at some point, we can still attempt to psychologically distance ourselves by imagining it will only happen in other (far-off) places—such as the low-lying Pacific islands, or the Arctic Circle. Such reasoning makes us blind to the interconnectedness of a global phenomenon like climate change. (3) Out of sight might be out of mind, but it does not diminish the reality of the widespread impacts of climate change.

Will climate change happen to me? If one accepts the reality, imminence and relative locality of climate change impacts, one might still distance oneself personally from those impacts. That is, treat them as *socially distant*. "It won't happen to me"—perhaps I'll be able to move, or build a wall, or buy a better air conditioner. This kind of thinking can again distance us from the required sense of urgency and the need to act now to reduce CO_2 emissions.

Closing the gap—overcoming psychological distance. Our analysis suggests a fine line between "bringing climate change home" and invoking demotivating emotional reactions from making climate change *too* psychologically close. Fear can lead to avoidance; too much doom and gloom can lead to disengagement. One solution appears to be getting us to think of our future selves, our legacy. Recent work by Elke Weber and colleagues at Columbia University shows how inviting people to think about future generations leads to stronger belief in climate change, and greater environment-friendly intentions. (4) To seize the opportunities climate change offers we must first dispel any uncertainty about its reality and then focus on the things we can do *now*, not for our immediate gain, but for the benefit of our future selves.

（出典：*UNSW Magazine*. Summer 2015/16. 一部変更あり）

*construct: an idea formed by combining several pieces of information and knowledge

Ⅱ 以下の英文を読み，下の問いに答えよ。

　　The "secret of a good memory" is the secret of forming diverse and multiple associations with every fact we care to retain. But this forming of associations with a fact is nothing but *thinking about* the fact as much as possible. Briefly, then, (1) *of two men with the same outward experiences and the same mental capacities, the one who thinks over his experiences most, and weaves them into systematic relations with each other, will be the one with the best memory.* We see examples of this on every hand. Most men have a good memory for facts connected with their own pursuits. The college athlete who remains a dunce* at his books will astonish you by his knowledge of men's "records" in various feats and games, and will be a walking dictionary of sporting statistics. The reason is that he is constantly going over these things in his mind, and comparing and making series of them. They form for him not so many odd facts, but a concept-system—so they stick. Thus the merchant remembers prices, the politician other politicians' speeches and votes, in such an amount as amazes outsiders, but this is easily explained by the amount of thinking they devote to these subjects. The great memory for facts which a Darwin and a Spencer reveal in their books is not incompatible with their having a brain with only a middling degree of native retentiveness. Let a man early in life set himself the task of confirming such a theory as that of evolution, and facts will soon cluster and cling to him like grapes to their stem. (2) Their relations to the theory will hold them tight, and the more of these the mind is able to discern, the more substantial the knowledge will become. Meanwhile the theorist may have little, or if any, loose memory. Unutilizable facts may be unnoted by him and forgotten as soon as heard.

　　In a system, every fact is connected with every other by some thought-relation. The consequence is that every fact is retained by the combined suggestive power of all the other facts in the system, and forgetfulness is almost impossible.

　　The reason why *cramming* is such a bad mode of study is now made clear. By cramming I mean that way of preparing for examinations by intensively learning "points" by heart during the preceding few hours or days, little or no work having been performed in the previous course of the term. Things learned thus in a few hours, on one occasion, for one purpose, cannot possibly have formed many associations with other things in the mind. Their brain-processes are led into by few paths, and are relatively little liable to be awakened again. Speedy forgetfulness is the almost inevitable fate of all that has been learned in this simple way. On the contrary, if the same materials are associated with other external incidents and considered in various relations, they grow into such a system, and lie open to so many paths of approach, that they remain permanent possessions. This is why habits of continuous application should be enforced in educational processes. Of course there is no evil in cramming in itself: if it led to the desired end of secure learning, it would be infinitely the best method of study. But (3) it does not; and students themselves should understand the reason why.

（出典：William James. *The Principles of Psychology*. Henry Holt and Company, 1890. 一部変更あり）

*a dunce: a person who is slow at learning; a stupid person

(1) 下線部(1)を和訳せよ。

(2) 下線部(2)を "Their" と "these" の内容を明らかにして和訳せよ。

(3) 筆者が下線部(3)のように述べる理由を，本文の内容に即して 50 字以内（句読点を含む）で答えよ。

Ⅲ 下線部を英訳せよ。

　　(1) 日本は現在，退職した人々の生活を支える労働人口がますます減少しているという厳しい状況に直面している。　(2) 高齢者の急速な増加にともなって，昨年，投票の最低年齢が 20 歳から 18 歳に変更された。　(3) 若い人々は自分自身の将来に影響を及ぼす諸政策が選挙の結果によって決定されることを認識し，声を上げなければならない。

数 学

問題

前期試験

29年度

〔1〕 $f(t)=t^3-t$, $g(t)=e^{-t^2}$ として，座標平面上の曲線 C を $x=f(t)$, $y=g(t)$ によって定義する。

(1) t の異なる2個以上の値が C 上の同じ点に対応するような点の座標を求め，それぞれの t の値において $\frac{dy}{dx}$ の値を求めよ。

(2) C の接線が x 軸または y 軸に平行となるような点の t, x, y の値を求めよ。

(3) (2)で求めた t の値で区切られた区間での C の接線の傾きの正負を求めよ。

(4) (1), (2), (3)の結果を参考にして C のグラフの概形を描け（変曲点を調べる必要はない）。なお，$\frac{1}{e}≒0.37$，$\frac{1}{\sqrt[3]{e}}≒0.72$，$\frac{1}{\sqrt{3}}≒0.58$，$\frac{2}{3\sqrt{3}}≒0.38$ を参考にしても良い。

〔2〕 円 $x^2+y^2=1$ に内接する正三角形△ABCと△D′E′F′がある。A, D′ の座標はそれぞれ $(0,1)$, $(0,-1)$ で C, E′ の x 座標は正である。空間で，点 D′, E′, F′ をそれぞれ z 軸の正方向に1平行移動した点をそれぞれD, E, Fとする。△ABCと△DEFを底面とし，側面は△FAB，△FEAなど互いに合同な6個の二等辺三角形である八面体を K とする。

(1) $0<t<1$ である t に対して，△DFBの平面 $z=t$ による切り口の線分の長さを t で表せ。

(2) $0<t<1$ である t に対して，K の平面 $z=t$ による切り口の面積を t で表せ。

(3) 八面体 K の体積を求めよ。

〔3〕 平面上の△ABCの三辺の長さを $a=BC$, $b=CA$, $c=AB$ とし，△ABCの内心を I とする。

(1) 直線IAと辺BCの交点をMとするとき，Mは辺BCを $c:b$ に内分することを示せ。

(2) $a\vec{IA}+b\vec{IB}+c\vec{IC}=\vec{0}$ であることを示せ。

(3) 平面上の点Pについて，$a|\vec{PA}|^2+b|\vec{PB}|^2+c|\vec{PC}|^2$ は，$P=I$ において最小となることを示せ。

〔4〕 袋の中に赤玉 a 個，白玉 $20-a$ 個の計20個の玉が入っている（$0≦a≦20$）。袋の中をかき混ぜてから同時に4個の玉を取り出すとき，赤玉の個数が1個以下である確率を $P(a)$ と表す。

(1) $P(a)$ は a の多項式であることを示し，因数分解された形で $P(a)$ を表せ。

(2) $0≦a≦19$ の範囲の整数 a に対して，$P(a)$ と $P(a+1)$ の大小を調べよ。

(3) $0≦a≦20$ の範囲の整数 a に対して，$P(a)>0.95$ を満たす a をすべて求めよ。

〔5〕 複素数平面上の原点Oを中心とする半径1の円周上にある3点 A(α), B(β), C(γ) を3頂点とする直角三角形でない三角形△ABCを考える。A, B, Cを原点の周りに角 2θ（$0<2\theta<\pi$）回転させて得られる点をそれぞれ A₁, B₁, C₁ とする。直線ABとA₁B₁の交点をRとする。ABの中点をM，A₁B₁の中点をM₁とする。

(1) △OMRと△OM₁Rは合同であることを示せ。

(2) $∠MOR=\theta$ であることを示せ。

BCとB₁C₁の交点，CAとC₁A₁の交点をそれぞれP, Qとする。また，i を虚数単位とし，$\lambda=\dfrac{\cos\theta+i\sin\theta}{2\cos\theta}$ とおく。

(3) 点P, Q, Rを表す複素数をそれぞれ α, β, γ, λ によって表せ。

(4) ある点D(δ)を中心として，△ABCを回転しある一定の比率で拡大または縮小すると△PQRに重なることを示し，このような δ を α, β, γ, λ によって表せ。

物 理

問題

前期試験

29年度

Ⅰ 自然長 L〔m〕，バネ定数 k〔N/m〕のバネを水平な床面上に垂直においた。鉛直方向の位置座標を x〔m〕で表す。荷重がないときのバネの上端の位置を $x = 0$ とし，上向きを正とする。重力加速度を g〔m/s²〕として，下記の □ に M, g, k のうち必要な記号を用いた式または数値を記入せよ。ただし，⑫は，記号イ～ハで答えよ。なお，バネ，板，小球は鉛直方向にのみ運動する。また，板の厚さと小球の大きさおよびバネの質量は無視でき，板と板上の小球の位置は，バネの上端の位置と同じとする。

(1) 質量 M〔kg〕の板をバネの上端に固定すると，バネは $D = $ ① 〔m〕縮んで静止した。バネの上端の位置を $x = -3D$ にして手を離すと，板は，$x = $ ② $\times D$ を中心として，振幅 ③ $\times D$〔m〕，周期 ④ 〔s〕の単振動をした。

(2) つぎに，板の上に質量 M〔kg〕の小球をのせた。そしてバネの上端の位置を $x = -5D$ にして手を離した。小球と板が離れるまでは，それらは $x = $ ⑤ $\times D$ を中心とする，振幅 ⑥ $\times D$〔m〕，周期 ⑦ 〔s〕の単振動となる運動をした。

(3) 板と小球が離れるまで両者は同じ速度で運動しているが，板の下向きの加速度が小球の下向きの加速度より大きくなると，2つは離れる。この条件が成り立つのは $x > $ ⑧ $\times D$ のときである。離れる瞬間の $x = $ ⑧ $\times D$ のときの板と小球の速度はともに ⑨ 〔m/s〕である。

(4) 離れた後，小球は ⑩ 〔s〕後に最高点 ⑪ $\times D$〔m〕に到達し，板は小球 ⑫ 〔イ.より早く ロ.より遅れて ハ.と同時に〕最高点 ⑬ $\times D$〔m〕に到達する。

Ⅱ 図1のように線密度 ρ〔kg/m〕の弦を横波が伝搬速度 v〔m/s〕で右向きに進んでいる。下の文章の①～⑩，⑫の空欄には{ }内の記号を用いた数式を，⑪には数値を入れよ。なお，弦に対する重力の影響は無視する。

図2は，図1の四角で囲んだ部分を拡大したものであり，弦の変位が最大となる点 A の近傍を，O を中心とする半径 R〔m〕の円弧（実線）で近似したものである。この円弧は速さ v で進み，微小時間 Δt〔s〕後に O′ を中心とする半径 R〔m〕の円弧（点線）に変化し，弦の変位が最大となる点は A′ に移っている。このとき点 A にあった弦の長さ $\Delta\ell$〔m〕の微小部分は一定の加速度 a〔m/s²〕で ① {Δt, a} m 離れた点 B に移動している。点 B から A′O′ に下ろした垂線の交点を B′ とし，$\angle BOB′ = \theta$〔rad〕とすると，$\sin\theta = $ ② {v, R, Δt} である。θ が小さいので $\sin\theta \fallingdotseq \tan\theta \fallingdotseq \theta$ とし，三角形 A′BB′ を考えると $\angle A′BB′ = $ ③ {θ} なので，A′B′ の距離は ④ {v, R, Δt} m と表される。従って $a = $ ⑤ {v, R} であり，弦の長さ $\Delta\ell$〔m〕の微小部分に働く力は ⑥ {ρ, v, R, $\Delta\ell$} N である。

図3のように，弦の長さ $\Delta\ell$ の微小部分 CD の両端は弦の張力 T〔N〕で引っ張られており，$\angle COD = \phi$〔rad〕とすると，AO 方向に働く力は ⑦ {T, ϕ} N と表される。ここで，ϕ が小さいので $\sin\phi \fallingdotseq \tan\phi \fallingdotseq \phi$ とすると AO 方向に働く力は ⑧ {T, R, $\Delta\ell$} N と書き換えられ，⑥と⑧より $v = $ ⑨ {ρ, T} となる。

この弦を距離 L〔m〕離れた固定端の間に張力 T で張って弾くと ⑩ {ρ, T, L} Hz の基本音が発生した。そして，1オクターブ下げるために，同じ弦を ⑪ 本束ねたものを張力 T で張って弾くと周波数が半分になった。この束ねた弦を伝わる横波の速さが音速の b 倍であるとき，同じ周波数の基本音を発する閉管を作るためには，その閉管の長さを ⑫ {L, b} m にしなければならない。ただし，開口端補正は無視する。

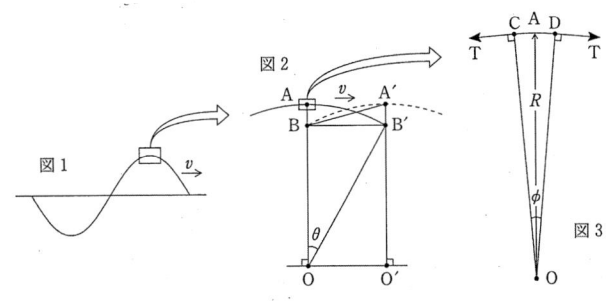

Ⅲ 光電管の陰極Cに単色光を照射し，陽極Pの電圧 V〔V〕を変化させて両極間に流れる光電流 I〔A〕を調べた。これを，電流電圧特性の測定と呼ぶ。光速度を c〔m/s〕，プランク定数を h〔J·s〕，電気素量を e〔C〕として，必要なら図中の記号を用いて，以下の問に答えよ。

(1) 図1の回路図中の①〜③に，破線で囲まれた電気用図記号から適当なものを当てはめて，回路を完成させよ。解答には，記号ア〜ウを用いよ。

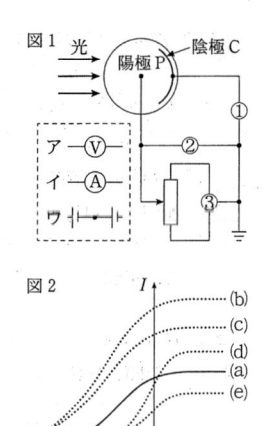

図1

波長 $\lambda = \lambda_0$〔m〕の単色光を用いて電流電圧特性の測定を行ったところ，図2の曲線(a)が得られ，$V = V_c$ のとき，$I = I_a$ であった。

(2) 陰極に当てた光子1個当たりのエネルギー〔J〕はいくらか。

(3) $V = V_c$ のとき，陰極から飛び出した光電子は，全て陽極に到達していると考えると，その数は毎秒何個か。また，陰極から飛び出した光電子が，陽極にあたる直前に持つ運動エネルギー〔J〕の最大値を求めよ。

(4) 陰極の仕事関数〔J〕を求めよ。

(5) 光の強度を上げたとき，電流電圧特性を表す曲線はどのようになるか，曲線(a)と比較できるようにその概形を図示せよ。

図2

次に，単色光の波長を変えたり，光の強度を変えたりして電流電圧特性の測定を行った。λ_0 より波長が長い λ_1〔m〕や，λ_0 より波長が短い λ_2〔m〕の単色光を用いたとき，図2の点線で表した曲線(b)，(c)，(d)，(e)が得られ，$V = V_c$ のとき，それぞれ $I = I_b$，$I = I_c$，$I = I_d$，$I = I_e$ であった。

(6) $\lambda = \lambda_1$ のとき，どの曲線が対応するか，(b)〜(e)の記号で適当なものをすべて答えよ。

(7) 曲線(b)〜(e)のうち適当なものを比較して，h を表す式を答えよ。

(8) ある波長の単色光を用いた場合，どんな光の強度や陽極電圧にしても光電流は流れなかった。その波長の最小値 λ_m〔m〕を λ_1，λ_2，V_H，V_L を用いた式で表せ。

Ⅳ 以下の問に答えよ。

(1) 発電所から遠く離れた村に送電線で電気が送られている。1軒の家が電気を使用すると，送電線で 1.0% の電力損失が生じる。何軒が同時に電気を使用すると，電力損失が 50% に達するか。一軒当たりの使用電力は全て同じとする。

(2) 一様な太さで長さ a〔m〕の針金を3本用いて図1のようなコの字型 ABCD を作り，BC の中点に BC と垂直に同じ太さの針金で棒 ST をつけて，三角形の支点で BC の中点を支えた。ST の長さ〔m〕をいくら以上にすると支点で安定に支えられなくなるか。ただし，すべての針金は同一平面上にある。

(3) 周波数 f〔Hz〕の音を出している音源が，静止している観測者から速さ v〔m/s〕で遠ざかっている。音源の進む方向には壁があり，観測者には音源からの直接音と壁からの反射音とが聞こえる。音速を c〔m/s〕として，観測者が聞くうなりの1秒間あたりの回数を求めよ。

(4) 図2は，水の状態図である。A，B，C はそれぞれ固体，液体，気体のどれに当たるかを答えよ。

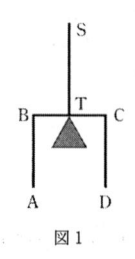

図1

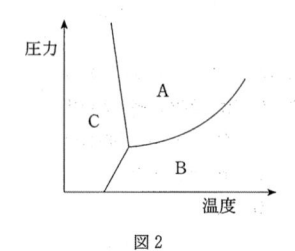

図2

化 学

問題

29年度

前期試験

〔注意〕 必要な場合には，次の原子量の値を用いよ。H：1.0, C：12.0, O：16.0, N：14.0

Ⅰ 反応物AとBから生成物Cを生じる反応がある。これを反応1と呼ぶ。

$$A + B \rightleftharpoons C \quad （反応1）$$

この反応は可逆反応であり，A，B，Cの各濃度を[A]，[B]，[C]とすると，正反応の反応速度はk_1[A][B]で表され，逆反応の反応速度はk_2[C]で表される。ここでk_1，k_2は反応速度定数である。反応開始時は，[A]＝a，[B]＝b，[C]＝0であった。ただし，aの値はbの値に比べて十分大きく，$a-b ≒ a$と見なすことができる。以下の問いにk_1，k_2，k_3，a，bの記号を組み合わせた最も簡潔な式で答えよ。

問1 反応1は反応開始後速やかに平衡状態に達した。このときの平衡定数（濃度平衡定数）を求めよ。

問2 平衡状態に達したときのCの濃度を求めよ。

詳しく観察すると，反応1に比べるときわめてゆっくりとした反応ではあるが，Cは分解してBとDが生成することが明らかになった。この反応を反応2と呼ぶ。

$$C \longrightarrow B + D \quad （反応2）$$

反応2は不可逆反応で，その反応速度はk_3[C]で表される。ここでk_3は反応速度定数である。

問3 Dが生成する反応速度を求めよ。ただし，反応1はすでに平衡状態に達しており，かつDの濃度はaに比べて十分小さく，$a-$[D]$≒a$と見なすことができる。

問4 bの値を一定に保ったままでaの値を限りなく増加させるとDの生成速度は一定の値に収束する。この値をv_{max}とする。v_{max}の値はBの初濃度をbとしたときのDの生成速度の最大値となる。このv_{max}の値を求めよ。

問5 AとBが反応してCになりやすすれば，aの値が小さくてもDの生成速度が大きくなる。このCになりやすさの指標は，Dの生成速度が$\frac{v_{max}}{2}$となるaの値で表すことができる。この指標となるaの値を求めよ。

Ⅱ コロイドは分散質が1 nm～数百nmの大きさのコロイド粒子となって分散媒に安定に分散しているものであり，その構造により，（ ア ）コロイド，（ イ ）コロイド，および分散コロイドに分けられる。（ ア ）コロイドは分散媒に溶解している（ ア ）1個がコロイド粒子の大きさを持つものである。また（ イ ）コロイドの代表的な例としてはセッケンの脂肪酸塩や卵黄のリン脂質などの分子が（ イ ）してコロイド粒子の大きさを持つ（ ウ ）を形成しているものが挙げられる。これらに対して分散コロイドは，本来混ざり合わない2つの物質の一方が分散質であるコロイド粒子，他方が分散媒となっているものである。分散コロイドのコロイド粒子の多くは何らかの理由で同符号の電荷を帯び，その反発によって互いに集まりにくくなっている。代表的な分散コロイドである水酸化鉄(Ⅲ)のコロイド溶液は熱水に（ エ ）の水溶液を滴下し，水に対して（ オ ）することで得られるが，このコロイド粒子には原料に由来する（ カ ）が吸着しているため正に帯電している。

分散媒が水のとき，（ ア ）コロイドや（ イ ）コロイドのコロイド粒子の表面には（ キ ）性の基が分布しているため，これらは（ キ ）コロイドと呼ばれる。塩を加えると，これらの（ キ ）性の基を水和していた水がイオンに奪われるため，コロイド粒子が集まって大きな粒子となって沈殿する。この現象を（ ク ）と呼ぶ。一方，分散コロイドの表面には（ キ ）性の基は少ないため，（ キ ）コロイドに対して（ ケ ）コロイドと呼ばれる。分散コロイドのコロイド粒子が電荷を帯びにくい場合，表面を（ キ ）コロイドで覆って安定化することもあり，この（ キ ）コロイドを（ コ ）コロイドと呼ぶ。

問1 空欄を埋めよ。ただし，（ エ ）および（ カ ）は化学式で示せ。

問2 分散媒とコロイド粒子は気体，液体，固体のいずれの可能性もある。それぞれの組合せの例を以下のものの中から1つ選び，解答欄に記号で示せ。なお，存在しない組合せについては×を付けること。

(A) 煙　　　　　　(B) セッケンの泡　　(C) 墨汁　　　　(D) 霧　　　　　　(E) 発泡スチロール

(F) マヨネーズ　　(G) 食塩水　　　　(H) ゼリー　　　(I) ステンドグラス

問3 問2で（ コ ）コロイドを含むもの3つを記号で示し，それぞれについて（ コ ）コロイドとなる分散質を答えよ。

Ⅲ α-アミノ酸は分子内にアミノ基とカルボキシ基を持ち，一般式は図1で示される。グリシンは水溶液中で3種類のイオン X，Y，Z の平衡状態にあり，溶液の pH によって陽イオンである X，双性イオンである Y，陰イオンである Z の割合が変化する。グリシンの水溶液は pH 6.0 のときに平衡混合物の電荷が分子全体として0となり，その pH を（ a ）という。置換基 R が酸性や塩基性を示す官能基をもつアミノ酸では，上記のアミノ基とカルボキシ基の電離平衡に加え，R が溶液の pH に応じた電離平衡を行い，それがアミノ酸の分子全体としての電荷を決める。

複数のアミノ酸がアミノ基とカルボキシ基間で脱水し共有結合することで生じた（ b ）結合を特にペプチド結合といい，結合に関与したアミノ基とカルボキシ基は電離しなくなる。よってポリペプチドは，アミノ末端のアミノ基，カルボキシ末端のカルボキシ基に加え，電離する R によってポリペプチドの分子全体の電荷が決まる。

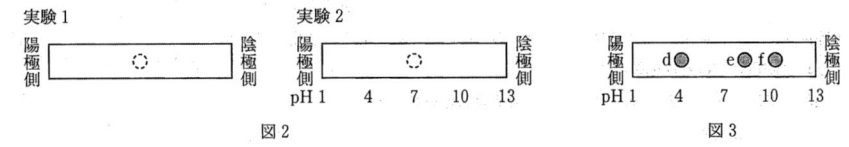

図1

α-アミノ酸の名称	3文字表記	R の示性式	（ a ）
グリシン	Gly	—H	6.0
リシン	Lys	—$(CH_2)_4NH_2$	9.7
アスパラギン酸	Asp	—CH_2COOH	3.2

図2に示すように適当な pH に保ったろ紙の両端に直流電圧をかけると，ろ紙中央（点線で囲んだ部分）に添加したアミノ酸はそれ自身の電気的性質に従って陽極または陰極側へ移動する。これを（ c ）といい，複数のアミノ酸の混合液を各アミノ酸の電荷に応じて異なる位置に分離することができる。図2の実験1では陽極から陰極までろ紙全体が pH 2 に保たれており，実験2では陽極から陰極まで，pH 1～13 の連続的な pH の勾配になっており，実験中それが保たれている。

実験1 　　実験2

陽極側　○　陰極側　　陽極側　○　陰極側　　陽極側　d● e● f●　陰極側
　　　　　　　　　　　pH 1　4　7　10　13　　pH 1　4　7　10　13

図2 　　　　図3

問1　（ a ）～（ c ）に適切な語句を記せ。

問2　グリシンのイオン X，Y，Z の構造式を図1に従って書け。また，pH 2 の溶液で存在する主な分子はどれか，X，Y，Z の記号で答えよ。

問3　pH 2 の溶液の中でのリシンの分子全体の電荷はいくつか，整数で答えよ。なお，この条件でリシンの R はイオン化している。

問4　リシンの水溶液を試料として実験1の条件で（ c ）を行うとリシンはどちら側に移動するか。陽極，陰極，もしくは移動しない，で答えよ。

問5　表に示すアミノ酸からなる以下の3種類のトリペプチド(A)～(C)がある。〈 〉の中の値はトリペプチドの（ a ）である。

　(A) Lys—Lys—Lys 〈10.3〉　　　(B) Lys—Asp—Lys 〈8.6〉　　　(C) Asp—Lys—Asp 〈4.2〉

　3種類のトリペプチド混合液を試料として実験2の条件で（ c ）を行い充分な時間の後，分離されたアミノ酸の位置を調べると図3のようになった。d～f の位置に含まれるトリペプチドを(A)～(C)の記号で答えよ。また，その時の3種類のトリペプチドの分子全体の電荷はそれぞれいくつか，整数で答えよ。

Ⅳ 化合物 A は炭素，水素，窒素，酸素を含み，分子量は 241 で，その元素組成は，炭素が 74.69 %，水素が 6.22 %，窒素が 5.81 %，酸素が 13.28 % であった。化合物 A は塩化鉄(Ⅲ)水溶液を加えても呈色しなかった。化合物 A に希塩酸を加えて熱すると芳香環をもつ化合物 B が析出した。化合物 B をろ過したのち，ろ液に水酸化ナトリウム水溶液を十分に加えると，芳香環をもつ化合物 C が分離した。

化合物 B を過マンガン酸カリウムを用いて酸化すると化合物 D が得られ，これを加熱すると酸無水物である化合物 E が得られた。また化合物 B を濃硫酸を少量加えた溶媒中で加熱すると，分子内で脱水し，エステル結合をもつ化合物 F が得られた。化合物 C には，ベンゼン環に直接結合する水素原子は4個あり，このうち1個を塩素原子に置き換えると2種の異性体が生成する。化合物 C を希塩酸に溶解して亜硝酸ナトリウム水溶液を加え温めると，気体 G を発生し化合物 H が生成した。

問1　化合物 A の分子式を示せ。

問2　気体 G の名称を記せ。

問3　化合物 E，F，H の構造式を示せ。

問4　化合物 D の名称を記せ。

問5　化合物 A の構造式を示せ。

生　物

問題　　　　　　　　29年度

前期試験

Ⅰ　以下の文章を読み，設問に答えよ。

　　ヒトが摂取したタンパク質は 1ペプシン，トリプシン，ペプチダーゼによりアミノ酸に分解される。アミノ酸は，タンパク質合成に使用される以外に，呼吸基質になることもある。この場合，2アミノ酸に由来する有機酸はミトコンドリアに入り，アミノ酸に由来する窒素(N)は 3ある物質に変換された後に尿などとして排出される。ヒトの排泄物中に含まれる窒素(N)は下水処理場で細菌を用いて処理され，窒素分子(N_2)に変換されて大気中に放出される。この処理は連結された二種類の反応槽で行われており，一つは 4好気条件の反応槽，もう一つは 5嫌気条件の反応槽である。

問 1　ペプシンとトリプシンがよく働く pH の範囲を a～e からそれぞれ選び，記号で答えよ。

　　　 a. 1～3　　　　　b. 3～5　　　　　c. 5～7　　　　　d. 7～9　　　　　e. 9～11

問 2　下線部1のタンパク質の消化は，下図のように大きく二段階に分けて図示できる。下図の例を参考にして，デンプンがグルコースまで消化される過程を二段階に分け，二種類の酵素を入れて図示せよ。

例　タンパク質　──────→　ペプチド　──────→　アミノ酸

⇑　　　　　　　　⇑

ペプシンとトリプシン　ペプチダーゼ

問 3　下線部2で有機酸が使われる反応経路の名称を答えよ。

問 4　下線部3のある物質とは何か。また，変換が行われる器官の名称を答えよ。

問 5　下線部4では，二種類の細菌が働く。これらの細菌の名称を答えよ。また，これらの細菌が二酸化炭素から有機物を合成するために使用している反応経路の名称を答えよ。

問 6　下線部5では，一種類の細菌が働く。この細菌の名称を答えよ。

問 7　窒素分子(N_2)から有機窒素化合物が作り出されるには二つの重要な働きが関与する。これらの働きをそれぞれ漢字四文字で示し，その作用について説明せよ。

Ⅱ　以下の文章を読み，設問に答えよ。

　　ショウジョウバエの遺伝子 A の mRNA は，卵形成中に合成され，卵に蓄積する。遺伝子 A に異常のある突然変異体(以下，変異体)の卵由来の胚は，頭部と胸部を持たない。図1は，受精後約1時間の野生型の初期胚の細胞質を同時期の変異体の胚の前方に注入し，頭部と胸部が正常に発生するかどうかを調べた結果である。横軸は，注入する細胞質を初期胚のどの位置から得たかを胚の相対的な位置として示す(最前端を0，最後端を100とする)。縦軸は，頭部と胸部が正常に発生した割合を示す。図2は，変異体の様々な時期の胚に野生型の初期胚の細胞質を注入したときの結果で，横軸は注入された方の胚の受精後の時間，縦軸は図1と同じである。なお，注入する細胞質の量はどの実験でも同じである。

問 1　遺伝子 A のように卵形成中に mRNA が合成されて卵に蓄積し，子の発生に影響を与える遺伝子は何と呼ばれるか。

問 2　ショウジョウバエの卵割の様式を答えよ。また，卵細胞には細胞周期の進行に必要な物質が体細胞と比べて非常に多く蓄積している。このことから考えられる，卵割時の細胞周期の特徴を述べよ。

問 3　下線部から，遺伝子 A の予想される役割を答えよ。

問 4　図2において，注入した細胞質は，胚の前方，中央，後方のいずれから得たものか。またその理由を，図1の結果をふまえて説明せよ。

問 5　図2より，遺伝子 A について分かることを簡潔に述べよ。

問 6　遺伝子 A の役割を確認するために，正常な遺伝子 A の mRNA を変異体の初期胚の前方に注入した。mRNA 注入を野生型ではなく，変異体の胚に行う利点を答えよ。

問 7　変異体の精子と野生型の卵とを受精させた受精卵由来の胚の発生はどうなるか，a～c から選び，記号で答えよ。

　　　 a. 頭部と胸部がなくなる　　　　b. 尾部がなくなる　　　　c. 正常に発生する

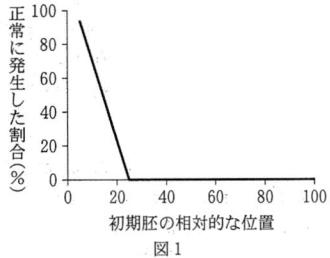

図1

縦軸：正常に発生した割合(%)　横軸：初期胚の相対的な位置

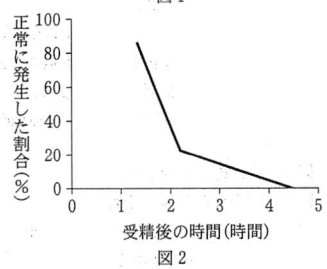

図2

縦軸：正常に発生した割合(%)　横軸：受精後の時間(時間)

Frohnhöfer & Nüsslein-Volhard 1986 より改変

Ⅲ　以下の文章を読み，設問に答えよ。

　　ヒトをはじめとする脊椎動物の体内環境は，自律神経系とホルモンによって調節・維持されている。自律神経系には交感神経と副交感神経がある。_1交感神経と副交感神経が拮抗して働くことで，器官の働きが調節されている。

　　一方，ホルモンは_2内分泌腺と呼ばれる特定の器官の細胞で作られ，直接血液中に分泌されて，特定の組織や器官の働きを調節する。副腎は重要な内分泌腺の一つであり，複数のホルモンを生成・分泌している。_3副腎皮質は糖質コルチコイドや鉱質コルチコイドを，副腎髄質はアドレナリンを分泌している。_4何らかの原因で副腎皮質の働きが低下し，副腎皮質から分泌されるホルモンの量が減少した場合，様々な症状が現れることが知られている。

　問 1　下線部 1 について，自律神経の作用により調節を受ける器官などの具体例を二つあげ，交感神経の興奮がどのように働くのかを簡潔に説明せよ。

　問 2　交感神経が出ている中枢神経系の部位を一か所，副交感神経が出ている中枢神経系の部位を三か所あげよ。

　問 3　下線部 2 について，副腎および脳下垂体以外の内分泌腺を三つあげよ。

　問 4　下線部 3 について，糖質コルチコイドとアドレナリンの標的細胞への作用の仕方の違いを「細胞膜」と「受容体」という語句を用いて説明せよ。

　問 5　下線部 4 について，この場合に起こる体内環境の変化に当てはまると考えられるものを下記からすべて選び，記号で答えよ。

　　　ア．血糖値が増加する　　　　　　イ．血糖値が減少する　　　　　　ウ．血中 Na^+ 濃度が増加する

　　　エ．血中 Na^+ 濃度が減少する　　オ．血中 K^+ 濃度が増加する　　カ．血中 K^+ 濃度が減少する

Ⅳ　以下の文章を読み，設問に答えよ。

　　脊椎動物の一部の綱では発生の過程で胚膜ができる。胚膜にはしょう膜，羊膜，卵黄嚢膜，尿膜がありそれぞれに機能がある。たとえば羊膜のなか(羊膜腔)には(イ)が蓄えられる。ヒト胚は胚膜と子宮内膜とで形成された胎盤を介して母体とつながっている。ヒト胎児(受精後約 8 週以降)の血液循環系は成体とは異なっている。胎児の心臓を基準として血管を動脈と静脈に分類すると，胎盤から胎児の心臓に向かう静脈には(ロ)を多く含む(ハ)血が流れている。また，_1胎児では呼吸器系，消化器系がまだ機能していないために血流路を直接つなぐ構造，すなわち，_2心臓では左右の心房間に弁をもつ孔，肺循環では_3右心室から出る(ニ)と大動脈との間に血流路が存在する。このように胎児では，_4肺循環と体循環の血液が混ざり合う。

　問 1　(イ)〜(ニ)の空欄に適切な語句を入れよ。

　問 2　胚膜を持つ利点を二つあげよ。また，胚膜を持つ脊椎動物門の綱を
　　　　三つあげよ。

　問 3　ヒトの血液循環は閉鎖血管系である。閉鎖血管系とはどのような循
　　　　環系か。

　問 4　1) 下線部 1 の胎児における血流路を直接つなぐ構造にはどのよう
　　　　　　な利点が考えられるか。
　　　　2) 下線部 2 は，成体ではどの部位とどの部位か，図 1 の番号を用
　　　　　　いて答えよ。
　　　　3) 下線部 3 は，成体ではどの部位とどの部位か，図 1 の番号を用
　　　　　　いて答えよ。

　問 5　成体で下線部 4 のような血流路をもつ脊椎動物門の綱を二つあげ
　　　　よ。

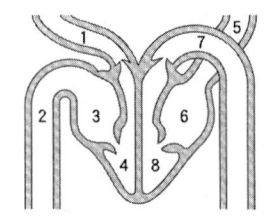

図 1　成体の心臓の前から見た断面模式図

　問 6　1) 図 2 は胎児と母体における酸素解離曲線を示している。胎児の
　　　　　　酸素解離曲線は a，b のどちらか。また，なぜ胎児と母体では酸
　　　　　　素解離曲線が異なるのか，その理由を述べよ。
　　　　2) 母体血中の全ヘモグロビンに対する酸素ヘモグロビンの割合は
　　　　　　胎盤に入る直前で 90 % であった。胎盤における酸素分圧が
　　　　　　30 mmHg のとき，母体血が胎盤に入った後の母体血中の全ヘ
　　　　　　モグロビンに対する酸素ヘモグロビンの割合は何%か(i)。また，
　　　　　　その時に酸素を放出した酸素ヘモグロビンは，母体血中の全ヘモ
　　　　　　グロビンに対して何%か(ii)。

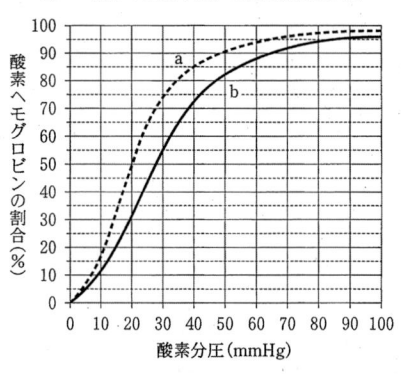

図 2　胎児と母体の酸素解離曲線

英　語

問題

29年度

後期試験

Ⅰ　以下の英文を読み，下の問いに答えよ。

　　Imagine reading an automated news story that was composed entirely by a computer. Or imagine yourself sitting on a couch, conversing with an artificially intelligent psychotherapist who interacts with you from a screen across the room. (1)These are examples of a growing trend of automated and artificially intelligent technology that is being designed to communicate on behalf of, and at times in place of people.

　　While most people tend to think that automation affects only certain sectors of labor (especially work performed in blue-collar professions), the computerized automation of communication will have a serious impact on a wide variety of fields. A new study recently published examines the social and political impact of this transformation. What happens, asks author and Communication scholar Joshua Reeves of Oregon State University, if people increasingly rely on automated machines to carry out the socially essential work of communicating with one another? Reeves argues that automation of communication raises broad social, economic, and political concerns.

　　The economic consequences of automated communication are already affecting people who work in fields that rely heavily on communication, including psychotherapists, personal assistants, college advisers, life coaches, and even teachers and professors. In fact, most people have already been exposed to automated discourse when ordering fast food, learning the positions of political candidates, checking bank balances, or making doctor appointments.

　　"The widespread circulation of automatic communicating machines gradually reduces the opportunity and impulse for cooperative human struggle," says Reeves. (2)As machines develop abilities in interpreting and producing discourse, they are gradually taking over many domains of social life in which communication is of utmost importance. In one example borrowed from Sherry Turkle's 2013 presentation to the American Association for the Advancement of Science, a robotic baby animal is designed to function as a conversational companion for older adults who need caring for. But Reeves argues that this device is depriving people of the communicative act of listening to their elders. He quotes Turkle: (3)"We are building the machines that will literally let the elderly's stories fall on deaf ears."

　　"By idealizing the machine, people become more impatient with the flaws and uncertainties of human relationships," writes Reeves. But communicative labor relies on the productive, spontaneous surplus of human communication to generate diversity and creativity. The socially essential work of human communication is being "drained of its spontaneity and creative potential." In an era of automated communicative labor, those uniquely human qualities are destined for elimination.

　　While blue-collar workers have been subject to automated labor for some time, people in other fields of work also should be concerned about their fate, says Reeves. He examines the threats to communicative workers such as journalists. "Robo-journalism" has become commonplace. In March 2014, when an earthquake hit southern California, *The Los Angeles Times* was able to use an algorithmic discourse generator called "Quakebot" to break the news. While some are not worried that robo-journalism will take over the field, others disagree. The company Narrative Science estimates that 90 percent of news stories will be bot-generated by 2030.

　　Reeves argues that as automated communication becomes more prevalent, people need to develop a stronger understanding of the challenges facing others in communication-oriented fields. (4)While opening doors to other forms of creative work, automation also leads to social isolation and loss of labor opportunities.

（出典：*National Communication Association*. June 9, 2016. 一部変更あり）

(1)　下線部(1)を和訳せよ。

(2)　下線部(2)を和訳せよ。

(3)　下線部(3)はどのような状況が起こることを危惧しているのか。本文に即して 50 字以内（句読点を含む）で述べよ。

(4)　下線部(4)を和訳せよ。

Ⅱ　以下の英文を読み，下線部を和訳せよ。

Once I saw two tourists trying to find their way around central London streets using an Underground train map. While this is marginally better than using a Monopoly board, it is not going to be very helpful. The map of the London Underground is a wonderful piece of functional and artistic design which has one striking property: it does not place stations at geographically accurate positions. It is a *topological* map: it shows the links between stations accurately but for aesthetic and practical reasons distorts their actual positions.

When Harry Beck first introduced this type of map to the management of the London Underground railway, he was a young draftsman with a background in electronics. The Underground Railway was formed in 1906, but by the 1920s it was failing commercially, not least because of the duration and complexity of traveling from its outer reaches into central London—especially if changes of line were necessary. A geographically accurate map looked a mess, both because of the disordered nature of inner London's streets, which had grown up over hundreds of years without any central planning, and because of the huge extent of the system. London was not New York, or even Paris, with a simple overall street plan. People didn't like using the Underground in its early years.

Beck's elegant 1931 map solved many of its problems at one go. Unlike any previous transport map, it was reminiscent of an electronic circuit board; it used only vertical, horizontal, and 45-degree lines; eventually had a symbolic River Thames drawn in; introduced a neat way of representing the exchange stations; and distorted the geography of outer London to make remote places seem close to the heart of the city while enlarging the crowded inner region. Beck continued to refine and extend this map over the next forty years, accommodating new lines and extensions of old ones, always striving for simplicity and clarity. He succeeded brilliantly.

Beck's classic piece of design was the first topological map. This means that it can be changed by stretching it and distorting it in any way that doesn't break connections between stations. Imagine it drawn on a rubber sheet which you could stretch and twist however you liked without cutting or tearing it. You could make space in the central area where there were lots of lines and stations, and bring distant stations closer to the center so that the map didn't contain lots of empty space near its boundaries. Beck was able to manipulate the spacing between stations and the positions of the lines so as to give an aesthetically pleasing balance and uniformity to the spread of information on the map. It displayed a feeling of unhurried order and simplicity. Pulling far-away places in toward the center not only helps Londoners feel more connected; it also helps create a beautifully proportioned diagram that fits on a small fold-out sheet which can be popped into your pocket.

Its impact was sociological as well as cartographical*, by redefining how people saw London. It drew in the outlying places on the map and made their residents feel close to central London. It defined the house-price contours**. For most people who lived in the city this soon became their mental map of London. Not that Beck's map would help you much if you were above ground—as the tourists mentioned at the start presumably discovered—but its topological approach makes good sense. When you are on the Underground you don't need to know where you are in the way that you do when on foot or traveling by car. All that matters is the next station, where you get on and off, and how you can link to other lines.

(出典：John D. Barrow. *100 Essential Things You Didn't Know You Didn't Know About Maths and the Arts*. The Bodley Head, 2014. 一部変更あり)

*cartography: the science or practice of drawing maps

**contour: a line joining points on a diagram at which some property has the same value

Ⅲ　下線部を英訳せよ。

古代ギリシアのプロメテウス神話や聖書の楽園追放の物語からうかがえるように，好奇心は人々を知識の探求へと突き動かすが災いをももたらしうる，という考えは西洋文化を長らく支配してきた。　おそらくこれは，西洋の人々は非常に探求心が強かったために，彼らの活動の負の結果を恐れてもいたからである。実際，科学技術や文明の進歩にともなって，核戦争の脅威や環境破壊などの困難な問題も生じている。しかし，基本的には，知的進歩のおかげで，我々はこれまでのところ，かつてよりも大きな物質的豊かさと長く健康的な生活を享受している。

数　学

問題

後期試験

29年度

〔1〕　点 (a, b) を中心とする円 C は直線 $L : y = x - 1$ に接している。

(1) 円 C の半径の2乗を a, b を用いて表せ。

(2) C が更に曲線 $H : y = x^2$ にも点 $P\left(\dfrac{-1}{2}, \dfrac{1}{4}\right)$ で接している。このような円 C をすべて求めよ。ここで2曲線 C と H が点 P で接するとは，P が2曲線の共有点で，P における C の接線と H の接線が一致することである。

〔2〕

(1) a, b を $a < b$ なる実数とする。閉区間 $[a, b]$ で定義された連続関数 $f(x)$ が，逆関数 $f^{-1}(x)$ をもつとする。また $f(x)$ は開区間 (a, b) で微分可能で，導関数 $f'(x)$ も (a, b) で連続ですべての $x \in (a, b)$ について $f'(x) \neq 0$ と仮定する。$c = f(a)$, $d = f(b)$ とおくとき，次を示せ。
$$\int_a^b f(x)\,dx + \int_c^d f^{-1}(x)\,dx = bd - ac$$

(2) 閉区間 $[e, e^2]$ を定義域とする関数 $g(x) = \dfrac{1}{x \log x}$ は逆関数 $g^{-1}(x)$ をもつ（これは証明しなくて良い）。次の積分の値を求めよ。
$$\int_{\frac{1}{2e^2}}^{\frac{1}{e}} g^{-1}(x)\,dx$$

〔3〕　関数 $g(x) = e^x$ の合成関数 $f(x) = g(g(x))$ を考える。n を自然数として，$f(x)$ の n 次導関数を $f^{(n)}(x)$ と表すとき，以下の間に答えよ。

(1) $f^{(1)}(x)$, $f^{(2)}(x)$ を計算せよ。

(2) t の n 次多項式 $P_n(t)$ が存在して，それは定数項をもたず，次の関係式を満たすことを示せ：
$$f^{(n)}(x) = P_n(e^x)f(x)$$

(3) n が2以上のとき，$P_n(t)$ の t および t^2 の係数をそれぞれ a_n, b_n と表す。a_{n+1}, b_{n+1} を a_n, b_n によって表せ。

(4) n が2以上のとき，a_n, b_n を求めよ。

〔4〕　m, n を自然数として，それぞれ番号が付いている玉 $A_i (1 \leq i \leq m)$ と箱 $B_k (1 \leq k \leq n)$ がある。すべての玉 A_i をどれかの箱に入れた状態を玉の配置と呼ぶ。玉 A_i の入った箱の番号を N_i とする。次のそれぞれの条件を満たす異なる配置の数を求めよ。ただし，条件を満たす配置が存在しないときは配置の数を0とする。

(1) 何の条件もつけない。

(2) $i < j$ なら $N_i < N_j$ である。

(3) $i < j$ なら $N_i < N_j$ であり，どの $k (1 \leq k \leq n - 1)$ に対しても B_k と B_{k+1} の両方に玉が入っていることはない。

〔5〕　平面上の正三角形 $\triangle ABC$ の外心を O とし，$OA = 1$ とする。その平面上の点 P について，O を始点とする半直線 OP が辺 AB と交わり，$0 \leq \angle POA \leq \dfrac{\pi}{3}$ とする。$\theta = \angle POA$, $r = OP$, $a = PA$, $b = PB$, $c = PC$ とおく。

(1) a^2, b^2, c^2 を r と θ で表せ。

(2) 不等式 $a + b > c$ が成り立つための必要十分条件は下の不等式が成り立つことであることを示せ。
$$2bc > 1 + r^2 + 4r\cos\theta$$

(3) $r \neq 1$ ならば，a, b, c を3辺の長さとする三角形が存在することを示せ。

物　理

問　題

後期試験

Ⅰ　水平な床 OA と垂直な壁 AP がある。図のように, x 軸は原点 O から A への向きを正, y 軸は上向きを正にとり, xy 平面内の小球の運動を考える。小球と壁, 小球と床との反発係数は等しく, 空気抵抗や, 壁や床で小球にはたらく摩擦は無視できる。また, 重力加速度の大きさを $g[m/s^2]$ とする。

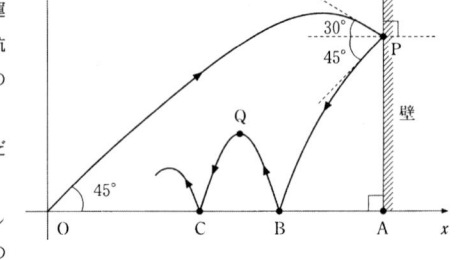

点 O から 45° の向きに速度 $v_0[m/s]$ で質量 $m[kg]$ の小球をうちだしたところ, 小球は斜め下 30° の向きで点 P において壁面に衝突し, 斜め下 45° の向きにはねかえった。そして小球は, 点 B で床に落下してはね上がり, 点 Q に達したあと, 点 C で再び床に落下した。その後, 小球は, はねかえりをくり返し, 壁から離れていった。次の問に答えよ。

(1)　小球が壁に衝突する直前の速度の x 成分と y 成分を v_0 を用いて表せ。

(2)　小球が原点 O から点 P に達するまでの時間 $t[s]$ を v_0 と g とを用いて表せ。

(3)　小球と壁との反発係数を求めよ。

(4)　OA の距離 $L_1[m]$ と点 P の高さ $h_1[m]$ を v_0 と g とを用いて表せ。

(5)　小球が点 P から点 B に達するまでの時間 $t_1[s]$ と AB 間の距離 $L_1[m]$ を, v_0 と g とを用いて表せ。

(6)　小球が点 B から点 Q に達するまでの時間 $t_2[s]$ と点 Q の高さ $h_2[m]$ と BC 間の距離 $L_2[m]$ を, v_0 と g とを用いて表せ。

(7)　n 回目の落下点から $n + 1$ 回目の落下点までの距離を D_n とすると, D_{n+1} は D_n の何倍になっているか。

Ⅱ　$n[mol]$ の理想気体の状態を, 圧力を $P[Pa]$, 体積を $V[m^3]$ として図のように A → B → C → D → A とゆっくり変化させた。それぞれの過程は A → B が定圧変化, B → C が定積変化, C → D が断熱変化, D → A が定積変化である。a, b は, $a < 1, b > 1$ を満たす定数である。定積モル比熱は $C_v[J/(mol \cdot K)]$, 気体定数は $R[J/(mol \cdot K)]$ とし, (1)～(6) は {　} 内の記号を用いた式, (7)は記号ア～エ, (8)は数値で答えよ。

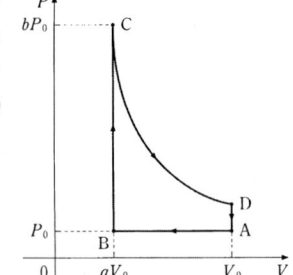

(1)　状態 A の温度 $T_0[K]$ を求めよ $\{n, P_0, V_0, R\}$。

(2)　状態 B の温度 $[K]$ を求めよ $\{a, T_0\}$。

(3)　A → B において, 気体がされた仕事 $[J]$ はいくらか $\{n, a, R, T_0\}$。またこのとき, 気体が吸収した熱量 $[J]$ はいくらか $\{n, a, C_v, R, T_0\}$。

(4)　B → C において, 気体が吸収した熱量 $[J]$ はいくらか $\{n, a, b, C_v, T_0\}$。

(5)　断熱変化では, $PV^{\frac{C_v + R}{C_v}}$ が一定である。状態 D の温度 $[K]$ を求めよ $\{a, b, C_v, R, T_0\}$。

(6)　C → D において, 内部エネルギーの変化量 $[J]$ はいくらか $\{n, a, b, C_v, R, T_0\}$。

(7)　A → B → C → D → A において, 気体が吸収した熱量が正になる過程を選べ $\{$ア. A → B　イ. B → C　ウ. C → D　エ. D → A$\}$。

(8)　A → B → C → D → A において, $a = \dfrac{1}{2}$, $b = 4$, $C_v = \dfrac{3}{2}R$ の場合, 熱機関としてこのサイクルを用いたときの効率はいくらか。$2^{\frac{1}{3}}$ を 1.26 と近似し, 有効数字 2 桁で答えよ。

Ⅲ　同じ大きさの二枚の金属平板 A，B を距離 d〔m〕離して平行に置き，電気容量 C〔F〕のコンデンサーを作製した。このコンデンサーと，抵抗値 R〔Ω〕の抵抗 R を 4 つ，起電力 V〔V〕の電池 V を 2 つ，およびスイッチ S1，S2，S3 を使って，図 1 のような回路を組み立てた。はじめ全てのスイッチは開いた状態で，コンデンサーは帯電していなかったものとして，以下の問に答えよ。ただし，電池の内部抵抗や導線の抵抗，金属板の厚みや重力は考えない。

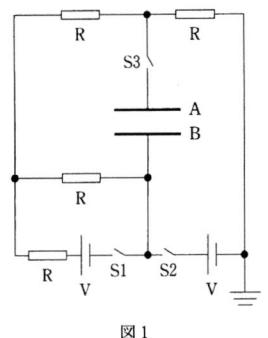

(1)　はじめの状態から S1，S3 だけを閉じてしばらく時間が経ったとき，A に帯電している電気量〔C〕はいくらか。

(2)　はじめの状態から S2，S3 だけを閉じてしばらく時間が経った後，S2 を開いた。S2 を開いてから回路全体で発生するジュール熱〔J〕はいくらか。

図 1

(3)　はじめの状態から全てのスイッチを閉じてしばらく時間が経ったとき，A に帯電している電気量〔C〕はいくらか。

(4)　はじめの状態から S1，S3 だけを閉じてしばらく時間が経った後，S3，S1 の順に開き，この状態で金属平板 A を動かして B から距離 $2d$ の位置までゆっくりと平行移動させた。移動に必要な力は一定であった。この力の大きさ〔N〕はいくらか。

(5)　金属平板 A，B と同じ形の底面を持ち，厚さが d の誘電体の板 M がある。はじめの状態のコンデンサーに M を入れて隙間を埋めると，コンデンサーの電気容量が 2 倍になった。(4)の操作で間隔が $2d$ となった AB 間に，図 2 のように M を入れてから S3 を閉じた。S3 を閉じてから放電が完了するまでに回路全体で発生するジュール熱〔J〕はいくらか。

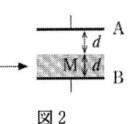

図 2

Ⅳ　以下の問に答えよ。

(1)　月の質量は，地球の質量の約 0.0123 倍である。地球の中心から月の中心までの距離を L〔m〕とすると，地球の中心からの距離が L の何倍の所に行くと，ちょうど地球と月からの引力がつり合うか。有効数字 1 桁で答えよ。

(2)　水素原子は電荷 $+e$〔C〕を持つ陽子の周囲を，電荷 $-e$〔C〕を持つ質量 m〔kg〕の電子が，半径 r〔m〕の円周上を等速円運動をしていると考えることができる。クーロンの法則の比例定数を k〔N·m²/C²〕とし，電子の速さ〔m/s〕を e，m，r，k で表せ。

(3)　空気より屈折率の大きな透明なプラスチック球がある。図 1 のように，レンズを通過した光束の焦点が小球の中心 C に一致するように光源とレンズを固定した。図 1 の場合は代表的な光路 P，Q はいずれも球表面に垂直に入射して，C を通って球表面から垂直に出て行く。この状態で，図 2 のように球を少しだけ上に移動させた。図 2 の場合，光路 P，Q がどうなるか，解答用紙の図に記入せよ。

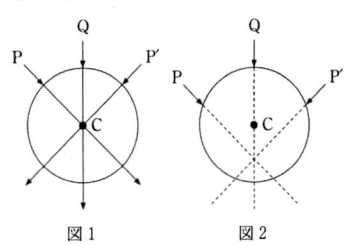

図 1　　　　図 2

　　光は波としての性質を持つだけでなく，エネルギーや運動量を持つ。図 1 の P，P' のように C を通る光は球に力を及ぼさない。図 2 の場合はどうなるか，15 字以内で記せ。なお，プラスチック球による光の反射，吸収は無視する。

化　学

問題

後期試験

29年度

〔注意〕　必要な場合には，次の原子量の値を用いよ。H：1.0，C：12.0，O：16.0，Br：80.0，Cl：35.5
また，1 pm = 10^{-12} m である。

Ⅰ　プルシアンブルーは通常組成式 $Fe_m[Fe(CN)_6]_n$ で表される不溶性の沈殿である。
これはこの分子が全体として中性のため，分子間力によって互いに凝集するためである。一方，プルシアンブルーの中には組成式 $MFe[Fe(CN)_6]$ で表される結晶となっているものがあり，これは水の中で安定に分散されコロイド溶液となることができる。この結晶の中では図のように Fe(Ⅱ) と Fe(Ⅲ) が1：1で存在し，互いに CN^- によって橋渡しされている。なお，図は全体で結晶の単位格子1つを示したものであり，Mはイオンとしてこの格子の中に取りこまれているが，図では省略している。また，図の原子の大きさは実際のものよりも小さく描いている。

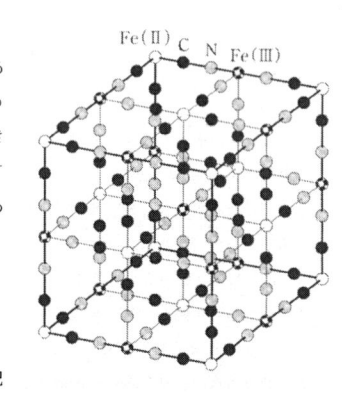

問1　m と n の値を答えよ。

問2　Fe(Ⅱ) について以下のどの構造になるか。また Fe(Ⅲ) についてはどうか。記号で答えよ。

　　　a．面心立方格子　　　　　　　　b．体心立方格子　　　　　　　c．六方最密充填

問3　Mは単位格子中に何個存在するか。

問4　Fe(Ⅱ) と Fe(Ⅲ) の中心間の距離は 500 pm である。このため，プルシアンブルーの結晶はMのイオンとしてセシウムイオンのような大きなイオンを取りこむことができ，放射性セシウムの除染に用いられることが期待されている。プルシアンブルーの結晶が取りこむことができるイオンのイオン半径の最大値はいくらか。なお，Fe(Ⅱ) と Fe(Ⅲ) のイオン半径はそれぞれ 76 pm，64 pm であり，CN^- は半径 70 pm の円柱とみなすこと。必要があれば $\sqrt{2}$ を 1.41 として計算せよ。

問5　CN^- では -1 の電荷のうち 40 % が炭素原子，60 % が窒素原子に分布している。また，CN^- を通じた電子の移動が起こることが知られている。組成式 $KFe[Fe(CN)_6]$ をもつプルシアンブルーとターンブルブルーが同一のものである理由を説明せよ。

Ⅱ　酢酸の電離定数は 2.7×10^{-5} mol/L である。以下の設問に有効数字2桁の数字で答えよ。ただし正の数 a，b に $a > 50\,b$ の関係があるとき，$a \pm b \fallingdotseq a$ とみなせるものとし，$\log_{10} 2.7$ は 0.43，$\sqrt{2.7}$ は 1.6 として計算せよ。

問1　1.0 mol/L の酢酸水溶液 0.10 L に純水を加えて体積を 1.0 L にした。この希釈してできた水溶液中での酢酸の電離度を求めよ。

問2　問1で希釈してできた酢酸水溶液の pH を求めよ。

問3　1.0 mol/L の酢酸水溶液 0.10 L に 0.50 mol/L の水酸化ナトリウム水溶液 0.10 L と純水を加えて体積を 1.0 L にした。この混合水溶液中の CH_3COOH と CH_3COO^- の濃度を求めよ。単位は mol/L とする。

問4　問3の混合水溶液の pH を求めよ。

問5　1.0 mol/L の酢酸水溶液 0.110 L に 0.50 mol/L の水酸化ナトリウム水溶液 0.20 L と純水を加えて体積を 1.0 L にした。この混合水溶液の pH はいくらか。

Ⅲ　一般式 $H_2N-CHR-COOH$ で示される複数の α-アミノ酸どうしが，R の部分以外のアミノ基とカルボキシ基の間で縮合したものをペプチドという。ペプチドの両端には，ペプチド結合に使われなかったアミノ基とカルボキシ基が存在する。アミノ基のある末端を N 末端，カルボキシ基のある末端を C 末端という。ペプチド X のアミノ酸の配列順序を決定するために以下の実験を行った。

【実験1】　ペプチド X を完全に加水分解すると，表に示す 7 種類のアミノ酸が等しい物質量で得られた。

【実験2】　ペプチド X の N 末端のアミノ酸は旋光性を示さなかった。C 末端のアミノ酸はアラニンであった。

【実験3】　酵素 A はリシンのカルボキシ基側のペプチド結合を加水分解する。ペプチド X を酵素 A で加水分解すると，2 種類のペプチド A 1 と A 2 が得られた。A 1 はグリシンを含んでいた。

【実験4】　酵素 B は芳香族アミノ酸のカルボキシ基側のペプチド結合を加水分解する。ペプチド X を酵素 B で加水分解すると，2 種類のペプチド B 1 と B 2 が得られた。B 1 はグリシンを含んでいた。

名　称	略　号	分子量
グリシン	Gly	75
アラニン	Ala	89
チロシン	Tyr	181
セリン	Ser	105
システイン	Cys	121
リシン	Lys	146
アスパラギン酸	Asp	133

【実験5】　酵素 C はアスパラギン酸のアミノ基側のペプチド結合を加水分解する。ペプチド X を酵素 C で加水分解すると，2 種類のペプチド C 1 と C 2 が得られた。

　　実験 3 〜実験 5 の 3 種類の酵素による加水分解で得られた 6 つのペプチドについて，以下の実験を行った。

【実験6】　濃硝酸を加えて加熱すると黄色になり，冷却後アンモニア水を加えて塩基性にすると橙黄色を呈したのは，A 2，B 1，C 2 であった。

【実験7】　水酸化ナトリウム水溶液を加え塩基性にした後，薄い硫酸銅(Ⅱ)水溶液を加えると赤紫色を呈したのは，A 2，B 1，C 2 であった。

【実験8】　水酸化ナトリウム水溶液を加えて加熱し酢酸で中和した後，酢酸鉛(Ⅱ)水溶液を加えると黒色沈澱を生じたのは，A 2，B 2，C 2 であった。

　　以下の問いに答えよ。ただし，ペプチドのアミノ酸の配列順序を表記するときは，略号を用い N 末端のアミノ酸を左側にして Asp ― Lys ― Cys のように書くこと。

問 1　ペプチド X の分子量を求めよ。なお，アミノ基やカルボキシ基などの官能基はイオン化していない状態で計算すること。

問 2　実験 6 および実験 7 の呈色反応の名称を答え，実験 8 の黒色沈澱を化学式で答えよ。

問 3　ペプチド A 1 のアミノ酸の配列順序を答えよ。

問 4　ペプチド B 2 は何種類の立体異性体が存在するか，その数を答えよ。

問 5　ペプチド X のアミノ酸の配列順序を答えよ。

Ⅳ　炭素，水素，酸素よりなる不飽和結合をもたない一価のアルコール A がある。A をベンゼンに溶かし，この溶液の 46.4 mg を完全に燃焼したところ，149.6 mg の二酸化炭素と 36.0 mg の水が生じた。一方，A を酸化すると化合物 B が得られた。B は塩基性水溶液に溶けなかった。また，B はヨードホルム反応を示したが，銀鏡反応は示さなかった。次に，A を脱水したところ，二重結合を 1 つもち幾何異性体を含む <u>3 種類のアルケン</u>の混合物が得られた。このアルケンの混合物に水素を付加すると単一のアルカン C が得られ，また，このアルケンの混合物 2.8 g は 10.0 % の臭素を含む四塩化炭素溶液 80.0 g を過不足なく脱色した。

問 1　A および C の名称を答えよ。

問 2　B の示性式およびその名称を答えよ。

問 3　A の脱水反応によって得られたアルケンの分子量を答えよ。

問 4　下線部の 3 種類のアルケンの構造式およびその名称をすべて答えよ。

問 5　A のベンゼン溶液における A とベンゼンの物質量の比を答えよ。

生　物

問題

後期試験

29年度

Ⅰ-1　ミトコンドリアには糖代謝やATP合成に働く様々なタンパク質が存在する。これらのタンパク質の多くは，核の染色体の遺伝子のDNA情報をもとに合成された後に，ミトコンドリアの中に運ばれる。ミトコンドリアに運ばれるあるタンパク質Xについて調べた。タンパク質Xに対応する$_1$mRNAの塩基配列から，タンパク質Xは275個のアミノ酸からなると予測された（図のa）。一方，タンパク質Xが存在する$_2$動物細胞を破砕してミトコンドリアを単離し，その中のタンパク質Xのアミノ酸配列を調べると，250個のアミノ酸からなり，末端の25個のアミノ酸からなる部分（配列L）が失われていた（図のb）。配列Lはミトコンドリアにタンパク質を運ぶのに必要で，ミトコンドリア内で切断され除かれる。配列Lがミトコンドリアへの移動に必要であることは，$_3$緑色蛍光タンパク質（GFP）をつなげた，図のcのタンパク質を指令する人工遺伝子を動物細胞に導入し，細胞を観察することによって確かめられた。

問1　下線部1で，mRNAからタンパク質への翻訳の場となる構造物(ア)と，翻訳の際にアミノ酸を運ぶRNAの名称(イ)をそれぞれあげよ。また，タンパク質XのmRNAの塩基配列のアミノ酸配列への変換に用いた表の名称(ウ)を答えよ。

問2　下線部2で，細胞の破砕は，適切な濃度のスクロース水溶液中で行う。その理由を答えよ。また，破砕した細胞から遠心分離機を使ってミトコンドリアなどを分離する方法を何というか。

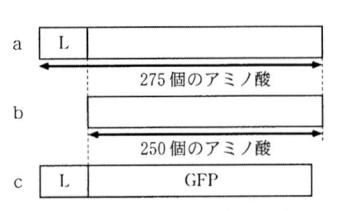

問3　下線部3の実験について，1)GFPを用いて観察する利点を答えよ。2)図のcの人工遺伝子が導入された細胞ではどのような観察結果が得られたか。3)このとき，どのような対照実験を行い，どういう結果になることを確かめておくべきか。

Ⅰ-2　酵母を好気的条件で培養すると，ミトコンドリアは細胞あたりの数が多くなり，それらには入り組んだクリステが多くみられる（ミトコンドリアが「発達している」という）。一方，$_4$酵母をグルコース存在下で嫌気的条件で培養するとミトコンドリアはあまり発達しない。

問4　下線部4について，酵母はグルコースを分解してエタノールを産生する。この過程を何というか。また，下線部4の条件でミトコンドリアが発達していない理由として考えられることは何か。

Ⅱ　地球上には多様な生物が存在し，様々な環境に適応して生活している。昔から人々は生物の分類を試みてきた。異なる種類の生物の特徴を比較すると，それらの間には共通点と相違点が見出される。生物が本来持つ特徴を総合し，そこから予測される類縁関係を基準に行われる分類を（　1　）という。一方，人間にとっての有用さなど，便宜的な基準にもとづく分類を（　2　）という。最近では，（　1　）の基準として，生物の進化過程を用いることが一般的である。このような分類は（　3　）と呼ばれる。図は，現存する代表的な動物門の間の分岐関係を示したもので，特定の遺伝子の塩基配列を異なる種間で比較することで推定されたものである。図の枝上にあるA，Bの記号は，動物の進化過程で生じた重要な事象をそれぞれ示している。

問1　（　1　）～（　3　）の空欄に適切な語句を入れよ。

問2　下線部について，このような図は何と呼ばれるか。

問3　図のア～エに入る動物門の名称を答えよ。

問4　図のAは，新口動物と旧口動物の共通祖先で生じたある進化的な事象を示している。

　　ⅰ）Aの時期に，現在みられる新口動物と旧口動物の祖先となる種が急増したことが知られている。この事象を何というか。

　　ⅱ）新口動物と旧口動物の違いについて発生過程に着目して説明せよ。

問5　図のBは，発生過程で生じるある器官の出現を示している。ある器官とは何か。また，それはどの胚葉に由来するか。図のアの動物門では，この器官は発生が進むと最終的にどうなるか。

問6　ⅰ）旧口動物について，図のX，Yに適切な語句を入れよ。

　　ⅱ）（Y）動物に共通する幼生（輪形動物では成体）の形態を何というか。

　　ⅲ）図のように，旧口動物では体節構造の進化が二回独立に生じている。このように異なる生物群で同様な性質が生じる進化現象を，一般に何というか。

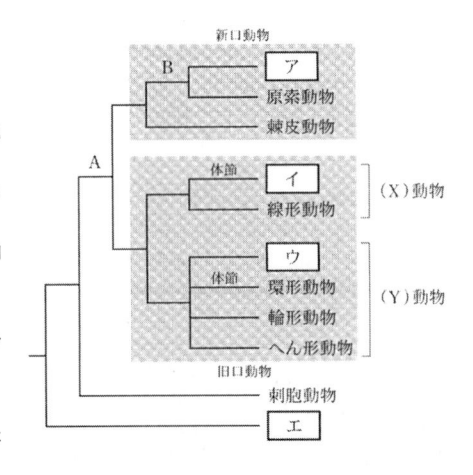

Ⅲ　ヒトの赤血球には二種類の凝集原AとBがあり，血清中にはこれに対応する二種類の凝集素αとβがある。ヒトの血液型A型，B型，AB型，O型はこれらの組み合わせで決まる。凝集原の違いは，赤血球の細胞膜上に存在するH型糖鎖に付加される糖の違いによる。血液型O型の赤血球のH型糖鎖には糖の付加はなく，血液型A型のヒトの赤血球ではA型酵素によってH型糖鎖に*N*-アセチルガラクトサミンが付加され（A型糖鎖），血液型B型のヒトの赤血球ではB型酵素によってH型糖鎖にガラクトースが付加される（B型糖鎖）。血液型AB型のヒトの赤血球にはA型糖鎖とB型糖鎖の両方が存在する。ヒトのABO式血液型は，糖鎖を付加する酵素遺伝子の複対立遺伝子により決まる。A型酵素を指令する遺伝子を対立遺伝子*A*，B型酵素を指令する遺伝子を対立遺伝子*B*とする。

問1　凝集素はあるタンパク質からなる。そのタンパク質の一般的な名称を答えよ。

問2　血液型が未知のヒトの血液の血清に，A型，B型およびO型のヒトの赤血球を加えて凝集の有無を観察した結果，どの血液型の赤血球を加えても凝集が観察されなかった。このヒトの血液型は何型か。また，判定した根拠を答えよ。

問3　対立遺伝子*B*では対立遺伝子*A*のある塩基が別の塩基に置換されている。このように個体間でみられる一塩基単位での塩基配列の違いを何というか。また，塩基の置換がなぜ血液型の違いに影響したかについて考えを述べよ。

問4　ⅰ）血液型がO型のヒトの赤血球では対立遺伝子*A*の中のある一塩基が欠失してフレームシフト突然変異が起きた遺伝子（対立遺伝子*O*）となっており，A型糖鎖が作られない。フレームシフトが起こってA型糖鎖が作られなくなった理由を説明せよ。

　　　ⅱ）対立遺伝子*A*は対立遺伝子*O*に対して優性である。その理由を「対立遺伝子」と「A型糖鎖」という語句を用いて述べよ。

　　　ⅲ）ある人類集団では血液型A型と血液型O型しか存在せず，それらの割合がそれぞれ36％と64％だとした場合，対立遺伝子*A*，対立遺伝子*B*，対立遺伝子*O*の遺伝子頻度を計算せよ（有効数字1桁）。なお，この人類集団の血液型の形質ではハーディ・ワインベルグの法則が成り立っているとする。

Ⅳ　シビレエイは筋肉が進化した特殊な器官（発電器官）で発電することで，身を守ったり獲物を捕らえたりすることができる。この発電器官は板状の細胞（発電板）が1000枚程度重なった構造を持っており，各細胞に神経が接続している。神経の興奮が神経終末に到達すると，（　ア　）に貯蔵されていたアセチルコリン（ACh）が放出され，発電板上に存在するACh受容体（筋肉型）に結合する。ACh受容体はイオンチャネルとして機能し，AChの結合によってイオンチャネルが開き，発電板の電位が変化する。一方，通常の筋肉においては，ACh受容体によって筋細胞の電位が変化したのち，筋小胞体から（　イ　）が細胞内に放出され，（　イ　）は（　ウ　）に結合し，（　エ　）がアクチンフィラメントから離れ，（　オ　）フィラメントに沿ってアクチンフィラメントが滑り込むことで筋収縮が起こる。

問1　（　ア　）〜（　オ　）の空欄に適切な語句を入れよ。

問2　下線部1について，シビレエイの発電器官がこのような構造を持つ利点を「直列」という語句を用いて答えよ。

問3　下線部2のようなイオンチャネルを一般に何と呼ぶか。

　ACh受容体には，筋肉型の他に神経細胞上に存在する神経型が知られている。どちらの型もAChの他にタバコに含まれるニコチンによっても活性化される（図）。ただし，神経終末から放出されたAChはACh分解酵素によって速やかに分解されるが，ニコチンはACh分解酵素によって分解されない。

問4　下線部3をふまえると，神経細胞においてニコチンが神経型ACh受容体に及ぼす作用は，AChによる作用と比較するとどのように異なると考えられるか。

問5　ⅰ）ACh受容体の50％を活性化させるニコチンの濃度は，筋肉型ACh受容体と神経型ACh受容体で，およそ何倍異なるか。図から読み取り，下記より最も近い値を選び，a〜dの記号で答えよ。
　　　　a．1倍　　　b．10倍　　　c．50倍　　　d．700倍

　　　ⅱ）喫煙により摂取されたニコチンは，脳の活動に影響を与える一方，筋収縮を直接ひき起こすことはないのはなぜか。喫煙時における体内のニコチン濃度に留意して説明せよ。

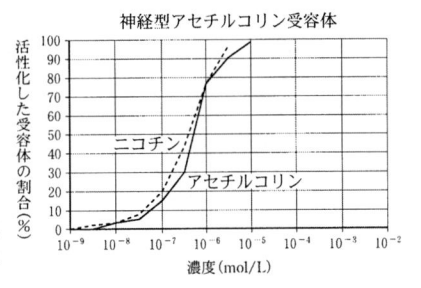

神経型アセチルコリン受容体

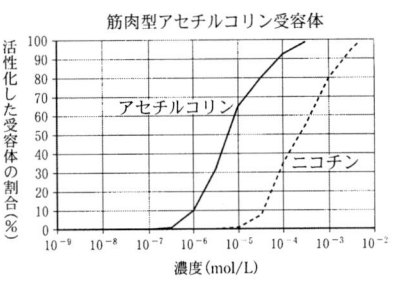

筋肉型アセチルコリン受容体

Geranichら1995より改変

英　語

解答

29年度

Ⅰ

〔解答〕

(1) この類の心理的障害は、未来を考える私たちの能力を阻害する力を持ち、私たちを今のこの場所、この時点に留めて、「身動きできなく」させる。

(2) 現在活動中の気候学者たちの 97% が、地球は主に人間の活動によって温暖化していると主張しているという事実は、これらの頑固に否定する人たちの気を挫くようにはほとんど見えない。

(3) 見えなくなれば忘れるのかもしれないが、このような理屈づけが、気候変動の広範囲に及ぶ影響という現実を消し去ることはない。

(4) 気候変動が私たちに提供している機会を捉えるために、私たちはまず、それが現実なのかという疑いを払いのけ、そして、すぐに上がる成果のためではなく、未来の私たち自身の恩恵のために、まさに今できることに集中して取り組まなければならない。

〔出題者が求めたポイント〕

長文中の部分和訳

〔訳出のヒント〕

(1) the power to block の to block と、ability to think の to think はともに不定詞の形容詞的用法で「阻害するための力」「考える能力」となる。leading ～は分詞構文。and でつないで訳すとよい。

(2) この文の述語動詞は appears。主語は The fact that … activity。largely due to human activity は「主に人間の活動のせいで」の意味で、挿入句である。

(3) 前半は Out of sight, out of mind.「目に見えないものは忘れ去られる」ということわざをふまえたもの。後半の節の主語 it は前文の reasoning を指す。

(4) climate change offers は関係詞が省略された関係代名詞節、opportunities が先行詞で、「気候変動が与える機会」となる。To seize から offers までは目的を表す不定詞句で「～するために」と訳す。全体の主語は we must の we である。

〔全訳〕

　気候変動は現代の最大の課題と見なされている。しかし、これはまた、私たちの考え方、行動のしかた、協力のしかたを変える機会をくれるという意味では、最大のチャンスにもなりうる。とはいえ、私たちがそのチャンスをつかむためには、心の中にあるバリアを克服することが必要になる。(1)この類の心理的障害は、未来を考える私たちの能力を阻害する力を持ち、私たちを今のこの場所、この時点に留めて、「身動きできなく」させる。

　今度 Journal of Environmental Psychology に載る論文において、共同研究者の Rachel McDonald と Hui Yih Chai と私は、気候変動に対する人々の反応を理解する方法として、心理的距離という概念を調べた。心理的距離というのは、対象が自己から引き離される程度の

ことをいう確立した概念である。気候変動を「対象」と見なすのは奇妙に思われるかも知れないが、ここでは、私たちが気候変動の問題について考えるときに持つであろうすべての思考、感情、反応を指す。

　心理的距離には 4 つの明確な次元がある。対象は、確実性の観点（仮定的距離）、時間の観点（時間的距離）、空間の観点（空間的距離）、そして人間どうしの観点（社会的距離）から、心理的な距離を置かれる。こうして、私たちは心理的距離に導かれて、あることが起こるのかどうか、いつ起ころうとしているのか、どこで起ころうとしているのか、誰に対して起ころうとしているのかを考えるようになる。

　「はたして気候変動は進行しているのだろうか。」今、さまざまな産業やロビイストグループが、気候変動の基本的な科学理論に疑問を投げかけようと努力を傾けているのを、膨大な文書が立証している。(2)現在活動中の気候学者たちの 97% が、地球は主に人間の活動によって温暖化していると主張しているという事実は、これらの頑固に否定する人たちの気を挫くようにはほとんど見えない。この疑いの種は、一部の人たちにとって、気候変動を何も心配するようなものではないとして切り捨てるに十分なものである。

　「気候変動はいつ起こるのだろうか。」多くの気候学者たちは、深刻な気候変動の影響はもうすでに見られたり感じられたりしていると主張している。だが、私たちが天候の短期の変化と気候の長期にわたる変動を区別するのは難しい。記憶の不完全さと、ノイズから信号を拾い出すことの難しさのせいで、気候変動ははるか遠くにあるように見えてしまうのかも知れない。

　「気候変動はどこで起こるのだろうか。」たとえ私たちが、気候変動は現実でどこかの時点で起こるのだ考えたとしても、私たちははまだ、それは、標高の低い太平洋の島々や北極圏など、他の（遠く離れた）地域で起こるだけだろうと想像することで、自分を心理的に引き離そうと試みる。このような理屈づけは、気候変動のような地球規模の現象の相互作用性に対して、私たちの目を見えなくする。(3)見えなくなれば忘れるのかもしれないが、このような理屈づけが、気候変動の広範囲に及ぶ影響という現実を消し去ることはない。

　「気候変動は自分に起こるのだろうか。」たとえ気候変動ショックの現実性、切迫性、そして関係する現場を受け入れたとして、それでもなお、人は自分個人をこれらのショックから引き離すかも知れない。つまり、それを社会的距離のあるものとして扱うのである。「私には起こらないだろう」つまり、たぶん私は移動することができるし、壁を作ることができるし、もっと性能のいい空調機を買うことができる。この種の考え方もまた、求められる緊迫感や、CO_2 排出を減らすための即時の行動の必要から、私たちを引き離す。

　「隔たりを埋めること―心理的距離を克服すること」

私たちの分析は、気候変動を実感することと、気候変動を心理的にあまりに近くに置くことによって、やる気を挫くような感情的反応を呼び起こすこととの間にある、微妙な一線を提案している。恐れは忌避に通じる。悪い予感と憂慮が多すぎると撤退につながる。ひとつの解決策は、未来の自分自身、私たちの遺産を、私たちに考えさせることのように思える。コロンビア大学の Elke Weber のチームは、未来の世代について考えることを人々に促すことが、気候変動が起こっているとの確信を深めさせ、環境に優しくあろうとする意志を強めさせることにいかにつながっていくかを示している。(4)気候変動が私たちに提供している機会を捉えるために、私たちはまず、それが現実なのかという疑いを払いのけ、そして、すぐに上がる成果のためではなく、未来の私たち自身の恩恵のために、まさに今できることに集中して取り組まなければならない。

Ⅱ
〔解答〕
(1) 外部経験が同じで思考力が同じ 2 人の人がいた場合、自分の経験を繰り返し考え、それぞれを系統だった関連性に組み込んでいく人の方が、記憶力の良い人となる。
(2) それらの事実の理論に対する関係性が事実をしっかりとつかまえ、このような事実を頭が多く識別できればできるほど、知識はさらに深いものになるだろう。
(3) 詰め込みで覚えたことは、他の事柄と多くの関連性を作り出せないので、体系とならず、よって定着しない。(49 字)

〔出題者が求めたポイント〕
長文中の部分和訳と読解

〔訳出のヒント〕
(1) 最初の of は比較表現で「～のうちで」の意味。よって of the two men は「2 人の人の中で」。the one who … each other が主語の部分で、これを受ける述語動詞の部分が will be である。
(2) their は「facts の」で、these は these relations と考える。後半は［the 比較級～, the 比較級…］の比較表現で、「～すればするほど…する」の意味。
(3) cramming のことが書いてある第 3 段落からポイントを要約する。

〔全訳〕
「記憶力を高める秘訣」とは、私たちが保っていたいと思うすべての事実との間に、多種多様な関連づけを形成するという秘訣である。しかしこの、事実との関連づけを形成するということは、事実についてできる限り多く考えることに他ならない。簡単に言うと、(1)外部経験が同じで思考力が同じ 2 人の人がいた場合、自分の経験を繰り返し考え、それぞれを系統だった関連性に組み込んでいく人の方が、記憶力の良い人となる。この例はいたるところに見られる。たいていの人は、自分の仕事に関係する事実をよく記憶する。勉強のできない大学生アスリートは、さまざまな競技や試合での選手の「記録」

をよく知っていてあなたを驚かし、スポーツ統計の生き字引であるかもしれない。その理由は、彼がこれらのことを頭の中でたえず反芻し、比較し、それを何度も続けるからである。それらは彼にとって、多くの雑多な事実ではなく、ひとつの概念体系になる。だから定着する。こうして、外部の人間が仰天するような量で、商人は値段を記憶し、政治家は他の政治家のスピーチや票数を記憶するが、これは、彼らがこれらの事物につぎ込む思考の量によって簡単に説明できる。ダーウィンやスペンサーのような偉人が論文の中で示しているような、事実に対するすばらしい記憶力は、彼らが生得の容量としては中程度の脳しか持っていなかったことと矛盾するものではない。ある人に、人生の早い時期に、進化論のような理論を裏づける仕事を課すとしよう。すると事実はすぐに寄り集まってきて、幹にくっつくぶどうのように彼にくっついてくる。(2)それらの事実の理論に対する関係性が事実をしっかりとつかまえ、このような関係性を頭が多く識別できればできるほど、知識はさらに深いものになるだろう。その反面、理論家は、散漫な知識は、たとえあったとしてもごくわずかしか持っていない。利用できない知識は彼に気づかれないか、耳に入ったとしてもすぐに忘れ去られる。

1 つの体系の中で、すべての事実は何らかの関連思考によって、すべての他の事実と結びついている。結果としてつまり、すべての事実は、体系の中の他のすべての事実の、結合し合った暗示的な力によって保持されているということだ。よって忘却は不可能となる。

詰め込みが勉強の非常にまずいやり方である理由はもう明らかだ。詰め込みというのは、学期の授業の中でほとんどあるいは全く勉強しないで、試験の数時間前あるいは数日前に集中的に「ポイント」を暗記することによって試験に備えるやり方という意味だ。こうしてほんの数時間で、一回で、ひとつの目的で覚えたことは、おそらく、頭の中の他の事柄と多くの関連性を作り出せたはずはないだろう。それらが脳内処理過程に入っていく道はほとんどなく、再び呼び起こされることはまずない。ぱっと忘れてしまうことは、この簡単な勉強法で覚えたすべての事柄のほとんど避けがたい運命である。それとは逆に、同じ事柄が外部で起きた他の出来事と結びつき、さまざまな関連づけの中で考えられたならば、それらは体系へと発展し、多くのアプローチの方法に対して開かれるので、永続的に存在するものとなる。これが、絶え間ない応用の習慣が教育の過程の中で強調されなければならない理由である。もちろん詰め込み自体には悪いところはない。もし確実な学習という望ましい目的につながるのなら、それは、勉強のこの上なく良い方法となるだろう。だが、(3)そうではないのだ。その理由は学生たち自身が理解しているはずだ。

Ⅲ
〔解答例〕
(1) Japan is now faced with a severe situation that the laboring population to support lives of the

retired is getting smaller and smaller.

(2) In accordance with a rapid increase of elderly people, the lowest voting age was changed from 20 to 18 last year.

(3) Young people should raise voices, recognizing that the policies which may affect their own future will be decided by the result of elections.

〔出題者が求めたポイント〕
和文英訳

〔英訳上の注意〕
英作文の場合、まずは、何を主語に置き、どういう動詞を使うかを決めることが大事である。これによって文全体の構造が変わってくるからである。

(1)「～という状況に直面している」be faced with a situation that ～

(2)「投票年齢」voting age
　　「～にともなって」は because of, owing to, with などでもよい。

(3)「声を上げる」raise voices
　　「若い人々は…認識し、…声をあげなければならない」をここでは分詞構文で表現したが、普通に and でつなげてもよい。

〔後　期〕

I

〔解答〕

(1) これらは、あなたのために、時にはあなたに代わって、コミュニケーションを図るように作られた自動化された人工知能テクノロジーが、ますます増えていく傾向にあることの例である。

(2) 機械は、通訳したり言葉を発したりする能力を発達させていくにつれて、コミュニケーションが最も重要である社会生活の領域を、しだいに乗っ取りつつある。

(3) ロボットを使うことで人間が高齢者に耳を傾けるというコミュニケーション行動ができなくなってしまう状況。(50 字)

(4) 自動化は、別の形態の創造的な仕事に門戸を開く一方で、社会的孤立や労働機会の喪失にもつながっていく。

〔出題者が求めたポイント〕
長文中の部分和訳と読解

〔訳出のヒント〕

(1) that 以下は関係代名詞節で、先行詞は automated and artificially intelligent technology。is being designed to ～「～するように作られている」at times「時には」

(2) As ～「～するにつれて」in which 以下は関係詞節で、先行詞は many domains of social life。of utmost importance は the most important の意味。

(4) 前半の節は分詞構文で、主語は automation である。lead to ～「～へとつながる」

〔全訳〕
　完全にコンピューターだけで作られた自動ニュースを読むことを想像してみよう。あるいは、ソファーに座って、部屋の向こうにあるスクリーンからあなたに話しかけてくる人工知能の心理療法士と会話することを想像してみよう。(1)これらは、あなたのために、時にはあなたに代わって、コミュニケーションを図るように作られた自動化された人工知能テクノロジーが、ますます増えていく傾向にあることの例である。

　たいていの人は、自動化はある分野の労働(特にブルーカラー労働者に担われている仕事)にだけ影響すると考えがちであるが、コミュニケーションのコンピューターによる自動化は、広範囲な分野に重大な影響を及ぼすだろう。最近報告されたある新しい研究が、この変化の社会的政治的影響を調査している。執筆者でコミュニケーション研究者であるオレゴン州立大学のヨシュア・リーヴズは次のように問いかける。人々が社会的に重要なコミュニケーション作業をお互いとするときに自動機械にしだいに頼るようになっていけば、どういうことが起こるだろうか、と。コミュニケーションの自動化は、広きにわたる社会的経済的政治的懸念を引き起こすとリーヴズは主張する。

　自動化されたコミュニケーションの経済面での結果は、コミュニケーションに大きく依存している分野で働

く人々、たとえば心理療法士、私設助手、大学指導教員、生活指導員、さらには教師や教授にさえも、すでに影響を与えている。実は、ほとんどの人々は、ファストフードを注文したり、選挙候補者の順位を知ったり、銀行の残高を調べたり、病院の予約を取ったりするときに、自動化された会話にすでにさらされているのだ。

「自動コミュニケーション機械が広く普及していくと、協力しようと人間的努力を尽くす機会や欲求はそがれていく。」と、リーヴズは言う。(2)機械は、通訳したり言葉を発したりする能力を発達させていくにつれて、コミュニケーションが最も重要である社会生活の領域を、しだいに乗っ取りつつある。アメリカ科学振興協会に対して行ったシェリー・タークルの2013年の発表から借用したある例では、動物の赤ちゃんのロボットが、介護が必要な高齢の人たちの話し相手となる意図で作られているという。しかし、リーヴズは、この機械は高齢者に耳を傾けるというコミュニケーション行動を、人間から奪っていると主張する。彼はタークルを引用して言う。(3)「私たちは文字通り、高齢者の話を聞こえない耳に落とさせるような機械を作っている。」

「機械を理想に近づけることによって、人々は人間関係の欠陥や不確実さに耐性をなくしていく。」と、リーヴズは書いている。だが、コミュニケーションが関わる仕事は、多様性や創造性を生み出すのに、人と人のコミュニケーションの持つ生産的な、自発的な、余剰部分に頼っている。社会的に重要な人間的コミュニケーションの仕事は、「その自発性と創造的可能性を枯渇させられる。」　自動化されたコミュニケーション労働の時代において、そのような人間に特有の資質は消え去る運命にある。

ブルーカラーの労働者はしばらく前から自動化された労働に屈服しているが、他の分野の人々もまた我が身の運命を心配すべきだとリーヴズは言う。彼は、ジャーナリストのようなコミュニケーションに関わる労働者に対する脅威を調べた。「ロボ・ジャーナリズム」はあたりまえのものとなっている。2014年3月に地震が南カリフォルニアを襲った時、ロサンゼルスタイムズ紙はニュースを伝えるために、「Quakebot」と呼ばれるアルゴリズムを使った記事発信装置を使うことができた。ロボ・ジャーナリズムはこの分野を乗っ取るだろうと心配する人もいるし、そうは思わない人もいる。Narrative Science社は、2030年までにニュース記事の90パーセントがロボット作成されるだろうと予測している。

自動化されたコミュニケーションが広まるにつれて、人々は、コミュニケーション中心の分野で他の人たちに立ちはだかってくる問題を、もっと深く理解する力を養うことが必要であると、リーヴズは主張している。(4)自動化は、別の形態の創造的な仕事に門戸を開く一方で、社会的孤立や労働機会の喪失にもつながっていく。

Ⅱ

〔解答〕

(1) 1920年代までは、特に、郊外地域からロンドン中心まで乗るときの、とりわけ乗り換えが必要な場合の接続の悪さと複雑さから、商業的には失敗していた。

(2) 遠くの場所を中心の方に引き寄せたことは、ロンドンっ子たちにさらなる連帯感を持たせるのに役立っただけでなかった。それは、ポケットにスポッと入るような小さな折りたたみシート上に載せるのに合う、美しく調和のとれた図表を作り出すのにも役立った。

(3) あなたは地下鉄に乗っているとき、歩いたり車で移動したりするときと同じような方法で自分のいる場所を知る必要はない。

〔出題者が求めたポイント〕

長文中の部分和訳

〔訳出のヒント〕

(1) not least because「特に〜という理由で」reaches「(一面の)広がり、区域」

(2) not only A (but) also Bの形が使われた構文であることを把握する。最初のhelpsが受ける主語はPulling … center。後半は最初の関係詞thatの先行詞はdiagram、次の関係詞whichの先行詞はsheet。関係詞節が重なった複雑な構造になっている。

(3) コンマはないがUndergroundのところが区切りで2つの節になる。in the way that you doのdo = need to know。wayは「方法」の意。後半節のwhenの後にyou areが省略されている。

〔全訳〕

あるとき私は、二人の旅行者がある地下鉄路線図を使って、中央ロンドンの通りで道を見つけようとしているのを見た。この地図はボードゲームを使うよりは多少ましだが、そう役に立ちそうにない。London Undergroundという地図は、ひとつの衝撃的な特徴を持つ、機能的で芸術的なデザインのすばらしいものである。これは地理的に正確な位置に駅を置いているのではない。これはトポロジー的な地図である。すなわち、駅どうしの接続は正確に表しているが、美的かつ実用的理由によって、駅の実際の位置をゆがめているのである。

ハリー・ベックがこのタイプの地図を最初にロンドン地下鉄会社に紹介した時、彼は電子工学出身の若き工芸家であった。ロンドン地下鉄は1906年に作られたが、(1)1920年代までは、特に、郊外地域からロンドン中心まで乗るときの、とりわけ乗り換えが必要な場合の接続の悪さと複雑さから、商業的には失敗していた。地理的に正確な地図は、中心になる計画なしに数百年にわたって成長してきたロンドン市内の道路の無秩序な性格と、路線網の途方もない広さのせいで、混沌としていた。ロンドンは、単純な全体の道路計画をもつニューヨークのようでも、パリのようでもなかった。初期の頃、人々は地下鉄を使いたいと思わなかった。

ベックの洗練された1931年の地図は、問題の多くを一気に解決した。それまでのどんな路線図とも違って、これは電子回路板を思わせた。縦と横と45度の線だけ

が使われ、やがて象徴であるテムズ川が描きこまれ、乗り換え駅のすっきりした表示法が導入され、混みあったロンドン市内の地域が拡大して描かれる一方で、遠い地域を市中心部に近く思わせるように郊外の地図に変形が加えられた。ベックはその後 40 年にわたって、新しい路線や従来路線の延長部分を書き加えたりして、常に簡潔さと明快さを心がけながら、この地図を改良し、大きくし続けた。彼は見事な成功を収めた。

　ベックの基本版のデザインは、最初に作ったトポロジー的な地図であった。つまり、この地図は、駅どうしのつながりを壊さないかぎり、どんな風にも、伸ばしたり曲げたりして変更できるという意味である。駅どうしのつながりを壊さなければ、どんな風にも変形できるゴムのシートに地図が描かれていると思えばいい。切ったり裂いたりすることなく、好きなだけ伸ばしたり捻ったりできるゴムのシートの上に、地図が描かれていると思えばいい。たくさんの路線や駅がある中央の部分にはスペースを作ることができたし、端の近くに広い空白のスペースが生じないように、遠くの駅をもっと中心近くに持ってくることができた。ベックは、地図上の情報の配分に美的に満足のいくバランスと均一性を与えるために、駅と線路の位置との間のスペースに手を加えることができた。

　地図には落ち着いた秩序と簡素さの感じが表れていた。(2)遠くの場所を中心の方に引き寄せたことは、ロンドンっ子たちにさらなる連帯感を持たせるのに役立っただけでなかった。それは、ポケットにスポッと入るような小さな折りたたみシート上に載せるのに合う、美しく調和のとれた図表を作り出すのにも役立った。

　この地図の影響は、人々がロンドンをどのように見るかを再定義したことで、地図制作上の影響というだけでなく、社会学上の影響にもなった。これは、地図上にある周辺の地域で大人気となり、その地域の住民たちに、ロンドン中心部近くにいるような感じを抱かせた。これは住宅の値段の等値線を定めた。ロンドンに住むほとんどの人々にとって、これはやがて彼らの心のロンドンマップとなった。ベックの地図は、初めに登場した旅行者がおそらく発見したごとく、あなたが地上に立っている時に役立つだろうというのではなくて、そのトポロジー的な描き方に大きな意味がある。(3)あなたは地下鉄に乗っているとき、歩いたり車で移動したりするときと同じような方法で自分のいる場所を知る必要はない。大事なのは、ただ、自分が乗ったり降りたりする次の駅と、どのようにしたら他の線に乗り継げるかということだけなのだ。

Ⅲ
〔解答例〕

(1)　the idea that curiosity would urge people to pursue knowledge but, at the same time, could bring us a misfortune has long been prevailing in Western cultures.

(2)　This is probably because Western people were

afraid of negative consequences of their activities caused by their too much inquiring minds .

(3)　Owing to our intellectual progress, we have so far been enjoying greater material prosperity and longer and healthier lives than ever.

〔出題者が求めたポイント〕
長文の一部の和文英訳

〔英訳する上での注意〕
英作文の場合、まずは、何を主語に置き、どういう動詞を使うかを決めることが大事である。これによって文全体の構造が変わってくるからである。

(1)　主語は「考えは」、それを受ける動詞の部分は「支配してきた」を押さえる。「～という考え」は同格の that を使って the idea that ～と表現する。

(2)　「おそらくこれは～からである」は This is probably because ～にすればよい。「探究心が強いから…恐れていた」では意味が通じないので、内容を吟味して意味の通る文になるよう工夫する。were afraid of は were worried about, feared などでもよい。

(3)　「～のおかげで」は owing to の他に because of, thanks to, due to などが考えられる。内容的に比較表現が適切。「これまでのところ」は so far、「かつてよりも」は than ever (before)

数　学

解答　　29年度

1

〔解答〕

(1) $\left(0, \dfrac{1}{e}\right)$, $\dfrac{dy}{dx} = \dfrac{1}{e}(t=-1)$, $\dfrac{dy}{dx} = -\dfrac{1}{e}(t=1)$

(2) y 軸に平行

$$(t, x, y) = \left(\dfrac{\sqrt{3}}{3}, -\dfrac{2\sqrt{3}}{9}, e^{-\frac{1}{3}}\right),$$
$$\left(-\dfrac{\sqrt{3}}{3}, \dfrac{2\sqrt{3}}{9}, e^{-\frac{1}{3}}\right)$$

x 軸に平行 $(t, x, y) = (0, 0, 1)$

(3) $\dfrac{dy}{dx} > 0\left(t < -\dfrac{\sqrt{3}}{3}\right)$, $\dfrac{dy}{dx} < 0\left(-\dfrac{\sqrt{3}}{3} < t < 0\right)$

$\dfrac{dy}{dx} > 0\left(0 < t < \dfrac{\sqrt{3}}{3}\right)$, $\dfrac{dy}{dx} < 0\left(\dfrac{\sqrt{3}}{3} < t\right)$

(4) 解答のプロセス参照

〔出題者が求めたポイント〕

微分法

(1) $g(t_1) = g(t_2)$ より t_2 を t_1 で表わし，$f(t_1) = f(t_2)$ に
代入して，t_1, t_2 を求める。
$$\dfrac{dy}{dx} = \dfrac{dy}{dt} \bigg/ \dfrac{dx}{dt}$$

(2) $\dfrac{dy}{dx}$ の分母が 0 となるとき，y 軸に平行。$\dfrac{dy}{dx}$ の分子が 0 となるとき，x 軸に平行。

(3) (2)で区切られる各区間で，$\dfrac{dy}{dx}$ の正負を示す。

(4) (1), (2), (3)を参考にして，グラフを描く。

〔解答のプロセス〕

(1) $e^{-t_1^2} = e^{-t_2^2}$ より $t_1^2 = t_2^2$ ∴ $t_2 = \pm t_1$
$t_2 \neq t_1$ なので $t_2 = -t_1$, $f(t)$ に代入
$t_1^3 - t_1 = (-t_1)^3 - (-t_1)$ より $2t_1^3 - 2t_1 = 0$
$2t_1(t_1-1)(t_1+1) = 0$ ∴ $t_1 = 0, 1, -1$
$t_1 = 0$ だと $t_2 = 0$ となり不適。
t_1, t_2 は，1 と -1

$$\dfrac{dy}{dx} = \dfrac{dy}{dt} \bigg/ \dfrac{dx}{dt} = \dfrac{-2te^{-t^2}}{3t^2-1}$$

$t = -1$ のとき，$x = (-1)^3 - (-1) = 0$

$y = e^{-(-1)^2} = \dfrac{1}{e}$, $\left(0, \dfrac{1}{e}\right)$,

$\dfrac{dy}{dx} = \dfrac{2e^{-1}}{3-1} = \dfrac{1}{e}$

$t = 1$ のとき，$x = 1^3 - 1 = 0$

$y = e^{-1^2} = \dfrac{1}{e}$, $\left(0, \dfrac{1}{e}\right)$,

$\dfrac{dy}{dx} = \dfrac{2e^{-1}}{3-1} = -\dfrac{1}{e}$

(2) $\dfrac{dy}{dx}$ について，分母が 0 となるとき，(y 軸に平行)

$3t^2 - 1 = 0$ より $t^2 = \dfrac{1}{3}$ ∴ $t = \pm\dfrac{\sqrt{3}}{3}$

$t = -\dfrac{\sqrt{3}}{3}$, $x = -\dfrac{\sqrt{3}}{9} + \dfrac{\sqrt{3}}{3} = \dfrac{2\sqrt{3}}{9}$,

$y = e^{-\frac{1}{3}}$

$t = \dfrac{\sqrt{3}}{3}$, $x = \dfrac{\sqrt{3}}{9} - \dfrac{\sqrt{3}}{3} = -\dfrac{2\sqrt{3}}{9}$,

$y = e^{-\frac{1}{3}}$

分子が 0 となるとき，(x 軸に平行)
$t = 0$, $x = 0$, $y = e^0 = 1$

(3) $\dfrac{dx}{dt} = 3t^2 - 1 = 3\left(t + \dfrac{\sqrt{3}}{3}\right)\left(t - \dfrac{\sqrt{3}}{3}\right)$

$\dfrac{dy}{dt} = -2te^{-t^2}$

t	$t < -\dfrac{\sqrt{3}}{3}$	$-\dfrac{\sqrt{3}}{3} < t < 0$	$0 < t < \dfrac{\sqrt{3}}{3}$	$\dfrac{\sqrt{3}}{3} < t$
$\dfrac{dy}{dt}$	$+$	$+$	$-$	$-$
$\dfrac{dx}{dt}$	$+$	$-$	$-$	$+$
$\dfrac{dy}{dx}$	$+$	$-$	$+$	$-$

(4)

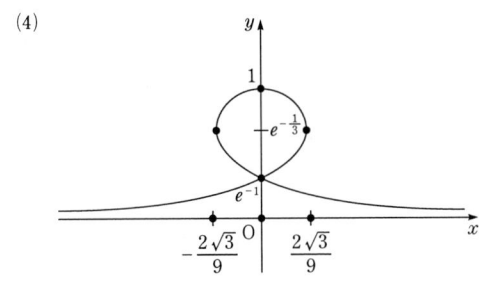

2

〔解答〕

(1) $\sqrt{3}\,t$ 　(2) $\dfrac{3\sqrt{3}}{4}(1 + 2t - 2t^2)$ 　(3) $\sqrt{3}$

〔出題者が求めたポイント〕

積分法，空間図形

(1) 辺 DB，辺 FB と平面 $z=t$ の交点を P，Q とすると，$\triangle$BDF $\backsim$ $\triangle$BPQ
$\triangle$DEF の外接円の半径を R とすると，$\dfrac{DF}{\sin E} = 2R$
DF と相似比より PQ を求める。

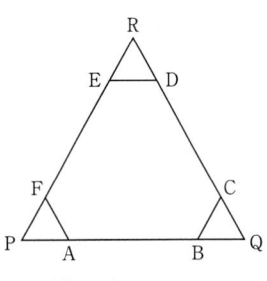

(2) 右上図，六角形 ABCDEF の面積は，

正三角形 PQR $-3 \times$ 正三角形 FPA

(3) (2)の結果を t が 0 から 1 まで定積分する。

〔解答のプロセス〕

(1)

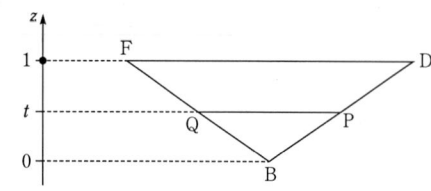

$$\frac{\mathrm{DF}}{\sin 60°} = 2 \cdot 1$$

よって，DF $=\sqrt{3}$

辺 DB，辺 FB と平面

$z = t$ との交点を P，Q とすると，

$\triangle \mathrm{BDF} \backsim \triangle \mathrm{BPQ}$ で相似比は，$1 : t$

FD : PQ $= 1 : t$ より　PQ $= \sqrt{3}\,t$

(2)

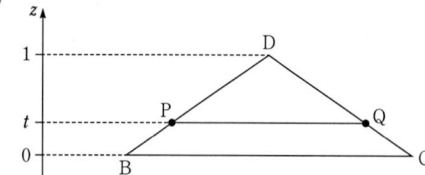

同様に，$\triangle \mathrm{DBC}$ について考える。

辺 DB，辺 DC と平面

$z = t$ との交点を P，Q とする。

BC : PQ $= 1 : 1-t$　より

PQ $= \sqrt{3}\,(1-t)$

右図，外側の正三角形の一辺

$\sqrt{3}\,t + \sqrt{3}\,(1-t) + \sqrt{3}\,t$

$= \sqrt{3}\,(t+1)$　……①

各頂点の正三角形の一辺は，

$\sqrt{3}\,t$　……②

よって，面積は，

$$\frac{1}{2}\{\sqrt{3}\,(t+1)\}^2 \frac{\sqrt{3}}{2}$$

$$-3\left\{\frac{1}{2}(\sqrt{3}\,t)^2 \frac{\sqrt{3}}{2}\right\}$$

$$= \frac{3\sqrt{3}}{4}(1 + 2t - 2t^2)$$

（$\sqrt{3}\,t$ と $\sqrt{3}\,(1-t)$ とが逆のとき，①は $(2-t)\sqrt{3}$，

②は $(1-t)\sqrt{3}$　で結果は同じ）

(3) $\displaystyle\int_0^1 \frac{3\sqrt{3}}{4}(1 + 2t - 2t^2)dt$

$$= \frac{3\sqrt{3}}{4}\left[t + t^2 - \frac{2}{3}t^3\right]_0^1 = \sqrt{3}$$

3

〔解答〕

(1) (2), (3)　解答のプロセス参照

〔出題者が求めたポイント〕

平面ベクトル，三角比

(1) I が内心なので，$\angle \mathrm{BAM} = \angle \mathrm{CAM} = \theta$ とする。

A から BC へ垂線を下しその交点を H とし，$\triangle \mathrm{ABM}$ の面積を S_B とすると，

$$S_\mathrm{B} = \frac{1}{2}\mathrm{AB} \cdot \mathrm{AM}\sin\theta, \quad S_\mathrm{B} = \frac{1}{2}\mathrm{BM} \cdot \mathrm{AH}$$

これより，BM を $\sin\theta$ で表わす。

同様に，$\triangle \mathrm{ACM}$ の面積 S_C を表わし，CM を $\sin\theta$ で表わし比をとる。

(2) 直線 BI と辺 AC の交点を N とする。

(1)より $\overrightarrow{\mathrm{AM}}$ を $\overrightarrow{\mathrm{AB}}$，$\overrightarrow{\mathrm{AC}}$ で表わし，同様に，$\overrightarrow{\mathrm{BN}}$ を $\overrightarrow{\mathrm{AB}}$，$\overrightarrow{\mathrm{AC}}$ で表わす。

線分 XY を $u : v$ に内分する点を Z とすると

$$\overrightarrow{\mathrm{AZ}} = \frac{v}{u+v}\overrightarrow{\mathrm{AX}} + \frac{u}{u+v}\overrightarrow{\mathrm{AY}}$$

$\overrightarrow{\mathrm{AI}} = s\overrightarrow{\mathrm{AM}}$，$\overrightarrow{\mathrm{BI}} = t\overrightarrow{\mathrm{BN}}$ とし，$\overrightarrow{\mathrm{AI}} = \overrightarrow{\mathrm{AB}} + \overrightarrow{\mathrm{BI}}$ より s, t の連立方程式より s, t を求める。

$\overrightarrow{\mathrm{IB}} = \overrightarrow{\mathrm{AB}} - \overrightarrow{\mathrm{AI}}$ 等より左辺に代入する。

(3) $|\overrightarrow{\mathrm{PA}}|^2 = |\overrightarrow{\mathrm{PI}} + \overrightarrow{\mathrm{IA}}|^2 = (\overrightarrow{\mathrm{PI}} + \overrightarrow{\mathrm{IA}}) \cdot (\overrightarrow{\mathrm{PI}} + \overrightarrow{\mathrm{IA}})$ に

よって，各項を展開し，(2)を使う。

左辺 $= a|\overrightarrow{\mathrm{IA}}|^2 + b|\overrightarrow{\mathrm{IB}}|^2 + c|\overrightarrow{\mathrm{IC}}|^2 + k|\overrightarrow{\mathrm{PI}}|^2$ に導く。

〔解答のプロセス〕

(1) I が内心なので，$\angle \mathrm{BAM} = \angle \mathrm{CAM} = \theta$ とする。

A から BC へ垂線を下し，その交点を H とする。$\triangle \mathrm{ABM}$，$\triangle \mathrm{ACM}$ の面積を S_B，S_C とする。

$$S_\mathrm{B} = \frac{1}{2}\mathrm{AB} \cdot \mathrm{AM}\sin\theta, \quad S_\mathrm{B} = \frac{1}{2}\mathrm{BM} \cdot \mathrm{AH}$$

よって，$\mathrm{BM} = \mathrm{AB}\dfrac{\mathrm{AM}}{\mathrm{AH}}\sin\theta$

$$S_\mathrm{C} = \frac{1}{2}\mathrm{AC} \cdot \mathrm{AM}\sin\theta, \quad S_\mathrm{C} = \frac{1}{2}\mathrm{CM} \cdot \mathrm{AH}$$

よって，$\mathrm{CM} = \mathrm{AC}\dfrac{\mathrm{AM}}{\mathrm{AH}}\sin\theta$

$$\mathrm{BM} : \mathrm{CM} = \mathrm{AB}\frac{\mathrm{AM}}{\mathrm{AH}}\sin\theta : \mathrm{AC}\frac{\mathrm{AM}}{\mathrm{AH}}\sin\theta$$

$$= \mathrm{AB} : \mathrm{AC} = c : b$$

従って，M は辺 BC を $c : b$ に内分する。

(2) (1)より，$\overrightarrow{\mathrm{AM}} = \dfrac{b}{b+c}\overrightarrow{\mathrm{AB}} + \dfrac{c}{b+c}\overrightarrow{\mathrm{AC}}$

(1)と同様に，直線 BI と辺 AC の交点を N とする。

N は辺 AC を $c : a$ に内分するので，

$$\overrightarrow{\mathrm{AN}} = \frac{a}{a+c}\overrightarrow{\mathrm{AA}} + \frac{c}{a+c}\overrightarrow{\mathrm{AC}} = \frac{c}{a+c}\overrightarrow{\mathrm{AC}}$$

$$\overrightarrow{\mathrm{BN}} = \overrightarrow{\mathrm{AN}} - \overrightarrow{\mathrm{AB}} = -\overrightarrow{\mathrm{AB}} + \frac{c}{a+c}\overrightarrow{\mathrm{AC}}$$

$\overrightarrow{\mathrm{AI}} = s\overrightarrow{\mathrm{AM}}$，$\overrightarrow{\mathrm{BI}} = t\overrightarrow{\mathrm{BN}}$ とする。

$$\overrightarrow{\mathrm{AI}} = \frac{b}{b+c}s\overrightarrow{\mathrm{AB}} + \frac{c}{b+c}s\overrightarrow{\mathrm{AC}}$$

また，$\overrightarrow{\mathrm{AI}} = \overrightarrow{\mathrm{AB}} + \overrightarrow{\mathrm{BI}} = \overrightarrow{\mathrm{AB}} + t\overrightarrow{\mathrm{BN}}$ から

$$\overrightarrow{\mathrm{AI}} = (1-t)\overrightarrow{\mathrm{AB}} + \frac{c}{a+c}t\overrightarrow{\mathrm{AC}}$$

よって，$\dfrac{b}{b+c}s = 1-t$，$\dfrac{c}{b+c}s = \dfrac{c}{a+c}t$

$$t = \frac{a+c}{b+c}s \quad \text{より} \quad \frac{b}{b+c}s = 1 - \frac{a+c}{b+c}s$$

よって，$s = \dfrac{b+c}{a+b+c}$，$t = \dfrac{a+c}{a+b+c}$

$$\overrightarrow{AI} = \frac{b}{a+b+c}\overrightarrow{AB} + \frac{c}{a+b+c}\overrightarrow{AC}$$

$$a\overrightarrow{IA} + b\overrightarrow{IB} + c\overrightarrow{IC}$$
$$= a(-\overrightarrow{AI}) + b(\overrightarrow{AB} - \overrightarrow{AI}) + c(\overrightarrow{AC} - \overrightarrow{AI})$$
$$= b\overrightarrow{AB} + c\overrightarrow{AC} - (a+b+c)\overrightarrow{AI}$$
$$= b\overrightarrow{AB} + c\overrightarrow{AC} - (b\overrightarrow{AB} + c\overrightarrow{AC}) = \vec{0}$$

(3) $|\overrightarrow{PA}|^2 = (\overrightarrow{PI} + \overrightarrow{IA}) \cdot (\overrightarrow{PI} + \overrightarrow{IA})$
$$= |\overrightarrow{PI}|^2 + 2\overrightarrow{PI} \cdot \overrightarrow{IA} + |\overrightarrow{IA}|^2$$
$$|\overrightarrow{PB}|^2 = |\overrightarrow{PI}|^2 + 2\overrightarrow{PI} \cdot \overrightarrow{IB} + |\overrightarrow{IB}|^2$$
$$|\overrightarrow{PC}|^2 = |\overrightarrow{PI}|^2 + 2\overrightarrow{PI} \cdot \overrightarrow{IC} + |\overrightarrow{IC}|^2$$
$$a|\overrightarrow{PA}|^2 + b|\overrightarrow{PB}|^2 + c|\overrightarrow{PC}|^2$$
$$= (a+b+c)|\overrightarrow{PI}|^2 + 2\overrightarrow{PI} \cdot (a\overrightarrow{IA} + b\overrightarrow{IB} + c\overrightarrow{IC})$$
$$\qquad + a|\overrightarrow{IA}|^2 + b|\overrightarrow{IB}|^2 + c|\overrightarrow{IC}|^2$$
$$= a|\overrightarrow{IA}|^2 + b|\overrightarrow{IB}|^2 + c|\overrightarrow{IC}|^2 + (a+b+c)|\overrightarrow{PI}|^2$$

よって，$\overrightarrow{PI} = \vec{0}$ となるときが最小だから，P が I において最小となる。

❹
〔解答〕

(1) $P(a) = \dfrac{1}{116280}(20-a)(19-a)(18-a)(3a+17)$

(2) $a = 0$, 18, 19 では，$P(a) = P(a+1)$
$1 \le a \le 17$ では，$P(a) > P(a+1)$

(3) $a = 0, 1, 2$

〔出題者が求めたポイント〕

確率

(1) 赤玉 1 個，白玉 3 個と白玉 4 個を取り出す確率を加える。

(2) $P(a) - P(a+1)$ を求め，a の値に対して正負を判断する。

(3) (1)の式から，分母×0.95 を因数分解して，分子が a の値によるかけ算と比べる。(2)を利用する。

〔解答のプロセス〕

(1) $_{20}C_4 = 4845$

$$P(a) = \frac{_aC_1 \cdot {}_{20-a}C_3}{4845} + \frac{_{20-a}C_4}{4845}$$
$$= \frac{1}{4845}\left\{ a\frac{(20-a)(19-a)(18-a)}{6} \right.$$
$$\left. + \frac{(20-a)(19-a)(18-a)(17-a)}{24} \right\}$$
$$= \frac{1}{116280}(20-a)(19-a)(18-a)(3a+17)$$

よって，$P(a)$ は多項式である。

(2) $P(a) - P(a+1)$
$$= \frac{1}{116280}\{(20-a)(19-a)(18-a)(3a+17)$$
$$\qquad - (19-a)(18-a)(17-a)(3a+20)\}$$

$$= \frac{(19-a)(18-a)}{116280}\{(20-a)(3a+17) -$$
$$\qquad\qquad\qquad (17-a)(3a+20)\}$$

$$= \frac{1}{9690}a(19-a)(18-a)$$

a	0	$1 \le a \le 17$	18	19
$19-a$	+	+	+	0
$18-a$	+	+	0	−
$P(a)-P(a+1)$	0	+	0	0

従って，$a = 0$, 18, 19 のとき，$P(a) = P(a+1)$
$1 \le a \le 17$ のとき，$P(a) > P(a+1)$

(3) (1)の分母 $116280 = 20 \times 19 \times 18 \times 17$
$20 \times 19 \times 18 \times 17 \times 0.95 = 19 \times 19 \times 18 \times 17$ ……①
分子が①の値より大きければ，$P(a) > 0.95$
a の値に対し，分子 − ①の値を計算すると，
$a = 0$ のとき，
$\quad 20 \cdot 19 \cdot 18 \cdot 17 - 19 \cdot 19 \cdot 18 \cdot 17 = 19 \cdot 18 \cdot 17 > 0$
$a = 1$ のとき，
$\quad 19 \cdot 18 \cdot 17 \cdot 20 - 19 \cdot 19 \cdot 18 \cdot 17 = 19 \cdot 18 \cdot 17 > 0$
$a = 2$ のとき，
$\quad 18 \cdot 17 \cdot 16 \cdot 23 - 19 \cdot 19 \cdot 18 \cdot 17$
$\quad = 18 \cdot 17 \cdot (368 - 361) = 18 \cdot 17 \cdot 7 > 0$
$a = 3$ のとき，
$\quad 17 \cdot 16 \cdot 15 \cdot 26 - 19 \cdot 19 \cdot 18 \cdot 17$
$\quad = 17 \cdot (6240 - 6498) = -17 \cdot 258 < 0$
(2)より $a \ge 3$ のとき，$0.95 > P(a) > P(a+1)$
従って，$a = 0, 1, 2$

❺
〔解答〕

(1), (2), (4) 解答のプロセス参照

(3) P : $(\beta+\gamma)\lambda$, Q : $(\gamma+\alpha)\lambda$, R : $(\alpha+\beta)\lambda$

(4) $\delta = \dfrac{\lambda}{1+\lambda}(a+b+c)$

〔出題者が求めたポイント〕

複素数，平面図形

(1) AB の中点 M は，$\angle OMA = \angle OMB = \angle R$ より直角三角形どうしは，斜辺と他の一辺が等しければ合同である。

(2) (1)と $\angle MOM_1 = 2\theta$

(3) 点 R は，点 M を θ 回転し，$\dfrac{OR}{OM}$ 倍に拡大する。

(4) 点 A(α)点 D(δ)を中心に ρ 回転させるとき，
$\psi = \cos\rho + i\sin\rho$ とすると，
$\quad (\alpha - \delta)\psi + \delta = \alpha\psi + (1-\psi)\delta$
A が P，B が Q，C が R に移るので，
$\alpha\psi + (1-\psi)\delta = (\beta+\gamma)\lambda$ よりψ，δ を求め，
$\beta\psi + (1-\psi)\delta$，$\gamma\psi + (1-\psi)\delta$ を計算し確かめる。

〔解答のプロセス〕

(1) M は線分 AB の中点より，$\angle OMB = \angle OMA = \angle R$
$\triangle OMR$ と $\triangle OM_1R$ とにおいて
$\angle OMR = \angle OM_1R = \angle R$ で，

OM＝OM₁，OR は共通より

直角三角形で斜辺と他の一辺が等しいので，

△OMR ≡△OM₁R

(2) (1)より　∠MOR＝∠M₁OR

また，∠MOR＋∠M₁OR＝∠MOM₁＝2θ

よって，2∠MOR＝2θ

従って，∠MOR＝θ

(3) R は M を原点を中心に θ 回転させ k 倍に拡大する。

$k = \dfrac{OR}{OM} = \dfrac{1}{\cos\theta}$　より

$\dfrac{\alpha+\beta}{2}(\cos\theta + i\sin\theta)\dfrac{1}{\cos\theta} = (\alpha+\beta)\lambda$

P は，$\dfrac{\beta+\gamma}{2}(\cos\theta + i\sin\theta)\dfrac{1}{\cos\theta} = (\beta+\gamma)\lambda$

Q は，$\dfrac{\lambda+\alpha}{2}(\cos\theta + i\sin\theta)\dfrac{1}{\cos\theta}(\gamma+\alpha)\lambda$

P：$(\beta+\gamma)\lambda$，Q：$(\gamma+\alpha)\lambda$，R：$(\alpha+\beta)\lambda$

(4) A が P に，B が Q に，C が R に移る。

A を D(δ) を ρ 回転させて P に移るとき，

$\psi = \cos\rho + i\sin\rho$ とすると，

$(\alpha-\delta)\psi + \delta = \alpha\psi + (1-\psi)\delta$　なので，

$\alpha\psi + (1-\psi)\delta = (\beta+\gamma)\lambda$

α は右辺に入ってないので，$\psi = -\lambda$ とすると

$(1+\lambda)\delta = (\alpha+\beta+\gamma)\lambda$

$\delta = \dfrac{\lambda}{1+\lambda}(\alpha+\beta+\gamma)$

この ψ，δ で B，C を移すと，B は，

$\beta(-\lambda) + (1+\lambda)\dfrac{\lambda}{1+\lambda}(\alpha+\beta+\gamma)$

$= -\beta\lambda + (\alpha+\beta+\gamma)\lambda = (\alpha+\gamma)\lambda$

Q に移る。

C は，

$\gamma(-\lambda) + (1+\lambda)\dfrac{\lambda}{1+\lambda}(\alpha+\beta+\gamma)$

$= -\gamma\lambda + (\alpha+\beta+\gamma)\lambda = (\alpha+\beta)\lambda$

R に移る。

従って，$\delta = \dfrac{\lambda}{1+\lambda}(\alpha+\beta+\gamma)$

後　期

1

〔解答〕

(1) $\dfrac{(-a+b+1)^2}{2}$

(2) $\left(x+\dfrac{11}{8}\right)^2 + \left(y+\dfrac{5}{8}\right)^2 = \dfrac{49}{32}$，

$\left(x-\dfrac{3}{8}\right)^2 + \left(y-\dfrac{9}{8}\right)^2 = \dfrac{49}{32}$

〔出題者が求めたポイント〕

図形と方程式，微分法

(1) 円 C と直線 L を連立方程式にすると，解が1つ。

$a(x-p)^2 = 0$ になる。

(2) $y = f(x)$ の点 $(a,\ b)$ における接線は，

$y = f'(x)(x-a) + b$

(1)と同様にして，a，b を求める。

〔解答のプロセス〕

(1) 円 C の半径を r とする。

円 C：$(x-a)^2 + (y-b)^2 = r^2$

$(x-a)^2 + (x-1-b)^2 = r^2$

$2x^2 - 2(a+b+1)x + a^2 + (1+b)^2 - r^2 = 0$

$2\left(x - \dfrac{a+b+1}{2}\right)^2 - \dfrac{(a+b+1)^2}{2}$
$\qquad\qquad + a^2 + (1+b)^2 - r^2 = 0$

よって，$r^2 = a^2 + (1+b)^2 - \dfrac{(a+b+1)^2}{2}$

$r^2 = \dfrac{a^2 + b^2 - 2ab - 2a + 2b + 1}{2}$

$\quad = \dfrac{(-a+b+1)^2}{2}$

(2) $y' = 2x$，$x = -\dfrac{1}{2}$ のとき，$y' = -1$

$y = -\left(x+\dfrac{1}{2}\right) + \dfrac{1}{4} = -x - \dfrac{1}{4}$

$(x-a)^2 + \left(-x-\dfrac{1}{4}-b\right)^2 = r^2$　より

$2\left\{x - \dfrac{1}{2}\left(a - \dfrac{1}{4} - b\right)\right\}^2 - \dfrac{1}{2}\left(a - \dfrac{1}{4} - b\right)^2$
$\qquad\qquad + a^2 + \left(\dfrac{1}{4}+b\right)^2 - r^2 = 0$

$\dfrac{1}{2}\left(a - \dfrac{1}{4} - b\right) = -\dfrac{1}{2}$　より　$a = b - \dfrac{3}{4}$

$r^2 = -\dfrac{1}{2} + \left(b-\dfrac{3}{4}\right)^2 + \left(\dfrac{1}{4}+b\right)^2$

(1)より　$r^2 = \dfrac{1}{2}\left(-b+\dfrac{3}{4}+b+1\right)^2 = \dfrac{49}{32}$

よって，$-\dfrac{1}{2} + \left(b-\dfrac{3}{4}\right)^2 + \left(\dfrac{1}{4}+b\right)^2 = \dfrac{49}{32}$

$2b^2 - b - \dfrac{45}{32} = 0$　より　$2\left(b+\dfrac{5}{8}\right)\left(b-\dfrac{9}{8}\right) = 0$

$b = -\dfrac{5}{8}$，$a = -\dfrac{11}{8}$，

$$\left(x+\frac{11}{8}\right)^2+\left(y+\frac{5}{8}\right)^2=\frac{49}{32}$$

$$b=\frac{9}{8}\ ,\ a=\frac{3}{8}\ ,\ \left(x-\frac{3}{8}\right)^2+\left(y-\frac{9}{8}\right)^2=\frac{49}{32}$$

2

〔解答〕

(1) 解答のプロセス参照　(2) $\dfrac{1}{2}+\log 2$

〔出題者が求めたポイント〕

積分法

(1) $\displaystyle\int_a^b f(x)dx=\Big[xf(x)\Big]_a^b-\int_a^b xf'(x)dx$

$\displaystyle\int_c^d xdf(x)=\int_a^b x\frac{df(x)}{dx}dx=\int_a^b xf'(x)dx$

$\displaystyle\int_c^d xdf(x)=\int_c^d f^{-1}(x)dx$

(2) $t=\log x$ とおいて，置換積分する。

〔解答のプロセス〕

(1) $\displaystyle\int_a^b f(x)dx=\Big[xf(x)\Big]_a^b-\int_a^b xf'(x)dx$

また，$\displaystyle\int_c^d xdf(x)=\int_a^b xf'(x)dx$ を代入する。

$\displaystyle\int_a^b f(x)dx=\Big[xf(x)\Big]_a^b-\int_c^d xdf(x)$

$\displaystyle\int_a^b f(x)dx+\int_c^d xdf(x)=\Big[xf(x)\Big]_a^b$

従って，$\displaystyle\int_a^b f(x)dx+\int_c^d f^{-1}(x)dx=bd-ac$

(2) $\displaystyle\int_e^{e^2}\frac{1}{x\log x}dx$ を求める。$t=\log x$ とおく。

$\dfrac{dt}{dx}=\dfrac{1}{x}\ ,\ \dfrac{dx}{x}=dt,$

x	$e\rightarrow e^2$
t	$1\rightarrow 2$

$\displaystyle\int_e^{e^2}\frac{1}{x\log x}dx=\int_1^2\frac{1}{t}dt=\Big[\log t\Big]_1^2=\log 2$

(1)より

$\displaystyle\log 2+\int_{\frac{1}{e}}^{\frac{1}{2e^2}}g^{-1}(x)dx=e^2\cdot\frac{1}{2e^2}-e\cdot\frac{1}{e}=-\frac{1}{2}$

$\displaystyle\int_{\frac{1}{e}}^{\frac{1}{2e^2}}g^{-1}(x)dx=-\frac{1}{2}-\log 2$

従って，$\displaystyle\int_{\frac{1}{2e^2}}^{\frac{1}{e}}g^{-1}(x)dx=\frac{1}{2}+\log 2$

3

〔解答〕

(1) $f^{(1)}(x)=e^x\cdot e^{e^x},\ f^{(2)}(x)=(e^x+e^{2x})\cdot e^{e^x}$

(2) 解答のプロセス参照

(3) $a_{n+1}=a_n,\ b_{n+1}=a_n+2b_n$

(4) $a_n=1,\ b_n=2^{n-1}-1$

〔出題者が求めたポイント〕

微分法・数列

(1) $f^{(1)}(x)$ は，$t=e^x$ とおいて，$\dfrac{dy}{dx}=\dfrac{dy}{dt}\cdot\dfrac{dt}{dx}$

$f^{(2)}$ は，$f^{(1)}(x)$ を利用，$(uv)'=u'v+uv'$

(2) 数学的帰納法を使って，$n=1$ のとき(1)

$n=k$ のとき成り立つとして，$n=k+1$ のとき成り立つことを示す。

(3) $P_n(e^x)=a_ne^x+b_ne^{2x}$ として，$P_{n+1}(e^x)$ を求めて，$a_{n+1},\ b_{n+1}$ を $a_n,\ b_n$ で表わす。

(4) $b_{n+1}=cb_n+d$ のとき，$\alpha=c\alpha+d$ なる α を求めると，$b_{n+1}-\alpha=c(b_n-\alpha)$ となるので，

$b_n=\alpha+c^{n-1}(b_1-\alpha)$

〔解答のプロセス〕

(1) $t=e^x$ とおくと，$f(x)=e^t$

$f^{(1)}(x)=e^t\cdot e^x=e^x\cdot e^{e^x}$

$f^{(2)}(x)=e^x\cdot e^{e^x}+e^x\cdot(e^x\cdot e^{e^x})=(e^x+e^{2x})e^{e^x}$

(2) $f^{(1)}(x)=e^x\cdot e^{e^x}$　より　$P_1(t)=t$

で1次式で定数項をもたない。

$f^{(n)}(x)=P_n(e^x)f(x),\ P_n(t)$ が n 次多項式で，定数項をもたないとすると，

$\displaystyle P_n(e^x)=\sum_{i=1}^n a_ie^{ix}\ (a_n\neq 0)$

$f^{(n)}(x)=\left(\displaystyle\sum_{i=1}^n a_ie^{ix}\right)e^{e^x}$　と表せる。

$f^{(n+1)}(x)=\left(\displaystyle\sum_{i=1}^n ia_ie^{ix}\right)e^{e^x}+\left(\displaystyle\sum_{i=1}^n a_ie^{ix}\right)e^x\cdot e^{e^x}$

$=\left\{a_ne^{(n+1)x}+\displaystyle\sum_{i=2}^n(ia_i+a_{i-1})e^{ix}+a_1e^x\right\}e^{e^x}$

$P_{n+1}(t)=a_nt^{n+1}+\displaystyle\sum_{i=2}^n(ia_i+a_{i-1})t^i+a_1t$

となり $n+1$ 次多項式で，定数項を持たない。

従って，t の n 次多項式 $P_n(t)$ が存在して，定数項をもたないで，$f^{(n)}(x)=P_n(e^x)f(x)$ で表せる。

(3) $P_n(t)$ の t^2 の係数を b_n，t の係数を a_n とする。

$\{(b_ne^{2x}+a_ne^x)e^{e^x}\}'$

$=(2b_ne^{2x}+a_ne^x)e^{e^x}+(b_ne^{2x}+a_ne^x)e^xe^{e^x}$

$=\{b_ne^{3x}+(a_n+2b_n)e^{2x}+a_ne^x\}e^{e^x}$

よって，$a_{n+1}=a_n,\ b_{n+1}=a_n+2b_n$

(4) $a_{n+1}=a_n,\ a_2=1$　より　$a_n=1$

$b_{n+1}=2b_n+1$　なので，$\alpha=2\alpha+1$ とすると

$\alpha=-1$　よって，$b_{n+1}=2(b_n+1)$

$b_2=1$ なので，$b_2+1=2$

$b_n=-1+2\cdot 2^{n-2}=2^{n-1}-1$

4

〔解答〕

(1) n^m

(2) $\begin{cases}\qquad 0 & (m>n)\\[2mm]\dfrac{n!}{(n-m)!m!} & (m\leqq n)\end{cases}$

(3) $\begin{cases}\qquad 0 & (2m-1>n)\\[2mm]\dfrac{(n-m+1)!}{m!(n-2m+1)!} & (2m-1\leqq n)\end{cases}$

〔出題者が求めたポイント〕

確率

(1) 各玉それぞれに n 通りずつある。

(2) $m \le n$ のとき，0 の箱を選び ${}_n C_{n-m}$，あとは順番に入れる。

(3) $n \ge 2m-1$　のとき，0 の箱を並べる。0 の箱の両端と 0 の箱の間から玉の入る箱を入れる。そこに順番に入れる。

〔解答のプロセス〕

(1) 各玉それぞれ n 通りずつあるので，n^m

（1 つの箱に 1 つの玉しか入らない場合は，$n \ge m$ のとき，${}_n C_m \cdot m!$ です。）

(2) $n < m$ のとき，0

0 の箱を選ぶ，${}_n C_{n-m}$

あとは順番に 1 から入れる。

$$ {}_n C_{n-m} = \frac{n!}{(n-m)!\,m!} $$

(3) $n < 2m-1$ のとき，0

0 の箱の数　$n-m$

0 の箱を並べたとき，その両端と 0 の箱の間の数のは，

$2 + (n-m-1) = n-m+1$

これらのところへ玉の入る箱を入れ，順番に 1 から玉を入れる。

$$ {}_{n-m+1}C_m = \frac{(n-m+1)!}{m!\,(n-2m+1)!} $$

5

〔解答〕

(1) $a^2 = 1 + r^2 - 2r\cos\theta$

$b^2 = 1 + r^2 + r(\cos\theta - \sqrt{3}\sin\theta)$

$c^2 = 1 + r^2 + r(\cos\theta + \sqrt{3}\sin\theta)$

(2), (3)　解答のプロセスを参照する。

〔出題者が求めたポイント〕

三角比，三角関数

(1) $a^2 = \mathrm{OA}^2 + \mathrm{OP}^2 - 2\mathrm{OA}\cdot\mathrm{OP}\cos\angle\mathrm{AOP}$

$b^2 = \mathrm{OB}^2 + \mathrm{OP}^2 - 2\mathrm{OB}\cdot\mathrm{OP}\cos\angle\mathrm{BOP}$

$c^2 = \mathrm{OC}^2 + \mathrm{OP}^2 - 2\mathrm{OC}\cdot\mathrm{OP}\cos\angle\mathrm{COP}$

$\angle\mathrm{BOP} = \dfrac{2\pi}{3} - \angle\mathrm{AOP}$，$\angle\mathrm{COP} = \dfrac{2\pi}{3} + \angle\mathrm{AOP}$

$\cos(\alpha+\beta) = \cos\alpha\cos\beta - \sin\alpha\sin\beta$

$\cos(\alpha-\beta) = \cos\alpha\cos\beta + \sin\alpha\sin\beta$

(2) $a+b>c$ は，$a>0$，$b>0$，$c>0$ のとき，$2bc > c^2 + b^2 - a^2$ と必要十分条件であることを示して，右辺を計算する。

(3) (2)を証明する。θ の範囲から左辺 >0，右辺 >0 だから，(左辺)^2 - (右辺)^2 から (　)^2 の形へ導く。

〔解答のプロセス〕

(1) $a^2 = 1 + r^2 - 2r\cos\theta$

$$ \cos\left(\frac{2}{3}\pi \pm \theta\right) = \cos\frac{2}{3}\pi\cos\theta \mp \sin\frac{2}{3}\pi\sin\theta $$
$$ = -\frac{1}{2}\cos\theta \mp \frac{\sqrt{3}}{2}\sin\theta $$

$b^2 = 1 + r^2 - 2r\cos\left(\dfrac{2\pi}{3} - \theta\right)$

$= 1 + r^2 + r(\cos\theta - \sqrt{3}\sin\theta)$

$c^2 = 1 + r^2 - 2r\cos\left(\dfrac{2}{3}\pi + \theta\right)$

$= 1 + r^2 + r(\cos\theta + \sqrt{3}\sin\theta)$

(2) $a+b>c$ より $a>c-b$

θ の範囲から，$a>0$，$c-b>0$ だから

よって，$a^2 > (c-b)^2$ より $0 > (c-b)^2 - a^2$

$0 > c^2 - 2bc + b^2 - a^2$

よって，$2bc > c^2 + b^2 - a^2$

と必要十分条件である。

$c^2 + b^2 - a^2 = 1 + r^2 + r(\cos\theta - \sqrt{3}\sin\theta)$

$\quad + 1 + r^2 + r(\cos\theta + \sqrt{3}\sin\theta) - 1 - r^2 + 2r\cos\theta$

$= 1 + r^2 + 4r\cos\theta$

従って，$2bc > 1 + r^2 + 4r\cos\theta$

(3) 三角形になるのは，c が一番長い辺になるので，$a+b>c$ であればよい。よって，(2)が成り立てばよい。b, c, θ の範囲より $bc>0$，$1 + r^2 + 4r\cos > 0$

よって，$4(bc)^2 - (1 + r^2 + 4r\cos\theta)^2 > 0$ と同値。

$(bc)^2 = b^2 c^2$

$= \{1 + r^2 + r\cos\theta - \sqrt{3}\,r\sin\theta\}$
$\qquad \{1 + r^2 + r\cos\theta + \sqrt{3}\,r\sin\theta\}$

$= (1 + r^2 + r\cos\theta)^2 - 3r^2\sin^2\theta$

$4(bc)^2 - (1 + r^2 + 4r\cos\theta)^2$

$= 4(1 + r^2 + r\cos\theta)^2 - (1 + r^2 + 4r\cos\theta)^2$
$\qquad\qquad - 12r^2\sin^2\theta$

$= (2 + 2r^2 + 2r\cos\theta + 1 + r^2 + 4r\cos\theta)$
$\quad (2 + 2r^2 + 2r\cos\theta - 1 - r^2 - 4r\cos\theta) - 12r^2\sin^2\theta$

$= 3(1 + r^2 + 2r\cos\theta)(1 + r^2 - 2r\cos\theta) - 12r^2\sin^2\theta$

$= 3\{(1 + r^2)^2 - (2r\cos\theta)^2\} - 12r^2\sin^2\theta$

$= 3(1 + r^2)^2 - 12r^2\cos^2\theta - 12r^2\sin^2\theta$

$= 3(1 + r^2)^2 - 12r^2 = 3\{(1 + r^2)^2 - 4r^2\}$

$= 3(1 + 2r^2 + r^4 - 4r^2) = 3(1 - 2r^2 + r^4)$

$= 3(r^2 - 1)^2 > 0$　（$r \neq 1$ より）

よって，a, b, c を 3 辺の長さとする三角形が存在する。

物　理

解答　29年度

Ⅰ

〔解答〕

(1) ①　$\dfrac{Mg}{k}$　　②　-1　　③　2　　④　$2\pi\sqrt{\dfrac{M}{k}}$

(2) ⑤　-2　　⑥　3　　⑦　$2\pi\sqrt{\dfrac{2M}{k}}$

(3) ⑧　0　　⑨　$g\sqrt{\dfrac{5M}{2k}}$

(4) ⑩　$\sqrt{\dfrac{5M}{2k}}$　　⑪　$\dfrac{5}{4}$　　⑫　イ

　　⑬　$\sqrt{\dfrac{7}{2}}-1$

〔出題者が求めたポイント〕

鉛直方向の単振動

〔解答のプロセス〕

(1) ①　力のつりあいより

$$kD-Mg=0 \quad \therefore \ D=\frac{Mg}{k} \quad \cdots(答)$$

②　板はつりあいの位置を中心として単振動を行う。よって，中心の位置は

$$x=-1\times D \quad \cdots(答)$$

③　最下点の位置が $x=-3D$ となるから，振幅 $A_1[\mathrm{m}]$ は

$$A_1=(-1+3)\times D=2\times D \quad \cdots(答)$$

④　板の加速度を $a\,[\mathrm{m/s^2}]$ とすると運動方程式は

$$Ma=-kx-Mg$$

$$\therefore \ a=-\frac{k}{M}\left(x+\frac{Mg}{k}\right)$$

よって，角振動数 $\omega=\sqrt{\dfrac{k}{M}}\,[\mathrm{rad/s}]$ より，周期 $T_1\,[\mathrm{s}]$ は

$$T_1=\frac{2\pi}{\omega}=2\pi\sqrt{\frac{M}{k}} \quad \cdots(答)$$

(2) ⑤　つりあいの位置が振動中心になるから，力のつりあいより

$$-kx-2Mg=0$$

$$\therefore \ x=-\frac{2Mg}{k}=-2\times D \quad \cdots(答)$$

⑥　最下点の位置が $x=-5D$ となるから，振幅 $A_2[\mathrm{m}]$ は

$$A_2=(-2+5)\times D=3\times D \quad \cdots(答)$$

⑦　④と同様にして周期 $T_2\,[\mathrm{s}]$ は

$$T_2=2\pi\sqrt{\frac{2M}{k}} \quad \cdots(答)$$

(3) ⑧　板と小球は自然長の位置で離れる。よって，条件は

$$x>0\times D \quad \cdots(答)$$

⑨　板と小球の速度を $v_0\,[\mathrm{m/s}]$ とすると，力学的エ

ネルギー保存則より

$$\frac{1}{2}\cdot2Mv_0{}^2=\frac{1}{2}\,k(-5D)^2+2Mg(-5D)$$

$$\therefore \ Mv_0{}^2=\frac{25}{2}\cdot\frac{(Mg)^2}{k}-10\frac{(Mg)^2}{k}=\frac{5}{2}\cdot\frac{(Mg)^2}{k}$$

$$\therefore \ v_0=g\sqrt{\frac{5M}{2k}} \quad \cdots(答)$$

(4) ⑩　最高点に達するまでの時間を $t_1\,[\mathrm{s}]$ とすると，最高点では速度0より

$$0=v_0-gt_1 \quad \therefore \ t_1=\frac{v_0}{g}=\sqrt{\frac{5M}{2k}} \quad \cdots(答)$$

⑪　最高点の高さ $x_1\,[\mathrm{m}]$ は

$$x_1=v_0t_1-\frac{1}{2}\,gt_1{}^2=\frac{v_0{}^2}{2g}=\frac{5Mg}{4k}$$

$$\therefore \ x_1=\frac{5}{4}\times D \quad \cdots(答)$$

⑫　小球が離れた後，板はつりあいの位置を中心とする単振動を行う。自然長の位置より上ではばねの弾性力が常に下向きにかかり，重力のみの運動に比べて早く減速するので，最高点に達するまでの時間は小球より短い。よって，(イ)。

⑬　最高点の位置を $x_2\,[\mathrm{m}]$ とすると，板についての力学的エネルギー保存則より

$$\frac{1}{2}\,Mv_0{}^2=\frac{1}{2}\,kx_2{}^2+Mgx_2$$

$$\therefore \ x_2{}^2+2\,\frac{Mg}{k}\,x_2-\frac{5}{2}\left(\frac{Mg}{k}\right)^2=0$$

$$\therefore \ x_2{}^2+2Dx_2-\frac{5}{2}\,D^2=0$$

$x_2>0$ を考慮して

$$x_2=\left(\sqrt{\frac{7}{2}}-1\right)\times D$$

Ⅱ

〔解答〕

①　$\dfrac{1}{2}\,a(\Delta t)^2$　　②　$\dfrac{v\Delta t}{R}$　　③　$\dfrac{\theta}{2}$

④　$\dfrac{(v\Delta t)^2}{2R}$　　⑤　$\dfrac{v^2}{R}$　　⑥　$\dfrac{\rho v^2\Delta\ell}{R}$

⑦　$2T\sin\dfrac{\phi}{2}$　　⑧　$\dfrac{T\Delta\ell}{R}$　　⑨　$\sqrt{\dfrac{T}{\rho}}$

⑩　$\dfrac{1}{2L}\sqrt{\dfrac{T}{\rho}}$　　⑪　4　　⑫　$\dfrac{L}{2b}$

〔出題者が求めたポイント〕

弦の振動

〔解答のプロセス〕

①　a の等加速度で Δt の時間に移動する距離だから

$$\overline{\mathrm{AB}}=\frac{1}{2}\,a(\Delta t)^2 \quad \cdots(答)$$

② $\overline{BB'} = v\Delta t$ より

$$\sin\theta = \frac{\overline{BB'}}{\overline{OB'}} = \frac{v\Delta t}{R} \quad \cdots(答)$$

③ △O'A'Bは二等辺三角形で∠A'O'B＝θ であるから

$$\angle O'A'B = \frac{\pi - \theta}{2}$$

よって，△A'BB'において

$$\angle A'BB' = \frac{\pi}{2} - \angle O'A'B = \frac{\theta}{2} \quad \cdots(答)$$

④ $\overline{A'B'} = \overline{BB'}\tan\frac{\theta}{2} \fallingdotseq v\Delta t \cdot \frac{\theta}{2}$

一方，$\theta \fallingdotseq \sin\theta = \dfrac{v\Delta t}{R}$ であるから

$$\overline{A'B'} = \frac{(v\Delta t)^2}{2R} \quad \cdots(答)$$

⑤ $\overline{AB} = \overline{A'B'} = \dfrac{1}{2}a(\Delta t)^2$ より

$$\frac{1}{2}a(\Delta t)^2 = \frac{(v\Delta t)^2}{2R} \quad \therefore \quad a = \frac{v^2}{R} \quad \cdots(答)$$

⑥ 弦の長さ $\Delta\ell$ の微小部分の質量は $\rho\Delta\ell$ であるから，かかる力を $F[N]$ とすると運動方程式は

$$\rho\Delta\ell \cdot a = F \quad \therefore \quad F = \frac{\rho v^2\Delta\ell}{R} \quad \cdots(答)$$

⑦ AO方向に働く力は $F = 2T\sin\dfrac{\phi}{2} \quad \cdots(答)$

⑧ 長さ $\Delta\ell$ は $\Delta\ell = R\phi$ とかけるから

$$\phi = \frac{\Delta\ell}{R}$$

よって，⑦より

$$F \fallingdotseq 2T\cdot\frac{\phi}{2} = \frac{T\Delta\ell}{R} \quad \cdots(答)$$

⑨ ⑥，⑧より

$$\frac{\rho v^2\Delta\ell}{R} = \frac{T\Delta\ell}{R}$$

$$\therefore \quad v = \sqrt{\frac{T}{\rho}} \quad \cdots(答)$$

⑩ 基本振動のとき波長は $2L$ であるから周波数 $f[Hz]$ は

$$f = \frac{v}{2L} = \frac{1}{2L}\sqrt{\frac{T}{\rho}} \quad \cdots(答)$$

⑪ 同じ弦を n 本束ねると，線密度が $n\rho$ となる。1オクターブ低い音は周波数が半分になるから

$$\frac{f}{2} = \frac{1}{2L}\sqrt{\frac{T}{n\rho}}$$

$$\therefore \quad n = 4 \quad \cdots(答)$$

⑫ このときの弦の波の速さ $v'[m/s]$ は音速を $V[m/s]$ として

$$v' = \sqrt{\frac{T}{4\rho}} = bV \quad \therefore \quad V = \frac{1}{b}\sqrt{\frac{T}{4\rho}}$$

このとき，周波数 $\dfrac{f}{2}$ の音波の波長 λ' は

$$\lambda' = \frac{V}{f/2} = \frac{2L}{b}$$

よって，閉管に基本振動が生じるための長さ d は

$$d = \frac{\lambda'}{4} = \frac{L}{2b} \quad \cdots(答)$$

Ⅲ

〔解答〕

(1) ① イ　　② ア　　③ ウ

(2) $\dfrac{hc}{\lambda_0}[J]$

(3) （個数）　$\dfrac{I_a}{e}[個/s]$

　　（エネルギー）　$e(V_c - V_0)[J]$

(4) $\dfrac{hc}{\lambda_0} + eV_0[J]$

(5)

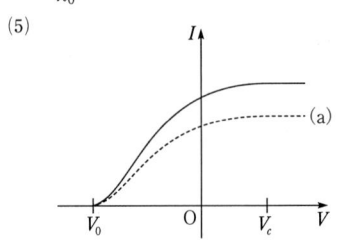

(6) (d), (e)

(7) $\dfrac{e(V_H - V_L)\lambda_1\lambda_2}{c(\lambda_1 - \lambda_2)}[J\cdot s]$

(8) $\dfrac{(V_H - V_L)\lambda_1\lambda_2}{V_H\lambda_1 - V_L\lambda_2}[m]$

〔出題者が求めたポイント〕

光電効果

〔解答のプロセス〕

(1) 電流計は直列に，電圧計は並列に繋ぐ。

(2) 光子のエネルギーは $E = \dfrac{hc}{\lambda_0}[J]$

(3) 1秒あたり $I_a[C]$ の電気量が流れるから，光電子の個数 n は

$$n = \frac{I_a}{e} \quad \cdots(答)$$

陰極から飛び出す光電子の最大運動エネルギー $E_K[J]$ は $-eV_0$ で，出てきた光電子は V_c の電圧で加速されるから，陽極に到達する直前の運動エネルギー $K[J]$ は

$$K = -eV_0 + eV_c = e(V_c - V_0) \quad \cdots(答)$$

(4) 仕事関数を $W[J]$ とすると

$$E_K = \frac{hc}{\lambda_0} - W$$

$$\therefore \quad W = \frac{hc}{\lambda_0} + eV_0 \quad \cdots(答)$$

(5) 光の強度を上げると出てくる光電子の数が増えるので電流が大きくなるが，電子のエネルギーは不変なので限界電圧は V_0 で変わらない。

(6) 波長が λ_0 より長いとき，出てくる光電子のエネルギーが小さくなる。したがって，電流が流れなくなる

電圧の大きさが小さくなる。よって，(d)，(e)。
…(答)

(7) $\lambda = \lambda_1$ のとき，$E_K = -eV_H$ より

$$-eV_H = \frac{hc}{\lambda_1} - W \quad \cdots\cdots ①$$

$\lambda = \lambda_2$ のとき，$E_K = -eV_L$ より

$$-eV_L = \frac{hc}{\lambda_2} - W \quad \cdots\cdots ②$$

①，②式より

$$e(V_H - V_L) = hc\left(\frac{1}{\lambda_2} - \frac{1}{\lambda_1}\right)$$

$$\therefore \quad h = \frac{e(V_H - V_L)\lambda_1\lambda_2}{c(\lambda_1 - \lambda_2)} \quad \cdots(答)$$

(8) $E_K = 0$ となるときの波長が λ_m であるから

$$\frac{hc}{\lambda_m} = W \quad \therefore \quad \lambda_m = \frac{hc}{W}$$

ここで，①，②式より

$$V_L\left(\frac{hc}{\lambda_1} - W\right) = V_H\left(\frac{hc}{\lambda_2} - W\right)$$

$$\therefore \quad hc\left(\frac{V_H}{\lambda_2} - \frac{V_L}{\lambda_1}\right) = (V_H - V_L)W$$

よって

$$\lambda_m = \frac{hc}{W} = \frac{(V_H - V_L)\lambda_1\lambda_2}{V_H\lambda_1 - V_L\lambda_2} \quad \cdots(答)$$

Ⅳ
〔解答〕

(1) 99 軒

(2) $\sqrt{2}\,a$ [m]

(3) $\dfrac{2cv}{c^2 - v^2} f$ [Hz]

(4) A：液体　　B：気体　　C：固体

〔出題者が求めたポイント〕

電力損失，重心，ドップラー効果，物質の三態

〔解答のプロセス〕

(1) 一軒の家が電気を使用したとき送電線に流れる電流を I とおくと，n 軒の家が電気を使用したとき送電線には nI の電流が流れる。よって，送電線の電気抵抗を r，一軒当たりの使用電力を P とすると，n 軒の家が電気を使用したときの送電線での電力損失の割合 $P_r(n)$ は

$$P_r(n) = \frac{r(nI)^2}{nP + r(nI)^2}$$

ここで，$n = 1$ のとき

$$\frac{rI^2}{P + rI^2} = 0.010 \quad \therefore \quad P = 99rI^2$$

$P_r(n) \geqq 0.50$ となるとき

$$\frac{r(nI)^2}{nP + r(nI)^2} \geqq 0.50$$

$$\therefore \quad 2n \geqq 99 + n$$

$$\therefore \quad n \geqq 99$$

よって，99 軒で電力損失が 50% に達する。…(答)

(2) 針金の線密度を ρ [kg/m] とおく。ST の長さを l [m] とすると，支点の高さを基準として物体全体の重心の高さ h は

$$h = \frac{2\rho a\left(-\dfrac{a}{2}\right) + \rho a \cdot 0 + \rho l \cdot \dfrac{l}{2}}{3\rho a + \rho l} = \frac{-2a^2 + l^2}{2(3a + l)}$$

安定に支えられなくなるのは重心の高さが支点の高さ以上になるときだから

$$h = \frac{-2a^2 + l^2}{2(3a + l)} \geqq 0$$

$$\therefore \quad -2a^2 + l^2 \geqq 0 \quad \therefore \quad l \geqq \sqrt{2}\,a \quad \cdots(答)$$

(3) 壁の位置にいる人が聞く周波数 f_1 は

$$f_1 = \frac{c}{c - v} f$$

壁は周波数 f_1 [Hz] の音を出す音源とみなすから，観測者が聞く壁からの反射音の周波数は f_1 となる。一方，観測者が聞く直接音の周波数 f_2 [Hz] は

$$f_2 = \frac{c}{c + v} f$$

よって，1 秒間あたりのうなりの回数 n は

$$n = f_1 - f_2 = \left(\frac{c}{c - v} - \frac{c}{c + v}\right) f$$

$$= \frac{2cv}{c^2 - v^2} f \quad \cdots(答)$$

(4) 圧力一定の状態で温度を上げていくと，固体→液体→気体へと変化する。

後　期

I

〔解答〕

(1) x 成分：$\dfrac{v_0}{\sqrt{2}}$ [m/s]　　y 成分：$-\dfrac{v_0}{\sqrt{6}}$ [m/s]

(2) $\dfrac{(3\sqrt{2}+\sqrt{6})v_0}{6g}$ [s]　(3) $\dfrac{1}{\sqrt{3}}$

(4) $L=\dfrac{(3+\sqrt{3})v_0{}^2}{6g}$ [m]，　$h_1=\dfrac{v_0{}^2}{6g}$ [m]

(5) $t_1=\dfrac{(3\sqrt{2}-\sqrt{6})v_0}{6g}$[s]，　$L_1=\dfrac{(\sqrt{3}-1)v_0{}^2}{6g}$ [m]

(6) $t_2=\dfrac{v_0}{\sqrt{6g}}$ [s]，　$h_2=\dfrac{v_0{}^2}{12g}$ [m]，　$L_2=\dfrac{v_0{}^2}{3g}$ [m]

(7) $\dfrac{1}{\sqrt{3}}$ 倍

〔出題者が求めたポイント〕

壁・床との衝突

〔解答のプロセス〕

(1)　初速の x 成分は不変だから，壁に衝突する直前の速度の x 成分 v_{1x}[m/s]は

$$v_{1x}=v_0\cos 45°=\dfrac{v_0}{\sqrt{2}}\quad\cdots(答)$$

また，直前の y 成分 v_{1y}[m/s]は

$$v_{1y}=-v_{1x}\tan 30°=-\dfrac{v_{1x}}{\sqrt{3}}=-\dfrac{v_0}{\sqrt{6}}\quad\cdots(答)$$

(2)　$v_{1y}=v_0\sin 45°-gt$ より

$$gt=\dfrac{v_0}{\sqrt{2}}+\dfrac{v_0}{\sqrt{6}}=\dfrac{(3\sqrt{2}+\sqrt{6})v_0}{6}$$

$$\therefore\ t=\dfrac{(3\sqrt{2}+\sqrt{6})v_0}{6g}\quad\cdots(答)$$

(3)　壁と衝突した直後の速度のx成分，y成分をv_{2x}[m/s]，v_{2y}[m/s]とおく。速度のy成分は衝突で不変だから

$$v_{2y}=v_{1y}=-\dfrac{v_0}{\sqrt{6}}$$

また，$\dfrac{v_{2y}}{v_{2x}}=\tan 45°$ より

$$v_{2x}=v_{2y}=-\dfrac{v_0}{\sqrt{6}}$$

よって，はねかえり係数 e は

$$e=-\dfrac{v_{2x}}{v_{1x}}=\dfrac{1}{\sqrt{3}}\quad\cdots(答)$$

(4)　点 P に達するまでの x 方向の運動について

$$L=v_{1x}t=\dfrac{(3+\sqrt{3})v_0{}^2}{6g}\quad\cdots(答)$$

y 方向の運動について

$$h_1=\dfrac{v_0}{\sqrt{2}}t-\dfrac{1}{2}gt^2=\dfrac{v_0{}^2}{6g}\quad\cdots(答)$$

(5)　点 P から点 B に達するまでの y 方向の運動について，t_1[s]後に $y=0$ となるから

$$0=h_1-\dfrac{v_0}{\sqrt{6}}t_1-\dfrac{1}{2}gt_1{}^2$$

$$\therefore\ gt_1{}^2+\dfrac{2v_0}{\sqrt{6}}t_1-\dfrac{v_0{}^2}{3g}=0$$

$$\therefore\ t_1=\dfrac{1}{g}\left(-\dfrac{v_0}{\sqrt{6}}\pm\dfrac{v_0}{\sqrt{2}}\right)$$

$t_1>0$ より

$$t_1=\dfrac{(3\sqrt{2}-\sqrt{6})v_0}{6g}\quad\cdots(答)$$

AB 間の距離は

$$L_1=|v_{2x}|t_1=\dfrac{(\sqrt{3}-1)v_0{}^2}{6g}\quad\cdots(答)$$

(6)　点 B に達する直前の速度の y 成分 v_{3y}[m/s]は

$$v_{3y}=-v_0\sin 45°=-\dfrac{v_0}{\sqrt{2}}$$

床との衝突で速度の y 成分の大きさは e 倍になるから，衝突直後の速度の y 成分 v_{4y}[m/s]は

$$v_{4y}=-ev_{3y}=\dfrac{v_0}{\sqrt{6}}$$

点 Q では速度の y 成分が 0 となるから

$$0=v_{4y}-gt_2$$

$$\therefore\ t_2=\dfrac{v_{4y}}{g}=\dfrac{v_0}{\sqrt{6}g}\quad\cdots(答)$$

点 Q の高さ h_2[m]は

$$h_2=\dfrac{v_0}{\sqrt{6}}t_2-\dfrac{1}{2}gt_2{}^2=\dfrac{v_0{}^2}{12g}\quad\cdots(答)$$

点 B から点 C に達するまでの時間は t_2 の 2 倍だから，BC 間の距離は

$$L_2=|v_{2x}|\cdot 2t_2=\dfrac{v_0{}^2}{3g}\quad\cdots(答)$$

(7)　n 回目の落下直後の速度の y 成分を v_n[m/s]とおくと，次に落下するまでの時間を t_n[s]として

$$0=v_nt_n-\dfrac{1}{2}gt_n{}^2\quad\therefore\ t_n=\dfrac{2v_n}{g}$$

また，$n+1$ 回目の落下直後の速度の y 成分は ev_n となるから，次に落下するまでの時間 t_{n+1}[s]は

$$t_{n+1}=\dfrac{2ev_n}{g}$$

一方，速度の x 成分の大きさは $|v_{2x}|$ で不変だから

$$D_n=|v_{2x}|t_n,\quad D_{n+1}=|v_{2x}|t_{n+1}$$

よって

$$\dfrac{D_{n+1}}{D_n}=\dfrac{t_{n+1}}{t_n}=e=\dfrac{1}{\sqrt{3}}\quad\cdots(答)$$

II

〔解答〕

(1) $\dfrac{P_0V_0}{nR}$ [K]　(2) aT_0 [K]

(3) 仕事：$(1-a)nRT_0$ [J]
　　熱量：$-(1-a)n(C_v+R)T_0$ [J]

(4) $a(b-1)nC_vT_0$ [J]　(5) $a^{\frac{R}{C_v}+1}bT_0$ [K]

(6) $-ab\left(1-a^{\frac{R}{C_v}}\right)nC_vT_0$ [J]　(7) イ　(8) 0.27

〔出題者が求めたポイント〕

気体の状態変化，断熱変化

〔解答のプロセス〕

(1)　状態方程式 $P_0V_0 = nRT_0$ より

$$T_0 = \frac{P_0V_0}{nR} \quad \cdots(答)$$

(2)　状態Bの温度を T_B[K]とすると，シャルルの法則より

$$\frac{V_0}{T_0} = \frac{aV_0}{T_B} \quad \therefore \quad T_B = aT_0 \quad \cdots(答)$$

(3)　A→Bは圧力一定だから，気体が外部にした仕事 W_{AB}[J]は

$$W_{AB} = P_0(aV_0 - V_0) = (a-1)nRT_0$$

よって，気体がされた仕事 W'_{AB}[J]は

$$W'_{AB} = -W_{AB} = (1-a)nRT_0 \quad \cdots(答)$$

また，定圧モル比熱は $C_v + R$ で与えられるから，気体が吸収した熱量 Q_{AB}[J]は

$$Q_{AB} = n(C_v + R)(aT_0 - T_0)$$
$$= -(1-a)n(C_v + R)T_0 \quad \cdots(答)$$

(4)　状態Cの温度を T_C[K]とすると，ボイル・シャルルの法則より

$$\frac{P_0V_0}{T_0} = \frac{bP_0 \cdot aV_0}{T_C} \quad \therefore \quad T_C = abT_0$$

B→Cは定積変化であるから，気体が吸収した熱量 Q_{BC}[J]は

$$Q_{BC} = nC_v(T_C - T_B)$$
$$= a(b-1)nC_vT_0 \quad \cdots(答)$$

(5)　$PV^{\frac{C_v+R}{C_v}} = (一定)$ のとき $TV^{\frac{R}{C_v}} = (一定)$ の関係も成り立つから，状態Dの温度を T_D[K]とすると

$$T_C(aV_0)^{\frac{R}{C_v}} = T_D V_0^{\frac{R}{C_v}}$$
$$\therefore \quad T_D = a^{\frac{R}{C_v}}T_C = a^{\frac{R}{C_v}+1}bT_0 \quad \cdots(答)$$

(6)　内部エネルギー変化 ΔU_{CD}[J]は

$$\Delta U_{CD} = nC_v(T_D - T_C)$$
$$= -ab\left(1 - a^{\frac{R}{C_v}}\right)nC_vT_0 \quad \cdots(答)$$

(7)　熱を吸収する過程はB→Cのみである。

(8)　C→Dで気体が外部にした仕事を W_{CD}[J]とすると，熱力学第1法則より

$$\Delta U_{CD} + W_{CD} = 0$$
$$\therefore \quad W_{CD} = -\Delta U_{CD} = ab\left(1 - a^{\frac{R}{C_v}}\right)nC_vT_0$$

したがって，1サイクルで気体がした仕事 W[J]は

$$W = W_{AB} + W_{CD}$$
$$= -(1-a)nRT_0 + ab\left(1 - a^{\frac{R}{Cv}}\right)nC_vT_0$$

与えられた数値を代入して整理すると

$$W = \left\{\frac{5}{2} - 3\cdot\left(2\frac{1}{3}\right)^{-2}\right\}nRT_0$$
$$\fallingdotseq \left(\frac{5}{2} - 3\times\frac{1}{1.26^2}\right)nRT_0$$

$$\fallingdotseq 0.610nRT_0$$

一方，吸収した熱量は

$$Q_{BC} = \frac{1}{2}\cdot 3n\cdot\frac{3}{2}R\cdot T_0 = \frac{9}{4}nRT_0$$

よって，熱効率 e は

$$e = \frac{W}{Q_{BC}} = 0.610\times\frac{4}{9} \fallingdotseq 0.27 \quad \cdots(答)$$

Ⅲ

〔解答〕

(1)　$\dfrac{1}{2}CV$[C]　　(2)　$\dfrac{2}{9}CV^2$[J]

(3)　$-\dfrac{2}{5}CV$[C]　　(4)　$\dfrac{CV^2}{8d}$[N]

(5)　$\dfrac{3}{16}CV^2$[J]

〔出題者が求めたポイント〕

コンデンサーを含む直流回路

〔解答のプロセス〕

(1)　右図のような回路と等価になる。じゅうぶんな時間が経過した後に回路に流れる電流 I[A]は

$$I = \frac{V}{2R}$$

であるから，コンデンサーの両端の電圧 V_C[V]は

$$V_C = RI = \frac{V}{2}$$

よって，コンデンサーの極板Aに蓄えられる電気量 Q[C]は

$$Q = \frac{1}{2}CV \quad \cdots(答)$$

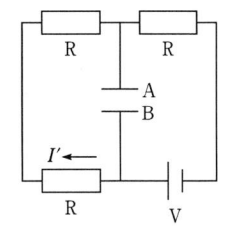

(2)　右図のような回路と等価になる。じゅうぶんな時間が経過した後に回路に流れる電流 I'[A]は

$$I' = \frac{V}{3R}$$

であるから，コンデンサーの両端の電圧 V'_C[V]は

$$V'_C = 2RI' = \frac{2}{3}V$$

このときコンデンサーに蓄えられていた静電エネルギーが，S2を開いた後にジュール熱として発生する。よって，発生するジュール熱 W[J]は

$$W = \frac{1}{2}CV'^2_C = \frac{2}{9}CV^2 \quad \cdots(答)$$

(3) 回路を流れる電流 I_1[A]，I_2[A]，I_3[A] を右図のようにとると，キルヒホッフの法則より

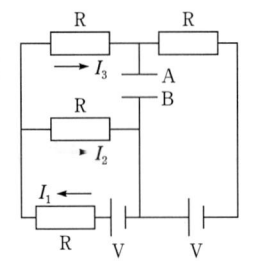

$$I_1 = I_2 + I_3$$
$$2V = RI_1 + 2RI_3$$
$$V = RI_1 + RI_2$$

上の 3 式より　$I_3 = \dfrac{3V}{5R}$

よって，極板 B に対する A の電位 V_C''[V] は

$$V_C'' = RI_3 - V = -\dfrac{2}{5}V \quad (<0)$$

したがって，A の電気量 Q'[C] は負で

$$Q' = CV_C'' = -\dfrac{2}{5}CV \quad \cdots\text{(答)}$$

(4) S3，S1 を開いてコンデンサーを回路から切り離したとき，コンデンサーには(1)と同じ $Q = \dfrac{1}{2}CV$ の電気量が蓄えられている。極板を移動する前の静電エネルギー U_1[J] は

$$U_1 = \dfrac{Q^2}{2C} = \dfrac{1}{8}CV^2$$

極板間隔を 2 倍にすると電気容量は $\dfrac{1}{2}$ 倍になるから，極板を移動した後の静電エネルギー U_2[J] は

$$U_2 = \dfrac{Q^2}{C} = \dfrac{1}{4}CV^2$$

極板を移動させるときの力 F[N] がした仕事が静電エネルギーの増加分 $U_2 - U_1$ に等しいから

$$Fd = \dfrac{1}{8}CV^2 \quad \therefore \quad F = \dfrac{CV^2}{8d} \quad \cdots\text{(答)}$$

(5) 間隔が $2d$ のコンデンサーに誘電体を入れたときの電気容量を C'[F] とすると

$$\dfrac{1}{C'} = \dfrac{1}{C} + \dfrac{1}{2C} \quad \therefore \quad C' = \dfrac{2}{3}C$$

このときコンデンサーに蓄えられていた静電エネルギーが，S3 を閉じた後にジュール熱として発生するから，発生するジュール熱 W'[J] は

$$W' = \dfrac{Q^2}{2C'} = \dfrac{3}{16}CV^2 \quad \cdots\text{(答)}$$

Ⅳ
〔解答〕

(1)　0.9 倍　　(2)　$e\sqrt{\dfrac{k}{mr}}$

(3)

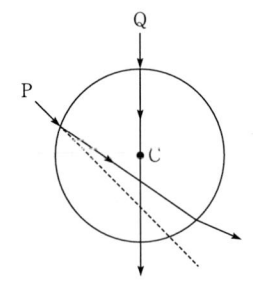

　　説明：光は球に下向きに力を及ぼす。

〔出題者が求めたポイント〕

万有引力，等速円運動，光の粒子性

〔解答のプロセス〕

(1) 地球の質量を M[kg]，万有引力定数を G[Nm²/kg²] とおく。地球中心からの距離が L の x 倍の点で，質量 m[kg] の物体に働く地球と月からの引力がつりあうとすると

$$G\dfrac{Mm}{(xL)^2} = G\dfrac{0.0123Mm}{\{(1-x)L\}^2}$$
$$\therefore \left(\dfrac{x}{1-x}\right)^2 = \dfrac{1}{0.0123} = 81.3\cdots \fallingdotseq 9^2$$

よって

$$\dfrac{x}{1-x} = 9 \quad \therefore \quad x = 0.9 \text{[倍]} \quad \cdots\text{(答)}$$

(2) 電子の速さを v[m/s] とすると，クーロン力を向心力とする円運動の方程式は

$$m\dfrac{v^2}{r} = k\dfrac{e^2}{r^2} \quad \therefore \quad v = e\sqrt{\dfrac{k}{mr}} \quad \cdots\text{(答)}$$

(3) 屈折の法則より光路 P の光は C に近づく方向に屈折する。したがって，光の運動量は上向きに変化するから，球は光に上向きの力積を及ぼしたことになる。このとき，作用・反作用の法則から光は球に下向きの力を及ぼす。

化　学

解答

29年度

Ⅰ

〔解答〕

問1. $\dfrac{k_1}{k_2}$　　問2. $\dfrac{abk_1}{ak_1+k_2}$

問3. $\dfrac{abk_1k_3}{ak_1+k_2}$　　問4. bk_3　　問5. $\dfrac{k_2}{k_1}$

〔出題者が求めたポイント〕

平衡と反応速度に関する応用問題

〔解答のプロセス〕

問1. $A+B \rightleftarrows C$　（反応1）

　正反応の反応速度：$v_1 = k_1[A][B]$

　逆反応の反応速度：$v_2 = k_2[C]$

　平衡：$v_1 = v_2$　つまり　$k_1[A][B] = k_2[C]$

　平衡定数：$K = \dfrac{[C]}{[A][B]} = \dfrac{k_1}{k_2}$

問2. $[C] = x$ とする。$a-b \fallingdotseq a$ なので $a \gg b$, さらに
Bの係数とCの係数は同じで平衡反応なので $b > x$

　$[A] = a-x \fallingdotseq a$,　$[B] = b-x > 0$

　$\dfrac{x}{(a-x)(b-x)} = \dfrac{x}{a(b-x)} = \dfrac{k_1}{k_2}$

　$x = \dfrac{abk_1}{ak_1+k_2} = [C]$

問3. $C \longrightarrow B+D$　（反応2）

　Dの生成速度はCの減少速度に等しい。またBは（反応1）の化学平衡により一定濃度に保たれているので，$C \longrightarrow D$ の反応速度には関係しない。

　$v = k_3[C] = \dfrac{abk_1k_3}{ak_1+k_2}$

問4. 問3の式を次のように変形する。

　$v = \dfrac{bk_1k_3}{k_1+\dfrac{k_2}{a}}$

　いま, $a \longrightarrow \infty$ にすると $(k_2/a) \longrightarrow 0$

　$v_{\max} = \dfrac{bk_1k_3}{k_1} = bk_3$

問5. 反応2が不可逆反応のため，問3の式は $v = v_{\max}/2$ の時も成立する。

　$\dfrac{v_{\max}}{2} = \dfrac{bk_3}{2} = \dfrac{abk_1k_3}{ak_1+k_2}$

　$a = \dfrac{k_2}{k_1}$

注1, これは基質Aが酵素BによりDを生成する場合の反応速度の理論である。

　　基質A＋酵素B $\rightleftarrows$ 中間複合体C

　　中間複合体C $\longrightarrow$ 酵素B＋生成物D

注2, 問4の結果から，Aを増加させると反応速度は大きくなるが, やがて一定値 $v_{\max}$ となることが分かる。

注3, 問5より，反応速度が最大速度の半分（$v_{\max}/2$）になると基質濃度 a は（k_2/k_1）で一定となる。

注4, 問3で得られた反応速度の式をミカエリス・メンテンの式といい，問5の定数をミカエリス定数という。

Ⅱ

〔解答〕

問1. ア：分子　イ：会合　　ウ：ミセル　エ：$FeCl_3$

　　オ：透析　　カ：Fe^{3+}　キ：親水　ク：塩析

　　ケ：疎水　コ：保護

問2.

分散媒＼分散質	気体	液体	固体
気　体	×	(D)	(A)
液　体	(B)	(F)	(C)
固　体	(E)	(H)	(I)

問3. (B)セッケン　　(C)にかわ　　(F)レシチン

〔出題者が求めたポイント〕

コロイドに関する基礎的な問題

〔解答のプロセス〕

問1. ア：高分子化合物が溶媒に溶けている状態。

　イ：ウ：分子が会合してミセルを作る場合。

　エ：オ：$FeCl_3$ 溶液を熱湯に入れると水酸化鉄（Ⅲ）コロイドが生成する。

　　$FeCl_3 + 3H_2O \longrightarrow Fe(OH)_3 + 3HCl$

$Fe(OH)_3$ の集合体は表面に Fe^{3+} を吸着して, ＋の電荷を帯びたコロイドとなる。

　オ：透析膜は，コロイドは通さないが，H^+ や Cl^- のイオンは通すので，コロイドの純度を上げることができる。

　カ：Fe^{3+} がコロイドの表面に吸着する。

　キ：例えば，会合コロイドであるセッケンでは，ミセル表面の COO^- などの親水基が水分子を水和するため，凝集することなくコロイドが安定して存在する。このようなコロイドを親水コロイドと呼ぶ。

　ク：親水コロイドを沈澱させるには多量の電解質が必要である。多量の電解質で沈澱させることを塩析という。

　ケ：水酸化鉄（Ⅲ）コロイドは少量の電解質で沈澱する（凝析という），疎水コロイドである。

　コ：疎水コロイドと親水コロイドを混合すると凝集しにくくなる。このとき加えた親水コロイドを保護コロイドという。

問2. 次のように表現する。

　媒：分散媒　質：分散質

　（気）は気体，（液）は液体，（固）は固体

　(A)煙：媒：空気（気），質：炭素粒など（固）

　(B)セッケンの泡：媒：水（液），質：空気（気）

　(C)墨汁：媒：水（液），質：炭素粒（固）

(D)霧：媒：空気(気)，質：水(液)
(E)発砲スチロール：媒：プラスチック(固)，質：空気(気)
(F)マヨネーズ：媒：水(液)，質：油(液)
(G)食塩水：コロイドではない
(H)ゼリー：媒：ゼラチン(固)，質：水(液)
(I)ステンドグラス：媒：ガラス(固)，質：金など(固)

問3．(B)セッケンの泡は，水に分散した空気をセッケン分子が取り囲んで，安定化させている(凝集を防ぐ)。
(C)墨汁は，水に分散した炭素粒子を安定化させるためにニカワを加えている。
(F)マヨネーズでは，水に分散した油を安定化させるためにレシチン(卵黄中の脂質)を加えている。

Ⅲ
〔解答〕

問1．(a)等電点　(b)アミド　(c)電気泳動
問2．

$$X : H_3N^+-\underset{\underset{H}{|}}{\overset{\overset{H}{|}}{C}}-COOH \qquad Y : H_3N^+-\underset{\underset{H}{|}}{\overset{\overset{H}{|}}{C}}-COO^-$$

$$Z : H_2N-\underset{\underset{H}{|}}{\overset{\overset{H}{|}}{C}}-COO^-$$

pH 2の溶液で存在する主な分子はX
問3．＋2
問4．陰極
問5．d：(C)　　e：(B)　　f：(A)
A，B，Cの電荷は3つとも，0

〔出題者が求めたポイント〕
アミノ酸の構造，イオンに関する基礎問題

〔解答のプロセス〕
問1．問2．(a)(b)(c)：アミノ酸は等電点では双性イオン，pHがそれより低いとH$^+$を引きつけて陽イオン，等電点より高いpHではCOOHのHがH$^+$として放出されるため陰イオンとなる。
グリシンをNH_2CH_2COOHと書く。
・X(陽イオン)：等電点より低いpHの時は陽イオンとなる。
$$NH_2CH_2COOH + H^+ \longrightarrow NH_3^+CH_2COOH$$
・Y(双性イオン)：等電点付近のpHの時は，COOHのH$^+$が，NH$_2$のNと結合する。
$$NH_2CH_2COOH \longrightarrow NH_3^+CH_2COO^-$$
・Z(陰イオン)：等電点よりpHが大きい時は，COOHからH$^+$が取れて，陰イオンとなる。
$$NH_2CH_2COOH + OH^- \longrightarrow NH_2CH_2COO^- + H_2O$$
問3．リシンの等電点より大幅に低いpH 2では，−COOHのついた炭素原子に結合しているNH$_2$のN原子にH$^+$が結合し，さらに側鎖のRに含まれるNH$_2$もイオン化しているので，2価の陽イオンとなっている。

$$NH_3^+CHCOOH$$
$$| \atop (CH_2)_4NH_3^+$$

問4．陽イオンなので，陰極に移動する。
問5．(A)(等電点10.3)は，pH 7ではH$^+$と結合して陽イオンとなっている。陰極側に移動するが，pH 10付近では双性イオンに変化し電荷が0となるので，それ以上は移動しない。　　→ fに相当
(B)(等電点8.6)は，pH 7ではH$^+$と結合して陽イオンとなっている。陰極側に移動するが，pH 8.6付近では双性イオンに変化し，それ以上は移動しない。　　→ eに相当
(C)(等電点4.2)はpH 7では陰イオンとなっているので，陽極に移動するが，pH 4付近では双性イオンに変化し，それ以上は移動しない。　　→ dに相当

Ⅳ
〔解答〕

問1．$C_{15}H_{15}NO_2$
問2．窒素
問3．E：　　　　F：　　　　H：OH

(Eは無水フタル酸構造，Fはフタリド構造，Hはp-クレゾール構造)

問4．フタル酸
問5．A：

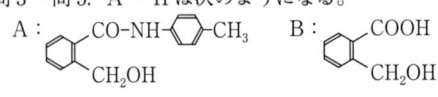

〔出題者が求めたポイント〕
芳香族化合物の構造決定

〔解答のプロセス〕
問1．分子式を$C_pH_qN_rO_s$とする。
$$12p + 1 \times q + 14r + 16s = 241（分子量）$$
Cについて，$\dfrac{12p}{241} = \dfrac{74.69}{100}$
$$p = 15$$
以下同様に，q = 15　r = 1　s = 2
分式は$C_{15}H_{15}NO_2$
問2．アミノ基を塩酸酸性で，ジアゾ化し分解するとアミノ基はヒドロキシ基となり窒素が発生する。
$$-NH_2 \longrightarrow -N_2^+ （ジアゾ化）$$
$$\longrightarrow （分解） \longrightarrow -OH + N_2$$
問3〜問5．A〜Hは次のようになる。

A：CO-NH-〈 〉-CH$_3$，CH$_2$OH　　　B：COOH，CH$_2$OH

C：NH$_2$，CH$_3$　　　D：COOH，COOH

E：
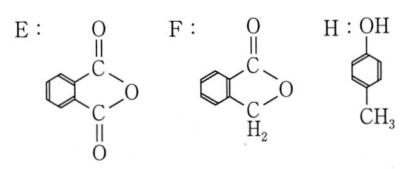
F：
H：OH

① A を希塩酸で加水分解するとベンゼン環を持つ化合物 B，ベンゼン環を持つ化合物 C となる。よって，化合物 A の分子式から，炭素 C についてはベンゼン環の部分 C 原子 12 個を引き，加水分解の酸素 O 原子 1 個を加えると，炭素 C が 3 個，窒素 N が 1 個，酸素 O が 3 個となる。これらは，化合物 B，C の置換基の原子数の合計である。

②化合物 B は酸化のち脱水で，無水物を生成するので，ベンゼン環のオルトの位置に炭素 C が結合している。また，分子内でエステルを作ることから，1 つは-COOH，もう 1 つは-CH₂OH である。

③化合物 C はベンゼンの 2 置換体である。ジアゾ化，分解で，N₂ を発生することから，置換基の 1 つは NH₂ である。化合物 B の構造では酸素 O がすでに 3 個使われているので，化合物 C のもう 1 つの置換基は CH₃ である。

また，ベンゼン環の H を Cl で置き換えるとき，NH₂ と CH₃ がオルトの位置なら 4 種の異性体が，メタの位置なら 4 種の異性体が，パラの位置なら 2 種の異性体が存在する。問題文から，パラと分かる。

以上，化合物 B はベンゼンのオルト 2 置換体。

　　化合物 B：$C_6H_4(CH_2OH)COOH$
化合物 C はベンゼンのパラ 2 置換体。

　　化合物 C：$C_6H_4(CH_3)NH_2$
化合物 B と C の側鎖を見ると，アミド結合以外はあり得ない。アミド結合は，エステル結合と同様に，酸または塩基で加水分解される。

　　化合物 A：$C_6H_4(CH_2OH)-CO-NH-C_6H_4(CH_3)$

$$\boxed{\text{後　期}}$$

$\boxed{\text{I}}$

〔解答〕

問 1．$m=4$　　　$n=3$
問 2．Fe（Ⅱ）：a　　　Fe（Ⅲ）：a
問 3．4（個）
問 4．2.8×10^2（pm）
問 5．プルシアンブルー KFe（Ⅲ）〔Fe（Ⅱ）(CN)₆〕の結晶は CN^- を通して，Fe（Ⅱ）の電子が Fe（Ⅲ）に移動できれば，Fe（Ⅱ）と Fe（Ⅲ）が入れかわったターンブルブルー KFe（Ⅱ）〔Fe（Ⅲ）(CN)₆〕の構造となるから。

〔出題者が求めたポイント〕
プルシアンブルーを通した結晶構造の解析に関する応用問題

〔解答のプロセス〕

問 1．プルシアンブルー $Fe^{Ⅲ}{}_m〔Fe^{Ⅱ}(CN)_6〕_n$ は 3 価の鉄イオンにヘキサシアノ鉄（Ⅱ）イオンを加えてできる沈殿で，電気的中性であるので，$3m+2n-6n=0$ を満たす。$3m=4n$ となり，最も簡単な整数比をとると，$m：n=4：3$ となる。つまり，$Fe_4〔Fe(CN)_6〕_3$

問 2．図から Fe（Ⅱ）は面心立方格子となっている。また，Fe（Ⅲ）も面心立方格子となっている。

問 3．$MFe〔Fe(CN)_6〕$ という化学式から，M：Fe（Ⅱ）：Fe（Ⅲ）の数の比は 1：1：1 となる。面心立方格子の単位格子中に $Fe^{Ⅱ}$（つまり Fe^{2+}）が 4 個あれば K^+ も 4 個になる。

問 4．単位格子を 8 分割すると，隣り合わない 4 部屋に M（例えば K^+）が入る。M は円筒（CN^-）で区切られた空間に入る（次図）。M の半径を r（pm）とする。この空間の中心を切る，1 辺が 500（pm）の正方形の対角線では，次式が成り立つ。

$$2r + 70 \times 2 = 500\sqrt{2}$$
$$r = 2.8 \times 10^2 \text{(pm)}$$

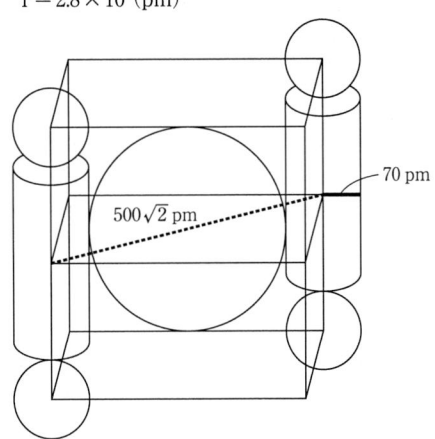

70 pm

$500\sqrt{2}$ pm

問 5．〔解答〕参照。

Ⅱ

〔解答〕

問 1.　電離度 $\alpha = 1.6 \times 10^{-2}$

問 2.　pH = 2.8

問 3.　$[CH_3COOH] = 5.0 \times 10^{-2}$ (mol/L)

　　　　$[CH_3COO^-] = 5.0 \times 10^{-2}$ (mol/L)

問 4.　pH = 4.6

問 5.　pH = 5.6

〔出題者が求めたポイント〕

弱酸の電離平衡に関する基本問題

〔解答のプロセス〕

問 1.　酢酸の電離定数を K，酢酸のモル濃度を C，電離度を α とすると，α は小さいので

$$C = 1.0 \times 0.10/1.0 = 0.10 \text{ (mol/L)}$$

$$\alpha = \sqrt{\frac{K}{C}} = \sqrt{\frac{2.7 \times 10^{-5}}{0.10}}$$

$$= 1.6 \times 10^{-2} \quad \cdots (\text{答})$$

問 2.　$[H^+] = C\alpha = \sqrt{CK}$

$$pH = -\log\sqrt{CK}$$

$$= -(1/2)\log(0.10 \times 2.7 \times 10^{-5})$$

$$= 2.78 = 2.8 \quad \cdots (\text{答})$$

問 3.　$CH_3COOH + NaOH \longrightarrow CH_3COO^- + Na^+ + H_2O$

中和されずに残った

$$[CH_3COOH] = (1.0 \times 0.10 - 0.50 \times 0.10)/1.0$$

$$= 5.0 \times 10^{-2} \text{(mol/L)} \quad \cdots (\text{答})$$

$$[CH_3COO^-] = \text{用いた NaOH の物質量 / 溶液の体積}$$

$$= (0.50 \times 0.10)/1.0$$

$$= 5.0 \times 10^{-2} \text{(mol/L)} \quad \cdots (\text{答})$$

問 4.

$$CH_3COOH \rightleftharpoons H^+ + CH_3COO^-$$

電離定数 $K = \dfrac{[H^+][CH_3COO^-]}{[CH_3COOH]}$ ……①

$[CH_3COO^-] = [CH_3COOH]$ (問 3. の結果)なので，

$[H^+] = K = 2.7 \times 10^{-5}$ (mol/L)

$pH = -\log[H^+] = 5 - \log 2.7 = 4.57 = 4.6$ …(答)

問 5.　酢酸は余る

$$[CH_3COOH] = (1.0 \times 0.110 - 0.50 \times 0.20)/1.0$$

$$= 0.010 \text{ (mol/L)}$$

$$[CH_3COO^-] = \text{用いた NaOH の物質量 / 溶液の体積}$$

$$= (0.50 \times 0.20)/1.0 = 0.10 \text{ (mol/L)}$$

①式に代入

$$2.7 \times 10^{-5} = \frac{[H^+] \times 0.10}{0.010}$$

$$[H^+] = 2.7 \times 10^{-6}$$

$$pH = -\log[H^+] = 6 - \log 2.7 = 5.57$$

$$= 5.6 \quad \cdots (\text{答})$$

Ⅲ

〔解答〕

問 1.　分子量：742

問 2.　〔実験 6〕：キサントプロテイン反応

　　　　〔実験 7〕：ビウレット反応

　　　　〔実験 8〕：PbS

問 3.　A1：Gly-Lys

問 4.　4 種類

問 5.　Gly-Lys-Asp-Ser-Tyr-Cys-Ala

〔出題者が求めたポイント〕

アミノ酸の配列順序の決定に関する問題

〔解答のプロセス〕

問 1.　X は，7 種類のアミノ酸が等量あり，特定のアミノ酸のカルボキシ基を切断する酵素の加水分解生成物が 2 種類のペプチドになること(切断箇所は 1 カ所ということ)から，7 種のアミノ酸が 1 つずつ結合している。

分子量 $= 75 + 89 + 181 + 105 + 121 + 146 + 133 - 18$

$$\times 6 = 742$$

問 2.　〔実験 6〕：ベンゼン環を確認するための反応で，キサントプロテイン反応。

〔実験 7〕：アミド結合が 2 個以上あるとき陽性。ビウレット反応。ジペプチドでは陰性。トリペプチド以上で陽性。

〔実験 8〕：アミノ酸の側鎖が分解して生じた S^{2-} と Pb^{2+} 反応して PbS の黒色沈殿を生じる。

問 3.　問 4.　アミノ酸：$R-CH(NH_2)-COOH$

グリシン：Gly：R：H-　(光学異性体がない)

アラニン：Ala：CH_3-

チロシン：Tyr：$HO-C_6H_4-CH_2-$　(ベンゼン環がある)

セリン：Ser：$HO-CH_2-$

システイン：Cys：$HS-CH_2-$　(硫黄原子がある)

リシン：Lys：$H_2N-(CH_2)_4-$

アスパラギン酸：Asp：$HOOC-CH_2-$

7 種のアミノ酸を①〜⑦とする。

N：アミノ基側　C：カルボキシ基側

X：N 末端：①-C-N-②-C-N-③-C-N-

　　　　　④-C-N-⑤-C-N-⑥-C-N-⑦：C 末端

(1)　①は Gly(グリシン)(実験 2)

(2)　⑦は，Ala(アラニン)(実験 2)

(3)　A1 は Gly を含むが，実験 7 でビウレット反応を示さないのでジペプチド。酵素 A が Lys の C 側を切断するので，①＝Gly，②＝Lys となる。

　　　A1：Gly-Lys

(4)　A2 は残りアミノ酸 5 つのペプチド(ペンタペプチド③〜⑦)。C 末端が Ala，他に Tyr と Cys が A2 に含まれる(実験 6，7)。

(5)　B1 は N 末端が Gly，C 末端が Tyr(実験 4)。B2 がジペプチド(実験 7)なので，B1 は①〜⑤のペンタペプチドとなる。⑤＝Tyr。実験 4 とも一致する。

(6)　B2 は実験 8(硫黄反応)より Cys を含む。

　　　B2：Cys-Ala。2 つのアミノ酸がそれぞれ不斉炭素原子をもち，N 末端から C 末端への順番を考慮するので，$2^2 = 4$ 種類の立体異性体がある。⑥＝Cys。

問 5.　ここまでで，X：N 末端-Gly-Lys-N-

③-C-N-④-C-N-Tyr-Cys-Ala：C 末端となる。
残りの③，④は Asp か Ser である。実験7から Cl
はジペプチドなので，実験5より酵素 C は Asp の N
側を切断したので，③＝Asp となる。
① Gly-② Lys-③ Asp-④ Ser ⑤ Tyr-⑥ Cys-⑦ Ala

Ⅳ
〔解答〕

問1．A：2-ブタノール　C：n-ブタン
問2．B：(示性式)$C_2H_5COCH_3$
　　　　　(名称)エチルメチルケトン(2-ブタノン)
問3．分子量：56
問4．$CH_3-CH_2-CH=CH_2$　1-ブテン

$$\begin{array}{c}CH_3 \\ H\end{array}C=C\begin{array}{c}CH_3 \\ H\end{array}$$　シス-2-ブテン

$$\begin{array}{c}CH_3 \\ H\end{array}C=C\begin{array}{c}H \\ CH_3\end{array}$$　トランス-2-ブテン

問5．A：ベンゼン＝1：5

〔出題者が求めたポイント〕

有機化合物の構造決定に関する基本的な問題

〔解答のプロセス〕

問1．付加反応は
　　　$C=C+Br_2 \longrightarrow CBr-CBr$
　アルケンの分子量を M とする。
　　　$\dfrac{2.8}{M}=\dfrac{80.0 \times (10/100)}{80.0 \times 2}$
　　　M＝56
　アルケン C_nH_{2n} とする。
　　　$12n+2n=56$　n＝4
　A のアルコール：$C_4H_8+H_2O \longrightarrow C_4H_9OH$
　A の酸化物がヨードホルム反応陽性,銀鏡反応陰性で,
　A の脱水から3種のアルケンが得られることから，A
　は下記の第2級アルコール。
　　　A(答)：$CH_3CH_2CH(OH)CH_3$：2-ブタノール
　A を脱水すると3種のアルケンとなる。
　　　B(答)：$CH_3CH_2CH=CH_2$：1-ブテン
　　　$CH_3CH=CHCH_3$：2-ブテン(シス，トランス異
　　　性体)
　　　アルケンに H_2 を付加すると，アルカンとなる。
　　　C(答)：$CH_3CH_2CH_2CH_3$：ブタン
問2．第2級アルコールは酸化するとケトンを生成する。
　　$CH_3CH_2CH_2(OH)CH_3 \longrightarrow$ (酸化；－2H)
　　　$\longrightarrow CH_3CH_2COCH_3$：エチルメチルケトン　…(答)
　なお，CH_3CO-はヨードホルム反応をする。
問3．問1．参照
問4．問1,〔解答〕参照
問5．$C_4H_{10}O+6O_2 \longrightarrow 4CO_2+5H_2O$
　　$C_6H_6+(15/2)O_2 \longrightarrow 6CO_2+3H_2O$
　　$C_4H_{10}O：x$ (m mol)，$C_6H_6：y$ (m mol)とする。
　　CO_2 について：$4x+6y=149.6/44$　……①

H_2O について：$5x+3y=36.0/18$　……②
①②を連立させて，
　　$x=0.1$　$y=0.5$
　　$x：y=1：5$　…(答)
注，m mol＝10^{-3} mol

生　物

解答　　　　　29年度

Ⅰ

〔解答〕

問 1.　ペプシン：a　　　トリプシン：d

問 2.

$$
\begin{array}{ccc}
\text{デンプン} & \rightarrow & \text{マルトース} & \rightarrow & \text{グルコース} \\
(\text{アミロース}) & & (\text{麦芽糖}) & & (\text{ブドウ糖}) \\
& \uparrow & & \uparrow & \\
& \text{アミラーゼ} & & \text{マルターゼ} &
\end{array}
$$

問 3.　クエン酸回路　　　問 4.　物質：尿素　器官：肝臓

問 5.　細菌名：亜硝酸菌・硝酸菌

　　　反応経路名：カルビン・ベンソン回路

問 6.　脱窒素細菌　　　問 7.　窒素固定：空気中の N_2 を NH_4^+ に変える働き　窒素同化：無機窒素化合物からアミノ酸などの有機窒素化合物をつくる働き

〔出題者が求めたポイント〕

酵素・呼吸・窒素循環

問 1.　酵素活性はその酵素が作用する環境の pH でよく働く。ペプシンは胃液(pH1 〜 1.5)に含まれるタンパク質分解酵素であり，トリプシンはすい液(pH7.1 〜 8.2)に含まれるタンパク質分解酵素である。

問 3.　アミノ酸由来の有機酸はミトコンドリア内のクエン酸回路で利用される。

問 4.　アミノ酸に由来する窒素とはアンモニアのことであるが，アンモニアは毒性が高いため，肝臓で毒性の低い尿素にされたのち，腎臓で尿として排泄される。

問 5.　ヒトの排泄物に含まれる窒素は尿素であるが，細菌により速やかにアンモニアと二酸化炭素に分解される。アンモニウムイオンは亜硝酸菌により酸化されて亜硝酸イオンとなり，さらに硝酸菌に酸化されて硝酸イオンになる。これらの反応を合わせて硝化作用という。亜硝酸菌。硝酸菌は化学合成細菌であり，アンモニアや亜硝酸の酸化によって得たエネルギーを利用し，カルビン・ベンソン回路で二酸化炭素から有機物を合成する。

問 6.　硝酸イオンを還元して窒素分子にする微生物を総称して脱窒素細菌という。多くは従属栄養生物であり，好気条件では好気呼吸を行い脱窒素は行わない。

問 7.　窒素分子中の N はまず窒素固定によってアンモニウムイオンにされることが重要である。有機窒素化合物であるタンパク質やアミノ酸などが作られる過程を窒素同化という。植物の根からの吸収では，アンモニウムイオンより硝酸イオンをよく吸収する点で硝化作用も大切であるが，重要な働きを二つに絞ると，窒素固定と窒素同化である。

Ⅱ

〔解答〕

問 1.　母性効果遺伝子

問 2.　卵割様式：表割

　　　卵割時の細胞周期の特徴：G_1 期 G_2 期がなく，細胞周期に要する時間が極めて短い。

問 3.　胚の頭部と胸部の形成に関与する。

問 4.　注入した細胞質のあった場所：胚の前方

　　　理由：注入する細胞質が初期胚の前方から得られた場合に，正常に発生する割合が高くなるから

問 5.　遺伝子 A から転写された mRNA あるいはその翻訳タンパク質は，受精後およそ 1 時間までの間に，正常に発生するために必要な重要な役割を持っている。

問 6.　正常な遺伝子 A 由来の mRNA をもたない変異体に，その mRNA を注入することで機能の回復をみることができる

問 7.　c

〔出題者が求めたポイント〕

発生

問 1.　未受精卵に含まれた mRNA(母親の DNA から転写された mRNA)により，表現型に影響を与える遺伝子を母性効果遺伝子という。

問 3.　遺伝子 A の変異体は頭部と胸部を持たないことから，頭部と胸部(前半部)の形成に関与することがわかる。

問 5.　1 時間後には 80% が正常に発生するが，2 時間後には 20% に低下することから，受精後およそ 1 時間に遺伝子 A の転写・翻訳物質が正常に発生をするために重要な役割を果たしていることがわかる。

問 7.　変異体の精子は，受精卵の細胞質に何も引き継がず，受精卵の細胞質は野生型の卵の細胞質を受け継ぐため母性因子の効果は正常に発現する。

Ⅲ

〔解答〕

問 1.　解答例

器官名	交感神経の興奮による働き
すい臓	ランゲルハンス島 A 細胞からグルカゴンを分泌する
副腎	副腎髄質からアドレナリンを分泌する

問 2.　交感神経が出る位置：胸髄(または腰髄)

　　　副交感神経が出る位置：中脳・延髄・仙髄

問 3.　甲状腺・副甲状腺・すい臓のランゲルハンス島(他，卵巣・精巣・胎盤)

問 4.　糖質コルチコイドは細胞膜を通り抜けて細胞質内の受容体と結合して作用するが，アドレナリンは細胞膜表面の受容体と結合して作用する。

問 5.　イ・エ・オ

〔出題者が求めたポイント〕

自律神経・ホルモン

問1．その他の解答例

器官名	交感神経の興奮による働き
瞳孔	拡大させる
心臓	拍動数増加させる
消化管	運動と分泌の抑制させる
気管支	拡張させる
皮膚の血管	収縮させる
立毛筋	収縮させる

問4．糖質コルチコイドは細胞膜を通り抜けて細胞質内の受容体と結合する。その後核内に移動して転写因子として働く。アドレナリンは細胞膜の受容体と結合してタンパク質を活性化させ，さらに別のシグナル伝達を引き起こす。アドレナリン受容体は他の伝達物質の受容体にもなることから，漠然と「カテコールアミンが作用する受容体」と呼ばれる。

問5．副腎皮質ホルモンのうち，糖質コルチコイドは血糖値を上げる作用があり，鉱質コルチコイドは腎臓に作用して Na^+ の再吸収と K^+ の排出を促す作用がある。これら両者が失われると考えると，血糖値の減少・血中 Na^+ の減少・K^+ の増加が予想される。

Ⅳ

〔解答〕

問1．(イ)羊水　(ロ)酸素　(ハ)動脈　(ニ)肺動脈

問2．利点：環境変化からの保護，外気を呼吸に利用できること

　綱：爬虫綱，鳥綱，哺乳綱

問3．動脈と静脈が毛細血管で連結している循環系。

問4．1) 呼吸が始まっていない肺を迂回できる

　　　2) 3と6

　　　3) 1と7

問5．両生綱，爬虫綱

問6．1)胎児の酸素解離曲線：a

　　　　理由：胎児のヘモグロビンは母体のヘモグロビンよりも酸素と結びつきやすいため

　　　2)(ⅰ)55%　　(ⅱ)35%

〔出題者が求めたポイント〕

心臓・酸素解離曲線

問2．胚膜はしょう膜，羊膜，卵黄嚢膜，尿膜の4つの膜からなる。胎児は羊膜に包まれ，羊水に浮遊した状態で生育する。爬虫類・鳥類では栄養分は卵黄のうから得られ，老廃物は尿のうに蓄えられるため羊水を汚染しない。尿膜は胚の成長に伴って卵殻を裏打ちするように拡がり，発達した毛細血管から漿膜を通じて得た酸素を取り入れて胚に供給することができる。これらにより，両生類の幼生期間に必要な環境を卵内に作り，幼生相当期間を卵内で過ごせるようになった。その結果，陸上産卵とはじめから空気呼吸のできる子を誕生させることが可能となり，乾燥した陸上への適応

力が高まった。

問3．閉鎖血管系であっても，赤血球以外の成分は毛細血管から浸出することが可能である。浸出した血しょう成分や白血球などはリンパ管を経て静脈に戻される。

問4．胎盤では栄養分と酸素が供給されるが，成体と同じ構造の心臓では先に肺に送り，その後全身に送ることになるため，効率的ではない。胎児では心房や血管の連結によって，運搬効率を高めている。

問5．一部の爬虫綱（ワニなど）では，2心房2心室であり，2心房1心室でも心室に不完全ながら隔壁があり，動脈血と静脈血の混合を防いでいる。カメ類の場合は水中で肺呼吸ができないときには皮膚呼吸で得られた酸素を効率的に利用するために隔壁の穴を拡げて，肺循環を縮小する。2心房2心室のワニの場合も水中では肺動脈と大動脈をバイパスするパニッツァ孔によって肺循環を縮小することができる。

問6．2)(ⅰ)酸素解離曲線 b で酸素分圧 30 mmHg のときの酸素ヘモグロビンの割合を読み取る。(ⅱ)母体血中の全ヘモグロビンに対する酸素ヘモグロビンの割合は，胎盤に入る前で90%，胎盤に入った後で55%なので，次式で求められる。$90 - 55 = 35\%$

後　期

Ⅰ
〔解答〕

1

問1. (ア)リボソーム
　　(イ)tRNA(転移 RNA・運搬 RNA)
　　(ウ)遺伝暗号表(mRNA コドン表)

問2. 理由：細胞小器官が浸透圧で壊れるのを防止する
　　　　　ため
　　　方法：細胞分画法

問3. 1)目的の遺伝子が組み込まれたことを GFP の発
　　　　　光で確認できる
　　　2)ミトコンドリアが良く発光する
　　　3)対照実験：配列 L を除去して GFP 遺伝子を導
　　　　　入する
　　　結果：細胞全体が発光する

2

問4. 過程：アルコール発酵
　　　理由：嫌気条件ではミトコンドリアでの反応が不
　　　　　　必要なため

〔出題者が求めたポイント〕

呼吸・遺伝子導入

問2. 低張液に入れると動物細胞は膨張して破壊される。
このとき細胞小器官も破壊される。細胞壁で保護され
た植物細胞では低張液に入れても破壊されないが, 低
張液中で細胞を破砕すると裸出した細胞小器官は浸透
圧によって壊れる。これを防止するため細胞を破砕す
る際はスクロール等で浸透圧を調整する。

問3. 配列 L に連結した GFP タンパク質はミトコンド
リア内に運ばれるが, 配列 L に連結しない GFP タン
パク質は細胞全体に分布する。

Ⅱ
〔解答〕

問1. (1)自然分類　　(2)人為分類　　(3)系統分類

問2. 系統樹

問3. ㋐脊椎動物　　㋑節足動物　　㋒軟体動物
　　㋓海綿動物

問4. ⅰ)カンブリア大爆発
　　ⅱ)原口が口になる動物群が旧口動物, 原口が口
　　　にならず別の場所に口ができるのが新口動物

問5. 器官：脊索　　　胚葉：中胚葉
　　発生が進むと：退化する

問6. ⅰ)(X)脱皮, (Y)冠輪
　　ⅱ)トロコフォア(幼生)　　ⅲ)平行進化

〔出題者が求めたポイント〕

系統分類

分類群と分類群の特徴, 地質時代との関係などの知識確
認型の出題である。しっかりとした知識を身につけてお
けば対応できる。

問6. 平行進化の結果が収斂進化(収束進化)になる場合

もある。収斂進化は生態的地位が良く似ている場合に
みられる。

Ⅲ
〔解答〕

問1. 免疫グロブリン

問2. 血液型：AB 型
　　根拠：AB 型の血清には凝集素 α も β もないので, ど
　　　　　の血液型とも凝集反応を起こさないから。

問3. 名称：一塩基多型または SNP(スニップ)
　　考え(例)：一塩基の違いによって翻訳される酵素タン
　　　　　　パク質のアミノ酸配列に違いを生じ, その
　　　　　　結果作られる糖鎖に差が生じるから。

問4. ⅰ)フレームシフトでは以後の塩基配列でコドン
　　　の区切りがずれる。その結果, 異なるアミノ
　　　酸配列になる, あるいは途中で翻訳停止とな
　　　るなど, 正常な酵素が産生されないため。
　　ⅱ)対立遺伝子 A が発現すると A 型糖鎖をつく
　　　る。対立遺伝子 O は発現しても糖鎖は作らな
　　　い。そのため, 遺伝子型が(AO)であっても
　　　遺伝子 A は発現して A 型となる。
　　ⅲ)遺伝子 A：0.2　　遺伝子 B：0　　遺伝子 O：0.8

〔出題者が求めたポイント〕

ABO 式血液型

問2. 凝集原は赤血球表面の抗原物質(糖鎖)であり, 血
清には免疫グロブリンである凝集素がある。凝集原
A と凝集素α, 凝集原 B と凝集素 β の間で抗原抗体反
応が起こり, 赤血球が凝集する。AB 型には凝集原 A
と凝集原 B が存在し, 凝集素 α と β がない。

問3. ABO 式血液型の糖鎖の構造を決定しているのが,
糖転移酵素の一つであるα-1,3-N-アセチルガラクト
サミニルトランスフェラーゼである。この遺伝子上に
は 70 以上の一塩基多型が知られるが, このうち 261
番目, 796 番目, 803 番目の塩基に存在する一塩基多
型によって糖鎖の末端構造は決定され, 3 つの血液型
が決定する。

問4. ⅰ)261 番目の塩基における一塩基多型は塩基の欠
　　　失である。その結果フレームシフトによって翻訳が
　　　途中で終了して 86 番目のアミノ酸までしか翻訳さ
　　　れず, 酵素α-1,3-N-アセチルガラクトサミニルト
　　　ランスフェラーゼが産生されない。その結果 H 型
　　　糖鎖に新たな糖鎖が付加されないので O 型となる。
　　ⅲ)B 型が存在しないことから, 遺伝子型(BB)と(BO)
　　　がないことがわかる。つまり遺伝子 B そのものが
　　　この集団にはない。O 型(OO)が 64%から, 遺伝子
　　　O の頻度は「$\sqrt{0.64}=0.8$」となり, 遺伝子 A の頻度
　　　は「$1-0.8=0.2$」となる。

Ⅳ
〔解答〕

問1. (ア)シナプス小胞　　(イ)カルシウムイオン(Ca^{2+})
　　(ウ)トロポニン　　(エ)トロポミオシン　　(オ)ミオシン

問 2．1 つの発電板の起電力は小さいが，多数の発電板を直列に繋ぐことにより大きな電圧を発生できる。

問 3．イオンチャネル型受容体

問 4．ACh に比べて作用が持続する

問 5．ⅰ）d　ⅱ）ニコチンが筋肉に作用するには，ニコチンが神経に作用する濃度のおよそ 700 倍の濃度が必要であるため，脳の活動に影響を与える濃度では筋収縮は起こらない。

〔出題者が求めたポイント〕

受容体

問 5．ⅰ）2 つのグラフから，神経型アセチルコリン受容体では，ニコチンとアセチルコリンはほぼ同じ濃度で受容体を活性化し，10^{-6} 程度で 80％の受容体を活性化している。筋肉型アセチルコリン受容体では，アセチルコリンでは神経型受容体の 10 倍ほどの濃度（10^{-5}）で受容体の 70％を活性化させているが，ニコチンではアセチルコリン濃度の数十倍でほぼ同じ効果を示すことがわかる。つまりニコチンが筋肉に作用するには，神経に作用する濃度の少なくとも数百倍以上の濃度が必要となる。なおグラフから読み取れる数値から $(10^{-3.6})/(10^{-6.4})$ を計算すると約 630 となる。選択肢から選ぶなら d の 700 倍が妥当である。

英　語　（前　期）　受験番号 M　氏名

受験番号 M

英　語（前　期）

I
(1)

(2)

(3)

(4)

II
(1)

(2)

(3)

III
(1)

(2)

(3)

この解答用紙は 153％に拡大すると、ほぼ実物大になりま

数　学（前　期）
（その1）

受験番号	M	氏名	

下の線より上には解答を記入しないこと

〔1〕

数　学（前　期） （その2）

受験番号	M	氏名	

下の線より上には解答を記入しないこと

〔2〕

数　学 （前　期）
（その 3）

受験番号	M	氏名	

下の線より上には解答を記入しないこと

〔3〕

数　学 （前　期）
（その 4 ）

受験番号　M

氏名

下の線より上には解答を記入しないこと

〔4〕

数 学 (前 期)
(その5)

受験番号	M	氏名	

受験番号
M

数 学
(前 期)

1	
2	
3	
4	
5	
計	

下の線より上には解答を記入しないこと

〔5〕

物 理（前 期）

| 受験番号 | M | 氏名 | |

受験番号
M

物 理
（前 期）

I	
II	
III	
IV	
計	

I	(1)	①	②	③	④		
	(2)	⑤		⑥		⑦	
	(3)	⑧		⑨			
	(4)	⑩	⑪	⑫	⑬		

II	①	②	③	
	④	⑤	⑥	
	⑦	⑧	⑨	
	⑩	⑪	⑫	

III	(1)	① ② ③	(2)
	(3)	(個数)	(エネルギー)
	(4)		
	(5)		(6)
			(7)
			(8)

IV	(1)	
	(2)	
	(3)	
	(4)	A :　　　　　　　B :　　　　　　　C :

この解答用紙は153%に拡大すると、ほぼ実物大になりま

化　学 （前 期）	受験番号	M		氏名	

化　学（前　期）

受験番号

M

I

問 1		問 2		問 3	
問 4		問 5			

II

問 1

ア	イ	ウ	エ	オ
カ	キ	ク	ケ	コ

問 2

分散質 ＼ 分散媒	気体	液体	固体
気体			
液体			
固体			

問 3

記号	分散質

III

問 1	a		b		c	

問 2

X	Y	Z

主な分子		問 3		問 4	

問 5

位置	d	e	f
トリペプチドの記号			
トリペプチドの分子全体の電荷			

IV

問 1		問 2	

問 3

E	F	H

問 4	
問 5	

I	
II	
III	
IV	
計	

この解答用紙は 153％に拡大すると、ほぼ実物大になります。

生　物（前期）

| 受験番号 | M | 氏名 | |

受験番号　M

生　物（前期）

I	
II	
III	
IV	
計	

I

問1	ペプシン	問2	
	トリプシン		
問3		問4	物質 　　器官
問5		反応経路	問6
問7	働き　説明		
	働き　説明		

II

問1		問2	特徴
問3			
問4	説明		
問5			
問6			
問7			

III

問1	器官　説明		
	器官　説明		
問2	交感神経	副交感神経	副交感神経	副交感神経
問3			
問4			
問5			

IV

問1	イ	ロ	ハ	ニ
問2	利点		利点	
問3			
問4	1)		2)	3)
問5			
問6	1)	理由	
	2) i　　　　%	ii　　　　%	

この解答用紙は153％に拡大すると、ほぼ実物大になりま

英　語（後　期）

受験番号	M	氏名	

受験番号

M

英　語
（後　期）

I
(1)

(2)

(3)

(4)

II
(1)

(2)

(3)

III
(1)

(2)

(3)

この解答用紙は153％に拡大すると、ほぼ実物大になります。

| 数　学 (後　期)
(その1) | 受験
番号 | M | 氏
名 | |

下の線より上には解答を記入しないこと

〔1〕

数　学（後　期）
（その2）

受験番号	M	氏名	

下の線より上には解答を記入しないこと

〔2〕

この解答用紙は 153% に拡大すると、ほぼ実物大になります。

数　学（後　期）
（その 3 ）

受験番号 M　　　氏名

下の線より上には解答を記入しないこと

〔3〕

数　学 (後　期) (その4)	受験 番号 M	氏 名

下の線より上には解答を記入しないこと

〔4〕

数 学 (後 期)
(その5)

受験番号 M　　氏名

下の線より上には解答を記入しないこと

〔5〕

1	
2	
3	
4	
5	
計	

物 理 （後 期）

受験番号	M	氏名	

物 理
（後 期）

I	
II	
III	
IV	
計	

受 験 番 号

M

I	(1)	*x* 成分		*y* 成分
	(2)		(3)	
	(4)	*L*		*h₁*
	(5)	*t₁*		*L₁*
	(6)	*t₂*	*h₂*	*L₂*
	(7)			
II	(1)		(2)	
	(3)	仕事	熱量	
	(4)		(5)	
	(6)		(7)	(8)
III	(1)		(2)	
	(3)		(4)	
	(5)			
IV	(1)		(2)	
	(3)		説明	

この解答用紙は 153％に拡大すると、ほぼ実物大になります。

| 化　学（後　期） | 受験番号 M | | 氏名 | |

| 受験番号 M |

化　学（後　期）

I					
問1	*m*		*n*		
	問2	Fe(II)		Fe(III)	
問3		問4			pm
問5					

II			
問1		問2	
問3	CH₃COOH　mol/L	CH₃COO⁻　mol/L	
問4		問5	

III	
問1	
問2	実験6の呈色反応 ・ 実験7の呈色反応 ・ 実験8の黒色沈殿
問3	
問4	
問5	

IV	
問1	A　　　　C
問2	示性式　　名称
問3	
問4	構造式　　構造式　　構造式　／　名称　　名称　　名称
問5	A：ベンゼン ＝

I	
II	
III	
IV	
計	

この解答用紙は153%に拡大すると、ほぼ実物大になりま

生 物 (後 期)

受験番号 M ／ 氏名

受験番号 M

生 物 (後 期)

I	
II	
III	
IV	
計	

I-1

問1	ア	イ	ウ
問2			方法

問3	1)
	2)
	3)

I-2

問4	過程	理由

II

問1	1	2	3
問2			
問3	ア	イ	ウ	エ
問4	i)	ii)		
問5	器官	由来		
問6	i)X	i)Y	ii)	iii)

III

問1	
問2	根拠
問3	

問4	i)
	ii)
	iii)A	B	O

IV

問1	ア	イ	ウ	エ	オ
問2					
問3					
問4					
問5	i)				
	ii)				

この解答用紙は153%に拡大すると、ほぼ実物大になります。

平成28年度

問　題　と　解　答

英　語

問題

28年度

前期試験

I　以下の英文を読み，下線部を日本語に訳せ。

One of the most provocative YouTube videos in the past two years begins mundanely enough: A one-year-old girl plays with an iPad, sweeping her fingers across its touch screen and shuffling groups of icons. In following scenes, she appears to pinch, swipe and prod the pages of paper magazines as though they, too, are screens. For the girl's father, the video is evidence of a generational transition. In an accompanying description, he writes, "Magazines are now useless and impossible to understand, for digital natives*." Whether or not his daughter truly expected the magazines to behave like an iPad, (1)this video brings into focus an important question that is relevant to all of us: How exactly does the technology we use to read change the way we read?

Since at least the 1980s researchers have published more than one hundred studies exploring differences in how people read on paper and on screens. Before 1992 most studies concluded that people read stories and articles on screens more slowly and remember less about them. Recent surveys suggest, however, that although most people still prefer paper, attitudes are changing as tablets and e-reading technology improve and reading digital texts for facts and fun becomes more common.

(2)Even so, laboratory experiments, polls and consumer reports indicate that digital devices prevent people from efficiently navigating long texts, which may subtly inhibit reading comprehension. Compared with paper, screens may also drain more of our mental resources while we are reading and make it a little harder to remember what we read when we are done.

Understanding how reading on paper differs from reading on screens requires some explanation of how the brain interprets written language. Since we are not born with brain circuits dedicated to reading, the brain improvises a brand-new circuit for reading by weaving together various ribbons of neural tissue devoted to other abilities. Some of these repurposed brain regions specialize in object recognition. So, although letters and words are symbols representing sounds and ideas, the brain also regards them as physical objects. When we read and write, we recognize letters by their particular arrangements of lines, curves, and hollow spaces.

Beyond this, the human brain may also perceive a text in its entirety as a kind of physical landscape. When we read, we construct a mental representation of the text. The exact nature of such representations remains unclear, but some researchers think they are similar to the mental maps we create of terrain—such as mountains and trails—and of indoor physical spaces, such as apartments and offices. Both anecdotally and in published studies, people report that when trying to locate a particular passage in a book, they often remember where in the text it appeared.

In most cases, paper books have more obvious topography than on-screen text. An open paper book presents a reader with two clearly defined domains—the left- and right-hand pages—and a total of eight corners with which to orient oneself. You can focus on a single page of a paper book without losing awareness of the whole text. You can even feel the thickness of the pages you have read in one hand and the pages you have yet to read in the other. (3)Turning the pages of a paper book is like leaving one footprint after another on a trail—there's a rhythm to it and a visible record of how far one has traveled. All these features not only make the text in a paper book easily navigable, they also make it easier to form a coherent mental map of that text.

In contrast, most digital devices interfere with intuitive navigation of a text and inhibit people from mapping the journey in their mind. A reader of digital text might scroll through a seamless stream of words, tap forward one page at a time, or use the search function to immediately locate a particular phrase—but it is difficult to see any one passage in the context of the entire text. As an analogy, imagine if Google Maps allowed people to navigate street by individual street, as well as to teleport to any specific address, but prevented them from zooming out to see a neighborhood, state or country. Likewise, glancing at a progress bar gives a far more vague sense of place than feeling the weight of read and unread pages. And although e-readers and tablets replicate pagination, the displayed pages are ephemeral**. Once read, those pages vanish. (4)Instead of hiking the trail yourself, you watch the trees, rocks and moss pass by in flashes, with no perceptible trace of what came before and no easy way to see what lies ahead.

（出典：*Scientific American*, November 2013.　一部変更あり）

　*digital natives: people who have been interacting with digital technologies from a very early age, surrounded by smartphones, Kindles, iPads, etc.

　**ephemeral: lasting for a very short time

Ⅱ　以下の英文を読み，下の問いに答えよ。

　　Asian cholera first came to Britain in 1831, claiming more than 50,000 lives.　A second epidemic killed a similar amount in 1848, a devastating figure for a country being told by its government that the new Public Health Act, passed in the same year, would transform the nation's sanitation.　But cholera would prove a stubborn foe: By the time the third epidemic began to depopulate London's Soho at the end of summer in 1854, there was still widespread disagreement about its cause.　Most believed that cholera was miasmic (caused by airborne infection), but several leading epidemiologists had begun to suspect otherwise.

　　Dr. John Snow, in his 1849 pamphlet *On the Mode of Communication of Cholera*, dismissed the idea that there was just something in the air.　He suggested cholera was caused either by the human consumption of contaminated food or water, or by infested clothes or bed linen.　He suspected a cellular structure to the cholera organism, but as he had not been able to show it beneath a microscope he proceeded largely on instinct.

　　In late-August 1854 Snow was examining how the water supply routes from the Thames may have affected a serious cholera outbreak in south London when he learnt that new cases had been reported just a few hundred yards from where he lived in Sackville Street, Piccadilly.　He used to live even nearer, in Frith Street, where there had already been several deaths, and he believed that his knowledge of the area, and contact with local residents, might yield the clues he needed to support his theory.　He did what doctors still did in those days: He made house calls.　It was a brave endeavour: In his efforts to match human illness to human behaviour he appeared to put himself at grave risk, for if cholera was airborne, this inquisitive doctor would surely be one of its victims.

　　In the first week of his investigations more than five hundred Soho residents would die.　People began falling ill on 31st August, with a peak in fatalities occurring two days later.　But by the third day, Snow believed he had found his cause: the public water pump where Broad Street met Cambridge Street.　This was not only the main water supply for those living nearby, but also a common stop for passing traders and children.

　　Snow tested the water from this pump on 3rd September, but his results were inconclusive: He detected few impurities with the naked eye, although when he looked again the following day, he saw an increase in "small white, flocculent particles."　One resident also told him that the water had changed its taste.　Seeing no other possible cause, and perhaps fearing that he was running out of time, he requested a list of the dead from the General Register Office.　Eighty-nine people had died from cholera in the week ending 2nd September, and as Snow walked around with his list he immediately saw the pattern he had anticipated: "Nearly all the deaths had taken place within a short distance of the pump."

　　As Snow continued walking he found further confirmation of his theory.　Only ten deaths had occurred near another water pump, and five relatives of the victims told him that they always drew water from Broad Street as they "preferred" it. Two out of five of the remaining cases were children who went to school near Broad Street.　Snow argued that the outbreak couldn't be supported by the miasmic theories (which associated disease directly with poverty) when he found that a nearby workhouse* containing hundreds of people was not affected by cholera; it turned out they drew their water from their own well.　The evidence now seemed overwhelming.　On the evening of 7th September Snow met the local board of guardians and presented them with his findings.　"In consequence of what I said, the handle of the pump was removed on the following day."

（出典：Simon Garfield, *On the Map: Why the World Looks the Way It Does.* Profile Books, 2013.　一部変更あり)

　　*workhouse: a public institution in UK where very poor people could live and work in return for food

(1)　下線部(1)を日本語に訳せ。
(2)　下線部(2)を日本語に訳せ。
(3)　下線部(3)の処置がとられた理由を，本文に則して 40 字以内（句読点を含む）で述べよ。

Ⅲ　下線部を英訳せよ。

　　猫は熱心な愛猫家が考えたがっているほど社会的に洗練された動物ではない。　猫はお互いに感情を隠し合うが，これは猫が孤独で競争的な動物として進化してきたことによる。他の哺乳類と同様，猫も恐れ，喜び，愛のような本能的な感情はもっている。　しかし嫉妬，悲しみ，罪意識のような，他者との関係に関わる感情はおそらく彼らの手の届かないところにある。

数　学

問題

前期試験

28年度

〔1〕

(1) 変数 $u \geqq 1$，$v \geqq 1$ が関係式 $u + v = 3$ をみたすとき，積 uv の値の範囲を示せ。

変数 $x \geqq 0$，$y \geqq 0$ が関係式 $\sqrt{1 + x^2} + \sqrt{1 + y^2} = 3$ をみたすとする。$u = \sqrt{1 + x^2}$，$v = \sqrt{1 + y^2}$，$t = uv$ とおく。

(2) xy を t の関数として表せ。

(3) $(x + y)^2$ を t の関数として表せ。

(4) $x + y$ の値の範囲を示せ。

〔2〕　自然数 a, b に対して，その最大公約数を $G(a,\ b)$ とする。

(1) $a > b$ のとき，$G(a,\ b) = G(a - b,\ b)$ を示せ。

自然数 n に対して $(1 + \sqrt{3})^n = p_n + q_n\sqrt{3}$ （p_n, q_n は自然数）とおく。

(2) $G(p_{n+2},\ q_{n+2})$ と $G(p_n,\ q_n)$ の関係式を導け。

(3) $G(p_n,\ q_n)$ の値を求めよ。

〔3〕　e を自然対数の底として，$f(x) = e^x - 2x^2$ とおく。$2 < e < 2\sqrt{2}$ および $\displaystyle\lim_{x \to \infty} \frac{e^x}{x^2} = \infty$ は既知とする。

(1) $f'(x)$ を $f(x)$ の導関数とするとき，方程式 $f'(x) = 0$ は 2 つの解を持つことを示せ。

(2) 方程式 $f'(x) = 0$ の 2 つの解を a, $b(a < b)$ とするとき，$0 < a < 2 < b$ を示せ。

(3) 方程式 $f(x) = 0$ は 3 つの解を持つことを示せ。

〔4〕　半径が等しい 2 つの円と一辺の長さ 2 の正三角形 ABC がある。2 つの円は互いに外接している。さらに一方の円は辺 AB と BC に接し，他方の円は CA と BC に接している。

(1) これらの円の半径を求めよ。

(2) 2 つの円の周および内部を，三角形 ABC の A を通る中線の周りに回転させてできる立体の体積を求めよ。

〔5〕　1，2，3，4，5 と記されたカードがそれぞれ 2 枚ずつ，合計 10 枚のカードがある。以下のゲームを行い，当たり，外れを決める。

10 枚のカードをよく混ぜて，2 枚引く。引いたカードの 2 数の合計を A とおく。$A \geqq 7$ のときは外れ，$A = 6$ のときは当たりとする。$A \leqq 5$ のときは，残りの 8 枚のカードの中から更に 1 枚を引き，3 枚のカードの合計を B とする。$B \neq 6$ ならば外れ，$B = 6$ ならば当たりとする。

(1) $A = 6$ である確率を求めよ。

(2) このゲームで当たりとなる確率を求めよ。

物　理

問題

前期試験

I　質量 m〔kg〕の小球を長さ l〔m〕の糸でつった振り子がある。次の問に答えよ。ただし重力加速度を g〔m/s²〕とする。

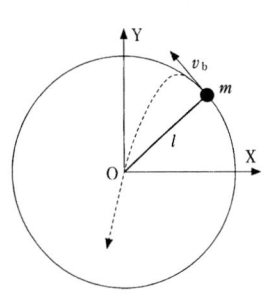

(1)　振り子が最下点で水平方向に速さを与えられて振動を始める。振幅が十分に小さい時、その周期はいくらになるか。l, g, m のうち必要な記号を用いて表せ。

(2)　最下点における速さを v〔m/s〕とするとき糸にかかる張力はいくらになるか。v, l, g, m のうち必要な記号を用いて表せ。

(3)　最下点で小球に十分大きな速さが水平方向に与えられ、最高点に達しても糸がたるまず鉛直面内で円運動を続けるためには、最高点での速さ v_m〔m/s〕はいくら以上必要か。その大きさを l, g, m のうち必要な記号を用いて表せ。

(4)　このとき最下点において水平方向に与える速さ v_0〔m/s〕はいくら以上必要か。その大きさを l, g, m のうち必要な記号を用いて表せ。

(5)　最下点で水平方向に与える速さを v_a〔m/s〕にすると、図のように座標XYを考えれば、小球は円周上の座標 (x, y) を速さ v_b〔m/s〕で離れ、図の点線のように円の中心Oを通って落下した。$v_a{}^2$, $v_b{}^2$ と (x, y) の値を l, g, m のうち必要な記号を用いて表せ。

II　平面鏡ACを水平に置き、スリットSのある板ABと、感光板を貼ったスクリーンCDをACに垂直に立てた。AC間の距離は L〔m〕、スリットSの中心はAから d〔m〕離れている。この装置を使い、Sに向かって左方からABに垂直にある決まった波長のレーザー光線を照射し、スクリーンCDにできる輝点を観察した。実験環境中の空気の屈折率は波長によらず1とし、波長 λ〔m〕の光に対する水の屈折率は n、波長 2λ の光に対する水の屈折率は n' であるとして、①から④、および⑥と⑨には適当な記号を用いて、⑤には数値、⑦と⑧は与えられた語句から選んで、それぞれ答えよ。ただし、d は L に比べて非常に小さく、また、$|h| \ll 1$ のとき、$(1 + h)^n \fallingdotseq 1 + nh$ の近似を使うものとする。鏡による光の反射では、空中、水中によらず位相が反転することに注意せよ。

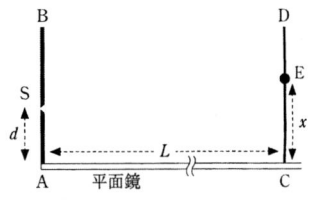

(1)　Cの鉛直上方 x〔m〕$(x \ll L)$ の点Eを考える。Sから鏡に反射せず直接Eに到達する光の光路長を L_1〔m〕とすると、$L_1{}^2 = L^2 + (x - d)^2$ より、与えられた近似を使って、L_1 は $L_1 = L\left(1 + \dfrac{(\quad ① \quad)}{2L^2}\right)$ と表される。同様に、Sを通り鏡に反射してEに到達する光の光路長 L_2〔m〕は $L_2 = L\left(1 + \dfrac{(\quad ② \quad)}{2L^2}\right)$ と表される。よって、L_1 と L_2 の差は $\dfrac{2dx}{L}$ と表される。

(2)　波長 λ の光線をSに当てると、輝点がほぼ等間隔に5つ現れた。それぞれの中心をCに近い位置から順にP1からP5までの通し番号で表すと、P5はスクリーンのD端に位置していた。このとき、最もCに近い輝点のCからの距離は（　③　）であり、CDの距離は（　④　）と表される。

(3)　(2)の状態のまま、Sに当てる光線の波長を 2λ の赤外光にかえると、CDの感光板には（　⑤　）カ所の輝点が見られた。

(4)　次に、水を満たした透明な水槽にこの装置を沈めて実験した。まず水槽の外から波長 λ の光線をSに垂直に照射しながらAC間の距離を変え、全ての輝点が(2)のときのP1からP5の位置とほぼ一致するように調整した。このときAC間の距離 L'〔m〕は（　⑥　）であった。

(5)　(4)の状態のまま、Sに照射する光線の波長を 2λ の赤外光にかえて観察したところ、輝点の数は(3)と同じだったが、それぞれの位置は(3)の点といずれも僅かにずれていた。これは、波長が長いほど水の屈折率が（　⑦　小さく、大きく　）なるので、各輝点が（　⑧　C側, D側　）にずれたためである。このとき、最もCに近い輝点のCからの距離は（　⑨　）と表される。

Ⅲ　90 V の電源，電球 L，可変抵抗 R_1，R_2 およびスイッチ S からなる図 1 の回路がある。電球の電圧電流特性の曲線を図 2 に示す。可変抵抗は，抵抗値が 0 Ω～100 Ω まで変化できる。以下の（　　）に数値を入れよ。

(1)　S を開放して，R_1 を 20 Ω とすると，電球に流れる電流 I [A] は，電球での電圧降下を V [V] として，電球の電圧電流特性曲線と I =（　①　）−（　②　）× V との交点から求まり，（　③　）A である。R_1 を小さくして，（　④　）Ω にすると，電球と R_1 での電力消費が等しくなり，消費電力は（　⑤　）W となる。

(2)　S を閉じ，可変抵抗 R_1，R_2 をともに 20 Ω にすると，電球に流れる電流 I [A] は，電球での電圧降下を V [V] として，電球の電圧電流特性曲線と I =（　⑥　）−（　⑦　）× V との交点から求まり，（　⑧　）A である。R_1 と R_2 を調整して，電球，R_1，R_2 の 3 つの消費電力が等しくなるようにするためには，電球の電圧を（　⑨　）V としなければならない。このとき電球を流れる電流は（　⑩　）A であり，R_1 は（　⑪　）Ω，R_2 は（　⑫　）Ω である。

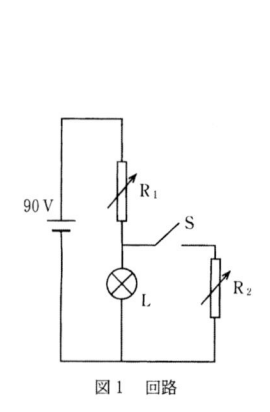

図 1　回路

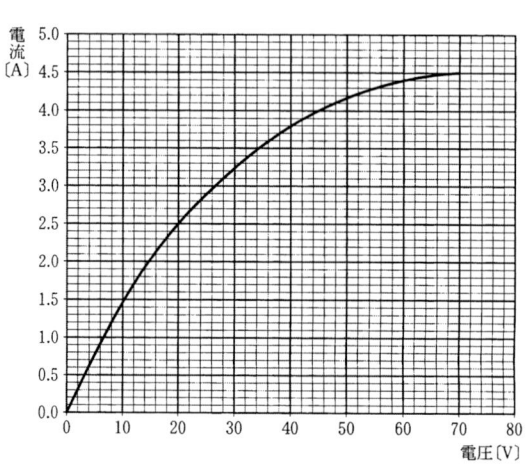

図 2　電球の電圧電流特性

Ⅳ　以下の問に答えよ。

(1)　発電所から遠く離れた村に送電線で電気が送られている。その村の 10 軒の家が同時に電気を使用すると，送電線で 2.0 % の電力損失が起こる。電力損失が 10 % を超えるのは，何軒が同時に電気を使用したときか。一軒当たりの使用電力は全て同じとする。

(2)　地球の半径を R [m] とする。地表から R [m] の上空を周回している人工衛星の周期を求めよ。なお，地表での重力加速度を g [m/s²] とする。

(3)　h（プランク定数），m（電子の質量），c（真空中の光速）を組み合わせて表した (A) から (H) のうち，①長さの次元，②時間の次元のものは，それぞれどれか，記号で答えよ。

(A)　$\dfrac{h}{mc}$ 　　　(B)　$\dfrac{mc}{h}$ 　　　(C)　$\dfrac{hc}{m}$ 　　　(D)　$\dfrac{m}{hc}$

(E)　$\dfrac{hc^2}{m}$ 　　　(F)　$\dfrac{h}{mc^2}$ 　　　(G)　$\dfrac{hm}{c^2}$ 　　　(H)　$\dfrac{h}{m^2 c}$

(4)　以下の（　　）に整数値を記入せよ。（減少の場合はマイナス符号を付けよ）

原子核がアルファ崩壊すると，その原子番号は（　①　），質量数は（　②　）変化する。また，ベータ崩壊すると，原子番号は（　③　），質量数は（　④　）変化する。原子番号 92，質量数 238 のウランは，（　⑤　）回のアルファ崩壊，（　⑥　）回のベータ崩壊を繰り返しおこない，原子番号 82，質量数 206 の鉛になる。

化 学

問題

前期試験

28年度

原子量は C：12.0，H：1.0，O：16.0，S：32.0，Cu：63.5，Zn：65.4，Pb：207 とし，ファラデー定数は 9.65×10^4 C/mol とする。

Ⅰ 図は H（水素）から K（カリウム：以下，元素は元素記号で示す）までの元素について，横軸に ［ ア ］，縦軸に ［ イ ］ を取ったものである。［ イ ］ は原子の最外電子殻から 1 個の電子を取り去るのに必要なエネルギーである。同じ周期の原子では，［ ア ］ が大きくなるほど ［ ウ ］ の正の電荷が増し，電子と ［ ウ ］ の間のクーロン力が強くなるので，［ イ ］ が増加する傾向がある。ただし，第 2 周期において Be と B の間，および ［ エ ］ と ［ オ ］ の間，また第 3 周期において ［ カ ］ と ［ キ ］ の間，および P と S の間では ［ ア ］ が大きいほうが ［ イ ］ が小さい。これについては，軌道を考えることで説明ができる。K 殻には 1 つの s 軌道，L 殻には 1 つの s 軌道と 3 つの p 軌道，さらに M 殻には 1 つの s 軌道，3 つの p 軌道，および 5 つの d 軌道が存在する。1 つの軌道には 2 つまで電子が入ることができる。同じ殻においては，s 軌道，p 軌道，d 軌道となるにしたがってエネルギーが増大するため，第 2 周期の元素ではまず ［ ク ］ 軌道に電子が入り，［ ア ］ が大きくなるにつれて B で初めて ［ ケ ］ 軌道に電子が入る。その結果，B は Be に比べて ［ イ ］ が小さくなる。また，B から ［ エ ］ までは電子は互いの反発を避けるために別々の ［ ケ ］ 軌道に入っていくが，［ オ ］ では 1 つの軌道に ［ a ］ ため，電子の反発が生じて不安定になり，その結果 ［ オ ］ は ［ エ ］ に比べて ［ イ ］ が小さくなる。第 3 周期の元素の ［ イ ］ についても同様に説明される。外側の電子殻になると，電子が ［ ウ ］ より遠ざかるために ［ イ ］ は減少する。図で同じ数の ［ コ ］ を持つ原子どうしでは ［ ア ］ が大きくなるほど ［ イ ］ が減少するのはそのためである。

問 1 ［ ア ］ ～ ［ コ ］ に適当な語句を入れよ。元素は元素記号で示せ。
問 2 a に入る文を以下の中から適切な単語を組み合わせて作成し 10 字以内で答えよ。なお，数字は 1 文字として数える。

　　　1 個　2 個　3 個　4 個　入る　外れる　電子　陽子　中性子

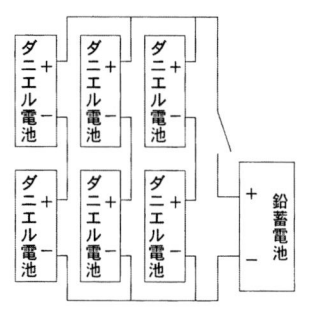

Ⅱ

問 1 金属 A～H はそれぞれ，亜鉛，金，銀，スズ，銅，白金，マグネシウム，リチウムのいずれかである。下記の文章を読み，A～H をイオン化傾向の大きい順に並べて記せ。また，金属 A，C，D，E，G，H については，該当する元素記号を答えよ。

　⑴ A と H はほとんどの酸に溶けないが，濃硝酸と濃塩酸の混合物には溶ける。
　⑵ E は塩酸や希硫酸には溶けないが，酸化力のある酸には溶ける。
　⑶ 希硫酸に C を浸しても気体は発生しないが，希硫酸中で C に F を接触させると，C の表面から気体が発生する。
　⑷ C と E を電解質水溶液に浸して導線でつなぐと，導線を通して E から C に電流が流れる。
　⑸ A と C は着色しており，残る 6 種類の金属は銀白色あるいは灰白色である。
　⑹ B は冷水と激しく反応して水素を発生するが，D は冷水とほとんど反応せず，熱水とは徐々に反応して水素を発生する。
　⑺ F は熱水とは反応しないが，高温水蒸気と反応して水素を発生する。
　⑻ 鉄板の表面に F を被覆したものと G を被覆したものを比べると，一旦キズがつけば後者の鉄板の方が錆びやすくなる。
　⑼ C の塩の水溶液に G の単体を入れると，その表面に C が析出する。
　⑽ E の塩の水溶液に C，F それぞれを浸すと，いずれの場合も表面に E が析出するが，H を浸しても E は析出しない。

問 2 図のように接続したダニエル電池（起電力 1.1 V）を用い，スイッチを入れて鉛蓄電池（起電力 2 V）を充電したところ，鉛蓄電池の正極および負極の質量の和が 72 mg 減少した。このとき次の問いに答えよ。なお，有効数字 3 桁で答えよ。

　⑴ 鉛蓄電池に流れ込んだ電気量は何 C か。
　⑵ 充電の前後での 6 個のダニエル電池の正極および負極の質量変化の総和は何 mg か。増減がわかるように ＋ または － の符号をつけて答えよ。

Ⅲ　消毒薬として用いられるオキシドールに関する以下の文章を読み，問いに答えよ。

オキシドールに含まれる過酸化水素の濃度を決定するために以下の実験を行った。オキシドール 10 mL をホールピペットを用いて 100 mL のメスフラスコに量り取り，標線まで純水を加えよく振り混ぜた。その 10 mL をホールピペットを用いてコニカルビーカーに量り取り，3 mol/L の硫酸 5 mL と純水を加え 50 mL とし温めた。これに 0.040 mol/L の過マンガン酸カリウム水溶液をビュレットで滴下した。表は，3 回行った滴定の滴定を始める前と終点のビュレットの読み取り値(単位は mL)である。

	1回目	2回目	3回目
滴定前	9.2	17.2	25.4
終　点	17.2	25.4	33.2

問 1　この実験に適切な指示薬を次から選び記号を書け。
　　　A．フェノールフタレイン　　　　　B．メチルオレンジ　　　　　C．ヨウ化カリウム
　　　D．ブロモチモールブルー　　　　　E．指示薬は不要

問 2　酸化剤としての過酸化水素と，還元剤としての過酸化水素のイオン反応式を書け。

問 3　上記実験での，過マンガン酸イオンの反応をイオン反応式で書け。

問 4　過酸化水素と過マンガン酸カリウムの反応で，酸化数が一番大きく変化した原子は何か。また，反応の前後の酸化数を算用数字を用いて答えよ。

問 5　オキシドールに含まれる過酸化水素の濃度を，質量パーセント濃度で答えよ。ただし，オキシドールの密度は 1.00 g/cm³ であり，オキシドール中の過酸化水素以外の物質と過マンガン酸カリウムは反応しないものとし，有効数字 2 桁で答えよ。

問 6　傷口にオキシドールを塗ると細かい白い泡が発生するが，このとき次の反応が起こっている。この反応で 2 分子の過酸化水素はそれぞれ別の働きをしている。どのような働きをしているか簡潔に述べよ。
$$2\,H_2O_2 \longrightarrow 2\,H_2O + O_2$$

Ⅳ　動植物を構成する分子の中には多糖，タンパク質，核酸のような高分子化合物があり，これらは小さなくり返し単位が多数結合した構造をとっている。このようなくり返し単位のもととなる低分子の化合物のことを　A　という。多糖のひとつである　B　にはこのくり返し単位が直鎖状につながり水に溶けやすいアミロースと，分枝の多い構造をとり水に溶けにくい　C　の 2 種類の成分がある。一般にアミロースは　C　に比べて分子量が小さい。この　B　の　A　は　D　であり，　D　どうしをつないでいる結合を　E　結合という。タンパク質の　A　はアミノ酸であり，このアミノ酸どうしを結合させているアミド結合を特に　F　結合という。結合するアミノ酸の配列の違いによって，性質が異なるタンパク質が生じる。たとえば塩基性アミノ酸を多く含むプロタミンというタンパク質の等電点は pH 10〜12 であるのに対して，血清アルブミンというタンパク質の等電点は pH 5 である。核酸のくり返し単位は　G　と呼ばれ，これはアデニン，グアニン，シトシン，チミン，ウラシルといった互いに水素結合を作る部分，リボースまたはデオキシリボース，および　H　から構成されている。中性の水溶液中では，核酸分子内の　H　の部分は電離している。

問 1　　A　〜　H　に適する語句を入れよ。

問 2　　B　の検出反応名を 1 つ，およびタンパク質の検出反応名を 2 つ挙げよ。

問 3　アミロース，血清アルブミン，プロタミン，核酸は，水中で分子コロイドの状態で存在する。これらをそれぞれ pH 8 の緩衝液に分散させた後電気泳動を行うと，どのように移動するか。解答欄の移動する方向に○をつけよ。

問 4　カルボキシ基をもつ陽イオン交換樹脂を pH 8 の緩衝液で十分に洗浄した後，pH 8 の緩衝液に分散させたアミロース，血清アルブミン，プロタミン，核酸のそれぞれと混ぜ合わせた。この陽イオン交換樹脂に吸着する分子を○で囲め。ただし pH 8 の緩衝液は十分に低い濃度であるとする。

問 5　アミロース 1.00 g と麦芽糖 10.00 g を純水に溶かして，体積を正確に 10 mL とした。これを溶液 A とする。溶液 A の 10 mL を半透膜でできた透析袋に入れて，純水 190 mL を透析外液として十分に透析を行ったところ，透析袋内液 1 mL あたり，アミロースが 0.100 g，麦芽糖が 0.0500 g 存在した。次に溶液 A の 10 mL を上と同様の透析袋に入れて，純水 90 mL を透析外液として透析の操作を連続的に 2 回行った。この時の透析袋内液に含まれるアミロースと麦芽糖は，透析袋内液 1 mL あたりおのおの何 g か。透析外液と内液の体積は正確な値であるとする。有効数字 3 桁で答えよ。なお，溶液の体積に占める溶質の体積は無視できるものとする。

生　物

問題　　　　　　　　　　　　　28年度

前期試験

I　以下の文章を読み，設問に答えよ。

　　ヒトが眼で物を見るとき，[1]眼に入る光量は，（　あ　）にある筋肉の働きによって瞳孔を拡大，縮小することで調節される。光は眼の（　い　）と（　う　）と順に屈折し，網膜上に像を結ぶ。（　う　）では毛様体の筋肉の働きによってその厚さを変えて像のピントを合わせている。網膜には視細胞があり，光を受容すると，光強度に応じて視細胞の電気的応答の大きさが変化する。この電気的応答が[2]視神経を介して大脳に伝えられると視覚が生じる。

問1　（　あ　）～（　う　）の空欄に適切な語句を入れよ。

問2　下線部1の反応は，刺激に対して意志とは無関係に起こる。このような反応を何というか。また，下線部1の反応の中枢がある脳の部位の名称を答えよ。

問3　網膜の中で視細胞が分布していない場所を何というか。また，なぜ視細胞が分布していないか説明せよ。

問4　下線部2の現象には，細胞膜に存在するイオンチャネルが関与している。主に関与する2つのイオンチャネルの名称を書け。

問5　コイから視細胞を単離し，さまざまな光強度に対する視細胞の電気的応答の大きさを調べ，図の結果を得た。

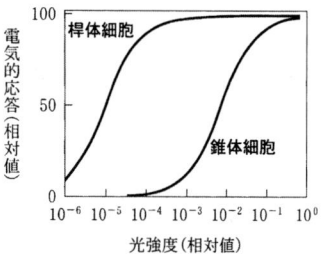

Tachibanaki ら（2001）より改変

　⑴　錐体細胞が電気的応答（相対値）50 を示すためには，桿体細胞が同じ大きさの電気的応答を示す場合の約何倍の光強度が必要であるか。（有効数字1桁）

　⑵　星を見るとき，視野の中心よりも，視野の中心から少しそれたところの方が暗い星がよく見える。この理由を，網膜の構造をふまえて説明せよ。

II　以下の文章を読み，設問に答えよ。

　　ある場所に生育している植物の集まりを植生という。植生の中で，個体数が多く背丈が高く葉や枝の広がりが大きい種類を（　1　）という。様々な生物は環境に働きかけ，植生内の光や土壌の環境を変えていく。このことを（　2　）作用という。この変化に伴い，長い年月をかけて植生は移り変わっていく。これを（　3　）という。三原山（伊豆大島）の周辺において，噴火時期が異なる4地点に見られる植生の様子や環境条件などを 1958 年から 1960 年に調査したところ，表のようになった。また，図は，温度一定下において，ある植物(あ)と(い)の葉に光を照射した際の光強度の相対値と CO_2 吸収・放出速度（1時間あたり，単位葉面積あたりの相対値）の関係を表している。

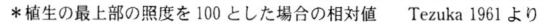

調査地点	A	B	C	D
噴火時期	（ア）	（イ）	（ウ）	約 4000 年前
植物種類数	42	3	21	33
植生の高さ(m)	9.2	0.6	2.8	12.5
地表照度(%)*	2.7	90	23	1.8
土壌の厚さ(cm)	40	0.1	0.8	37
土壌有機物(%)	20	1.1	6.4	31

＊植生の最上部の照度を 100 とした場合の相対値　　Tezuka 1961 より

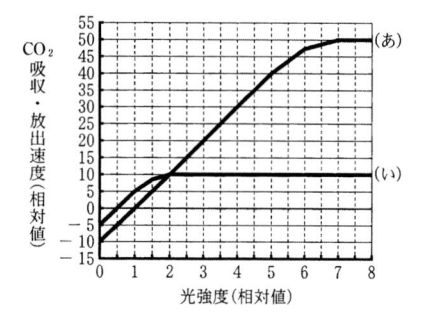

問1　（　1　）～（　3　）の空欄に適切な語句を入れよ。

問2　一般に土壌はどのように形成されるか，簡潔に説明せよ。

問3　表中の（ア）～（ウ）に適切と思われる噴火時期を1～3から選べ。　1．約10年前　　2．約200年前　　3．約1300年前

問4　調査地点Dでは長い年月をかけて安定した植生の状態が維持されている。このような状態を何というか。

問5　調査地点Bに存在する植物の光強度と光合成速度の関係は植物(あ)，(い)のどちらに近いと考えられるか，理由とともに答えよ。

問6　⑴　植物(い)に光強度2の光を照射した際の光合成速度を答えよ。

　　　⑵　植物(あ)において，⑴で解答した光合成速度の2倍の値を与える光強度を答えよ。

問7　植物(あ)，(い)の葉に光強度5の光を13時間照射し，その後11時間暗黒下に置いた。単位葉面積あたりで，植物(あ)の葉の乾燥重量の増加量は，植物(い)の葉の乾燥重量の増加量の何倍になるか。なお転流はおきないものとする。（有効数字2桁）

Ⅲ　以下の文章を読み，設問に答えよ。

　DNA 複製は，細胞周期の（　1　）期のうちの S 期に行われる。複製の際には，DNA が 1 本鎖にほどけ，それぞれを鋳型として新しい DNA 鎖がつくられる。このような複製を半保存的複製といい，（　2　）と（　3　）という研究者達の実験によって証明された。まず，^{15}N のみを窒素源として含む培地で大腸菌を培養し，<u>何回も分裂を繰り返させた</u>。その大腸菌を ^{15}N よりも軽い ^{14}N のみを含む培地に移し，さらに分裂させた。1 回の分裂が終わるごとに大腸菌から DNA を抽出し，密度勾配遠心分離法により，DNA がどの位置に層となって集まるかを調べた。

　DNA 複製は，複製起点とよばれる領域で始まり，そこから両方向に行われる。原核生物の DNA は環状で，複製起点は 1 か所である。DNA 複製における新生 DNA 鎖の伸長は（　4　）という酵素により行われる。DNA 2 本鎖のうち，一方の DNA 鎖では連続的に新しい鎖が合成される。この鎖を（　5　）鎖という。もう一方の DNA 鎖では，（　6　）という DNA 断片を作りながら不連続に DNA 鎖が合成される。この鎖を（　7　）鎖という。それぞれの DNA 断片をつなぐのは（　8　）という酵素である。

問 1　（　1　）～（　8　）の空欄に適切な語句をいれよ。

問 2　下線部のように ^{15}N を含む培地で何回も大腸菌を分裂させる理由を答えよ。

問 3　この実験を行う際，DNA 複製が半保存的複製であるという仮説以外に，全保存的複製（鋳型である元の DNA 2 本鎖はそのまま残り，新たな DNA 2 本鎖ができる），分散的複製（DNA 鎖があちこちで分断され断片となり，そこから新しい DNA が合成され，それらの断片がつながって複製される）という仮説も立てられた。

　①　半保存的および全保存的複製の場合，大腸菌を ^{15}N を含む培地から ^{14}N を含む培地に移して 1 回目および 2 回目の分裂が終わった後に観察される DNA の層を解答欄の図に描き入れよ。ただし，^{14}N のみ，^{15}N のみからなる DNA の密度勾配遠心の結果は解答欄の左端に示している。また解答の際，DNA の層の厚さは考慮しなくてもよい。

　②　DNA 複製が分散的複製ではなく半保存的複製であることが最初に判定できるのは，大腸菌を ^{15}N を含む培地から ^{14}N を含む培地に移した後，何回目の分裂後か。

問 4　ゲノムの大きさが 4.6×10^6 塩基対の細菌において，1.0×10^3 塩基対/秒の平均速度で DNA が複製したとする。1 回の DNA の複製にかかる時間（分）を計算せよ。（有効数字 2 桁）

Ⅳ　脊椎動物の上皮組織に関する以下の文章を読み，設問に答えよ。

　上皮細胞の集まりを上皮組織といい，消化管の内表面などをおおっている。上皮組織を形成するためには上皮細胞が互いに結合することが必要である。結合には大きく分けて三種類ある。一つ目は密着結合である。二つ目は固定結合で，密着結合とは別の接着タンパク質に細胞内の細胞骨格が結合して，上皮組織に伸縮性や強度を与えている。固定結合には，細胞と細胞を結合するデスモソームによる結合や，<u>細胞と結合組織の間にある繊維状タンパク質でできた層</u>と細胞を結合するヘミデスモソームによる結合などがある。三つ目はギャップ結合で，図のように低分子の物質や無機イオンが移動できる中空の膜貫通タンパク質によって結合している。

問 1　消化管の上皮組織の中には，栄養素を消化する酵素をエキソサイトーシスによって消化管の内部に分泌する細胞がある。エキソサイトーシスを説明せよ。

問 2　小腸の上皮組織はどの胚葉に由来するか。また小腸には，上皮組織と結合組織以外にどのような組織があるか，2 つあげよ。

問 3　小腸の上皮細胞の細胞膜には，アミノ酸を細胞内に能動輸送により取り込む系が存在する。この輸送を例として，能動輸送とはどのような輸送かを説明せよ。

問 4　デスモソームによる結合に関与する接着タンパク質と細胞骨格の名称をそれぞれあげよ。

問 5　下線部の繊維状タンパク質，および，それからなる層の名称をあげよ。また，関与する接着タンパク質の名称をあげよ。

問 6　細胞内に物質を微量注入する技術を用いて，ギャップ結合を拡散できる物質の分子量を調べる実験を行いたい。下記は細胞 A と細胞 B がギャップ結合で結合している様子を模式的に示した図である。図を参考にしてどのような実験をすればよいか答えよ。

微量注入　細胞 A　細胞 B

英　語

問題　　　　28年度

後期試験

Ｉ　以下の英文を読み，下線部を日本語に訳せ。

　A hundred years ago, the British mathematician and philosopher A.N. Whitehead wrote, "Civilization advances by extending the number of important operations which we can perform without thinking about them." It's hard to imagine a more confident expression of faith in automation. Implicit in Whitehead's words is a belief in a hierarchy of human activities: (1)Every time we off-load a job to a tool or a machine, we free ourselves to climb to a higher pursuit, one requiring greater skill, deeper intelligence, or a broader perspective. We may lose something with each upward step, but what we gain is, in the long run, far greater.

　History provides plenty of evidence to support Whitehead. We humans have been handing off routine tasks, both physical and mental, to tools since the invention of the lever, the wheel, and the counting beads. But Whitehead's observation should not be mistaken for a universal truth. He was writing when automation tended to be limited to distinct, well-defined, and repetitive tasks. Automation is different now. Computers can be programmed to perform complex activities in which a succession of tightly coordinated tasks is carried out through an evaluation of many variables. Many software programs take on intellectual work—observing and sensing, analyzing and judging, even making decisions—that until recently was considered the preserve of humans. That may leave the person operating the computer to play the role of a high-tech clerk—entering data, monitoring outputs, and watching for failures. Rather than opening new frontiers of thought and action, software ends up narrowing our focus. We trade subtle, specialized talents for more routine, less distinctive ones.

　Most of us want to believe that automation frees us to spend our time on higher pursuits but doesn't otherwise alter the way we behave or think. That view is a fallacy—an expression of what scholars of automation call the "substitution myth." (2)A labor-saving device doesn't just provide a substitute for some isolated component of a job or other activity. It alters the character of the entire task, including the roles, attitudes, and skills of the people taking part.

　Psychologists have found that when we work with computers, we often fall victim to two cognitive ailments—complacency* and bias—that can undercut our performance and lead to mistakes. Automation complacency occurs when a computer lulls us into a false sense of security. (3)Confident that the machine will work flawlessly and handle any problem that comes up, we allow our attention to drift. We become disengaged from our work, and our awareness of what's going on around us fades. Automation bias occurs when we place too much faith in the accuracy of the information coming through our monitors. Our trust in the software becomes so strong that we ignore or discount other information sources, including our own eyes and ears. When a computer provides incorrect or insufficient data, we remain oblivious to the error.

　The way computers can weaken awareness and attentiveness points to a deeper problem. Automation turns us from actors into observers. That shift may make our lives easier, but it can also inhibit the development of expertise. Since the late 1970s, psychologists have been documenting a phenomenon called the "generation effect**." It was first observed in studies of vocabulary, which revealed that people remember words much better when they actively call them to mind—when they generate them—than when they simply read them. The effect, it has since become clear, influences learning in many different circumstances. When you engage actively in a task, you set off intricate mental processes that allow you to retain more knowledge. You learn more and remember more. When you repeat the same task over a long period, your brain constructs specialized neural circuits dedicated to the activity. (4)It assembles a rich store of information and organizes that knowledge in a way that allows you to get access to it on the spot. What looks like instinct is hard-won skill, skill that requires exactly the kind of struggle that modern software seeks to alleviate.

（出典：*The Atlantic*, November 2013.　一部変更あり）

　　*complacency: a feeling of uncritical satisfaction

　　**generation: the production or creation of something

Ⅱ　以下の英文を読み，下の問いに答えよ。

"Make sure you play fairly," parents often say to their kids.　In fact, children do not need encouragement to be fair.　It is a unique feature of human social life that emerges in childhood.　When given the opportunity to share sweets equally, young children tend to behave selfishly, but by about eight years of age most prefer to distribute resources to avoid inequalities, at least among members of their own social group.

Biologists are surprised by this tendency to behave fairly.　The theory of evolution by natural selection predicts that individuals behave in ways to maximise their inclusive fitness*.　So behaviours are only selected, and hence evolve, if they ensure the survival and reproduction of the actor, or of the kin who contain copies of the actor's genes.　However, the behaviour displayed by children seems to be at a disadvantage to themselves, especially when those who benefit from their selfless behaviour are not the children's close relatives.

Humans are proactively prosocial.　We are often motivated to help others without those others signalling their need, such as begging, or displaying signs of need, such as crying.　As cultural practices are not responsible for children developing their initial prosocial tendencies, it is thought that a sense of fairness must have been under strong positive selection during human evolution.

In a new review published in the journal *Science*, Sarah Brosnan of Georgia State University, and Frans de Waal of Emory University, explore this topic by trying to explain how our response to fairness and unfairness evolved.　Species of primates, dogs, birds and fish have been studied.　The overall results indicate that responses to disadvantageous inequity— say, protesting when another receives more banana pieces than you for pulling the same rope—are strongest in species that co-operate with others outside of mating and kinship bonds.　This includes capuchin monkeys, chimpanzees and the ancestors of dogs.　In other words, animals, including humans, that co-operate with non-kin have evolved sensitivity to detrimental unfairness so that they can avoid being taken advantage of.

However, what is less common in the animal kingdom is sensitivity to advantageous inequity, or protest when you receive more reward than another for the same task.　Such inequity aversion, at a cost to oneself, has only been recorded in humans and chimpanzees.

Brosnan and De Waal propose that the motivation to seek equal rewards, despite disadvantaging oneself, is to prevent dissatisfaction of the co-operative partner and avoid any negative outcomes that may follow.　The main negative outcomes are the likelihood of conflict and loss of future advantageous co-operation with the partner.　Also, one's reputation is tainted, reducing the chances of forming future beneficial partnerships.　When we humans "play fair," we are doing so, according to Brosnan and De Waal, not due to a motivation for "equality for its own sake but for the sake of continued cooperation."

Humans have enlarged brains, which enhance our ability to understand the benefits of self-control in dividing resources.　We also have language, which allows for enhanced reputation building.　Because responsiveness to advantageous inequity is only seen in humans and chimpanzees, Brosnan and De Waal hypothesise that its evolution, since the split from other apes, was the starting point for the eventual development of the advanced sense of fairness displayed by humans.

(出典：*The Guardian*, September 19, 2014.　一部変更あり)

　　*inclusive fitness: the ability of an individual organism to pass on its genes to the next generation, taking into account the shared genes passed on by the organism's close relatives.

(1)　下線部(1)を日本語に訳せ。
(2)　下線部(2)のような現象が生じる理由について，Brosnan と De Waal はどのような説明を与えているか。本文に則して 50 字以内（句読点を含む）で答えよ。
(3)　下線部(3)を "its" の内容を明らかにして日本語に訳せ。

Ⅲ　下線部を英訳せよ。

　　フランス人は，一人あたり年に 20 キロから 30 キロの食品を捨てており，そのコストは年間 200 億ユーロと推定される。そこで，その半減を目指して，フランス議会は大手スーパーマーケットの食品廃棄を禁止する法案を可決した。その新しい法の下では，スーパー側は食品廃棄を防ぐ対策を取らなければならなくなった。一例を挙げれば，スーパーは，売れ残ったがまだ食べられる食品については，慈善団体に寄付することが義務付けられている。

数　学

問題　　　　　　　28年度

後期試験

〔1〕

(1) $\sqrt{2}$ と $\sqrt{3}$ は無理数であることを証明せよ。

(2) a, b, c についての次の方程式の有理数解をすべて求めよ：
$$a + \sqrt{2}\,b + \sqrt{3}\,c = 0$$

(3) p, q, r についての次の方程式の有理数解をすべて求めよ：
$$(1 + \sqrt{3})p + (\sqrt{2} - 1)q + (\sqrt{3} - \sqrt{2})r = 1$$

〔2〕　複素数平面の原点を中心とし，半径 1 の円周を C とする。

(1) 複素数 α, β が C 上を動くとき $z = \alpha + \beta$ の値の範囲を求めよ。

(2) (1)で更に，α, β, 1 が三角形をなすようにという条件をおくとき，z の値の範囲を求め，複素数平面に図示せよ。

〔3〕　数列 $\{a_n\}$ がすべての自然数 n について $0 < a_n < 1$ をみたしているとする。この数列 $\{a_n\}$ を用いて，一辺の長さが 1 の正方形 $A_0B_0C_0D_0$ から始めて，四角形 $A_nB_nC_nD_n (n = 1, 2, \cdots)$ を次の規則で定義する。

辺 $A_{n-1}B_{n-1}$, $B_{n-1}C_{n-1}$, $C_{n-1}D_{n-1}$, $D_{n-1}A_{n-1}$ を $a_n : 1 - a_n$ に内分する点をそれぞれ A_n, B_n, C_n, D_n とする。

四角形 $A_nB_nC_nD_n$ の面積を S_n とし，$T_k = \sum_{n=1}^{k} S_n$ とする。

(1) すべての自然数 n に対し $a_n = \dfrac{1}{3}$ であるとき，$\lim\limits_{k \to \infty} T_k$ を求めよ。

(2) $n \geqq 2$ とする。定数 $b_1, \cdots, b_n$ が $0 < b_i < 1 \ (i = 1, \cdots, n)$ をみたすとき，次の不等式を示せ。
$$(1 - b_1)(1 - b_2)\cdots(1 - b_n) > 1 - (b_1 + b_2 + \cdots + b_n)$$

(3) すべての自然数 n に対し $a_n = \dfrac{1}{3^n}$ であるとき，$\lim\limits_{k \to \infty} \dfrac{1}{T_k}$ を求めよ。

〔4〕　$P(x) = x^2 - x + \dfrac{1}{2}$ とおく。区間 $I = \left\{\theta \mid -\dfrac{\pi}{2} < \theta < \dfrac{\pi}{2}\right\}$ において，$f_1(\theta)$, $f_2(\theta)$, $f_3(\theta)$ を次のように定める：
$$f_1(\theta) = P(\cos\theta), \ f_2(\theta) = P(f_1(\theta)), \ f_3(\theta) = P(f_2(\theta))$$

$f_3(\theta)$ の導関数を $f_3'(\theta)$ と表す。他の $f_1(\theta)$, $f_2(\theta)$ に対しても同様とする。

(1) I において，$f_1(\theta)$, $f_2(\theta)$ それぞれの値の範囲を求めよ。

(2) $f_3'(\theta) = 0$ となる θ は $f_2'(\theta) = 0$ もみたすことを示せ。

(3) I において，$f_3(\theta)$ の極値を求めよ。

〔5〕　4 枚のカードの表にそれぞれ 1，2，3，4 が記されている。4 枚のカードを裏返し，よく混ぜて 1 枚を取り出し，カードに記された数を見て元に戻す。$n \geqq 2$ として，この操作を n 回繰り返すとき，取り出されたカードの数の合計を X_n とする。

(1) n 回の操作で 1，2，3，4 のカードが出た回数をそれぞれ a, b, c, d 回とする。$X_n = n + 4$ となるような a, b, c, d の組合せをすべてあげよ。

(2) $X_n = n + 4$ である確率を求めよ。

物 理

問題

後期試験

28年度

I 以下の問に答えよ。

(1) アリを半径 a〔m〕の球状の容器の中に入れると，内壁を登りだした。アリの登り得る最下点からの高さを求めよ。なお，内壁面とアリとの間の摩擦係数を μ とする。

(2) 管楽器と弦楽器を暖かい部屋で調律し，寒い野外へ出て演奏会を催した。このとき，温度変化による管楽器の管の長さと弦楽器の弦の長さの変化は無視できるほど小さかったが，弦楽器の弦の張力は増加した。管楽器および弦楽器で発生する音の周波数は，調律時に比べてどのように変化するか。(a)～(c)から１つ選べ。

    (a) 高くなる   (b) 変わらない   (c) 低くなる

(3) 下記の①から④の項目にもっとも近いのはどれか。AからFの記号で答えよ。

    ① 原子の大きさ   ② 原子核の大きさ   ③ 可視光線の真空中での波長

    ④ 空気中の音の波長

    A. $1\,\mathrm{m}$ B. $10^{-3}\,\mathrm{m}$ C. $10^{-7}\,\mathrm{m}$

    D. $10^{-10}\,\mathrm{m}$ E. $10^{-14}\,\mathrm{m}$ F. $10^{-34}\,\mathrm{m}$

(4) ラジウム 226 は，$4.8\,\mathrm{MeV}$ の運動エネルギーのアルファ線を放出して質量数が（ ① ）のラドンの同位体に崩壊する。アルファ線の放出に伴って反対側に動き出したラドンの運動エネルギーは（ ② ）MeV である。崩壊する前のラジウム 226 は静止していたものとして，（ ）を埋めよ。

II 水平な床に質量 M〔kg〕の台 ABCD が置かれ，静止している。台の上面の ABC は底面に平行であり，C から D は曲面で面 AC に滑らかにつながっている。台上の点 B と点 C の間に質量 m〔kg〕の小物体（$m < M$）を置き，台上に静止させたのち（図１），小物体に右向きの初速度 v_0〔m/s〕を与えた。小物体は台上をすべり，点 C を通過して最高点に達したのち（図２），C の方へ戻った。台と床の間に摩擦力は働かず，小物体と台の間では面 AB だけでしか摩擦力は働かない。小物体と面 AB の間の動摩擦係数を μ，重力加速度を g〔m/s²〕として，v_0，g，M，m，μ の中から適当と思われる記号を用いて，以下の問に答えよ。

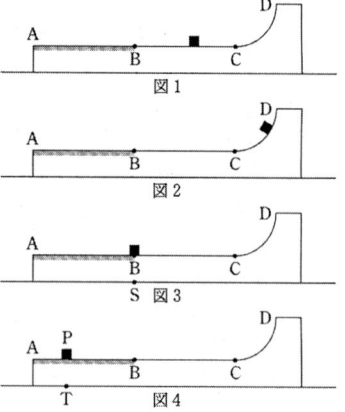

(1) 小物体が台上で最高点に到達したときの（図２），床に対する小物体の速度 v_1〔m/s〕および台の速度 v_2〔m/s〕を求めよ（右向きを正とする）。

(2) 小物体が台上を滑り降りて点 C を通過した直後の，床に対する小物体の速度 v_3〔m/s〕および台の速度 v_4〔m/s〕を求めよ（右向きを正とする）。

    小物体が台上の点 B を通過したとき，小物体は床面の点 S の上にあった（図３）。その後，小物体は面 AB から受ける摩擦力で台上の点 P で止まり，小物体は床面の点 T の上にあった（図４）。

(3) 小物体が台上点 P に止まったときの，床に対する台と小物体の速度を v_5〔m/s〕とするとき，v_5 を求めよ（右向きを正とする）。

(4) 小物体と台の間の摩擦で失われた力学的エネルギー W〔J〕を求めよ。

(5) 点 B と点 P 間の距離を求めよ。

(6) 点 S に対する点 T の位置を求めよ（右向きを正とする）。

Ⅲ　図の回路において，交流電源の電圧 V[V]は $\sqrt{2}\,E\sin\omega t$(E[V]は実効値，ω[rad/s]は角周波数，t[s]は時間)で表され，抵抗は R[Ω]，コイルのインダクタンスは L[H]，コンデンサー A，B の静電容量は C_A[F]と C_B[F]である。電源のインピーダンスおよび導線の抵抗はないものとして，以下の問に答えよ。

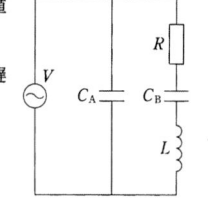

(1)　コンデンサー A を流れる電流の実効値 I_A[A]，およびコンデンサー B を流れる電流の実効値 I_B[A]はいくらか。

(2)　コンデンサー A を流れる電流の位相は，電源の電圧の位相に対してどれだけ進むか，あるいは遅れるか。

(3)　C_A を電源電圧と回路全体に流れる電流の位相が同じになるような値に設定した。C_A はいくらか。

(4)　C_A が(3)の場合，回路全体に流れる電流の実効値 I_E[A]はいくらか。C_A を用いずに表せ。

(5)　C_A が(3)の場合，回路全体のインピーダンス Z_E[Ω]はいくらか。C_A を用いずに表せ。

(6)　C_A が(3)の場合，回路で消費される平均電力 $\overline{P_E}$[W]はいくらか。C_A を用いずに表せ。

Ⅳ　海底から噴き出す熱水の熱を利用して，仕事を取り出すことを考える。図1のように，断面積 S[m²]，内部の深さ l[m]の円筒と，その内部に隙間なく入るピストンがある。これを「装置」と呼び，内部の密閉空間を「装置内部」と呼ぶ。円筒もピストンも断熱材でできているが，円筒底面は熱だけを通す板と開閉可能な断熱板の二重構造になっており，断熱板を開いたときは熱を通す。摩擦力や抵抗は無視し，気体定数は R[J/K·mol]として，以下の〔　〕を S, l, R, α, β のうち必要な記号を用いた式，あるいは数値で埋めよ。ただし，空気は定積モル比熱が $\frac{5}{2}R$ の理想気体とし，断熱変化では圧力 P[Pa]と体積 V[m³]について $PV^{\frac{7}{5}}=$ 一定の関係が成り立つ。また，重力加速度は 10 m/s²，海水の密度は水深や温度によらず 1000 kg/m³ とする。

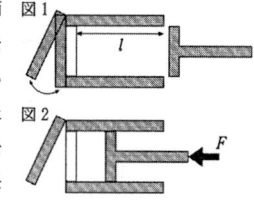

図1

図2

　海上での大気圧は 1000 hPa($=P_0$)，温度は T_0[K]であった。装置内部の空気の状態 A が圧力 P_A[Pa]，体積 V_A[m³]，温度 T_A[K]で決まるとき，状態 A(P_A, V_A, T_A)と書くと，海上でピストンを円筒容器入口に合わせたときの状態 0 は，状態 0 (P_0, V_0, T_0)である。

操作0）　状態 0 から図2のように，断熱板を開いた状態で装置内部の圧力が $4P_0$ になるまで，ピストンをゆっくり押し込むと状態 1 (P_1, V_1, T_1)になった。このとき，装置内部の空気の物質量 N[mol]は〔　①　〕$\times\dfrac{P_0}{T_0}$，体積 V_1[m³]は〔　②　〕$\times Sl$，ピストンを支える力 F[N]は〔　③　〕$\times P_0$ である。

操作1）　断熱板を閉じ，ピストンを固定してから，装置に質量 m[kg]の重りをつけて海に沈めた。装置は，温度 T_H[K]が αT_0($\alpha>1$)で一定と見なせる水深 30 m の海底に到達した。装置を海底に固定した後，断熱板を開いた。十分に時間がたつと，状態 2 (P_2, V_2, T_2)になった。P_2 は，〔　④　〕$\times\alpha P_0$，装置内部の空気の内部エネルギーの増加分 ΔU[J]は，〔　⑤　〕$\times(\alpha-1)NT_0$ である。

操作2）　ピストンの固定を外し，ピストンを装置内部の体積が βV_1($\beta>1$)になるまでゆっくりと動かすと状態 3 (P_3, V_3, T_3)になった。P_3 は，〔　⑥　〕$\times\alpha P_0$ である。

操作3）　断熱板を閉じ，ピストンを固定してから，装置と海底との固定を外すと，装置は海上まで浮上した。装置内部の空気の質量と重りの大きさを無視し，装置が海水と同じ密度の材質でできているとすると，重りの質量は，$1000V_1<m<$〔　⑦　〕$\times V_1$ でなければならない。ピストンの固定を外し，装置内部の圧力が $4P_0$ になるまで，ピストンをゆっくりと動かすと，状態 4 (P_4, V_4, T_4)になった。このとき，装置が外にする仕事 W_A[J]は，〔　⑧　〕$\times NRT_0\times\left\{1-\left(\dfrac{\alpha}{\beta}\right)^{[⑨]}\right\}$ である。

操作4）　断熱板を開き，装置内部の圧力を $4P_0$ に保ちながらピストンを動かしていくとやがて状態 1 に戻った。このとき，装置が外にする仕事 W_B[J]は，$NRT_0\times\left\{1-〔　⑩　〕\times\left(\dfrac{\alpha}{\beta}\right)^{[⑨]}\right\}$ である。

　$\alpha=2$ のとき，操作 1→2→3→4→1 のサイクルで，海上で正の仕事(W_A+W_B)を取り出すためには，$\beta<$〔　⑪　〕でなければならない。ただし，$\left(\dfrac{7}{6}\right)^{-\frac{7}{2}}$ を $\dfrac{7}{12}$ と近似せよ。

化　学

問題

後期試験

28年度

必要があれば以下の値を用いよ。原子量 H：1.00, C：12.0, O：16.0

Ⅰ　ピストンを付けたシリンダーにある量の水蒸気のみを入れたところ，温度 T〔K〕のもとでシリンダー内の容積を V_1〔m³〕にすると気体の圧力は P_1〔Pa〕であった。温度を一定に保ったままピストンをゆっくりと押すことによってシリンダー内の容積を減少させていくと，図に示すように気体の圧力は A 点から出発して次第に増加していったが，B 点，すなわち容積が V_2〔m³〕になったところで，それ以上ピストンを押しても圧力の変化がなくなった。さらにピストンを押し続けていくと，C 点，すなわち容積が V_3〔m³〕になったところで，圧力が急激に上昇した。水蒸気は理想気体の状態方程式に従い，また純水の体積は圧力によって変化しないものとして，以下の設問に答えよ。なお，気体定数を R とし，Pa·m³/(K·mol) で表した数値のものとする。

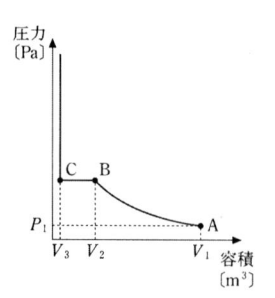

問1　シリンダー内の容積を減少させていったとき，B 点およびに C 点においてシリンダー内に起こる変化を述べよ。

問2　B 点における圧力〔Pa〕を問題文に記した記号のうちから適切なものを組み合わせて答えよ。

問3　温度 T〔K〕における水の密度を ρ〔g/cm³〕として，問題文中の記号と組み合わせて水の分子量を求める式を書け。

問4　水蒸気の量を2倍にしてこの実験を行ったところ，同様にある点においてシリンダー内の容積に関係なく圧力が一定となった。このときの圧力と容積を問題文中の記号を用いて答えよ。

問5　水蒸気の量を元のとおりとし，さらに水蒸気と同じ物質量の理想気体を共存させて V_1〔m³〕からシリンダー内の容積を減少させて圧力〔Pa〕の変化を観察すると，どのようなグラフが得られるか。図中に実線で記入せよ。なお，傾きが不連続になる点があれば，図にならってその座標がわかるように示し，既存の線（または軸）を含めて漸近線があれば，その線に○を付けよ。

Ⅱ　以下の実験を行った。問いに答えよ。

【実験1】　シュウ酸二水和物(COOH)₂·2H₂O の結晶 3.15 g をビーカーに入れ，純水で完全に溶かした後，500 mL の　ア　に移した。ビーカー内を少量の純水で洗い，この洗液も　ア　に入れ，これを数回繰り返した。さらに標線まで純水を加え混合した。

【実験2】　このシュウ酸標準溶液を　イ　を用いて 20.00 mL 量りとり，コニカルビーカーに入れ指示薬を加えた。これに　ウ　に入れた水酸化ナトリウム水溶液を滴下し中和した。中和に要した水酸化ナトリウム水溶液の体積は，10.00 mL であった。

【実験3】　濃度未知の酢酸を　イ　を用いて 20.00 mL 量りとり，コニカルビーカーに入れ指示薬を加えた。これに実験2で濃度の決まった水酸化ナトリウム水溶液を滴下し中和した。中和に要した体積は 20.08 mL であった。

問1　　ア　～　ウ　に最も適切な器具をA～Fの図から選び，またその名称を1～6から選び，記号と数字で答えよ。

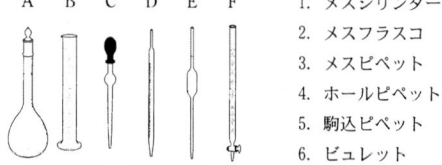

1. メスシリンダー
2. メスフラスコ
3. メスピペット
4. ホールピペット
5. 駒込ピペット
6. ビュレット

問2　　ア　～　ウ　の器具が汚れていた。それぞれについて最も正しい使い方を次から選び数字で答えよ。

1. 水道水で洗い，濡れたまま使う。
2. 水道水で洗い純水ですすいだ後，濡れたまま使う。
3. 水道水で洗い，中に入れる水溶液で数回共洗いをして使う。
4. 水道水で洗い純水ですすいだ後，中に入れる水溶液で数回共洗いをして使う。
5. 水道水で洗い，加熱乾燥して使う。
6. 水道水で洗い純水ですすいだ後，加熱乾燥して使う。

＊共洗いとは，少量の液を用いて器具の内壁を洗った後，その液を捨てることである。

問3　実験2の滴定の途中で，水酸化ナトリウム水溶液がコニカルビーカーの内壁に付いたので純水を吹きかけ滴定中の水溶液に流し込んだ。この操作について，以下で最も適切なものを選び記号を書け。
　　a．この操作によって水溶液のpHは変化せず，正しい定量ができる。
　　b．この操作によって水溶液のpHは変化しないが，正しい定量ができない。
　　c．この操作によって水溶液のpHは変化するが，正しい定量ができる。
　　d．この操作によって水溶液のpHが変化し，正しい定量ができない。

問4　天秤を用いて固形の水酸化ナトリウムを量りとって純水に溶かしても，正確な濃度の標準溶液を作ることはできない。その理由を2つ簡潔に答えよ。

問5　実験3で，中和点に達した後もさらに水酸化ナトリウム水溶液を滴下した。この時，滴下した水酸化ナトリウム水溶液の体積〔mL〕に対してコニカルビーカー内の水溶液中に存在するCH_3COOHの物質量〔mol〕の変化を示したのが右図である。グラフ中の横軸のxの値を整数で答えよ。また，CH_3COO^-，Na^+の物質量がどのような変化をするかを解答欄のグラフに記入せよ。

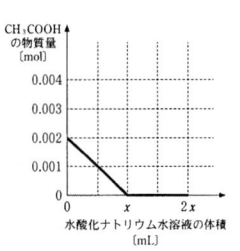

Ⅲ　硫酸や硝酸は肥料や薬品など色々な化学製品の製造に必要であり，その生産量はひとつの国において化学工業がどれだけ盛んであるかを示す指標となりうる。硫酸の工業的な製法は，酸化バナジウム(V)を主成分とした触媒を用いて，まず二酸化硫黄を酸化して　A　を作る。次に　A　を97～98％の硫酸に吸収させて　B　を作り，さらにこれを希硫酸と混合して濃硫酸を得ている。このような硫酸の製法を　C　法という。硝酸の工業的な製法は，まず白金を触媒として800℃でアンモニアを空気中の酸素で酸化して　D　を得る。次に　D　を冷却後空気と混合することで二酸化窒素に変化させる。最後に二酸化窒素を水に吸収させて硝酸にする。このような硝酸の製法を考案者の名前を取って　E　法という。硝酸とグリセリンを縮合させてできる　F　は，ダイナマイトなどの火薬の原料になるばかりではなく，狭心症の対症療法薬としても使われている。これは　F　が体内に取り込まれて分解され，血管拡張作用がある　D　を生じるためである。

問1　　A　～　F　内に適切な語句を入れよ。ただし，化学式を用いてはならず，　A　～　D　の語句は正しい漢字のみを用いて表記すること。

問2　下線部(1)～(5)の反応式を書け。

問3　二酸化硫黄，　A　，硫酸の分子中の硫黄原子及びアンモニア，　D　，二酸化窒素，硝酸の分子中の窒素原子の酸化数を算用数字で示せ。

問4　　E　法の意義は，アンモニアさえあれば，硝石の輸入に依存することなく硝酸を合成できるようになったところにある。このアンモニアは，空気中の窒素を原料として四酸化三鉄を触媒として工業的に合成することができる。このアンモニアの工業的製法の反応式を書け。またこの製法には発明者の名を冠した名前がつけられている。この製法の名称を答えよ。

問5　　F　以外にも簡単な構造の化学物質が対症療法薬として使われている。その化学物質をひとつ挙げて，構造式，名称，効能を述べよ。なお，xの値は問5の解答欄の右上隅に書け。

Ⅳ　組成式が$C_3H_5O_2$の1価カルボン酸Aを29.2mg中和するのに，0.0100mol/Lの水酸化ナトリウム水溶液を20.0mL要した。カルボン酸Aに水と少量の酸を加えて加熱したところ，2価カルボン酸Bと，C_3H_8Oの分子式を持ちヨードホルム反応が陽性であるアルコールCが生じた。カルボン酸Bを　ア　mg中和するのに，0.0200mol/Lの水酸化ナトリウム水溶液を25.0mL要した。

問1　カルボン酸Aの分子式を示せ。
問2　カルボン酸Bの分子式を示せ。
問3　文中の　ア　に当てはまる数値を記せ。有効数字2桁で答えよ。
問4　アルコールCの構造式を示せ。
問5　カルボン酸Aの構造式を示せ。
問6　アルコールCを用いたヨードホルム反応の化学反応式を記せ。

生　物

問題

後期試験

28年度

I　以下の文章を読み，設問に答えよ。

　　哺乳類では運命が決定した細胞が別の細胞に分化することはほとんどない。一方，プラナリアを切断すると，[1]切断部位に関わらず，切断断片から再生が観察される。また，イモリの眼の水晶体を取り除いてもしばらくすると，[2]虹彩の細胞はその特徴を失って未分化な状態になり，[3]網膜が形成体となってその未分化な状態の虹彩の細胞に働きかける。その結果，水晶体が再生される。植物においても，組織を分離して培養すると，未分化な細胞の塊であるカルスを得ることができる。以下の表は，タバコの組織片から得られたカルスを培養したときの植物ホルモンの組成とその結果である。

インドール酢酸(mg/L)	3	3	0.03
カイネチン(mg/L)	0.2	0.02	1
器官の分化	カルス	根	茎・葉

Ray(1963)より

問1　哺乳類の器官・組織の中には，その器官・組織の細胞に分化する能力を持つ未分化な細胞(組織幹細胞)が存在する。たとえば，成人の血球は単一の組織幹細胞から分化するが，その幹細胞が存在する組織を何というか。また，食作用を示す血球を2つあげよ。

問2　(1)　プラナリアはどの門に分類されるか。
　　　(2)　プラナリアで下線部1のような再生が起こる理由を，哺乳類の組織幹細胞とプラナリアの幹細胞の性質の違いに基づいて説明せよ。

問3　下線部2および下線部3の現象を一般的にそれぞれ何というか。

問4　表の結果を植物ホルモンの組成に着目して説明せよ。

問5　細胞は発生の過程で，分化・増殖するだけではなく死ぬことがある。たとえば，ニワトリの後肢の指ができる過程で指と指の間の部分の細胞死(アポトーシス)が観察される。アポトーシスの特徴を下記からすべて選び，記号で答えよ。

ア　染色体が凝集する　　　　　イ　細胞小器官が壊れる　　　　　ウ　細胞全体が萎縮する
エ　細胞全体が断片化する　　　オ　DNA が断片化する

II　以下の文章を読み，設問に答えよ。

　　多くの植物の種子では(1)という植物ホルモンが発芽を促進する。イネやコムギの種子では，(2)が(1)を分泌し，糊粉層の細胞に働きかけ，デンプンを分解する酵素である(3)を合成させる。その結果，生成された糖が(2)の成長を促す。

　　一方，アブシシン酸は発芽を抑制する。図は，野生型のシロイヌナズナと，アブシシン酸合成経路に変異のあるシロイヌナズナ(以後，変異体と呼ぶ)の種子の発芽に関する実験結果である。種子を図の横軸に示す日数の間，暗条件で低温(2℃)においた後に，暗条件もしくは連続光照射条件(光照射条件)で24℃で培養した。この時の発芽率を縦軸に示している。

　　また，光照射下で野生型と変異体の葉を切り取り，その葉を室内に30分間置いた。その結果，野生型の葉はもとの重量の約88％まで減少し，変異体の葉はもとの重量の約55％まで減少した。

問1　(1)～(3)の空欄に適切な語句を入れよ。

問2　光照射条件での野生型の結果より，発芽率と低温処理日数の関係を簡潔に述べよ。

問3　野生型の暗条件と光照射条件の結果を比較し，発芽率と光の関係を簡潔に述べよ。

問4　光照射条件での野生型と変異体の結果から，変異体のアブシシン酸量は，野生型と比べてどうなっていると考えられるか，理由とともに答えよ。

問5　下線部の実験について，切り取った葉の重量の減少は，主に何が減少したことによると考えられるか。また，下線部の野生型と変異体の結果の違いを，気孔とアブシシン酸との関係を考慮に入れて考察せよ。

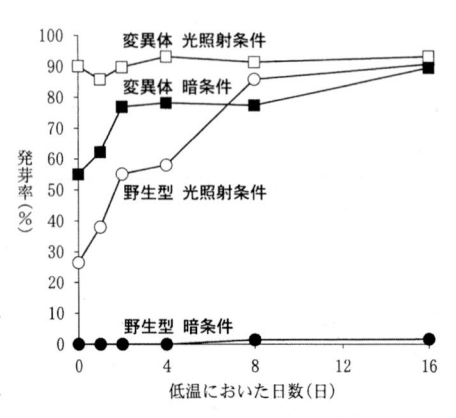

Koorneef and Lorna(1982)より改変

Ⅲ　表は，生物の主な細胞における細胞小器官と細胞壁の有無を基準に，生物種を分類したものである。＋は有，－は無を示す。

生物名	核	葉緑体	ミトコンドリア	細胞壁	その他の特徴
A	＋	＋	＋	＋	
B	＋	－	＋	－	
C	＋	－	＋	＋	
D	－	－	－	＋	光合成を行う
E	－	－	－	＋	化学合成を行う

問 1　生物名 A～E に適切と思われるものを下記の中からすべて選び，記号で答えよ。

ア) アカパンカビ　　イ) ゾウリムシ　　ウ) 亜硝酸菌　　エ) ミドリムシ　　オ) オオカナダモ(葉)

カ) 酵母菌　　キ) ヒドラ　　ク) シイタケ　　ケ) コムギ(葉)　　コ) シアノバクテリア

サ) 大腸菌　　シ) メダカ

問 2　葉緑体，ミトコンドリアの二次元断面図を解答欄に図示せよ。また ATP 合成酵素が存在する部位の名称をそれぞれ答えよ。

問 3　葉緑体，ミトコンドリアではともに，あるイオンの濃度差を利用することで ATP の合成が行われる。そのイオンは何か。

問 4　葉緑体における光合成では最初に $_1$光エネルギーを直接利用する反応が起こり，次に $_2$二酸化炭素を吸収する反応が起こる。

(1)　下線部 1 の反応のうち，水の分解に関係する反応系の名称を答えよ。また，下線部 1 の反応産物で下線部 2 の反応に利用される物質の名称を 2 つ答えよ。

(2)　下線部 2 の反応では最終的に糖が合成される。この反応回路の名称を答えよ。また，その反応が起こる葉緑体内の部位の名称を答えよ。

Ⅳ　以下の文章を読み，設問に答えよ。

ハツカネズミの体毛の色(毛色)を決める遺伝子の一つには，2 つの対立遺伝子 Y と y がある。遺伝子型 Yy では毛色は黄に，yy では毛色は黒になる。なお，遺伝子型 YY の個体は胎児の段階で死亡するため，その形質を見ることはできない。

問 1　(1)　この遺伝子のように，特定の遺伝子型を持つ個体に正常よりも早い死をもたらす遺伝子は，一般に何と呼ばれるか。

(2)　胎児の段階で死ぬ形質は，優性または劣性のどちらか，理由とともに述べよ。

問 2　(1)　毛色が黄の個体同士を交配したときに生まれる個体のうち，黄の個体の割合(%)を求めよ。（有効数字 2 桁）

(2)　毛色が黒の個体同士を交配したときに生まれる個体のうち，黄の個体の割合(%)を求めよ。（有効数字 2 桁）

問 3　この遺伝子の実体は，ASIP と呼ばれる色素形成に関わるタンパク質を指定する遺伝子であることが知られている。ASIP 遺伝子とその周辺の塩基配列を各対立遺伝子で調べたところ(図)，Y 対立遺伝子では，y 対立遺伝子と比較したとき，隣接する Raly 遺伝子を含む図の＊で示す部分が欠失していることがわかった。この欠失により ASIP 遺伝子は自身の発現を制御する領域の塩基配列を失う。なお，図の(A)は Raly 遺伝子のプロモーターを示す。また Raly 遺伝子が指定するタンパク質は毛色には関係しない。ASIP および Raly 遺伝子は図の左から右に向けて転写される。

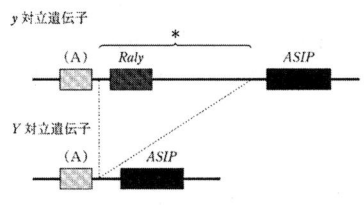

Michaudo ら (1994) より改変

(1)　真核生物の転写開始の際，プロモーターには(ア)と(イ)がタンパク質複合体を形成して結合する。(ア)と(イ)に入る適切な語句を答えよ。

(2)　Y 対立遺伝子における欠失により，ASIP 遺伝子の発現の仕方にどのような変化が生じると考えられるか。

問 4　アメリカのネブラスカ州に生息するシカネズミは，生息場所によって毛色が異なることが知られており，砂漠地帯では茶色の個体が，草原地帯では黒の個体が生息する。なおシカネズミの毛色も ASIP 遺伝子の対立遺伝子の組み合わせによって決まることが知られている。ただしシカネズミの場合，特定の遺伝子型を持つ個体が胎児の段階で死亡することはない。

(1)　同種の個体間に見られる形質の違いのうち，シカネズミの毛色のように遺伝するものは何と呼ばれるか(ア)。一方，生息する環境の違いなどが原因で生じる，遺伝しない形質の違いは何と呼ばれるか(イ)。

(2)　シカネズミにおける生息場所と毛色の対応関係は，どのようにして生じたと考えられるか。「自然選択」と「適応」という語を用いて説明せよ。

英　語

解答

28年度

❶

〔解答〕

1～3. 全訳下線部参照

〔出題者が求めたポイント〕

1. bring ～ into focus「～に焦点を当てる」の～が長いので、into focus が前に出ている。

　relevant「関係がある」=「重要な」（= important）。

　an important question の具体的内容がセミコロン以下。

　How exactly は Exactly how と同じ。

　the way SV「S が V する方法」

2. laboratory は「実験室」の他に「研究室」とも訳せる。

　poll「世論調査」

　indicate that ～「～だと示す」

　S prevent O from *doing*「S は O が～するのを妨げる；S のせいで O は～できない」。

　navigate「を航海する」は目的語が texts であることを踏まえた訳語を考える。

　subtly「微妙に」

　inhibit「を妨げる」

3. turn (over) the pages「ページをめくる」。

　leave A on B「A を B の上に残す」

　one ～ after another は全体で名詞句だが「次から次へと」と副詞的に処理することが多い。

　there is a A to B「B には A がある」。

　a rhythm と a visible record が and で並んでいる（理屈からすれば there are a rhythm to... となるが、下線部の違和感が強いので there's a rhythm to... と単数で受けている）。

　travel は比喩的に使われている。どこまで自分が「読んだ」か、と意訳してもよい。

〔全訳〕

過去 2 年間で最も挑発的な YouTube 動画の 1 つはごくありふれたシーンから始まる。1 歳の女の子が iPad で遊んでおり、指でタッチスクリーンをなぞって、たくさんのアイコンを切り替えていく。次のシーンでは、この子は雑誌のページを押したりこすったり叩いたりしているようだ。まるで、雑誌もスクリーンであるかのように。この子の父親にとっては、この動画は世代間の推移の証左である。この後の説明文に、彼はこう記している。「デジタルネイティブにとって、雑誌は今や役に立たず、理解不能である」。彼の娘が雑誌が iPad のように動くことを本当に期待していたにせよ、そうでないにせよ、(1)この動画は、我々全員にとって重要なある疑問に焦点を当てている。すなわち、我々が読書をするために用いているテクノロジーが、正確にはどれだけ、我々の読書法を変えているのか、という疑問である。

少なくとも 1980 年代以降から、紙での読書法と画面での読書法の違いを調査した研究 100 点以上を研究者たちは発表している。

1992 年以前の大半の研究の結論は、画面で読む方が物語や記事を読むスピードが遅く、内容の記憶も乏しいということだった。しかし、近年の調査が示唆するところでは、大半の人は未だに紙を好んではいるが、タブレット型コンピューターや電子読書のテクノロジーが進展し、調べ物や趣味でデジタルテキストを読むことがますます一般的になるにつれて、人々の態度は変わりつつある。

(2)そうだとしても、研究室での実験や、世論調査、消費者報告書が示しているように、デジタル機器によって人々は長いテキストを効果的に読むことができなくなっており、その結果、読解力がわずかながら妨げられている可能性がある。しかも、紙と比べると、画面は読書中の我々の精神的資源を多く奪い、さらに、読書終了時に読んだ内容を覚えているのが少し難しくしている。

紙での読書と画面での読書の違いを理解するには、脳が書き言葉を読み取る仕組みの説明がある程度必要である。我々は元々、読書専用の脳の回路を生まれ持っているわけではないので、脳は読書用の真新しい回路を即興で作るのである。その方法としては、他の能力専用のさまざまなリボン上の神経組織を組み合わせるのだ。この再目的化された脳の一部は、物体の認識に特化している。したがって、文字や単語は音や概念を表す記号ではあるが、脳は同時にそれらを物理的対象とも見ている。我々は読み書きする時に、線や曲線やくぼみの独自の配列によって文字を認識している。

これだけでなく、人間の脳はテキスト全体を一種の物理的風景としても認識している可能性がある。我々は読書をする時、テキストの心的表象を構築している。この表象の正確な性質はまだ不明だが、一部の研究者は、地形（山や小道など）や室内の物理的空間（アパートやオフィスなど）に関して我々が作るメンタルマップ（脳内地図）との類似性を指摘している。逸話でも公表された研究でも人々が報告しているように、本の中の特定の文章を探し出そうとする時、テキストの中でそれが書かれている場所を思い出すことが多いのである。

ほとんどの場合、紙の本は画面上のテキストよりもはっきりした「地理的特徴」を持っている。開いた紙の本は、読者に特徴がはっきりした 2 つの領域（左ページと右ページ）、さらには、自分の位置を確認するのに役立つ合計 8 ヶ所の角を示している。紙の本では、テキスト全体への意識を失うことなく、1 ページに集中することができる。さらに、片手で既に読んだページの厚み、もう片方の手でまだ読んでいないページの厚みも感じられる。(3)紙の本のページをめくることは、足跡を次から次へと小道の上に残していくことに似ている。そこにはリズムがあり、どこまで自分が来たかの目に見える記録があるのだ。こういったすべての特徴は、紙の本のテ

キストを読みやすくするだけでなく、そのテキストの首尾一貫した脳内地図の作成を容易にもしてくれる。

　対照的に、デジタル機器の大半は、テキストを直感的に読んでいく邪魔をし、脳内地図の作成を妨げている。デジタルテキストの読者は、途切れることのない単語のつながりをスクロールしていったり、一度に次のページに飛んだり、検索機能を使って特定のフレーズを一瞬で探したりするかもしれないが、文章をテキスト全体というコンテキストの中で見ることは難しい。例えて言うならば、Google Maps がそれぞれの道を案内したり、特定の住所に移動したりできるが、近所や都道府県や国の全体像は見せてくれないのだと考えてみればよい。同様に、プログレスバーをチラッと見ただけでは、既に読んだページとまだ読んでいないページの重さを感じるのと比べて、場所の感覚は相当曖昧である。さらに、電子書籍端末やタブレットは(紙の本の)ページ数を再現しているが、表示されたページは一瞬しか存在しない。一度読んだら、読んだページは消えてしまうのだ。これは、自分自身でハイキングするのではなく、木や岩や苔が一瞬にして通り過ぎるのが見えるが、以前あったものの目に見える形跡が全くなく、先にあるものも予測も簡単にはつかないようなものだ。

❷

〔解答〕

1 ～ 2. 全訳下線部参照

3. コレラによるほぼ全ての死亡事例が、このポンプの近くで発生していたから。(35 字)

〔出題者が求めたポイント〕

1. epidemic「病気の流行、伝染病、異常発生」はもちろん「コレラ」のこと。
   a similar amount と a devastating figure が同格なので、前者は前文の内容を代入して訳す方が分かりやすい。
   [a country (being told by its government that ～)]
   : [(～だと政府に言われた)国]という修飾関係
   (分詞句の後置修飾。tell の第 4 文型の受動態)。
   public health「公衆衛生」(= sanitation)
   transform「を変える」(= change / alter)

2. in one's efforts to do「～しようとする努力において」
   →「～しようとして」
   match A to B「A を B に合わせる」は文脈に応じた訳語が必要。
   put oneself at risk「自分自身を危険にさらす」
   for は等位接続詞で「というのも、なぜならば」
   ～ -borne「～が運ぶ、～によって感染する」(bird-borne, blood-borne など)
   inquisitive「好奇心旺盛な」(← inquire「質問する」)

3. 第 5 段落最終文参照

〔全訳〕

　アジアコレラは 1831 年にイギリスに初めて到来し、5 万人以上の人命を奪った。(1)1848 年の 2 回目の発生でも 5 万人以上の人命が奪われており、同年に通過した公

衆衛生新法が国の(公衆)衛生を変えると政府に言われていた国にとって、これは衝撃的な数字だった。しかし、コレラはしぶとい敵であると判明することになる。3 回目の発生で 1854 年夏の終わりにロンドンのソーホー地区の人口が減り始めるまで、コレラの原因に関しては依然として意見の不一致が見られた。大半の人はコレラは空気感染だと考えていたが、当時の主要な疫病学者の何人かは別の可能性を検討し始めていた。

　John Snow 博士は 1849 年の小冊子『コレラの感染経路』で、空気感染説を退けていた。彼の推測によれば、コレラの原因は、汚染された飲食物を人間が摂取すること、または、雑菌が繁殖した服やシーツ・枕カバーである。彼はコレラの細胞構造に疑いをかけていたが、顕微鏡で見ることができなかったので、主に直感に基づいて研究を進めていた。

　1854 年 8 月末、テムズ川の上水路がロンドン南部のコレラの大発生にどう影響していたかを Snow は調べていた。彼が住むピカデリーのサックビル通りからわずか数百メートル離れた所で、新たな症例が報告されたためである。彼は以前はもっと近くの 5 番街に住んでおり、そこでは既に数件の死亡例が出ていた。そこで、彼は地域に関する自分の知識や、地元住民との接触によって、自説を支えるのに必要な手掛かりが生まれるかもしれないと考えた。彼は当時の医師がいまだに行っていることを行った。家庭への往診である。これは勇敢な行動だった。(2)人間の病気の原因を人間の行動にたどろうとして、彼は自分自身を重大な危険にさらしているように見えた。というのも、もしコレラが空気感染するならば、この好奇心旺盛な医師は間違いなくその犠牲者の 1 人になるはずだからだ。

　調査の最初の 1 週間の間に、ソーホー地区住民の 500 人以上が亡くなった。感染が始まったのは 8 月 31 日で、死亡者数のピークはその 2 日後であった。しかし 3 日目までに、Snow は原因を発見したと確信していた。ブロード通りとケンブリッジ通りが交わる場所にある公共の給水ポンプである。このポンプは、近隣住民の主要な上水道であり、同時に、通りがかりの商人や子供たちがよく立ち寄る場所でもあった。

　Snow は 9 月 3 日にこのポンプの水を検査してみたが、結果ははっきりしないものだった。肉眼ではほとんど不純物は検知できなかった。ただし、翌日、もう一度見てみると、「小さく白い柔毛性の粒子」が増えているのが確認できた。さらに住民の 1 人が、このポンプの水の味が変わったと彼に言っていた。他にありそうな原因が見当たらなかったので、そして、時間切れになることもひょっとしたら恐れていたので、彼は死亡者のリストを一般登記所に要請した。89 人が 9 月 2 日までの週にコレラで亡くなっており、このリストを手に Snow が歩き回ったところ、予想通りのパターンがすぐに判明した。「ほぼ全ての死亡事例が、ポンプの近くで発生していました」。

　Snow は歩き回り続けて、自説のさらなる確証を得た。別の給水ポンプの付近ではわずか 10 名しか亡くなって

おらず、犠牲者の親族計 5 人が、自分たちの「好み」で、ブロード通りからいつも水を持って来ている、と彼に語った。残り 5 人のうち 2 人は、ブロード通り近くの学校に通う子供だった。Snow はこう論じた。コレラの発生は空気感染説では説明できない（この理論はコレラを貧困と直接結びつけている）。なぜならば、数百人を収容している近隣の救貧院はコレラによる被害を受けていないことが分かっているからだ。彼らは自分自身の井戸から水を得ていることが判明している。さて、証拠は揺るぎないものになったようだ。9 月 7 日夕方、Snow は地元の監督委員会と面会し、彼らに自分の発見を提示した。「私の発言の結果として、翌日、(3)ポンプの取っ手は除去されました」。

3

〔解答〕

1. Cats are not as socially sophisticated animals as eager cat-lovers want them to be.
2. Cats hide their emotions from each other, which is due to the fact that they have evolved as lonely, competitive animals.
3. However, the emotions that have to do with the relationships with others, such as jealousy, sorrow, and (the sense of) guilt, are probably beyond their reach.

〔出題者が求めたポイント〕

1. 一般論の主語である Cats は無冠詞複数形、時制は単純現在形。not as [so] 〜 as... の構文で書くのが基本。後半の as は疑似関係代名詞。「が考えたがっている」は単に want to think ではなく、「猫にそうであってほしいと思う」ということである。
2.「〜が、これは…による」は独立した 2 文で処理してもよい。「…による」は be due to the fact that ...「…という事実のせいである」が半ば決まり文句。「進化してきた」の時制は現在完了形。
3.「〜に関わる」は have (something) to do with 〜 の他に、be concerned [associated / linked] with 〜 など。be related with the relationships と同じような語が並んでしまう形はあまり美しくない。「嫉妬」jealousy、「罪（意識）」(the sense of) guilt、「手の届かない」beyond one's reach などは定番単語熟語である。「感情」emotions（または feelings）が複数なので、動詞も必ず複数一致させること。

後　期

1

〔解答〕

1 〜 4. 全訳下線部参照

〔出題者が求めたポイント〕

1. every time SV「S が V するたびに」(= each time SV / whenever SV)
off-load A to B は第 2 段落第 2 文で hand off A to B「A を B に委ねる」が言い換え
(load「荷物」を off「外す」ということ)。
to climb の to は＜目的＞＜結果＞のいずれでも可。
climb to 〜「〜へと登る」
pursuit は「追及、探求」は文脈に合わないので意訳が必要。
one は直前の a pursuit を受ける。
requiring... は one を後置修飾する分詞句。

2. 文頭の doesn't just はそれだけで not just [only] A but (also) B「A だけでなく B も」をにおわせる表現。
a substitute for 〜「〜の代用品」
2 文目の task は 1 文目の job の言い換え。
the roles, attitudes, and skills を of the people が修飾し、the people をさらに taking part が修飾するという関係。
take part (in 〜)「(〜に)参加する」

3. When [If / Because] we are confident that 〜といった文を Being confident that 〜とし、さらに文頭の Being も省略した分詞構文。過去分詞や形容詞で始まる分詞構文には慣れている必要がある。
be confident [sure / certain] that 〜「〜だと自信がある」
flawlessly「欠点なく」(flaw「欠点」)
will は work 〜と handle 〜の両方につながる。
allow our attention to drift「我々の注意力をさまよわせる」は意訳が必要。

4. It = your brain である（前文の主語が平行移動）。
assemble「組み立てる」(= put 〜 together)
a store of 〜「〜の蓄積」→「蓄積した〜」
organize「をまとめる；を体系化する」
information の言い換えが knowledge。
in a way that do「〜するようなやり方で」が直訳だが、文頭から訳し下ろす方が分かりやすい。
on the spot「その場で、瞬時に」

〔全訳〕

今から 100 年前、イギリスの数学者で哲学者の A. N. ホワイトヘッドがこう記した。「考えることなく行える作業の数を増やすことで、文明は進歩する」。オートメーションに対するこれ以上自信満々な信頼の表明を想像するのは難しい。ホワイトヘッドの言葉の中に暗黙に含まれているのは、人間の活動の上下関係に対する信念である。すなわち、(1)仕事を道具や機械に委ねるたびに、我々は自分自身を解放して、より高度な活動へと上昇していくことができる。具体的には、より高度な技術、よ

り深い知性、より広い観点を要求する活動である。各段階を上がるのに伴って何かを失うかもしれないが、長期的に見て、我々が手にするものははるかに大きい。

このホワイトヘッドの主張を支持するたくさんの証拠が歴史にはある。我々人類は、梃子や車輪、勘定用ビーズの発明以来、日常的な仕事を心身ともに道具に委ねてきた。しかし、このホワイトヘッドの見解を普遍的な真理だと誤解すべきではない。彼の執筆時点では、オートメーションはどちらかといえば明確ではっきり定義された反復的作業に限られていた。現在、オートメーションはそうではない。コンピューターはプログラムされて複雑な活動を行うことができ、密接に連携した一連の作業を多くの変数を計算しながら実行している。多くのソフトウェアが知的作業 —— 観察、理解、分析、判断、さらには決定まで —— 行っている。これらは最近までは人間の専売特許と考えられていた。この結果、人間はコンピューターを操作して、ハイテク事務員の役割を果たすだけになっているのかもしれない。データ入力、出力の監視、故障の注意、などである。思考と行動の新たな地平を開くどころか、ソフトウェアによって人間の視野が狭まる結果になっている。我々は繊細で専門的な技能を、もっと単調ではっきりしない技能と交換している。

我々の大半はこう信じたがっている。オートメーションは我々を自由にして、時間をもっと高度な活動に使わせてくれるが、我々の行動や思考のあり方をその他の点で変えるものではない、と。この見方は間違いであり、オートメーションを研究する学者たちが言うところの「代用神話」の発露である。(2)省力化のための装置は、作業の孤立した一部や他の活動の代わりを与えるだけでなく、作業全体の性格を変えている。その中には、参加している人々の役割、態度、技能も含まれている。

心理学者たちが気づいているように、我々はコンピューターとともに仕事をすると、2つの認知上の病 —— 安心と先入観 —— にかかることが多く、この2つは我々の能率を低下させ、ミスにつながる。オートメーションへの安心が生じるのは、コンピューターが我々を偽りの安心感へと誘い込む時である。(3)機械が完璧に動いて、発生するどんな問題も処理するだろうという確信があると、我々の注意力は散漫になる。仕事から心が離れてしまい、周囲で進行中の事態に対する意識が薄らいでいく。オートメーションへの先入観が生じるのは、モニターから入ってくる情報の正確さを信頼しすぎる時である。ソフトウェアへの信頼があまりに強くなると、我々自身の目や耳を含む他の情報源を無視したり疑ったりするようになる。コンピューターが不正確ないし不十分なデータを出しても、我々は間違いに気づかないままなのだ。

コンピューターが我々の意識や注意力を弱める可能性があるということは、より深い問題を示唆している。オートメーションは我々を行為主から観察者に変えているのだ。この変化によって我々の暮らしは楽になるかもしれないが、同時に、専門的技能の伸長が抑制される可能性がある。1970年代後半以降、心理学者たちは「生

成効果」と呼ばれる現象を立証している。この現象は最初に語彙に関する研究で観察された。単語をただ読んでいる時よりも、単語を積極的に思い浮かべている時、すなわち、単語を生成している時の方が、単語をよく覚えていることが明らかになったのだ。それ以来明らかになっているように、この効果は多くの異なる状況における学習にも影響を及ぼしている。作業に活発に参加している時に、複雑な精神的プロセスが始動し、それによって、より多くの知識を保持できるようになり、より多くのことが身につき、より多くのことを覚えるのだ。同じ作業を長期間にわたって繰り返すと、その作業に特化した専門の神経回路を脳が構築する。(4)脳は豊富に蓄積した情報を組み立て、その知識をまとめ上げて、その知識に瞬時にアクセスできるようにするのだ。これは一見本能に見えるが、苦労して獲得した技能であり、この技能は、現代のソフトウェアが緩和しようとしている種類の苦労をまさに要求しているのである。

②

〔解答〕

1. 全訳下線部参照
2. 共同で作業をしたパートナーの不満を防ぎ、そこから生じうるあらゆる負の結果を避けたいから。(44字)
3. 全訳下線部参照

〔出題者が求めたポイント〕

1. [the behaviour (displayed by children)] と [those (who benefit from their selfless behaviour)] はともに後置修飾。

   at a disadvantage to ～「～に不利になって」
   especially when ～「特に～な時は」
   benefit from ～「～で得をする」
   close relatives「近い血縁者、近親者」(relatives の同義語は、第4段落の kinship / non-kin の元になっている語 kin「血縁者」であり、「親戚、親類」といった訳語は必ずしも正しくない)

2. この inequity とは、第4段落第3文 disadvantageous inequity「自分に不利な不平等」ではなく、直前文の advantageous inequity「自分に有利な不平等」を指す。この言い換えが下線部の次の文の despite disadvantaging oneself「自分自身を不利な状態に置くにもかかわらず」で、文の主語も Brosnan and De Waal であるから、同文の is to 以下をまとめればよい。

   aversion「反感、嫌悪感」
   co-operative「共同で作業をする、一緒に活動する」
   follow は第1文型で「(その後に)続く」

3. it = responsiveness to advantageous inequity である。

   responsiveness は単に「反応」ではなく、「反応が良いこと」(第4段落最終文・第5段第1文の sensitivity の言い換え)。

   , since the split from other apes, が挿入句で SV の間に割って入っている。

   the split from ～「～から分かれること」

apes「類人猿」（*cf.* primates「霊長類」）
eventual「最終的な」
[fairness (displayed by humans)] の後置修飾は(1)
と同じ。

〔全訳〕

　「遊ぶ時は公平にしなさい」と親はよく子供に言うが、実際には、子供に公平であることを勧める必要はないのだ。公平であることは、子供時代に発現する人間の社会生活独自の特徴の１つである。お菓子を平等に分け合うチャンスを与えられると、幼児は利己的に行動する傾向にあるが、だいたい８歳くらいになると、ほとんどの子供は、少なくとも自分の属する社会集団の構成員の間では、不平等が生じないように資源を分配する傾向にある。

　公平に行動するこの傾向に、生物学者たちは驚いている。自然淘汰による進化論の予測によれば、個人は自分の包括適応度を最大化するように行動する。したがって、行動が選択され、それゆえに進化するのは、行為主、あるいは、行為主の遺伝子の複製を持つ一族の生存と繁殖を行動が保証する時のみである。(1)しかし、子供が示す行動は、特に、無私の行動によって利益を得る人が、子供の近い血縁でない場合には、子供自身にとって不利に見える。人間は非常に社会志向であり、他人が要求を合図で知らせたり（お願いするなど）、要求の兆候を表したり（泣くなど）しなくても、他人を助けてあげようという気になることが多い。文化的慣習によって子供がそもそもの社会志向の傾向を伸ばすわけではないので、公平さの感覚は人類の進化の途中で強力な正の陶冶の影響を受けたに違いないと考えられる。

　Science 誌に掲載された新たな論文で、Sarah Brosnan（ジョージア州立大学）と Frans de Waal（エモリー大学）がこの問題を研究している。公平さ・不公平さに対する人類の反応がどのように進化してきたかを説明しようというのだ。霊長類、犬、鳥、魚といった種は研究済みである。全体的な結果としては、自分に不利な不平等に対する反応（たとえば、同じロープを引っ張ったのに、別の者が自分よりたくさんバナナをもらった時に抗議する、など）は、つがいや血縁関係以外の者とも協力する種で最も強かった。具体的には、オマキザル族、チンパンジー、犬の原種などである。言い換えると、非血縁とも協力する動物（人間を含む）は、自分が利用されるのを避けられるように、有害な不平等さに対する感受性を進化させている。

　しかし、動物界でこれほど一般的でないのは、自分に有利な不平等への感受性、すなわち、同じ作業に対して、自分が他の者より多くの報酬をもらった時に抗議すること、である。(2)こういった不平等への嫌悪感は、自分自身に負担をかけるものであり、ヒトとチンパンジーにしか記録されていない。

　Brosnan と De Waal の考えによると、自分自身を不利な状態に置くにもかかわらず、平等な報酬を求める動機は、共同で作業をしたパートナーの不満を防ぎ、そこから生じうるあらゆる負の結果を避けることである。主な負の結果は、パートナーと対立したり、パートナーとの将来的に有利な協力が失われたりする可能性である。さらに、自分の評判に傷がつき、将来的に有利な連携関係を築く可能性が減ったりすることである。我々人類が「公平にする」時、Brosnan と De Waal によれば、我々がそうしている理由は、「平等それ自体ではなく、継続的協力に対する」動機のためである。

　人類は肥大化した脳を持ち、これによって、資源を分配する時の自制心の利点を理解する能力も増大している。さらに、人類は言語を持ち、これによって、良い評判を築くことを可能にしている。自分に有利な不平等に対する反応の良さはヒトとチンパンジーにしか見られないので、Brosnan と De Waal は次のような仮説を立てている。すなわち、(3)自分に有利な不平等に対する反応の良さの進化が、他の類人猿からの分岐以降、人類が示す高度な公平さの感覚の最終的な発達の出発点だった、と。

❸

〔解答〕

1. French people throw away twenty to thirty kilo (gram)s of food per year, the cost of which is estimated to be twenty billion euro(s) annually.
2. Under the new law, supermarkets have had to do something to prevent discarding food.
3. For example, they are obliged [forced / required] to donate their unsold yet still eatable food to charities.

〔出題者が求めたポイント〕

1. ２ケタ以下の数字はスペルアウトするのが基本(203, 30 などとアラビア数字にしない)。「ユーロ」は € で表してもよい。「一年あたり」「年間」はそれぞれカチッとした表現があるので、ともに every year で片づけるのは物足りない。「～と推定させる」be estimated to be ～ は論説文でよく見かける表現。

2. 「(法)の下では」は直訳の under の他に according to などでもよい。「～する対策を取る」は take measures [steps] to *do* でもよいが、do something to *do* が自然な英語。「なければならなくなった」の時制は現在完了形。

3. 「スーパーは」は前文と同じ主語なので、英語では普通 they になる。「売れ残った」「まだ食べられる」はともに動詞句で表すと処理が面倒なので(donate A to B「AをBに寄付する」を donate to B A の語順にして、A に長い関係詞節をかければ一応処理できる)、解答例のようにそれぞれ１語の形容詞で処理できれば最善。問題文の「食べられる」は、edible「食用の」ではなく eatable である。charity １語で「慈善団体」という意味になる（= charity [charitable] organization）。

数　学

解答

28年度

$\boxed{\text{前　期}}$

$\boxed{1}$

〔解答〕

(1)　$2 \leqq uv \leqq \dfrac{9}{4}$　　(2)　$\sqrt{t^2 + 2t - 8}$

(3)　$-2t + 7 + 2\sqrt{t^2 + 2t - 8}$　　(4)　$\sqrt{3} \leqq x + y \leqq \sqrt{5}$

〔出題者が求めたポイント〕

不等式，微分法

(1)　v を u で表す。uv へ代入して，平方完成する。
u の値の範囲から最大値，最小値を求める。

(2)　$(u+v)^2$ の値と，$t^2 = u^2 v^2$ から $x^2 y^2$ の値を求める。

(3)　$(x+y)^2$ を展開し，(2)を代入する。

(4)　$f(t) = (x+y)^2$ とし(3)の式を代入する。
$f(t)$ を t で微分する。t の値から最大値，最小値を求める。t の値の範囲は(1)で求めた。
$x \geqq 0$, $y \geqq 0$ なので，$x + y = \sqrt{f(x)}$

〔解答のプロセス〕

(1)　$v = 3 - u$ より　$3 - u \geqq 1$　　∴　$1 \leqq u \leqq 2$

$$uv = u(3-u) = -u^2 + 3u$$
$$= -\left(u - \frac{3}{2}\right)^2 + \frac{9}{4}$$

$u = 1$ のとき $uv = 2$, $u = 2$ のとき $uv = 2$

従って，$2 \leqq uv \leqq \dfrac{9}{4}$

(2)　$(u+v)^2 = 9$ より　$u^2 + v^2 + 2uv = 9$

$\qquad 2 + x^2 + y^2 + 2uv = 9$

よって，$x^2 + y^2 = -2uv + 7 = -2t + 7$

$\qquad t^2 = u^2 v^2 = (1+x^2)(1+y^2) = 1 + x^2 + y^2 + x^2 y^2$

よって，$t^2 = 1 - 2t + 7 + x^2 y^2$

$x^2 y^2 = t^2 + 2t - 8$ で，$x \geqq 0$, $y \geqq 0$ より

$\qquad xy = \sqrt{t^2 + 2t - 8}$

(3)　$(x+y)^2 = x^2 + y^2 + 2xy$

$\qquad\qquad = -2t + 7 + 2\sqrt{t^2 + 2t - 8}$

(4)　(1)より，$2 \leqq t \leqq \dfrac{9}{4}$

$f(t) = -2t + 7 + 2\sqrt{t^2 + 2t - 8}$ とおく。

$$f'(t) = -2 + 2\,\frac{1}{2}\,\frac{2t+2}{\sqrt{t^2+2t-8}}$$
$$= 2\,\frac{t+1-\sqrt{(t+1)^2-9}}{\sqrt{t^2+2t-8}} > 0$$

$f(2) = 3$, $f\left(\dfrac{9}{4}\right) = 5$　　∴　$3 \leqq (x+y)^2 \leqq 5$

$x \geqq 0$, $y \geqq 0$ より $\sqrt{3} \leqq x + y \leqq \sqrt{5}$

$\boxed{2}$

〔解答〕

(1)　解答のプロセス参照

(2)　$G(p_{n+2},\ q_{n+2}) = 2G(p_n,\ q_n)$

(3)　$n = 2m$ のとき，$G(p_{2m},\ q_{2m}) = 2^m$
$\qquad n = 2m - 1$ のとき，$G(p_{2m-1},\ q_{2m-1}) = 2^{m-1}$

〔出題者が求めたポイント〕

論理，数列

(1)　$G(a,\ b) = n$, $a = nk$, $b = nl$ とする。
k と l は互いに素。$a - b = n(k-l)$ より
$G(k-l,\ l) = m$ として考える。

(2)　$p_{n+2} + q_{n+2} = (1+\sqrt{3})^2(p_n + q_n\sqrt{3})$ より
p_{n+2}, q_{n+2} を p_n, q_n で表す。
(1)を利用して，関係式を導く。

(3)　初項 a，公比 r の等比数列の一般項は ar^{n-1}

〔解答のプロセス〕

(1)　$G(a,\ b) = n$ とする。$a = nk$, $b = nl$
k と l は互いに素だから $G(k,\ l) = 1$
$\qquad\qquad a - b = n(k - l)$
$k - l$ と l で $G(k-l,\ l) = m$ とする。
$\qquad l = l'm$, $k - l = k'm$　　∴　$k = (l' + k')m$
$G(k,\ l) = 1$ より　$m = 1$
従って，$k - l$ と l は互いに素だから
$\qquad\qquad G(a-b,\ b) = G(a,\ b)$

(2)　$p_{n+2} + q_{n+2}\sqrt{3} = (1+\sqrt{3})^2(p_n + q_n\sqrt{3})$
$\qquad\qquad\qquad = (4 + 2\sqrt{3})(p_n + q_n\sqrt{3})$
$\qquad\qquad\qquad = 2(2p_n + 3q_n) + 2(p_n + 2q_n)\sqrt{3}$
$\qquad p_{n+2} = 2(2p_n + 3q_n)$, $q_{n+2} = 2(p_n + 2q_n)$

(1)を使う。$G(a,\ b) = G(a,\ b-a)$ も同じなので，
$G(2p_n + 3q_n,\ p_n + 2q_n) = G(p_n + q_n,\ p_n + 2q_n)$
$\qquad\qquad\qquad\qquad = G(p_n + q_n,\ q_n)$
$\qquad\qquad\qquad\qquad = G(p_n,\ q_n)$

従って，$G(p_{n+2},\ q_{n+2}) = 2G(p_n,\ q_n)$

(3)　$n = 2m$ のとき，$m = 1$ だと $G(4,\ 2) = 2$
$\qquad G(p_{2m},\ q_{2m}) = 2 \cdot 2^{m-1} = 2^m$
$n = 2m - 1$ のとき，$m = 1$ だと，$G(1,\ 1) = 1$
$\qquad G(p_{2m-1},\ q_{2m-1}) = 1 \cdot 2^{m-1} = 2^{m-1}$

$\boxed{3}$

〔解答〕

解答のプロセス参照

〔出題者が求めたポイント〕

微分法

(1)　$f'(x)$ を微分し増減表をつくる。$f''(x_0) = 0$ のとき，
$x_1 < x_0 < x_2$ となる x_1, x_2 を探し，
$f'(x_1) > 0$, $f'(x_0) < 0$, $f'(x_2) > 0$ を示す。

(2)　$f'(0) > 0$, $f'(2) < 0$ を示す。$f'(a) = f'(b) = 0$

(3)　(2)より増減表をつくって，(2)を使って

$f(-1)<0,\ f(a)>0,\ f(b)<0,\ f(\infty)>0$ を示す。

〔解答のプロセス〕

(1) $f'(x)=e^x-4x,\ f''(x)=e^x-4$

$e^{x_0}=4$ とする。

$2^{x_0}<e^{x_0}<(2\sqrt{2}\,)^{x_0}$ で $2\sqrt{2}<4$ より $x_0>1$

x		x_0	
$f''(x)$	$-$	0	$+$
$f'(x)$	$\searrow$		$\nearrow$

$f'(0)=e^0-0=1>0$

$f'(x_0)=e^{x_0}-4x_0=4-4x_0=-4(x_0-1)<0$

$f'(4)=e^4-16>16-16=0$ より $f'(4)>0$

従って，$f'(x)=0$ は，$0<x<x_0$ と $x_0<x<4$ に解が 1 つずつあり 2 つの解をもつ。

(2) (1)より $f'(0)>0$

$f'(2)=e^x-8<(2\sqrt{2}\,)^2-8=0$ より $f'(2)<0$

$\displaystyle\lim_{x\to\infty}f'(x)=\infty>0$

従って，$0<a<2<b$

(3)

x		a		b	
$f'(x)$	$+$	0	$-$	0	$+$
$f(x)$	$\nearrow$		$\searrow$		$\searrow$

$\dfrac{\sqrt{2}}{4}<\dfrac{1}{e}<\dfrac{1}{2},\ e^a=4a,\ e^b=4b$

$f(-1)=e^{-1}-2<\dfrac{1}{2}-2<0$

$f(a)=e^a-2a^2=4a-2a^2=2a(2-a)>0$

$f(b)=e^b-2b^2=4b-2b^2=-2b(b-2)<0$

$\displaystyle\lim_{x\to\infty}f(x)=\infty>0$

従って，$-1<x<a,\ a<x<b,\ b<x$ に 1 つずつ 3 つの解を持つ。

4

〔解答〕

(1) $\dfrac{\sqrt{3}-1}{2}$ $\quad$ (2) $\dfrac{3\sqrt{3}-5}{2}\pi^2$

〔出題者が求めたポイント〕

微分法

(1) BC の中点を M，△ABM の内接円の中心を O とし O から BC へ垂線を下し BC との交点を P とする。

$\mathrm{BM}=\mathrm{BP}+\mathrm{PM}=\mathrm{OP}\tan 60°+\mathrm{PM}$

(2) AM を x 軸，O から AM に垂線を引いて y 軸とする。

$x^2+(y-\mathrm{OP})^2=\mathrm{OP}^2$ を x 軸の回りに回転させる回転体の体積。

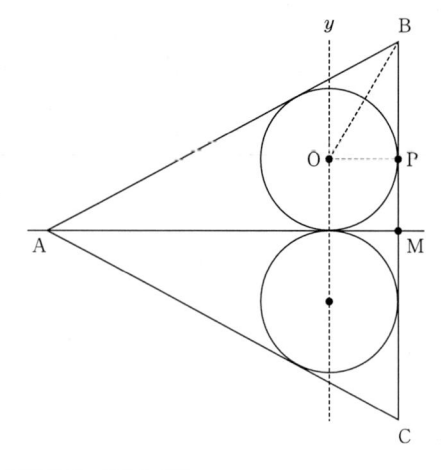

〔解答のプロセス〕

(1) BC の中点を M，△ABM の内接円の中心を O とし O から BC へ垂線を下し，BC との交点を P とする。円の半径を r とすると，

$\mathrm{BM}=\mathrm{OP}\tan 60°+\mathrm{PM}$ より

$1=\sqrt{3}\,r+r$ $\quad\therefore\quad r=\dfrac{1}{\sqrt{3}+1}=\dfrac{\sqrt{3}-1}{2}$

(2) AM を x 軸，O から AM に垂線を引いて y 軸とする。

$x^2+(y-r)^2=r^2$ $\quad\therefore\quad y=r\pm\sqrt{r^2-x^2}$

$y\geqq r$ の部分を y_1 とすると，$y_1=r+\sqrt{r^2-x^2}$

$y\leqq r$ の部分を y_2 とすると，$y_2=r-\sqrt{r^2-x^2}$

$0\leqq x\leqq r$ の x の部分の回転体の断面積は，

$\pi(y_1{}^2-y_2{}^2)=\pi\{(r+\sqrt{r^2-x^2})^2-(r-\sqrt{r^2-x^2})^2\}$

$\qquad\qquad=4\pi r\sqrt{r^2-x^2}$

回転体の体積 V は，$V=2\displaystyle\int_0^r 4\pi r\sqrt{r^2-x^2}\,dx$

よって，$V=8\pi r\displaystyle\int_0^r\sqrt{r^2-x^2}\,dx$

$x=r\sin\theta$ とおくと，$\dfrac{dx}{d\theta}=r\cos\theta$

よって，$dx=r\cos\theta\,d\theta$

$x=0\to r$ のとき，$\theta=0\to\dfrac{\pi}{2}$

$\displaystyle\int_0^r\sqrt{r^2-x^2}\,dx=\int_0^{\frac{\pi}{2}}\sqrt{r^2-r^2\sin^2\theta}\cdot r\cos\theta\,d\theta$

$\qquad\qquad=\displaystyle\int_0^{\frac{\pi}{2}}r^2\cos^2\theta\,d\theta$

$\qquad\qquad=\dfrac{1}{2}r^2\displaystyle\int_0^{\frac{\pi}{2}}(1+\cos 2\theta)\,d\theta$

$\qquad\qquad=\dfrac{1}{2}r^2\left[\theta+\dfrac{1}{2}\sin 2\theta\right]_0^{\frac{\pi}{2}}$

$\qquad\qquad=\dfrac{1}{4}\pi r^2$

よって，$V=8\pi r\left(\dfrac{1}{4}\pi r^2\right)=2\pi^2 r^3$

$$r^3 = \left(\frac{\sqrt{3}-1}{2}\right)^3 = \frac{3\sqrt{3}-3\cdot3+3\sqrt{3}-1}{8}$$

$$= \frac{3\sqrt{3}-5}{4}$$

従って，$V = \dfrac{3\sqrt{3}-5}{2}\pi^2$

5

〔解答〕

(1) $\dfrac{1}{5}$　(2) $\dfrac{17}{60}$

〔出題者が求めたポイント〕

確率

(1) $A=6$ となる場合をあげ確率を求めて和を求める。

(2) $A<6$ となる場合をあげ確率を求め，3枚目 $6-A$ となる確率をかける。それらの和を求める。

〔解答のプロセス〕

(1) $A=6$ となるのは，$(1, 5), (2, 4), (3, 3)$

$(1, 5), (2, 4)$ の確率は，

$$2\cdot\frac{{}_2C_1\cdot{}_2C_1}{{}_{10}C_2} = 2\frac{4}{45} = \frac{8}{45}$$

$(3, 3)$ の確率は，$\dfrac{{}_2C_2}{{}_{10}C_2} = \dfrac{1}{45}$

$A=6$ の確率は，$\dfrac{8}{45} + \dfrac{1}{45} = \dfrac{1}{5}$

(2) $(1, 2)$ で 3, $(1, 3)$ で 2, $(2, 3)$ で 1 となる確率

$$3\cdot\frac{{}_2C_1\cdot{}_2C_1}{{}_{10}C_2}\cdot\frac{2}{8} = \frac{24}{360}$$

$(1, 1)$ で 4 となる確率は，$\dfrac{{}_2C_2}{{}_{10}C_2}\cdot\dfrac{2}{8} = \dfrac{2}{360}$

$(1, 4)$ で 1 となる確率は，$\dfrac{{}_2C_1\cdot{}_2C_1}{{}_{10}C_2}\cdot\dfrac{1}{8} = \dfrac{4}{360}$

$B=6$ の確率は，$\dfrac{24}{360} + \dfrac{2}{360} + \dfrac{4}{360} = \dfrac{1}{12}$

当たりとなる確率は，$\dfrac{1}{5} + \dfrac{1}{12} = \dfrac{17}{60}$

後　期

1

〔解答〕

(1) 解答のプロセス参照　(2) $a=0$, $b=0$, $c=0$

(3) $p=\dfrac{1}{2}$, $q=-\dfrac{1}{2}$, $r=-\dfrac{1}{2}$

〔出題者が求めたポイント〕

論理，1 次方程式

(1) $\sqrt{n}$（n は素数）を無理数でない（有理数である）と仮定して，背理法で矛盾を示す。

(2) $a\ne0$ として，$\sqrt{2}\,b+\sqrt{3}\,c=-a$ とし両辺 2 乗して $\sqrt{6}=$ として矛盾を示す。
同様に，$\sqrt{2}\,b=-\sqrt{3}\,c$ も $b\ne0$ とし両辺 $\sqrt{2}$ 倍して $\sqrt{6}=$ として矛盾を示す。

(3) $a+\sqrt{2}\,b+\sqrt{3}\,c=0$ の形にして，未定係数法より，連立方程式で p, q, r を求める。

〔解答のプロセス〕

(1) $\sqrt{n}$（n は素数）は有理数であると仮定する。

m, l は正の整数で，互いに素であって，$\sqrt{n}=\dfrac{l}{m}$ とする。

両辺 2 乗すると，$n=\dfrac{l^2}{m^2}$ より $l^2=nm^2$

よって，l は n の倍数である。$l=nk$ とする。

$n^2k^2=nm^2$ より　$m^2=nk^2$

よって，m は n の倍数である。

従って，m, l はともに n の倍数となり，互いに素に矛盾する。従って，仮定が間違いで，$\sqrt{n}$ は有理数でなく，無理数である。

(2) $a\ne0$, a, b, c が有理数であるとする。

$\sqrt{2}\,b+\sqrt{3}\,c=-a$ より両辺 2 乗する。

$2b^2+2\sqrt{6}\,bc+3c^2=a^2$ より

$\sqrt{6}=\dfrac{a^2-2b^2-3c^2}{2bc}$ となり無理数＝有理数

よって，仮定に矛盾し，$a=0$

$b\ne0$, b, c が有理数であるとする。

$\sqrt{2}\,b+\sqrt{3}\,c=0$ より　$\sqrt{6}=-\dfrac{3c}{b}$ となり

無理数＝有理数となる。

仮定に矛盾し，$b=0$, 従って $c=0$

従って，$a=0$, $b=0$, $c=0$

(3) $(p-q-1)+(q-r)\sqrt{2}+(p+r)\sqrt{3}=0$

$p-q-1=0$, $q-r=0$, $p+r=0$

よって，$q=r$, $p=-r$ から $-2r-1=0$

従って，$r=-\dfrac{1}{2}$, $p=\dfrac{1}{2}$, $q=-\dfrac{1}{2}$

2

〔解答〕

(1) $|z|\le2$　(2) $|z|<2$, 解答のプロセス参照

〔出題者が求めたポイント〕

複素数

(1) $\alpha = \cos A + i \sin A$, $\beta = \cos B + i \sin B$ として, $|z|^2$ を求める。

(2) 2点が重ならないときである。$A \neq 0$, $B \neq 0$, $A \neq B$

〔解答のプロセス〕

(1) $\alpha = \cos A + i \sin A$, $\beta = \cos B + i \sin B$ とする。

$$z = \cos A + \cos B + i(\sin A + \sin B)$$
$$|z|^2 = (\cos A + \cos B)^2 + (\sin A + \sin B)^2$$
$$= 2 + 2\{\cos A \cos B + \sin A \sin B\}$$
$$= 2 + 2\cos(A - B)$$

$0 \leq |z|^2 \leq 4$ より $|z| \leq 2$

(2) 2点が重ならないので, $A \neq 0$, $B \neq 0$, $A \neq B$

従って, $|z| < 2$

右図, 斜線部分で, 点線部分(境界部分)は含まない。

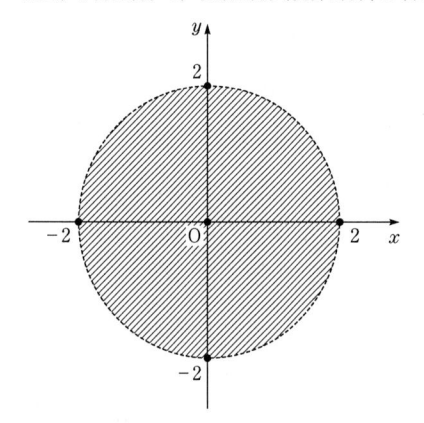

3

〔解答〕

(1) $\dfrac{5}{4}$　　(2) 解答のプロセス参照　　(3) 0

〔出題者が求めたポイント〕

数列, 数学的帰納法, 極限値

(1) 四角形 $A_n B_n C_n D_n$ の一辺の長さを l_n として,

$(A_{n-1} A_n)^2 + (A_{n-1} D_n)^2 = (A_n D_n)^2$ で, $l_n^2 = S_n$ より S_n と S_{n-1} の関係式を求める。

初項 a, 公比 r の等比数列の一般項を a_n とすると,

$$a_n = ar^{a-1}, \quad \sum_{k=1}^{n} a_k = \frac{a(1-r^n)}{1-r}$$

(2) $n = 1$ のとき成り立つことを示す。

$n = k$ のとき成り立つとして, $n = k+1$ のとき成り立つことを示す。

(3) (2)を利用して, $T_k > f(k)$ となる $f(k)$ を求めて,

$0 < \lim\limits_{n \to \infty} \dfrac{1}{T_k} < 0$ の形へ導く。

〔解答のプロセス〕

(1) 正方形 $A_n B_n C_n D_n$ の一辺の長さを l_n とする。

$$A_{n-1} A_n = a_n l_{n-1}, \quad A_{n-1} D_n = (1 - a_n) l_{n-1}$$
$$A_n D_n = l_n$$

$$l_n^2 = a_n^2 l_{n-1}^2 + (1 - a_n)^2 l_{n-1}^2$$
$$= (2a_n^2 - 2a_n + 1) l_{n-1}^2$$

よって, $S_n = (2a_n^2 - 2a_n + 1) S_{n-1}$

$a_n = \dfrac{1}{3}$ のとき, $S_n = \left(\dfrac{2}{9} - \dfrac{2}{3} + 1\right) S_{n-1} = \dfrac{5}{9} S_{n-1}$

$S_1 = \dfrac{5}{9}$ より　$S_n = \dfrac{5}{9}\left(\dfrac{5}{9}\right)^{n-1}$

$$\lim_{k \to \infty} \frac{1}{T_k} = \frac{5}{9} \frac{1}{1 - \frac{5}{9}} = \frac{5}{4}$$

(2) $n = 2$ のとき,

$$(1 - b_1)(1 - b_2) - \{1 - (b_1 + b_2)\} = b_1 b_2 > 0$$
$$(1 - b_1)(1 - b_2) > 1 - (b_1 + b_2)$$

$n = k$ のとき,

$$(1 - b_1)(1 - b_2) \cdots (1 - b_k) > 1 - (b_1 + b_2 + \cdots + b_k)$$

が成り立つとする。

$1 - (b_1 + b_2 + \cdots + b_k) = x$ とする。

$n = k+1$ のとき,

$$(1 - b_1)(1 - b_2) \cdots (1 - b_k)(1 - b_{k+1})$$
$$- \{1 - (b_1 + b_2 + \cdots + b_k + b_{k+1})\}$$
$$> x(1 - b_{k+1}) - (x - b_{k+1})$$
$$= b_{k+1}(1 - x) = b_{k+1}(b_1 + b_2 + \cdots + b_k) > 0$$

$\therefore \quad (1 - b_1)(1 - b_2) \cdots (1 - b_{k+1}) > 1 - (b_1 + b_2 + \cdots + b_{k+1})$

よって, 数学的帰納法により成り立ち

$$(1 - b_1)(1 - b_2) \cdots (1 - b_n) > 1 - (b_1 + b_2 + \cdots + b_n)$$

(3) $2a_n^2 - 2a_n + 1 = 2\left(a_n - \dfrac{1}{2}\right)^2 + \dfrac{1}{2} > 0$

$S_1 = \dfrac{5}{9}$ なので, $S_n > 0$

よって, $T_n = \sum\limits_{k=1}^{n} S_k > 0$ より　$\dfrac{1}{T_n} > 0$　…①

$$S_n = \left\{2\left(\frac{1}{3^n}\right)^2 - 2\left(\frac{1}{3^n}\right) + 1\right\} S_n$$
$$= \left[1 - 2\left\{\left(\frac{1}{3}\right)^n - \left(\frac{1}{9}\right)^n\right\}\right] S_n$$

(2)より

$$S_n > 1 - 2\sum_{k=1}^{n}\left\{\left(\frac{1}{3}\right)^k - \left(\frac{1}{9}\right)^k\right\}$$
$$= 1 - 2\left\{\frac{1}{3}\frac{1 - \left(\frac{1}{3}\right)^n}{1 - \frac{1}{3}} - \frac{1}{9}\frac{1 - \left(\frac{1}{9}\right)^n}{1 - \frac{1}{9}}\right\}$$
$$= \frac{1}{4} + \left(\frac{1}{3}\right)^n - \frac{1}{4}\left(\frac{1}{9}\right)^n$$

$$T_k > \sum_{n=1}^{k}\left\{\frac{1}{4} + \left(\frac{1}{3}\right)^n - \frac{1}{4}\left(\frac{1}{9}\right)^n\right\}$$
$$= \frac{1}{4}k + \frac{1}{3}\frac{1 - \left(\frac{1}{3}\right)^k}{1 - \frac{1}{3}} - \frac{1}{36}\frac{1 - \left(\frac{1}{9}\right)^k}{1 - \frac{1}{9}}$$
$$= \frac{1}{4}k + \frac{15}{32} - \frac{1}{2}\left(\frac{1}{3}\right)^k + \frac{1}{32}\left(\frac{1}{9}\right)^k$$

$$\lim_{k \to \infty} \frac{1}{T_k} < \lim_{k \to \infty} \frac{1}{\dfrac{1}{4}k + \dfrac{15}{32} - \dfrac{1}{2}\left(\dfrac{1}{3}\right)^k + \dfrac{1}{32}\left(\dfrac{1}{9}\right)^k}$$
$$= 0 \quad \cdots ②$$

①，②より　$0 < \lim_{k \to \infty} \dfrac{1}{T_k} < 0$　$\therefore\ \lim_{k \to \infty} \dfrac{1}{T_k} = 0$

④

〔解答〕

(1)　$\dfrac{1}{4} \leqq f_1(\theta) \leqq \dfrac{1}{2}$，$\dfrac{1}{4} \leqq f_2(\theta) \leqq \dfrac{5}{16}$

(2)　解答のプロセス参照

(3)　極大値 $\dfrac{5}{16}$　$(\theta = 0)$，極小値 $\dfrac{65}{256}$　$\left(\theta = \pm\dfrac{\pi}{3}\right)$

〔出題者が求めたポイント〕

合成関数，微分法

(1)　$f_1(\theta)$ は $\cos\theta$ について平方完成する。

$f_2(\theta)$ は $x = \cos\theta$ として，x で微分して増減表をつくる。

(2)　$f_3'(\theta) = 0$ とする。(1)の $f_2(\theta)$ の範囲から因数の正負を考える。

(3)　$f_2(\theta)$ を変数と考えて，増減表をつくる。

〔解答のプロセス〕

(1)　$f_1(\theta) = \cos^2\theta - \cos\theta + \dfrac{1}{2} = \left(\cos\theta - \dfrac{1}{2}\right)^2 + \dfrac{1}{4}$

$\cos\theta = 0$ のとき，$\theta = \pm\dfrac{\pi}{2}$，$f_1(\theta) = \dfrac{1}{2}$（範囲外）

$\cos\theta = 1$ のとき，$\theta = 0$，$f_1(\theta) = \dfrac{1}{2}$

$f_1(\theta) = \dfrac{1}{2}$（範囲外），$f_1(0) = \dfrac{1}{2}$

従って，$\dfrac{1}{4} \leqq f_1(\theta) \leqq \dfrac{1}{2}$

$y = f_2(\theta)$，$x = \cos^2\theta - \cos\theta + \dfrac{1}{2}$ とする。

$\dfrac{1}{4} \leqq x \leqq \dfrac{1}{2}$

$y = x^2 - x + \dfrac{1}{2}$ より　　$y' = 2x - 1$

x	$\dfrac{1}{4}$		$\dfrac{1}{2}$
y'		$-$	0
y		↘	

$x = \dfrac{1}{4}$ のとき，

$y = \dfrac{1}{16} - \dfrac{1}{4} + \dfrac{1}{2} = \dfrac{5}{16}$

$x = \dfrac{1}{2}$ のとき，

$y = \dfrac{1}{4} - \dfrac{1}{2} + \dfrac{1}{2} = \dfrac{1}{4}$

従って，$\dfrac{1}{4} \leqq f_2(\theta) \leqq \dfrac{5}{16}$

(2)　$f_3(\theta) = \{f_2(\theta)\}^2 - f_2(\theta) + \dfrac{1}{2}$

$f_3'(\theta) = 2f_2'(\theta)f_2(\theta) - f_2'(\theta)$
$= f_2'(\theta)(2f_2(\theta) - 1)$

ここで(1)より　$\dfrac{1}{2} \leqq 2f_2(\theta) \leqq \dfrac{7}{8}$

よって，$-\dfrac{1}{2} \leqq 2f_2(\theta) - 1 \leqq -\dfrac{1}{8}$ なので，

$2f_2(\theta) - 1 < 0$

従って，$f_3'(\theta) = 0$ のとき，$f_2'(\theta) = 0$

(3)　(2)より $f_3'(\theta)$ の符号は $-f_2'(\theta)$

θ	$-\dfrac{\pi}{2}$		$-\dfrac{\pi}{3}$		0		$\dfrac{\pi}{3}$		$\dfrac{\pi}{2}$
$f_2(\theta)$	$\dfrac{1}{4}$	↗	$\dfrac{7}{16}$	↘	$\dfrac{1}{4}$	↗	$\dfrac{7}{16}$	↘	$\dfrac{1}{4}$
$f_3'(\theta)$	0	$-$	0	$+$	0	$-$	0	$+$	0
$f_3(\theta)$		↘	極小	↗	極大	↘	極小	↗	

$\theta = \pm\dfrac{\pi}{3}$，$f_3(\theta) = \left(\dfrac{7}{16}\right)^2 - \dfrac{7}{16} + \dfrac{1}{2} = \dfrac{65}{256}$

$\theta = 0$，$f_3(\theta) = \left(\dfrac{1}{4}\right)^2 - \dfrac{1}{4} + \dfrac{1}{2} = \dfrac{5}{16}$

極大値 $\dfrac{5}{16}$　$(\theta = 0)$，極小値 $\dfrac{65}{256}$　$\left(\theta = \pm\dfrac{\pi}{3}\right)$

⑤

〔解答〕

(1)　$n = 2$ のとき

a	b	c	d
0	1	0	1
0	0	2	0

$n = 3$ のとき

a	b	c	d
0	2	1	0
1	1	0	1
1	0	2	0

$n \geqq 4$ のとき

a	b	c	d
$n-4$	4	0	0
$n-3$	2	1	0
$n-2$	1	0	1
$n-2$	0	2	0

(2)　$n = 2$ のとき $\dfrac{3}{16}$，$n = 3$ のとき $\dfrac{3}{16}$

$n \geqq 4$ のとき $\dfrac{n(n-1)(n^2 + 7n + 18)}{6 \cdot 4^{n+1}}$

〔出題者が求めたポイント〕

場合の数，確率

(1)　$n = 2, 3, \cdots$ として，a, b, c, d の数の組み合わせをあげていく。

(2)　各組み合わせになる場合の数を計算し，その和を m とすると，$\dfrac{m}{4^n}$

〔解答のプロセス〕

(1)　$n=2$ のとき，$n+4=6$

　　　(2, 4), (3, 3)

　$n=3$ のとき，$n+4=7$

　　　(1, 2, 4), (1, 3, 3), (2, 2, 3)

　$n=4$ のとき，$n+4=8$

　　　(1, 1, 2, 4), (1, 1, 3, 3)

　　　(1, 2, 2, 3), (2, 2, 2, 2)

　$n>4$ のときは，それぞれ1が1つ増えたものになる。

　よって，下の表のようになる。

$n=2$ のとき

a	b	c	d
0	1	0	1
0	0	2	0

$n=3$ のとき

a	b	c	d
0	2	1	0
1	1	0	1
1	0	2	0

$n \geqq 4$ のとき

a	b	c	d
$n-4$	4	0	0
$n-3$	2	1	0
$n-2$	1	0	1
$n-2$	0	2	0

(2)　$n=2$ のとき，

$$\frac{{}_2C_1}{4^2}+\frac{1}{4^2}=\frac{3}{16}$$

　$n=3$ のとき，

$$\frac{{}_3C_2}{4^3}+\frac{3!}{4^3}+\frac{{}_3C_1}{4^3}=\frac{3+6+3}{64}=\frac{3}{16}$$

　$n \geqq 4$ のとき，

$$\frac{{}_nC_4}{4^n}+\frac{{}_nC_2 \cdot {}_{n-2}C_1}{4^n}+\frac{{}_nC_1 \cdot {}_{n-1}C_1}{4^n}+\frac{{}_nC_2}{4^n}$$

$$=\frac{n(n-1)(n^2+7n+18)}{24 \cdot 4^n}$$

$$=\frac{n(n-1)(n^2+7n+18)}{6 \cdot 4^{n+1}}$$

物　理

解答　　28年度

I

〔解答〕

(1)　$2\pi\sqrt{\dfrac{l}{g}}$〔s〕　　(2)　$m\left(\dfrac{v^2}{l}+g\right)$〔N〕

(3)　$v_{\mathrm{m}}\geqq\sqrt{gl}$〔m/s〕　　(4)　$v_0\geqq\sqrt{5gl}$〔m/s〕

(5)　$v_{\mathrm{a}}{}^2=(2+\sqrt{3})gl,\quad v_{\mathrm{b}}{}^2=\dfrac{gl}{\sqrt{3}}$

$(x,\ y)=\left(\sqrt{\dfrac{2}{3}}\,l,\ \dfrac{1}{\sqrt{3}}\,l\right)$

〔出題者が求めたポイント〕

鉛直面内の円運動

〔解答のプロセス〕

(1)　単振り子の周期の公式より，周期 T は

$$T=2\pi\sqrt{\dfrac{l}{g}}\ 〔s〕\quad\cdots(答)$$

(2)　最下点における糸の張力を S_1〔N〕とすると，円運動の方程式より

$$m\dfrac{v^2}{l}=S_1-mg$$

$$\therefore\ S_1=m\left(\dfrac{v^2}{l}+g\right)\ 〔N〕\quad\cdots(答)$$

(3)　最高点における糸の張力を S_2〔N〕とすると，円運動の方程式より

$$m\dfrac{v_{\mathrm{m}}{}^2}{l}=S_2+mg\quad\therefore\ S_2=m\left(\dfrac{v_{\mathrm{m}}{}^2}{l}-g\right)$$

最高点で糸がたるまない条件は，$S_2\geqq0$ より

$$\dfrac{v_{\mathrm{m}}{}^2}{l}-g\geqq0\quad\therefore\ v_{\mathrm{m}}\geqq\sqrt{gl}\ 〔m/s〕\quad\cdots(答)$$

(4)　力学的エネルギー保存則より

$$\dfrac{1}{2}mv_0{}^2=\dfrac{1}{2}mv_{\mathrm{m}}{}^2+mg\cdot2l$$

$$v_{\mathrm{m}}{}^2=v_0{}^2-4gl$$

よって，(3)の結果より

$$v_0{}^2-4gl\geqq gl\quad\therefore\ v_0\geqq\sqrt{5gl}\ 〔m/s〕\quad\cdots(答)$$

(5)　X 軸から角度 θ の点で小球が円軌道から離れたとすると，離れた点の座標 $(x,\ y)$ は $(l\cos\theta,\ l\sin\theta)$ とかける。また，力学的エネルギー保存則より

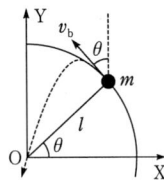

$$\dfrac{1}{2}mv_{\mathrm{a}}{}^2=\dfrac{1}{2}mv_{\mathrm{b}}{}^2+mgl(1+\sin\theta)$$

$$\therefore\ v_{\mathrm{a}}{}^2=v_{\mathrm{b}}{}^2+2gl(1+\sin\theta)$$

離れる瞬間では張力が 0 となるから，運動方程式は

$$m\dfrac{v_{\mathrm{b}}{}^2}{l}=mg\sin\theta$$

$$\therefore\ v_{\mathrm{b}}{}^2=gl\sin\theta\quad\cdots\cdots①$$

一方，円軌道から離れる瞬間の速度の x 成分，y 成分

は，それぞれ $-v_{\mathrm{b}}\sin\theta$，$v_{\mathrm{b}}\cos\theta$ とかけるから，離れた瞬間から t 秒後に円の中心 O を通るとすると

x 方向について　$l\cos\theta-v_{\mathrm{b}}\sin\theta\cdot t=0$

y 方向について　$l\sin\theta+v_{\mathrm{b}}\cos\theta\cdot t-\dfrac{1}{2}gt^2=0$

上の 2 式より t を消去して整理すると

$$v_{\mathrm{b}}{}^2\sin\theta=\dfrac{1}{2}gl\cos^2\theta\quad\cdots\cdots②$$

①，②式より v_{b} を消去すると

$$gl\sin^2\theta=\dfrac{1}{2}gl\cos^2\theta\quad\therefore\ \tan\theta=\dfrac{1}{\sqrt{2}}$$

このとき　$\cos\theta=\sqrt{\dfrac{2}{3}}$，　$\sin\theta=\sqrt{\dfrac{1}{3}}$

よって

$$v_{\mathrm{b}}{}^2=gl\sin\theta=\dfrac{gl}{\sqrt{3}}\quad\cdots(答)$$

$$v_{\mathrm{a}}{}^2=\dfrac{gl}{\sqrt{3}}+2gl\left(1+\dfrac{1}{\sqrt{3}}\right)=(2+\sqrt{3})gl\quad\cdots(答)$$

$$(x,\ y)=\left(\sqrt{\dfrac{2}{3}}\,l,\ \dfrac{1}{\sqrt{3}}\,l\right)\quad\cdots(答)$$

II

〔解答〕

(1)　①　$(x-d)^2$　　②　$(x+d)^2$

(2)　③　$\dfrac{\lambda L}{4d}$　　④　$\dfrac{9\lambda L}{4d}$

(3)　⑤　2

(4)　⑥　nL

(5)　⑦　小さく　⑧　D 側　⑨　$\dfrac{n\lambda L}{2n'd}$

〔出題者が求めたポイント〕

光の干渉，ロイド鏡

〔解答のプロセス〕

(1)①　$L_1=L\left\{1+\dfrac{(x-d)^2}{L^2}\right\}^{\frac{1}{2}}\fallingdotseq L\left\{1+\dfrac{(x-d)^2}{2L^2}\right\}$

　　　　　　　　　　　　　　　　$\cdots(答)$

②　$L_2=L\left\{1+\dfrac{(x+d)^2}{L^2}\right\}^{\frac{1}{2}}\fallingdotseq L\left\{1+\dfrac{(x+d)^2}{2L^2}\right\}$

　　　　　　　　　　　　　　　　$\cdots(答)$

(2)③　鏡で反射する際，位相が π ずれるから，2 つの光線が強め合って明るくなる条件は

$$\dfrac{2dx}{L}=\left(m-\dfrac{1}{2}\right)\lambda\quad(m=1,\ 2,\ 3,\ \cdots)$$

とかける。よって，輝点の位置は

$$x=\left(m-\dfrac{1}{2}\right)\dfrac{\lambda L}{2d}$$

最も C に近い輝点は $m=1$ として

$$x=\dfrac{\lambda L}{4d}\quad\cdots(答)$$

④ D は $m=5$ の輝点になっているから，CD 間の距離は

$$x = \frac{9\lambda L}{4d} \quad \cdots (答)$$

(3) ⑤ 波長が 2λ のとき，明るくなる条件式は

$$\frac{2dx}{L} = \left(m - \frac{1}{2}\right) \cdot 2\lambda \quad \therefore \quad x = \left(m - \frac{1}{2}\right)\frac{\lambda L}{d}$$

$x < \dfrac{9\lambda L}{4d}$ の範囲では

$$m - \frac{1}{2} < \frac{9}{4} \quad より \quad m < \frac{11}{4}$$

これを満たす整数 m は $m=1$，2 の 2 つだから，輝点は 2 カ所。 $\cdots (答)$

(4) ⑥ 屈折率 n の媒質中では波長が $\dfrac{1}{n}$ 倍となるから，AC 間の距離を L' としたとき，輝点の位置 x' は

$$x' = \left(m - \frac{1}{2}\right)\frac{\lambda}{n} \cdot \frac{L'}{2d}$$

輝点の位置が(2)の x と一致するとき

$$\frac{\lambda}{n} \cdot \frac{L'}{2d} = \frac{\lambda L}{2d} \quad \therefore \quad L' = nL \quad \cdots (答)$$

(5) ⑦ 波長が長いほど屈折率は小さい。

⑧ 波長が 2λ のときの輝点の位置は

$$x' = \left(m - \frac{1}{2}\right)\frac{\lambda}{n'} \cdot \frac{L'}{d}$$

となり，屈折率が小さくなると x' は大きくなるので，D 側にずれる。

⑨ 最も C に近い輝点は $m=1$ として

$$x' = \frac{\lambda L'}{2n'd} = \frac{n\lambda L}{2n'd} \quad \cdots (答)$$

III
〔解答〕
(1) ① 4.5 ② 0.050 ③ 3.1 ④ 11
⑤ 3.6×10^2
(2) ⑥ 4.5 ⑦ 0.10 ⑧ 2.5 ⑨ 60
⑩ 4.4 ⑪ 3.4 ⑫ 14

〔出題者が求めたポイント〕
非オーム抵抗

〔解答のプロセス〕
(1) ①，② キルヒホッフの法則より

$$90 = 20I + V \quad \therefore \quad I = 4.5 - 0.050 \times V \quad \cdots (答)$$

③ グラフの交点を読み取って，$I = 3.1$〔A〕 $\cdots (答)$

④ 電球と R_1 には同じ電流が流れるから，消費電力が等しくなるのは，電圧も等しくなったときである。このとき 45 V ずつ電圧がかかるから，グラフより電流は 4.0 A となり，抵抗値は

$$R_1 = \frac{45}{4.0} = 11.25 \fallingdotseq 11 \,〔\Omega〕 \quad \cdots (答)$$

⑤ このとき，回路全体の消費電力 P〔W〕は
$$P = 90 \times 4.0 = 3.6 \times 10^2 \,〔W〕 \quad \cdots (答)$$

(2) ⑥，⑦ R_2 の電圧は V〔V〕であるから，R_2 に流れる

電流 I_2〔A〕は

$$I_2 = \frac{V}{R_2} = \frac{V}{20}$$

このとき，R_1 に流れる電流 I_1〔A〕は

$$I_1 = I + I_2 = I + \frac{V}{20}$$

とかけるから，キルヒホッフの法則より

$$90 = 20\left(I + \frac{V}{20}\right) + V$$

$$\therefore \quad I = 4.5 - 0.10 \times V \quad \cdots (答)$$

⑧ グラフの交点を読み取って，$I = 2.5$〔A〕 $\cdots (答)$

⑨ 電球，R_1，R_2 の消費電力が等しくなるとき，電球と R_2 の電圧が等しいから，同じ大きさの電流が流れる。この電流を I〔A〕とおくと，R_1 の電流は $2I$〔A〕となるから，R_1 と電球の消費電力を等しくするには，電圧の比を 1：2 としなければならない。よって，R_1 と電球の電圧は，それぞれ 30 V，60 V となる。$\cdots (答)$

⑩ 電球の電圧が 60 V のとき，電流はグラフより
$$I = 4.4 \,〔A〕 \quad \cdots (答)$$

⑪ R_1 を流れる電流は 8.8 A だから，抵抗値は

$$R_1 = \frac{30}{8.8} \fallingdotseq 3.4 \,〔\Omega〕 \quad \cdots (答)$$

⑫ R_2 を流れる電流は 4.4 A だから，抵抗値は

$$R_2 = \frac{60}{4.4} \fallingdotseq 14 \,〔\Omega〕 \quad \cdots (答)$$

IV
〔解答〕
(1) 55 軒

(2) $4\pi\sqrt{\dfrac{2R}{g}}$ 〔s〕

(3) ① （A） ② （F）

(4) ① -2 ② -4 ③ $+1$ ④ 0
⑤ 8 ⑥ 6

〔出題者が求めたポイント〕
電力損失，万有引力による円運動，単位と次元，原子核崩壊

〔解答のプロセス〕
(1) 一軒の家が電気を使用したとき送電線に流れる電流を I とおくと，n 軒の家が電気を使用したとき送電線には nI の電流が流れる。よって，送電線の電気抵抗を r，一軒当たりの使用電力を P とすると，n 軒の家が電気を使用したときの送電線での電力損失の割合 $P_r(n)$ は

$$P_r(n) = \frac{r(nI)^2}{nP + r(nI)^2}$$

ここで，$n = 10$ のとき

$$\frac{r(10I)^2}{10P + r(10I)^2} = 0.020 \quad \therefore \quad P = 490rI^2$$

$P_r(n) > 0.10$ となるとき

$$\frac{r(nI)^2}{nP + r(nI)^2} > 0.10$$

$$\therefore \quad 10n > 490 + n$$

$$\therefore \quad n > \frac{490}{9} = 54.4\cdots$$

よって，55 軒で電力損失が 10% を超える。…(答)

(2) 万有引力定数を G〔N·m²/kg²〕，地球の質量を M〔kg〕，人工衛星の質量を m〔kg〕，速さを v〔m/s〕とすると，万有引力による半径 $2R$〔m〕の円運動の方程式は

$$m\frac{v^2}{2R} = G\frac{Mm}{(2R)^2} \quad \therefore \quad v = \sqrt{\frac{GM}{2R}}$$

一方，地表面での重力の大きさ mg〔N〕は，地球中心から距離 R〔m〕だけ離れた物体に働く万有引力に等しいから

$$mg = G\frac{Mm}{R^2} \quad \therefore \quad GM = gR^2$$

よって，人工衛星の周期 T〔s〕

$$T = \frac{2\pi \cdot 2R}{v} = 4\pi\sqrt{\frac{2R}{g}} \text{〔s〕} \quad \cdots(答)$$

(3) プランク定数の単位は〔J·s〕＝〔kg·m²·s⁻¹〕である。よって，一般に $h^p m^q c^r$ の単位は

$$\text{〔kg·m}^2\text{·s}^{-1}\text{〕}^p \cdot \text{〔kg〕}^q \cdot \text{〔m·s}^{-1}\text{〕}^r$$
$$= \text{〔kg}^{p+q}\text{·m}^{2p+r}\text{·s}^{-p-r}\text{〕とかける。}$$

① 長さの次元は

$$p + q = 0, \quad 2p + r = 1, \quad -p - r = 0$$
$$\therefore \quad p = 1, \quad q = -1, \quad r = -1$$

よって $\dfrac{h}{mc}$ …(答)

② 時間の次元は

$$p + q = 0, \quad 2p + r = 0, \quad -p - r = 1$$
$$\therefore \quad p = 1, \quad q = -1, \quad r = -2$$

よって $\dfrac{h}{mc^2}$ …(答)

(4) ①，② アルファ崩壊では，ヘリウム原子核が放出されるので，原子番号が 2 減少し，質量数が 4 減少する。

③，④ ベータ崩壊では，原子核内の中性子が陽子に変換し電子が放出されるので，原子番号が 1 増加し，質量数は不変である。

⑤，⑥ アルファ崩壊を α 回，ベータ崩壊を β 回おこしたとすると

原子番号について　$92 - 2\alpha + \beta = 82$
質量数について　　$238 - 4\alpha = 206$
$\therefore \quad \alpha = 8$(回)，$\beta = 6$(回)　…(答)

$$K = \frac{1}{2}MV^2 = \frac{m}{M} \cdot \frac{1}{2}mv^2$$

$$= \frac{4}{222} \times 4.8 \fallingdotseq 8.6 \times 10^{-2} \,\text{[MeV]} \quad \cdots\text{(答)}$$

Ⅱ

〔解答〕

(1) $v_1 = \dfrac{m}{M+m}v_0$ [m/s], $v_2 = \dfrac{m}{M+m}v_0$ [m/s]

(2) $v_3 = -\dfrac{M-m}{M+m}v_0$ [m/s], $v_4 = \dfrac{2m}{M+m}v_0$ [m/s]

(3) $v_5 = \dfrac{m}{M+m}v_0$ [m/s]　(4) $W = \dfrac{Mm}{2(M+m)}v_0^2$ [J]

(5) $\dfrac{Mv_0^2}{2(M+m)\mu g}$ [m]　(6) $\dfrac{M(2m-M)v_0^2}{2(M+m)^2 \mu g}$ [m]

〔出題者が求めたポイント〕

動く台上の物体の運動

〔解答のプロセス〕

(1) 最高点に達したとき，小物体と台は同じ速度で運動しているから，$v_1 = v_2$ として運動量保存則より

$$mv_0 = (M+m)v_1$$

$$\therefore\quad v_1 = v_2 = \frac{m}{M+m}v_0 \,\text{[m/s]} \quad \cdots\text{(答)}$$

(2) 運動量保存則より

$$mv_0 = mv_3 + Mv_4 \quad \therefore\quad v_4 = \frac{m}{M}(v_0 - v_3)$$

力学的エネルギー保存則より

$$\frac{1}{2}mv_0^2 = \frac{1}{2}mv_3^2 + \frac{1}{2}Mv_4^2$$

$$\therefore\quad m(v_0 - v_3)(v_0 + v_3) = \frac{m^2}{M}(v_0 - v_3)^2$$

$v_0 \ne v_3$ より

$$(v_0 + v_3) = \frac{m}{M}(v_0 - v_3)$$

$$\therefore\quad v_3 = -\frac{M-m}{M+m}v_0 \,\text{[m/s]} \quad \cdots\text{(答)}$$

また，

$$v_4 = \frac{m}{M}\left(1 + \frac{M-m}{M+m}\right)v_0 = \frac{2m}{M+m}v_0 \,\text{[m/s]} \cdots\text{(答)}$$

(3) 運動量保存則より

$$mv_0 = (M+m)v_5$$

$$\therefore\quad v_5 = \frac{m}{M+m}v_0 \,\text{[m/s]} \quad \cdots\text{(答)}$$

(4) $W = \dfrac{1}{2}mv_0^2 - \dfrac{1}{2}(M+m)v_5^2$

$$= \frac{1}{2}mv_0^2\left(1 - \frac{m}{M+m}\right)$$

$$= \frac{Mm}{2(M+m)}v_0^2 \,\text{[J]} \quad \cdots\text{(答)}$$

(5) 台上を点Bから点Pまで小物体が進む間に動摩擦力 $f = \mu mg$ [N]がした仕事の大きさが，力学的エネル

Ⅰ

〔解答〕

(1) $\left(1 - \dfrac{1}{\sqrt{1+\mu^2}}\right)a$ [m]

(2) 管楽器：(c)，弦楽器：(a)

(3) ①：D　②：E　③：C　④：A

(4) ①　222　②　8.6×10^{-2}

〔出題者が求めたポイント〕

摩擦力，弦の振動・気柱の共鳴，原子・原子核の大きさ，光・音波の波長，原子核崩壊

〔解答のプロセス〕

(1) 最下点から中心角が θ の位置に質量 m のアリがいるとき，アリに働く静止摩擦力の大きさを f，垂直抗力の大きさを N とおくと，力のつり合いより

接線方向：$mg\sin\theta - f = 0$

向心方向：$N - mg\cos\theta = 0$

$$\therefore\quad f = mg\sin\theta, \quad N = mg\cos\theta$$

アリが球面内部で滑らないための条件は，静止摩擦力 f が最大摩擦力 $f_{\max} = \mu N$ を超えないことだから

$$mg\sin\theta \le \mu mg\cos\theta \quad \therefore\quad \tan\theta \le \mu$$

したがって，登ることができる最高点は $\tan\theta = \mu$ となる点である。このとき

$$\cos\theta = \frac{1}{\sqrt{1+\mu^2}}$$

よって，最下点からの高さ h [m]は

$$h = a(1 - \cos\theta) = \left(1 - \frac{1}{\sqrt{1+\mu^2}}\right)a \,\text{[m]} \quad \cdots\text{(答)}$$

(2) 温度変化による管楽器の管の長さと弦楽器の弦の長さの変化が無視できるから，生じる定常波の波長は不変としてよい。

管楽器：温度が下がると音速が減少するから，周波数は低くなる。

弦楽器：張力が増加すると弦を伝わる波の速さが増加するから，周波数は高くなる。

(3) ① 原子の大きさは 10^{-10} m 程度。

② 原子核の大きさは $10^{-15} \sim 10^{-14}$ m 程度。

③ 可視光の波長は約 $3.8 \times 10^{-7} \sim 7.7 \times 10^{-7}$ m。

④ 人が聞くことができる音波の周波数は約 20 ~ 20000 Hz。空気中の音速を 340 m/s としたとき，波長は約 0.017 ~ 17 m となる。

(4) ① アルファ崩壊で質量数が 4 減少する。よって，生じたラドンの質量数は 222

② アルファ粒子とラドン原子核の質量を m, M，崩壊後の速さを v, V とすると，運動量保存則より

$$mv + M(-V) = 0 \quad \therefore\quad V = \frac{m}{M}v$$

よって，ラドンの運動エネルギー K は

ギーの減少分に等しい。よって，BP 間の距離を x〔m〕とすると

$$\mu m g \cdot x = \frac{Mm}{2(M+m)} v_0{}^2$$

$$\therefore \quad x = \frac{M v_0{}^2}{2(M+m)\mu g} \text{〔m〕} \quad \cdots \text{(答)}$$

(6) 小物体の床に対する加速度を a〔m/s²〕(右向き正)とすると，小物体の運動方式は

$$ma = \mu m g \quad \therefore \quad a = \mu g$$

小物体が台上で止まるまでの時間を t_0〔s〕とすると，速度について

$$v_5 = v_3 + a t_0$$

$$\mu g t_0 = v_5 - v_3 = \frac{M}{M+m} v_0$$

$$\therefore \quad t_0 = \frac{M v_0}{(M+m)\mu g}$$

よって，点 S に対する点 T の位置 x_{ST}〔m〕は

$$x_{ST} = v_3 t_0 + \frac{1}{2} a t_0{}^2$$

$$= -\frac{(M-m)M v_0{}^2}{(M+m)^2 \mu g} + \frac{M^2 v_0{}^2}{2(M+m)^2 \mu g}$$

$$= \frac{M(2m-M) v_0{}^2}{2(M+m)^2 \mu g} \text{〔m〕} \quad \cdots \text{(答)}$$

Ⅲ
〔解答〕

(1) $I_A = \omega C_A E$〔A〕, $\quad I_B = \dfrac{E}{\sqrt{R^2 + \left(\omega L - \dfrac{1}{\omega C_B}\right)^2}}$〔A〕

(2) $\dfrac{\pi}{2}$ 進む

(3) $C_A = \dfrac{\omega L - \dfrac{1}{\omega C_B}}{\omega \left\{ R^2 + \left(\omega L - \dfrac{1}{\omega C_B}\right)^2 \right\}}$〔F〕

(4) $I_E = \dfrac{RE}{R^2 + \left(\omega L - \dfrac{1}{\omega C_B}\right)^2}$〔A〕

(5) $\dfrac{R^2 + \left(\omega L - \dfrac{1}{\omega C_B}\right)^2}{R}$〔Ω〕

(6) $\overline{P_E} = \dfrac{RE^2}{R^2 + \left(\omega L - \dfrac{1}{\omega C_B}\right)^2}$〔W〕

〔出題者が求めたポイント〕

交流回路

〔解答のプロセス〕

(1) コンデンサー A を流れる電流を i_A とすると

$$i_A = \omega C_A \cdot \sqrt{2} E \cos \omega t$$

よって，電流の実効値は $\quad I_A = \omega C_A E$〔A〕 $\cdots$(答)
コンデンサーBを流れる電流を $i_B = \sqrt{2} I_B \sin(\omega t + \alpha)$ とおくと，抵抗，コンデンサーB，コイルのそれぞれ

の電圧 v_R, v_C, v_L は

$$v_R = R \cdot \sqrt{2} I_B \sin(\omega t + \alpha)$$

$$v_C = \frac{1}{\omega C_B} \cdot \sqrt{2} I_B \sin\left(\omega t + \alpha - \frac{\pi}{2}\right)$$

$$v_L = \omega L \cdot \sqrt{2} I_B \sin\left(\omega t + \alpha + \frac{\pi}{2}\right)$$

よって，電源電圧 V は

$$V = v_R + v_C + v_L$$

$$= \sqrt{2} I_B \left\{ R \sin(\omega t + \alpha) + \left(\omega L - \frac{1}{\omega C_B}\right)\cos(\omega t + \alpha) \right\}$$

$$= \sqrt{R^2 + \left(\omega L - \frac{1}{\omega C_B}\right)^2} \cdot \sqrt{2} I_B \sin(\omega t + \alpha + \beta)$$

ここで，

$$Z = \sqrt{R^2 + \left(\omega L - \frac{1}{\omega C_B}\right)^2}$$

とおくと，β は

$$\cos \beta = \frac{R}{Z}, \quad \sin \beta = \frac{\omega L - \dfrac{1}{\omega C_B}}{Z}$$

を満たす角である。
この V の式が，$V = \sqrt{2} E \sin \omega t$ に等しいから

$$I_B = \frac{E}{\sqrt{R^2 + \left(\omega L - \dfrac{1}{\omega C_B}\right)^2}} \text{〔A〕} \quad \cdots \text{(答)}$$

(2) コンデンサーでは，電圧の位相に対して電流の位相が $\dfrac{\pi}{2}$ 進む

(3) (1)の V の式の比較から $\alpha = -\beta$ とかける。このとき，回路全体の電流 I は

$$I = i_A + i_B$$

$$= \sqrt{2} I_A \cos \omega t + \sqrt{2} I_B \sin(\omega t - \beta)$$

$$= \sqrt{2} \{ I_B \cos \beta \sin \omega t + (I_A - I_B \sin \beta)\cos \omega t \}$$

電源電圧と位相が同じになるとき

$$I_A - I_B \sin \beta = 0$$

$$\omega C_A E = \frac{E}{Z} \cdot \frac{\omega L - \dfrac{1}{\omega C_B}}{Z}$$

$$\therefore \quad C_A = \frac{\omega L - \dfrac{1}{\omega C_B}}{\omega \left\{ R^2 + \left(\omega L - \dfrac{1}{\omega C_B}\right)^2 \right\}} \text{〔F〕} \quad \cdots \text{(答)}$$

(4) 回路全体に流れる電流は

$$I = \sqrt{2} I_B \cos \beta \sin \omega t$$

よって，電流の実効値は

$$I_E = I_B \cos \beta = \frac{RE}{R^2 + \left(\omega L - \dfrac{1}{\omega C_B}\right)^2} \text{〔A〕} \quad \cdots \text{(答)}$$

(5) $Z_E = \dfrac{E}{I_E} = \dfrac{R^2 + \left(\omega L - \dfrac{1}{\omega C_B}\right)^2}{R}$〔Ω〕 $\cdots$(答)

(6) $\overline{P_E} = E I_E = \dfrac{RE^2}{R^2 + \left(\omega L - \dfrac{1}{\omega C_B}\right)^2}$〔W〕 $\cdots$(答)

Ⅳ

〔解答〕

① $\dfrac{Sl}{R}$　② $\dfrac{1}{4}$　③ $3S$　④ 4　⑤ $\dfrac{5}{2}R$　⑥ $\dfrac{4}{\beta}$

⑦ 1000β　⑧ $\dfrac{5}{2}\alpha$　⑨ $-\dfrac{2}{7}$　⑩ α　⑪ $\dfrac{7}{6}$

〔出題者が求めたポイント〕

気体の状態変化

〔解答のプロセス〕

① 状態 0 での状態方程式より

$$P_0 \cdot Sl = NRT_0 \quad \therefore \quad N = \dfrac{Sl}{R} \times \dfrac{P_0}{T_0} \quad \cdots(答)$$

② 断熱板を開いた状態だから，操作 0 では温度 T_0 で不変である。よって，ボイルの法則より

$$P_0 \cdot Sl = 4P_0 V_1 \quad \therefore \quad V_1 = \dfrac{1}{4} \times Sl \quad \cdots(答)$$

③ 力 F と大気圧で押す力が内部の空気が押す力とつり合っているから

$$F + P_0 S = 4P_0 S \quad \therefore \quad F = 3S \times P_0 \quad \cdots(答)$$

④ 操作 1 では体積は V_1 で不変だから，ボイル・シャルルの法則より

$$\dfrac{4P_0 V_1}{T_0} = \dfrac{P_2 V_1}{\alpha T_0} \quad \therefore \quad P_2 = 4 \times \alpha P_0 \quad \cdots(答)$$

⑤

$$\varDelta U = \dfrac{5}{2}NR(\alpha T_0 - T_0) = \dfrac{5}{2}R \times (\alpha-1)NT_0$$
$$\cdots(答)$$

⑥ 操作 2 では温度は αT_0 で不変だから，ボイルの法則より

$$4\alpha P_0 V_1 = P_3 \cdot \beta V_1 \quad \therefore \quad P_3 = \dfrac{4}{\beta} \times \alpha P_0 \quad \cdots(答)$$

⑦ 体積が βV_1 となったときの浮力が，重力より大きければ装置は浮上するから

$$\rho \beta V_1 g > mg \quad \therefore \quad m < 1000\beta \times V_1 \quad \cdots(答)$$

⑧, ⑨ 操作 3 は断熱変化であるから，内部エネルギー変化を $\varDelta U'$ とすると熱力学第 1 法則より

$$\varDelta U' + W_A = 0$$

一方，$PV^{\frac{7}{5}} = $ 一定のとき，状態方程式を用いて

$$P\left(\dfrac{NRT}{P}\right)^{\frac{7}{5}} = 一定 \quad \therefore \quad P^{-2}T^7 = 一定$$

この関係を用いると

$$\left(\dfrac{4}{\beta}\alpha P_0\right)^{-2}(\alpha T_0)^7 = (4P_0)^{-2}T_4^{\;7}$$

$$\therefore \quad T_4 = \left(\dfrac{\alpha}{\beta}\right)^{-\frac{2}{7}}\alpha T_0$$

よって，装置が外部にする仕事 W_A は

$$W_A = -\varDelta U' = -\dfrac{5}{2}NR(T_4 - \alpha T_0)$$

$$= \dfrac{5}{2}\alpha \times NRT_0 \times \left\{1 - \left(\dfrac{\alpha}{\beta}\right)^{-\frac{2}{7}}\right\} \quad \cdots(答)$$

⑩ 操作 4 は圧力一定だから，装置が外部にする仕事 W_B は

$$W_B = 4P_0(V_1 - V_4)$$
$$= NR(T_0 - T_4)$$
$$= NRT_0 \times \left\{1 - \alpha \times \left(\dfrac{\alpha}{\beta}\right)^{-\frac{2}{7}}\right\} \quad \cdots(答)$$

⑪ $\alpha = 2$ のとき，仕事の和 W は

$$W = 5NRT_0\left\{1 - \left(\dfrac{2}{\beta}\right)^{-\frac{2}{7}}\right\} + NRT_0\left\{1 - 2\left(\dfrac{2}{\beta}\right)^{-\frac{2}{7}}\right\}$$

$$= NRT_0\left\{6 - 7\left(\dfrac{2}{\beta}\right)^{-\frac{2}{7}}\right\}$$

$W > 0$ となるには

$$6 - 7\left(\dfrac{2}{\beta}\right)^{-\frac{2}{7}} > 0$$

$$\therefore \quad \beta < 2 \cdot \left(\dfrac{7}{6}\right)^{-\frac{7}{2}} \fallingdotseq 2 \times \dfrac{7}{12}$$

$$\therefore \quad \beta < \dfrac{7}{6} \quad \cdots(答)$$

化　学

解答

28年度

Ⅰ

〔解答〕

問1.　(1)　(ア)原子番号　(イ)(第1)イオン化エネルギー
　(ウ)原子核　(エ)N　(オ)O　(カ)Mg　(キ)Al
　(ク)s　(ケ)p　(コ)最外殻電子(価電子)

問2.「2個の電子が入る」(8字)

〔出題者が求めたポイント〕

原子番号，イオン化エネルギーに関する基本的な問題，電子配置に関する問題

〔解答のプロセス〕

問1.　(ア)(イ)図中の横軸の2，10，18が縦軸の値が極大を示し，横軸の3，11，19が縦軸の値の極小を示すことに注目する。イオン化エネルギーが小さい原子は陽イオンになりやすい。原子番号3，11，19は陽イオンになりやすい元素であることと一致する。

(ウ)原子番号が大きくなると，原子核中の陽子の数が増加するため，電子は強く原子核に引き寄せられる。従って，電子を取り除くためには大きなエネルギーが必要となり，イオン化エネルギーは大きくなる。

(エ)(オ)BeとBは横軸の3と4である。同様の傾向を示す7と8に相当する元素は，NとO。イオン化エネルギーは，N＞O

(カ)(キ)第3周期で同様の傾向を示すのは12と13で，相当する元素はMgとAl。

(ク)K殻に1，L殻に2，M殻に3と番号をつける。K殻には1つの軌道があり，これを1s軌道という。L殻には4つの軌道があり，これを2s，$2p_x$，$2p_y$，$2p_z$軌道という。軌道のエネルギー準位(持っているエネルギー)は，

$$1s < 2s < (2p_x = 2p_y = 2p_z) < 3s　など$$

各軌道にはエネルギー準位の低い方から2個の電子が入る。(カッコ内は電子数)

$_3Li[1s(2)，2s(1)]　1s^2 2s^1$ と表すこともある。
$_4Be[1s(2)，2s(2)]$
$_5B[1s(2)，2s(2)，2p(1)]$

2s軌道に2個の電子が入ったBeは電子殻が埋まった状態(閉殻)で安定になるが，1個電子が増えて2p軌道に電子が入ると，この電子は原子の外に放出されやすくなる。このためイオン化エネルギーがBe＞Bで，BはBeより不安定で陽イオンになりやすい。

(ケ)p軌道。$2p_x$，$2p_y$，$2p_z$は同じエネルギー準位なので，どの軌道に入るかは不明。

(コ)K殻，L殻，M殻の電子の数は次のとおり，

$_3Li[K(2)，L(1)]$
$_{11}Na[K(2)，L(8)，M(1)]$

同じ数の最外殻電子1個を持っているが，問題文のとおりNaの方がLiより不安定で，第1イオン

化エネルギーが小さく陽イオンになりやすい。

問2.　a：Nでは，2p軌道に電子が3つあるが，お互いのクーロン力の反発のために各2p軌道に1つずつ入る。

$_7N[1s(2)2s(2)2p_x(1)2p_y(1)2p_z(1)]$
$_8O[1s(2)2s(2)2p_x(2)2p_y(1)2p_z(1)]$

NからPに原子番号が1つ増加するとき，新たに加わる電子は2p軌道($2p_x$，$2p_y$，$2p_z$)のどこかに入る。そうすると，その軌道内では2つの電子どうしのクーロン力の反発が生じて，不安定になり，第1イオン化エネルギーは減少する。

Ⅱ

〔解答〕

問1.　(1)　B＞D＞F＞G＞C＞E＞H＞A
　(2)A：Au　　C：Cu　　D：Mg　　E：Ag
　　G：Sn　　　H：Pt

問2.　(1)　86.9 (C)
　(2)　－1.71 (mg)

〔出題者が求めたポイント〕

金属の特定，電気分解に関する基本問題，電池に関する問題

〔解答のプロセス〕

問1.　(1)イオン化傾向

$$Li > Mg > Zn > Sn > Cu > Ag > Pt > Au$$

(1)王水にしか溶けないのは，Pt，Au

(2)酸化力のある酸に溶けるのは，Cu，Ag

(3)Cuは希硫酸とは反応しない。希硫酸中で，CuとZnを接触させるとCuからH_2が発生する。

$$Zn \longrightarrow Zn^{2+} + 2e^-　(この電子がCuに移動する)$$
$$Cu上で，2e^- + 2H^+ \longrightarrow H_2$$

(4)Eが正極になることから，EはAg

(5)着色しているのは，Au(黄金色)とCu(赤色)。(1)より，AはAu，HはPt。よってCはCu。(2)よりEはAg。

(6)冷水と反応するBは，Li。熱水と反応するDはMg

$$Li + 　H_2O \longrightarrow LiOH + \frac{1}{2}H_2$$

$$Mg + 2H_2O \longrightarrow Mg(OH)_2 + H_2 　 H_2O：熱水$$

(7)水蒸気と反応するFは，Zn

$$Zn + 2H_2O \longrightarrow Zn(OH)_2 + H_2$$

(8)鉄の表面にF(Zn)をメッキしたものをトタンという。傷がついたとき，イオン化傾向が鉄より大きいZnが溶けるため，鉄は保護される。G(Sn)は鉄よりイオン化傾向が小さいため，鉄が溶ける。Snをメッキしたものをブリキという。

(9)$Cu^{2+} + Sn(G) \longrightarrow Cu(C) + Sn^{2+}$

(10)$2Ag^+ + Cu(C) \longrightarrow 2Ag(E) + Cu^{2+}$
$2Ag^+ + Zn(F) \longrightarrow 2Ag(E) + Zn^{2+}$
$Ag^+ 　 + Pt(H) \longrightarrow 変化しない$

(9)(10)に矛盾はない。

以上から，

A：Au　B：Li　C：Cu　D：Mg　E：Ag

F：Zn　G：Sn　H：Pt

(2) 上記の A,C,D,G が答

問2. (1)鉛蓄電池の充電

負極：$PbSO_4 + 2e^- \longrightarrow Pb + SO_4^{2-}$

正極：$PbSO_4 + 2H_2O$

$\longrightarrow PbO_2 + SO_4^{2-} + 4H^+ + 2e^-$

2 mol の電子が流れると，

負極での質量減少：$PbSO_4 - Pb = SO_4$

S 1 mol と O 4 mol 分　……①

正極での質量減少：$PbSO_4 - PbO_2 = SO_2$

S 1 mol と O 2 mol 分…②

①＋②で，S 2 mol と O 6 mol 分の減少。

これは，$32.0 \times 2 + 16.0 \times 6 = 160$ (g) に相当する。

2 mol の e^- で 160 g 減少したので，72 mg での電気量は

$$\frac{72 \times 10^{-3}}{160} \times 2 = 9.0 \times 10^{-4} \text{ (mol)}$$

$9.0 \times 10^{-4} \times 9.65 \times 10^4 = 86.85 = 86.9$ (C)…答

(2) 2 個のダニエル電池が直列に 1 セットとして接続され，これが 3 セット並列に接続されている。

すべてのセットに等しい電流が流れるとすると，各セットに流れる電子の物質量は，3 セットの電気量の和で鉛蓄電池の充電が行われるので，

$$\frac{9.0 \times 10^{-4}}{3} = 3.0 \times 10^{-4} \text{ (mol)}$$

1 セットには 2 個のダニエル電池が直列に接続され，流れる電子の物質量は同じである。

1 個のダニエル電池での変化は，

負極：$Zn \longrightarrow Zn^{2+} + 2e^-$

正極：$Cu^{2+} + 2e^- \longrightarrow Cu$

e^- 2 mol で，Zn 1 mol (65.4 g) が溶け出し，Cu 1 mol (63.5 g) が析出する。つまり，$65.4 - 63.5 = 1.9$ (g) 減少する。6 個のダニエル電池があるので，

$$6 \times 3.0 \times 10^{-4} \times \frac{1}{2} \times (-1.9 \times 10^3) = -1.71 \text{ (mg)}$$

-1.71 (mg)…答　　1.71 mg 減少する

Ⅲ

〔解答〕

問1. E

問2. 酸化剤：$H_2O_2 + 2H^+ + 2e^- \longrightarrow 2H_2O$

還元剤：$H_2O_2 \longrightarrow 2H^+ + O_2 + 2e^-$

問3. $MnO_4^- + 8H^+ + 5e^- \longrightarrow Mn^{2+} + 4H_2O$

問4. 反応前の酸化数：＋7　　反応後の酸化数：＋2

問5. 2.7（%）

問6. 1つの分子は酸化剤として，もう 1 つの分子は還元剤として働いている。

〔出題者が求めたポイント〕

酸化還元滴定に関する基本的な問題

〔解答のプロセス〕

問1. 指示薬は不要。

反応の終点までは，滴下した過マンガン酸イオンは全てマンガンイオンになるので，溶液は無色である。滴定終点を少しでも過ぎると，過マンガン酸イオンが余るので，溶液は赤紫色となる。この色の変化で，滴定終点が分かるので，指示薬は必要ない。

なお，生成する Mn^{2+} は，濃度が濃いと，ごく薄いピンクだが，実際の実験では無色である。

問2. 酸化剤：$H_2O_2 + 2H^+ + 2e^- \longrightarrow 2H_2O$　……①

還元剤：$H_2O_2 \longrightarrow 2H^+ + O_2 + 2e^-$　　……②

溶液は硫酸酸性となっている。

問3. $MnO_4^- + 8H^+ + 5e^- \longrightarrow Mn^{2+} + 4H_2O$　……③

溶液は硫酸酸性となっている。

問4. ③×2＋②×5で，e^- を消し，両辺にある同じ物質をとれるだけ取り除く。

$2MnO_4^- + 5H_2O_2 + 6H^+$

$\longrightarrow 2Mn^{2+} + 8H_2O + 5O_2$

酸化数の変化は，Mn が +7 から +2 に，O が −1 から 0 に。Mn が 5 減少している。

問5. 滴定値の平均は 8.0 (mL)。うすめた H_2O_2 の濃度を x (mol/L) とする。反応式の係数から

$$\left(0.040 \times \frac{8.0}{1000}\right) : \left(x \times \frac{10.0}{1000}\right) = 2 : 5$$

$x = 0.080$ (mol/L)

原液は，0.80 (mol/L)

原液 100 mL 中の H_2O_2 (分子量 34) の質量

$$0.80 \times \left(\frac{100}{1000}\right) \times 34 = 2.72 \text{ (g)}$$

密度は 1.00 (g/cm^3) なので，

質量%は，$2.72 = 2.7$ (%)…答　（有効数字 2 桁）

問6. ①と②から，e^- を消す。

$2H_2O_2 \longrightarrow 2H_2O + O_2$

つまり，2 つの H_2O_2 の 1 つは酸化剤として，もう 1 つは還元剤として働いている。

Ⅳ

〔解答〕

問1. A. 単量体　B. デンプン　C. アミロペクチン

D. $(\alpha-)$グルコース　E. グリコシド　F. ペプチド

G. ヌクレオチド　H. リン酸

問2. B. ヨウ素デンプン反応

タンパク質：ビウレット反応, キサントプロテイン反応

問3. アミロース：移動しない

血清アルブミン：陽極へ移動

プロタミン：陰極に移動

核酸：陽極へ移動

問4. アミロース：吸着しない

血清アルブミン：吸着しない

プロタミン：吸着する

核酸：吸着しない

問5. （アミロース）1.00×10^{-1} (g)

（麦芽糖）1.00×10^{-2} (g)

〔出題者が求めたポイント〕

糖，デンプン，タンパク質，核酸に関する基本的な問題

〔解答のプロセス〕

問1.　A～E. デンプンは，単量体であるグルコースが
　　　グリコシド結合で結合した高分子化合物である。線
　　　状に結合したものがアミロース，枝分かれしている
　　　ものがアミロペクチン。

　　　F. $-CO-NH-$ の結合をアミド結合といい，タンパ
　　　ク質の場合はペプチド結合という。

　　　G. H. 核酸の基本単位であるヌクレオチドは，糖，リ
　　　ン酸，塩基から構成されている。

問2.　デンプンの検出反応はヨウ素デンプン反応（青紫色）
　　　タンパク質の検出反応は，ビウレット反応（紫色），キ
　　　サントプロテイン反応（黄色）。

問3.　アミロース：アミロースは電荷を帯びていない。

　　　血清アルブミン：血液中に多く存在するタンパク質の
　　　ひとつ。球状タンパクで，水によく溶ける。等電点
　　　が pH5 なので，pH8（塩基性）では陰イオンになっ
　　　ている。陽極に移動する。

　　　　NH_2-（血清アルブミン）$-COO^-$

　　　アミノ酸やタンパク質は等電点より小さい pH では陽
　　　イオン，大きい pH では陰イオンになることが多い。
　　　等電点では，双性イオンとなっている。

　　　　NH_3^+-（アミノ酸，タンパク質）$-COO^-$

　　　プロタミン：魚の精巣から抽出された分子量 4000～
　　　5000 のタンパク質。白子タンパク質として食品の
　　　保存料につかわれる。等電点は pH10～12 なので，
　　　pH8 では陽イオンになっている。陰極に移動する。

　　　　NH_3^+-（プロタミン）$-COOH$

　　　核酸：pH8（塩基性）では，リン酸が電離して陰イオン
　　　となっている。よって，陽極に移動する。

問4.　陽イオン交換樹脂は以下のように陽イオンを吸着
　　　する。

　　　　（陽イオン交換樹脂）$-COOH+Na^+$
　　　　　　$\longrightarrow$（陽イオン交換樹脂）$-COONa+H^+$

　　　アミロース：吸着されない。

　　　血清アルブミン：陰イオンとなっているので，吸着さ
　　　れない。

　　　プロタミン：陽イオンとなっているので，吸着される。

　　　核酸：陰イオンとなっているので，吸着されない。

問5.　アミロースは高分子なので，半透膜は通過しない。
　　　麦芽糖は，半透膜を自由に通過する。

　　　　初めの濃度

　　　　アミロース：1.00 (g/10 mL) = 0.100 (g/mL)

　　　　麦芽糖：10.00 (g/10 mL) = 1.00 (g/mL)

　　　アミロースは，半透膜を通過しないので，濃度の変化
　　　はない。

　　　麦芽糖は，1.00 (g/mL) の濃度 10 mL を 200 mL に薄
　　　めるので，

$$1.00 \times \left(\frac{10}{200}\right) = 0.0500 \text{ (g/mL)}$$

となり，問題文の記述に一致する。

麦芽糖 1.00 (g/mL) 10 mL を 100 mL にすると

$$1.00 \times \left(\frac{10}{100}\right) = 0.100 \text{ (g/mL)}$$

0.100 (g/mL) の麦芽糖溶液 10 mL を 100 mL にすると

　　　$0.100 \times (10/100) = 0.0100 = 1.00 \times 10^{-2}$ (g/mL)

　　　1 mL あたり 1.00×10^{-2} (g)…答

後　期

Ⅰ

〔解答〕

問1. B 点で水蒸気の一部が水になり，C 点で全ての水蒸気は水になる。

問2. 圧力 $= \dfrac{P_1V_1}{V_2}$ 〔Pa〕

問3. $\dfrac{\rho V_3RT \times 10^6}{P_1V_1}$

問4. 圧力 $= \dfrac{P_1V_1}{V_2}$ 〔Pa〕　　体積 $= 2V_2$〔m³〕

問5.

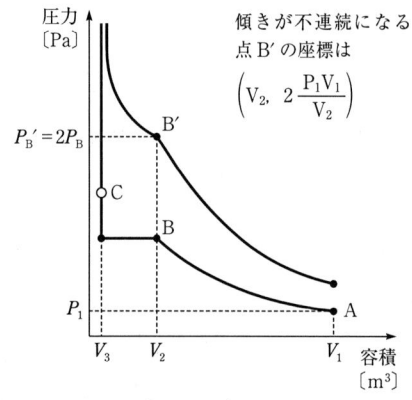

傾きが不連続になる点 B′ の座標は
$$\left(V_2,\ 2\dfrac{P_1V_1}{V_2}\right)$$

〔出題者が求めたポイント〕

気体の法則，状態変化に関する問題

〔解答のプロセス〕

問1. 圧力に変化がなく，体積だけが小さくなって行くのだから気体(水蒸気)が液体(水)に変化している。

問2. B 点まではボイルの法則に従う。

P_B を B 点の圧力とする。
$$P_BV_2 = P_1V_1$$
$$P_B = \dfrac{P_1V_1}{V_2} = 一定(水の蒸気圧) \quad \cdots\cdots①$$

問3. V_3 のとき水は液体に変化している。水の質量は $\rho V_3 \times 10^6$ (g)，分子量を M とする。
$$P_1V_1 = \left(\dfrac{\rho V_3 \times 10^6}{M}\right)RT$$
$$M = \rho V_3 \times \dfrac{10^6RT}{P_1V_1}$$

問4. 水蒸気を 2 倍にする。
液化する圧力(蒸気圧)には変化がない。P_B
$$P_BV = 2P_1V_1$$
P_B に①を代入して，$V = 2V_2$

問5. 理想気体追加後の全圧を P とする。
分圧の和は全圧
$$P = P(水蒸気) + P(理想気体) \quad \cdots\cdots②$$

$$P(水蒸気) = \dfrac{P_1V_1}{V} \quad P(理想気体) = \dfrac{P_1V_1}{V}$$
$$PV = 2P_1V_1 \quad \cdots\cdots③$$

(1) 体積 V_1(始点)では，③から $P = 2P_1$。
体積を縮めていくと，③に従って変化する。
これは問題のグラフの 2 倍の位置のグラフとなる。
$$V = V_2 では，P = 2P_B$$
つまり，点$(V_2,\ 2P_B)$を通る。

(2) P(水蒸気)が P_B になると水蒸気の液化が始まり，P(水蒸気)は P_B で一定となる。
以後体積 V_3 までは，②，③を利用して，全圧 P と全体の体積 V との関係を求めればよい。
$$(P - P_B)V = P_1V_1 \quad \cdots\cdots④$$
この式は，$PV = P_1V_1$ を上方(縦軸)に P_B だけ移動させたグラフである。

(3) V_3 は水が液体の時の体積で，これ以下の体積はない(加えた理想気体は零に近づく)ので，漸近線は V_3 となる。

(検討)

(1) ④式は，$(V_2,\ 2P_B)$で，③式と交わる。

(2) ④式を P について解き微分し，V_2 における傾きをもとめると，
$$P'(V_2) = -\left(\dfrac{P_1V_1}{V_2}\right)$$
同様に③式での傾きは，$-2\left(\dfrac{P_1V_1}{V_2}\right)$
つまり，③式の V_2 における傾きは，④式の 2 倍(負)となっている。

Ⅱ

〔解答〕

問1. (ア) A−2　　(イ) E−4　　(ウ) F−6

問2. (ア) 2　　(イ) 4　　(ウ) 4

問3. c

問4. 潮解性(吸湿性)があり，正確な質量が量れない。
空気中の二酸化炭素と反応するので，純物質の水酸化ナトリウムの質量は量れない。

問5. $x = 20$ (mL)

問6.

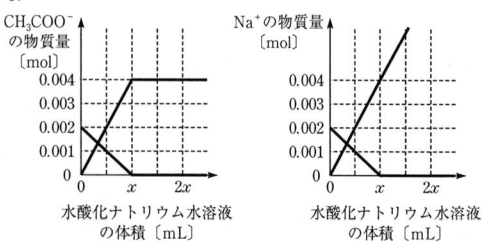

〔出題者が求めたポイント〕

中和滴定，器具の使用法，試薬の性質に関する基礎的な問題

〔解答のプロセス〕

問1. シュウ酸の一定量を量り取り, メスフラスコに入れ, 水を加えて, 全量を 500 mL とする。シュウ酸の正確な濃度が決まる。これが標準溶液。

この 20.0 mL をホールピペットで取り, コニカルビーカーに入れ, ビュレットを用いて NaOH 水溶液で滴定し, NaOH の濃度を決める。

次に, 濃度未知の CH_3COOH をホールピペットで取り, 濃度が分かった NaOH で滴定し, CH_3COOH の濃度を決める。

問2.「出し用」と言われるホールピペット, ビュレットは「共洗い」,「入れ用」と言われるメスフラスコ, コニカルビーカーは,「水洗い」で用いる。

問3. NaOH の量を測るので純水で集める。pH の変化はあるが, 定量には影響しない。

問4. 固体の NaOH は, 天秤で量っている最中に, 空気中の水分を吸収して, 重くなる。また, 空気中の CO_2 と反応して, 一部に Na_2CO_3 が生成する。

問5. シュウ酸 $(COOH)_2 \cdot 2H_2O$(式量 126)の濃度

$$\left(\frac{3.15}{126}\right) \times \left(\frac{1000}{500}\right) = 0.0500 \ (mol/L)$$

NaOH の濃度を a (mol/L) とする。

$$(COOH)_2 + 2NaOH \longrightarrow (COONa)_2 + 2H_2O$$

$$2 \times 0.0500 \times \left(\frac{20.0}{1000}\right) = a \times \left(\frac{10.0}{1000}\right)$$

$$a = 0.200 \ (mol/L)$$

CH_3COOH の濃度を b (mol/L) とする。

$$CH_3COOH + NaOH \longrightarrow CH_3COONa + H_2O$$

$$b \times \left(\frac{20.0}{1000}\right) = 0.200 \times \left(\frac{20.08}{1000}\right)$$

$$b = 0.2008 \fallingdotseq 0.2 \ (mol/L)$$

実験3によれば, 中和点は NaOH 水溶液 20.0 mL なので,

$$x = 20 \ (mL)$$

酢酸 20.0 mL の物質量：

$$0.2 \times \left(\frac{20.0}{1000}\right) = 0.004 \ (mol)$$

また, CH_3COOH はほとんど電離しないが, CH_3COONa は全て電離する。

$$CH_3COONa \longrightarrow CH_3COO^- + Na^+$$

よって, CH_3COO^- と Na^+ は中和滴定の進行とともに増加する。中和点 x 以後は, NaOH を加えても CH_3COOH は 0 なので, 中和点以後 CH_3COO^- は一定(0.004 mol)となる。

一方, Na^+ は NaOH が次のように電離するので, 加える NaOH と共に増加する。

$$NaOH \longrightarrow Na^+ + OH^-$$

注. 問題文の記述と問題文中のグラフは矛盾する。ここでは, 記述を優先させたが, グラフを優先させると $x = 10 \ (mL)$ となり, グラフも違ってくる。

III
〔解答〕

問1. (A) 三酸化硫黄　　(B) 発煙硫酸　　(C) 接触
　　(D) 一酸化窒素　　(E) オストワルト
　　(F) ニトログリセリン

問2. (1) $2SO_2 + O_2 \longrightarrow 2SO_3$
　　(2) $4NH_3 + 5O_2 \longrightarrow 6H_2O + 4NO$
　　(3) $2NO + O_2 \longrightarrow 2NO_2$
　　(4) $3NO_2 + H_2O \longrightarrow 2HNO_3 + NO$
　　(5) $C_3H_5(OH)_3 + 3HNO_3 \longrightarrow C_3H_5(ONO_2)_3 + 3H_2O$

問3. 二酸化硫黄：$+4$　　A：$+6$　　硫酸：$+6$
　　アンモニア：-3　　D：$+2$
　　二酸化窒素：$+4$　　硝酸：$+5$

問4. 反応式：$N_2 + 3H_2 \longrightarrow 2NH_3$　　名称：ハーバー法

問5. 構造式
　　名称：アセトアニリド
　　効能：解熱, 鎮痛作用

〔出題者が求めたポイント〕

硫酸, アンモニア, 硝酸の工業的な合成に関する基本問題

〔解答のプロセス〕

問1.問2. 硫酸の合成法(接触法)
　　　　$S + O_2 \longrightarrow SO_2$
　　　　$2SO_2 + O_2 \longrightarrow 2SO_3$ (触媒 V_2O_5)
　　　　$SO_3 + H_2O \longrightarrow H_2SO_4$
　　硝酸の合成法(オストワルト法)
　　　　$4NH_3 + 5O_2 \longrightarrow 6H_2O + 4NO$ (Pt 触媒)
　　　　$2NO + O_2 \longrightarrow 2NO_2$
　　　　$3NO_2 + H_2O \longrightarrow 2HNO_3 + NO$
　　アンモニアの合成法(ハーバー法)
　　　　$N_2 + 3H_2 \longrightarrow 2NH_3$ (Fe_3O_4 触媒)

問3. $SO_2(+4)$　$SO_3(+6)$　$H_2SO_4(+6)$　$NH_3(-3)$
　　$NO(+2)$　$NO_2(+4)$　$HNO_3(+5)$

問4. ハーバー・ボッシュ法とも言われる。

問5. 対処療法薬とは, 病気の症状を緩和する医薬品のこと。病気の原因(病原菌など)を取り除いて病気を根本的に治す原因療法薬と区別する。ここではアセトアニリド($C_6H_5NHCOCH_3$)としたが, 他には次の物質でもよい。
　　アセチルサリチル酸：$C_6H_4(OCOCH_3)COOH$：解熱, 鎮痛
　　$NaHCO_3$(炭酸水素ナトリウム)：胃酸の中和

IV
〔解答〕

問1. A の分子式：$C_6H_{10}O_4$

問2. カルボン酸 B の分子式：$C_3H_4O_4$

問3．（ア）26.0（mg）

問4．

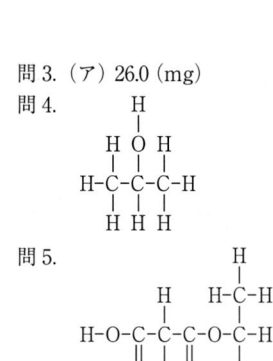

問5．

問6．$CH_3CH(OH)CH_3 + 4I_2 + 6NaOH$

$$\longrightarrow CHI_3 + CH_3COONa + 5NaI + 5H_2O \quad \cdots 答$$

〔出題者が求めたポイント〕

カルボン酸の分子式，エステルの構造決定，ヨードホルム反応に関する問題

〔解答のプロセス〕

問1．組成式 $C_3H_5O_2$（式量73）　分子量を M とする。

$$\frac{(29.2 \times 10^{-3})}{M} = 0.0100 \times \left(\frac{20.0}{1000}\right)$$

M＝146…これは組成式の2倍。

分子式は，$C_6H_{10}O_4$　…答

問2．$C_6H_{10}O_4 + H_2O \longrightarrow$ カルボン酸 B ＋ C_3H_8O

カルボン酸 B の分子式：$C_3H_4O_4$（分子量104）

問3．B は2価のカルボン酸なので，

$C_3H_4O_4 - 2COOH = CH_2$

示性式：$HOOC-CH_2-COOH$

$CH_2(COOH)_2 + 2NaOH$

$$\longrightarrow CH_2(COONa)_2 + 2H_2O$$

$$2 \times \left(\frac{x \times 10^{-3}}{104}\right) = 0.0200 \times \left(\frac{25.0}{1000}\right)$$

$x = 26.0$（mg）

問4．ヨードホルム反応をするアルコールは

$CH_3CH(OH)-$

の構造を持つ。分子式から考えると

$C_3H_8O - CH_3CH(OH) = CH_3$

示性式：$CH_3-CH(OH)-CH_3$：2-プロパノール

問5．A の構造：$HOOC-CH_2-COOCH(CH_3)_2$

A の加水分解

$HOOCCH_2COOCH(CH_3)_2 + H_2O$

$$\longrightarrow HOOCCH_2COOH + CH_3CH(OH)CH_3$$

問6．ヨードホルム反応では I_2 と NaOH で CHI_3（ヨードホルム）が生成する。3段階に分ける。

（酸化）$CH_3CH(OH)CH_3 + I_2 \longrightarrow CH_3COCH_3 + 2HI$

$$\cdots\cdots①$$

（中和）$2HI + 2NaOH \longrightarrow 2NaI + 2H_2O \quad \cdots\cdots②$

（反応）$CH_3COCH_3 + 3I_2 + 4NaOH$

$$\longrightarrow CHI_3 + CH_3COONa + 3NaI + 3H_2O$$

$$\cdots\cdots③$$

①～③をたす。

$CH_3CH(OH)CH_3 + 4I_2 + 6NaOH$

生　物

解答

28年度

| 前　期 |

I
〔解答〕

問1　あ．こう彩　　い．角膜　　う．水晶体(レンズ)
問2　反応：反射　　脳の部位：中脳
問3　名称：盲斑
　　理由：視細胞からの情報を伝える視神経が，束になっ
　　　　て眼球内から外に出ている場所だから。
問4　ナトリウムチャネル，カリウムチャネル
問5　(1)1×10^3(倍)
　　　(2)視野の中心になる黄斑には錐体細胞が多く，
　　　視野の中心からそれた黄斑の周辺部に弱い光で
　　　応答する桿体細胞が多く存在するため。

〔出題者が求めたポイント〕

出題分野：視覚器
問1　瞳孔の大きさは，瞳孔括約筋と瞳孔散大筋によっ
　　て調節される。
問2　瞳孔反射の中枢は中脳にある。
問3　視細胞からの情報を中枢に伝える視神経は，眼球
　　内を通り，盲斑部分で網膜を貫いて眼球外へ出る。そ
　　のため，盲斑には視細胞が存在しない。
問4　神経細胞の活動電位は，ナトリウムチャネルを通
　　じてNa^+が細胞内に流入することで生じる。この電
　　位変化は，カリウムチャネルを通じてK^+が流出する
　　ことで解消される。
問5　電気的応答(相対値)50を示すために必要な光強
　　度は，錐体細胞で10^{-2}，桿体細胞で10^{-5}である。

II
〔解答〕

問1　1．優占種　　2．環境形成(反)
　　　3．遷移(植生遷移)
問2　風化した岩石に腐食や動物遺体の分解物などが混
　　じって形成される。
問3　ア．3　　イ．1　　ウ．2
問4　極相(クライマックス)
問5　あ
　　理由：B地点の地表照度が高いことから，植物全体に
　　　　強光があたると考えられるから。
問6　(1)15　　(2)3
問7　5.5(倍)

〔出題者が求めたポイント〕

出題分野：植物群落・遷移・光－光合成曲線
問1　非生物的環境が生物に影響を与えることを作用，
　　生物が非生物的環境に影響を与えることを環境形成作
　　用(反作用)という。植生の時間による変化を遷移とい
　　う。
問2　土壌は，岩石が風化した無機物に，植物由来の有

機物(腐食)や動物の遺体，排泄物などが混じってでき
る。
問3　噴火からの年月が長いほど，次の傾向が見られる
　　ことから考える。植物種数が多い，植生が高い，地表
　　照度が低い，土壌が厚い，土壌有機物が多い。
問5　(あ)は陽生植物，(い)は陰生植物と呼ばれる。陽
　　生植物は光補償点と光飽和点が高く，強い光の下で生
　　育することに適している。
問6　「光合成速度＝見かけの光合成速度＋呼吸速度」
　　である。
問7　葉の乾燥重量の増加分は，光を照射した13時間
　　に増加した分から，暗黒下に置いた11時間の呼吸に
　　よる消費分を引いたものとなる。したがって，
　　　(あ)$40 \times 13 - 10 \times 11 = 410$
　　　(い)$10 \times 13 - 5 \times 11 = 75$
　　その差は，$410 ／ 75 \fallingdotseq 5.5$(倍)となる。

III
〔解答〕

問1　1．間　　2．3．メセルソン，スタール(順不同)
　　　4．DNAポリメラーゼ　　5．リーディング
　　　6．岡崎フラグメント　　7．ラギング
　　　8．DNAリガーゼ
問2　大腸菌のDNAに含まれるNをすべて^{15}Nにす
　　るため。
問3　①

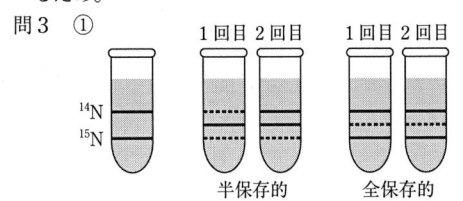

　　　　　　　　　　半保存的　　　　全保存的

　　　②　2(回目)
問4　77(分)

〔出題者が求めたポイント〕

出題分野：DNA複製
問1　DNAポリメラーゼによるDNA合成は，5′方向
　　から3′方向にのみ行われる。3′ → 5′を鋳型として
　　合成されるヌクレオチド鎖は，5′ → 3′へと順次伸長
　　していくことができ，これをリーディング鎖と呼ぶ。
　　一方，5′ → 3′を鋳型として合成される鎖は塩基の開
　　裂に従って短いヌクレオチド鎖を複数合成していくこ
　　ととなる。この短いヌクレオチド鎖を岡崎フラグメン
　　トと呼び，岡崎フラグメントをつなげて合成されるヌ
　　クレオチド鎖をラギング鎖と呼ぶ。
問3　観察されるDNAの層は，下が$^{15}N^{15}N$，真ん中が
　　$^{14}N^{15}N$，上が$^{14}N^{14}N$である。半保存的複製はヌクレ
　　オチド鎖1本を鋳型にして新しいヌクレオチド鎖が1
　　本生じる。そのため1回目の分裂で$^{14}N^{15}N$だけが生じ，
　　2回目の分裂で$^{14}N^{15}N$と$^{14}N^{14}N$が1：1で生じる。全

保存的複製は，2本鎖DNAはそのままに，新たな2本鎖DNAが合成される。そのため1回目の分裂で$^{15}N^{15}N$と$^{14}N^{14}N$が1：1で生じる。またその後の分裂で$^{14}N^{14}N$が増えていくが，$^{15}N^{15}N$もそのまま残る。分散的複製は，鋳型となるヌクレオチド鎖と新たに合成されるヌクレオチド鎖が分断され組み合わされる。そのため1回目の分裂では半保存的複製と同じあたりにDNAの層ができるが，2回目の分裂では，1回目の層と$^{14}N^{14}N$がつくる層の中間付近にDANの層ができる。

問4　細菌は環状2本鎖DNAで複製起点は1か所であり，個体のもつDNAがそのままゲノムDNAである。この細菌のDNA複製の平均速度が$1.0×10^3$塩基対／秒なら，1回のDNA複製にかかる時間は，$(4.6×10^6)/(1.0×10^3)＝4.6×10^3$(秒)となる。

Ⅳ

〔解答〕

問1　分泌小胞の生体膜と細胞膜が融合し，小胞内の物質を細胞外に放出すること。

問2　胚葉：内胚葉　　組織：筋組織，神経組織

問3　Na^+の濃度差をエネルギーとして利用し，濃度勾配に逆らってアミノ酸を輸送すること。

問4　接着タンパク質：カドヘリン

　　　細胞骨格：中間径フィラメント

問5　タンパク質：コラーゲン

　　　層の名称：細胞外基質

　　　接着タンパク質：インテグリン

問6　放射性同位体で標識した物質を細胞Aに注入し，細胞B内で確認する実験を，分子量を変えて行う。

〔出題者が求めたポイント〕

出題分野：細胞

問2　動物の組織は上皮組織，結合組織，筋組織，神経組織に分けられる。器官は各組織が組み合わさって形成される。

問3　受動輸送は濃度勾配に従った輸送。能動輸送は濃度勾配に逆らった輸送でエネルギーを必要とする。小腸上皮細胞の輸送体では，Na^+の濃度勾配に従った輸送に伴ってアミノ酸やグルコースを輸送する共役輸送が行われる。

問4　カドヘリンには多くの種類があり，細胞どうしの識別にも使われる。

問5　ヘミデスモソームによる結合にも細胞骨格である中間径フィラメントが関与する。

問6　放射性同位体で標識した物質や細胞AとBに存在しない物質であれば，細胞Aから細胞Bへの移動の有無を確認できる。

後　期

Ⅰ
〔解答〕

問1　組織：骨髄
　　　血球：マクロファージ，好中球(樹状細胞)
問2　(1)扁形動物(門)
　　　(2)哺乳類の組織幹細胞は多能性であるが，プラ
　　　　ナリアの幹細胞は全能性をもつため。
問3　下線部2：脱分化
　　　下線部3：誘導
問4　カルスの培養条件から，カイネチンの濃度を下げ
　　　ると根が分化する。また，インドール酢酸の濃度を下
　　　げ，カイネチンの濃度を上げると茎や葉が分化する。
問5　ア，ウ，エ，オ

〔出題者が求めたポイント〕

出題分野：細胞の分化
問1　成人の血球は骨髄の造血幹細胞から分化する。
問2　哺乳類の組織幹細胞の多くは限られた種類の細胞
　　　に分化する能力をもつが，プラナリアの幹細胞はあら
　　　ゆる細胞に分化する能力をもつ。プラナリアは全身に
　　　幹細胞をもち，無性生殖で増殖する。
問3　一度分化した細胞が再び未分化の状態になること
　　　を脱分化という。脱分化した細胞が再び分化すること
　　　は再分化と呼ばれる。形成体が接する細胞に働きかけ
　　　分化させるのは誘導である。
問4　タバコのカルスから再分化させるには，インドー
　　　ル酢酸(オーキシン)を高濃度に，カイネチン(サイトカ
　　　ニン)を低濃度にすると根が，インドール酢酸を低濃
　　　度に，カイネチンを高濃度にすると茎や葉が分化する。
問5　形態形成で見られる遺伝的に決められた細胞死は
　　　プログラム細胞死といわれる。アポトーシスは，カス
　　　パーゼと総称されるタンパク質分解酵素などがはたら
　　　き，核の凝集(染色体の凝縮)，DNA の分断化，細胞
　　　の萎縮，細胞の分断化などが起こる。火傷や外傷など
　　　によって起こる，細胞の膜構造が崩壊する細胞死は，
　　　ネクローシスと呼ばれる。

Ⅱ
〔解答〕

問1　1．ジベレリン　　2．胚　　3．アミラーゼ
問2　低温処理日数が8日目までは比例的に発芽率が上
　　　昇する。
問3　シロイヌナズナは光照射がないと，ほとんど発芽
　　　しない。
問4　変異体の発芽率は野生型と比べて常に高いことか
　　　ら，アブシシン酸量は少ない。
問5　水
　　　考察：気孔を閉じる作用を示すアブシシン酸を合成で

きない変異体のほうが，野生型より蒸散が多く
起きたと考えられる。

〔出題者が求めたポイント〕

出題分野：植物ホルモン
問2　低温に置いた日数が8日目までは，発芽率が比例
　　　的に上昇している。8日目以降の上昇は緩やかになる。
　　　シロイヌナズナの発芽には，2℃の低温を8日間以上
　　　経る必要があることがわかる。
問3　野生型の暗条件では，4日目までの発芽率は0%
　　　であり，それ以降もほとんど発芽していない。シロイ
　　　ヌナズナの発芽には光が必要なことがわかる。
問4　光照射下の変異体の発芽率は，低温に置いた日数
　　　にかかわらず90%程度である。変異体はアブシシン
　　　酸合成経路に変異があり，アブシシン酸は発芽を抑制
　　　するのだから，変異体のアブシシン酸量は野生型より
　　　も少ないことがわかる。
問5　光照射下なので呼吸量よりも光合成量のほうが上
　　　回っていると考えられる。アブシシン酸は気孔を閉じ
　　　る作用も示す植物ホルモンである。変異体の重量の減
　　　少が野生型よりも大きいのは，蒸散によって水が減少
　　　したものと考えることができる。

Ⅲ
〔解答〕

問1　A．オ，ケ　　　B．イ，キ，シ
　　　C．ア，カ，ク　　D．コ　　E．ウ
問2　葉緑体

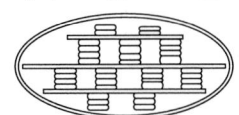

　　　　　　名称：チラコイド膜
　　　ミトコンドリア

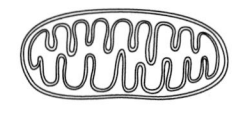

　　　　　　名称：内膜

問3　水素イオン(H$^+$)
問4　(1)反応系：光化学系Ⅱ
　　　　　物質：NADPH，ATP
　　　(2)反応回路：カルビン・ベンソン回路
　　　　　部位：ストロマ

〔出題者が求めたポイント〕

出題分野：細胞・光合成
問1　核の有無から A，B，C が真核生物，D，E が原
　　　核生物とわかる。また，葉緑体の有無から A が植物，
　　　細胞壁の有無から C が菌類とわかる。B は主として
　　　動物である。D は光合成を行う原核生物なので，シア
　　　ノバクテリアである。ミドリムシは藻類の一種だが細
　　　胞壁をもたない。酵母菌は単細胞の菌類。

問2　葉緑体とミトコンドリアは外膜，内膜の 2 重膜をもつ。葉緑体内部の膜構造はチラコイド，基質はストロマと呼ばれる。ミトコンドリア内膜のひだの部分はクリステ，基質はマトリックスと呼ばれる。

問3　葉緑体ではチラコイドの内腔からストロマに向かって，ミトコンドリアでは外膜と内膜の膜間腔からマトリックスに向かって H^+ が移動する際に ATP が合成される。

問4　(1)水の分解は光化学系 II で行われる。光エネルギーを光化学系 II で吸収すると，活性中心クロロフィルから電子が放出され，それを埋めるために水が分解される。チラコイドにおける反応では，電子伝達系で ATP が合成され，光化学系 I で NADPH が合成される。

(2)チラコイドで合成された NADPH と ATP を利用して，ストロマのカルビン・ベンソン回路で CO_2 が還元され有機物が生じる。

Ⅳ
〔解答〕

問1　(1)致死遺伝子

(2)劣性

理由：遺伝子型 Yy の個体が生存するから。

問2　(1)67(%)　　(2)0.0(%)

問3　(1)ア. RNA ポリメラーゼ　　イ. 基本転写因子

(アとイは順不同)

(2)Y 対立遺伝子は転写調節領域を失ったため ASIP 遺伝子が発現しなくなった。

問4　(1)ア. 突然変異　　イ. 環境変異

(2)突然変異により毛色の違う個体は常に生じる。目立たない個体は捕食されにくく，生息環境に適応した個体がより多く残ることで自然選択がはたらき，毛色の違いが生じた。

〔出題者が求めたポイント〕

出題分野：遺伝

問1　遺伝子型がヘテロの Yy が生存することから，致死遺伝子は劣性遺伝子であることがわかる。

問2　(1)Yy×Yy の子は，YY：Yy：yy＝1：2：1 で生じるが，YY は胎児の段階で死亡する。したがって，Yy：yy＝2：1 となる。(2)yy×yy から Yy は生じない。

問3　真核生物では，RNA ポリメラーゼが基本転写因子と複合体をつくりプロモーターに結合する。さらに，プロモーターから離れた場所に存在する調節領域に調節タンパク質が結合し，その作用がプロモーターで統合されて遺伝子発現に関与する。

問4　(2)砂漠地帯では茶色，草原地帯では黒色の個体が目立たず捕食されにくく，時間と共により茶色へ，より黒色へと分かれていったと考えられる。

平成27年度

問 題 と 解 答

英　語

問題

前期試験

27年度

Ⅰ　下線部を和訳せよ。

Deception guilt refers to a feeling about lying, not the legal issue of whether someone is guilty or innocent. Deception guilt must also be distinguished from feelings of guilt about the content of a lie. Suppose in *The Winslow Boy** Ronnie actually had stolen the postal money order. He might have had guilty feelings about the theft itself—judged himself to be a terrible person for what he did. If Ronnie had concealed his theft from his father he would also have felt guilty about lying; that would be deception guilt. It is not necessary to feel guilty about the content of a lie to feel guilty about lying. Suppose Ronnie had stolen from a boy who had cheated to defeat Ronnie in a school contest. Ronnie might not feel guilty about stealing from such a nasty schoolmate; it might seem like appropriate revenge. But he could still feel deception guilt about concealing his theft from the schoolmaster or his father.

Deception guilt can vary in strength. It may be very mild, or so strong that the lie will fail because the deception guilt produces leakage or deception clues. When it becomes extreme, deception guilt is a torturing experience, undermining the sufferer's most fundamental feelings of self-worth. (1)Relief from such severe deception guilt may motivate a confession despite the likelihood of punishment for misdeeds admitted. In fact, the punishment may be just what is needed, and why the person confesses, to ease the tortured feelings of guilt.

When the decision to lie is first made, people do not always accurately anticipate how much they may later suffer from deception guilt. Liars may not realize the impact of being thanked by their victims for their seeming helpfulness, or how they will feel when they see someone else blamed for their wrongdoings. While such scenes typically arouse guilt, for others it is catmint,** the spice that makes a lie worth undertaking. Another reason why liars underestimate how much deception guilt they will feel is that (2)it is only with the passage of time that a liar may learn that one lie will not suffice, that the lie has to be repeated again and again, often with inventing further stories in order to protect the original deceit.

Shame is closely related to guilt, but there is a key qualitative difference. (3)No audience is needed for feelings of guilt, no one else need know, for the guilty person is his own judge. Not so for shame. The humiliation of shame requires disapproval or ridicule by others. If no one ever learns of a misdeed there will be no shame, but there still might be guilt. Of course, there may be both. The distinction between shame and guilt is very important, since these two emotions may tear a person in opposite directions. The wish to relieve guilt may motivate a confession, but the wish to avoid the humiliation of shame may prevent it.

Whenever the deceiver does not share social values with the victim, there won't be much deception guilt. A professional criminal does not feel guilt about deceiving an outsider. The same principle is at work to explain why a diplomat or spy does not feel guilty about misleading the other side. Values are not shared. The liar is doing good, for his side.

Lying is *authorized* in these cases—each of these individuals appeals to a well-defined social norm that legitimates deceiving an opponent. There is little guilt about such authorized deceits when the targets are from an opposing side and hold different values. (4)There also may be authorization to deceive targets who are not opponents, who share values with the deceiver. Physicians may not feel guilty about deceiving their patients if they think it is for the patient's own good. Giving a patient a placebo, a sugar pill identified as a useful drug, is an old, time-honored medical deceit. If the patient feels better, or at least stops hassling the doctor for an unneeded drug that might actually be harmful, many physicians believe that the lie is justified.

（出典：Paul Ekman, *Telling Lies: Clues to Deceit in the Marketplace, Politics, and Marriage.* W.W. Norton & Company. 2009. 一部変更あり）

The Winslow Boy: an English play (1946) by Terence Rattigan

**catmint: an aromatic herb of the mint family with a smell attractive to cats

Ⅱ　下線部を和訳せよ。ただし，(2) の 'It' についてはその指示内容を明らかにして訳すこと。

　　We are very familiar with the idea that humans are everywhere; that wherever you go in the world you will probably find people there already. We are an unusual species in that we have a near-global distribution. And although people around the world may look quite different from each other, and speak different languages, they can nevertheless recognise each other as distant cousins.

　　But where and when did our species first appear? What are the essential characteristics of our species? Who are we? What does it mean to be human? The answers to these questions now seem to lie firmly within the grasp of a scientific approach to the world and our place within it. By peering deep into our past and dragging clues out into the light, science can now provide us with some of the answers to the questions that people have always asked.
(1)

　　In light of the structure and function of the body, we are certainly apes. For example, our arm bones are incredibly similar to those of our nearest relations, chimpanzees. But there are obviously things that mark us out as a species of African apes that has evolved in ways that enabled our ancestors to survive, thrive and expand across the whole world. There are aspects of anatomy that are entirely unique to us; unlike our arms, our spines, pelvis and legs are *very* different from those of our chimp cousins, and no one would mistake a human skull for that of another African ape. It has a very distinctive shape, not least because we have such enormous brains for the size of our bodies. And we use our big brains in ways that no other species appears to.
(2)

　　We make tools and manipulate our environments to an extent that no other animal does. Although our species evolved in tropical Africa, this ability to control the interface between us and our surroundings means that we are not limited to a particular environment. We can reach and survive in places that should seem quite alien to an African ape. We can create coverings for our bodies that help to keep us cool in very hot climates and warm in freezing temperatures. We make shelters and use fire for warmth and protection. We create things that can carry us across rivers and even oceans. We communicate, not just through complicated spoken languages but through objects and symbols that allow us to create complex societies and pass on information down the ages. When did these particular attributes appear? This is a key question for anyone seeking to define our species—and to track the presence of our ancestors through the traces of their behaviour.

　　The amazing thing is—it is *possible* to find those traces, those faint echoes of our ancestors from thousands and thousands of years ago. Sometimes it could be an ancient hearth, perhaps a stone tool, that shows us where and how our forebears lived. Occasionally we find human remains—preserved bones or fossils that have somehow avoided the processes of rot and decay and fragmentation to be found by distant descendants grubbing around in caves and holes in the ground, in search of the ancestors.

　　I've always been intrigued by this search, by the history that can be reconstructed from the few clues that have been left behind. And at this point in time, we are very lucky to have evidence emerging from several different fields of science, coming together to provide us with a compelling story, with a better understanding of our real past than any humans have ever had before. From the study of bones, stones and the genes within our living bodies comes the evidence of our ancestors, of who we are, of where we came from—and of how we ended up all over the world.
(3)

（出典：Alice Roberts, *The Incredible Human Journey*. Bloomsbury. 2009. 一部変更あり）

Ⅲ　下線部を英訳せよ。

　　人間と同様，魚も，見知らぬ個体よりも自分がよく知っている個体と群れを作る方を好む。これには，成長率や生存率を上
(1)　　　(2)
げたり，敵から身を守りやすくするという利点がある。しかし，科学者たちは，気候の変化によって CO_2 が増えると，魚の持
　　　　　　　　　　　　　　　　　　　　　　　　　　　　(3)
つお互いを認識しグループを作る能力が阻害されうることを発見した。CO_2 レベルの上昇が魚の神経機構に影響し，互いの認
識に重要な魚の視覚や嗅覚を衰えさせるのだ。

数　学

問題

前期試験

27年度

〔1〕　$a_n = \sum_{k=1}^{n} k\, 2^{n-k}$ $(n = 1, 2, \cdots)$ とおく。

(1) 和 a_n を求めよ。

(2) 数列 $\{a_n\}$ を次のように4個ずつの群に分ける：

$$|a_1, a_2, a_3, a_4|a_5, a_6, a_7, a_8| \cdots\cdots$$

このとき，各群の2つ目の項以外の3数は，5で割ったときの余りが等しいことを示せ。

〔2〕　平面上の三角形 ABC は二等辺三角形でないと仮定する。3つの内角 ∠A，∠B，∠C の対辺の長さをそれぞれ a, b, c とする。三角形 ABC の外接円を F，外心を O とする。点 A における F の接線と直線 BC の交点を S とする。同様に点 B における F の接線と直線 CA の交点を T，点 C における F の接線と直線 AB の交点を U とする。

(1) △SAB と△SCA は相似であることを示し，2つの三角形の面積の比を a, b, c を用いて表せ。

(2) $\overrightarrow{OS} = \dfrac{c^2 \overrightarrow{OC} - b^2 \overrightarrow{OB}}{c^2 - b^2}$ を示せ。

(3) $x\overrightarrow{OS} + y\overrightarrow{OT} + z\overrightarrow{OU} = \vec{0}$ を満たす0でない実数 x, y, z の1組を a, b, c を用いて表せ。

(4) (3)で求めた x, y, z は $x + y + z = 0$ を満たすことを示して，S, T, U は一直線上にあることを示せ。

〔3〕　円周 $x^2 + y^2 = 1$ の $x > 0$, $y > 0$ の部分にある弧を C とする。C 上の点 $(\cos\theta,\ \sin\theta)$ $\left(0 < \theta < \dfrac{\pi}{2}\right)$ における C の接線を L_θ とおく。また，実数 a に対して曲線 $y = (x - a)^2 - \dfrac{1}{4}$ を P_a と表す。

(1) $0 < \theta < \dfrac{\pi}{2}$ である θ に対して，L_θ が P_a に接するような a が定まることを示し，a を θ で表せ。

(2) (1)の a を表す θ の関数のグラフの概形を $0 < \theta < \dfrac{\pi}{2}$ で描け。

(3) P_a と接する $L_\theta \left(0 < \theta < \dfrac{\pi}{2}\right)$ が存在するような a の範囲を求めよ。

〔4〕　a, b を正の定数として，平面上の楕円 $\dfrac{(x-1)^2}{a^2} + \dfrac{y^2}{b^2} = 1$ を E とする。

(1) E が直線 $y = x$ と接するとき b を a で表せ。また接点の x 座標 x_0 を求めよ。

(2) E が(1)の条件を満たすとき，$x \leqq x_0$ を満たす E の部分と2直線 $y = x$, $y = 0$ とで囲まれる図形を，x 軸の周りに回転させてできる立体の体積 V を a を用いて表せ。

〔5〕　はじめに袋の中に赤玉と青玉が2個ずつ入っている。次の試行を n 回行う。

袋の中をよくかき混ぜてから玉を1個取り出す。その色が赤なら手元において，青なら袋に戻す。

$n \geqq 1$ として，n 回の試行の後に手元に残る赤玉の個数が2, 1, 0個である確率をそれぞれ p_n, q_n, r_n とする。

(1) p_2, q_2, r_2 を求めよ。

(2) p_3, q_3, r_3 を求めよ。

(3) $n \geqq 2$ として，p_n, q_n, r_n のそれぞれを p_{n-1}, q_{n-1}, r_{n-1} を用いて表せ。

(4) r_n を n を用いて表せ。

(5) p_n, q_n を n を用いて表せ。

物　理

問題　27年度

前期試験

I　以下の問に答えよ。

(1) 木星の公転周期は約12年である。木星と太陽の間の距離は，太陽と地球の間の距離の何倍か。両惑星の軌道は円として，最も近い整数で答えよ。

(2) 右図のように，同一平面上に点A～Eがある。AB間，AE間，CD間は $3a$〔m〕，BC間，AD間は $4a$〔m〕であり，Aに $+Q$〔C〕，Bに $-Q$〔C〕の電荷がある。電荷 q〔C〕の点電荷をCからDに移動させるのに W〔J〕の仕事を必要とした。同じ点電荷をCからEに移動させるのに必要な仕事 W'〔J〕は，W の何倍か。

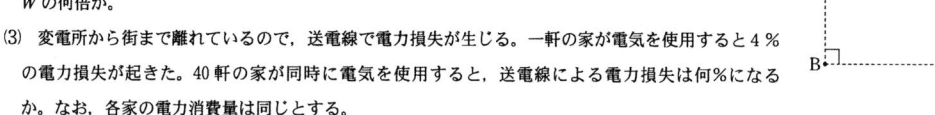

(3) 変電所から街まで離れているので，送電線で電力損失が生じる。一軒の家が電気を使用すると4％の電力損失が起きた。40軒の家が同時に電気を使用すると，送電線による電力損失は何％になるか。なお，各家の電力消費量は同じとする。

(4) 大気圧1000 hPa，温度300 Kの湖上で，なめらかに動くピストンをもつ，断熱材で覆われた容器の内部に，1モルの空気を封入したところ，体積は V_0〔m³〕であった。この容器を水深100 mまでゆっくりと沈めた。この時の容器内の空気の温度を求め，空気がされた仕事を気体定数 R〔J/(mol·K)〕を用いて表せ。ただし，水の密度は1000 kg/m³，重力加速度は10 m/s²，空気の定積モル比熱 $C_v = \dfrac{5}{2}R$ とし，空気は理想気体として扱えるものとする。断熱変化では，圧力 P と体積 V の間に，$PV^{\frac{C_v+R}{C_v}} = $ 一定の関係が成り立つ。なお $11^{\frac{2}{7}}$ は2とせよ。

II　水平な xy 平面上に原点Oを中心として回転できる半径 r〔m〕の薄い円板を置いた。円板の回転の角速度を ω〔rad/s〕($\omega \geqq 0$，反時計回りを正)とする。この円板外周の1点には質量 m〔kg〕の小球を放出できる発射台Pが乗っている。Pの砲身は円板の中心軸の上方を向いており，水平面に対して角 θ〔rad〕($0 < \theta < \dfrac{\pi}{2}$)をなしている。発射台や小球の大きさ，空気抵抗など全ての摩擦は，いずれも無視できるものとして，次の問に答えよ。ただし，問題文中で表される小球の初速 v〔m/s〕は，円板上の発射台Pから見た大きさを示すものとし，重力加速度は g〔m/s²〕とする。

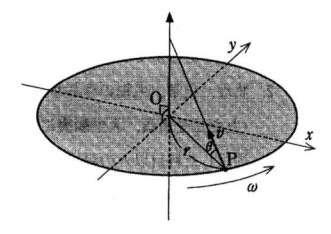

(1) 円板を $\omega = \omega_0 (> 0)$ で回転させながら，Pから $v = v_0$，$\theta = \theta_0$ で放出された小球の運動エネルギーは，円板の回転を止めた状態($\omega = 0$)で，Pから $v = v_0$，$\theta = \theta_0$ で放出された小球の運動エネルギーよりどれだけ大きいか，m, r, ω_0, v_0, θ_0, g から必要な記号を用いて表せ。

(2) $\omega = \omega_1 (> 0)$ で回転する円板上のPが x 軸上の点 $(r, 0)$ を通過するときに，$v = v_1$，$\theta = \theta_1$ で小球を放出した。この小球の最高到達点の高さ h_1〔m〕と，xy 平面に落下する点の x 座標 x_1〔m〕および y 座標 y_1〔m〕を，m, r, ω_1, v_1, θ_1, g から必要な記号を用いて表せ。

(3) 円板の回転を止めた状態($\omega = 0$)で，Pから $v = v_2$，$\theta = \theta_2$ で小球を放出したところ，小球はちょうどOに落下した。このとき，v_2 はいくらか，m, r, θ_2, g から必要な記号を用いて表せ。

(4) (3)のあと小球は跳ね返った。小球の次の落下点はOからどれだけ離れた場所になるか。小球と円板の反発係数を e ($0 < e < 1$)として，その距離を，e, m, r, θ_2, g から必要な記号を用いて表せ。

(5) $\omega = \omega_2 (> 0)$ で回転する円板上のPが x 軸上の点 $(r, 0)$ を通過するときに，$v = v_2$，$\theta = \theta_2$ で小球を放出した。この小球が，円板上で2回以上弾むためには $\omega_2 \leqq \boxed{①} \times \boxed{②}$ を満たさなければならない。①には m, r, θ_2, g から必要な記号を用いた式を，②には e を用いた式を入れよ。

Ⅲ　図のように，長さ l 〔m〕の円筒容器の両端が振動板とふたで密閉さ
れ，その内部に m 〔g〕の理想気体が封入されている。振動板の近くに
スピーカーを置き，これを鳴らすと振動板が振動することにより内部
に気柱の共鳴が生じる。気体中で音が伝わる速さは $v = \sqrt{\dfrac{\alpha P}{\rho}}$ 〔m/s〕
（P〔Pa〕は気体の圧力，ρ〔kg/m²〕は気体の密度，α は気体固有の定
数）で表されるとして，以下の問に答えよ。

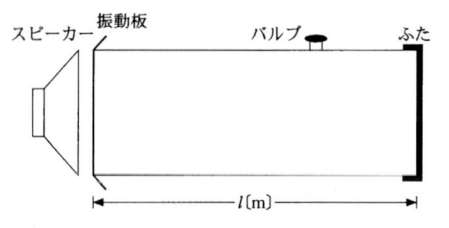

(1)　容器内の気体の温度が 0℃（273 K），圧力が 1 気圧の状態で，スピーカーの発する音の振動数を徐々に高くしていくと，ある振動数 f_1〔Hz〕で容器の内部に 1 回目の気柱の共鳴が生じた。さらに振動数を高くしていくと振動数 f_2〔Hz〕で 2 回目の共鳴が生じた。気柱を伝わる音の速さを v〔m/s〕として，f_1, f_2 を l と v で表せ。

(2)　容器内の気体の温度を T〔℃〕に上昇させて(1)と同じ実験をしたところ，(1)とは異なる振動数で気柱の共鳴が生じた。1 回目および 2 回目の共鳴が生じた時の振動数 f_1'〔Hz〕と f_2'〔Hz〕は f_1, f_2 のそれぞれ何倍か。ただし，容器の膨張は無視できるほど小さいものとする。

(3)　容器内の気体の温度を T〔℃〕に保ったまま容器に取り付けられたバルブを開け，気体の圧力を 1 気圧に戻した。容器から抜けた気体の質量 Δm〔g〕を T と m で表せ。また，この状態で共鳴実験を行ったとき，1 回目および 2 回目の共鳴が生じた時の振動数 f_1''〔Hz〕と f_2''〔Hz〕は，f_1, f_2 のそれぞれ何倍か。

(4)　バルブを閉め，図の右側のふたを外して開口端にし，容器内を 0℃，1 気圧の空気で完全に入れ替えて共鳴実験を行うと，1 回目に共鳴する振動数 f_1'''〔Hz〕は f_1 の $\dfrac{1}{6}$ であった。最初に密封されていた気体の 0℃ における音の速さは，空気の 0℃ における音の速さの何倍か。また，2 回目に共鳴する振動数 f_2'''〔Hz〕は f_2 の何倍か。（開口端補正は考えなくてもよい）

Ⅳ　図のように，透磁率 μ_0〔N/A²〕の空間内に置かれた無限に長い導線 L に電流 I_1〔A〕が流れている。この導線と同じ平面内に PQ が a〔m〕，QR が b〔m〕の長方形の回路 PQRS があり，電流 I_2〔A〕が流れている。導線 L と PQ は平行であり，その間の距離は l〔m〕である。また，PQ を流れる電流 I_2 は電流 I_1 と同じ向きである。μ_0, I_1, I_2, l, a, b のうち，必要な記号を用いて以下の問に答えよ。

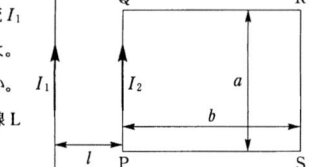

(1)　電流 I_1 が，導線 L から距離 l〔m〕離れた位置に作る磁束密度 B〔Wb/m²〕はいくらか。

(2)　電流 I_1 が，回路の PQ 部分に及ぼす力 F_1〔N〕はいくらになるか。またこの力は導線 L に対して引力となるか斥力となるか。

(3)　電流 I_1 が，回路 PQRS 全体に及ぼす力 F_2〔N〕はいくらになるか。またこの力は導線 L に対して引力となるか斥力となるか。

　次に，回路 PQRS に電流を流すのをやめ，QR 方向に R に向かって一定の速度 v〔m/s〕で回路を動かした。導線 L と PQ との距離が x〔m〕のとき，回路に生じた起電力を次のような方法で計算した。回路の単位長さ当たりの抵抗を r〔Ω/m〕とし，μ_0, r, I_1, x, a, b, v のうち必要な記号を用いて以下の問に答えよ。

(4)　回路の PQ 部分が単独で速度 v で動いていると考えると，このとき PQ に生ずる誘導起電力 E_1〔V〕はいくらか。P に対して Q の電位が高い場合は正の符号（＋），低い場合は負の符号（－）をつけて答えよ。

(5)　(4)と同様に回路 QR 部分が単独で速度 v で動いていると考えると，このとき QR に生ずる誘導起電力 E_2〔V〕はいくらか。Q に対して R の電位が高い場合は正の符号（＋），低い場合は負の符号（－）をつけて答えよ。

(6)　(4)や(5)のように考えていくと，回路 PQRS が速度 v で動いているときの回路 PQRS 全体の起電力が計算できる。オームの法則を考慮して，この回路に流れる電流 I〔A〕を求めよ。ただし，回路を時計回りに流れる向きを正とする。

化 学

問題

前期試験

27年度

原子量は次の通りとする。H：1.00，C：12.0，O：16.0，S：32.1，Cu：63.5

Ⅰ　図1は，硫酸銅（Ⅱ）無水物の水に対する溶解度曲線である。

問1　硫酸銅（Ⅱ）五水和物65 g を，水100 g に完全に溶解させて硫酸銅（Ⅱ）の飽和水溶液を作りたい。水溶液の温度を約何℃にすればよいか。

問2　60℃ の硫酸銅（Ⅱ）の飽和水溶液100 g を作るのに必要な硫酸銅（Ⅱ）五水和物は何 g か。整数で答えよ。

　　硫酸銅（Ⅱ）五水和物1.000 g を石英の容器に入れて加熱し，徐々に温度を上昇させながら質量変化を測定した。測定結果を，縦軸に質量〔g〕，横軸に温度〔℃〕をとってグラフに描くと図2のようになった。図2において，B—C，D—E，F—Gの質量変化は，それぞれ0.288 g，0.072 g，0.320 g であった。E—F 間に存在する化合物の色は白色であった。

問3　C—D 間に存在する物質を化学式で表せ。

問4　F—G 間で起こる反応を化学反応式で示せ。

問5　A—B 間およびG—H 間に存在する化合物の色を下の選択肢より選び答えよ。

　　　赤色，青色，緑色，黄色，黒色，白色

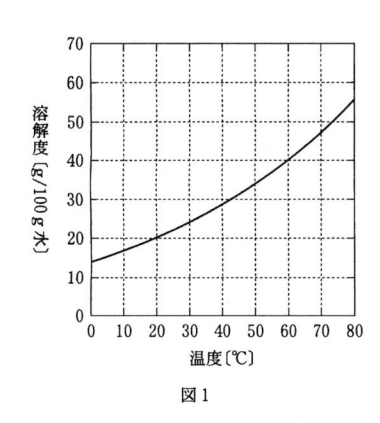

図1

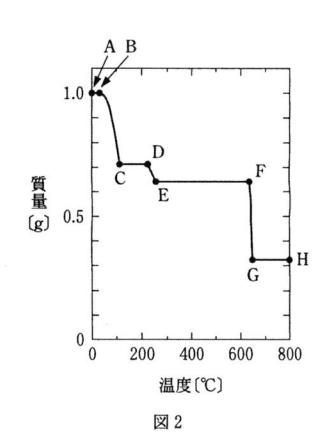

図2

Ⅱ　無水フタル酸とフェノールをそれぞれ0.05 g ずつ1本の試験管にとり，これに適量の濃硫酸を加えて試験管を振りながら加熱し，5 mL の蒸留水を加えてかき回すと沈殿が生じたので，沈殿をろ過によってとり除いた。そのろ液を調べたところ，生成した化合物はフェノールフタレインであることがわかった。濃硫酸の量は十分であり，反応は完全に進行したものとして，以下の問に答えよ。

（フェノールフタレインの構造式）

問1　無水フタル酸とフェノールからフェノールフタレインができる反応の反応式を，構造式を用いて答えよ。

問2　沈殿の中に含まれる化合物の名称を2つ答えよ。

問3　濃硫酸の働きは2つ考えられる。それぞれを適切に表す用語を答えよ。

問4　この実験で無水フタル酸の量を0.025 g にした場合と，フェノールを0.025 g にした場合を比べると，フェノールフタレインの生成量はどちらが多くなるか。記号で答えよ。

　　　㋐　無水フタル酸を0.025 g にした場合　　　㋑　フェノールを0.025 g にした場合　　　㋒　どちらも同じである

問5　濃硫酸がこの反応と同じ役割を果たしている反応の例を化学反応式で答えよ。

問6　ろ液にフェノールフタレインが存在していることを簡単に確かめるにはどのようにすればよいかを答えよ。

Ⅲ　ビタミンCは水溶性ビタミンの一種で，生体内で種々の酸化還元反応
に関与する。強い還元性をもつため，酸化防止剤として市販の飲料や食品
に添加されている。例えば，リンゴやお茶に含まれるポリフェノールの空
気中の酸素による酸化を防ぐことで，その変色を抑えることができる。ビ
タミンCの化学名はアスコルビン酸であり，酸化されたものをデヒドロ
アスコルビン酸という。その構造を図に示す。適当な酸化剤を用いてアスコルビン酸の酸化還元滴定を行えば定量が可能である。

アスコルビン酸　　デヒドロアスコルビン酸

　濃度未知のヨウ素溶液(ヨウ化カリウムを含む) 10.0 mL を測りとりコニカルビーカーに入れ，これに水と溶液Aを加えた。
ビュレットから 0.0160 mol/L チオ硫酸ナトリウム水溶液を滴下したところ，滴定の終点までに 5.80 mL を要した。次に，濃度
　　　　　　　　　　　　　　　　　　　　　　　　　　　　　　　　①　　　　　　　　　　　　　　　　　　　　　　　②
未知のアスコルビン酸水溶液を正確に水で5倍に希釈し，その 10.0 mL を測りとりコニカルビーカーに入れ，同様に水と溶液
Aを加えた。先に濃度を決めたヨウ素溶液をビュレットに入れ滴定したところ，終点までに 7.28 mL を要した。
　　　　　　　　　　　　　　　　　　　　　　　　　　　　　　　　　　　　　　③
　ただし，ヨウ素とチオ硫酸ナトリウムは次のように反応するものとする。

$$\text{I}_2 + 2\,\text{Na}_2\text{S}_2\text{O}_3 \longrightarrow 2\,\text{NaI} + \text{Na}_2\text{S}_4\text{O}_6$$

以下の問に答えよ。なお，アスコルビン酸とデヒドロアスコルビン酸は分子式で表せ。

問1　アスコルビン酸およびヨウ素の還元剤・酸化剤としての働きを，電子の授受で表した反応式(半反応式)でそれぞれ示せ。

問2　溶液Aは滴定の終点を明確にするために加えた。その名称を書け。

問3　下線部①の終点において溶液は何色に変化したか，下の選択肢より選び答えよ。

　　　褐色　　赤色　　青紫色　　桃色　　淡緑色　　黄色　　白色　　無色

問4　下線部③の終点において溶液は何色に変化したか，問3の選択肢から選べ。また，このときなぜ終点と判定できたか，その理由を簡潔に述べよ。

問5　下線部②の水溶液にアスコルビン酸はどれだけ含まれるか，有効数字を考慮しモル濃度で求めよ。

問6　塩化鉄(Ⅲ)水溶液，硫酸鉄(Ⅱ)水溶液，および塩化スズ(Ⅱ)水溶液にアスコルビン酸水溶液を滴下した。これらの溶液のうち，アスコルビン酸の滴下によって溶液の色が変化したものを選び，そのときの化学反応式を書け。

Ⅳ　次の文章を読んで設問に答えよ。ただし $\log_{10} 6.17 = 0.79$，$\log_{10} 7.08 = 0.85$ とし，数値を答える場合は有効数字に注意すること。

　アミノ酸のひとつであるセリンは分子中にアミノ基とカルボキシ基を1つずつ有するので，酸性溶液中では陽イオンとなり塩基性溶液中では陰イオンとなる。特定のpHの水溶液中では，その双性イオン，陽イオン，陰イオンの平衡混合物の電荷が全体
　　　　　　　　　　　　　　　　①
としてなくなる。セリンの陽イオンが双性イオンになる反応の電離定数は 6.17×10^{-3} mol/L であり，双性イオンが陰イオンになる反応の電離定数は 7.08×10^{-10} mol/L である。またイオン交換樹脂とは，溶液中にあるイオンを別の種類のイオンにとり替える働きのある合成樹脂のことである。スチレンと少量の p-ジビニルベンゼンとの共重合体にスルホ基を導入したもの(陽イオン交換樹脂)や強塩基性のアルキルアンモニウム基の水酸化物を導入したもの(陰イオン交換樹脂)がある。この陽イオン交換樹脂を，液体を流すことができる2本の筒状容器(カラム)に充填し，一方のカラムにはpH 2の，もう一方にはpH 11の希薄な緩衝液を十分に流した。まずpH 2の緩衝液を流した陽イオン交換樹脂のカラムに，少量のセリンの水溶液を注入しpH 2の緩衝液を十分に流し，その流出液を集めた。次にpH 11の緩衝液を流したものにも，同様にセリンを注入しpH 11の緩衝液を十分に流し，流出液を回収した。そして，これらの流出液中のセリンの検出反応を行った。
　　　　　　　　　　　　　　　②

問1　下線部①のpHを何というか。

問2　下線部②のセリンの検出には，アミノ基と反応して赤紫色に呈色する反応を用いた。この反応の名称を答えよ。

問3　pH 2 および pH 11 の流出液中に，セリンを検出する場合には○，検出しない場合は×を解答欄に記入せよ。

問4　これらの陰イオン交換樹脂と陽イオン交換樹脂とを等量ずつ混ぜ，緩衝液を十分に流した。このイオン交換樹脂を用いて同じ実験を行うと，pH 2の緩衝液でもpH 11の緩衝液でもセリンは流出してこなかった。その理由を述べよ。

問5　問4においてどのようなpHの緩衝液を用いればセリンを流出させることができるか。流出してくるセリンの量が最も多い緩衝液のpHを数値で答えよ。

生　物

問題

前期試験

27年度

Ⅰ　以下の文章を読み，設問に答えよ。

　生物の進化が生じるしくみについては多くの科学者がさまざまな説を提唱している。[1]1809 年にはラマルクが用不用説を唱えた。1859 年にはダーウィンは自然選択説を唱えた。1901 年，（　ア　）は突然変異説を提唱した。突然変異には（　イ　）と（　ウ　）がある。たとえば，ヒトのかま状赤血球症は（　イ　）により，[2]（　ア　）がオオマツヨイグサで発見した突然変異体の多くは（　ウ　）による。集団中の遺伝的変異を分子レベルで調べられるようになると，1968 年，木村資生は中立説を提唱した。中立説では，集団内の遺伝子頻度の世代ごとの変動はおもに偶然によって生じると考えられている。このような偶然による遺伝子頻度の世代ごとの変動を（　エ　）という。中立な遺伝子の進化の速さは中立な突然変異がどのくらいの割合で生じるかによって決まるので，特定の遺伝子に注目すると，[3]分子レベルの変化の速度は進化に要した時間を測定する一種の時計として用いることができる。また[4]1908 年，ハーディとワインベルグはいくつかの条件が成り立つ集団においては，遺伝子頻度は世代を超えて一定であるという集団遺伝学の基本法則を発見した。現在，この法則を乱す要因が進化の原動力と考えられている。

問 1　（　ア　）～（　エ　）の空欄に適切な語句を入れよ。

問 2　下線部 1 の用不用説には現在では否定されている仮定が含まれている。それは何か。

問 3　キリンの長い首がどのように進化したかを，自然選択説に基づいて説明せよ。

問 4　下線部 2 の（　ウ　）は，オオマツヨイグサの生活環のどの段階で起こりやすいか。

問 5　下線部 3 で遺伝子の分子レベルの変化は，何の違いに注目したものか。

問 6　遺伝子頻度とは何か説明せよ。

問 7　(1)　下線部 4 においてハーディ・ワインベルグの法則が成り立つための条件として適当であるのは下記の a ～ e のうちどれか，すべて選べ。

　　a．個体数が十分に多い　　　b．同種の他の集団との出入りがない　　　c．突然変異が起こる

　　d．自然選択が働く　　　e．全ての個体で自由に交配が行われる

　　(2)　下線部 4 の法則に従う仮想集団において，対立遺伝子 A は対立遺伝子 a に対して優性である。集団内の 16 ％ が劣性形質を発現していたとすると，この集団内の遺伝子型 Aa の割合(%)を答えよ。（有効数字 2 桁）

Ⅱ　以下の文章を読み，設問に答えよ。

　唾腺染色体を観察するために，キイロショウジョウバエの幼虫から唾腺を取りだし，酢酸オルセインで固定・染色した。[a]得られたプレパラートを観察したところ，横じまのある唾腺染色体が確認できた。唾腺染色体の横じまの数や場所は染色体によって決まっており，形質の違う個体を比較すると，同じ染色体でも横じま模様が異なる。この違いから，染色体上の遺伝子の位置を推定することができ，染色体地図が作られている。一方，（　1　）らは，組換え価を利用して染色体地図を作成した。これら 2 種類の染色体地図を比較すると，遺伝子の（　2　）は同じだが，[b]遺伝子間の距離は必ずしも一致しない。

　唾腺染色体では，パフというふくらんだ部分がしばしば観察される。そこでは遺伝子の（　3　）が行われている。蛹化の時期に現れるパフは，前胸腺から分泌される（　4　）というホルモンによって誘導される。（　4　）は標的細胞に入り，（　5　）と結合する。（　5　）と結合してできた複合体は，細胞内の（　6　）において標的遺伝子の（　7　）領域に結合する。

問 1　（　1　）～（　7　）の空欄に適切な語句をいれよ。

問 2　他の細胞の染色体よりも唾腺染色体が観察しやすい理由を答えよ。

問 3　下線部 a について染色体を観察しやすくするためにはカバーグラスをかけた後にある操作が必要である。その操作を答えよ。

問 4　下線部 b のように，2 種類の染色体地図で遺伝子間の距離が異なる理由として考えられることを 1 つあげよ。

問 5　パフというふくらんだ部分は，染色体の構造のどのような状態を反映しているか。

問 6　蛹化の時期の唾腺染色体を観察する際に，染色液として DNA と RNA を染め分けることのできるメチルグリーン・ピロニン溶液(メチルグリーンは DNA を，ピロニンは RNA を染色する)を使用した場合，ピロニンはどの部分を染色するか。

問 7　蛹化開始 2 時間後の前蛹期の幼虫の唾腺を蛹化開始 6 時間前の幼虫の腹部に移植した。移植された唾腺の染色体のパフの位置は変化し，蛹化開始 6 時間前の幼虫の唾腺染色体のパフの位置と同じになった。このパフの位置の変化から考えられることを答えよ。

Ⅲ　以下の文章を読み，設問に答えよ。

　　食物中のデンプンは，唾液などに含まれている消化酵素のアミラーゼによりマルトースに分解された後，小腸でマルターゼによって単糖類のグルコースに分解される。その後，小腸から吸収され，全身へと送られる。また，その一部は（　1　）という多糖類に合成されて肝臓や骨格筋に貯蔵される。①グルコースは全身の細胞に取り込まれ，ATP生成のエネルギー源として利用されている。血中グルコース濃度のことを血糖値と呼び，血液 100 mL 中に 60～140 mg の範囲に収まっている。血糖値の調節には，自律神経系やホルモンが関与している。血糖値が減少すると，間脳の視床下部に存在する血糖調節中枢から，脳下垂体前葉や交感神経に指令が出る。その結果，副腎髄質から（　2　）が，副腎皮質からは（　3　）が，（　4　）からはチロキシンが分泌される。また，血糖値の減少という直接的な刺激や交感神経からの刺激により，すい臓のランゲルハンス島のA(α)細胞からは（　5　）が分泌される。（　2　）や（　5　）は肝臓や骨格筋などで（　1　）の分解を促し血糖値を増加させる。血糖値が増加した場合は，すい臓のランゲルハンス島の（　6　）から②インスリンが分泌される。インスリンは，各細胞のグルコース消費を高め，肝臓や骨格筋での（　1　）合成を促進し，血糖値を減少させる。③血糖値が定常的に 160 mg/100 mL を超えるようになると，グルコースが尿中に排出されてくる。このような状態を指す病名を（　7　）と呼ぶ。

問 1　（　1　）～（　7　）の空欄に適切な語句を入れよ。

問 2　デンプンは煮沸した唾液では分解されない。その理由を説明せよ。

問 3　下線部①において，グルコースが好気呼吸によって分解される過程で，空気から取り込まれた酸素は最終的に水と二酸化炭素のどちらに含まれるか，反応過程に基づいて説明せよ。

問 4　食後，呼吸商が 0.97 であったラットを 36 時間絶食させたところ，呼吸商が 0.70 になった。この変化を呼吸基質に着目して説明せよ。

問 5　下線部②のインスリンについてA鎖，B鎖という語句を使って構造上の特徴を説明せよ。

問 6　下線部③において，腎臓の機能が正常であっても尿中にグルコースは排出されてくる。その理由を説明せよ。

Ⅳ　以下の文章を読み，設問に答えよ。

　　ゾウリムシの表面には多数の繊毛（線毛）が生えており，繊毛を波打つように振り動かして泳ぐ。細胞の先端部が障害物にぶつかると一時的に波打ちを逆転させて後退し，別の方向にまた泳ぎだして障害物を避ける。この繊毛の波打ちと逆転のしくみを調べるために細胞膜を破壊したゾウリムシを用意した。ただし，このゾウリムシの繊毛の構造と運動の機能は保たれている。このゾウリムシを下表の組成を持つ実験液 1～4 に入れ，遊泳速度を測定し，その結果を表に示した。また，ATP と Mg^{2+} が実験液 4 と同じ濃度の時の，遊泳速度と Ca^{2+} 濃度の関係を図に示した。図の縦軸の正の値は前進，負の値は後退を示している。

実験液	ATP(mol/L)	Mg^{2+}(mol/L)	Ca^{2+}(mol/L)	結果(μm/s)
1	0	0	10^{-8}	0
2	4×10^{-3}	0	10^{-8}	0
3	0	6×10^{-3}	10^{-8}	0
4	4×10^{-3}	6×10^{-3}	10^{-8}	＋155

Naitoh and Kaneko(1972) より改変

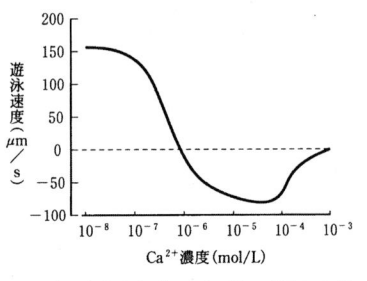

問 1　運動性のある繊毛はヒトの呼吸器系と生殖器系に存在している。それら 2 つの器官の名称をあげ，それぞれの器官における繊毛の役割を答えよ。

問 2　長い繊毛はべん毛といわれている。ヒトの細胞のうち，べん毛を持つ細胞の名称をあげよ。

問 3　繊毛の運動をつかさどる繊維状タンパク質は，紡錘糸の構成成分にもなっている。紡錘糸のはたらきは何か。

問 4　一般に，このような実験を行う上で一定に保たねばならない実験条件を 2 つあげよ。

問 5　表の実験液 1～4 を使った実験結果からわかることを簡潔に述べよ。

問 6　(1)　図の結果から Ca^{2+} 濃度と細胞膜を破壊したゾウリムシの運動との関係を述べよ。

　　　(2)　下線部の現象は，細胞質基質内の Ca^{2+} 濃度変化だけで説明できる。その際，ゾウリムシの細胞質基質で何が起こっていると予想できるか。

英 語

問題

後期試験

27年度

Ⅰ　下線部を和訳せよ。

　　The linguist R. M. W. Dixon, who pioneered the serious study of Australian aboriginal languages, reports in his memoirs about the attitudes he encountered in the 1960s on his first field trips to North Queensland. Not far from Cairns, a white farmer asked him what exactly he was working on. Dixon explained he was trying to write a grammar of the local aboriginal language. 'Oh, that should be pretty easy,' said the farmer. 'Everyone knows that they haven't got any grammar.' In Cairns itself, Dixon was interviewed about his activities on a local radio station. The astonished presenter could not believe his ears: 'You really mean the Aborigines have a language? I thought it was just a few grunts and groans.' When Dixon protested that they had much more than grunts and groans, the presenter exclaimed, 'But they don't have more than about two hundred words, surely?' Dixon replied that on that very morning, he had collected from two informants over five hundred names just for animals and plants, so the overall vocabulary must be much larger. But the greatest shock for the presenter was reserved to the end, when he asked which well-known language the local tongue was most similar to. (1) Dixon replied that some grammatical structures in the aboriginal language he was studying were more similar to Latin than to English.

　　Even today, there still seems to be a widespread belief on the street that the languages of the Aborigines in Australia, Indians in South America, Bushmen in Africa, and other simple peoples around the world are just as simple as their societies. As folk wisdom would have it, an undeveloped way of life is reflected in an undeveloped way of speaking, primitive Stone Age tools are indicative of primitive grammatical structures, nakedness and simplicity are mirrored in infantile and inarticulate speech.

　　There is a fairly simple reason why this misconception is so common. Our perception of a language is based largely on our exposure to its speakers, and for most of us the exposure to aboriginal languages of all kinds comes mainly from popular literature, movies, and television. And what we get to hear in such depictions, from *Tintin** to Westerns, is invariably Indians, Africans, and other 'natives' speaking in that rudimentary 'me no come, Sahib**' way. So is the problem simply that we have been misguided by popular literature?

　　Not quite. Although the popular accounts may not always conform to the highest standard of academic accuracy, their depictions are ultimately based on reality. As it happens, the aborigines do very often use a rough and ungrammatical type of language: 'me sleep here,' 'no money no come,' 'no can do.' All these are authentic examples of 'native speak.'

　　But have you noticed the problem here? The primitive language that we hear these people speak is always . . . English. And while it is true that when they avail themselves of the English tongue, they use a fragmentary, ungrammatical, unclear—in short, 'primitive'—version of the language, this is simply because English is not *their* language. (2)

　　When one is trying to speak a foreign language without years of schooling in its grammatical nuances, there is one survival strategy that one always falls back on: strip down to the bare essentials, do away with everything but the most critical content, ignore anything that's not crucial for getting the basic meaning across. The 'natives' who try to speak English do exactly that, not because their own language has no grammar but because the sophistication of their own mother tongue is of little use when struggling with a foreign language that they have not learned properly. (3)

　　If we define a 'primitive language' as something that resembles the rudimentary 'me sleep here' type of English—a language with only a few hundred words and without the grammatical means of expressing any finer nuances—then it is a simple empirical fact that no natural language is primitive. Hundreds of languages of simple tribes have now been studied in depth, but not one of them, be it spoken by the most 'primitive' people, is on the 'me sleep here' level. (4) Sophisticated grammatical structures are not a prerogative of advanced civilizations, but are found even in the languages of the most primitive hunter-gatherers. As the linguist Edward Sapir memorably put it in 1921, when it comes to the complexity of grammatical structures 'Plato walks with the Macedonian swineherd, Confucius with the head-hunting savage of Assam'.

（出典：Guy Deutscher, *Through the Language Glass: Why the World Looks Different in Other Languages*. Arrow Books. 2011. 一部変更あり）

　　Tintin: a Belgian comic story of a young man called Tintin

　　**Sahib: a term used by some people in India to address a man in a position of authority

Ⅱ　下線部を和訳せよ。

What do we mean when we call something a disadvantage? Conventional wisdom holds that a disadvantage is something that ought to be avoided—that it is a difficulty that leaves you worse off than you would be otherwise. But that is not always the case. There are such things as "*desirable* difficulties." That concept was conceived by Robert Bjork and Elizabeth Bjork, two psychologists at the University of California, Los Angeles, and it is a beautiful and haunting way of understanding how underdogs come to excel.

Consider, for example, the following puzzle: A bat and a ball cost $1.10 in total. The bat costs $1.00 more than the ball. How much does the ball cost? What's your instinctive response? I'm guessing that it is that the ball must cost 10 cents. That can't be right, though, can it? The bat is supposed to cost $1.00 *more than* the ball. So if the ball costs 10 cents, the bat must cost $1.10, and we've exceeded our total. The right answer must be that the ball costs 5 cents.

Here's another question: If it takes 5 machines 5 minutes to make 5 widgets, how long would it take 100 machines to make 100 widgets? The setup of the question tempts you to answer 100. But it's a trick. The right answer is 5 minutes.

These puzzles are two of the three questions that make up the world's shortest intelligence test. It's called the Cognitive Reflection Test (CRT). It was invented by the Yale professor Shane Frederick, and it measures your ability to understand when something is more complex than it appears—to move past impulsive answers to deeper, analytic judgments.

Frederick argues that if you want a quick way to sort people according to their level of basic cognitive ability, his little test is almost as useful as tests that have hundreds of items and take several hours to finish. To prove his point, Frederick gave the CRT to students at nine American colleges, and the results track pretty closely with how students from those colleges would rank on more traditional intelligence tests. Students from the Massachusetts Institute of Technology (MIT)—perhaps the brainiest college in the world—averaged 2.18 correct answers out of three. Harvard students scored 1.43; the University of Michigan, Ann Arbor, 1.18; and the University of Toledo 0.57.

The CRT is really hard. But here's the strange thing. Do you know the easiest way to raise people's scores on the test? Make it just a little bit *harder*. The psychologists Adam Alter and Daniel Oppenheimer tried this a few years ago with a group of undergraduates at Princeton University. First they gave the CRT the normal way, and the students averaged 1.9 correct answers out of three. That's pretty good, though it is well short of the 2.18 that MIT students averaged. Then Alter and Oppenheimer printed out the test questions in pale gray, smaller-sized italic characters, which were really hard to read. The average score this time around? 2.45. Suddenly, the students were doing much better than their counterparts at MIT.

That's strange, isn't it? Normally, we think that we are better at solving problems when they are presented clearly and simply. But here the opposite happened. A pale gray, smaller-sized italic font makes reading really frustrating. You have to squint a little bit and maybe read the sentence twice, and you probably wonder halfway through who on earth thought it was a good idea to print out the test this way. Suddenly you have to work to read the question.

Yet all that extra effort pays off. As Alter says, making the questions "disfluent" causes people to think more deeply about whatever they come across. They'll use more resources on it. They'll process more deeply or think more carefully about what's going on. If they have to overcome a hurdle, they'll overcome it better when you force them to think a little harder. Alter and Oppenheimer made the CRT more difficult. But that difficulty turned out to be *desirable*.

（出典：Malcom Gladwell, *David and Goliath: Underdogs, Misfits, and the Art of Battling Giants*. Little, Brown Company. 2013.　一部変更あり）

Ⅲ　下線部を英訳せよ。

　地球温暖化は，我々に現代社会の基盤全体を検討させる数少ない問題のうちのひとつである。ほぼ間違いなく，地球温暖化は近い未来，世界の気候状況を変化させるだろう。我々の見積もりは，約4℃の平均気温上昇，少なくとも50cmの海面上昇，そして天候パターンの重大な変化を示唆している。これは数十億の人間にとって大変に悲惨な状況を意味する。この危機に対して何ができるかという問いに答えるには，我々は社会の基本的ルールのいくつかを変更し，今日よりもはるかに地球的規模でかつ長期的なアプローチを採用しなければならない。

数　学

問題　　27年度

$$\boxed{\text{後期試験}}$$

[1] 初項をそれぞれ a_1, b_1 （$0 < a_1 < b_1$）とする数列 $\{a_n\}$, $\{b_n\}$ （$n = 1, 2, \cdots$）を，$n \geq 2$ のときは以下の式で定める：

$$a_n = \frac{2a_{n-1}b_{n-1}}{a_{n-1}+b_{n-1}}, \quad b_n = \frac{a_{n-1}+b_{n-1}}{2}$$

(1) $n \geq 2$ のとき，積 $a_n b_n$ を a_1, b_1 を用いて表せ。

(2) $n \geq 2$ のとき，$a_{n-1} < a_n < b_n < b_{n-1}$ を示せ。

(3) $n \geq 2$ のとき，$b_n - a_n < \frac{1}{2}(b_{n-1} - a_{n-1})$ を示せ。

(4) $\lim_{n \to \infty} a_n^2 = a_1 b_1$ を示せ。

[2] 四面体 OABC は，各面が互いに合同な三角形である。△ABC の辺の長さを $BC = a$，$CA = b$，$AB = c$ として，a, b, c は互いに異なるとする。辺 OA，OB，OC の中点をそれぞれ A_1，B_1，C_1，辺 BC，CA，AB の中点をそれぞれ L，M，N とする。

(1) △OAB の 2 辺 OA，OB の長さをそれぞれ a, b, c で表せ。

(2) 3 本の直線 LA_1，MB_1，NC_1 は一点で交わることを示せ。

(3) 3 本の直線 LA_1，MB_1，NC_1 は互いに直交することを示せ。

[3] a を実数の定数として，$f(x) = 2x^3 - 3x^2 + 6a(1-a)x + 4a(1-a)^2$ とおく。

(1) x の関数 $f(x)$ の極値を求めよ。

(2) 3 次方程式 $f(x) = 0$ が異なる 3 つの実数解を持つための a の条件を求めよ。

[4] 極座標で $r = \cos 2\theta$ （$-\frac{\pi}{4} \leq \theta \leq \frac{\pi}{4}$）と表される曲線 C を考える。

(1) θ に対応する C 上の点の直交座標 x, y を，θ を媒介変数として表せ。

(2) $-\frac{\pi}{4} < \theta < 0$ または $0 < \theta < \frac{\pi}{4}$ の範囲の θ に対応する点における C の接線の傾きを $T(\theta)$ として，$\lim_{\theta \to -\frac{\pi}{4}+0} T(\theta)$ と $\lim_{\theta \to \frac{\pi}{4}-0} T(\theta)$ を求めよ。

(3) 曲線 C の概形を描け。

(4) 曲線 C が囲む図形の面積を求めよ。

[5] 1 から 5 までの 5 枚の番号札がある。その 5 枚を次のように A, B の 2 つの箱に分ける：

1 は箱 A，2 は箱 B，残りの番号札はそれぞれ硬貨投げを行って，表なら箱 A，裏なら箱 B に入れる。

次に，番号札をそれぞれよくかき混ぜ，2 つの箱から 1 枚ずつ札を取り出す。

(1) 1 が取り出される確率を求めよ。

(2) 1 が取り出されたとき，2 が取り出される条件つき確率を求めよ。

物　理

問題

後期試験

I　以下の問に答えよ。

(1)　誘電率 ε_0 [F/m] の真空中で，2本の長さの等しい糸の先にそれぞれ質量 m [kg] の小球を付けて1点から吊りさげ，それぞれの小球に同符号の電荷 q_1 [C] と q_2 [C] を与えると，2球間の距離が r [m]，2本の糸のなす角度が 2θ [rad] となって静止した。2つの電荷の間には大きさ $\dfrac{1}{4\pi\varepsilon_0}\dfrac{q_1 q_2}{r^2}$ [N] の反発力が働く。重力加速度を g [m/s²] として，$\tan\theta$ の値を ε_0, m, g, q_1, q_2, r のうち必要な記号を用いて表せ。

(2)　スライドガラス上に置かれた極小の試料を顕微鏡で観察する。今，試料に焦点を合わせ，その上にカバーガラスを乗せると，試料に焦点を合わせるためにレンズを a [m] だけ上げなければならなかった。そして，さらに b [m] だけレンズを上げるとカバーガラスの上に付いた小さなゴミに焦点が合った。カバーガラスの屈折率はいくらか。なお，この観察における光の入射角と屈折角は非常に小さいものとする。

(3)　無風状態で，直径1mmの雨粒（弱い雨）の終端速度は約 6.2 m/s であることが知られている。電車が駅に近づき減速を始めたとき，窓の外を眺めていたら，雨粒は鉛直方向から 45° 傾いて降っているように見えた。ちょうど2分後にもう一度確かめたら，30° になっていた。このときの電車の速さは時速何 km であったか，また，同じ割合で減速を続けるとしたら，このあと何分後に停車することになるか。いずれも有効数字2桁で答えよ。ただし，$\sin 30° = 0.500$，$\cos 30° = 0.866$，$\tan 30° = 0.577$ とせよ。

(4)　図1および図2の回路のそれぞれのコンデンサーに蓄積された電気量 [C] を求めよ。なお，回路中の抵抗の値はすべて R [Ω]，コンデンサーの電気容量はすべて C [F] とし，AB間の電圧は V_0 [V] とする。

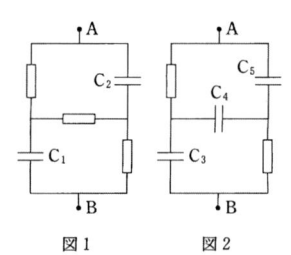

図1　　　　図2

II　右図のように，ゆるやかな一定の勾配 α [rad] のなめらかな斜面上を，質量 M [kg] の台車が重力によって下っている。台車の天井からは，質量 m [kg] の小球が長さ L [m] の軽い糸で吊りさげられている。斜面への垂線と糸のなす角度を θ [rad]（時計回りが正）とする。小球を $\theta = \beta \ (0 < \beta < \alpha)$ で静止させておき，そっと離すと小球は小さく単振動を始めた。M が m より十分に大きいとき，以下の問に答えよ。ただし，小球の運動は，鉛直線と台車の進行方向で定まる平面内に限られ，摩擦力や空気抵抗は無視し，重力加速度は g [m/s²] とする。

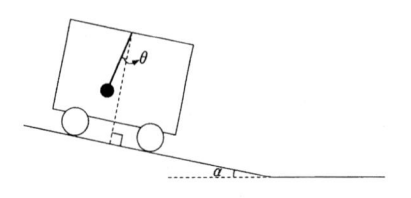

(1)　台車の加速度の大きさ a [m/s²] を求めよ。

(2)　小球の単振動の周期 T [s] を，α を含む式で答えよ。

(3)　台車内からみて，小球の速さが最大になるとき，糸にかかる張力 S [N] を，α, β を含む式で答えよ。

(4)　単振動をしている小球の位置が $\theta = 0$ または $\theta = \beta$ の時に，糸をすばやく切った。台車内から観測したとき，小球はその後どのような運動をするか，以下の{a～f}からそれぞれ選べ。

　　　{a．台車床面への垂線に沿って落下する。　　b．台車床面への垂線と α の角度をなす直線に沿って落下する。

　　　c．台車床面への垂線と β の角度をなす直線に沿って落下する。　　d．放物線を描いて落下する。

　　　e．その位置で静止する。　　f．台車床面に対して平行に進む。}

台車は斜面を下りきって水平平面上に移動し，等速度 V [m/s] で走行した。小球を $\theta = \beta$ で静止させてから，そっと離して，小球をもう一度小さく単振動させた。その後も，台車は等速度 V を維持して走行した。

(5)　小球の単振動の周期を T' [s] とすると，T' は T の何倍か，α を含む式で答えよ。

(6)　糸の長さを L' [m] にして，台車を一定の加速度 a（(1)と同じ大きさ）で加速させた。小球を $\theta = \beta$ で静止させてから，そっと離して，小球を小さく単振動させたところ，小球の単振動の周期 T'' [s] は，T と等しくなった。L' は L の何倍か，α を含む式で答えよ。

Ⅲ　断面積 S[m²]，深さ H[m]のふたのない円筒形の缶があり，その質量は M[kg]である。大気の圧力は P_0[Pa]，温度は T_0[K]，水の密度は ρ[kg/m³]，重力加速度を g[m/s²]として，以下の（　　）には S, M, g, ρ, H, P_0，又〔　　〕には S, M, g, ρ, H, P_0 と x, y, z から必要な記号を用いた式を記入せよ。なお，缶の側面及び底面の厚さは薄いので，缶自体に対する浮力はないものとする。

(1)　缶の底を上にして，中の空気がもれないように水の上に浮かべた（図1）。缶の最下部から缶の外の水面までの距離を x[m]，缶の中の水面までの距離を y[m]，缶の中の空気の圧力を P_1[Pa]とする。缶が静止していることから，$P_1 S = Mg + $〔　①　〕，空気がもれていないことから，$P_0 H = P_1 S \times$〔　②　〕，さらに缶の中の水面の高さで缶の内と外とで圧力が等しいことから，$P_0 + \rho \times$〔　③　〕$\times g = P_1$，の3式が成り立つ。これらの式から，$P_1 = P_0 + ($　④　$)$，$y = \dfrac{H}{1 + (\ ⑤\ )}$・$x = \dfrac{H}{1 + (\ ⑤\ )} + ($　⑥　$)$ となる。缶の底面が水中に没しないためには，$M \leq \dfrac{P_0 S}{g} \times \dfrac{\sqrt{1 + (\ ⑦\ )} - 1}{2}$ でなければならない。

(2)　缶の中に閉じこめられている空気の温度を T_0 から T[K]に上昇させると，缶の中の水面が缶の最下部まで下がり，中の空気がもれる寸前になった（図2）。このときの缶の最下部から水面までの距離を z[m]，缶の中の空気の圧力を P_2[Pa]とする。缶が静止していることから，$P_2 S = Mg + $〔　⑧　〕，缶の最下部の深さでの缶の内外の圧力が等しいことから，$P_2 = P_0 + \rho g \times$〔　⑨　〕が成り立つ。この2式から，$P_2 = P_0 + ($　⑩　$)$，$z = ($　⑪　$)$ となる。これらから，缶の中の空気の温度は，$T = (1 + ($　⑫　$)) \times T_0$ であることがわかる。

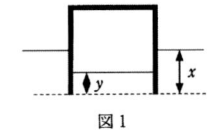
図1

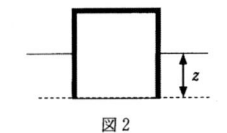
図2

Ⅳ　図のように，距離 k[m]隔ててあけられた2つの小さな穴 H1，H2をもつ金属平板ACがある。A端に近い穴は H1，C端に近い穴は H2である。さらに，ACより小さな2枚の金属平板 L1，L2があり，それぞれにも小さな穴が一つずつあけられている（H3，H4）。金属板 L1，L2は，小さな距離 d[m]を隔てて，それぞれ金属板 ACに平行に，また，H1 と H3 を結ぶ直線および H2 と H4 を結ぶ直線が金属板 ACに垂直になるように配置されている（d は k よりはるかに小さい）。金属板 ACは紙面に垂直に，4つの穴はい

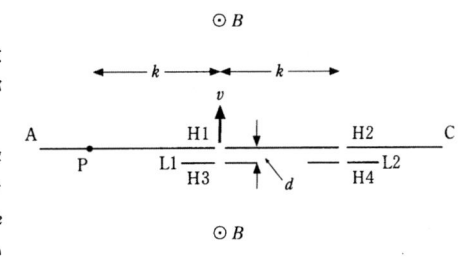

ずれも紙面と平行な同一平面上にくるように配置され，磁束密度 B[T]の一様な磁場のある真空中に置かれている。磁場は，紙面に垂直で，紙面の裏から表を向いている。また，L1，L2には，ACに対して，それぞれ電位 V_1[V]と V_2[V]が与えられている。ただし，電場は金属板 ACと L1 の間および ACと L2 の間に限られ，その領域には磁場は存在しないものとする。

(1)　次の文中の｛　｝の中の①と③には正しいと思われるものの記号を，②には語句を，④には式を記入せよ。

金属板 ACと L1 の間の電場中に，質量 m[kg]，電荷 q[C]のイオンを H3 から静かに導入した。イオンが H1 を通過できるのは，｛①：a．$qV_1 > 0$，b．$qV_1 < 0$｝のときである。H1 を通過したイオンは，磁場中で｛　②　｝運動をして，H1 から離れた金属板 AC上の点に衝突する。

イオンが，H1 を通過して磁場中を運動したのち H2 に到達したとすれば，このイオンの電荷は｛③：a．$q > 0$，b．$q < 0$｝であり，イオンが H1 を通過したときの速さ v[m/s]は，磁束密度 B を用いて $v = ｛$　④　$｝$ と表される。

(2)　H2 を通過した(1)のイオンは，金属板 ACと L2 の間にある電場によって，H2 へ押し戻されることがある。電位 V_2 がどのような範囲にあるときこのようなことが起こるか。また，H2 へ押し戻されたイオンは，その後どのような運動をするのかを，簡潔に記せ。

(3)　イオンの比電荷 $\dfrac{q}{m}$[C/kg]を，V_1, k, B の中から適切な記号を用いて表せ。

(4)　(1)のイオンが H1 を通過したのち H2 に到達するまでにかかる時間 T_1[s]を，V_1, k, B の中から適切な記号を用いて表せ。

(5)　電位 V_2 がある値 V_3[V]のとき，(1)のイオンは H2 と H4 を通り抜けたのち，H2 から距離 $2k$，H1 から距離 k にある点 P で金属板 ACに衝突した。V_3 を，V_1 を用いて表せ。（d は k よりはるかに小さいので無視できるものとして考えよ。）

(6)　(5)のイオンが H4 を通過したのち点 P に到達するまでにかかる時間 T_2[s]を，T_1 を用いて表せ。

化　学

問題

27年度

後期試験

必要があれば以下の値を用いよ。原子量 H：1.00，C：12.0，Br：80.0　気体定数 $R = 8.3 \times 10^3$ L·Pa/(K·mol)

Ⅰ　炭化カルシウムは図のように Ca^{2+} と C_2^{2-} が配列した　ア　結晶として存在する。図は1つの単位格子を示している。Ca^{2+} と C_2^{2-} の間には　イ　力という引力が働き，　ア　結合を形成している。炭化カルシウムは生石灰を　ウ　とともに高温で加熱すること①で作られる。このときに副産物として発生する　エ　は赤熱した　ウ　に高温の水蒸気を接触させたときに発生するもののひとつと同じである。炭化カルシウムを水に溶解すると　オ　が発生する。②

$\bigcirc$ Ca^{2+}

$\bullet\!-\!\bullet$ C_2^{2-}

問1　ア ～ オ に適当な語句を入れよ。なお，化学式は用いないこと。

問2　炭化カルシウムの結晶において Ca^{2+} の配位数はいくつか。

問3　炭化カルシウムの結晶の単位格子の中に Ca 原子と C 原子はそれぞれ何個存在するか。必要があれば分数を用いてよい。

問4　下線部①で起こる反応を化学反応式で示せ。

問5　下線部②で起こる反応は酸と塩基の反応と考えることができる。酸および塩基として作用しているものをそれぞれ答えよ。

問6　生石灰が限られた量しか存在しなくても，水と ウ があれば オ をいくらでも作ることができる。その方法を説明せよ。

Ⅱ　水溶液 A は 0.013 mol/L ヨウ化カリウム，0.0016 mol/L チオ硫酸ナトリウム（$Na_2S_2O_3$），および 0.13 % デンプンを含む。また，水溶液 B は 0.60 % 過酸化水素および 0.20 mol/L 酢酸を含む。30 mL の水溶液 A に 10 mL の水溶液 B を混ぜ合わせたところ，はじめは無色であったが，約1分後に急に青紫色になった。

問1　水溶液 A を作る時に，デンプンを溶かすために必要な実験操作がある。それは何か。

問2　3.0 % 過酸化水素水，1.0 mol/L 酢酸水溶液，および蒸留水を用いて 0.50 L の水溶液 B を作りたい。それぞれどれだけの量を混ぜ合わせればよいか。小数第2位まで答えよ。

問3　水溶液 A にデンプンを加えなくても，この実験を行うことができる。その場合の反応が完了した時の色の変化はどうなるか。また，この実験でデンプンを加えている理由を述べよ。

問4　下線部で無色のときには2つの反応が起こっている。その化学反応式を書け。

問5　下線部の現象はどうして起こるか。その理由を説明せよ。

Ⅲ　N_2 と H_2 から NH_3 を合成する反応は発熱反応であり，平衡状態で NH_3 の生成量を多くするには正反応が進む向きに平衡を移動させればよい。グラフは1 mol の N_2 と3 mol の H_2 を混合して，圧力を連続的に変化させて平衡状態にしたときの混合気体中の NH_3 のモル分率〔%〕を示している。反応は 200，300，400，500，600，700℃ で行ったが，このグラフにはあえて温度を示していない。以下の問に答えよ。ただし問題文中の N_2 と H_2 の物質量，温度及び圧力の数値は正確な値であるとし，N_2，H_2，NH_3 は理想気体としてふるまうものとする。数値を答える場合には有効数字に注意せよ。

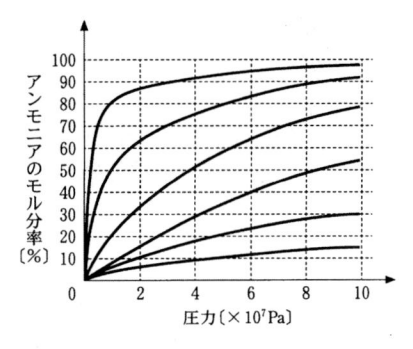

問1　6×10^7 Pa の圧力で温度を変化させたとき，平衡状態の NH_3 のモル分率の変化をグラフで表せ。

問2　6×10^7 Pa，500℃ で平衡に達したとき，NH_3 は何 mol 存在するか。

問3　問2の条件で平衡に達した混合ガスの体積は何 L か。

問4　問2の条件での平衡定数(濃度平衡定数)K_c を求めよ。

問5　問2の条件での圧平衡定数 K_p を求めよ。

Ⅳ　化合物 A，B は常温で気体であり，炭素および水素から構成され同じ分子量を持つ。化合物 A，B に臭素を作用させたところ，付加反応が起こり，化合物 A からは化合物 C，化合物 B からは1，2-ジブロモプロパンが生じた。また化合物 A の燃焼熱は 2058 kJ/mol，化合物 B の燃焼熱は 2091 kJ/mol であった。

問1　化合物 A の分子式を答えよ。

問2　化合物 A，B，C の名称を答えよ。

問3　下線部について，1.0 g の化合物 A を完全に臭素と反応させるには何 g の臭素が必要か。答えは小数第2位を四捨五入して記せ。

問4　化合物 A，B の生成熱を求めよ。ただし必要であれば以下の値を用いよ。

　　　水素(気体)の燃焼熱：286 kJ/mol，炭素(黒鉛)の燃焼熱：394 kJ/mol

問5　化合物 A の2個の水素原子をそれぞれメチル基で置換した化合物(ジメチル置換体)にはいくつかの異性体が考えられる。このうち，鏡像異性体の関係にある化合物の構造式を，組み合わせと立体構造がわかるように下図を参考にして描き，不斉炭素原子に ＊印をつけよ。

生　物

問題

後期試験

27年度

Ⅰ　ある湖の生物群集と水質の調査をした。以下の文章を読み，設問に答えよ。

　　プランクトンとしてケイ藻類，緑藻類，ラン藻類(シアノバクテリア類)，ワムシ類，ミジンコ類などが観察された。その他の生物としてクロモ，マツモなどの沈水植物，カラスガイ，ヌマガイなどの貝類，ワカサギ，ヤリタナゴなどの魚類も観察された。日中の水温，溶存酸素量および栄養塩類としての窒素(NH_4^+，NO_2^-，NO_3^-)の全量をそれぞれ水面から1 mごとに湖底近くまで測定した(下図)。

問1　栄養段階の生態学的な定義を述べよ。

問2　ラン藻類(イ)，ワムシ類(ロ)，ヤリタナゴ(ハ)の属する生物群集の栄養段階をそれぞれ答えよ。

問3　クロモ(イ)，ワカサギ(ロ)，カラスガイ(ハ)の属する水生生物群集の名称をそれぞれ答えよ。

問4　湖底近くでは，栄養塩類は非常に高濃度である。この原因となっている生物群集の栄養段階を何というか。

問5　栄養塩類に含まれる，植物プランクトンの増殖を制限する要因となる窒素以外のおもな元素は何か。

問6　水深1 mの水温での溶存酸素飽和量は5.6 mL/Lである。水深1 mでの酸素飽和度(%)を求めよ。(有効数字1桁)

問7　変温層はどの範囲と考えられるか。

問8　変温層での溶存酸素量の特徴を述べよ。

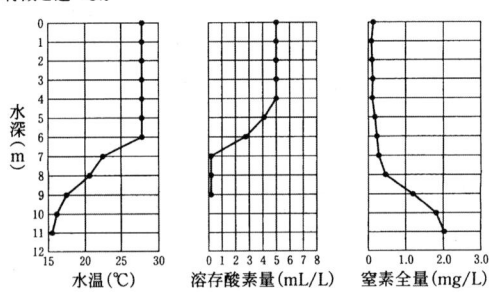

図　水温，溶存酸素量および窒素全量の垂直分布　高田・三田(1974)より

Ⅱ　以下の文章を読み，設問に答えよ。

　　現在，大腸菌を用いてヒトのタンパク質を生産できるようになっている。これには①目的とするタンパク質を指定する遺伝子をベクターとなるプラスミドに組み込んで大腸菌に導入する，という方法が利用されている。ただし，②多くの場合ヒト染色体上の遺伝子をそのまま用いてプラスミドに組み込み大腸菌に導入するだけでは，ヒトのタンパク質を生産することはできない点に留意しなければならない。

　　プラスミドを導入した大腸菌を寒天培地に広げて37℃で一晩培養すると，培地上に大腸菌のコロニーができる。通常，プラスミドを大腸菌に導入する操作を行っても，すべての大腸菌にプラスミドが導入されるとは限らない。そこで，プラスミドが導入された大腸菌のみを選別できるように，プラスミドには様々な工夫がなされている。一例として，③アンピシリン(抗生物質の1つ)を分解する酵素を指定する遺伝子を組み込んだプラスミドを利用する方法がある。

　　これらの実験には同一のDNAが多量に必要になる場合が多く，その場合はポリメラーゼ連鎖反応(PCR)法がよく用いられる。

問1　(1)　DNAとRNAを構成する糖の名称をそれぞれ答えよ。

　　　(2)　「RNA鎖の中のアデニンを含むヌクレオチド」と生体エネルギー代謝に重要な「ATP」の構造上の違いを述べよ。

問2　下線部①の方法を何というか。

問3　下線部②の理由を真核生物と原核生物の遺伝子発現の違いに留意して説明せよ。

問4　下線部③の場合，プラスミドが導入された大腸菌だけを選別するためにはどうすればよいか。

問5　PCR法を行う際，増幅したいDNA配列の両端の塩基配列と相補的な配列を持つ1組の短い1本鎖DNA(プライマー)が必要である。それは，PCR法に利用するDNAポリメラーゼ(DNA合成酵素)の性質と関連がある。その性質はどのようなものと考えられるか。

問6　PCR法の一例として，実験操作(1)～(3)を30回繰り返した。各操作の目的は(A)～(C)のどれか。

　　(1)　94℃で30秒間反応させる　　　　(2)　60℃で30秒間反応させる　　　　(3)　72℃で1分間反応させる

　　(A)　プライマーを結合させる　　　　(B)　DNAを合成する　　　　(C)　2本鎖DNAを2本の1本鎖にわける

Ⅲ 真核細胞の「核」に関する以下の設問に答えよ。

問1 ヒトの体をつくる結合組織の一部の細胞には，核が存在しない場合がある。その細胞の名称を2つあげよ。

問2 成熟したヒト骨格筋（横紋筋）細胞は1つの細胞内に多くの核が存在する細胞（多核細胞）である。この多核細胞はその元となる細胞（筋芽細胞）からどのような過程を経て多核となると考えられるか，仮説を2つ述べよ。

問3 透過型電子顕微鏡で観察される核の断面の模式図を描き，核膜と核小体を矢印で示してそれぞれの名称を入れよ。

問4 ヒトの口腔上皮細胞の核の大きさを光学顕微鏡を用いて測定するのに必ず必要な測定器具の名称を2つあげよ。

問5 核膜が消失および再形成されるのは，細胞周期のどの時期か。

問6 アメーバを核を含まない部分（無核細胞）と核を含む部分（有核細胞）に切り分けた後，培養して経過観察を行った。得られる観察結果を無核細胞と有核細胞についてそれぞれ答えよ。また，それらの結果から得られる結論を述べよ。

問7 1962年，ガードンは，紫外線を照射したアフリカツメガエルの未受精卵に，オタマジャクシの小腸上皮細胞から取り出した核を移植する実験を行い，その結果，核を移植された卵の発生は正常に進行することを確認した。

(1) 紫外線を照射した目的を答えよ。　　　　　(2) 実験結果から，何が結論されたか。

Ⅳ 以下の文章を読み，設問に答えよ。

フグは，体内にテトロドトキシン（TTX）という化合物を蓄積することが知られている。これまでの多くの研究から，フグはTTXをエサから摂取していると考えられている。TTXを与えた時のフグの反応を調べるため，実験1を行った。

実験1：水槽を用意し，水槽内にTTXを含む寒天または含まない寒天を置いた。水槽にトラフグの幼魚を入れ，それぞれの寒天を一定時間内につつく行動を調べた。実験は，何も処理をしないフグ，鼻腔内の嗅上皮に加熱した針金を当てて嗅上皮を破壊したフグ，加熱した針金を鼻腔付近の皮膚に当てたフグ（嗅上皮は破壊しない）でそれぞれ行った。実験の結果を右表に示す。

問1 何も処理しなかったフグのつつき行動から，フグのTTXに対する反応について何がわかるか。

問2 加熱した針金を鼻腔付近の皮膚に当てたフグで実験を行うのは何のためか。その理由を答えよ。

問3 フグにおいて，(1)TTXを受容した際に生じる感覚は何か。(2)また，環境中の化学物質に対する感覚として，(1)で答えたもの以外には何があるか。

処理	寒天	つつき行動
なし	TTX入り	あり
なし	TTXなし	なし
嗅上皮	TTX入り	なし
嗅上皮	TTXなし	なし
皮膚	TTX入り	あり
皮膚	TTXなし	なし

Okita ら(2013)より改変

トラフグの近縁種のクサフグは，初夏に大きな群れを作って産卵することが知られている。繁殖期のクサフグにおけるTTXに対する反応を調べるため，実験2を行った。

実験2：図1の装置で，上流から下流に海水を流した（矢印は海水の流れる向きを示す。海水はCから水槽の外に流れ出る）。分岐点の上流で，Aの側からTTX溶液を，Bの側から水をそれぞれ連続的に滴下した。その時，水槽の下流に入れた繁殖期のクサフグ（オスまたはメス）が1回の実験（5分）の間にA，Bそれぞれの側にどのくらい滞在するかを調べた。また対照実験として，両方の側から水を滴下した。実験の結果を図2に示した。図2より，対照実験ではA，Bそれぞれの側における滞在時間にほとんど差がないことがわかる。

問4 図2から，TTXに対する繁殖期のクサフグの反応について何がわかるか。

問5 繁殖期のフグの卵巣には，特に高濃度のTTXが蓄積されており，産卵の際には体外にTTXが放出される。このことから，TTXはフグの生殖行動においてどのような役割を持つと考えられるか。

問6 以下の文章中の空欄に適切な語句を入れよ。

　　TTXは多くの動物にとっては猛毒である。TTXには神経細胞の細胞膜の（ あ ）チャネルを阻害する働きがあり，（ あ ）イオンの（ い ）からの受動輸送が抑えられ，神経細胞の（ う ）電位が生じにくくなる。

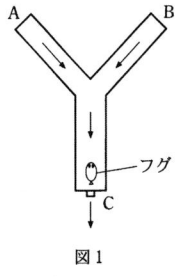

図1

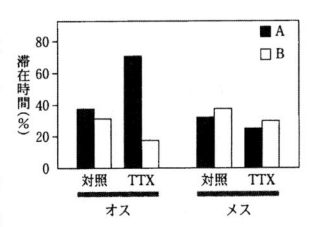

図2 滞在時間(%)とは，5分間にA，Bそれぞれの側に滞在した時間の割合を示す。

Matsumura(1995)より改変

英　語

解答

27年度

I

〔解答〕

全訳下線部(1)〜(4)参照

〔出題者が求めたポイント〕

(1) relief, confession, punishment などを動詞化して訳すと自然な日本語になる。admitted は 1 語で後置修飾。

(2) it is 〜 that…の強調構文。learn の目的語でさらに 2 つの that 節が続いている。

(3) need know の need は助動詞。for は理由を表す等位接続詞。

(4) 2 つの who 節はともに targets を修飾している。

〔全訳〕

嘘への罪悪感とは、嘘をつくことへの感情であり、誰かが法的に有罪だとか無罪だとかいう問題ではない。また、嘘への罪悪感は、嘘の内容への罪悪感とも区別される必要がある。『ウィンスローボーイ』で、ロニーが実際に郵便為替を盗んだことを考えてみよう。彼は盗んだこと自体に罪悪感を持っているかもしれない。自分がしたことに対して、自分自身をひどい人間だと思っているかもしれない。もし、ロニーが盗んだことを父親に隠していたならば、彼は嘘をついたことに罪悪感も感じているかもしれない。これが嘘への罪悪感である。嘘をついたことに罪悪感を感じるために、嘘の内容に罪悪感を感じている必要はない。ロニーが、学校のコンテストで自分を負かすためにズルをした男の子から盗みをしたと考えてみよう。ロニーは、そんな卑怯な同級生から盗みをすることには罪悪感を感じないだろう。それは正当な報復に思えるかもしれない。しかし、自分が盗みをしたことを校長先生や父親に隠していることに関しては、嘘への罪悪感を依然として感じているかもしれない。

嘘への罪悪感の強さは異なることがある。罪悪感が非常に弱いこともあれば、強すぎて嘘がうまくいかなくなることもある。なぜならば、嘘への罪悪感が、秘密を漏らしたり、嘘をついていることへの手掛かりになったりするからだ。嘘への罪悪感が非常に強くなると、拷問のような経験になり、当人の最も根源的な自尊心を傷つけることになる。(1)そういった嘘への激しい罪悪感から逃れたくて、認めた悪事に対して罰を受ける可能性にもかかわらず、自白する気になる場合もある。実際、罰こそが正に必要とされていることであり、罪悪感の苦しみを和らげるために当人が自白する理由でもあるのかもしれない。

嘘をつこうと最初に決めた時、その後、嘘への罪悪感でどれほど苦しむことになるか、当人は必ずしも正確には予測できていない。偽りの援助に対して被害者に感謝されるという衝撃や、他の誰かが自分のした悪事の責任をとらされているのを見た時に生じるであろう感情に、嘘をつく人間は気づけないことがあるのだ。そういった場面は普通は罪悪感を引き起こすものだが、ある種の人間にとっては逆に一種のスパイスになって、嘘をつくだけの価値を見出させるのだ。嘘への罪悪感をどれほど多く感じることになるかを、嘘をつく人間が過小評価してしまう理由はもう 1 つある。それは、(2)時の経過によってしか、嘘をつく人間は、1 つの嘘だけでは十分でなく、嘘を何度も何度も重ね、当初の嘘を守るために更なる話をでっち上げることも多いことに気づけない場合があるからだ。

恥の感覚も罪悪感と密接に関連しているが、重要な質的な違いが 1 つある。(3)罪悪感を感じる上で周りの人間は不要であり、自分以外の誰一人として知っている必要はない。なぜならば、罪悪感を感じている人間が自分自身で判断することだからである。恥の場合はそうではない。恥の屈辱には、他人による非難や嘲りが必要である。もし誰も悪事を知ることがないのなら、恥は生じないが、それでも罪悪感は生じることがある。もちろん、両方が生じることもある。恥と罪悪感の区別は非常に重要である。なぜならば、この 2 つの感情は人間を全く逆の方向に引き裂くことがあるからだ。罪悪感を和らげたいという願望は自白の動機となりうるが、恥の屈辱を避けたいという願望は自白の妨げとなりうる。

嘘をついた人間が被害者と社会的価値観を共有していないならば、嘘への罪悪感は大して生じない。人々は自分が悪人だと考える人間に対しては、嘘への罪悪感はあまり感じないものだ。これと同じ原則が、外交官やスパイが相手に嘘の情報を与えることに罪悪感を感じない理由を説明する時にも働いている。価値観が共有されていないのだ。嘘をつく人間は自分としては善行を行っているのである。

これらの例において、嘘をつくことは「正当化」されている。彼ら全員が、相手に嘘をつくことを正当化する明確に定義された社会規範に訴えている。相手が対立する側の人間で、異なる価値観を持っている場合、そういった正当化された嘘にはほとんど罪悪感は生じない。(4)さらに、敵ではなく、嘘をつく側の人間と価値観を共有している対象に嘘をつくことへの正当化もありうる。医者は患者自身のためになると思うならば、患者に嘘をつくことに罪悪感を感じないこともありうる。患者にプラシーボ(有効な薬だと言われた砂糖の錠剤)を与えることは、古くからある伝統的な医学上の嘘である。患者の気分が良くなったり、あるいは、少なくとも不要な薬(実際には有害なこともある)を求めて医者を悩ませるのをやめたりするならば、多くの医者はこの嘘は正当化できると考える。

II

〔解答〕

全訳下線部(1)〜(3)参照

〔出題者が求めたポイント〕
(1) peer deep into ～「～を深く覗き込む」は一種の比喩。主節の中心は provide A with B「A に B を与える」
(2) It = a human skull である。not least because ～「特に～だからだ」（= especially because ～）。2文目末は appears to (use brains) の省略。in ways that SV「S が V するやり方で」（= the way SV）
(3) A comes from B「A が B から生まれる」が From B comes A と倒置になった構文。the evidence 以下の4つの of…はすべて the evidence につながる。

〔全訳〕
　どこに行っても人間がいる、すなわち、世界のどこに行っても、既にそこにいる人をおそらく目にするだろう、という考えに我々は非常に慣れ親しんでいる。ヒトはほぼ全世界的な分布をしているという点において、並外れた種である。さらに、世界中の人々はお互いにかなり違って見えるかもしれないし、違う言葉を話しているかもしれないが、それにもかかわらず、お互いを遠い親類として認識可能である。
　しかし、いつ、どこで、ヒトが初めて出現したのだろうか？ヒトの本質的特徴は何なのか？ヒトとは何者なのか？ヒトであるとはどういうことなのか？現在、これらの問いに対する答えは、世界、そして世界の中でのヒトの位置に対する科学的研究が、がっしりと理解しているようだ。(1)ヒトの過去を徹底的に調べ、手掛かりを日の当たる所に引きずり出すことによって、人々が昔から問い続けてきた疑問の答えの一部を、科学は現在、我々に与えることができるのだ。
　身体の構造と機能に照らしてみると、ヒトは確かに類人猿である。たとえば、ヒトの腕の骨は、ヒトに最も近い親類であるチンパンジーと信じられないほど似ている。しかし、ヒトをアフリカ類人猿の一種から隔てる特徴も明らかに存在する。これらの特徴が発達したおかげで、ヒトの先祖は生き延び、繁栄し、全世界に広がることができたのだ。ヒトにしか存在しない解剖学的特徴もある。腕は別として、ヒトの脊椎、骨盤、脚は近縁のチンパンジーとは非常に異なっているし、ヒトの頭蓋骨を別のアフリカ類人猿の頭蓋骨と間違える人はいないだろう。(2)ヒトの頭蓋骨は非常に独特な形状をしており、それは特にヒトが身体の大きさの割に非常に大きな脳を持っているからだ。さらに、ヒトは他の種が使っているのとは違うようなやり方で、自分自身の脳を使っている。
　ヒトは道具を作り、周囲の環境を操作しており、その程度は他のいかなる動物も及びもつかない。ヒトはアフリカの熱帯地方で進化したが、ヒトと周囲の環境の間にある境界面を支配するというこの能力は、ヒトが特定の環境に制限されないことを意味している。アフリカ類人猿とは当然まったく異なる場所にもヒトは進出し、生き延びることができる。ヒトは身体を覆うものを作ることができる。これによって、非常に暑い気候の中で涼しく、凍りつくような気温の中で暖かくしておくことができる。ヒトは住居を作り、火を使って、暖をとったり、身

を守ったりする。ヒトは、川さらには海を渡れるようなものも作る。ヒトは意思疎通を行う。その際に、複雑な話し言葉を使うだけでなく、物体や記号をも使い、それらによって、複雑な社会を作り、情報を後の世代へと伝えることが可能になる。これらの特徴はいつ出現したのだろうか？ヒトを定義し、ヒトの祖先の存在をその行動の形跡を通して辿ろうとする全ての人にとって、これは重要な問題である。
　驚くべきことに、こういった形跡、すなわち、何千年も前のヒトの祖先のわずかな残響を見つけることは可能である。ヒトの祖先がどこで、どのように暮らしていたかを教えてくれるのは、時として、古代の暖炉であったり、あるいは、石の道具であったりする。ヒトの残骸が見つかることもある。それは、保存状態のよい骨や化石であり、腐敗や断片化の過程からどうにか逃れて、ヒトの祖先を探して洞窟や地面の穴を掘り返していた彼らの遠い子孫によって発見される。
　私は昔からこの種の調査に魅了されてきた。すなわち、残された数少ない手掛かりから再構築可能な歴史に、である。さらに、現在、我々は非常に幸運である。なぜならば、いくつかの異なる学問分野から出た証拠を手にして、それらが結びつくことで、説得力のあるストーリーが生まれ、ヒトの実際の過去を人類史上最もよく理解しているからだ。(3)ヒトの生きている体の中にある骨や石や遺伝子の研究から、ヒトの祖先、ヒトとは何者なのか、ヒトはどこから来たのか、そして、どのようにしてヒトは世界中に広まるに至ったのかに関する証拠が生まれているのだ。

Ⅲ
〔解答〕
(1) Like humans, fish prefer to live in a group with individuals they know well than ones they do not.
(2) This has such advantages as raising their growth and survival rates and making it easier for them to protect themselves from predators.
(3) scientists found that the increase in carbon dioxide because of climate change can prevent fish from recognizing each other and forming groups.

〔出題者が求めたポイント〕
(1)「見知らぬ個体」「自分がよく知っている個体」はいずれも後置修飾で処理する。familiar individuals などは不可。
(2)「という利点」は同格になるが、advantages と複数形になることにも注意。この文脈の「敵」は enemy, foe, opponent などではなく predator「捕食者」が普通。
(3)「～する能力が阻害されうる」は can prevent [keep, stop] A from doing で簡単に処理できる。

I

〔解答〕

全訳下線部(1)〜(4)参照

〔出題者が求めたポイント〕

(1) be reserved「をとっておく」。, when(継続用法)は訳し下ろしてよい。language と the の間に関係詞目的格省略。

(2) it is true that 〜は「確かに〜」と副詞的に処理できる。while は the language までを支配する。avail oneself of = use「を使う」。fragmentary, ungrammatical, unclear, primitive はすべて形容詞で version of…を修飾する。

(3) not because 〜, but because…「〜だからではなく…だからだ」, of little use = useless「役に立たない」

(4) in depth = in detail「詳細に」。be it spoken by… = whether it is spoken by…（命令法譲歩）

〔全訳〕

　言語学者 R. M. W. Dixon はオーストラリア先住民の言語に関する本格的な研究の先駆者だが、彼はその回顧録の中で、1960年代にクイーンズランド州北部への初めての現地調査で出会った人々の態度について報告している。ケアンズからさほど遠くないところで、ある白人の農夫が Dixon に何に取り組んでいるのかと尋ねた。Dixon は、地元の原住民の言語の文法を記述しようとしていると説明した。「あぁ、それならとても簡単だよ」と農夫は答えた。「あいつらに文法なんてないことは、みんな知ってるよ」。ケアンズでは、Dixon は地元ラジオ局でも自身の活動に関してインタビューを受けた。司会者は驚いて、自分の耳を疑った。「アボリジニーに言語があるなんて、本気ですか？ただうなったりうめいたりしているだけだと思っていました」。Dixon が反論して、アボリジニーにはうなり声やうめき声よりもはるか多くのものがあるんですよ、と言うと、司会者は「でも彼らには単語は200くらいしかないんですよね？」と叫んだ。まさにその日の朝、Dixon は2人のインフォーマント（研究協力者）から動植物だけで500以上の名称を収集していたので、全体の語彙数は200よりははるかに多いはずだと答えた。(1)しかし、司会者の最大のショックは最後にとっておかれた。彼が地元の言語が最も似ている最も有名な言語は何かと質問した時のことである。Dixon はこう答えたのだ。私が研究中の先住民の言語の文法構造の一部は、英語よりもラテン語に似ています。

　今日でも依然として、一般人には次のような考えが広まっているようだ。すなわち、オーストラリアのアボリジニーや、南米のインディアン、アフリカのブッシュマン、そして、世界中の単純な生活を送っているその他の民族の言語は、彼らの社会と同様に単純であるのだ、と。

　世間の知恵によれば、未発達な生活様式が未発達な話し方に反映されており、石器時代のような原始的な道具は原始的な文法構造を示すものであり、全裸で単純に暮らしていることが幼稚で不明瞭な話し方に反映されている、ということになる。

　こうした誤解がかくも広まっている非常に単純な理由が1つある。言語に対する我々の認識は、その話者との接触に主に基づいている。そして、我々の大多数にとって、あらゆる種類の原住民言語への接触は、大衆向けの文学、映画、テレビから主に来るものである。そして、我々がそうした描写の中で耳にするのは、ティンティン（ベルギーの漫画）から西部劇に至るまで、必ずインディアンやアフリカ人やその他の「原住民」が「オレ、来る、ない、酋長さま」式の初歩的な話し方をしているものだ。では、問題は単純に、我々が大衆向け文学にたぶらかされているということなのだろうか？

　そうとは言いがたい。大衆向け作品の記述は、学問的正確さの高い水準には必ずしも合致しないが、その記述は究極的には現実に基づいている。偶然ながら、アボリジニーは非常に頻繁に、「金、ない、来る、ない」「ない、できる」といった大雑把で非文法的な種類の言語を実際に使っている。これらはすべて、「原住民話法」の本物の用例である。

　しかし、ここで問題に気づかないだろうか？先住民たちが話している言語で、我々が耳にするものは、常に… 英語である。しかも、(2)確かに彼らが英語を使う時には断片的で非文法的で不明瞭で、要するに「原始的な」種類の言語を使うが、これは単に英語が彼らの言語ではないからである。

　外国語を話したいが、文法的なニュアンスに関して何年間も学校教育を受けていないならば、頼ることができる生存戦略は1つしかない。最低限の本質的な部分にまで削ぎ落とし、最も重要な内容以外のすべてを排除し、基本的な意味を伝えるために重要ではないあらゆることを無視するのだ。(3)英語を話そうとしている「原住民」はまさにこのことをやっている。それは、彼らの言語に文法がないからではなく、彼ら自身の母語の高度さが、十分に習得していない外国語と格闘する上では、ほとんど役に立たないからなのだ。

　「原始的な言語」の定義が、「オレ、寝る、ここ」式の初歩的な英語に似たもの、すなわち、数百語しかなく、いかなる細かなニュアンスを表現する文法的手段を書いた言語、だとすれば、いかなる自然言語も原始的ではないというのが単純な経験的事実である。(4)単純な生活を送る部族の数百の言語が現在では詳細に研究されているが、そのどれ1つとして、最も原始的な民族によって話されていようとも、「オレ、寝る、ここ」のレベルにはない。高度な文法構造は高度な文明の特権ではなく、最も原始的な狩猟採集民族の言語にすら見られるものである。言語学者 Edward Sapir が1921年に述べて記憶

されているように、文法構造の複雑さに関しては「プラトンがマケドニアの豚飼いと、孔子がアッサムの首狩り野蛮人と肩を並べて歩くのだ」

Ⅱ

〔解答〕

全訳下線部(1)～(3)参照

〔出題者が求めたポイント〕

(1) hold that ～「～と考える」。ダッシュ前後の2つのthat節は同格。a disadvantage = it であり、最後のthat は関係詞主格。leave O C「O を C の状態に置く」

(2) to understand…to move past は同格で、ともにthe ability につながる。when 節は名詞節でunderstand の目的語。move past A to B「A を通り過ぎて B に至る」

(3) disfluent は筆者の造語。fluent「流暢な」は flow「流れる」と同語源。making O C「O を C にすること」が主語で、文の中心構造は cause A to do「A に～させる」。

〔全訳〕

　我々は何かを不利と呼ぶ時、どういうことを意味しているのだろうか。(1)常識によれば、不利とは避けるべきものであり、そうでなかった場合よりもあなたを悪い境遇に置く難しさのことである。しかし、これは必ずしも正しくない。このように考えたのは Robert Bjork と Elizabeth Bjork であり(ともにカリフォルニア大学ロサンゼルス校の心理学者)、不利とは、負け犬が逆転勝ちする方法を理解する美しく魅力的なやり方である。

　たとえば以下のパズルを考えてみよう。バットとボールで合計1ドル10セントである。バットはボールよりも1ドル多くかかる。では、ボールはいくらか?あなたの本能的な答えはどうだろうか?多分、ボールは10セントと答えたのではないだろうか。しかし、これが正しいはずはない、ですよね?バットはボールよりも1ドル多くかかるのです。ですから、ボールが10セントだったら、バットは1ドル10セントになってしまいますから、合計額を上回ってしまうのです。正解はボールは5セント、でなくてはいけません。

　ではもう1問。おもちゃを5個作るのに、機械5台で5分かかるなら、おもちゃを100個作るのに、機械100台で何分かかるでしょうか?この問題の設定からして、100分と答えたくなりますよね。でも、錯覚です。正解は5分です。

　このパズルは、世界最短の知能テスト3問中の2問で、認識内省テスト(CRT)と呼ばれている。発明したのはエール大学教授 Shane Frederick で、(2)このテストは、何かが外見以上に複雑である時を理解する能力、すなわち、衝動的な答えを通り過ぎて、より深い分析的な判断に到達する能力を測定している。

　Frederick によれば、基本的な認知能力の量に応じて人間を分類する方法を望むならば、彼の小テストは、数百問あって終わるまでに数時間かかるテストとほぼ同等に有益である。この主張を証明するために、Frederick

は CRT をアメリカの9大学の学生に実施したところ、その結果は、各大学の学生のより伝統的な知能テストにおける予想ランキングとほとんど一致した。マサチューセッツ工科大学(MIT) ― おそらく世界で最も頭の良い大学 ― の学生の平均点は3点満点で2.18点だった。ピッツバーグのカーネギーメロン大学 ― もう1つの並外れたエリート教育機関 ― の平均点は3点満点で1.51点だった。ハーバード大学の学生たちの得点は1.43点、アナーバーのミシガン大学は1.18点、トレド大学は0.57点だった。

　CRT は実際難しいのだが、奇妙なことがある。このテストの得点を上げる最も簡単な方法を知っているだろうか?テストをほんのちょっと難しくするのだ。心理学者の Adam Alter と Daniel Oppenheimer は、プリンストン大学の学部生のグループに対して、これを数年前に試してみた。最初に CRT を通常のやり方で実施したところ、学生の平均点は3点満点で1.9点だった。これはかなり良い点数である。もっとも MIT の学生の平均点2.18点にはだいぶ足りないが。次に Alter と Oppenheimer は、テストの問題を薄いグレーの小さな斜字体で印刷した。これは読むのが非常に難しい。今回の平均点は?2.45点。突然、プリンストン大学の学生は、MIT の学生よりもはるかに得点が良くなったのだ。

　これは奇妙なことではないだろうか。問題がはっきりと単純に提示された方が解きやすいと、普通、我々は考える。しかし、ここでは正反対のことが起こっていた。薄いグレーの小さな斜字体によって、問題を読むことに非常にストレスがたまる。目を少し細める必要があり、ともすれば、文章を2回読む必要もある。そして、おそらくその途中で、一体誰がテストをこんな風に印刷するのがいいなんて考えたんだろうと考えるだろう。突如として、問題を読むという作業が必要になったのだ。

　しかし、このすべての余分な努力は報われる。Alter が言うように、(3)問題を「流れにくく」することで、人々は彼らが出会ったもの何に関してであれ、より深く考えるようになるのだ。出会ったものに対してもっと多くの資源を使うようになり、より深く処理を行い、目の前のことをより入念に考えるようになる。障害を克服する必要がある時には、少し難しめに無理矢理考えさせれば、その障害をよりうまく克服するようになる。Alter と Oppenheimer は CRT をより難しくしたが、その難しさは望ましいものであることが判明したのだ。

Ⅲ

〔解答〕

(1) Global warming is one of the few problems that make us consider the foundation of modern society as a whole.

(2) Our estimate suggests the average temperature increase by about four degrees, the sea level rise by at least fifty centimeters, and grave changes in climate patterns.

(3) To answer the question of what we can do for this

crisis, we have to change some basic rules in society and adopt a far more global and long-term approach than today.

〔出題者が求めたポイント〕

(1) global warming のスペリング、one of the 最上級＋複数形、などの基本事項での失点をしないこと。

(2) estimate「見積もり」、suggest「を示唆する」、temperature increase「気温上昇」、sea level rise「海面上昇」、climate [climatic] patterns「天候パターン」などはすべて決まり文句。差の by を正しく使えたかもポイント。

(3)「地球的規模で」は on a global scale が普通だが、「長期的な」と同格で「今日よりもはるかに」とつながることを考えると、1語の形容詞 global を使わざるを得ない。adopt「を採用する」

数 学

解答　　　27年度

1

〔解答〕

(1) $2^{n+1}-n-2$　　(2)　(解答のプロセス参照)

〔出題者が求めたポイント〕

(1) $2a_n$ を求め，$2a_n - a_n$ を和の形で表す。

(2) 2^{4n} の下 1 ケタが 6 であることを数学的帰納法で証明し，a_{4m-3}, a_{4m-1}, a_{4m} を $5x+y$ の形に導く。

〔解答のプロセス〕

(1) $a_n = \quad 1\cdot2^{n-1}+2\cdot2^{n-2}+\cdots+(n-1)\cdot2+n$ …①

$2a_n = 1\cdot2^{n}+2\cdot2^{n-1}+3\cdot2^{n-2}+\cdots+\quad n\cdot2$ …②

②−①より

$a_n = \quad 2^{n}+\quad 2^{n-1}+\quad 2^{n-2}+\cdots+\quad 2 \quad -n$

$a_n = 2\dfrac{2^{n}-1}{2-1}-n = 2^{n+1}-2-n$

従って，$a_n = 2^{n+1}-n-2$

(2) まず，2^{4n} の下 1 ケタは 6 であることを証明する。

$n=1$ のとき，$2^4 = 16$ で 6 である。

$n=k$ のとき，下 1 ケタが 6 であると仮定する。

$2^{4k} = 10l+6$ とする。

$n=k+1$ のとき，

$2^{4(k+1)} = 2^4\cdot2^{4k} = 16(10l+6)$

$\qquad\qquad = 10(16l+9)+6$

よって，$2^{4(k+1)}$ も下 1 ケタが 6 である。

従って，2^{4n} は数学的帰納法により下 1 ケタは 6 である。

よって，$2^{4n} = 10l_n + 6$ とする。

$a_1 = 4-1-2 = 1$

$a_3 = 16-3-2 = 11 = 5\times2+1$

$a_4 = 32-4-2 = 6 = 5\times5+1$

すべて，5 で割った余りは 1 で等しい。

$a_{4m+1} = 4(10l_m+6)-4m-1-2$

$\qquad\quad = 5(8l_m-m+4)+m+1$

$a_{4m+3} = 16(10l_m+6)-4m-3-2$

$\qquad\quad = 5(32l_m-m+18)+m+1$

$a_{4m+4} = 32(10l_m+6)-4m-4-2$

$\qquad\quad = 5(64l_m-m+37)+m+1$

となり，a_{4m+1}, a_{4m+3}, a_{4m+4} はすべて，$m+1$ を 5 で割った余りとなるので等しい。

2

〔解答〕

すべて解答のプロセスを参照する。

(1) △SAB の面積 : △SCA の面積 $= c^2 : b^2$

(3) $x = c^2-b^2$, $y = a^2-c^2$, $z = b^2-a^2$

〔出題者が求めたポイント〕

(1) 1 つは共通，1 つは接弦定理より等しいことがわかり，2 角が等しいことになる。相似比の 2 乗の比が面積比となる。

(2) (1)より SB の長さを求める。

S は線分 CB を SC : BC の比に外分する点となる。

(3) (1)(2)と同様にして，$\overrightarrow{OT}$, $\overrightarrow{OU}$ を a, b, c, $\overrightarrow{OA}$, $\overrightarrow{OB}$, $\overrightarrow{OC}$ で表し，代入する。

(4) $\overrightarrow{ST} = k\overrightarrow{SU}$ の形に導く。

〔解答のプロセス〕

(1) △SAB と △SCA において，

$\angle ASB = \angle CSA$　(共通な角)

$\angle SAB = \angle SCA$　(接弦定理より)

2 角が等しいので，△SAB ∽ △SCA

△SAB の面積 : △SCA の面積 $= c^2 : b^2$

(2) $SB = p$ とする。$SA = \dfrac{b}{c}p$, $SC = \dfrac{b^2}{c^2}p$

よって，$\dfrac{b^2}{c^2}p = a+p$ より　$p = \dfrac{ac^2}{b^2-c^2}$

S は線分 CB を $p+a : p$ に外分する点だから，

$\overrightarrow{OS} = \dfrac{-\dfrac{ac^2}{b^2-c^2}\overrightarrow{OC}+\left(\dfrac{ac^2}{b^2-c^2}+a\right)\overrightarrow{OB}}{a}$

$\qquad = \dfrac{-c^2\overrightarrow{OC}+b^2\overrightarrow{OB}}{b^2-c^2} = \dfrac{c^2\overrightarrow{OC}-b^2\overrightarrow{OB}}{c^2-b^2}$

(3) △TBA ∽ △TCB より　TA $= q$ とすると，

$\dfrac{a^2}{c^2}q = b+q$　よって，$q = \dfrac{bc^2}{a^2-c^2}$

T は線分 CA を $q+b : q$ に外分する点だから

$\overrightarrow{OT} = \dfrac{a^2\overrightarrow{OA}-c^2\overrightarrow{OC}}{a^2-c^2}$

△UCA ∽ △UBC より　UA $= r$ とすると，

$\dfrac{a^2}{b^2}r = r+c$　よって，$r = \dfrac{cb^2}{a^2-b^2}$

U は線分 BA を $r+c : r$ に外分する点だから

$\overrightarrow{OU} = \dfrac{b^2\overrightarrow{OB}-a^2\overrightarrow{OA}}{b^2-a^2}$

$\dfrac{c^2x\overrightarrow{OC}-b^2x\overrightarrow{OB}}{c^2-b^2}+\dfrac{a^2y\overrightarrow{OA}-c^2y\overrightarrow{OC}}{a^2-c^2}$

$\qquad\qquad\qquad +\dfrac{b^2z\overrightarrow{OB}-a^2z\overrightarrow{OA}}{b^2-a^2} = \vec{0}$

$a^2\left(\dfrac{y}{a^2-c^2}-\dfrac{z}{b^2-a^2}\right)\overrightarrow{OA}+b^2\left(\dfrac{z}{b^2-a^2}-\dfrac{x}{c^2-b^2}\right)\overrightarrow{OB}$

$\qquad\qquad +c^2\left(\dfrac{x}{c^2-b^2}-\dfrac{y}{a^2-c^2}\right)\overrightarrow{OC} = \vec{0}$

$\dfrac{x}{c^2-b^2} = \dfrac{y}{a^2-c^2} = \dfrac{z}{b^2-a^2}$　のとき満たす。

1 組は，$x = c^2-b^2$, $y = a^2-c^2$, $z = b^2-a^2$

(4) $x+y+z = c^2-b^2+a^2-c^2+b^2-a^2 = 0$

よって，$x+y = -z$

$x\overrightarrow{OS}+y\overrightarrow{OT}+z\overrightarrow{OU} = \vec{0}$

$y\overrightarrow{OT}-y\overrightarrow{OS}+(x+y)\overrightarrow{OS}+z\overrightarrow{OU} = \vec{0}$

$y\overrightarrow{OT}-y\overrightarrow{OS}-z\overrightarrow{OS}+z\overrightarrow{OU} = \vec{0}$

$$y\overrightarrow{ST}+z\overrightarrow{SU}=\vec{0} \quad よって, \quad \overrightarrow{ST}=-\frac{z}{y}\overrightarrow{SU}$$

従って, S, T, U は一直線上にある。

❸

〔解答〕

(1) $a=\dfrac{4\sin\theta+1}{2\sin 2\theta}$ (2) 解答のプロセス参照

(3) $a\geqq\sqrt{3}$

〔出題者が求めたポイント〕

(1) 円 $x^2+y^2=r^2$ の周上の点 $(x_1,\ y_1)$ における接線の方程式は $x_1 x+y_1 y=r^2$
L_θ と P_a とを連立方程式から x の2次方程式にして, $D=0$ とする。

(2) a を θ で微分し, 増減表をつくり, グラフを描く。

(3) (2)から a の値の範囲を答える。

〔解答のプロセス〕

(1) $L_\theta : x\cos\theta+y\sin\theta=1$ より

$$y=-\frac{\cos\theta}{\sin\theta}x+\frac{1}{\sin\theta}$$

$$x^2-2ax+a^2-\frac{1}{4}=-\frac{\cos\theta}{\sin\theta}x+\frac{1}{\sin\theta}$$

$$x^2-\left(2a-\frac{\cos\theta}{\sin\theta}\right)x+a^2-\frac{1}{4}-\frac{1}{\sin\theta}=0$$

L_θ と P_a が接することより $D=0$

$$\left(2a-\frac{\cos\theta}{\sin\theta}\right)^2-4\left(a^2-\frac{1}{4}-\frac{1}{\sin\theta}\right)=0$$

$$4\frac{\cos\theta}{\sin\theta}a=\frac{\cos^2\theta}{\sin^2\theta}+1+\frac{4}{\sin\theta}$$

$$a=\frac{4\sin\theta+1}{4\sin\theta\cos\theta}=\frac{4\sin\theta+1}{2\sin 2\theta}$$

(2) $\dfrac{da}{d\theta}=\dfrac{4\cos\theta\cdot 2\sin 2\theta-4\cos 2\theta(4\sin\theta+1)}{4\sin^2 2\theta}$

$$=\frac{16(1-\sin^2\theta)\sin\theta-4(1-2\sin^2\theta)(4\sin\theta+1)}{4\sin^2 2\theta}$$

$$=\frac{4\sin^3\theta+2\sin^2\theta-1}{\sin^2 2\theta}$$

$$=\frac{(2\sin\theta-1)(2\sin^2\theta+2\sin\theta+1)}{\sin^2 2\theta}$$

$$2\sin^2\theta+2\sin\theta+1=2\left(\sin\theta+\frac{1}{2}\right)^2+\frac{1}{2}$$

$\sin\theta=\dfrac{1}{2}$ のとき, $\theta=\dfrac{\pi}{6}$

θ	0		$\dfrac{\pi}{6}$		$\dfrac{\pi}{2}$
a'		$-$	0	$+$	
a		$\searrow$		$\nearrow$	

$\displaystyle\lim_{\theta\to+0}a_n=\infty, \quad \lim_{\theta\to\frac{\pi}{2}-0}a_n=\infty$

$\theta=\dfrac{\pi}{6}$ のとき, $\sin 2\theta=\dfrac{\sqrt{3}}{2}$

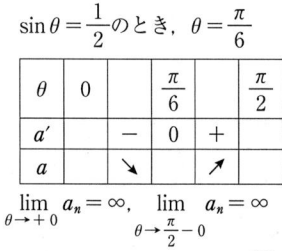

$$a=\frac{2+1}{\sqrt{3}}=\sqrt{3}$$

(3) (2)より $a\geqq\sqrt{3}$

❹

〔解答〕

(1) $b=\sqrt{1-a^2},\ x_0=1-a^2$

(2) $V=\dfrac{1}{3}\pi(1-a)^3(1+a)$

〔出題者が求めたポイント〕

(1) $y=x$ を E に代入して, x の2次方程式にして, $D=0$ で b を a で表し, 2次方程式に代入して, x を求める。

(2) 楕円と x 軸との交点を求めて, 定積分で体積を求める。

〔解答のプロセス〕

(1) $\dfrac{(x-1)^2}{a^2}+\dfrac{x^2}{b^2}=1$ より $b^2(x-1)^2+a^2 x^2=a^2 b^2$

$$(a^2+b^2)x^2-2b^2 x+b^2-a^2 b^2=0$$

接するので, $D=0$

$$4\{b^4-(a^2+b^2)(b^2-a^2 b^2)\}=0$$

$$4a^2 b^2(a^2+b^2-1)=0 \quad \therefore \quad b^2=1-a^2$$

$b>0$ より $b=\sqrt{1-a^2}$

$$(a^2+1-a^2)x^2-2(1-a^2)x-(1-a^2)^2=0$$

$$\{x-(1-a^2)\}^2=0 \quad 従って, \quad x_0=1-a^2$$

(2) E と x 軸の交点を求める。$y=0$ とすると,

$$\frac{(x-1)^2}{a^2}=1 \quad より \quad x=1\pm a$$

$0<a<1$ なので, $1-a<1-a^2$

直線を x 軸の周りに回転してできる立体の体積

$$\pi\int_0^{1-a^2}x^2 dx=\pi\left[\frac{1}{3}x^3\right]_0^{1-a^2}=\frac{1}{3}\pi(1-a^2)^3$$

E を x 軸の周りに回転してできる立体の体積 E は,

$$y^2=(1-a^2)\left\{1-\frac{1}{a^2}(x-1)^2\right\} だから$$

$$\pi(1-a^2)\int_{1-a}^{1-a^2}\left\{1-\frac{1}{a^2}(x-1)^2\right\}dx$$

$$=\pi(1-a^2)\left[x-\frac{1}{3a^2}(x-1)^3\right]_{1-a}^{1-a^2}$$

$$=\pi(1-a^2)\left\{1-a^2+\frac{a^6}{3a^2}-1+a-\frac{a^3}{3a^2}\right\}$$

$$=\frac{1}{3}\pi(1-a^2)(a^4-3a^2+2a)$$

従って, 求める立体の体積 V は

$$V=\frac{1}{3}\pi(1-a^2)^3-\frac{1}{3}\pi(1-a^2)(a^4-3a^2+2a)$$

$$=\frac{1}{3}\pi(1-a^2)(1-2a^2+a^4-a^4+3a^2-2a)$$

$$=\frac{1}{3}\pi(1-a^2)(1-2a+a^2)=\frac{1}{3}\pi(1-a)^3(1+a)$$

5

〔解答〕

(1) $p_2 = \dfrac{1}{6}$, $q_2 = \dfrac{7}{12}$, $r_2 = \dfrac{1}{4}$

(2) $p_3 = \dfrac{13}{36}$, $q_3 = \dfrac{37}{72}$, $r_2 = \dfrac{1}{8}$

(3) $p_n = p_{n-1} + \dfrac{1}{3} q_{n-1}$, $q_n = \dfrac{2}{3} q_{n-1} + \dfrac{1}{2} r_{n-1}$

$r_n = \dfrac{1}{2} r_{n-1}$

(4) $r_n = \dfrac{1}{2^n}$ (5) $p_n = 1 - 3\left(\dfrac{2}{3}\right)^n + 2\left(\dfrac{1}{2}\right)^2$

$q_n = 3\left\{\left(\dfrac{2}{3}\right)^n - \left(\dfrac{1}{2}\right)^n\right\}$

〔出題者が求めたポイント〕

$n-1$ 回の p_{n-1}, q_{n-1}, r_{n-1} でそれぞれの場合に袋の中に入っている赤, 青の数を確かめ, 赤の確率, 青の確率を求めて, p_n, q_n, r_n を求めていく。

(5) $q_n = a q_{n-1} + \dfrac{1}{2^n}$ のとき, 両辺に 2^n をかけて,

$2^n q_n = 2a 2^{n-1} q_{n-1} + 1$ として, $t_n = 2^n q_n$ とする。

$t_n = r t_{n-1} + b$ のとき, $\alpha = r\alpha + b$ となる α を求めると, $t_n - \alpha = r(t_{n-1} - \alpha)$ となるので,

$t_n - \alpha = (t_1 - \alpha) r^{n-1}$

〔解答のプロセス〕

(1) p_2 は, 赤赤と取り出したとき。

$p_2 = \dfrac{2}{4} \times \dfrac{1}{3} = \dfrac{1}{6}$

q_2 は, 赤青, 青赤と取り出したとき。

$q_2 = \dfrac{2}{4} \times \dfrac{2}{3} + \dfrac{2}{4} \times \dfrac{2}{4} = \dfrac{7}{12}$

r_2 は, 青青と取り出したとき。

$r_2 = \dfrac{2}{4} \times \dfrac{2}{4} = \dfrac{1}{4}$

(2) p_3 は, p_2 のときと q_2 で赤を取り出すとき。

$p_3 = \dfrac{1}{6} \times 1 + \dfrac{7}{12} \times \dfrac{1}{3} = \dfrac{13}{36}$

q_3 は, q_2 で青, r_2 で赤を取り出すとき。

$q_3 = \dfrac{7}{12} \times \dfrac{2}{3} + \dfrac{1}{4} \times \dfrac{2}{4} = \dfrac{37}{72}$

r_3 は, r_2 で青を取り出すとき。

$r_3 = \dfrac{1}{4} \times \dfrac{2}{4} = \dfrac{1}{8}$

(3) p_n は p_{n-1} のとき q_{n-1} で赤を取り出すとき。

$p_n = p_{n-1} + \dfrac{1}{3} q_{n-1}$

q_n は, q_{n-1} で青, r_{n-1} で赤を取り出すとき。

$q_n = \dfrac{2}{3} q_{n-1} + \dfrac{2}{4} r_{n-1} = \dfrac{2}{3} q_{n-1} + \dfrac{1}{2} r_{n-1}$

r_n は, r_{n-1} で青を取り出すとき。

$r_n = \dfrac{2}{4} r_{n-1} = \dfrac{1}{2} r_{n-1}$

(4) $r_1 = \dfrac{1}{2}$, $r_n = \dfrac{1}{2}\left(\dfrac{1}{2}\right)^{n-1} = \dfrac{1}{2^n}$

(5) $q_n = \dfrac{2}{3} q_{n-1} + \dfrac{1}{2^n}$, 両辺に 2^n をかける。

$2^n q_n = \dfrac{4}{3} 2^{n-1} q_{n-1} + 1$, で $t_n = 2^n q_n$ とする。

$t_n = \dfrac{4}{3} t_{n-1} + 1$, $\alpha = \dfrac{4}{3}\alpha + 1$ とすると, $\alpha = -3$

$t_n + 3 = \dfrac{4}{3}(t_{n-1} + 3)$ で $t_1 + 3 = 2 \cdot \dfrac{2}{4} + 3 = 4$

$t_n = -3 + 4\left(\dfrac{4}{3}\right)^{n-1} = 3\left\{\left(\dfrac{4}{3}\right)^n - 1\right\}$

$q_n = \dfrac{3}{2^n}\left\{\left(\dfrac{4}{3}\right)^n - 1\right\} = 3\left\{\left(\dfrac{2}{3}\right)^n - \left(\dfrac{1}{2}\right)^n\right\}$

$p_1 = 0$

$p_n = 0 + \displaystyle\sum_{k=1}^{n-1} \dfrac{1}{3} \cdot 3\left\{\left(\dfrac{2}{3}\right)^k - \left(\dfrac{1}{2}\right)^k\right\}$

$= \dfrac{2}{3} \cdot \dfrac{1 - \left(\dfrac{2}{3}\right)^{n-1}}{1 - \dfrac{2}{3}} - \dfrac{1}{2} \cdot \dfrac{1 - \left(\dfrac{1}{2}\right)^{n-1}}{1 - \dfrac{1}{2}}$

$= 2 - 2\left(\dfrac{2}{3}\right)^{n-1} - 1 + \left(\dfrac{1}{2}\right)^{n-1}$

$= 1 - 3\left(\dfrac{2}{3}\right)^n + 2\left(\dfrac{1}{2}\right)^n$

後　　期

1

〔解答〕

(1) $a_1 b_1$　　(2)(3)(4)　解答のプロセス参照

〔出題者が求めたポイント〕

(1) $a_n b_n$ を計算する。

(2) $b_n - a_n$, $b_{n-1} - b_n$, $a_n - a_{n-1}$ を計算する。

(3) $\dfrac{1}{2}(b_{n-1} - a_{n-1}) - (b_n - a_n)$ を計算する。

(4) (3)を利用して，$\displaystyle\lim_{n\to\infty} b_n = \lim_{n\to\infty} a_n$ を導く。

〔解答のプロセス〕

(1) $a_n b_n = \dfrac{2a_{n-1}b_{n-1}}{a_{n-1}+b_{n-1}} \cdot \dfrac{a_{n-1}+b_{n-1}}{2} = a_{n-1}b_{n-1}$

　　従って，$a_n b_n = a_1 b_1$

(2) $b_n - a_n = \dfrac{a_{n-1}+b_{n-1}}{2} - \dfrac{2a_{n-1}b_{n-1}}{a_{n-1}+b_{n-1}}$

$\qquad = \dfrac{(a_{n-1}+b_{n-1})^2 - 4a_{n-1}b_{n-1}}{2(a_{n-1}+b_{n-1})}$

$\qquad = \dfrac{(b_{n-1}-a_{n-1})^2}{2(a_{n-1}+b_{n-1})} > 0$

$\qquad (\because\ b_1 > a_1\ \text{より})$

　　従って，$b_n > a_n$　……①

$b_{n-1} - b_n = b_{n-1} - \dfrac{a_{n-1}+b_{n-1}}{2}$

$\qquad = \dfrac{b_{n-1}-a_{n-1}}{2} > 0\quad (\because\ \text{①より})$

　　従って，$b_{n-1} > b_n$　……②

$a_n - a_{n-1} = \dfrac{a_n b_n}{b_n} - \dfrac{a_{n-1}b_{n-1}}{b_{n-1}} = \dfrac{a_1 b_1}{b_n} - \dfrac{a_1 b_1}{b_{n-1}}$

$\qquad = a_1 b_1 \dfrac{b_{n-1} - b_n}{b_n b_{n-1}} > 0\quad (\because\ \text{②より})$

　　従って，$a_n > a_{n-1}$　……③

　　①，②，③より　$a_{n-1} < a_n < b_n < b_{n-1}$

(3) $\dfrac{1}{2}(b_{n-1} - a_{n-1}) - (b_n - a_n)$

$\quad = \dfrac{(b_{n-1}-a_{n-1})(b_{n-1}+a_{n-1})}{2(b_{n-1}+a_{n-1})} - \dfrac{(b_{n-1}-a_{n-1})^2}{2(b_{n-1}+a_{n-1})}$

$\quad = \dfrac{(b_{n-1}-a_{n-1})(b_{n-1}+a_{n-1}-b_{n-1}+a_{n-1})}{2(b_{n-1}+a_{n-1})}$

$\quad = \dfrac{a_{n-1}(b_{n-1}-a_{n-1})}{b_{n-1}+a_{n-1}} > 0$

　　従って，$b_n - a_n < \dfrac{1}{2}(b_{n-1} - a_{n-1})$

(4) (2)(3)より　$0 < b_n - a_n < \left(\dfrac{1}{2}\right)^{n-1}(b_1 - a_1)$

$n \to \infty$ のとき，

$\left(\dfrac{1}{2}\right)^{n-1}(b_1 - a_1) \to 0$　となるので，

$\displaystyle\lim_{n\to\infty}(b_n - a_n) = 0$　よって，$\displaystyle\lim_{n\to\infty} b_n = \lim_{n\to\infty} a_n$

　　従って，$\displaystyle\lim_{n\to\infty} a_n^2 = \lim_{n\to\infty} a_n b_n = \lim_{n\to\infty} a_1 b_1 = a_1 b_1$

2

〔解答〕

(1) $OA = a$, $OB = b$, $OC = c$

(2)(3)　解答のプロセス参照

〔出題者が求めたポイント〕

(1) OA は $AC = b$, $AB = c$ だから，b, c でない。
他も同様に考える。

(2) A_1L 上の点を P，B_1M 上の点を Q，C_1N 上の点を R とし，$\overrightarrow{A_1P} = m\overrightarrow{A_1L}$, $\overrightarrow{B_1Q} = n\overrightarrow{B_1M}$, $\overrightarrow{C_1R} = l\overrightarrow{C_1N}$ として，$\overrightarrow{OP}$, $\overrightarrow{OQ}$, $\overrightarrow{QR}$ を $\overrightarrow{OA}$, $\overrightarrow{OB}$, $\overrightarrow{OC}$, m, n, l で表す。P と Q が一致するとして，$\overrightarrow{OP} = \overrightarrow{OQ}$ から m, n を求める。$\overrightarrow{QR}$ も l の値によって一致することを示す。

(3) $\overrightarrow{A_1L} \cdot \overrightarrow{B_1M} = 0$, $\overrightarrow{A_1L} \cdot \overrightarrow{C_1N} = 0$, $\overrightarrow{B_1M} \cdot \overrightarrow{C_1N} = 0$ となることを示す。$\overrightarrow{OA} \cdot \overrightarrow{OB}$, $\overrightarrow{OB} \cdot \overrightarrow{OC}$, $\overrightarrow{OA} \cdot \overrightarrow{OC}$ は求めておく。cos の値は余弦定理を使う。

〔解答のプロセス〕

(1) OA は $AC = b$, $AB = c$ だから　$OA = a$

　　$\triangle OAB$ で，$AB = c$, $OA = a$ より　$OB = b$

　　$\triangle OAC$ で，$OA = a$, $AC = b$ より　$OC = c$

　　従って，$OA = a$, $OB = b$, $OC = c$

(2) $\overrightarrow{OA_1} = \dfrac{1}{2}\overrightarrow{OA}$, $\overrightarrow{OL} = \dfrac{1}{2}\overrightarrow{OB} + \dfrac{1}{2}\overrightarrow{OC}$ より

$\overrightarrow{A_1L} = \dfrac{1}{2}\overrightarrow{OB} + \dfrac{1}{2}\overrightarrow{OC} - \dfrac{1}{2}\overrightarrow{OA}$

$\overrightarrow{OB_1} = \dfrac{1}{2}\overrightarrow{OB}$, $\overrightarrow{OM} = \dfrac{1}{2}\overrightarrow{OA} + \dfrac{1}{2}\overrightarrow{OC}$　より

$\overrightarrow{B_1M} = \dfrac{1}{2}\overrightarrow{OA} + \dfrac{1}{2}\overrightarrow{OC} - \dfrac{1}{2}\overrightarrow{OB}$

$\overrightarrow{OC_1} = \dfrac{1}{2}\overrightarrow{OC}$, $\overrightarrow{ON} = \dfrac{1}{2}\overrightarrow{OA} + \dfrac{1}{2}\overrightarrow{OB}$　より

$\overrightarrow{C_1N} = \dfrac{1}{2}\overrightarrow{OA} + \dfrac{1}{2}\overrightarrow{OB} - \dfrac{1}{2}\overrightarrow{OC}$

A_1L の点を P とし，$\overrightarrow{OP} = \overrightarrow{OA_1} + m\overrightarrow{A_1L}$ とする。

$\overrightarrow{OP} = \dfrac{1}{2}(1-m)\overrightarrow{OA} + \dfrac{1}{2}m\overrightarrow{OB} + \dfrac{1}{2}m\overrightarrow{OC}$

B_1M 上の点を Q とし，$\overrightarrow{OQ} = \overrightarrow{OB_1} + n\overrightarrow{B_1Q}$ とする。

$\overrightarrow{OQ} = \dfrac{1}{2}n\overrightarrow{OA} + \dfrac{1}{2}(1-n)\overrightarrow{OB} + \dfrac{1}{2}n\overrightarrow{OC}$

C_1N 上の点を R とし，$\overrightarrow{OR} = \overrightarrow{OC_1} + l\overrightarrow{C_1N}$ とする。

$\overrightarrow{OR} = \dfrac{1}{2}l\overrightarrow{OA} + \dfrac{1}{2}l\overrightarrow{OB} + \dfrac{1}{2}(1-l)\overrightarrow{OC}$

P と Q が一致する点を T とする。

$1 - m = n$, $m = 1 - n$, $m = n$　より

$m = \dfrac{1}{2}$, $n = \dfrac{1}{2}$, $\overrightarrow{OT} = \dfrac{1}{4}\overrightarrow{OA} + \dfrac{1}{4}\overrightarrow{OB} + \dfrac{1}{4}\overrightarrow{OC}$

$l = \dfrac{1}{2}$ のとき，$\overrightarrow{OR} = \overrightarrow{OT}$ となり R も T を通る。

従って，3 本の直線 LA_1, MB_1, NC_1 は，

$\overrightarrow{OT} = \dfrac{1}{4}\overrightarrow{OA} + \dfrac{1}{4}\overrightarrow{OB} + \dfrac{1}{4}\overrightarrow{OC}$ となる点 T で交わる。

(3) $\overrightarrow{OA} \cdot \overrightarrow{OB} = ab \dfrac{a^2+b^2-c^2}{2ab} = \dfrac{a^2+b^2-c^2}{2}$

$\overrightarrow{OB} \cdot \overrightarrow{OC} = bc \dfrac{b^2+c^2-a^2}{2bc} = \dfrac{b^2+c^2-a^2}{2}$

$\overrightarrow{OA} \cdot \overrightarrow{OC} = ac \dfrac{a^2+c^2-b^2}{2ac} = \dfrac{a^2+c^2-b^2}{2}$

$\overrightarrow{LA_1} \cdot \overrightarrow{MB_1} = \overrightarrow{A_1 L} \cdot \overrightarrow{B_1 M}$

$= \left(\dfrac{1}{2}\overrightarrow{OB} + \dfrac{1}{2}\overrightarrow{OC} - \dfrac{1}{2}\overrightarrow{OA} \right)$
$\qquad\qquad \cdot \left(\dfrac{1}{2}\overrightarrow{OA} + \dfrac{1}{2}\overrightarrow{OC} - \dfrac{1}{2}\overrightarrow{OB} \right)$

$= \dfrac{1}{4}|\overrightarrow{OC}|^2 - \dfrac{1}{4}|\overrightarrow{OA}|^2 - \dfrac{1}{4}|\overrightarrow{OB}|^2 + \dfrac{1}{2}\overrightarrow{OA} \cdot \overrightarrow{OB}$

$= \dfrac{1}{4}c^2 - \dfrac{1}{4}a^2 - \dfrac{1}{4}b^2 + \dfrac{a^2+b^2-c^2}{4} = 0$

よって，$LA_1 \perp MB_1$

$\overrightarrow{LA_1} \cdot \overrightarrow{NC_1} = \overrightarrow{A_1 L} \cdot \overrightarrow{C_1 N}$

$= \left(\dfrac{1}{2}\overrightarrow{OB} + \dfrac{1}{2}\overrightarrow{OC} - \dfrac{1}{2}\overrightarrow{OA} \right)$
$\qquad\qquad \cdot \left(\dfrac{1}{2}\overrightarrow{OA} + \dfrac{1}{2}\overrightarrow{OB} - \dfrac{1}{2}\overrightarrow{OC} \right)$

$= \dfrac{1}{4}|\overrightarrow{OB}|^2 - \dfrac{1}{4}|\overrightarrow{OA}|^2 - \dfrac{1}{4}|\overrightarrow{OC}|^2 + \dfrac{1}{2}\overrightarrow{OA} \cdot \overrightarrow{OC}$

$= \dfrac{1}{4}b^2 - \dfrac{1}{4}a^2 - \dfrac{1}{4}c^2 + \dfrac{a^2+c^2-b^2}{4} = 0$

よって，$LA_1 \perp NC_1$

$\overrightarrow{MB_1} \cdot \overrightarrow{NC_1} = \overrightarrow{B_1 M} \cdot \overrightarrow{C_1 N}$

$= \left(\dfrac{1}{2}\overrightarrow{OA} + \dfrac{1}{2}\overrightarrow{OC} - \dfrac{1}{2}\overrightarrow{OB} \right)$
$\qquad\qquad \cdot \left(\dfrac{1}{2}\overrightarrow{OA} + \dfrac{1}{2}\overrightarrow{OB} - \dfrac{1}{2}\overrightarrow{OC} \right)$

$= \dfrac{1}{4}|\overrightarrow{OA}|^2 - \dfrac{1}{4}|\overrightarrow{OB}|^2 - \dfrac{1}{4}|\overrightarrow{OC}|^2 + \dfrac{1}{2}\overrightarrow{OB} \cdot \overrightarrow{OC}$

$= = \dfrac{1}{4}a^2 - \dfrac{1}{4}b^2 - \dfrac{1}{4}c^2 + \dfrac{b^2+c^2-a^2}{4} = 0$

よって，$MB_1 \perp NC_1$

従って，3 本の直線 LA_1，MB_1，NC_1 は互いに直交する。

3

〔解答〕

(1) $-a(5a-4)$，$(1-a)^2(8a-1)$

(2) $0 < a < \dfrac{1}{8}$，$\dfrac{4}{5} < a < 1$，$1 < a$

〔出題者が求めたポイント〕

(1) $f'(x) = 0$ となる解を $x = \alpha$，β とすると，
極値は，$f(\alpha)$ と $f(\beta)$

(2) $f(\alpha) \cdot f(\beta) < 0$ のとき，異なる 3 つの実数解を持つ。

〔解答のプロセス〕

(1) $f'(x) = 6x^2 - 6x + 6a(1-a)$
$\qquad\quad = 6(x-a)(x-1+a)$

　$f'(x) = 0$ のとき，$x = a$，$1-a$

　$f(a) = 2a^3 - 3a^2 + 6a^2(1-a) + 4a(1-a)^2$
$\qquad = -5a^2 + 4a = -a(5a-4)$

　$f(1-a)$
$= 2(1-a)^3 - 3(1-a)^2 + 6a(1-a)^2 + 4a(1-a)^2$
$= (1-a)^2(8a-1)$

従って，$-a(5a-4)$，$(1-a)^2(8a-1)$

(2) $f(a) \cdot f(1-a) < 0$ なら異なる 3 つの実数解を持つ。

　$-a(5a-4)(1-a)^2(8a-1) < 0$ より

　$a(8a-1)(5a-4)(a-1)^2 > 0$

a	$-$	0	$+$	$\dfrac{1}{8}$	$+$	$\dfrac{4}{5}$	$+$	1	$+$
$8a-1$	$-$	$-$	$-$	0	$+$	$+$	$+$	$+$	$+$
$5a-4$	$-$	$-$	$-$	$-$	$-$	0	$+$	$+$	$+$
$(a-1)^2$	$+$	$+$	$+$	$+$	$+$	$+$	$+$	0	$+$
積	$-$	0	$+$	0	$-$	0	$+$	0	$+$

従って，$0 < a < \dfrac{1}{8}$，$\dfrac{4}{5} < a < 1$，$1 < a$

4

〔解答〕

(1) $x = \cos 2\theta \cos \theta$，$y = \cos 2\theta \sin \theta$

(2) $\displaystyle\lim_{\theta \to -\frac{\pi}{4}+0} T(\theta) = -1$，$\displaystyle\lim_{\theta \to \frac{\pi}{4}-0} T(\theta) = 1$

(3) 解答のプロセス参照　　(4) $\dfrac{\pi}{8}$

〔出題者が求めたポイント〕

(1) $x = r\cos\theta$，$y = r\sin\theta$

(2) $\dfrac{dy}{dx} = \dfrac{dy}{d\theta} \Big/ \dfrac{dx}{d\theta}$

(3) 増減表をつくり，極値を調べる。(2)を参考にしてグラフを描く。

(4) 極座標で表された原線と角 α および角 β をなす 2 つの動径によって限られた扇型の面積 S は，

$$S = \int_\alpha^\beta \dfrac{1}{2} r^2 d\theta$$

〔解答のプロセス〕

(1) $x = r\cos\theta = \cos 2\theta \cos\theta$
　$y = r\sin\theta = \cos 2\theta \sin\theta$

(2) $\dfrac{dx}{d\theta} = -2\sin 2\theta \cos\theta - \cos 2\theta \sin\theta$

　$\dfrac{dy}{d\theta} = -2\sin 2\theta \sin\theta + \cos 2\theta \cos\theta$

　$T(\theta) = \dfrac{dy}{dx} = \dfrac{-\sin 2\theta(2\sin\theta) + \cos 2\theta \cos\theta}{-\sin 2\theta(2\cos\theta) - \cos 2\theta \sin\theta}$

　$\sin\left(-\dfrac{\pi}{2}\right) = -1$，$\cos\left(-\dfrac{\pi}{2}\right) = 0$

　$\sin\left(-\dfrac{\pi}{4}\right) = -\dfrac{\sqrt{2}}{2}$，$\cos\left(-\dfrac{\pi}{4}\right) = \dfrac{\sqrt{2}}{2}$　より

$$\lim_{\theta \to -\frac{\pi}{4}+0} T(\theta) = \frac{-(-1)(-\sqrt{2})+0}{-(-1)\sqrt{2}+0} = -1$$

$$\sin\left(\frac{\pi}{2}\right) = 1, \quad \cos\left(\frac{\pi}{2}\right) = 0$$

$$\sin\left(\frac{\pi}{4}\right) = \frac{\sqrt{2}}{2}, \quad \cos\left(\frac{\pi}{4}\right) = \frac{\sqrt{2}}{2} \text{ より}$$

$$\lim_{\theta \to \frac{\pi}{4}-0} T(\theta) = \frac{-1 \cdot \sqrt{2}+0}{-1 \cdot \sqrt{2}+0} = 1$$

(3) $\dfrac{dx}{d\theta} = -4\sin\theta\cos^2\theta - (1-2\sin^2\theta)\sin\theta$

$\qquad = -4\sin\theta(1-\sin^2\theta) - (1-2\sin^2\theta)\sin\theta$

$\qquad = 6\sin^3\theta - 5\sin\theta = \sin\theta(6\sin^2\theta - 5)$

$\dfrac{dy}{d\theta} = -4\sin^2\theta\cos\theta + (2\cos^2\theta - 1)\cos\theta$

$\qquad = -4(1-\cos^2\theta)\cos\theta + (2\cos^2\theta - 1)\cos\theta$

$\qquad = 6\cos^3\theta - 5\cos\theta = \cos\theta(6\cos^2\theta - 5)$

$\sin^2\theta = \dfrac{5}{6} > \dfrac{1}{2} = \sin^2\left(\pm\dfrac{\pi}{4}\right)$

$\cos^2\theta = \dfrac{5}{6}$ より $\cos\theta = \dfrac{\sqrt{30}}{6}$ なる θ を α とする。

$\cos 2\alpha = 2\cos^2\alpha - 1 = \dfrac{2}{3}, \quad \sin\alpha = \sqrt{1-\dfrac{5}{6}} = \dfrac{\sqrt{6}}{6}$

$\theta = \alpha$ のとき,

$x = \dfrac{2}{3}\dfrac{\sqrt{30}}{6} = \dfrac{\sqrt{30}}{9}, \quad y = \dfrac{2}{3}\dfrac{\sqrt{6}}{6} = \dfrac{\sqrt{6}}{9}$

$\theta = -\alpha$ のとき,

$\cos(-2\alpha) = \cos 2\alpha, \quad \sin(-\alpha) = -\sin\alpha$

$x = \dfrac{2}{3}\dfrac{\sqrt{30}}{6} = \dfrac{\sqrt{30}}{9}, \quad y = \dfrac{2}{3}\left(-\dfrac{\sqrt{6}}{6}\right) = -\dfrac{\sqrt{6}}{9}$

θ	$-\dfrac{\pi}{4}$		$-\alpha$		0		α		$\dfrac{\pi}{4}$
$\dfrac{dx}{d\theta}$	$+$	$+$	$+$	$+$	0	$-$	$-$	$-$	$-$
x	0	$\rightarrow$	$\dfrac{\sqrt{30}}{9}$	$\rightarrow$	1	$\leftarrow$	$\dfrac{\sqrt{30}}{9}$	$\leftarrow$	0
$\dfrac{dy}{d\theta}$	$-$	$-$	0	$+$	$+$	$+$	0	$-$	$-$
y	0	$\downarrow$	$-\dfrac{\sqrt{6}}{9}$	$\uparrow$	0	$\uparrow$	$\dfrac{\sqrt{6}}{9}$	$\downarrow$	0
グラフ		$\searrow$	極小	$\nearrow$		$\searrow$	極大	$\swarrow$	

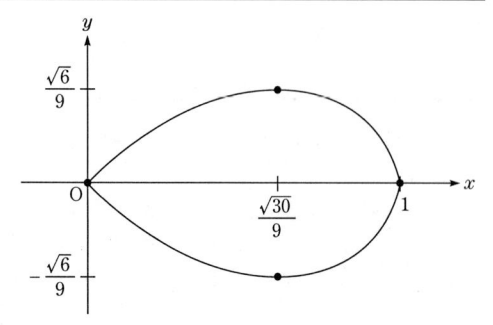

(4) $y \geqq 0$ の部分を求めて 2 倍する。

$$2\int_0^{\frac{\pi}{4}} \frac{1}{2}\cos^2 2\theta\, d\theta = \int_0^{\frac{\pi}{4}} \cos^2 2\theta\, d\theta$$

$$= \int_0^{\frac{\pi}{4}} \left(\frac{1}{2} + \frac{1}{2}\cos 4\theta\right) d\theta$$

$$= \left[\frac{1}{2}\theta + \frac{1}{8}\sin 4\theta\right]_0^{\frac{\pi}{4}}$$

$$= \frac{1}{2} \cdot \frac{\pi}{4} = \frac{\pi}{8}$$

5

〔解答〕

(1) $\dfrac{15}{32}$　　(2) $\dfrac{2}{5}$

〔出題者が求めたポイント〕

3, 4, 5 を分けるとき表が n 回でるとき,

(1) 1 がでる確率 $P = \displaystyle\sum_{n=0}^{3} \frac{{}_3C_n}{2^3}\left(\frac{1}{n+1}\right)$

(2) 1, 2 がでる確率 $Q = \displaystyle\sum_{n=0}^{3} \frac{{}_3C_n}{2^3}\left(\frac{1}{n+1}\right)\left(\frac{1}{4-n}\right)$

条件つき確率は, $\dfrac{Q}{P}$

〔解答のプロセス〕

(1) 1 がでる確率は,

表が 3 回でるとき, $\dfrac{{}_3C_3}{2^3} \cdot \dfrac{1}{4} = \dfrac{1}{32}$

表が 2 回でるとき, $\dfrac{{}_3C_2}{2^3} \cdot \dfrac{1}{3} = \dfrac{1}{8}$

表が 1 回でるとき, $\dfrac{{}_3C_1}{2^3} \cdot \dfrac{1}{2} = \dfrac{3}{16}$

表が 0 回でるとき, $\dfrac{{}_3C_0}{2^3} \cdot \dfrac{1}{1} = \dfrac{1}{8}$

従って, $\dfrac{1}{32} + \dfrac{1}{8} + \dfrac{3}{16} + \dfrac{1}{8} = \dfrac{15}{32}$

(2) 1, 2 がでる確率は,

表が 3 回でるとき, $\dfrac{{}_3C_3}{2^3} \cdot \dfrac{1}{4} \cdot \dfrac{1}{1} = \dfrac{1}{32}$

表が 2 回でるとき, $\dfrac{{}_3C_3}{2^3} \cdot \dfrac{1}{3} \cdot \dfrac{1}{2} = \dfrac{1}{16}$

表が 1 回でるとき, $\dfrac{{}_3C_1}{2^3} \cdot \dfrac{1}{2} \cdot \dfrac{1}{3} = \dfrac{1}{16}$

表が 0 回でるとき, $\dfrac{{}_3C_0}{2^3} \cdot \dfrac{1}{1} \cdot \dfrac{1}{4} = \dfrac{1}{32}$

$\dfrac{1}{32} + \dfrac{1}{16} + \dfrac{1}{16} + \dfrac{1}{32} = \dfrac{6}{32}\left(=\dfrac{3}{16}\right)$

条件つき確率は, $\dfrac{\dfrac{6}{32}}{\dfrac{15}{32}} = \dfrac{6}{15} = \dfrac{2}{5}$

物　理

解答　　　　　27年度

Ⅰ

〔解答〕

(1)　5 倍　　(2)　$\dfrac{7}{6}$ 倍　　(3)　62.5%　　(4)　600 K　750R J

〔出題者が求めたポイント〕

小問集合だが，一つ一つが手応えがある。

〔解答へのプロセス〕

(1)　$G\dfrac{Mm}{r^2}=\dfrac{mv^2}{r}$　より　$v=\sqrt{\dfrac{GM}{r}}$

$T=\dfrac{2\pi r}{v}=2\pi r\sqrt{\dfrac{r}{GM}}$

これより　$T^2=kr^3$（k は比例定数）

地球　$1^2=kr_E{}^3$，木星　$12^2=kr_T{}^3$　$\therefore\ \dfrac{r_T}{r_E}=\sqrt[3]{12^2}$

$\therefore$ 5 倍

(2)　$V_C=k\dfrac{Q}{5a}-k\dfrac{Q}{4a}$，$V_D=k\dfrac{Q}{4a}-k\dfrac{Q}{5a}$

$W_{CD}=q(V_D-V_C)=\dfrac{kQq}{10a}$

$V_E=k\dfrac{Q}{3a}-k\dfrac{Q}{6a}$

$W_{CE}=q(V_E-V_C)=\dfrac{13kQq}{60a}$

$\therefore\ \dfrac{W_{CE}}{W_{CD}}=\dfrac{13}{6}$

(3)　送電線の抵抗を R として，一軒の家で $\dfrac{4R}{100}$ だから，

40 軒の家が同時に使用すると $\dfrac{1}{40}\times\dfrac{96}{100}R$

よって　$\dfrac{\dfrac{4R}{100}}{\dfrac{4R}{100}\times\dfrac{1}{40}\times\dfrac{96R}{100}}=0.625$　62.5%

(4)　沈める前の体積を V_0，後の体積を V，温度を T とする。

水圧は P $=\rho gh=10^6$〔Pa〕

ボイル・シャルルの法則より

$\dfrac{10^5\cdot V}{300}=\dfrac{1.1\times10^6\cdot V}{T}$　……①

断熱変化より　$10^5\times V_0{}^{\frac{7}{5}}=1.1\times10^6 V^{\frac{7}{5}}$

$\therefore\ V_0=11^{\frac{5}{7}}\cdot V$　……②

①，②より　$11^{\frac{5}{7}}VT=11V\times300$

$\therefore\ T=300\times11^{\frac{2}{7}}=600$ K

$\varDelta U=nC_V\varDelta T$，$\varDelta U=W$ より W $=\dfrac{5}{2}R\times300=750R$

Ⅱ

〔解答〕

(1)　$\dfrac{1}{2}mr^2\omega_0{}^2$〔J〕　(2)　$h_1=\dfrac{r_1{}^2\sin^2\theta_1}{2g}$〔m〕,

$x_1=r-\dfrac{r_1{}^2\sin2\theta_1}{g}$〔m〕,　$y_1=\dfrac{2rv_1\omega_1\sin\theta_1}{g}$〔m〕

(3)　$\sqrt{\dfrac{gr}{\sin2\theta_2}}$〔m/s〕　(4)　er〔m〕

(5)　①　$\dfrac{g}{2\sin\theta_2}$　　②　$\dfrac{\sqrt{1-e}}{1+e}$

〔出題者が求めたポイント〕

円運動する物体は接線方向の速度をもつ

〔解答へのプロセス〕

(1)　$\dfrac{1}{2}mv^2=\dfrac{1}{2}m(r\omega_0)^2$

(2)　落下するまでの時間 $t=\dfrac{2v_1\sin\theta_1}{g}$

$x_1=r-v_1\cos\theta_1 t$,　$y_1=r\omega_1 t$

(3)　$t=\dfrac{2v_2\sin\theta_2}{g}$　$r=v_2\cos\theta_2\times t$ より v_2 を求める。

(4)　$t=\dfrac{2ev_2\sin\theta_2}{g}$　$x=v_2\cos\theta_2\times t$

(5)

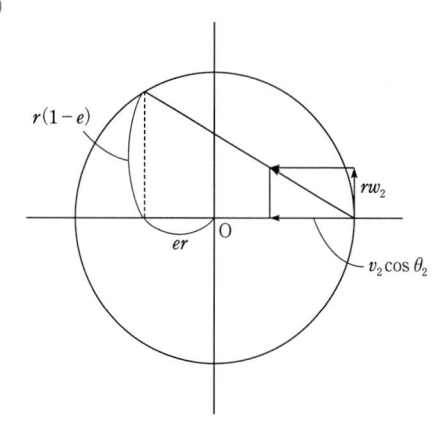

2 回の衝突にかかる時間を t' として

$r\omega_2\times t'\leqq r(1-e)$

$t'=\dfrac{2(1+e)\sin\theta_2\times v_2}{g}$ を代入して

$\omega_2\leqq\dfrac{\sqrt{g}}{\sqrt{2r\tan\theta_2}}\times\dfrac{\sqrt{1-e}}{\sqrt{1+e}}$

Ⅲ

〔解答〕

(1) $f_1 = \dfrac{v}{2l}$,　$f_2 = \dfrac{v}{l}$

(2) f_1', f_2' ともに $\sqrt{\dfrac{273+T}{273}}$ 倍

(3) f_1'', f_2'' ともに $\sqrt{\dfrac{273+T}{273}}$ 倍

(4) 3 倍,　$\dfrac{1}{4}$ 倍

〔出題者が求めたポイント〕

途中で気体の量が変化する問題

〔解答へのプロセス〕

(2) $\dfrac{1}{273} = \dfrac{P}{273+T}$ より $P = \dfrac{273+T}{273}$

$\therefore\ v' = \sqrt{\dfrac{\alpha}{P}\dfrac{273+T}{273}}$

(3) 気体の分子量 M, 気体定数 R として状態方程式は

$1 \times V = \dfrac{m}{M} R \times 273$

$1 \times V = \dfrac{m - \varDelta m}{M} R \times (273 + T)$

$\therefore\ \varDelta m = \dfrac{mT}{273+T}$〔g〕

$\rho' = \dfrac{m - \varDelta m}{V}$　f_1''　$\dfrac{\sqrt{\dfrac{\alpha \times 1}{\rho'}}}{\lambda}$　$\dfrac{\sqrt{\dfrac{\alpha V}{m - \varDelta m}}}{\lambda}$

$\dfrac{f_1''}{f_1} = \dfrac{\sqrt{\dfrac{1}{m - \varDelta m}}}{\sqrt{\dfrac{1}{m}}} = \sqrt{\dfrac{m}{m - \varDelta m}}$

$= \sqrt{\dfrac{m}{m - \dfrac{mT}{273+T}}} = \sqrt{\dfrac{1}{1 - \dfrac{T}{273+T}}}$

$= \sqrt{\dfrac{273+T}{273}}$

Ⅳ

〔解答〕

(1) $\dfrac{\mu_0 I_1}{2\pi l}$〔wb/m²〕,　(2) $\dfrac{\mu_0 I_1 I_2 a}{2\pi l}$〔N〕, 引力

(3) $\dfrac{\mu_0 I_1 I_2 a}{2\pi}\left(\dfrac{1}{l} - \dfrac{1}{l+b}\right)$〔N〕, 引力

(4) $+\dfrac{\mu_0 I_1 va}{2\pi x}$〔V〕　(5) 0〔V〕

(6) $\dfrac{\mu_0 I_1 abv}{4\pi rx(a+b)(x+b)}$〔A〕

〔出題者が求めたポイント〕

電流間に働く力の典型問題

〔解答へのプロセス〕

(2) $F_1 = I_1 Ba$

(3) $F' = \dfrac{\mu_0 I_1 I_2 a}{2\pi (l+b)}$　　$F_2 = F_1' - F'$

(5) QR は磁束を切らない

(6) RS に生じる起電力 E_3 は　$E_3 = \dfrac{\mu_0 I_1 va}{2\pi (x+b)}$

$E_1 > E_3$ より

$\dfrac{\mu_0 I_1 va}{2\pi}\left(\dfrac{1}{x} - \dfrac{1}{x+b}\right) = 2(a+b)rI$　I を求める

後　期

I

〔解答〕

(1) $\dfrac{4\pi mg\varepsilon_0 r^2}{q_1 \cdot q_2}$　(2) $\dfrac{b}{b-a}$

(3) 13 km/h, 3.0 分後

(4) 図1　$C_1 : \dfrac{2}{3}CV_0$〔C〕, $C_2 : \dfrac{1}{3}CV_0$〔C〕,

$C_3 : CV_0$〔C〕, $C_4 : CV_0$〔C〕, $C_5 : CV_0$〔C〕

〔出題者が求めたポイント〕

小問集合　(2)は見かけの深さを用いる

〔解答のプロセス〕

(1) 糸の張力をTとして，水平と鉛直方向の力のつりあいを考える。

(2) カバーガラスの厚さをdとすると，

$a = d - \dfrac{d}{n}$である。また，$b = d$である。

(3) はじめの電車の速さは 6.2 m/s，2 分後の速さVは

$V = 6.2\tan 30° = 3.58$ m/s

加速度aは$\dfrac{3.6 - 6.2}{120} = -0.02$ m/s^2

$\therefore 0 = 3.6 - 0.02 \times t$ より $t = 180\,s$

(4) 図1　電流は3つの抵抗を通り B へ流れる。抵抗での電圧降下を考えると，C_1 の電位差は

$\dfrac{2}{3}V_0$，C_2 は $\dfrac{1}{3}V_0$ である。

図2　回路に電流は流れないので，抵抗に電圧降下は生じない。

II

〔解答〕

(1) $g\sin\alpha$〔m/s^2〕　(2) $2\pi\sqrt{\dfrac{2}{g\cos\alpha}}$〔s〕

(3) $(3 - 2\cos\beta)mg\cos\alpha$〔N〕

(4) $\theta = 0$ のとき d　$\theta = \beta$ のとき a

(5) $\sqrt{\cos\alpha}$ 倍　(6) $\dfrac{1 + \sin^2\alpha}{\cos\alpha}$ 倍

〔出題者が求めたポイント〕

小球に働く慣性力を考えて，見かけの重力を用いる

〔解答のプロセス〕

(2) 斜面に垂直な方向の重力加速度は $g\cos\alpha$

(3) 最下点で速さが最大になるから，遠心力 $\dfrac{mv^2}{L}$ は

$mg\cos\alpha(1 - \cos\beta)L = \dfrac{1}{2}mv^2$ を用いて

$\dfrac{mv^2}{L} = 2mg\cos\alpha(1 - \cos\beta)$

$\therefore S = mg\cos\alpha + \dfrac{mv^2}{L} = (3 - 2\cos\beta)mg\cos\alpha$

(4) $\theta = 0$ のときは単振動の最下点

$\theta = \beta$ のときは振動の端で，静止するので，見かけの重力の方向，床面への垂線に沿って落下する。

(5) $T' = 2\pi\sqrt{\dfrac{L}{g}}$　$\therefore \dfrac{T'}{T} = \sqrt{\cos\alpha}$

(6) 小球の見かけの重力加速度は $\sqrt{(1 + \sin^2\alpha)}g$

$\therefore 2\pi\sqrt{\dfrac{L'}{(1 + \sin^2\alpha)g}} = 2\pi\sqrt{\dfrac{L}{g\cos\alpha}}$

$\therefore \dfrac{L'}{L} = \dfrac{1 + \sin^2\alpha}{\cos\alpha}$

III

〔解答〕

(1) ① $P_0 S$　② $H - y$　③ $x - y$　④ $\dfrac{Mg}{S}$

⑤ $\dfrac{P_0}{P_1 - P_0}$　⑥ $\dfrac{M}{\rho S}$　⑦ $\dfrac{4\rho gH}{P_0}$　⑧ $P_0 S$

⑨ z　⑩ $\dfrac{Mg}{S}$　⑪ $\dfrac{M}{\rho S}$　⑫ $\dfrac{Mg}{P_0 S}$

〔出題者が求めたポイント〕

浮力の理解

〔解答のプロセス〕

(1) ⑤ ②より

$y = H - \dfrac{P_0 H}{P_1} = \dfrac{(P_1 - P_0)}{P_1}H = \dfrac{H}{\dfrac{P_1}{P_1 - P_0}}$

$= \dfrac{H}{1 + \dfrac{P_0}{P_1 - P_0}}$

⑥ ③と④より $P_1 - \dfrac{Mg}{S} + \rho(x - y)g = P_1$

$\therefore x = y + \dfrac{M}{\rho S} = \dfrac{H}{1 + \dfrac{P_0}{P_1 - P_0}} + \dfrac{M}{\rho S}$

⑦ $x \leqq H$ が条件

$\dfrac{H}{1 + \dfrac{P_0}{P_1 - P_0}} + \dfrac{M}{\rho S} \leqq H$

$\therefore M \leqq \dfrac{P_0 S}{g} \times \dfrac{\sqrt{1 + \left(\dfrac{4\rho gH}{P_0}\right)} - 1}{2}$

(2) ⑨ $P_2 = P_0 + \rho gz$

⑪ $P_2 = P_0 + \rho gz$ と $P_2 = P_0 + \dfrac{Mg}{S}$ を用いる。

⑫ $\dfrac{P_0 SH}{T_0} = \dfrac{P_2 SH}{T}$ に $P_2 = P_0 + \dfrac{Mg}{S}$ を代入

Ⅳ

〔解答〕

(1) ① a　② 等速円　③ a　④ $\dfrac{kqB}{2m}$

(2) $V_1 < V_2$　H_1 を出たイオンと同じ等速円運動を行う

(3) $\dfrac{8\,V_1}{k^2B^2}$　(4) $\dfrac{2\pi m}{qB}$　(5) $3\,V_1$　(6) $\dfrac{1}{2}\,T_1$

〔出題者が求めたポイント〕

電場および磁場内の荷電粒子の運動

〔解答のプロセス〕

(2) $qV_1 < q\,V_2$

(3) $qV_1 = \dfrac{1}{2}\,mv^2 = \dfrac{1}{2}\,m\left(\dfrac{kqB}{2m}\right)^2$

$\therefore V_1 = \dfrac{k^2qB^2}{8m}$　$\therefore \dfrac{q}{m} = \dfrac{8\,V_1}{k^2B^2}$

(4) $T_1 = \dfrac{\pi \times \dfrac{k}{2}}{V}$　$v = \dfrac{2\pi m}{qB}$

(5) H_4 を出るときの速さを v' とすれば $qv'B = \dfrac{mv^{2\prime}}{k}$

$\therefore v' = \dfrac{kqB}{m}$　$qV_1 + q\,V_3 = \dfrac{1}{2}\,mv^{2\prime}$ より

$V_3 = -V_1 + \dfrac{k^2qB^2}{2m} = 3\,V_1$

(6) $T = \dfrac{\pi k}{v'} = \dfrac{1}{2}\,T_1$

化　学

解答　27年度

I

〔解答〕

問1．50℃

問2．45 g

問3．$CuSO_4 \cdot H_2O$

問4．$CuSO_4 \longrightarrow CuO + SO_3 + O_2$

問5．A－B：青色　　G－H：黒色

〔出題者が求めたポイント〕

結晶硫酸銅(II)を加熱すると結晶水が放出されることをもとにした応用問題

〔解答のプロセス〕

問1．有効数字が3桁なので，式量は$CuSO_4$(160)

H_2O(18.0)　$CuSO_4 \cdot 5H_2O$(250)となる。

$CuSO_4 \cdot 5H_2O$　65 g 中の

$CuSO_4$ 無水物：$65 \times (160/250) = 41.6$(g)

$5H_2O$：$65 - 41.6 = 23.4$(g)

この温度における溶解度をxとする。

$$\frac{x}{100} = \frac{41.6}{100 + 23.4} \quad x = 33.7 \fallingdotseq 34$$

グラフから溶解度34に相当する温度は

50℃　…（答）

問2．必要な$CuSO_4 \cdot 5H_2O$ を y(g)とする。

60℃飽和溶液（溶液 100 g 中の$CuSO_4$は溶解度40から

$$100 \times \frac{40}{100 + 40} = 28.57\text{(g)}$$

$$y \times \frac{160}{250} = 28.57$$

$y = 44.640 \fallingdotseq 45$(g)　…（答）

問3．$CuSO_4 \cdot 5H_2O \longrightarrow CuSO_4 \cdot (5-n)H_2O + nH_2O$

1 mol の$CuSO_4 \cdot 5H_2O$から n(mol)のH_2Oが発生するので，

$$\frac{1}{250} \times n = \frac{0.288}{18} \qquad n = 4$$

よって

$CuSO_4 \cdot 5H_2O \longrightarrow CuSO_4 \cdot H_2O + 4H_2O$　…(1)

5分子の結晶水のうち，4分子が加熱により失われる。

問4．D－E間では，更に結晶水がとれて，

$CuSO_4 \cdot H_2O \longrightarrow CuSO_4 + H_2O$　　　…(2)

（検算）

(2)式から，D－E間ではH_2Oの1分子分だけ減少するので，(2)での減少は(1)での1/4となる。つまり

$(0288/4) = 0.072\cdots$単位 g

F－G間の質量減少は 0.320 g なので，この区間の式量の減少を x とすると，$x/18 = 0.320/0.072$ となり，$x = 80$，これはSO_3に相当する。

$CuSO_4 \longrightarrow CuO + SO_2 + SO_3$

$2SO_2 + O_2$　　　…(3)

問5．A－B間は$CuSO_4 \cdot 5H_2O$ なので，青色。

G－H間はCuO なので，黒色。

II

〔解答〕

問1．

問2．無水フタル酸，フタル酸

問3．脱水，触媒

問4．ア

問5．$CH_3COOH + C_2H_5OH \longrightarrow CH_3COOC_2H_5 + H_2O$

問6．水酸化ナトリウム水溶液を加え，塩基性にすると赤色となる。さらに，塩酸を加えて酸性にすると無色になる。酸性，塩基性で無色や赤色を示す。

〔出題者が求めたポイント〕

フェノールフタレインの合成を通して芳香族の性質を問う問題

〔解答のプロセス〕

問1．フェノールフタレインの構造式から考えると，カルボニル基の付け根の炭素原子にフェノールのp位が反応する。

$C_6H_4(CO)_2O + 2C_6H_5OH \longrightarrow$ フェノールフタレイン $+ H_2O$

問2．$C_6H_4(CO)_2O$（分子量148）　C_6H_5OH（分子量94）

無水フタル酸とフェノールは物質量比1：2で過不足なく反応する。

（無水フタル酸）：（フェノール）＝1：2

（無水フタル酸）×2＝（フェノール）

いま，同じ質量(0.05 g)では

$[(0.05/148) \times 2] > (0.05/94)$

よってフェノールはすべて反応し，無水フタル酸が余る。また，無水フタル酸は水と反応して，一部はフタル酸となる。

無水フタル酸　　　　　　フタル酸

問3．濃硫酸は生成するH_2Oを取り除く働きをする。また，濃硫酸の放出する水素イオンは触媒として働く。

問4．(a)$[(0.025/148 \times 2)] < (0.05/94)$

無水フタル酸はすべて反応しフェノールフタレインは

$(0.025/148)$mol …(1)

生成する。

(b)〔$(0.05/148) \times 2$〕>$(0.025/94)$

フェノールがすべて反応し，フェノールフタレインが

$(0.025/94) \times (1/2)$mol …(2)

生成する。

(1)>(2)　つまり(a)>(b)　答．ア

原料の無水フタル酸が生成物の水と反応すると，左辺の係数 2 が 1 に近づくが，大小関係は変わらない。

問 5．エステル化の反応でも濃硫酸が使用される。この場合でも，脱水と触媒の働きをする。

問 6．水酸化ナトリウム水溶液で塩基性にすると赤色になる。また，塩酸酸性で無色となる。反応は可逆的である。

Ⅲ

〔解答〕

問 1．$C_6H_8O_6 \longrightarrow C_6H_6O_6 + 2H^+ + 2e^-$

　　$I_2 + 2e^- \longrightarrow 2I^-$

問 2．デンプン（水溶液）

問 3．無色

問 4．青紫色

滴下したヨウ素は，はじめは還元されてヨウ化物イオンになり着色しないが，反応終結後，滴下したヨウ素は，ヨウ素デンプン反応により青紫色となる。着色は反応の終結を意味する。

問 5．1.69×10^{-2}(mol/L)（有効数字 3 桁）

問 6．変化したのは塩化鉄（Ⅲ）

　　$2FeCl_3 + C_6H_8O_6 \longrightarrow 2FeCl_2 + C_6H_6O_6 + 2HCl$

〔出題者が求めたポイント〕

アスコルビン酸を題材とした酸化還元滴定

〔解答のプロセス〕

問 1．還元剤は電子を放出し，酸化剤は電子を受け取る。デヒドロアスコルビン酸の分子式は $C_6H_6O_6$ であり，アスコルビン酸は $2H^+$ と $2e^-$ を放出する。

問 2．ヨウ素デンプン反応は，ヨウ素 I_2 で発色するが，ヨウ化物イオン I^- では発色しない。

問 3．I_2 が酸化剤として働き，I^- に還元されるとヨウ素デンプン反応は発色しないので，無色となる。

問 4．還元剤がすべて反応すると，それ以上滴下した I_2 は直ちにデンプンと反応する。

問 5．〔解答〕問 1 の 2 つの式から電子 e^- を消去する。

$C_6H_8O_6 + I_2 \longrightarrow C_6H_6O_6 + 2HI$ …(1)

$I_2 + 2Na_2S_2O_3 \longrightarrow 2NaI + Na_2S_4O_6$ …(2)

I_2 の濃度を x(mol/L)とする。(2)の反応式から

〔$x \times (10.0/1000)$〕:〔$0.0160 \times (5.80/1000)$〕$= 1:2$

$x = 4.64 \times 10^{-3}$(mol/L)

5 倍に薄めたアスコルビン酸の濃度を y(mol/L)とする。(1)式から

$y \times (10.0/1000) = 4.64 \times 10^{-3} \times (7.28/1000)$

$y = 3.38 \times 10^{-3}$(mol/L)

もとのアスコルビン酸の濃度は

$y \times 5 = 1.69 \times 10^{-2}$(mol/L)

全体として有効数字 3 桁。

問 6．塩化鉄（Ⅲ）：$FeCl_3 \longrightarrow Fe^{3+} + 3Cl^-$

　　$Fe^{3+} + e^- \longrightarrow Fe^{2+}$ …(3)

硫酸鉄（Ⅱ）：$FeSO_4 \longrightarrow Fe^{2+} + SO_4^{2-}$

　　$Fe^{2+} \longrightarrow Fe^{3+} + e^-$

塩化スズ（Ⅱ）：$SnCl_2 \longrightarrow Sn^{2+} + 2Cl^-$

　　$Sn^{2+} \longrightarrow Sn^{4+} + 2e^-$

還元剤のアスコルビン酸と反応する酸化剤は，(3)式の塩化鉄（Ⅲ）$FeCl_3$ だけである。

また　$C_6H_8O_6 \longrightarrow C_6H_6O_6 + 2H^+ + 2e^-$ …(4)

(3)×2＋(4)で電子 e^- を消し，$H^+ + Cl^- \longrightarrow HCl$ とする。

$2FeCl_3 + C_6H_8O_2 \longrightarrow 2FeCl_2 + 2HCl + C_6H_6O_2$

塩化鉄（Ⅲ）の赤褐色溶液が，塩化鉄（Ⅱ）の淡緑色溶液になる。

Ⅳ

〔解答〕

問 1．等電点

問 2．ニンヒドリン反応

問 3．pH2：×　　pH11：○

問 4．pH2 でセリンは陽イオンとなっており，陽イオン交換樹脂に吸着される。pH11 ではセリンは陰イオンとなっており，陰イオン交換樹脂に吸着する。結局，セリンは流出しない。

問 5．pH は 5.68

〔出題者が求めたポイント〕

アミノ酸の電離平衡に関する問題

〔解答のプロセス〕

問 1．セリン $HO-CH_2-\underset{\underset{NH_2}{|}}{CH}-COOH$

$R-CH(NH_2)COOH$ と表す。

酸性溶液中（陽イオン）：$R-CH(NH_3^+)COOH$ …(1)

塩基性溶液中（陰イオン）：$R-CH(NH_2)COO^-$ …(2)

中性溶液中（双性イオン）：$R-CH(NH_3^+)COO^-$ …(3)

ある pH にすると，(1)(2)(3)の混合物の電荷が 0 となる。これを等電点という。

問 2．アミド結合をしてないアミノ基の検出はニンヒドリン反応による。なお，2 つ以上のアミド結合 NH－CO はビウレット反応による。

問 3．陽イオン交換樹脂

　　$P^- - H^+ + Na^+ \longrightarrow P^- - Na^+ + H^+$ …(4)

陰イオン交換樹脂

　　$Q^+ - OH^- + Cl^- \longrightarrow Q^+ - Cl^- + OH^-$ …(5)

pH2 では(1)に従って陽イオンとなっているので，(4)に従って吸着される。流出しないので×。

pH11 では(2)に従って陰イオンとなっているので，陽イオン交換樹脂を通しても吸着されずに流出する。つまり○。

問4. pH2 では，セリンは陽イオンとなっているので(1)
に従って，陽イオン交換樹脂に吸着される。

　pH11 では，陰イオンとなっているので，(5)に従って
吸着される。

　よって，どの場合にもセリンは流出しない。

問5. 等電点では電気的中性な双性イオンが存在し，陰
イオン交換樹脂にも陽イオン交換樹脂にも吸着されな
い。

$$R\text{-}CH(NH_3{}^+)COOH \rightleftarrows R\text{-}CH(NH_3{}^+)COO^- + H^+$$

$$K_1 = \frac{[R\text{-}CH(NH_3{}^+)COO^-][H^+]}{[R\text{-}CH(NH_3{}^+)COOH]} = 6.17 \times 10^{-3}$$

$$\cdots(6)$$

また

$$R\text{-}CH(NH_3{}^+)COO^- \rightleftarrows R\text{-}CH(NH_2)COO^- + H^+$$

$$K_2 = \frac{[R\text{-}CH(NH_2)COO^-][H^+]}{[R\text{-}CH(NH_3{}^+)COO^-]} = 7.08 \times 10^{-10}$$

$$\cdots(7)$$

(6)×(7)で$[R\text{-}CH(NH_3{}^+)COO^-]$を消し$[H^+]$につ
いて解くと

$$[H^+]^2 = K_1 K_2 \times \frac{[R\text{-}CH(NH_3{}^+)COOH]}{[R\text{-}CH(NH_2)COO^-]}$$

等電点では

$$[R\text{-}CH(NH_3{}^+)COOH] = [R\text{-}CH(NH_2)COO^-]$$

$$[H^+] = \sqrt{K_1 K_2}$$

$$pH = -(1/2)(\log K_1 + \log K_2) = 5.68 （有効数字3桁）$$

後　期

I

〔解答〕

問1. ア：イオン　　イ：クーロン(静電気)
　　　ウ：コークス　　エ：一酸化炭素　　オ：アセチレン

問2. 6

問3. Ca^{2+}：4　　C：8

問4. $CaO + 3C \longrightarrow CaC_2 + CO$

問5. 酸：H_2O　　塩基：CaC_2

問6. (1)炭化カルシウムと水を反応させるとアセチレン
　　C_2H_2 が得られる。
　　$CaC_2 + 2H_2O \longrightarrow Ca(OH)_2 + C_2H_2$
　　$Ca(OH)_2$ は強く熱すると水を失い酸化カルシウム CaO
　　となる。$Ca(OH)_2 \longrightarrow CaO + H_2O$
　　CaO は再びコークスと反応させると CaC_2 とすること
　　ができる。つまり CaO は繰り返し使うことができる。

〔出題者が求めたポイント〕

結晶構造とアセチレンの発生を組み合わせた問題

〔解答のプロセス〕

問1. 炭化カルシウムは，Ca^{2+} と C_2^{2-} とからなるイオ
　　ン結晶である。C_2^{2-} を1つの陰イオンと考えると食
　　塩型の結晶構造となっている。

問2. 中央の Ca^{2+} を考えると，最も
　　近くにある Ca^{2+} は，同じ平面で4つ，
　　さらに上下に1つずつある。合計
　　6個の配位数となる。なお，Ca^{2+}
　　だけに注目すると面心立方の構造
　　となっている。

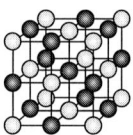

問3. 図の単位格子の頂点にある8つの Ca^{2+} は，その
　　1/8 だけがこの単位格子に属している。同じように，
　　面にある6つの Ca^{2+} は，その 1/2 だけがこの単位格
　　子に属している。従って，
　　Ca^{2+}：$(1/8) \times 8 + (1/2) \times 6 = 4$
　　結晶格子と Ca^{2+} の電荷から考えると C_2^{2-} も同じ数あ
　　ることになる。つまり C は
　　$C：4 \times 2 = 8$

問5. $Ca^{2+}C_2^{2-}$ と $2H\text{-}OH$ の反応を次のように考える。
　　$C_2^{2-} + 2H\text{-}OH \longrightarrow C_2H_2 + 2OH^-$
　　この反応では H_2O が H^+ を与えているので酸，受け
　　取る C_2^{2-} (つまり CaC_2)は塩基。

問6. CaO は C_2H_2 の生成後，$Ca(OH)_2$ となるが，強く
　　熱すると CaO となるので，回収し，繰り返し使用で
　　きる。
　　$Ca(OH)_2 \longrightarrow$ 強熱 $\longrightarrow CaO + H_2O$

II

〔解答〕

問1. デンプンは水に溶けないので，デンプンに水を加
　　えてから加熱する。

問2. 過酸化水素水：0.10 L
　　　酢酸：0.10 L　　蒸留水：0.30 L

問3. ヨウ素が遊離し，無色から褐色に変化したときが
　　反応の終点。
　　デンプンがあると，わずかなヨウ素でも，鋭敏なヨウ
　　素デンプン反応が起こり，終点が見やすくなり，反応
　　までに要する時間を，より正確に読み取れる。

問4. $H_2O_2 + 2KI + 2CH_3COOH^+ \longrightarrow$
　　　　　　　　　　　　　　　$H_2O + I_2 + 2CH_3COOK^+$
　　$I_2 + 2Na_2S_2O_3 \longrightarrow 2NaI + Na_2S_4O_6$

問5. 前者の反応を(1)，後者の反応を(2)とする。(1)の反
　　応は遅く，(2)の反応は速い。つまり(1)の反応で I_2 が
　　生成しても，直ちに(2)の反応により I に変えられ，I_2
　　は存在できない。これはチオ硫酸ナトリウムが消失す
　　るまでが続くが，チオ硫酸ナトリウムがすべて使われ
　　ると，(1)のみの反応となり，I_2 が溶液中に生成し，デ
　　ンプンと反応して，青紫色となる。

〔出題者が求めたポイント〕

溶液の作り方，酸化還元反応，ヨウ素デンプン反応，反
応速度に関する問題

〔解答のプロセス〕

問1. デンプンは水に溶けないが熱湯に溶ける。

問2. 必要な 3.0% H_2O_2 を x(mL)とする。また，すべ
　　ての溶液は 1.0 mL = 1.0 g とする。全体が 500 mL な
　　ので
　　$x \times (3.0/100) = 500 \times (0.60/100)$
　　$x = 100 = 1.00 \times 10^2$(mL = 0.10(L)…(答)
　　必要な 1.0 mol/L 酢酸を y(mL)とする。
　　$y \times (1.0/1000) = 500 \times (0.20/1000)$
　　$y = 100 = 1.00 \times 10^2$(mL = 0.10(L))…(答)
　　水を加えて 0.5 L(5.0×10^2(mL))とする。必要な水を
　　z(mL)とする。
　　$z = 5.0 \times 10^2 - x - y = 3.00 \times 10^2$(mL = 0.30(L))…(答)

問3. 次の問4. の式(1)で，I_2 が遊離するので，混合水
　　溶液は褐色となる。デンプンがあるとヨウ素デンプン
　　反応が起こり，終点の観察が容易になり，反応までの
　　時間の測定が正確になる。

問4. $H_2O_2 + 2KI + 2H^+ \longrightarrow H_2O + I_2 + 2K^+$　…(1)
　　$I_2 + 2Na_2S_2O_3 \longrightarrow 2NaI + Na_2S_4O_6$　　…(2)

問5. (1)の反応は遅く，(2)の反応は速い。$Na_2S_2O_3$ が
　　なくなるまでの反応時間を調べ，それが$[H_2O_2]$に比
　　例することを確認する実験である。

Ⅲ

〔解答〕

問1.

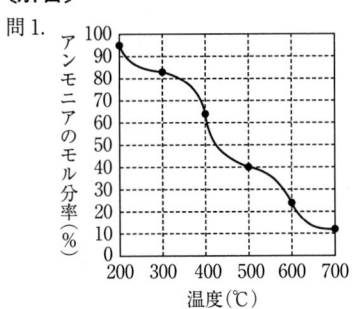

（グラフ：横軸 温度（℃）200〜700、縦軸 アンモニアのモル分率（%）0〜100）

問2. 1.1 mol

問3. 3.1×10^{-1} L

問4. $K_c = 1.4 \times 10^1 (L^2/mol^2)$

問5. $K_P = 3.3 \times 10^{-15} (/Pa^2)$

〔出題者が求めたポイント〕

アンモニアの合成を中心にした化学平衡の応用問題

〔解答のプロセス〕

問1. $N_2 + 3H_2 \rightleftharpoons 2NH_3 + （発熱）$

　温度が高いほど平衡は左に偏り，アンモニアの収量は低くなる。問題中のグラフの 6×10^7 Pa の温度は，上から 200℃，300℃，400℃，500℃，600℃，700℃で，アンモニアのモル分率は，92，84，64，40，24，12% となるので，温度を横軸に，モル分率を縦軸にグラフを書く。解答のグラフは右下がりになる。

問2. グラフから 6×10^7 Pa，500℃でのアンモニアのモル分率は40%。N_2 1 mol のうち x(mol) が反応したとすると，

残った $N_2 = 1 - x$ (mol)　残った $H_2 = 3 - 3x$ (mol)

生成した $NH_3 = 2x$ (mol)

全物質量 $= (1 - x) + (3 - 3x) + 2x = 4 - 2x$ (mol)

$$\frac{40}{100} = \frac{2x}{4 - 2x} \qquad x = 0.572$$

$NH_3 : 2x = 1.14 = 1.1$ (mol)…（答）

　　　　　　（以下すべて有効数字 2 桁，計算は 3 桁）

問3. $N_2 : 1 - x = 0.428$ (mol)

$H_2 : 3 - 3x = 3(1 - x) = 1.284$ (mol)

総物質量：$2.856 = 2.86$ (mol)

$(6 \times 10^7) \times V = 2.86 \times (8.3 \times 10^3) \times (273 + 500)$

$V = 0.306 = 0.31$ (L)…（答）

問4.

$$K_c = \frac{[NH_3]^2}{[N_2][H_2]^3} = \frac{(1.144/0.306)^2}{(0.428/0.306)(1.284/0.306)^3}$$

$$= 0.135 = 1.4 \times 10^{-1} (L^2/mol^2)$$

問5.

$$K_P = \frac{p_{NH3}^2}{p_{N2} \cdot p_{H2}^3} = \frac{[(1.14/2.86)P]^2}{[(0.428/2.86)P][(1.28/2.86)P]^3}$$

p_{NH3}, p_{N2}, p_{H2}：それぞれの分圧(Pa)

P：全圧 $= 6 \times 10^7$ (Pa)

分圧 ＝ モル分率 × 全圧

$K_P = 3.29 \times 10^{-15} = 3.3 \times 10^{-15} (/Pa^2)$

Ⅳ

〔解答〕

問1. C_3H_6

問2. A：シクロプロパン

　B：プロペン(プロピレン)

　C：1, 3-ジブロモプロパン

問3. 3.8 g

問4. A：-18 kJ　　　B：-51 kJ

問5.

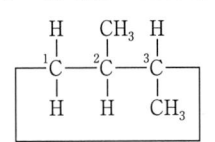

（構造式：鏡像異性体の一対）

鏡

〔出題者が求めたポイント〕

炭化水素の構造決定と異性体に関する問題

〔解答のプロセス〕

問1. 同じ分子量とは，この場合 A，B は異性体である。

　B の付加反応：

$CH_2=CH-CH_3 + Br_2 \longrightarrow CH_2Br-CHBr-CH_3$

　　　　　　　　　　　(1, 2- ジブロモプロパン)

　A，B は同じ分子式 C_3H_6(分子量 42)

問2. A は B の異性体でシクロプロパン。

　A の付加反応：

（シクロプロパンの構造式） $+ Br_2 \longrightarrow CH_2Br-CH_2-CH_2Br$…(1)

　　　　　　　　　　　　　　化合物 C

　A：シクロプロパン　　　B：プロペン(プロピレン)

　C：1, 3-ジブロモプロパン

問3. 反応式から

$(1/42.0) \times (80.0 \times 2) = 3.81 = 3.8$ (g)

問4. $H_2 + (1/2)O_2 = H_2O + 286$ kJ　　　　　…(2)

$C + O_2 = CO_2 + 394$ kJ　　　　　　　　…(3)

$(A)C_3H_6 + (9/2)O_2 = 3CO_2 + 3H_2O + 2058$ kJ …(4)

$(2) \times 3 + (3) \times 3 - (4)$ で，C_3H_6 を移項して

$3C + 3H_2 = C_3H_6 - 18$ kJ

　　　　　　…(シクロプロパンの生成熱)

$(B)C_3H_6 + (9/2)O_2 = 3CO_2 + 3H_2O + 2091$ kJ …(5)

$(2) \times 3 + (3) \times 3 - (5)$ で，C_3H_6 を移項して

$3C + 3H_2 = C_3H_6 - 51$ kJ

　　　　　　…(プロペンの生成熱)

問5. 環状構造の不斉炭素原子(ジメチルシクロプロパン)

（構造式：炭素原子に番号を付けたジメチルシクロプロパン）

炭素原子に番号をつける。

いま，^{2}C から見ると ^{1}C 方向と ^{3}C 方向の「景色」が異なる。次のようになる

$$
\begin{array}{c}
\mathrm{CH_3} \\
| \\
\mathrm{X} - {}^2\mathrm{C} - \mathrm{Y} \\
| \\
\mathrm{H}
\end{array}
$$

${}^2\mathrm{C}$ は不斉炭素となる。${}^3\mathrm{C}$ についても同様で不斉炭素となる。

生 物

解答　27年度

Ⅰ

進化

〔解答〕

問1　(ア)ド・フリース　　(イ)遺伝子突然変異
(ウ)染色体突然変異　　(ウ)遺伝的浮動

問2　親が獲得した形質が子に遺伝するという考え。

問3　同じ親からもさまざまな首の長さの子が生まれ，高い所の葉に首の届く個体が生存に有利でより多くの子どもを残した。その繰り返しで首が長くなった。

問4　配偶子を形成するとき。
「胞子形成時」

問5　DNA の塩基配列の違い。

問6　集団内の個体がもつすべての遺伝子のうち，注目した遺伝子の頻度。

問7　(1)a，b，e　(2)48%

〔出題者が求めたポイント〕

問2　ラマルクの用不用説では，親が獲得した形質(獲得形質)が遺伝するとされる。現在この考えは否定されている。

問3　自然選択説は，「種の起源」でダーウィンが提唱した。この説は，集団にはもともと変異があり，生存競争によって環境に適応した個体が残る(適者生存)。生き残った個体が多くの子孫を残した結果，生物は進化するというものである。

問4　子孫に伝わる突然変異は配偶子に生じた場合である。染色体突然変異は減数分裂のときに起こりやすい。

問5　遺伝子の分子レベルの変化は塩基配列の変化に注目したものである。塩基の変化がタンパク質の変化へとつながる。

問6　遺伝子頻度とは，集団内の個体がもつすべての遺伝子(遺伝子プール)に占める，着目した遺伝子の頻度(割合)である。

問7　(1)ハーディ・ワインベルグの法則が成り立つのは，以下の①〜⑤の条件をすべて満たす集団である。①個体数が十分に多い。②すべての個体で自由に交配がおこなわれる。③自然選択が働かない。(生存力や繁殖力に差がない。)④突然変異が起こらない。⑤他の集団との間に移出・移入がない。このような集団は普通存在しないので，進化が生じる。
(2)集団内の劣性遺伝子が16%なので，$a^2 = 0.16$ から $a = 0.4$ とわかり，A＝0.6 となる。集団内の Aa は2Aa 存在するから，$2Aa = 2 \times 0.6 \times 0.4 = 0.48$ である。

Ⅱ

唾腺染色体

〔解答〕

問1　(1)モーガン　(2)配列　(3)転写

(4)前胸腺ホルモン(エクジステロイド，エクジソン)
(5)受容体　　(6)核　　(7)転写調節

問2　複製後に分裂せず巨大だから。

問3　上から押しつぶす操作。

問4　染色体の場所によって乗換えの起こりやすい場所が存在するから。

問5　クロマチン繊維がほどけた状態。

問6　パフの部分

問7　蛹化開始6時間前の幼虫では前胸腺ホルモンが分泌されていない。唾腺染色体のどの遺伝子が転写されるかは，唾腺の細胞が置かれた状況による。

〔出題者が求めたポイント〕

問1　前胸腺ホルモン(エクジステロイド，エクジソンとも呼ばれる)はステロイド型ホルモンの一種で，脱皮の促進や変態の促進をおこなう。ステロイド型ホルモンは細胞質基質で受容体と結合したあと核内に入り，転写調節領域に結合して RNA ポリメラーゼのプロモーターへの結合を促進する。

問2　唾腺染色体はハエやカなど双翅類の唾腺細胞にみられる染色体である。染色体は対合した状態で，細胞質が分裂せず，染色体の複製が繰り返されるので，通常の染色体の約200倍の大きさになっている。

問4　唾腺染色体で観察される横じまが遺伝子の位置を示すものとしてつくられる染色体地図を細胞学的地図と呼ぶ。一方，組換え価を利用してつくられる染色体地図を遺伝学的地図と呼ぶ。染色体には乗換えの起こりやすい場所が存在し，両染色体地図の遺伝子間の距離は一致しない。

問5　パフの部分はクロマチン繊維がほどけ，転写がおこなわれ，mRNA が合成されている部分である。

問6　ピロニンは RNA を染色するので，mRNA が合成されているパフの部分を染色する。

問7　パフの位置が変わるというのは，転写される遺伝子が変わるということである。蛹化の時期に現れるパフは前胸腺から分泌される前胸腺ホルモンによって誘導されている。移植によってそれがなくなるということは，蛹化6時間前の幼虫の腹部にはエクジステロイドが存在しないということである。また，移植後のパフの位置が蛹化6時間前の幼虫と同じになるということは，唾腺の置かれた周囲の状況(ホルモン)によって転写される遺伝子が変化することが考えられる。

Ⅲ

血糖

〔解答〕

問1　(1)グリコーゲン　(2)アドレナリン
(3)糖質コルチコイド　(4)甲状腺　(5)グルカゴン
(6)B(β)細胞　(7)糖尿病

問2　熱で唾液に含まれるアミラーゼが失活してしまう

から。

問3　解糖系とクエン酸回路でグルコースから取り出された水素原子は電子伝達系で酸素と結合し水となる。

問4　食後の呼吸基質は主として炭水化物だが，絶食後は脂肪となるため。

問5　インスリンはA鎖とB鎖，2本のポリペプチドが各々立体構造を取り，組み合わさって成る。

問6　グルコースは糸球体からボーマンのうにろ過され，腎細管で毛細血管に100％再吸収される。腎細管でのグルコースの再吸収量には限界があり，その限界量を超えたため。

〔出題者が求めたポイント〕

恒常性の分野では，血糖濃度の調節に関する出題頻度が高い。

問3　解答欄の大きさによってどこまで書けるかである。「グルコースが好気呼吸によって分解される過程で」「反応過程に基づいて」とあるので，解糖系，クエン酸回路，電子伝達系を加えた。酸素は最終的に水に含まれる。

問4　呼吸商は，呼吸基質が炭水化物で約1.0，タンパク質で約0.8，脂肪で0.7である。

問5　インスリンはA鎖とB鎖の2本のポリペプチドからできている。それぞれのポリペプチドが立体構造（三次構造）となったものをサブユニットと呼び，2つのサブユニットが合わさってインスリンとなる。

Ⅳ

繊毛運動

〔解答〕

問1　名称：気管，役割：異物を排出する役割。
　　　名称：輸卵管，役割：卵巣で排卵された卵を子宮へ運ぶ役割。

問2　精子

問3　細胞分裂の際に染色体を移動させるはたらき。

問4　温度，浸透圧（光，ゾウリムシの密度PH）

問5　ゾウリムシの繊毛運動にはATPとMg^{2+}の両方が必要である。

問6　(1)細胞内のCa^{2+}濃度が10^{-6}mol/Lより低いと前進し，Ca^{2+}濃度が10^{-6}mol/LまではCa^{2+}濃度が増加するにつれて遊泳速度は低下する。Ca^{2+}が10^{-6}mol/Lより高いと後退する。

　　　(2)カルシウムイオンチャネルが開き，細胞外からCa^{2+}が流入し，Ca^{2+}濃度の上昇により細胞内液の電位の上昇が起こる。

〔出題者が求めたポイント〕

ゾウリムシの繊毛運動は障害物への衝突の他に電圧や化学物質などで変化することが知られている。実験に用いた細胞膜を破壊したゾウリムシは，界面活性剤の一種で処理し，繊毛の運動機能を損ねることなく細胞膜の半透性を失ったものである。このゾウリムシを用いると，外液組成と細胞内液の組成が同じとなる。ゾウリムシの繊毛運動はATPをエネルギー源とし，Mg^{2+}が必要で

あること，前進と後退は細胞内のCa^{2+}イオン濃度で制御されていることがわかる。

問1　気管支や鼻腔の上皮細胞にも繊毛はある。

問3　繊維状タンパク質はチューブリンと呼ばれる球状のタンパク質で，円筒状に集まり微小管を形成する。

問4　実験液の浸透圧やpHを一定に保つことはもちろんだが，温度や光によってゾウリムシの行動が変化することが考えられる。また，ゾウリムシの密度も一定にしないとならない。

問5　Ca^{2+}は実験液1～4のすべてに加えてあるので，必要の有無はわからない。

問6　通常細胞内は外液に対して－（マイナス）電位になっている。障害物への衝突によりCaチャネルが開き，細胞内のCa^{2+}濃度が上昇する。それによって繊毛運動が逆転する。この時，膜電位の変化が起こる。

後　期

I
生物群集

〔解答〕

問1　独立栄養生物を起点として，食物連鎖における栄養の移動を段階で示したもの。

問2　(イ)生産者　　(ロ)一次消費者
　　　(ハ)二次消費者

問3　(イ)ベントス　　(ロ)ネクトン
　　　(ハ)ベントス

問4　分解者

問5　リン(P)

問6　9×10^1 %

問7　$6 \sim 9$ m

問8　変温層の上部において溶存酸素量が著しく低下している。

〔出題者が求めたポイント〕

問1　栄養段階とは，独立栄養生物を起点として，生態系の食物連鎖における栄養の移動を段階ごとに示したものである。

問2　独立栄養生物を生産者，生産者を摂食する消費者を一次消費者，一次消費者を摂食する消費者を二次消費者と呼ぶ。消費者の栄養段階は場合によって変化することがある。

問3　クロモはトチカガミ科の水草で，沈水植物は水生植物に含まれる。ワカサギは成魚で体長 15 cm ほどの魚類。食性は肉食性で動物プランクトンなどを食べる。カラスガイは淡水産の二枚貝。水生生物群集の名称はどのように答えるのか迷うところだが，リード文に「プランクトンとして…」とあるので，ネクトン，ベントスとした。なおプランクトンは浮遊生物，ネクトンは遊泳生物(水流に逆らって泳ぐ)，ベントスは底生生物のことである。

問6　図から水深 1 m の溶存酸素量は 5 mL/L である。溶存酸素飽和量が 5.6 mL/L なので，酸素飽和度(%)は，5/5.6×100≒89％である。問題に有効数字 1 桁とあるので，解答は 9×10^1 ％となる。

問7　水温が急激に変化する水域を変温層という。図で水温の変化が大きい水深は $6 \sim 9$ m の部分である。

問8　溶存酸素量の変化は水深 $6 \sim 9$ m の部分が一番大きくなっている。

II
遺伝子技術

〔解答〕

問1　(1)DNA：デオキシリボース
　　　　　RNA：リボース
　　　(2)ATP はリン酸が 2 分子多い。

問2　遺伝子組換え

問3　真核生物の遺伝子は，タンパク質に翻訳されないイントロンを含みスプライシングの過程があるが，原核生物にはそれがないため。

問4　アンピシリンを添加した培地で培養し，生育できる大腸菌を選別する。

問5　DNA ポリメラーゼは二本鎖の DNA を認識し，そこを起点としてヌクレオチド鎖を 5' 側から 3' 側へと伸長させる性質。

問6　(1)(C)　　　(2)(A)　　　(3)(B)

〔出題者が求めたポイント〕

問1　DNA と RNA を構成するヌクレオチドは糖の他に塩基にも違いがある。DNA のチミン(T)は RNA ではウラシル(U)である。ATP はアデノシン三リン酸で，アデニンとリボースにリン酸が 3 分子結合している。リン酸どうしの結合は高エネルギーリン酸結合である。

問3　真核生物の遺伝子にはイントロンが含まれており，スプライシングの過程を経てはじめて mRNA として作用する。原核生物である大腸菌に組み込む場合は mRNA から逆転写酵素を用いて導入する DNA の塩基配列を得る必要がある。

問4　アンピシリン耐性の遺伝子を同時に組み込めば，アンピシリンを添加した培地で生育できる大腸菌にプラスミドが導入されているとわかる。

問6　PCR 法は 72℃ という高温で DNA を合成できる酵素の発見により可能となった技術である。

III
核

〔解答〕

問1　赤血球，血小板

問2　仮説1：核は分裂するが細胞質分裂が起きずに多核となる。
　　　仮説2：分裂した多くの細胞が融合することで多核となる。

問3

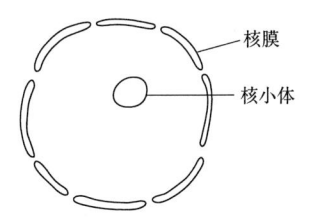

問4　接眼ミクロメーター，対物ミクロメーター

問5　消失：分裂期前期　　再形成：分裂期終期

問6　結果(無核細胞)：やがて死ぬ
　　　結果(有核細胞)：成長しやがて分裂する
　　　結論：細胞の生存および成長と分裂には核が不可欠である。

問7　(1)未受精卵に含まれる核を破壊するため。

　　　(2)分化した細胞の核にもすべての遺伝情報が含
　　　　まれている。

〔出題者が求めたポイント〕

問1　哺乳類の赤血球は脱核して完成する。血小板は巨
　　　核球の細胞質から生じる。

問2　骨格筋の多核細胞は細胞どうしが融合してでき
　　　る。細胞質の分裂が起きずに多核の状態は昆虫の発生
　　　初期にみられる。

問3　核膜の断面は 2 枚の膜であり，核膜孔が存在する。
　　　核小体は 1 核に 1～数個みられる。

問4　対物ミクロメーターには 0.01 mm(10μm)ごとの
　　　目盛りが刻まれている。長さの測定には接眼ミクロ
　　　メーターを用いる。そこで，初めに対物ミクロメーター
　　　を用いて，接眼ミクロメーター 1 目盛りの長さを求め
　　　ておく必要がある。

問7　この研究成果はのちに ES 細胞や iPS 細胞の研究
　　　へとつながる。ガードンは山中伸弥教授とともに
　　　2012 年度のノーベル賞を受賞した。

Ⅳ

動物の行動

〔解答〕

問1　フグは TTX の入ったえさを好んで摂取する。

問2　嗅上皮の破壊と加熱した針金による影響を区別す
　　　るため。

問3　(1)嗅覚　　(2)味覚

問4　クサフグのオスは，繁殖期に TTX を受容して近
　　　づこうとする。

問5　産卵時に多くのオスをおびき寄せ，確実に受精さ
　　　せる役割。

問6　(あ)ナトリウム　　(い)細胞外　　(う)活動

〔出題者が求めたポイント〕

問2　加熱した針金を嗅上皮に当てて嗅上皮を破壊する
　　　だけでなく，加熱した針金を鼻腔付近の皮膚に当てる
　　　のは，行動の変化が嗅上皮の破壊によるものなのか，
　　　加熱した針金を当てたことによるものなのか区別する
　　　ためである。

問3　水生のフグの場合，水に溶けた化学物質を感知す
　　　るのは嗅覚と味覚がある。

問4　オスにおいて TTX を流したときに A 側に滞在
　　　する時間が極端に長くなっている。

問5　抱卵中の卵巣に TTX が高濃度で蓄積されること
　　　は捕食を逃れることに役立つと考えられる。しかし，
　　　問題に生殖行動においての役割とあり，産卵時に TT
　　　X が放出されることと，初夏に大きな群れをつくって
　　　産卵するとなっていることから，産卵期にオスを呼び
　　　寄せる役割もあると考えられる。

平成26年度

平成26年度

問題と解答

問

英　語

問題　　　　26年度

前期試験

Ⅰ　下線部を和訳せよ。

The miraculous piece of human intelligence that enables us to solve various problems is what we call common sense. (1) Common sense is so ordinary that we tend to notice it only when it's missing, but it is absolutely essential to functioning in everyday life. Common sense is how we know what to wear when we go to work in the morning, how to behave on the street or the subway, and how to maintain harmonious relationships with our friends and coworkers. It tells us when to obey the rules, when to quietly ignore them, and when to stand up and challenge the rules themselves. It is the essence of social intelligence, and is also deeply embedded in our legal system, in political philosophy, and in professional training.

For something we refer to so often, however, common sense is surprisingly hard to pin down. Roughly speaking, it is the loosely organized set of facts, observations, experiences, insights, and pieces of received wisdom that each of us accumulates over a lifetime, in the course of encountering, dealing with, and learning from, everyday situations. But it can also refer to more specialized knowledge, as with the everyday working knowledge of a professional, such as a doctor, a lawyer, or an engineer, that develops over years of training and experience.

We can identify two features of common sense that seem to differentiate it from other kinds of human knowledge, like science or mathematics. The first of these features is that, unlike formal systems of knowledge, which are fundamentally theoretical, (2) common sense is overwhelmingly *practical*, meaning that it is more concerned with providing answers to questions than worrying about how it came by the answers. From the perspective of common sense, it is good enough to know that something is true, or that it is the way of things. One does not need to know why in order to benefit from the knowledge, and arguably one is better off not worrying about it too much. In contrast with theoretical knowledge, in other words, common sense does not reflect on the world, but instead attempts to deal with it simply "as it is."

The second feature is that while the power of formal systems resides in their ability to organize their specific findings into logical categories described by general principles, the power of common sense lies in its ability to deal with every concrete situation on its own terms. Whereas a formal system of knowledge would try to derive an appropriate behavior in various situations from a single, more general "law," common sense just "knows" what the appropriate thing to do is in any particular situation, without knowing how it knows it. It is largely for this reason, in fact, that commonsense knowledge has proven so hard to replicate in computers—because, in contrast with theoretical knowledge, it requires a relatively large number of rules to deal with even a small number of special cases. Let's say, for example, that you wanted to program a robot to navigate the subway. It seems like a relatively simple task. But as you would quickly discover, even a single component of this task such as the "rule" against asking for another person's subway seat turns out to depend on a complex variety of other rules—about seating arrangements on subways in particular, about polite behavior in public in general, and about life in crowded cities—that at first glance seem to have little to do with the rule in question. In order to program a robot to imitate even a limited range of human behavior, you would have to, in a sense, teach it *everything* about the world. (3) As soon as it encountered a situation that was slightly different from those you had taught it to handle, it would have no idea how to behave.

People who lack common sense are a bit like the hapless robot in that they never seem to understand what it is that they should be paying attention to, and they never seem to understand what it is that they don't understand. (4) And for exactly the same reason that programming robots is hard, it's surprisingly hard to explain to someone lacking in common sense what it is that they're doing wrong. You can take them back through various examples of when they said or did the wrong thing, and perhaps they'll be able to avoid making exactly those errors again. But as soon as anything is different, they're effectively back to square one*.

（出典：Duncan J. Watts, *Everything is Obvious: How Common Sense Fails Us.* Crown Business, 2012.　一部変更あり）

*square one: the situation from which you started to do something

Ⅱ　下線部を和訳せよ。

No wonder babies sleep so much. They have a lot of hard work ahead of them. Infants come equipped with a set of basic abilities for learning. But that still leaves a lot of items on their to-do list. In the first year of life, babies must lay the foundations for all their adult abilities, from language to locomotion. Their brains are changing more quickly at this age than they ever will again. Many of those changes help babies learn about the specific environment into which they have been born.

People can live in an astounding variety of places, from the frozen tundra to the sweltering desert, and in a vast array of social systems as well. Growing up in London or Barcelona is a very different experience from growing up in a subsistence village* in the Amazon, but babies come into both of those situations with nearly all the same genes.

Unlike many animals, people are not hardwired to be a good fit to their environment at birth. (1)Instead, babies arrive equipped with the skills required to adapt flexibly to a wide range of conditions, which has allowed people to survive all over the world. The benefits of that approach are enormous, and so are the costs: children need a lot of care for a long time before they become independent. This high-risk, high-reward reproductive strategy affects the shape of most people's lives for decades, first as children and then as parents.

Babies are driven to explore and test their ideas about the world—which is why they seem to be getting into things all the time—and they love making things happen. When a baby learns to push a bowl from her high chair to make a crashing mess, you can see the glee as she triumphantly proceeds to do it again and again. Being effective in the world is enormously rewarding for children and adults alike. (2)Infants, though, sometimes get confused about how they caused something to happen, so you can see them trying to talk an object into behaving. This confusion between physical and psychological causality usually disappears by the first birthday.

Just as babies have been shaped by evolution to be very effective learners, adults have become equally effective teachers. It may look like a game of peekaboo**, but there's serious stuff going on here. Babies are extremely good at getting what they need from their adult carers—not only food and shelter, but also information and examples. As a mother coos to her baby that he's such a good boy, he is learning about language, relationships, and much more.

Because of innate abilities of the brain, even newborns are not passive recipients of adult instruction. Instead, babies actively seek out the information that is most useful to them at a particular stage of development, and their behaviour reliably elicits the kind of help that they need from adults. For instance, many people speak to babies in motherese—a high-pitched, sing-song, and slow version of regular language with elongated vowel*** sounds. Babies prefer to hear motherese and interact more intensely with people who speak this way, as most adults and older children do instinctively. (3)It is probably not a coincidence that the properties of motherese, including clear pronunciation and pauses between words, are also very well suited for helping babies learn about language.

（出典：Sandra Aamodt and Sam Wang, *Welcome to Your Child's Brain: How the Mind Grows from Conception to College.* Bloomsbury, 2012. 一部変更あり）

*a subsistence village: a village where people just have enough food or money to stay alive

**peekaboo: a game you play to amuse young children, in which you hide your face and then show it again

***vowel: sound such as the ones represented in writing by the letters 'a', 'e', 'i', 'o' and 'u', which you pronounce with your mouth open, allowing the air to flow through it

Ⅲ　下線部を英訳せよ。

(1)我々が日々行う選択のほとんどは，熟考のすえ下した決断の産物であるように思われるかもしれない。しかし，実はそれらは習慣なのである。(2)習慣とは，我々がある時点で意識的に選択するが，その後は自動的に取り続けている一連の行動である。それぞれの習慣はそれ自体ではほとんど意味を持たないように見えるが，長い目で見ると，(3)何を食べるか，どのくらいの頻度で運動するか，お金を貯めるか使うかといったことが，我々の健康や財政的安定や幸福に甚大な影響を与えるのだ。

数　学

問題

26年度

〔1〕 数列 $\{x_n\}$ を次のように定める。
$$x_1 = \sqrt{3}, \quad x_{n+1} = \frac{x_n}{\sqrt{1 + x_n^2} + 1} \quad (n = 1, 2, \cdots)$$

(1) 数列 $\{x_n\}$ は減少数列であることを示せ。

(2) $x_n = \tan\theta_n$ により θ_n $\left(0 < \theta_n < \dfrac{\pi}{2}\right)$ を定める。数列 $\{\theta_n\}$ の一般項を求めよ。

(3) $\displaystyle\lim_{n \to \infty} 2^n x_n$ を求めよ。

〔2〕
(1) $x^3 + y^3 + z^3 - 3xyz$ の因数分解を利用して，正の数 x, y, z に対して不等式 $x^3 + y^3 + z^3 \geqq 3xyz$ を示せ。

(2) 正の数 a, b, c は関係式 $abc = a + b + c + 2$ をみたしながら変化する。積 abc の最小値を求めよ。

〔3〕 $a, b \ (a > b)$ を正の定数として，$\dfrac{x^2}{a^2} + \dfrac{y^2}{b^2} = 1$ を楕円 C の方程式とする。

(1) C 上の点 $P(u, v)$ における C の接線の方程式を求めよ。

(2) この楕円の2つの焦点 $(\sqrt{a^2 - b^2}, 0), (-\sqrt{a^2 - b^2}, 0)$ から(1)の接線に下ろした垂線2本の長さの積は，接点 P のとり方によらず一定であることを示し，積の値を求めよ。

〔4〕
(1) 多項式 $f(x)$ に関数 $F(x)$ を $F(x) = \displaystyle\int_0^1 f(x - t)\,dt$ のように対応させる。このとき，$F(x) = kf(x)$ となる実数 k と3次多項式 $f(x)$ は存在しないことを示せ。

(2) A, B を $(A, B) \neq (0, 0)$ である定数として，$f(x) = A\cos x + B\sin x$, $g(x) = A\cos x - B\sin x$ とおく。$f(x)$ に関数 $F(x)$ を $F(x) = \displaystyle\int_0^{\frac{\pi}{2}} f(x - t)\,dt$ のように対応させる。A, B がある関係式をみたすとき，ある実数 k により $F(x) = kg(x)$ となることを示し，A, B のみたす関係式と k の値を求めよ。

〔5〕 $1, 2, \cdots, n$ の番号をつけた n 枚のカードが2組ある。合計 $2n$ 枚のカードを箱に入れてよくかき混ぜて1枚ずつ順番にすべてのカードを取り出す。$1 \leqq i \leqq n$ として，i 番目に取り出したカードの番号を a_i とし，また，$n + i$ 番目に取り出したカードの番号を b_i とする。

(1) $n = 2$ のとき，どの i に対しても $a_i \neq b_i$ である確率を求めよ。

(2) $n = 3$ のとき，どの i に対しても $a_i \neq b_i$ である確率を求めよ。

(3) $n = 4$ のとき，どの i に対しても $a_i \neq b_i$ である確率を求めよ。

物　理

問題　　　　　26年度

前期試験

Ⅰ　以下の問に答えよ。

(1)　200 g の銅球を 80 ℃ に熱して，20 ℃ の水 500 g の中に入れた。熱が外に逃げることはないとして，水温は何 ℃ に落ち着くか，有効数字 2 桁で求めよ。なお，水と銅の比熱はそれぞれ 4.2 J/(g·K)，0.38 J/(g·K) である。

(2)　図のように，5.0×10^3 N/C の一様な電場の中に点 A と点 B がある。AB 間の距離は 2.0 cm で，線分 AB と電気力線は 120° の角をなしている。3.2×10^{-4} C の点電荷を A から B に移動するときに必要な仕事 W〔J〕と，AB 間の電位差 V〔V〕はいくらか。

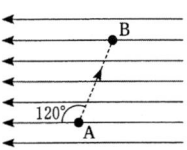

(3)　均一な組成と厚さの長方形の板(辺の長さを a〔m〕と $2a$〔m〕とし，厚さは無視できるものとする)の頂点を持ってぶら下げた。長方形の長さ $2a$ の辺が鉛直線となす角を θ とすると $\tan\theta$ はいくらか。

(4)　氷を水に浮かべると，水面の上にでた部分の体積は 4000 cm³ であった。氷の質量はいくらか。水の密度は 1.00 g/cm³，氷の密度は 0.92 g/cm³ である。

Ⅱ　X 線はレンズで集光させることが難しい。しかし，適切に配置された環状スリットを用いれば，回折による集光が可能になり X 線顕微鏡を実現させることができる。その仕組みを考えてみよう。

xyz 空間の yz 平面上に薄い不透明な板を置き，図のように原点 O を中心に多数の環状スリットを作成する。x 軸の負の方向から波長 λ〔m〕の平行光を，x 軸に平行に照射し，スリット群を通過した光の干渉を考える。x 軸上に，$x = f$〔m〕$(f > 0)$ の点 F をとり，原点 O から数えて k 番目のスリット上の一点を点 C_k とする。距離 $\overline{C_kF}$ が $f + k\lambda$ に等しいという条件を満たせば，点 F で光は強め合い，スリット群は凸レンズのように平行光に対して集光作用を持つことになる。

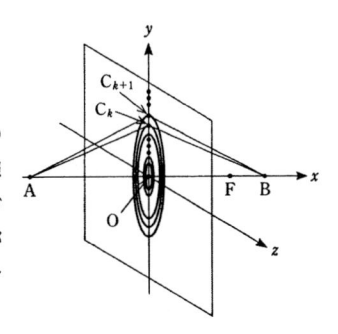

(1)　次の空欄を，f, λ, k を用いた式で埋めよ。k 番目の環状スリットの半径を r_k〔m〕とすると，$\overline{C_kF} = f + k\lambda$ のとき，$r_k = \sqrt{(\ \text{①}\ ) + (\ \text{②}\ ) \times \lambda^2}$ である。λ は f に比べて十分に小さいとして，$(\ \text{②}\ ) \times \lambda^2$ の項を無視すると $r_k = \sqrt{(\ \text{①}\ )}$ と近似される。よって，隣接した環状スリットの間隔 $\Delta r_k = r_{k+1} - r_k$ は，$\sqrt{(\ \text{③}\ )} - \sqrt{(\ \text{①}\ )}$ と表せる。この式を $\sqrt{(\ \text{①}\ )} \times (\sqrt{(\ \text{④}\ )} - 1)$ と変形し，k が十分に大きいとき，近似式 $(1 + \varepsilon)^p \fallingdotseq 1 + p\varepsilon\ (|\varepsilon| \ll 1)$ を $\sqrt{(\ \text{④}\ )}$ に用いると，$\Delta r_k = \sqrt{(\ \text{⑤}\ )}$ が得られる。

(2)　$\lambda = 2$ nm の X 線に対し $f = 1$ mm を与えるような環状スリット群について，r_{100} と Δr_{100} の値を，(1)の結果を用いて有効数字 1 桁で記せ。単位は μm を用いよ。

次に，このスリット群が，点光源からの光をも集光することを示そう。x 軸上の $x = -a$〔m〕$(a > f)$ の点 A に，波長 λ の点光源を置く。点光源を出た光が，スリット群を通過したあと x 軸上のある点 $B(x = b$〔m〕$)$ で干渉によって強め合えば，このスリット群は凸レンズのように点光源に対しても集光作用を持つことになる。

(3)　光路長 $\overline{AC_kB}$ を，k, a, b, f, λ を用いて表せ。(計算には(1)で求めた $r_k = \sqrt{(\ \text{①}\ )}$ を使うこと。)

(4)　(3)の結果を，近似式 $(1 + \varepsilon)^p \fallingdotseq 1 + p\varepsilon\ (|\varepsilon| \ll 1)$ を使って書き直せ。

(5)　$\overline{AC_{k+1}B} - \overline{AC_kB} = \lambda$ が成り立つとき，どのスリットを通過した光も，点 B で強め合う。このときの b を，f と a で示せ。

Ⅲ　図のように，水平面上に x 軸，鉛直上方に y 軸をとり，高さ h〔m〕の地点 P_0 から仰角 θ $(0 < \theta < \frac{\pi}{2})$，速さ v〔m/s〕で小さなボール（質点）を投げ上げる。空気抵抗は無視でき，重力加速度の大きさを g〔m/s²〕として，以下の①から⑨を埋めよ。

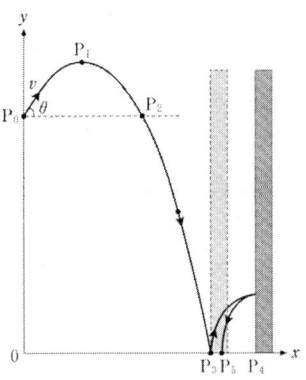

(1)　ボールは点 $P_1(x, y) = (①, ②)$ の位置で最高点に達し，点 $P_2(③, h)$ を通過して，速さ（④）〔m/s〕で点 $P_3(\dfrac{v^2 \sin 2\theta}{2g} \times (1 + \sqrt{1 + ⑤}),\ 0)$ の地面に衝突する。このように，ボールは地面に衝突するまで $y =$（⑥）で表される軌道を描いて運動する。

(2)　ボールは点 P_3 で跳ね返ったあと，P_3 の x 座標の $\dfrac{5}{4}$ 倍の位置 P_4 にある垂直な壁に水平に衝突し，反発係数 $e =$（⑦）で跳ね返り，P_3 の x 座標の $\dfrac{21}{20}$ 倍の位置 P_5 に落下する。

(3)　図において，壁をその左側の面が P_3 の位置に来るように移動し，再度ボールを P_0 から投げ上げた。ボールが点 P_1 に達した時，P_1 に設置した照明が点灯してボールの影が壁に投影された。照明が点灯してから t 秒後の影の速さは（⑧）〔m/s〕であり，影は等（⑨）運動をする。

Ⅳ　磁束密度 B〔T〕の鉛直下向きの一様な磁場の中で，距離 D〔m〕だけ離れた水平面上の二点 E, F から伸びる平行な導体レールを使って，右図のような回路を作った。レールは水平面に対して角 θ〔rad〕$(0 < \theta < \frac{\pi}{2})$ をなし，EF と直交している。回路には電池 V（起電力 V〔V〕），三つの抵抗 R（抵抗値 R〔Ω〕），可変抵抗 R_x（抵抗値を R_x〔Ω〕とする），スイッチ S_1, S_2, 金属棒（質量 M〔kg〕）が使われている。金属棒は水平面に対して平行を維持しながら，十分に長いレール上を自由に動けるが，等しい高さに取り付けたストッパー G, H より下には落ちない。最初二つのスイッチは開いていて，金属棒は G, H の上側で静止していた。重力加速度を g〔m/s²〕とし，回路の電気抵抗や自己インダクタンス，レールと金属

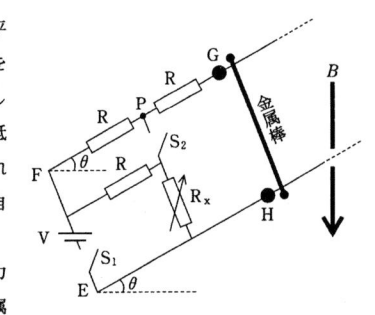

棒の摩擦は無視してよいとして，以下の問に B, D, g, M, R, V, θ から必要な記号を用いて答えよ。ただし，金属棒を流れる電流は G から H への向きを正とする。

(1)　スイッチ S_1 のみ閉じた。直後に金属棒を流れる電流の値はいくらか。

(2)　(1)の操作で金属棒はレールに沿って上昇し始めた。電池の起電力 V が満たす条件を求めよ。

(3)　十分に時間が経つと金属棒の速さが一定になった。このとき金属棒に流れる電流の値はいくらか。

(4)　(3)の状態のときの PH 間の電位差を答えよ。

(5)　(3)の状態のあとでスイッチ S_2 を閉じたところ，金属棒の速さは変化しなかった。可変抵抗の抵抗値 R_x はいくらか。

(6)　(5)のあと，スイッチ S_1 のみ開いたところ，金属棒はやがて下降を始め，GH に到達する前に速さが一定になった。この速さを求めよ。

(7)　(5)のあと，スイッチ S_1, S_2 を両方とも開いた場合も，金属棒はやがて下降を始め，GH に到達する前に一定の速さになった。この速さは，(6)の速さと比較して（ア．大きい　イ．等しい　ウ．小さい）。いずれか記号で答えよ。

化 学

問題

前期試験

26年度

I　試料溶液中の塩化物イオンの濃度を測定するために試料溶液を硝酸銀溶液で滴定すると，塩化物イオンは銀イオンと反応して塩化銀の白色の沈殿を生じる。<u>塩化物イオンと等しい物質量の硝酸銀を加えたところが滴定の終点①</u>であるが，白色沈殿の量の変化を観察しても終点はわかりにくい。そこで，モール法とよばれる方法では，試料溶液に少量のクロム酸カリウム（K$_2$CrO$_4$）を加え，銀イオン濃度が上昇すると銀イオンがクロム酸イオンと反応して赤褐色のクロム酸銀となり，<u>沈殿がわずかに色づくところ②</u>を滴定の終点と考え，塩化物イオンの濃度を計算している。

　　溶解度積は次の通りである。

　　　　塩化銀：　　$K_{sp} = [\text{Ag}^+][\text{Cl}^-] = 2.00 \times 10^{-10}$ (mol/L)^2

　　　　クロム酸銀：$K_{sp} = $ ┃ ア ┃ $= 1.00 \times 10^{-12}$ (mol/L)^n

　　以下の設問において，硝酸銀は完全に解離し，硝酸銀溶液を加えたことによる体積変化は無視できるものとして答えよ。なお，濃度はすべて単位とともに答えよ。また，必要があれば $\sqrt{2} = 1.41$ を用いよ。

問 1　┃ ア ┃ に式を入れ，また n の数値を答えよ。

問 2　下線部①における銀イオンの濃度を求めよ。

問 3　滴定を始める前のクロム酸イオンの濃度を 0.00250 mol/L とする。下線部①から下線部②までの間に銀イオンと塩化物イオンの濃度はそれぞれどれだけ変化したか。増加する場合は＋，減少する場合は－を付けて答えよ。

問 4　問 3 の条件で下線部①から下線部②までの間に硝酸イオンの濃度はどれだけ変化したか。増加する場合は＋，減少する場合は－を付けて答えよ。

問 5　問 3 の条件で下線部②を滴定の終点と考えて求めた試料溶液中の塩化物イオンの濃度から実際の塩化物イオンの濃度を引くとどのような値になるか。

問 6　モール法を用いて塩化物イオンの濃度をなるべく正確に求めたい。どのようにすればよいか，その方法を述べよ。またそのとき問 5 の濃度の差はどうなるか。

II　図のように，硝酸銀の水溶液に白金の電極 A と B を浸してある。電極 A と B は，銅でできた断面積 1.00 mm^2 の導線で電池に接続されているが，電池の正極，負極のいずれに接続されているのかは不明である。一定の電流で電気分解を行うと，電極 A では毎時 0.597 g の酸素が発生した。電極 A で発生する酸素が水に溶けて失われる量は無視できるものとして，以下の問に答えよ。

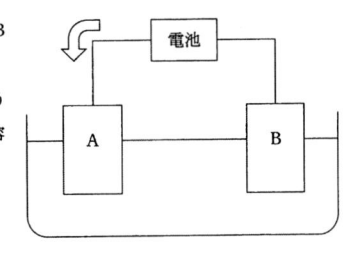

問 1　電極 A，B で起こっている反応を反応式で表せ。

問 2　導線を流れる電流は何アンペアか。ただし，電流が図中の矢印の向きに流れる場合には正の値で，反対の向きの場合には負の値で表すものとする。

問 3　銅の原子 1 個当たり 1 個の自由電子を出すと仮定するならば，導線 1.00 m 当たり，何個の自由電子が存在するか。

問 4　問 2 の条件で電流が流れている時，導線内を移動する電子の平均の速さは何 m/秒になるか。ただし，電子の移動の方向が図中の矢印の向きと同じ場合には速さを正の値で表し，反対の向きの場合には負の値で表すものとする。

Ⅲ　C，H，O，Na でできたカルボン酸の正塩 A があり，1 mol あたりナトリウムを 1 mol 含む。A の 2.73 g を水 100 g に溶かして凝固点を測定すると，－1.23 ℃ であった。この水溶液を蒸発皿に取って放置したところ，結晶 B が生成した。結晶 B の一部を取り出し，室温で乾燥させて質量を測ると 1.51 g であった。1.51 g の結晶 B に含まれるナトリウムの物質量は 2.73 g の A に含まれるナトリウムの物質量のちょうど 3 分の 1 であった。結晶 B を蒸発皿に取ってガスバーナーで徐々に加熱したところ，固体から液体に変化した。さらに加熱を続けながら蒸発皿に塩化コバルト紙をかざすと，青色から赤色へ変化した。①　やがて蒸発皿の中身は固体に変化した。②　このときには蒸発皿に塩化コバルト紙をかざしても色は変化しなかった。さらに加熱を続けていると，再び液体になった。③　さらに強く加熱すると燃えた。④

問 1　下線部①で塩化コバルト紙をかざした目的は何か。

問 2　下線部②で液体から固体に変化した理由は何か。

問 3　下線部③で固体から再び液体に変化した理由は何か。

問 4　下線部④で燃えたときの炎の色は何色か。

問 5　結晶 B は 1 つの化学式で表される物質である。その式量を求めよ。

問 6　問 5 の物質の名称を正確に書け。

Ⅳ　【実験 1】試験管に濃硝酸と濃硫酸を 1 mL ずつ取り，試験管を冷水で冷やしながら混ぜたのち，ベンゼン 1 mL を 1 滴ずつ，よく混ぜながら加えた。さらに 60 ℃ の温浴で 5 分間振り混ぜながら熱したのち，①　放置した。試験管中の液体が 2 層に分離した後，　ア　層の液体をピペットで取り除いた。さらにこの試験管に水を 1 mL 加え，よく振り混ぜたのち静置した。　イ　層の液体をピペットで取り除いたのち，残った液体に塩化カルシウムを 5 粒入れた。B　液体の濁りが取れて透明になるまでよく振り混ぜ，ニトロベンゼンを得た。

　　【実験 2】試験管にニトロベンゼン 1 mL とスズ 3 g を取り，C　よく混ぜながら濃塩酸 5 mL を加えたのち，油滴がなくなるまで 60 ℃ の温浴で熱した。②　その後，溶液を三角フラスコに移し，リトマス紙で液が塩基性になるのを確認できるまで水酸化ナトリウム水溶液を加えた。さらにここにジエチルエーテル 5 mL を加え，分液漏斗に入れてよく振り混ぜた。　ウ　層を蒸発皿に取り，通風の良いところに放置しアニリンを得た。

問 1　　ア　～　ウ　に「上」および「下」のうちふさわしいものを入れよ。

問 2　下線部①において反応を 60 ℃ で行うのは，高温 (90〜100 ℃) では目的外の化合物 (分子量 168) が生成する可能性があるためである。この化合物には 3 つの異性体が考えられるがそのうち 1 つの構造式を記せ。

問 3　本実験における下線部 A〜C の役割の組み合わせとして最もふさわしいものを(a)〜(f)のうちから選び記号で答えよ。

　　(a)　A：酸化剤　B：還元剤　C：酸化剤　　　(b)　A：還元剤　B：触媒　C：触媒

　　(c)　A：乾燥剤　B：酸化剤　C：触媒　　　(d)　A：触媒　B：乾燥剤　C：還元剤

　　(e)　A：還元剤　B：乾燥剤　C：酸化剤　　　(f)　A：触媒　B：触媒　C：触媒

問 4　下線部②の油滴は何か。名称を記せ。

問 5　下線部②で起きる変化を化学反応式で記せ。

問 6　最終的にアニリンが生成したかどうかは，生成物に酸化剤を加え，その色の変化より確認する方法が一般的である。適当な酸化剤の名称を一つあげ，その時に呈する色を答えよ。

生 物

問題

26年度

前期試験

I 以下の文章を読み，設問に答えよ。

　生体を構成する物質の多くは絶えず分解・合成されており，このことを代謝という。代謝には，同化と異化がある。細胞がグルコースなどの有機物の分解を行って ATP を得る過程は異化の過程であり，呼吸と呼ばれる。呼吸には好気呼吸と嫌気呼吸とがある。好気呼吸では，<u>グルコースはいくつかの反応過程を経て段階的に分解され，最終的に酸素が消費され二酸化炭素と水が生成される</u>。またこの時，（　1　）がミトコンドリア内膜に存在するタンパク質群の間を受け渡されるのに伴って，ミトコンドリア内膜を介した（　2　）の濃度勾配が生じ，これを利用して ATP が生成される。

問 1　（　1　）と（　2　）の空欄に適切な語句を入れよ。

問 2　生体を構成する有機物をタンパク質以外に 3 つあげよ。

問 3　物質変換およびエネルギー代謝の観点から，同化を説明せよ。また，同化の例を 1 つあげよ。

問 4　進化の過程における好気呼吸を行う生物の出現は，ある原核生物の代謝に伴った，地球大気中の酸素濃度の増加により可能となったと考えられている。酸素濃度の増加に寄与した原核生物の一般名称と，その酸素はどの化学物質に由来したかを答えよ。また，その原核生物が存在した証拠として発見されている岩石の名称は何か。

問 5　下線部で示される反応過程のうち，次の特徴を持つ反応過程の名称を答えよ。

　⑴　嫌気呼吸においても存在する。

　⑵　ミトコンドリアの基質（マトリックス）でおもに行われる。

II 以下の文章を読み，設問に答えよ。

　大腸菌（*Escherichia coli*）の野生株は，グルコースを炭素栄養源としているが，ラクトースだけを含む培地で培養すると，それまでになかったラクターゼなど 3 種類の酵素（以下，3 酵素と略す）を合成してラクトースを分解し，これを生命活動に利用する。フランスの研究者達（　1　）と（　2　）は，培地にラクトースがなくても 3 酵素を合成する突然変異株があることを見つけ，この変異株の解析を通して，（　3　）説という転写調節モデルを提唱した。その後の研究も加えて現在までに以下のことが分かっている。3 酵素のアミノ酸配列を指定する 3 つの遺伝子は DNA 上でひとかたまりにならんでおり，それらの転写をまとめて制御する調節遺伝子が別に存在する。調節遺伝子の産物は調節タンパク質といい，これは DNA 上の特定の領域であるオペレーターに結合したり離れたりすることにより転写を制御する。オペレーターの近くには RNA 合成酵素が結合する（　4　）という領域がある。野生株の場合，グルコース存在下では，オペレーターに調節タンパク質が結合しており，RNA 合成酵素は 3 酵素の遺伝子を転写できない。しかし大腸菌をラクトースだけを含む培地に移すと，ラクトースは大腸菌内に取り込まれてある物質に変化し，その物質が調節タンパク質に結合する。その結果，調節タンパク質の DNA と結合する部位の立体構造が変化し，結合していた調節タンパク質がオペレーターから離れ，RNA 合成酵素が 3 酵素の遺伝子を転写できるようになる。

問 1　（　1　）～（　4　）の空欄に適切な語句を入れよ。

問 2　二名法による大腸菌の学名は *Escherichia coli* である。二名法を確立したのは（　A　）である。はじめの *Escherichia* は（　B　）名，二番目の *coli* は（　C　）名である。（　A　）～（　C　）の空欄に適切な語句を入れよ。

問 3　リプレッサーとよばれるタンパク質は，上の転写調節モデルでは何に相当するか。

問 4　下線部のような突然変異株は 2 種類得られた。それぞれを変異株 X と変異株 Y とする。変異株 X，Y の異常は，それぞれ調節遺伝子の異常か，オペレーターの異常（調節タンパク質が結合できない）かのどちらかだった。両変異株に，正常な「調節遺伝子」，「オペレーター」，「（　4　）」，「3 酵素の遺伝子」のすべてを含む DNA 領域を導入した。このとき，変異株の大腸菌が持っている DNA と，導入した DNA はどちらもはたらく。

　①　一般に大腸菌内に特定の遺伝子を導入する際に，ベクターとして使われる環状 DNA⑺，特定の配列の DNA を切断する酵素⑷，DNA どうしをつなぎ合わせる酵素⑼の名称を答えよ。

　②　DNA が導入された変異株 X はラクトースが存在するときだけ 3 酵素を合成した。変異株 X は，調節遺伝子かオペレーターのどちらに異常があるか。また，DNA 導入後はラクトース非存在下で 3 酵素を合成しない理由を説明せよ。

　③　DNA が導入された変異株 Y はラクトースがあってもなくても 3 酵素を合成した。変異株 Y は，調節遺伝子かオペレーターのどちらに異常があるか。また，DNA 導入後もラクトース非存在下で 3 酵素を合成する理由を説明せよ。

Ⅲ　以下の文章を読み，設問に答えよ。

　　卵は，受精すると細胞分裂を開始する。受精卵の細胞分裂を（　1　）といい，それによって生じた細胞を（　2　）という。図は，アフリカツメガエルにおける8細胞期からの初期発生過程を側面または植物極側から観察したものを，時間経過とともに示したものである。アフリカツメガエルの場合は，(a)のような植物極側の（　2　）が，動物極側の（　2　）よりも大きい。このような受精卵は（　3　）と呼ばれ，この場合の（　1　）の様式を（　4　）という。

　　胚発生では，時間経過とともに（　1　）が進行し（　2　）の数が増加する。桑実胚期を経て，(ア)の時期には，胚の内部に（　5　）と呼ばれる空所が生じる。やがて発生が(イ)の時期まで進行すると，胚の側面の細胞群が胚の内部に向かって移動する。この移動を（　6　）という。このとき，（　6　）によって胚の内部に生じた新たな空所は（　7　）と呼ばれ，（　6　）が起こる部分を（　8　）という。その後，胚の内部に移動した細胞群は中胚葉となり，将来特定の器官に分化する。

問1　（　1　）〜（　8　）の空欄に適切な語句を入れよ。

問2　図における(a)のような植物極側の細胞に多く含まれる成分を何というか。またその機能は何か。

問3　図の(ア)と(イ)の発生時期の名称をそれぞれ答えよ。

問4　周囲の細胞群の分化を誘導する胚の特定の領域を何というか。

問5　アフリカツメガエル胚において，図の(ア)の動物極と植物極の両方を通る断面図を描き，赤道付近の細胞群の中胚葉への分化を誘導する領域を斜線で示せ。

問6　問5で示した領域が中胚葉を誘導することを証明するにはどのような実験を行えばよいか。簡潔に述べよ。

問7　図の(イ)からさらに発生が進むと，アフリカツメガエル胚では，目の形成が始まる。両生類における眼胞の形成以降の目の発生過程を「眼杯」，「水晶体」，「角膜」という語句を用いて説明せよ。

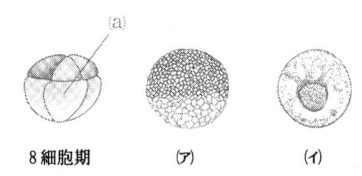

8細胞期　　　　　(ア)　　　　　(イ)

図　アフリカツメガエルの初期発生　Nieuwkoop and Faber（1994）より

Ⅳ　以下の文章を読み，設問に答えよ。

　　海にすむ硬骨魚類は，体液が海水よりも低張で，海水中では絶えず体内の水が失われている。そのため，水を補うために海水を飲み，同時に入ってくる無機塩類を(a)えらにある特別な細胞で積極的に排出し，腎臓から体液と等張の尿を少量排出することで，体液の浸透圧を一定に調節している。淡水にすむ硬骨魚類は，体液が淡水よりも高張なので，水が体内に絶えず浸透してくる。そのため淡水にすむ硬骨魚類は，(b)体液を淡水よりも高張に保つしくみをもっている。

　　陸生の哺乳動物では，腎臓が体液の浸透圧調節において重要なはたらきをしている。ヒトでは体液の浸透圧の変化を感知するのは間脳の（　1　）である。はげしい発汗などで体から水分が失われて体液の浸透圧が上昇すると，（　2　）からペプチドホルモンである（　3　）の分泌が増加し，おもに腎臓の（　4　）からの水分の再吸収が増加して尿量が減少し，体液の浸透圧は低下する。一方，(c)多量の水を飲むなどして体液の浸透圧が低下すると，（　3　）の分泌が減少し，おもに腎臓の（　4　）からの水の再吸収が減少して尿量を増加させ，体液の浸透圧は上昇する。

問1　（　1　）〜（　4　）の空欄に適切な語句を入れよ。

問2　下線部(a)の特別な細胞は何と呼ばれているか。

問3　海水を飲むウミガメやカモメは眼の付近に無機塩類を排出する特別なしくみを持っている。それは何か。

問4　淡水にすむ単細胞生物であるゾウリムシは，どのようなしくみで細胞内浸透圧を調節しているか。

問5　下線部(b)において，淡水にすむ硬骨魚類はどのようにして体液の浸透圧を調節しているか。

問6　サケやウナギなどの淡水と海水を往来する硬骨魚類は，どのようにして外部環境の浸透圧の変化に対応しているか。

問7　下線部(c)の場合，腎臓におけるナトリウムイオンの再吸収を促進するステロイドホルモンおよび分泌器官の名称を答えよ。

英　語

問題

26年度

> 後期試験

I　下線部を和訳せよ。

You are on your way to a concert. At an intersection, you encounter a group of people, all staring at the sky. Without even thinking about it, you peer upwards too. Why? *Social proof*. In the middle of the concert, when the soloist is displaying absolute mastery, someone begins to clap and suddenly the whole room joins in. You do, too. Why? *Social proof*. After the concert you go to the coat check to pick up your coat. You watch how the people in front of you place a coin on a plate, even though, officially, the service is included in the ticket price. What do you do? You probably leave a tip as well.

Social proof, sometimes roughly termed the *herd instinct*, dictates that individuals feel they are behaving correctly when they act the same as other people. In other words, the more people who follow a certain idea, the better (truer) we deem the idea to be. (1) And the more people who display a certain behaviour, the more appropriate this behaviour is judged to be by others. This is, of course, absurd.

Social proof is the evil behind bubbles and stock market panic. It exists in fashion, management techniques, hobbies, religion and diets. It can paralyse whole cultures, such as when sects commit collective suicide.

A simple experiment carried out in the 1950s by psychologist Solomon Asch shows how peer* pressure can warp common sense. A subject is shown a line drawn on paper, and next to it three lines—numbered 1, 2 and 3—one shorter, one longer and one of the same length as the original one. He or she must indicate which of the three lines corresponds to the original one. If the person is alone in the room, he gives correct answers—unsurprising, because the task is really quite simple. Now five other people enter the room; they are all actors, which the subject does not know. One after another, they give wrong answers, saying "number 1," although it's very clear that number 3 is the correct answer. Then it is the subject's turn again. In one third of cases, he will answer incorrectly to match the other people's responses.

Why do we act like this? Well, in the past, following others was a good survival strategy. Suppose that 50,000 years ago, you were travelling around the Serengeti Plain in Tanzania with your hunter-gatherer friends, and suddenly they all bolted. What would you have done? (2) Would you have stayed still, weighing up whether what you were looking at was a lion or something that just looked like a lion but was in fact a harmless animal that could serve as a great protein source? No, you would have sprinted after your friends. Later on, when you were safe, you could have reflected on what the "lion" had actually been. Those who acted differently from the group—and I am sure there were some—exited the gene pool**. We are the direct descendants of those who copied the others' behaviour. (3) This pattern is so deeply rooted in us that we still use it today, even when it offers no survival advantage, which is often the case. Only a few cases come to mind where social proof is of value. For example, if you find yourself hungry in a foreign city and don't know a good restaurant, it makes sense to pick the one that's full of locals. In other words, you copy the locals' behaviour.

Comedy and talk shows make use of social proof by inserting canned laughter*** at strategic spots, inciting the audience to laugh along. The advertising industry also benefits greatly from our weakness for social proof. This works well when a situation is unclear (such as deciding among various car models, cleaning products, beauty products, etc. with no obvious advantages or disadvantages), and where people "like you and me" appear.

(4) So, be cautious whenever a company claims its product is better because it is "the most popular." How is a product better simply because it sells the most units? And remember novelist W. Somerset Maugham's wise words: "If 50 million people say something foolish, it is still foolish."

（出典：Rolf Dobelli, *The Art of Thinking Clearly*. Harper, 2013. 一部変更あり）

*peer: Your *peers* are the people who are the same age as you or who have the same status as you.

**gene pool: all of the genes available to a particular species

***canned laughter: pre-recorded laughter

Ⅱ 下線部を和訳せよ。ただし、(1)の "It does so rapidly" についてはその指示内容を明らかにして訳すこと。

Our minds seem to possess the "philosopher's stone," which enables us to turn adversity into opportunity. In the ancient practice of alchemy*, the philosopher's stone was believed to be the key element with which one could turn common metals into gold and silver and create a "panacea," a remedy that would cure all disease. For about 2,500 years, up until the twentieth century, philosophers and scientists from ancient Egypt to Rome to China devoted their lives to the search for the philosopher's stone. Despite an admirable recent attempt by Harry Potter and company, the stone that gives its owner eternal life was never found. As hard as they tried, the alchemists could never turn metal into much else.

The human brain, however, is extremely efficient in turning lead into gold. It does so rapidly, with what appears to be minimum effort. Our minds seek and adopt the most rewarding view of whatever situation befalls us. Although we dread hardships, such as divorce, unemployment, or sickness, believing that we will never get over them, we are usually wrong. People tend to bounce back to normal levels of well-being surprisingly fast following almost any misfortune. Merely a year after becoming paraplegic**, accident victims report levels of enjoyment from everyday events similar to those of healthy individuals. They also do not differ in the degree of future happiness they predict for themselves.

The irony, however, is that people are extremely bad at predicting how they would feel if they had to face such misfortunes. If you ask people to estimate how they would cope after becoming paraplegic, they tend to overestimate the length and intensity of their emotional reaction. The usual response is "My life would be over; I could not go on." You never hear someone say, "If I lose the ability to use my legs, I will probably be as optimistic about the future as the next guy." In most cases, however, this becomes reality. With regard to a large range of medical conditions, patients report a significantly higher quality of life than healthy individuals predict they would have if they suffered these conditions.

Take Matt Hampson, for example. Matt is twenty-three years old. One day, during a rugby training session, he dislocated his spine and was paralyzed from the neck down, probably for the rest of his life. He now sits in a wheelchair, which he steers by using his chin, and breathes through a ventilator. Most of us automatically feel pity for Matt. But he says, "Life is different now. It's not over, it's different. And it's not any worse. Some ways it's better." In some ways it's better because he compensated by gaining new skills and exploring different capabilities. In his new life, Matt is writing a rugby commentary and an autobiography. He runs a rugby website as well as a·charity for children with similar injuries.

The trick the brain plays once it encounters the unbearable is to quickly find its comforting and hopeful aspect. Before we become severely ill, we view sickness and disability as something to be avoided at all costs. This is an adaptive way of viewing adversities, as it drives us to shun hardships, to keep away from danger, and to take care of ourselves. However, once these adversities become our reality, viewing them as such is no longer helpful. In order to continue functioning, we quickly need to reevaluate our circumstances and reverse our evaluation of the situation that has befallen us so that we can carry on with our lives.

(出典：Tali Sharot, *The Optimism Bias: A Tour of the Irrationally Positive Brain*. Pantheon, 2011. 一部変更あり)

*alchemy: pseudoscience focused on the attempt to change all metals into gold

**paraplegic: being unable to move the lower half of one's body

Ⅲ 下線部を英訳せよ。

人間は、どのようなメカニズムによって正しくつづられた語とそうでない語を区別できるのだろうか。長い間、この能力は、子どもがすでに身につけている話し言葉に基づいていると考えられてきた。しかし、ある研究によると、こうした能力は音声言語だけによるのではないことがわかった。字が読めるようになることは、語を構成している文字の間の規則的なパターンを認識し、記憶する能力とも関係しているのだ。

数　学

問題

後期試験

〔1〕　半径 1 で周上に定点 P を持つ円 C が x 軸と接しながら滑らずに回転する。円 C の中心 D が点 $(0, 1)$ にあり P が原点にある状態から始めて，回転とともに中心 D の x 座標が増加する。D の座標が $(\theta, 1)$ であるときの P の座標を $(x(\theta), y(\theta))$ とおく。

(1)　$x(\theta)$，$y(\theta)$ をそれぞれ θ を用いて表せ。

(2)　$0 < a < \dfrac{\pi}{2}$，$b - a = \dfrac{\pi}{2}$ として，$x(b) - x(a) = \dfrac{\pi}{2} - \dfrac{1}{5}$ であるとき，$y(b) - y(a)$ を求めよ。

〔2〕　△ABC の辺 BC，CA，AB の各中点を A_1，B_1，C_1 とする。これらの中点以外の点 P をとり，3 本の直線 l_A，l_B，l_C をそれぞれ，l_A は直線 PA_1 に平行で頂点 A を通る直線，l_B は直線 PB_1 に平行で頂点 B を通る直線，l_C は直線 PC_1 に平行で頂点 C を通る直線とする。

(1)　3 直線 l_A，l_B，l_C は 1 点で交わることを示せ。

(2)　(1)の交点を Q とする。点 P の位置にかかわらず，直線 PQ は定点を通ることを示せ。その定点の直線 PQ 上における位置を述べよ。

〔3〕　曲線 $y = \dfrac{x^2}{8}$ 上の x 座標が a，b，c $(a < b < c)$ である 3 点を接点として，それぞれ接線 l_a，l_b，l_c を引く。l_a と l_b の交点を Q，l_b と l_c の交点を R とする。

(1)　点 Q の座標を a，b を用いて表せ。また，点 R の座標を b，c を用いて表せ。さらに線分 QR の長さを a，b，c を用いて表せ。

(2)　$-3 < a$，$c < 9$ とし，l_a は点 P$(-3, 1)$ を通り，l_c は点 S$(9, 10)$ を通るとする。このとき，a，c を求めよ。

(3)　(2)の P．S，a，c に対して，b が $a < b < c$ をみたしながら変化するとき，3 つの線分の長さの和 PQ ＋ QR ＋ RS の最小値を求めよ。

〔4〕　媒介変数 s を用いて $x = e^s + s - 1$，$y = e^s + s^2$ $(0 \leqq s \leqq 1)$ と表される曲線を K とよび，曲線 K，直線 $x = e$，x 軸，y 軸で囲まれる部分を図形 G とよぶ。なお，e は自然対数の底である。

(1)　不定積分について $\displaystyle\int (px^2 + qx + r)e^x\,dx = (kx^2 + lx + m)e^x + C$ （C は定数）となることを示し，定数 k，l，m をそれぞれ定数 p，q，r を用いて表せ。

(2)　図形 G の面積を求めよ。

〔5〕　1 から 10 までの番号をつけた 10 個の球が一つの袋に入っている。$1 \leqq n \leqq 10$ のそれぞれの整数 n に対して，つぎのような操作を考える：

　　　袋の中をよくかき混ぜてから袋から球を 1 個取り出し，その球に記されている数を X とする。$X \leqq n$ ならその球を袋にもどし $X > n$ ならもどさないで，もう一度よくかき混ぜてから球を 1 個取り出し，その球に記されている数を Y_n とする。

　　　このように定めた確率変数 Y_n の期待値(平均)を $E(Y_n)$ と書く。$1 \leqq i \leqq 10$，$1 \leqq k \leqq 10$ に対して，$X = i$ かつ $Y_n = k$ となる確率を $P(X = i, Y_n = k)$ と表す。同様に，$Y_n = k$ となる確率を $P(Y_n = k)$ と表す。

(1)　つぎの 3 つの場合に，それぞれ $P(X = i, Y_n = k)$ を求めよ：

　　　$1 \leqq i \leqq n$ のとき，$i > n$ かつ $k \neq i$ のとき，$i > n$ かつ $k = i$ のとき

(2)　$k \leqq n$ と $k > n$ の 2 つの場合に，それぞれ $P(Y_n = k)$ を求めよ。

(3)　$E(Y_n)$ を求めよ。

(4)　10 個の $E(Y_n)$ のうち最小であるのはどれか。またその最小値も求めよ。

物　理

問題

後期試験

26年度

I　以下の問に答えよ。

(1) $+Q$[C]の点電荷 A と $-Q$[C]の点電荷 B を $2R$[m]離しておいたとき，A と B の中点における電場の強さを E[V/m]とすると，AB の延長線上で B から R[m]の位置での電場の強さはいくらか。

(2) 厚さが均一の半径 R[m]の円板に右図のように半径 $\frac{1}{2}R$ の円形の穴をあけた。このとき，残りの部分の重心の位置は，円板の中心からいくらの所にあるか。

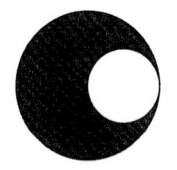

(3) バネ定数 k[N/m]のバネを 3 等分に切断した。それら 3 本を並列につないだバネのバネ定数を求めよ。

(4) 長さ 85.0 cm の両端が開いた管がある。この管の中の気柱の基本振動数は何 Hz か。空気中の音速を 340 m/s とし，開口端補正は無視する。

(5) 電気容量が C[F]のコンデンサー C と，抵抗値が R[Ω]の抵抗 R を，電圧 E[V]の電池 E につないで右図のような回路を作成した。初めスイッチ S は開いており，コンデンサーには電荷が蓄えられていなかった。スイッチを閉じて十分に時間が経った後，スイッチを開いた。このあと，それぞれの抵抗で発生するジュール熱のうち，最も大きいものの値を答えよ。

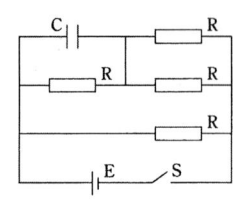

II　図のように，ベルトコンベアーの上に置かれた質量 m[kg]の物体 P にバネを取り付け，バネの他端を壁に固定した。バネの自然長は L[m]，バネ定数を k[N/m]とする。また，物体 P とベルトコンベアーの間の動摩擦係数は μ，静止摩擦係数は μ_0 とし，重力加速度を g[m/s²]とする。バネの伸びを x[m]として，以下の問に，m，g，μ，μ_0，k，x，V_0，A を用いて答えよ。

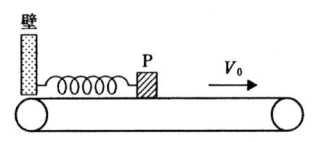

(1) 物体 P を $x=0$ の位置に置き，ベルトコンベアーを一定速度 V_0[m/s]で右方向に動かし始めた。物体 P は x が $x_1 = $ ① [m]までは滑らずに移動する。$0 < x < x_1$ のときは，物体 P とベルトコンベアーの間の摩擦力の大きさは ② [N]である。

(2) 物体 P が x_1 を超えたあと，物体 P に働く力は，バネの弾性力と摩擦力を合わせて ③ [N]になる。従って，物体 P の加速度 a[m/s²]は ④ である。物体 P の位置をバネの伸び x ではなく，$y = x - x_0$ として，物体 P の加速度が，$a = -$ ⑤ $\times y$ と表せるようにするためには，$x_0 = $ ⑥ とすればよい。このことから，物体 P は $x = x_0$ を中心とした周期 ⑦ [s]の単振動を始めることがわかる。この単振動の振幅を A[m]とすると，x の最大値は ⑧ となる。

(3) 振幅 A は以下のようにして求められる。単振動を始めたときの変位 y の値 y_1[m]は，$y_1 = x_1 - x_0 = $ ⑨ であり，そのときの物体 P の速度は ⑩ [m/s]である。単振動では，物体 P の運動エネルギーとバネの弾性エネルギーの和が保存されるので，⑪ $\times A^2 = $ ⑪ $\times ($ ⑨ $)^2 + $ ⑫ が成り立つことから，A は求まる。

(4) バネは伸びきった後，縮み始める。もっとも縮んだときの x の値は ⑬ である（A を用いてよい）。

(5) 縮みきった後，バネは伸びて元に戻り始め，速度がちょうど ⑭ [m/s]になった所で物体 P はベルトコンベアー上に静止し，静止したまま移動するようになった。このときの x の値は，⑮ である。その後，物体 P はバネの伸びが x_1 になるまで，ベルトコンベアー上を滑らずに移動する。

Ⅲ　熱気球は，バーナーで気球の中の空気を暖めて気球の外の空気との密度差を作り，浮上させるものである。次の問に答えよ。ただし，空気は理想気体とみなせるものとし，気球内と気球外の圧力は常に等しく，熱気球内の空気の温度 T_B〔K〕，体積 V_B〔m³〕は変化しないものとする。また気体定数を R〔J/(mol·K)〕，重力加速度を g〔m/s²〕とする。

(1)　空気の平均分子量を m とし，気圧 P〔Pa〕，温度 T〔K〕のとき，空気の密度 ρ〔kg/m³〕はいくらになるか。また，熱気球の中の空気の温度を T_B〔K〕とするとき，この空気の密度 ρ_B〔kg/m³〕はいくらになるか。P, T, T_B, R, m のうち必要な記号を用いて表せ。

(2)　空気は主に酸素と窒素で構成されており，モル比が酸素：窒素 $= 1 : 4$ である。空気の平均分子量 m を求めよ。ただし酸素の原子量は 16，窒素の原子量は 14 とし，有効数字 2 桁で求めよ。またこの値を用いて，気圧 1000 hPa，300 K のときの空気の密度〔kg/m³〕を，気体定数を 8.3 J/(mol·K) として有効数字 2 桁で求めよ。

(3)　熱気球の中の空気の密度を ρ_B〔kg/m³〕，体積 V_B〔m³〕，外部の空気の密度を ρ〔kg/m³〕とした時，この熱気球の高度を一定に維持するためには下向きにいくらの力で引けばよいか。この力 F〔N〕の大きさを，ρ_B, ρ, V_B, g で表せ。

(4)　熱気球外部の気圧を P〔Pa〕，温度を T〔K〕，熱気球の体積を V_B〔m³〕，熱気球内の温度を T_B〔K〕とするとき，この熱気球が持ち上げることのできる最大の質量 W〔kg〕はいくらか。m, P, T, V_B, T_B, g, R のうち必要な記号を用いて表せ。

(5)　大気は高度が上がると圧力が下がるので，上昇した空気は膨張する。このとき気圧 P〔Pa〕と空気 1 モルの占める体積 V〔m³〕の関係は，断熱変化とみなせるので高度に関係なく $PV^\gamma = $ 一定$(\gamma > 1)$ が成り立つ。これと理想気体の状態方程式を組み合わせて，地上における気圧 P_0〔Pa〕，気温 T_0〔K〕と高所のそれらを P_h〔Pa〕，T_h〔K〕とするとき，$\dfrac{P_h}{P_0}$ を T_h, T_0, γ で表せ。

(6)　熱気球が地上で持ち上げることのできる最大の質量を W_0〔kg〕，高さ h〔m〕におけるそれを W_h〔kg〕とするとき，$\dfrac{W_h}{W_0}$ の値はいくらになるか。大気の地上における温度 T_0〔K〕，高さ h における温度 T_h〔K〕，熱気球内の温度 T_B〔K〕と γ を用いて表せ。

Ⅳ　真空中に，太さの無視できる導線で作られた金網を置き，その中心を原点とする。

　図 1 のように，原点を通って金網から垂直に伸びる直線を x 軸，原点で x 軸と直交する 2 つの直線を y 軸，z 軸とする。金網から距離 d〔m〕の位置に，金網と平行になるように，2 枚の金属平板を置いた。金網の電位を 0 V に，2 枚の金属平板の電位は正の値 V_0〔V〕に保たれており，金属平板間の電位は，図 2 のようになっている。

　この電場内で，荷電粒子が電場から受ける力だけによって，x 軸に平行な直線上で運動している。この荷電粒子の質量は m〔kg〕，電荷は正の値 q〔C〕，荷電粒子の持つ運動エネルギーと位置エネルギーの和はいつも正の値 W_0〔J〕$(0 < W_0 < qV_0)$ に保たれるものとする（ただし，位置エネルギーは $x = 0$ での値をゼロとする）。荷電粒子は，金網に衝突することなく自由に通過でき，金網も金属平板も十分に広く，重力の影響はないものとして，以下の問に答えよ。

(1)　位置 x〔m〕$(-d < x < d)$ での電位を求めよ。

(2)　粒子の運動できる x の範囲を考え，その最大値 x_{max} を求めよ。

(3)　粒子の速度 v〔m/s〕の最大値 v_{max} を求めよ。また，その時の位置 x_a を求めよ。

(4)　粒子の位置 x を，$x \geqq 0$ のとき，v_{max}, x_{max}, v で表せ。この関係式から，xv 座標上で粒子の運動を考えることができる。図 3 の記入例のように，その運動の軌跡を $x < 0$ のときも含めて図示し（x 軸や v 軸との交点があれば，その値を示すこと），粒子が動く向きを軌跡上に矢印で示せ。

(5)　粒子は一定の時間間隔で同じ運動を繰り返す。この周期 T_c〔s〕を W_0 を含む式で答えよ。

(6)　$v \neq 0$ のとき，2 枚の金属平板の電位をゼロにするのと同時に，z 方向に一様な強さの磁場をかけると，粒子は，磁場からの力だけを受け，xy 平面に平行な平面で，円軌道上を運動しはじめた。その 1 周にかかる時間を T_c と等しくするために，磁束密度 B〔T〕の大きさを調整した。その大きさを T_c を含む式で答えよ。

図1

図2

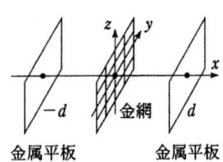

図3

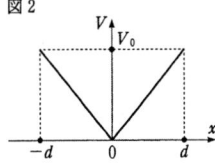

化　学

問　題

後期試験

26年度

有効数字に注意して答えよ。また，原子量は次の通りとする。C：12.0, H：1.00, O：16.0, Br：79.9

Ⅰ　酸化マンガン(Ⅳ)の粒に過酸化水素水を加えると，触媒である酸化マンガン(Ⅳ)の表面において次の 2 つの反応が引き続いて起こる。

$$MnO_2 + H_2O_2 \rightleftharpoons [MnO(OH)(OOH)]^* \longrightarrow MnO + H_2O + O_2 \qquad (1)$$

$$MnO + H_2O_2 \rightleftharpoons [MnOH(OOH)]^* \longrightarrow MnO_2 + H_2O \qquad (2)$$

　　それぞれの反応において[　]*の中は反応物が触媒表面に吸着することでできる反応中間体である。また，MnO は触媒の表面の一部が変化して生じたものである。触媒表面に存在する Mn 原子のうちで MnO(OH)(OOH)，MnO，および MnOH(OOH) の状態のものが占める割合をそれぞれ a，b，および c とすると，$a = K_1[H_2O_2]$，$c = K_2 b[H_2O_2]$ であることが知られている。ここで K_1，K_2 は定数，$[H_2O_2]$ は過酸化水素の濃度である。

問 1　全体としてどのような反応が起こるか。反応式を書け。なお反応中間体を書く必要はない。

問 2　反応(1)，(2)において酸化剤，還元剤として作用しているものを記せ。

問 3　反応中間体が生成物に変化する反応の速度は反応中間体の物質量に比例し，その比例定数 k は反応の種類によらず一定である。反応(1)，(2)の反応速度を，K_1，K_2，b，$[H_2O_2]$，k，および酸化マンガン(Ⅳ)の粒の表面に存在する Mn 原子の物質量 n のうち必要なものを用いて表せ。

問 4　反応が開始してから十分に時間が経過したとき，反応(1)の速度と反応(2)の速度は等しくなる。そのとき，b は $[H_2O_2]$ の値によって変化するかどうか，理由とともに答えよ。

問 5　触媒や反応物の量あるいは温度を変えることなく，反応速度を増加させるにはどうすればよいか。問3を参考にして考え，理由とともに答えよ。

Ⅱ　ピストンが滑らかに動く容積 100 mL の注射器の 1 本に 50 mL の純粋な水を，もう 1 本に二酸化炭素 50 mL を入れて，ロどうしを細管で連結し，ピストンを動かして混ぜ合わせた。細管の中にはあらかじめ気体は存在せず，その容積は無視できる。また，注射器内の液体と気体の体積の和を注射器内容積と呼ぶことにする。注射器内外の温度は 25 ℃，気圧は 1.013×10^5 Pa である。

問 1　25 ℃ において，1.013×10^5 Pa の二酸化炭素の 0.83 mL が水 1 mL に溶ける。このことから予想される注射器内容積の最低値はいくらになるか。ただし，注射器内の水溶液の体積に変化はないものとする。

問 2　実際には水の蒸気圧が関与するので，注射器内容積は問1で予想した値よりも大きくなる。その理由を答えよ。

問 3　注射器内外の温度を上げると，注射器内容積はどう変わるか。(ア)小さくなる (イ)変わらない (ウ)大きくなるのうち，(ア)～(ウ)の記号で答えよ。また，その理由を 3 つ答えよ。ただし，温度変化による液体の体積変化は無視できるものとする。

問 4　この水溶液は酸性を示す。その理由は，次の反応で水素イオンが生成するからである。

$$CO_2 + H_2O \rightleftharpoons H^+ + HCO_3^-$$

　　水に溶けた二酸化炭素の大部分は CO_2 の形で存在し，H_2CO_3 の濃度は無視できる。水溶液の pH が a であるとき，溶けている CO_2 のモル濃度を a を含む式で示せ。なお，一般に CO_2 の水溶液の pH を酸・アルカリを加えることによって変化させていくと，pH 6.4 の時に CO_2 と HCO_3^- のモル濃度が等しくなる。また，水分子の解離は無視し，水の濃度は一定と見なすものとする。

問 5　水の代わりに薄い水酸化ナトリウム水溶液で同じ実験を行うと，水の場合と比べて注射器内容積はどうなるか。(ア)小さくなる (イ)変わらない (ウ)大きくなるのうち，(ア)～(ウ)の記号で答えよ。また，その理由を答えよ。

Ⅲ　工場や家庭からの排水が河川・湖沼などに流入すると，排水に含まれる有機物が水中の酸素を消費し河川環境に影響を及ぼす。化学的酸素要求量(COD)は水質汚染を評価する基準であり，試料水 1 L あたりに含まれる有機物を酸化するのに必要な酸素の質量(mg)で定義される。実際には，試料を強い酸化剤を用いて処理したときに消費される酸化剤の物質量から，換算によって COD を求める。ある河川水を試料として COD を調べるために以下の実験を行った。ただし，試料水には酸化剤を消費する物質は有機物以外に存在しないものとする。

【実験 1】　試料水 20.0 mL を ［　ア　］ を用いて三角フラスコにとり，80 mL の水を ［　イ　］ を用いて加えた後，硫酸を加えて酸性にした。

【実験2】 5.00×10^{-3} mol/L の過マンガン酸カリウム水溶液を　ウ　を用いて10.0 mL加え，沸騰水浴中で30分間加熱した。加熱後，過マンガン酸カリウムの色は消えなかった。

【実験3】 水浴から取り出した三角フラスコに，1.25×10^{-2} mol/L のシュウ酸ナトリウム($Na_2C_2O_4$)水溶液を　エ　を用いて10.0 mL加えた。このとき溶液の色は消えた。

【実験4】 試料の温度が高いうちに，5.00×10^{-3} mol/L の過マンガン酸カリウム水溶液を　オ　を用いて少しずつ滴下すると，滴定の終点までに2.50 mLを要した。

問1　　ア　〜　オ　に入る最も適切な器具名を下から選び記号で答えよ。同じ記号を繰り返し用いてもよい。
　　(A) メスシリンダー　　(B) メスフラスコ　　(C) ホールピペット　　(D) 駒込ピペット　　(E) ビュレット

問2　【実験1】で加えた硫酸の代わりに塩酸を使うことができるか，理由とともに答えよ。

問3　【実験2】における過マンガン酸イオンの反応と，酸素が酸化剤として作用して水になるときの反応を，電子を含むイオン反応式で書け。また，過マンガン酸カリウム1 molと同じだけの電子を授受する酸素の物質量を分数で答えよ。

問4　【実験2】で，試料水に含まれる有機物と反応した過マンガン酸イオンの物質量を単位とともに答えよ。

問5　CODの定義に基づいて，この試料水のCOD〔mg/L〕を求めよ。

Ⅳ　炭素，水素，酸素からなる化合物Aは，環状構造を含まず，不斉炭素を1つ有することがわかっている。Aの構造を決めるために以下の実験を行った。

【実験1】 4.30 gのAを量り取り，右図のような装置を用いて酸素気流中で完全燃焼させたところ，塩化カルシウム管の質量が4.50 g増加し，ソーダ石灰管の質量が11.0 g増加した。

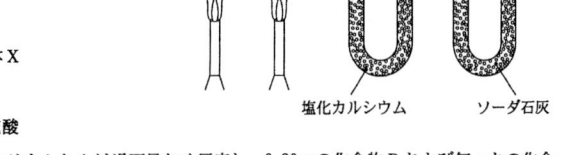

【実験2】 Aを金属ナトリウムと反応させると気体Xが発生した。

【実験3】 14.7 gのニクロム酸カリウムが入った硫酸酸性溶液にAを加えたところ，ニクロム酸カリウムとAは過不足なく反応し，6.30 gの化合物Bおよび何gかの化合物Cが生成した。

【実験4】 Bをフェーリング溶液に加えて温めると赤色沈殿を生じ，また，Bをアンモニア性硝酸銀溶液に加えると銀が析出した。
　　　　①　　　　　　　　　　　　　　　　　　②

【実験5】 Bの酸化によってCが生じた。Cは水に難溶であったが，炭酸水素ナトリウム水溶液には気体Yの発生を伴って溶解した。

【実験6】 0.10 mol/LのAの水溶液10.0 mLに0.10 mol/Lの臭素水を滴下すると，臭素水の色は直ちに消えたが，ちょうど10.0 mL加えたところで脱色しなくなった。この反応溶液を蒸発乾固して得られた化合物Dの分子量を測定したところ，Aの約3倍であった。

【実験7】 触媒を用いてCを水素で還元したところ，Cと等しい物質量の水素と反応して化合物Eが生成した。

【実験8】 Cをメタノールに溶かし，少量の硫酸を加えて加熱すると，$C_6H_{10}O_2$の分子式を持つ化合物Fが生成した。

問1　化合物AとFの構造式を記せ。

問2　【実験2】と【実験5】で発生した気体Xおよび気体Yはそれぞれ何か。

問3　【実験3】で加えたAの量は何gか。ただし，ニクロム酸カリウムの式量を294とする。

問4　【実験4】の下線部①，②の反応式を記せ。ただし，反応に直接関与しない部分をRとして，例にならって記せ。

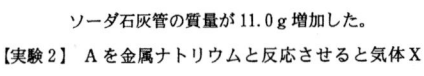

【例】
$$R-\overset{\overset{\displaystyle O}{\|}}{C}-OH + HC \equiv CH \longrightarrow R-\overset{\overset{\displaystyle O}{\|}}{C}-O-CH=CH_2$$

問5　等しい物質量の水素と反応してEを生じる化合物はCを含めて何種類あるか，すべての異性体を考慮して答えよ。

生　物

問題

後期試験

26年度

Ⅰ　以下の文章を読み，設問に答えよ。

　脊椎動物の①血液中の有形成分には赤血球・白血球・血小板がある。赤血球は（　1　）というタンパク質を介して酸素を運搬し，また，白血球は免疫において，血小板は（　2　）において，重要な役割を持つ。白血球には，マクロファージやリンパ球が含まれる。②マクロファージは体内の細菌などの侵入場所に遊走して，（　3　）作用を示す。リンパ球には，③抗体産生の役割を持つものや，④一度体内に侵入した細菌などの抗原を認識して同じ抗原が再び侵入する時に備えるしくみを持つものがある。

　図は，動物に抗原Aを間隔をおいて2回注射したときの，抗原Aに対する抗体aの血清中の濃度変化を示している。抗原Bを2回注射した場合の抗原Bに対する抗体bの濃度変化も同様であった。抗原Aを2回注射したのち，図の＊印の時期に採取した血清を血清Aとし，血清Aを用いて試験管内で次のような実験をした。ただし，抗原A，Bは異なる非自己タンパク質で，1回に注射する抗原量は全て同じとする。

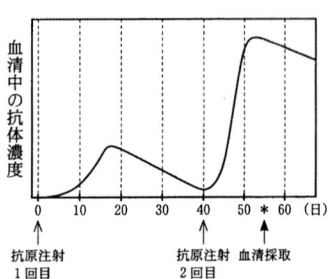

実験1：抗原を注射していない動物の血清に，抗原Aあるいは抗原Bを加えても沈殿は生じなかった。

実験2：血清Aに抗原Aを加えると沈殿が生じた。

実験3：血清Aに抗原Bを加えても沈殿は生じなかった。

問1　（　1　）～（　3　）の空欄に適切な語句を入れよ。

問2　下線部①の3種類の有形成分について，健康なヒトの血液1mm³あたりに含まれる数の多い順に並べよ。

問3　下線部②のように，刺激のくる方向に移動する性質を一般に何というか。

問4　下線部③について抗体を介した免疫を何というか。また抗体産生細胞に分化するリンパ球の名称を答えよ。

問5　下線部④のようなしくみを持つ細胞名を答えよ。また図と下線部④より，抗原注射2回目の抗体産生の特徴を述べよ。

問6　実験2では沈殿が生じたのに，実験3では沈殿が生じなかった理由をそれぞれの実験について説明せよ。

問7　抗原Bを1回注射後40日経過した動物に，抗原AとBを同時に注射したとき，血清中の予想される抗体aおよび抗体bの濃度変化を示す曲線を，特に日数と抗体濃度に注目し，解答欄に示せ。ただし，抗体aは実線（——）で，抗体bは点線（……）で示せ。

Ⅱ　以下の文章を読み，設問に答えよ。

　個体群における各年齢層ごとの個体数の分布を齢構成といい，総個体数に対する各年齢層の割合を図示したものを（　1　）という。（　1　）は（　2　）型，安定型，（　3　）型の3つの型に分けられる。最近の日本の人口の場合は，（　3　）型になっている。また，1つの個体群内で生まれた子が成長するにつれてどれだけ生き残るかを示した表を（　4　）表といい，これを図示したものを（　5　）という。図1の（　5　）の縦軸は，出生個体数を1000個体に換算した個体数の相対値である。また，横軸は最長の寿命に対する相対齢である。これによって，出生数及び寿命が大きく異なる種を同じ図で比較することができる。多くの種の（　5　）は，多様ではあるが，図1に示したように大きく3つの型A，B，Cに分けられる。

問1　（　1　）～（　5　）の空欄に適切な語句を入れよ。

問2　サンマの場合は，図1のAの型に相当する。サンマの生活史の特徴を考察せよ。

問3　大形哺乳類の場合は，図1のA，B，Cのどの型に相当するか記号で答え，その生活史の特徴を考察せよ。

問4　図2はカリフォルニア州シェラネバダ山脈テイオガ峠に生息するリスの年齢と個体数の関係を示している。

　(a)　雄と雌の死亡率の年齢に伴う変化を，雄と雌を比較しながら説明せよ。

　(b)　雄および雌は図1のA，B，Cのどの型に相当するか，それぞれ記号で答えよ。

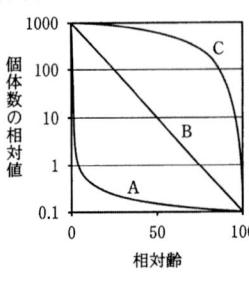

図1

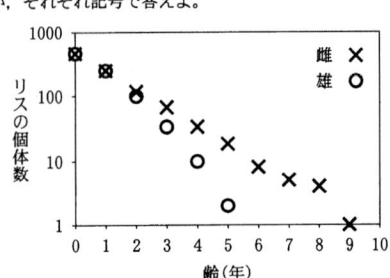

図2　Sherman and Morton (1984) より

Ⅲ　以下の文章を読み，設問に答えよ。

　　細胞膜はおもにリン脂質とタンパク質から構成されている。細胞膜のタンパク質の機能の一つに細胞膜を介した物質の輸送がある。さまざまな物質が細胞膜を貫通するタンパク質を通って輸送される。特に，水分子を輸送するタンパク質は水チャネルといわれている。水チャネルタンパク質の合成に必要な mRNA を含む液をアフリカツメガエルの未受精卵内に注入した（mRNA 注入卵）。別の卵には mRNA を含まない液を注入した（対照卵）。mRNA 注入卵と対照卵をある浸透圧を持つ溶液中で一定温度下で培養したところ，mRNA 注入卵では培養開始 24 時間後には細胞膜中に水チャネルがみられ，以後徐々に増え続けることが確認された。対照卵では水チャネルはみられなかった。培養開始 72 時間後に培養液を水で希釈（低張処理）したのちに，それぞれの卵について細胞体積の時間変化を調べたところ，mRNA 注入卵の細胞体積は急に増加し始め，3 分後には細胞は破裂した。対照卵では細胞体積の変化はみられなかった。

問 1　物質を輸送する細胞膜のタンパク質の 1 つにナトリウムポンプがある。ナトリウムポンプのはたらきを，イオンの輸送に着目して説明せよ。

問 2　水は通すが多くの溶質を容易に通さない細胞膜の性質を何というか。

問 3　水チャネルは複数のポリペプチドからできている。そのような立体構造を一般に何というか(a)。また水チャネルが細胞膜を貫通するには，タンパク質のらせん構造が重要である。このようなタンパク質の部分的な立体構造を一般に何というか(b)。

問 4　実験で水チャネルは卵のタンパク質合成装置を利用して mRNA をもとに合成された。その合成装置の名称と，アミノ酸をその合成装置に運ぶ RNA の名称を答えよ。

問 5　mRNA 注入卵で，細胞内外の浸透圧差と温度が一定のとき，細胞膜を介した単位時間，単位面積あたりの水の輸送量を変化させる要因は何か。2 つ答えよ。ただし細胞内外の圧力差はないものとする。

問 6　mRNA 注入卵と対照卵において，低張処理による細胞体積変化の結果に違いが生じた原因を説明せよ。

Ⅳ　以下の文章を読み，設問に答えよ。

　　配偶子をつくる細胞分裂を（　1　）という。（　1　）では 2 回の分裂が連続する。前半の第一分裂では（　2　）染色体どうしが（　3　）して（　4　）染色体を形成し，細胞の赤道面に並ぶ。（　1　）が完了した配偶子の核にはそれぞれの（　2　）染色体の片方のみが 1 本ずつ含まれることになる。配偶子の核相を（　5　）という。配偶子の染色体は，（　2　）染色体のどちらか一方が無作為に選ばれて組み合わせられる。したがって有性生殖では配偶子の受精により生まれてくる子の染色体の構成は多様になる。

問 1　（　1　）〜（　5　）の空欄に適切な語句を入れよ。

問 2　ヒトの卵巣と精巣における配偶子のつくられ方の違いを説明せよ。

問 3　ヒトの性決定様式は XY 型である。ヒトの雌性配偶子および雄性配偶子の性染色体の名称を答えよ。

問 4　下線部で，ヒトの場合に両親から生まれてくる子どもの染色体の組み合わせは a^n 通りある。a と n を答えよ。ただし染色体の乗換えは考慮しないものとする。

　　下図は X 染色体上にある遺伝子の変異による遺伝病の家系図を示している。□は男性，○は女性，黒く塗りつぶしてあるヒトは発症したことを表している。

問 5　下図の A と B の遺伝子型を答えよ。ただし，優性遺伝子を X^H，劣性遺伝子を X^h で表せ。

問 6　下図の家系図のような遺伝様式を何と言うか。ヒトでこの遺伝様式を示す形質の例を一つあげよ。

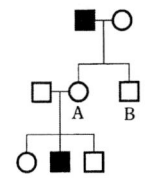

英　語

解答

前　期

I

〔解答〕

(1) 常識はあまりに普通なので、それがなくなったときにしか気づかないことが多いが、日常生活を機能させるのには絶対に欠かすことのできないものである。

(2) 常識は圧倒的に「実用的」である。つまりそれは、常識はどうやって答えを見つけたかにではなく、問題に答えを出すことのほうに、関心を持っているという意味である。

(3) あなたが対処するように教えたこととわずかに異なる状況に遭遇したとたん、ロボットはどうふるまえばいいのかわからなくなるだろう。

(4) そして、ロボットをプログラミングするのは難しいというのと全く同じ理由で、常識を欠いているだれかに、何が間違っているのかを説明するのは驚くほど難しい。

〔全訳〕

　私たちがさまざまな問題を解くことを可能にする人間の知性の奇跡的な部分は、私たちが常識と呼んでいるものである。(1)常識はあまりに普通なので、それがなくなったときにしか気づかないことが多いが、日常生活を機能させるのには絶対に欠かすことのできないものである。常識というのは、朝仕事に行くときに着て行くものをどうやって知るのか、道や地下鉄でどのように行動するのか、どうやって友達や同僚と調和のある関係を持ち続けるかということである。それは私たちに、いつルールに従い、いつ黙ってルールを無視するか、いつ立ち上がってルール自体に異議を唱えるかを教える。これは社会的知性の本質であり、私たちの法体制、政治哲学、専門教育の中に深く埋め込まれてもいる。

　しかし、私たちがしょっちゅう口にする割には、常識ははっきり定義するのが驚くほど難しい。おおざっぱに言って、これは、私たちのそれぞれが生涯にわたって、毎日の状況の中で出会ったり対処したり学んだりしながら積み上げる、事実、観察、経験、見識、容認されている知恵の数々を、ゆるくまとめ上げたものである。しかし、これは、もっと専門的な知識、たとえば何年にもわたる訓練と経験の中で育ってきた医師や弁護士やエンジニアのような専門家の職業上の知識のようなものを、指すこともできる。

　私たちは、常識を科学や数学のような他の種類の人間の知識と区別する、常識の2つの特徴を挙げることができる。特徴のひとつは、理論的であることが基本の、知識の正式な体系と違って、(2)常識は圧倒的に「実用的」であることだ。つまりそれは、常識はどうやって答えを見つけたかにではなく、問題に答えを出すことのほうに、関心を持っているという意味である。常識という観点から見ると、あるものが本当であること、あるいは物事はそういうものだということを知れば十分なのである。人は知識から利益を得るのに理由を知る必要はないし、ほぼ間違いなく、気にかけすぎないほうがいい。言い換えれば、理論的知識とは対照的に、常識は世界を熟考するのではなく、ただ「あるがままに」世界に対処しようとするのである。

　常識のふたつめの特徴としては、正式の体系の力は個別の発見を一般法則によって説明される理論的カテゴリーに組織化していくことができる、その能力にあるのだが、常識の力は、どの具体的状況にも、独自の言葉で対処することができるということである。正式な知識の体系が、さまざまな場面での適切なふるまい方を、単一の、より一般的な「法則」から引き出そうとするのに対して、常識はどんな特殊な状況でも、やるべき適切なこととはどういうものかを、どのようにして知ったのかはわからずに、ただ「知っている」のである。実は、常識の知識をコンピューターでなぞるのが非常に難しいとわかっているのは、主にこの理由による。なぜなら、理論的知識と違い、数少ない特殊なケースでも、それに対処するためには比較的大量のルールが必要だからである。たとえば、あなたが地下鉄を案内するロボットをプログラムしたかったとしよう。一見、わりと単純なタスクのように思える。だが、すぐにわかるように、このタスクのひとつの部分、たとえば他の人の席を要求してはならないという「ルール」のような部分をとってみても、さまざまに複雑な他のルールによって左右されているのがわかる。特定の地下鉄の座席配置のルール、公共の場での一般的な礼儀正しいふるまい方のルール、人がいっぱいの都会の生活のルールなど、一瞥したところ、最初のルールとはほとんど関係なさそうなルールである。人間の行動のある限られた部分さえも、それをまねするロボットをプログラムしようとすれば、あなたは、ある意味で、世界に関する「すべて」を教えなければならない。(3)あなたが対処するように教えたこととわずかに異なる状況に遭遇したとたん、ロボットはどうふるまえばいいのかわからなくなるだろう。

　常識を欠く人たちは、何に注意を払うべきかを理解していないように見える点で、また、理解していないことは何かを理解していないように見える点で、この不幸なロボットと少し似ている。(4)そして、ロボットをプログラミングするのは難しいというのと全く同じ理由で、常識を欠いているだれかに、何が間違っているのかを説明するのは驚くほど難しい。あなたは彼らが間違ったことを言ったりしたりした場面のさまざまな例を通じて、彼らに振り返らせることができるし、おそらく彼らは、再びそっくり同じ間違いをするのを避けることはできるだろう。しかし、何かが異なるやいなや、彼らは完璧にふり出しに戻ってしまうのだ。

Ⅱ
〔解答〕

(1) 代わりに、赤ちゃんは、広い範囲の状況に柔軟に適応するのに必要な技術を備えて生まれてくる。これによって、人間は世界中で生存できるようになった。

(2) しかし子どもは、あることをどのようにして自分が引き起こしたのか混乱することが時々あって、だから、あなたは、赤ちゃんが物を説得して動かそうとするのを見ることがあるだろう。

(3) 明瞭な発音、語と語の間の区切りなどの、母親言葉の特徴はまた、赤ちゃんが言語について学ぶのを手助けするのにも非常に向いているというのは、おそらく偶然の一致ではないだろう。

〔全訳〕

　赤ちゃんがたくさん眠るのは当たり前だ。赤ちゃんには大変な仕事がたくさん控えている。子どもは一連の基本的な学習能力を備えて生まれてくる。だが、彼らのやるべきリストには、まだたくさんの項目が残っている。生まれて最初の1年で、赤ちゃんは、言語から運動能力にいたるまで、大人になってからのすべての能力の基礎を築かなければならない。赤ちゃんの脳はこの時期に、これから後のどの時期よりも速いスピードで変化していく。この変化の多くは、赤ちゃんが自分の生まれてきた特別な環境について学ぶのを助ける。

　人間は、凍ったツンドラからうだる暑さの砂漠まで、驚くほど多様な場所に生きることができるし、さまざまな社会体制の中でも生きることができる。ロンドンやバルセロナで大きくなることは、アマゾンの自給自足の村で大きくなるのとは非常に違う経験だが、赤ちゃんはこの両方の環境の中に、ほぼ同じ遺伝子を持って生まれてくる。

　多くの動物と違って、人間は生まれた時には、その環境に適合するように組み込まれているのではない。(1)代わりに、赤ちゃんは、広い範囲の状況に柔軟に適応するのに必要な技術を備えて生まれてくる。これによって、人間は世界中で生存できるようになった。この方法の利点は計り知れないが、その代償もそうだ。子どもは自立するまでに、長い期間多くの世話を必要とする。このハイリスクハイリターンな生殖戦略は、ほとんどの人のまずは子ども時代、やがて親時代の数十年間の生活の形に影響を与える。

　赤ちゃんは世界についての自分の考えを探検し試したいという気持ちに駆られ　―これが、赤ちゃんが絶えず何にでも首を突っ込むように見える理由である―　事を起こすのが大好きである。赤ちゃんが自分の座っている高い椅子からボウルをわざと落としてめちゃくちゃにすることを覚える場合、あなたは、赤ちゃんが勝ち誇ったようにそれを何度も何度も繰り返しながらニンマリしているのを、見ることがあるだろう。世界に影響を与えることは、子どもにとって途方もなく価値のあるものであり、大人にとっても同様である。(2)しかし子どもは、あることをどのようにして自分が引き起こしたのか混乱す

ることが時々あって、だから、あなたは、赤ちゃんが物を説得して動かそうとするのを見ることがある。このような物理的因果関係と心理的因果関係の混乱は、だいたい1歳の誕生日までには消える。

　赤ちゃんが進化によって、非常に有能な学習者であるべく形作られているのと同じように、大人は同じくらい有能な教師になっている。それはいないいないばあの遊びのように見えるかもしれないが、ここでは重要なものが進行している。赤ちゃんは自分が必要とするものを―食べ物や住まいだけでなく、情報やお手本も―大人の保護者から得ることが、極めて上手である。母親が赤ちゃんに「ほんとにいい子ね」とささやくとき、赤ちゃんは言語を、人間関係を、そしてさらに多くのことを学んでいるのである。

　脳の生まれつきの能力のおかげで、新生児さえ、大人の指示を受けるだけの存在ではない。赤ちゃんは、ある特定の発達段階において自分にもっとも役に立つ情報を、積極的に探し求め、そしてその行動は、必要な種類の情報を確実に大人から引き出すのである。たとえば、多くの人々は赤ちゃんに母親言葉で話しかける。高い調子の、単調な、母音を長く伸ばした、通常の言語の遅い版である。赤ちゃんは母親言葉を聞くのを好み、このように話す人々とより強く交感する。ほとんどの大人や大きい子どもたちが本能的にしている話し方である。(3)明瞭な発音、語と語の間の区切りなどの、母親言葉の特徴はまた、赤ちゃんが言語について学ぶのを手助けするのにも非常に向いているというのは、おそらく偶然の一致ではないだろう。

Ⅲ
〔解答例〕

(1) Most of the choices we make in our daily life may seem to be the results of our decision made after full consideration.

(2) The habit is a set of behavior which we choose intentionally at a certain point and continue automatically afterwards.

(3) what we eat, how often we exercise, or whether we save money or spend it, for example, will have a great influence on our health, economic stability and welfare.

〔解法のヒント〕

　英作文はまず、英文の骨格となる主語と動詞を決めてから書き始める。主語によって動詞が決まり、逆にどのような動詞を使うかによって主語が決まってくる。

後　期

I

〔解答〕

(1) そして、ある行動をとる人が多ければ多いほど、その行動は他の人たちによってより適切だと判断される。

(2) あなたはじっとそこに留まって、自分の見ているものがライオンなのか、ライオンのように見える何かなのか、実はすばらしいタンパク源となりそうな害のない動物なのかを、検討しただろうか。

(3) この行動様式は私たちの中に深く根づいているので、これによって生存に有利には全然ならないのに、私たちは今日でもまだこれを利用する。よくあることだ。

(4) だから、自社の商品のほうが「1番人気がある」ので良いのだと会社が言うときには、常に気をつけなければならない。商品が、単に売れる数が一番多いからと言って、なぜ良いのだろうか。

〔全訳〕

　あなたはコンサートに行く途中である。交差点で一団の人々に遭遇する。みんな空を見ている。考えるまでもなく、あなたも上をじっと見る。なぜか。「社会的証明」である。コンサートの中ほどで、ソリストが完璧な演奏を披露しているとき、だれかが拍手を始めると、突然会場中がそれに加わる。あなたもそうする。なぜか。「社会的証明」である。コンサートの後、あなたはコートをとるためにクロークへ行く。あなたは前の人々がコインを1枚お皿の上に置く様子を見る。正式にはこのサービスはチケットの金額に含まれているのにである。あなたはどうするか。おそらくあなたもまた、チップを置くだろう。

　時々おおまかに「群本能」と呼ばれることもある「社会的証明」は、人が他の人たちと同じ行動をしているときに正しくふるまっているのだと感じるような指令を出している。言い換えれば、ある考えに従う人が多ければ多いほど、私たちはその考えをより良いもの (より正しいもの) と見なすということである。(1)そして、ある行動をとる人が多ければ多いほど、その行動は他の人たちによってより適切だと判断されるのである。これは、もちろん、ばかげている。

　社会的証明はバブル経済と株式市場パニックの背後にある悪である。これはファッション、経営テクニック、趣味、宗教、ダイエットの中に存在する。これは宗派が集団自殺を図るときのように、文化全体を麻痺させることがある。

　心理学者ソロモン・アッシュによって1950年代に行われたある簡単な実験は、仲間内圧力がいかに常識をゆがませるかを示している。被験者は紙に書いた1本の直線を見せられる。その隣りには1、2、3と番号をふられ

た3本の線が書いてあって、1本は短く、1本は長く、1本は元の線と同じ長さである。被験者は3本の線の内のどれが元の線と同じ長さなのかを言わなくてはならない。部屋に1人でいる場合ならば、その人は正しく答える。その課題は極めて簡単だから驚くにはあたらない。さて、他に5人の人たちが部屋に入ってくる。彼らはみんなサクラであるが、被験者はそのことを知らない。3番が正しい答えなのははっきりしているのに、彼らは次から次に「1番」と言って、間違った答えを出す。そしてまた被験者の番が来る。3分の1のケースで、被験者は他の人たちの答えに合わせようとして、正しくない答えを言う。

　私たちはなぜこのような行動をとるのだろうか。そう、過去においては、他の人たちに従うのは良い生き残り戦略だった。50000年前、あなたが狩猟採集民の友だちと一緒にタンザニアのセレンゲティ草原を歩き回っていると、突然友だちがみんな駆け出したとしよう。あなたはどうしただろうか。(2)あなたはじっとそこに留まって、自分の見ているものがライオンなのか、ライオンのように見える何かなのか、実はすばらしいタンパク源となりそうな害のない動物なのかを、検討しただろうか。いやいや、あなたは友だちの後を追って駆け出しただろう。後で、安全なときに、「ライオン」は実は何であったのかをじっくり考えることができたろう。集団と違う行動をした人々は ―きっといくらかはいたと思うが― 遺伝子プールから出て行った。私たちは人の行動をまねした人々の直系の子孫なのだ。(3)この行動様式は私たちの中に深く根づいているので、これによって生存に有利には全然ならないのに、私たちは今日でもまだこれを利用する。よくあることだ。社会的証明に価値があるごくわずかな場面が頭に浮かんでくる。たとえば、あなたが外国の都市にいて、お腹がすいたがいいレストランを知らないとき、地元の人でいっぱいのレストランを選ぶのは理にかなっている。別の言葉で言えば、あなたは地元に人の行動をまねているのである。

　コメディーやトークショーは社会的証明を利用して、要所要所に録音の笑い声を挿入し、観客が一緒になって笑うのを誘発する。広告業界も、社会的証明に対する私たちの弱点から大いに利益を得ている。これは (さまざまな車のモデル、清掃用品、化粧品など、明らかな長所と短所がないものから選んで決めるときのように) 状況があいまいなとき、そして「あなたや私のような」人々が現れるところで、うまく作用する。

　(4)だから、自社の商品のほうが「1番人気がある」ので良いのだと会社が言うときには、常に気をつけなければならない。商品が、単に売れる数が一番多いからと言って、なぜ良いのだろうか。そして、小説家W・サマセット・モームの賢明な言葉を思い出すことだ。「もし5000万の人々が何かを愚かだと言うなら、それはやはり愚かなのだ。」

終わったのではありません、違っているのです。それに、決して悪くなったのではありません。ある意味で良くなりました。」 ある意味で、彼は新しい技能を獲得し違う能力を開拓することによって埋め合わせとしたので、良くなったのだ。新しい生活の中で、マットはラグビーの解説と自伝を書いている。彼は同じような障害を持つ子どもたちのための慈善活動に加えて、ラグビーのウェブサイトを運営している。

(3)脳が耐えがたい状況に遭遇してしまったときにとる策略は、その状況に、慰めになる面や希望と感じられる面をすばやく見つけ出すことである。重い病気になる前は、私たちは病気や障害をなにがなんでも避けるべきものと見なす。それによって私たちは困難を避け、危険から遠ざかり、体を大事にすることができるので、これは不幸を見るときの適応性のある見方である。しかし、その不幸がいったん現実になると、このような見方をするのはもはや何の役にも立たない。続けてやっていくためには、私たちはすぐに状況を評価し直し、人生を続けて行けるように私たちにふりかかった状況の評価を反転させる必要がある。

III
〔解答例〕
(1)What is the mechanism by which people can distinguish correctly spelt words from incorrectly spelt ones?
(2)For a long time, this ability has been thought to be based on spoken language children have already acquired.
(3)The ability to read a language is also related to the ability to perceive and memorize regular patterns of letters which constitute each word.

〔解法のヒント〕
　英作文はまず、英文の骨格となる主語と動詞を決めてから書き始める。主語によって動詞が決まり、逆にどのような動詞を使うかによって主語が決まってくる。

II
〔解答〕
(1)最小限と思われる努力でそれをすばやくやってのける。
(2)広い範囲の病気に関して言えば、患者の人たちは、健康な人たちがその病気になったらどんな生活になるだろうかと予想したものよりも、はるかに質の高い生活を送っていると報告している。
(3)脳が耐えがたい状況に遭遇してしまったときにとる策略は、その状況に、慰めになる面や希望と感じられる面をすばやく見つけ出すことである。

〔全訳〕
　20世紀までのおよそ2500年間、古代エジプト、ローマ、中国の哲学者や科学者は、賢者の石を探すのに生涯を費やした。ハリー・ポッターと仲間たちの最近のすばらしい働きにもかかわらず、持ち主に永遠の生命を与える石は全く発見されなかった。彼らは頑張ったが、錬金術師は金属を他のものに変えることは決してできなかったのだ。

　しかし、人間の脳は、鉛を金に変えるのが極めて上手である。(1)最小限と思われる努力でそれをすばやくやってのける。私たちの心は、状況が私たちに課すものがなんであれ、それの最も役に立つ見方をさがしてそれを採用する。私たちは、離婚、失業、病気などの苦難を、決して立ち直れないだろうと思って怖れるが、たいていそれは間違っている。人々は、ほとんどどんな不幸にみまわれても、驚くほど早く通常の幸せレベルに戻る傾向がある。下半身付随になってたった1年で、事故の被害者は、日々の出来事から得る喜びのレベルが健康な人たちのそれと同じくらいであると報告している。彼らが自分に予測する将来の幸せの程度も、変わるところはない。

　だが、皮肉なことに、人々は、このような不幸に直面したらどう感じるだろうかと予想するのは極めて下手である。下半身付随になったらどう乗り切るか、それを推測してくださいと言うと、人々はだいたい、感情の反応の長さと激しさを過剰に見積もる。よくある反応は「私の人生は終わった。もう先に進めない。」というものだ。人が次のように言うのは聞いたことがないだろう。「足を使う能力を失っても、私は将来に関しては、たぶん隣にいるやつと同じくらい楽観している。」 だがほとんどの場合、現実にはこうなる。(2)広い範囲の病気に関して言えば、患者の人たちは、健康な人たちがその病気になったらどんな生活になるだろうかと予想したものよりも、はるかに質の高い生活を送っていると報告している。

　たとえばマット・ハンプソンを取り上げてみよう。マットは23歳である。ラグビーのトレーニング期間のある日、彼は背骨を脱臼して、首から下が麻痺してしまった。おそらくはその後も一生そうだと思われた。今彼は車椅子に座り、あごを使ってそれを動かし、人工呼吸器で呼吸する。私たちのほとんどは、自動的に彼をかわいそうだと思う。しかし彼は言う。「人生は今は違います。

数　学

解答

26年度

1

〔出題者が求めたポイント〕

(1) （数学Ⅱ・式と証明）

$x_1 > 0$, $x_n > 0$ とすると $x_{n+1} > 0$ を言うと，すべての $\{x_n\}$ は $x_n > 0$ である。

$x_n - x_{n+1}$ を計算する。分母を有理化する。

(2) （数学Ⅱ・三角関数）

$\tan\theta = \dfrac{\sin\theta}{\cos\theta}$, $1 + \tan^2\theta = \dfrac{1}{\cos^2\theta}$

$\sin(\alpha - \beta) = \sin\alpha\cos\beta - \sin\beta\cos\alpha$

を利用して，$\sin x = \sin y$ として $x = y$

(3) （数学Ⅲ・極限値）

$\displaystyle\lim_{\theta \to 0} \dfrac{\sin\theta}{\theta} = 1$ が使えるように導く。

〔解答〕

(1) $x_1 = \sqrt{3} > 0$, $x_n > 0$ とすると，$x_{n+1} > 0$

従って，すべての $x_n > 0$

$$x_{n+1} = \frac{x_n}{\sqrt{1 + x_n^2} + 1} \cdot \frac{\sqrt{1 + x_n^2} - 1}{\sqrt{1 + x_n^2} - 1}$$

$$= \frac{\sqrt{1 + x_n^2} - 1}{x_n}$$

$$x_n - x_{n+1} = \frac{x_n^2 + 1 - \sqrt{1 + x_n^2}}{x_n}$$

$$= \frac{\sqrt{1 + x_n^2}\left(\sqrt{1 + x_n^2} - 1\right)}{x_n} > 0$$

従って，$x_n > x_{n+1}$ より $\{x_n\}$ は減少数列である。

(2) $\tan\theta_{n+1} = \dfrac{\tan\theta_n}{\sqrt{1 + \tan^2\theta_n} + 1}$

$$= \frac{\dfrac{\sin\theta_n}{\cos\theta_n}}{\dfrac{1}{\cos\theta_n} + 1}$$

$$= \frac{\sin\theta_n}{1 + \cos\theta_n}$$

よって，$\dfrac{\sin\theta_{n+1}}{\cos\theta_{n+1}} = \dfrac{\sin\theta_n}{1 + \cos\theta_n}$

$\sin\theta_{n+1} + \sin\theta_{n+1}\cos\theta_n = \sin\theta_n\cos\theta_{n+1}$

$\sin\theta_{n+1} = \sin\theta_n\cos\theta_{n+1} - \sin\theta_{n+1}\cos\theta_n$

$\qquad\qquad = \sin(\theta_n - \theta_{n+1})$

よって，$\theta_{n+1} = \theta_n - \theta_{n+1}$ $\quad \therefore \theta_{n+1} = \dfrac{1}{2}\theta_n$

$\tan\theta_1 = \sqrt{3}$ より $\theta_1 = \dfrac{\pi}{3}$ $\quad \therefore \theta_n = \dfrac{\pi}{3}\left(\dfrac{1}{2}\right)^{n-1}$

(3) $2^n\tan\theta_n = 2^n\dfrac{\sin\dfrac{\pi}{3}\left(\dfrac{1}{2}\right)^{n-1}}{\cos\dfrac{\pi}{3}\left(\dfrac{1}{2}\right)^{n-1}}$

$$= \frac{2\cdot\dfrac{\pi}{3}}{\cos\dfrac{\pi}{3}\left(\dfrac{1}{2}\right)^{n-1}} \cdot \frac{\sin\dfrac{\pi}{3}\left(\dfrac{1}{2}\right)^{n-1}}{\dfrac{\pi}{3}\left(\dfrac{1}{2}\right)^{n-1}}$$

$$\lim_{n\to\infty} 2^n\tan\theta_n = \lim_{n\to\infty} \frac{2\cdot\dfrac{\pi}{3}}{\cos\dfrac{\pi}{3}\left(\dfrac{1}{2}\right)^{n-1}} \cdot \frac{\sin\dfrac{\pi}{3}\left(\dfrac{1}{2}\right)^{n-1}}{\dfrac{\pi}{3}\left(\dfrac{1}{2}\right)^{n-1}}$$

$$= \frac{2}{3}\pi$$

2

〔出題者が求めたポイント〕

（数学Ⅱ・式と証明）

(1) $x^3 + y^3 + z^3$

$\quad = (x + y + z)(x^2 + y^2 + z^2 - xy - yz - xz)$

（　）の中が 2 次式のものを平方完成する。

(2) $a = x^3$, $b = y^3$, $c = z^3$ とし，(1)を利用する。

$xyz = t$ として不等式を解く。

〔解答〕

(1) $x^3 + y^3 = (x + y)^3 - 3xy(x + y)$

$x^3 + y^3 + z^3 - 3xyz$

$\quad = (x + y)^3 + z^3 - 3xyz - 3x^2y - 3xy^2$

$\quad = (x + y + z)\{(x + y)^2 - z(x + y) + z^2 - 3xy\}$

$\quad = (x + y + z)(x^2 + y^2 + z^2 - xy - yz - zx)$

$x > 0$, $y > 0$, $z > 0$ のとき，

$x^3 + y^3 + z^3 - 3xyz$

$\quad = \dfrac{1}{2}(x + y + z)\{(x - y)^2 + (y - z)^2 + (z - x)^2\} \geqq 0$

従って，$x^3 + y^3 + z^3 \geqq 3xyz$

等号が成り立つのは，$x = y = z$ のとき。

(2) $a = x^3$, $b = y^3$, $c = z^3$ とする。$(x, y, z > 0)$

$x^3y^3z^3 = x^3 + y^3 + z^3 + 2 \geqq 3xyz + 2$

$xyz = t$ とすると，$t^3 \geqq 3t + 2$

$t^3 - 3t - 2 \geqq 0$　より　$(t + 1)^2(t - 2) \geqq 0$

よって，$t \geqq 2$　より　$xyz \geqq 2$

$abc = (xyz)^3 \geqq 8$　　　積 abc の最小値は，8

3

〔出題者が求めたポイント〕

（数学 C・2 次曲線）

(1) $\dfrac{x^2}{a^2} + \dfrac{y^2}{b^2} = 1$ の上の点 (u, v) における接線の方程

式は，$\dfrac{ux}{a^2} + \dfrac{vy}{b^2} = 1$

(2) 点 (x_0, y_0) と直線 $ax + by + c = 0$ との距離は，

$$\dfrac{|ax_0 + by_0 + c|}{\sqrt{a^2 + b^2}}$$

〔解答〕

(1) $\dfrac{x^2}{a^2} + \dfrac{y^2}{b^2} = 1$，$y = mx + n$ が接する。

$b^2x^2 + a^2y^2 = a^2b^2$ より $b^2x^2 + a^2(mx + n)^2 = a^2b^2$

$(b^2 + a^2m^2)x^2 + 2a^2mnx + a^2n^2 - a^2b^2 = 0$

$(D =)a^2b^2(-n^2 + b^2 + a^2m^2) = 0$ より

$n^2 = b^2 + a^2m^2$

接点が (u, v) より $\dfrac{u^2}{a^2} + \dfrac{v^2}{b^2} = 1$，$v = mu + n$

$(-mu + v)^2 = a^2m^2 + b^2$ より

$(u^2 - a^2)m^2 - 2uvm + v^2 - b^2 = 0$

$-\dfrac{a^2v^2}{b^2}m^2 - 2uvm - \dfrac{b^2u^2}{a^2} = 0$　∴　$m = -\dfrac{b^2u}{a^2v}$

$n^2 = b^2 + a^2\dfrac{b^4u^2}{a^4v^2} = \dfrac{b^2(a^2v^2 + b^2u^2)}{a^2v^2} = \dfrac{b^2a^2b^2}{a^2v^2}$

$= \dfrac{b^4}{v^2}$

$n = \dfrac{b^2}{v}$ より　$y = -\dfrac{b^2u}{a^2v}x + \dfrac{b^2}{v}$

従って，$\dfrac{ux}{a^2} + \dfrac{vy}{b^2} = 1$

(2) $ub^2x + va^2y - a^2b^2 = 0$

$(\sqrt{a^2 - b^2},\ 0)$ からの距離，$\dfrac{|ub^2\sqrt{a^2 - b^2} - a^2b^2|}{\sqrt{u^2b^4 + v^2a^4}}$

$(-\sqrt{a^2 - b^2},\ 0)$ からの距離，

$$\dfrac{|-ub^2\sqrt{a^2 - b^2} - a^2b^2|}{\sqrt{u^2b^4 + v^2a^4}}$$

$\dfrac{|ub^2\sqrt{a^2 - b^2} - a^2b^2|}{\sqrt{u^2b^4 + v^2a^4}} \quad \dfrac{|+ub^2\sqrt{a^2 - b^2} + a^2b^2|}{\sqrt{u^2b^4 + v^2a^4}}$

$= \dfrac{|u^2b^4(a^2 - b^2) - a^4b^4|}{u^2b^4 + v^2a^4} = \dfrac{|b^4(u^2a^2 - u^2b^2 - a^4)|}{u^2b^4 + a^2(a^2b^2 - b^2u^2)}$

$= \dfrac{b^4(a^4 + u^2b^2 - u^2a^2)}{b^2(a^4 + u^2b^2 - u^2a^2)} = b^2$

従って，一定値で，b^2

4 〔出題者が求めたポイント〕

（数学Ⅲ・積分法）

(1) $f(x) = ax^3 + bx^2 + cx + d$ として，$f(x - t)$ を計算し，$F(x)$ を求める。

$F(x) = kf(x)$ として，k, a を求めると $a = 0$

(2) 定積分で $F(x)$ を求める。

$\sin(\alpha - \beta) = \sin\alpha\cos\beta - \sin\beta\cos\alpha$

$\cos(\alpha - \beta) = \cos\alpha\cos\beta + \sin\alpha\sin\beta$

$F(x) = kg(x)$ より A, B, k の関係式を導き，k を求める。

〔解答〕

(1) $f(x) = ax^3 + bx^2 + cx + d$ とする。

$f(x - t) = a(x - t)^3 + b(x - t)^2 + c(x - t) + d$

$\quad = -at^3 + (3ax + b)t^2 - (3ax^2 + 2bx + c)t + ax^3 + bx^2 + cx + d$

$F(x) = \displaystyle\int_0^1 f(x - t)dx$

$= \left[-\dfrac{a}{4}t^4 + \dfrac{3ax + b}{3}t^3 - \dfrac{3ax^2 + 2bx + c}{2}t^2 + (ax^3 + bx^2 + cx + d)t \right]_0^1$

$= ax^3 + \left(b - \dfrac{3}{2}a \right)x^2 + (a - b + c)x - \dfrac{a}{4} + \dfrac{b}{3} - \dfrac{c}{2} + d$

$F(x) = kf(x)$ とすると，$ka = a$ より $k = 1$

$kb = b - \dfrac{3}{2}a$　より　$a = 0$ となり3次関数とならない。

(2) $f(x - t) = A\cos(x - t) + B\sin(x - t)$

$\displaystyle\int_0^{\frac{\pi}{2}} \left\{ A\cos(x - t) + B\sin(x - t) \right\} dt$

$= \left[-A\sin(x - t) + B\cos(x - t) \right]_0^{\frac{\pi}{2}}$

$= -A\sin\left(x - \dfrac{\pi}{2} \right) + B\cos\left(x - \dfrac{\pi}{2} \right) + A\sin x - B\cos x$

$= -A\sin x\cos\dfrac{\pi}{2} + A\sin\dfrac{\pi}{2}\cos x + B\cos x\cos\dfrac{\pi}{2} + B\sin x\sin\dfrac{\pi}{2} + A\sin x - B\cos x$

$= (A - B)\cos x - (-A - B)\sin x$

$A - B = kA$,　$-A - B = Bk$ のとき，

$F(x) = kg(x)$ となる。

$B = (1 - k)A$ より　$-A - (1 - k)A = k(1 - k)A$

$k^2 - 2 = 0$　より　$k = \pm\sqrt{2}$

$B = (1 - \sqrt{2})A$　$(k = \sqrt{2})$ 又は

$B = (1 + \sqrt{2})A$　$(k = -\sqrt{2})$

5 〔出題者が求めたポイント〕

i 番目と $n + i$ 番目を i 群とする。

$1 \sim 2n$ 番目に $1 \sim n$ を 2つずつ並べる場合の数を求める。

(1) 1, 2 を1, 2 群に1つずつ並べておく並べ方。

(2) 数字を A, B, C として，A は B より，B は C よ

り小さい数字の群に入れるように置く場合の数を調べて，A，B，C に数字を対応させる場合の数，1〜2n 番目に並べる場合の数をかける。

(3) 数字を A，B，C，D として(2)と同じ方法で調べていく。

〔解答〕

i 番目と $n+i$ 番目を i 群とする。

(1) 1，2 を 1，2 群に 1 つずつおく。$2^2=4$（通り）

$$\frac{4}{{}_4C_2}=\frac{4}{6}=\frac{2}{3}$$

(2) 数字を A，B，C とし，A は B より B は C より数字の小さい群に置くと表のように 1 通り。

群	1	2	3
	A	A	B
	B	C	C

英字に数字を対応させる。3！

これらを 1〜6 に並べる。2^3

$$\frac{1\cdot 3!\cdot 2^3}{{}_6C_2\cdot {}_4C_2}=\frac{6\times 8}{15\times 6}=\frac{8}{15}$$

(3) 数字を A・B・C とし，A は B より，B は C より，C は D より小さい群に置くと表1と表2のようになる。

群	1	2	3	4
表1	A	A	C	C
	B	B	D	D
	A	C	A	C
	B	D	B	D
	A	C	C	A
	B	D	D	B

群	1	2	3	4
表2	A	A	B	C
	B	C	D	D
	A	A	C	B
	B	C	D	D
	A	C	A	B
	B	D	C	D

表1の場合　3通り

英字に数字を対応させる。${}_4C_2$

これらを 1〜8 に並べる。2^4

$3\times {}_4C_2\times 2^4=288$

表2の場合　3通り

英字に数字を対応させる。4！

これらを 1〜8 に並べる。2^4

$3\times 4!\times 2^4=1152$

$$\frac{288+1152}{{}_8C_2\cdot {}_6C_2\cdot {}_4C_2}=\frac{1440}{28\times 15\times 6}=\frac{4}{7}$$

後　期

1

〔出題者が求めたポイント〕

（数学Ⅱ・三角関数）

(1) D から x 軸に垂線を下し点 H とすると，弧 PH が θ であるから $\angle\mathrm{PDH}=\theta$

PD は x 軸方向は，$-\mathrm{PD}\sin\theta$ で y 軸方向は $-\mathrm{PD}\cos\theta$

(2) (1)を利用して，計算する。

$$\sin(\alpha+\beta)=\sin\alpha\cos\beta+\sin\beta\cos\alpha$$
$$\cos(\alpha+\beta)=\cos\alpha\cos\beta-\sin\alpha\sin\beta$$

〔解答〕

(1) $x(\theta)=\theta-\sin\theta,\ y(\theta)=1-\cos\theta$

(2) $b=a+\dfrac{\pi}{2}$

$$x(b)-x(a)=a+\frac{\pi}{2}-\sin\left(a+\frac{\pi}{2}\right)-a+\sin a$$
$$=\frac{\pi}{2}-\cos a+\sin a$$

よって，$\cos a-\sin a=\dfrac{1}{5}$

$(\cos a-\sin a)^2=\dfrac{1}{25}$ より $1-2\sin a\cos a=\dfrac{1}{25}$

よって，$\sin a\cos a=\dfrac{12}{25}$

$$y(b)-y(a)=1-\cos\left(a+\frac{\pi}{2}\right)-1+\cos a$$
$$=\sin a+\cos a$$

$(\sin a+\cos a)^2=1+2\sin a\cos a=1+\dfrac{24}{25}=\dfrac{49}{25}$

$y(b)>y(a)$ より　$y(b)-y(a)=\dfrac{7}{5}$

2

〔出題者が求めたポイント〕

（数学B・ベクトル）

(1) 辺 BC の中点を M とすると，$\overrightarrow{\mathrm{AM}}=\dfrac{\overrightarrow{\mathrm{AB}}+\overrightarrow{\mathrm{AC}}}{2}$

l_A と l_B の交点を Q とする。
$(\overrightarrow{\mathrm{AQ}}=)\overrightarrow{\mathrm{AA}_1}+n\overrightarrow{\mathrm{PA}_1}=\overrightarrow{\mathrm{AB}}+m\overrightarrow{\mathrm{PB}_1}$ として，n，m を求める。求めた $\overrightarrow{\mathrm{AQ}}$ に対し，$\overrightarrow{\mathrm{AQ}}=\overrightarrow{\mathrm{AC}}+k\overrightarrow{\mathrm{PC}_1}$ となる k が存在することを示す。

(2) 直線 PQ 上の点 R は，$\overrightarrow{\mathrm{AR}}=\overrightarrow{\mathrm{AP}}+m\overrightarrow{\mathrm{PQ}}$，$\overrightarrow{\mathrm{AP}}$ の係数が 0 となる m を求める。線分 PQ を $m:1-m$ の比に内分する点 R は，$\overrightarrow{\mathrm{AR}}=(1-m)\overrightarrow{\mathrm{AP}}+m\overrightarrow{\mathrm{AQ}}$

〔解答〕

(1) $\overrightarrow{\mathrm{AC}_1}=\dfrac{1}{2}\overrightarrow{\mathrm{AB}},\ \overrightarrow{\mathrm{AB}_1}=\dfrac{1}{2}\overrightarrow{\mathrm{AC}},$

$$\overrightarrow{\mathrm{AA}_1}=\frac{1}{2}\overrightarrow{\mathrm{AB}}+\frac{1}{2}\overrightarrow{\mathrm{AC}}$$

$$\overrightarrow{\mathrm{PC}_1}=\frac{1}{2}\overrightarrow{\mathrm{AB}}-\overrightarrow{\mathrm{AP}},\ \overrightarrow{\mathrm{PB}_1}=\frac{1}{2}\overrightarrow{\mathrm{AC}}-\overrightarrow{\mathrm{AP}}$$

$$\overrightarrow{\mathrm{PA}_1}=\frac{1}{2}\overrightarrow{\mathrm{AB}}+\frac{1}{2}\overrightarrow{\mathrm{AC}}-\overrightarrow{\mathrm{AP}}$$

l_A と l_B の交点を Q とする。
$(\overrightarrow{\mathrm{AQ}}=)\overrightarrow{\mathrm{AA}_1}+n\overrightarrow{\mathrm{PA}_1}=\overrightarrow{\mathrm{AB}}+m\overrightarrow{\mathrm{PB}_1}$ とする。

$$n\left(\frac{1}{2}\overrightarrow{\mathrm{AB}}+\frac{1}{2}\overrightarrow{\mathrm{AC}}-\overrightarrow{\mathrm{AP}}\right)$$
$$=\overrightarrow{\mathrm{AB}}+m\left(\frac{1}{2}\overrightarrow{\mathrm{AC}}-\overrightarrow{\mathrm{AP}}\right)$$

よって，$\dfrac{1}{2}n=1$，$\dfrac{1}{2}n=\dfrac{1}{2}m$，$-n=-m$

従って，$m=n=2$
$\overrightarrow{\mathrm{AQ}}=\overrightarrow{\mathrm{AB}}+\overrightarrow{\mathrm{AC}}-2\overrightarrow{\mathrm{AP}}$（Q は l_A，l_B の交点）

$$\overrightarrow{\mathrm{AC}}+k\left(\frac{1}{2}\overrightarrow{\mathrm{AB}}-\overrightarrow{\mathrm{AP}}\right)=\frac{k}{2}\overrightarrow{\mathrm{AB}}+\overrightarrow{\mathrm{AC}}-k\overrightarrow{\mathrm{AP}}$$

$k=2$ のとき，$\overrightarrow{\mathrm{AQ}}$ となるので，l_C も l_A，l_B の交点 Q を通るので，3 直線は 1 点 Q で交わる。

(2) $\overrightarrow{\mathrm{PQ}}=\overrightarrow{\mathrm{AB}}+\overrightarrow{\mathrm{AC}}-3\overrightarrow{\mathrm{AP}}$
直線 PQ の上の点を R とすると，
$$\overrightarrow{\mathrm{AR}}=\overrightarrow{\mathrm{AP}}+l\left(\overrightarrow{\mathrm{AB}}+\overrightarrow{\mathrm{AC}}-3\overrightarrow{\mathrm{AP}}\right)$$
$$=l\overrightarrow{\mathrm{AB}}+l\overrightarrow{\mathrm{AC}}-(3l-1)\overrightarrow{\mathrm{AP}}$$

$l=\dfrac{1}{3}$ のとき，$\overrightarrow{\mathrm{AR}}=\dfrac{1}{3}\overrightarrow{\mathrm{AB}}+\dfrac{1}{3}\overrightarrow{\mathrm{AC}}$ で定点。

この定点を R とすると，
$$\overrightarrow{\mathrm{AR}}=\overrightarrow{\mathrm{AP}}+\frac{1}{3}\overrightarrow{\mathrm{PQ}}=\frac{2}{3}\overrightarrow{\mathrm{AP}}+\frac{1}{3}\overrightarrow{\mathrm{AQ}}$$

点 R は線分 PQ を $1:2$ に内分する点である。

3

〔出題者が求めたポイント〕

（数学Ⅲ・微分法，数学Ⅱ・図形と方程式）

(1) $y=f(x)$ の上の $x=t$ における点の接線の方程式は，
$$y=f'(t)(x-t)+f(t)$$
連立方程式で交点を求める。
$(x_1,\ y_1),(x_2,\ y_2)$ の間の距離は，
$$\sqrt{(x_2-x_1)^2+(y_2-y_1)^2}$$

(2) 通る点を x，y に代入する。

(3) PQ，QR，RS を b を使って表す。
$z=\mathrm{PQ}+\mathrm{QR}+\mathrm{RS}$ として，z を b で微分して増減表をつくる。

〔解答〕

(1) $y' = \dfrac{1}{4}x$

$l_a : y = \dfrac{1}{4}a(x-a) + \dfrac{1}{8}a^2 = \dfrac{1}{4}ax - \dfrac{1}{8}a^2$

$l_b : y = \dfrac{1}{4}b(x-b) + \dfrac{1}{8}b^2 = \dfrac{1}{4}bx - \dfrac{1}{8}b^2$

$l_c : y = \dfrac{1}{4}C(x-c) + \dfrac{1}{8}c^2 = \dfrac{1}{4}cx - \dfrac{1}{8}c^2$

$\dfrac{1}{4}ax - \dfrac{1}{8}a^2 = \dfrac{1}{4}bx - \dfrac{1}{8}b^2$

$\dfrac{1}{4}(a-b)x = \dfrac{1}{8}(a-b)(a+b)$ より　$x = \dfrac{a+b}{2}$

$y = \dfrac{a^2+ab}{8} - \dfrac{1}{8}a^2 = \dfrac{ab}{8}$　∴　$Q\left(\dfrac{a+b}{2},\ \dfrac{ab}{8}\right)$

$\dfrac{1}{4}bx - \dfrac{1}{8}b^2 = \dfrac{1}{4}cx - \dfrac{1}{8}c^2$

$\dfrac{1}{4}(b-c)x = \dfrac{1}{8}(b-c)(b+c)$　より　$x = \dfrac{b+c}{2}$

$y = \dfrac{b^2+bc}{8} - \dfrac{1}{8}b^2 = \dfrac{bc}{8}$　∴　$R\left(\dfrac{b+c}{2},\ \dfrac{bc}{8}\right)$

$QR = \sqrt{\left(\dfrac{b+c}{2} - \dfrac{a+b}{2}\right)^2 + \left(\dfrac{bc}{8} - \dfrac{ab}{8}\right)^2}$

$\qquad = \sqrt{\dfrac{16+b^2}{8}}(c-a)$

(2) $l_a : 1 = -\dfrac{3}{4}a - \dfrac{1}{8}a^2$　より　$a^2 + 6a + 8 = 0$

$(a+2)(a+4) = 0,\ -3 < a$ より　$a = -2$

$l_c : 10 = \dfrac{9}{4}c - \dfrac{1}{8}c^2$　より　$c^2 - 18c + 80 = 0$

$(c-8)(c-10) = 0,\ c < 9$ より　$c = 8$

(3) $PQ = \sqrt{\left(\dfrac{b-2}{2} + 3\right)^2 + \left(-\dfrac{b}{4} - 1\right)^2} = \dfrac{\sqrt{5}}{4}(b+4)$

$QR = \sqrt{\left(\dfrac{b+8}{2} - \dfrac{b-2}{2}\right)^2 + \left(b + \dfrac{1}{4}b\right)^2}$

$\qquad = \dfrac{5}{4}\sqrt{b^2+16}$

$RS = \sqrt{\left(9 - \dfrac{b+8}{2}\right)^2 + (10-b)^2} = \dfrac{\sqrt{5}}{2}(10-b)$

$Z = \dfrac{\sqrt{5}}{4}b + \sqrt{5} + \dfrac{5}{4}\sqrt{b^2+16} + 5\sqrt{5} - \dfrac{\sqrt{5}}{2}b$ とする。

$Z = \dfrac{5}{4}\sqrt{b^2+16} - \dfrac{\sqrt{5}}{4}b + 6\sqrt{5}$

$\dfrac{dZ}{db} = \dfrac{5b}{4\sqrt{b^2+16}} - \dfrac{\sqrt{5}}{4}$

$\dfrac{5b}{4\sqrt{b^2+16}} - \dfrac{\sqrt{5}}{4} = 0$　とする。$5b = \sqrt{5}\sqrt{b^2+16}$

$25b^2 = 5b^2 + 80$　より　$b^2 = 4$

$a < b$　より　$b = 2$

b	-2		2		8
Z'		$-$	0	$+$	
Z		↘		↗	

最小値は，$Z = \dfrac{5}{4}\sqrt{4+16} - \dfrac{\sqrt{5}}{4}\cdot 2 + 6\sqrt{5} = 8\sqrt{5}$

4

〔出題者が求めたポイント〕

（数学III・積分法）

(1) $\displaystyle \int f(x)g'(x)dx = f(x)g(x) - \int f'(x)g(x)dx$

$g(x) = e^x$ とする。

(2) $x = f(s),\ y = g(s)$ で表されるとき，

$\displaystyle \int_0^e ydx = \int_0^1 g(s)f'(s)ds$

〔解答〕

(1) $\displaystyle \int xe^x dx = xe^x - \int e^x dx = xe^x - e^x$

$\displaystyle \int x^2 e^x dx = x^2 e^x - 2\int xe^x dx = x^2 e^x - 2(xe^x - e^x)$

$\qquad = x^2 e^x - 2xe^x + 2e^x$

$\displaystyle \int (px^2 + qx + r)e^x dx$

$= p(x^2 e^x - 2xe^x + 2e^x) + q(xe^x - e^x) + re^x$

$= px^2 e^x + (-2p+q)xe^x + (2p-q+r)e^x$

従って，$k = p,\ l = -2p + q$

$m = 2p - q + r$

(2) $s = 0$ のとき，$x = 0,\ y = 1$　$(0,\ 1)$

$s = 1$ のとき，$x = e,\ y = e+1$　$(e,\ e+1)$

$\dfrac{dx}{ds} = e^s + 1$　より

$\displaystyle \int_0^e ydx = \int_0^1 (e^s + s^2)(e^s + 1)ds$

$\qquad = \int_0^1 \left\{ e^{2s} + (s^2+1)e^s + s^2 \right\} ds$

$\qquad = \left[\dfrac{1}{2}e^{2s} + s^2 e^s - 2se^s + 2e^s + e^s + \dfrac{1}{3}s^3 \right]_0^1$

$\qquad = \left(\dfrac{1}{2}e^2 + 2e + \dfrac{1}{3} \right) - \left(\dfrac{1}{2} + 3 \right)$

$\qquad = \dfrac{1}{2}e^2 + 2e - \dfrac{19}{6}$

5

[出題者が求めたポイント]

（数学 A・確率）

(1) 2つの独立な試行 S, T において，S では事象 A が
起こり，T では事象 B が起こるという事象を C と
すると，$P(C) = P(A)P(B)$

(2) $k \leqq n$ のときは，$i \leqq n$ と $n < i$ に分ける。
$k > n$ のときは，(1)と同様に 3 通りに分ける。

(3) $E(Y_n) = \sum_{k=1}^{n} kP(Yn=k)$

(4) $E(Y_n)$ を n について平方完成する。

[解答]

(1) $1 \leqq i \leqq n$ のとき，$\dfrac{1}{10} \times \dfrac{1}{10} = \dfrac{1}{100}$

$n < i$, $k \neq i$ のとき，$\dfrac{1}{10} \times \dfrac{1}{9} = \dfrac{1}{90}$

$n < i$, $k = i$ のとき，$\dfrac{1}{10} \times 0 = 0$

(2) 一回目の球の数を i とする。

$k \leqq n$ のとき

① $i \leqq n$ のとき，$\dfrac{n}{10} \times \dfrac{1}{10} = \dfrac{n}{100}$

② $n < i$ のとき，$\dfrac{10-n}{10} \times \dfrac{1}{9} = \dfrac{10-n}{90}$

$P(Y_n = k) = \dfrac{n}{100} + \dfrac{10-n}{90} = \dfrac{100-n}{900}$

$k > n$ のとき

① $i \leqq n$ のとき，$\dfrac{n}{10} \times \dfrac{1}{10} = \dfrac{n}{100}$

② $n < i$, $k \neq i$ のとき，$\dfrac{9-n}{10} \times \dfrac{1}{9} = \dfrac{9-n}{90}$

③ $n < i$, $k = i$ のとき，0

$P(Y_n = k) = \dfrac{n}{100} + \dfrac{9-n}{90} = \dfrac{90-n}{900}$

(3) $E(Y_n) = (1+2+\cdots+n)\dfrac{100-n}{900}$

$$+ (n+1+\cdots+10)\dfrac{90-n}{900}$$

$= \dfrac{n(n+1)}{2} \ \dfrac{100-n}{900} + \left\{ 55 - \dfrac{n(n+1)}{2} \right\} \dfrac{90-n}{900}$

$= \dfrac{1}{180}(n^2 - 10n + 990)$

(4) $E(Y_n) = \dfrac{1}{180}\left\{ (n-5)^2 + 965 \right\}$

よって，$n = 5$ のときで，$E(Y_5)$ が最小

最小値は，$\dfrac{965}{180} = \dfrac{193}{36}$

物　理

解答　26年度

I

〔解答〕

(1) 22℃

(2) $W = 1.6 \times 10^{-2}$ J,　$V = 50$ V

(3) $\tan\theta = \dfrac{1}{2}$　　(4)　4.60×10^4 g

〔解答のプロセス〕

(1) 熱量保存則を用いて

$$200 \times 0.38 \times (80 - t) = 500 \times 4.2 \times (t - 20)$$
$$\therefore\quad t = 22.0\cdots\cdots = 22$$

(2) 外力のする仕事 $W = qE \times x\cos 60°$

$$= 3.2 \times 10^{-4} \times 5.0$$
$$\times 10^3 \times 2 \times 10^{-2} \times \frac{1}{2}$$
$$= 1.6 \times 10^{-2} \text{ J}$$

電位差 $V = \dfrac{W}{q} = \dfrac{1.6 \times 10^{-2}}{3.2 \times 10^{-4}} = 50$

(3) 頂点を通る鉛直線上に重心 G がある.

$$\tan\theta = \frac{a}{2a} = \frac{1}{2}$$

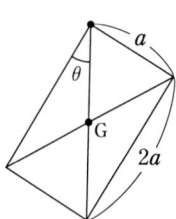

(4) 水中の氷の体積を V〔cm^3〕とすると, 氷にはたらく浮力と重力がつりあっているので

$$(V + 4000) \times 0.92 = V \times 1.00$$
$$\therefore\quad V = 46000$$

したがって, 氷の質量 $= 0.92 \times (46000 + 4000)$
$$= 46000 = 4.60 \times 10^4 \text{ g}$$

II

〔解答〕

(1) ①　$2f\lambda k$　　②　k^2　　③　$2f\lambda(k+1)$

　　④　$\dfrac{k+1}{k}$　　⑤　$\dfrac{f\lambda}{2k}$

(2) $r_{100} = 2 \times 10$ μm,　$\Delta r_{100} = 1 \times 10^{-1}$ μm

(3) $\sqrt{a^2 + 2fk\lambda} + \sqrt{b^2 + 2fk\lambda}$

(4) $a + b + \left(\dfrac{1}{a} + \dfrac{1}{b}\right)fk\lambda$

(5) $b = \dfrac{af}{a-f}$

〔解答のプロセス〕

(1) ①②　三平方の定理より

$$r_k = \sqrt{(\overline{C_kF})^2 - f^2} = \sqrt{(f + k\lambda)^2 - f^2}$$
$$= \sqrt{(2f\lambda k) + (k^2)\lambda^2}$$

③　$\Delta r_k = r_{k+1} - r_k = \sqrt{2f(k+1)\lambda} - \sqrt{2fk\lambda}$

④　$\Delta r_k = \sqrt{2fk\lambda} \times \left(\sqrt{\dfrac{2f(k+1)\lambda}{2fk\lambda}} - 1\right)$

$$= \sqrt{2fk\lambda} \times \left(\sqrt{\frac{k+1}{k}} - 1\right)$$

⑤　$\sqrt{\dfrac{k+1}{k}} = \left(1 + \dfrac{1}{k}\right)^{\frac{1}{2}} \fallingdotseq 1 + \dfrac{1}{2k}$ と近似できるから

$$\Delta r_k = \sqrt{2fk\lambda} \times \frac{1}{2k} = \sqrt{\frac{2fk\lambda}{4k^2}} = \sqrt{\frac{f\lambda}{2k}}$$

(2) $r_{100} = \sqrt{2 \times 1 \times 10^{-3} \times 100 \times 2 \times 10^{-9}}$
$$= 2 \times 10^{-5} \text{ m}$$
$$= 2 \times 10 \ \mu\text{m}$$
$$\Delta r_{100} = \sqrt{\frac{1 \times 10^{-3} \times 2 \times 10^{-9}}{2 \times 100}} = 1 \times 10^{-7} \text{ m}$$
$$= 1 \times 10^{-1} \ \mu\text{m}$$

(3) $\overline{AC_kB} = \overline{AC_k} + \overline{C_kB} = \sqrt{a^2 + r_k^2} + \sqrt{b^2 + r_k^2}$
$$= \sqrt{a^2 + 2fk\lambda} + \sqrt{b^2 + 2fk\lambda}$$

(4) $\overline{AC_kB} = a\left(1 + \dfrac{2fk\lambda}{a^2}\right)^{\frac{1}{2}} + b\left(1 + \dfrac{2fk\lambda}{b^2}\right)^{\frac{1}{2}}$
$$\fallingdotseq a\left(1 + \frac{fk\lambda}{a^2}\right) + b\left(1 + \frac{fk\lambda}{b^2}\right)$$
$$= a + b + \left(\frac{1}{a} + \frac{1}{b}\right)fk\lambda$$

(5) $\overline{AC_{k+1}B} - \overline{AC_kB} = \left(\dfrac{1}{a} + \dfrac{1}{b}\right)f\lambda = \lambda$ より

$$\left(\frac{1}{a} + \frac{1}{b}\right)f = 1 \quad\therefore\quad \frac{1}{b} = \frac{1}{f} - \frac{1}{a} = \frac{a-f}{af}$$
$$\therefore\quad b = \frac{af}{a-f}$$

III

〔解答〕

(1) ①　$\dfrac{v^2\sin 2\theta}{2g}$　　②　$h + \dfrac{(v\sin\theta)^2}{2g}$

　　③　$\dfrac{2v^2\sin\theta\cos\theta}{g}$　　④　$\sqrt{v^2 + 2gh}$

　　⑤　$\dfrac{2gh}{v^2\sin^2\theta}$　　⑥　$y = h + x\tan\theta - \dfrac{g}{2v^2\cos^2\theta}x^2$

(2) ⑦　$e = 0.8$

(3) ⑧　$\dfrac{1}{2}\sqrt{v^2\sin^2\theta + 2gh}$　　⑨　速度

〔解答のプロセス〕

(1) ①, ②　地面に最初に衝突するまで, ボールの速度, 位置は次のように表される.

$$\begin{cases} v_x = v\cos\theta \\ v_y = v\sin\theta - gt \\ x = v\cos\theta \times t & \cdots\cdots(\text{イ}) \\ y = h + v\sin\theta \times t - \dfrac{1}{2}gt^2 & \cdots\cdots(\text{ロ}) \end{cases}$$

最高点では $v_y = 0$ より　$t = \dfrac{v \sin\theta}{g}$

$\therefore\quad x = (v\cos\theta) \times \dfrac{v\sin\theta}{g} = \dfrac{v^2 \sin\theta \cos\theta}{g} = \dfrac{v^2 \sin 2\theta}{2g}$

$y = h + (v\sin\theta) \times \dfrac{v\sin\theta}{g} - \dfrac{1}{2} g \left(\dfrac{v\sin\theta}{g}\right)^2$

$\quad = h + \dfrac{(v\sin\theta)^2}{2g}$

③　$x = (v\cos\theta) \times 2t = \dfrac{2v^2 \sin\theta\cos\theta}{g}$

④　力学的エネルギー保存則より

$\quad \dfrac{1}{2} mv^2 + mgh = \dfrac{1}{2} mV^2$　$\therefore\quad V = \sqrt{v^2 + 2gh}$

⑤　地面に衝突する時刻を t_3 とすると　$y = 0$ より

$0 = h + (v\sin\theta)t_3 - \dfrac{1}{2} g t_3{}^2$ を解いて，$t_3 > 0$ だから

$\quad t_3 = \dfrac{v\sin\theta + \sqrt{(v\sin\theta)^2 + 2gh}}{g}$

したがって，P_3 の x 座標 $= (v\cos\theta)t_3$

$= (v\cos\theta) \times \dfrac{v\sin\theta + \sqrt{(v\sin\theta)^2 + 2gh}}{g}$

$= \dfrac{(v\cos\theta) \times (v\sin\theta)}{g} \times \left\{ 1 + \sqrt{1 + \dfrac{2gh}{v^2\sin^2\theta}} \right\}$

$= \dfrac{v^2\sin 2\theta}{2g} \times \left\{ 1 + \sqrt{1 + \dfrac{2gh}{v^2\sin^2\theta}} \right\}$

⑥　(イ)，(ロ)より t を消して

$y = h + (v\sin\theta) \times \left(\dfrac{x}{v\cos\theta}\right) - \dfrac{1}{2} g \left(\dfrac{x}{v\cos\theta}\right)^2$

$\quad = h + x\tan\theta - \dfrac{g}{2v^2\cos^2\theta} x^2$

(2)　ボールは壁に最高点で衝突しているから，P_3 から P_4 に到達する時間と P_4 から P_5 に至る時間は等しいので，$\overline{P_3 P_4}$ と $\overline{P_4 P_5}$ の比は衝突前後の速さの比に等しい.

$e = \dfrac{\overline{P_4 P_5}}{\overline{P_3 P_4}} = \dfrac{\dfrac{1}{4} x_3 - \dfrac{1}{20} x_3}{\dfrac{1}{4} x_3} = \dfrac{4}{5}$

(3)　⑧⑨　y 軸を移動して，図のように X 軸，Y 軸を設けて考えることにする.
P_1 を通過して t 秒後のボールの位置 Q は

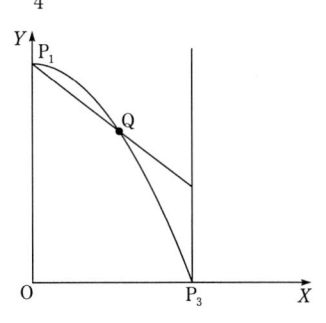

$\begin{cases} X = (v\cos\theta)t \\ Y = h + \dfrac{(v\sin\theta)^2}{2g} - \dfrac{1}{2} g t^2 \end{cases}$ である.

また，P_3 の X 座標

$X_3 = \dfrac{v^2\sin 2\theta}{2g} \left\{ 1 + \sqrt{1 + \dfrac{2gh}{v^2\sin^2\theta}} \right\} - \dfrac{v^2\sin 2\theta}{2g}$

$\quad = \dfrac{v^2\sin 2\theta}{2g} \sqrt{1 + \dfrac{2gh}{v^2\sin^2\theta}}$

直線 $P_1 Q$ と $X = X_3$ との交点の Y 座標は

$Y - \left(h + \dfrac{v^2\sin^2\theta}{2g}\right) = \dfrac{-\dfrac{1}{2} g t^2}{vt\cos\theta} (X_3 - 0)$

$\therefore\quad Y = -\dfrac{gt}{2v\cos\theta} \times \dfrac{v^2\sin 2\theta}{2g} \sqrt{1 + \dfrac{2gh}{v^2\sin^2\theta}}$

$\qquad\qquad\qquad\qquad + h + \dfrac{v^2\sin^2\theta}{2g}$

$\quad = -\dfrac{v\sin\theta}{2} \sqrt{1 + \dfrac{2gh}{v^2\sin^2\theta}} \times t + h + \dfrac{v^2\sin^2\theta}{2g}$

$\quad = -\dfrac{t}{2} \sqrt{v^2\sin^2\theta + 2gh} + h + \dfrac{v^2\sin^2\theta}{2g}$

Y は時間 t に比例しているので影は等速度運動をする.
また，速さ $= \dfrac{1}{2} \sqrt{v^2\sin^2\theta + 2gh}$ である.

Ⅳ
〔解答〕

(1)　$\dfrac{V}{2R}$ 〔A〕　　　(2)　$V > \dfrac{2MgR\tan\theta}{BD}$

(3)　$\dfrac{Mg\tan\theta}{BD}$ 〔A〕　　　(4)　$V - \dfrac{MgR\tan\theta}{BD}$ 〔V〕

(5)　$R_X = \dfrac{BDV}{Mg\tan\theta} - R$ 〔Ω〕

(6)　$\dfrac{V}{BD\cos\theta}$ 〔m/s〕　　　(7)　ア

〔解答のプロセス〕

(1)　金属棒に誘導起電力は発生していないから，

$\quad I = \dfrac{V}{2R}$ 〔A〕

(2)　斜面に平行な力の成分の関係より

$\quad IBD\cos\theta > Mg\sin\theta$

$\quad \left(\dfrac{V}{2R}\right) BD\cos\theta > Mg\sin\theta$

$\quad \therefore\quad V > \dfrac{2MgR\sin\theta}{BD\cos\theta} = \dfrac{2MgR\tan\theta}{BD}$

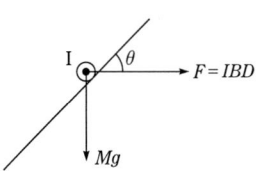

(3)　合力の斜軸方向成分 $= 0$ より

$\quad I_1 BD\cos\theta - Mg\sin\theta = 0$

$\quad \therefore\quad I_1 = \dfrac{Mg\sin\theta}{BD\cos\theta} = \dfrac{Mg\tan\theta}{BD}$

(4)　流れている電流の向きは G → H だから，
キルヒホッフの第 2 法則より

$$0 = V - I_1 R - V_{\mathrm{PH}}$$

$$\therefore \quad V_{\mathrm{PH}} = V - I_1 R = V - \frac{MgR\tan\theta}{BD}$$

(5) スイッチ S_2 には電流が流れないということだから，点 P の電位と R と R_X の交点の電位は等しい．

$$\therefore \quad V_{\mathrm{PH}} = \frac{R_X}{R + R_X} V \text{ が成り立つ.}$$

$$V - \frac{MgR\tan\theta}{BD} = \frac{R_X}{R + R_X} V$$

$$\therefore \quad R_X = \frac{BDV}{Mg\tan\theta} - R \,(\Omega)$$

(6) 金属棒が同じ速さ v' で下降しているとき，金属棒に生じる誘導起電力 $= v'BD\cos\theta$ であり，流れる電流は I_1 に等しいから

$$I_1 = \frac{MgR\tan\theta}{BD} = \frac{v'BD\cos\theta}{R + R_X}$$

$$\therefore \quad v' = \frac{Mg(R + R_X)\tan\theta}{B^2 D^2 \cos\theta}$$

(5)の答を用いて

$$v' = \frac{Mg\tan\theta}{B^2 D^2 \cos\theta} \times \frac{BDV}{Mg\tan\theta}$$

$$= \frac{V}{BD\cos\theta}$$

(7) 一定の速さになったとき，流れる電流は I_1 に等しいが合成抵抗が $(R + R_X)$ から $(3R + R_X)$ に変化するので速くなる．

後　期

I

〔解答〕

(1) $\dfrac{4}{9}E$　　(2) 円板の中心から左に $\dfrac{R}{6}$

(2) $9k$〔N/m〕　　(4) 2.00×10^2 Hz

(5) $\dfrac{2}{15}CE^2$〔J〕

〔解答のプロセス〕

(1)

$+Q$〔C〕

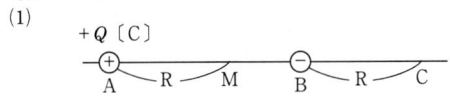

$E = k\dfrac{Q}{R^2} + k\dfrac{Q}{R^2} = 2\dfrac{kQ}{R^2}$ だから

求める電場 $= k\dfrac{Q}{(3R)^2} - k\dfrac{Q}{R^2} = -\dfrac{4}{9} \times \dfrac{2kQ}{R^2}$

$\qquad\qquad = -\dfrac{4}{9}E$

電場の強さ $= \dfrac{4}{9}E$

(2)

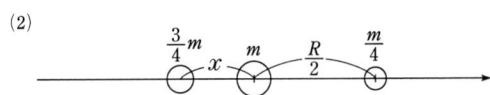

半径 R の円板の質量を m とすると, 半径 $\dfrac{R}{2}$ の円板 $\left(質量 \dfrac{m}{4}\right)$ と残りの部分 $\left(質量 \dfrac{3}{4}m\right)$ の重心は半径 R の重心であるから,

$$\dfrac{3}{4}m \times x = \dfrac{m}{4} \times \dfrac{R}{2} \qquad \therefore \quad x = \dfrac{R}{6}$$

(3) バネを 3 等分すると, それぞれのバネの伸びが $\dfrac{1}{3}$ になるので, バネ係数 $3k$〔N/m〕のバネが 3 本でできる. それらを並列につなぐと, バネを伸ばすときに必要な力が 1 本の場合の 3 倍になるから,

合成バネ定数 $= 3 \times 3k = 9k$

(4) 開管の基本振動の波長は $2 \times 0.85 = 1.7$ m であるから

$$振動数 = \dfrac{v}{\lambda} = \dfrac{340}{1.7} = 200 \text{ Hz}$$

(5) スイッチを閉じて十分に時間が経ったとき, コンデンサーの両端の電圧 $= C$ の真下の抵抗の電圧 $= \dfrac{2}{3}E$ である.

右側 3 個の合成抵抗 $= \dfrac{3}{2}R$ と C の下の抵抗 R がコンデンサーに並列に接続されているので, コンデンサー

下 R で発生するジュール熱の方が 3 個分の抵抗 $\dfrac{3}{2}R$ で発生するジュール熱より大きい. この場合, R と $\dfrac{3}{2}R$ では発生するジュール熱は抵抗に反比例するから, 抵抗 R では

$$\dfrac{1}{2}C\left(\dfrac{2}{3}E\right)^2 \times \dfrac{3}{2+3} = \dfrac{2}{15}CE^2$$

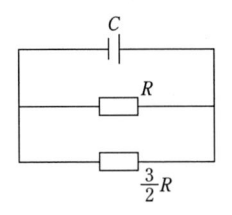

II

〔解答〕

(1) ① $\dfrac{\mu_0 mg}{k}$　　② kx

(2) ③ $\mu mg - kx$　　④ $\mu g - \dfrac{kx}{m}$　　⑤ $\dfrac{k}{m}$

　　⑥ $\dfrac{\mu mg}{k}$　　⑦ $2\pi\sqrt{\dfrac{m}{k}}$　　⑧ $\dfrac{\mu mg}{k} + A$

(3) ⑨ $\dfrac{mg}{k}(\mu_0 - \mu)$　　⑩ V_0　　⑪ $\dfrac{1}{2}k$

　　⑫ $\dfrac{1}{2}mV_0^2$

(4) ⑬ $\dfrac{\mu mg}{k} - A$

(5) ⑭ V_0　　⑮ $\dfrac{mg}{k}(2\mu - \mu_0)$

〔解答のプロセス〕

図の右向きを正とする.

(1) ① 滑らないとき, 静止摩擦力 $f - kx = 0$　……（イ）

$x = x_1$ では　$f = \mu_0 mg$ となるので $\mu_0 mg - kx_1 = 0$

$$\therefore \quad x_1 = \dfrac{\mu_0 mg}{k}$$

② （イ）より　$f = kx$

(2) ③ このとき, 動摩擦力 μmg がはたらくので, 合力 $= \mu mg - kx$

④ 運動方程式より　$m\alpha = \mu mg - kx$

$$\therefore \quad \alpha = \mu g - \dfrac{kx}{m}$$

⑤ $\alpha = \mu g - \dfrac{k}{m}(x_0 + y) = -\dfrac{k}{m}y + \mu g - \dfrac{k}{m}x_0$ より

$$\dfrac{k}{m}$$

⑥　$\mu g - \dfrac{k}{m} x_0 = 0$ より　$x_0 = \dfrac{\mu mg}{k}$

⑦　$\alpha = -\dfrac{k}{m} y$ より　$w = \sqrt{\dfrac{k}{m}}$

$\therefore\quad T = \dfrac{2\pi}{w} = 2\pi\sqrt{\dfrac{m}{}}$

⑧　x の最大値 $= x_0 + A = \dfrac{\mu mg}{k} + A$

(3)　⑨　$y_1 = x_1 - x_0 = \dfrac{\mu_0 mg}{k} - \dfrac{\mu mg}{k} = \dfrac{mg}{k}(\mu_0 - \mu)$

⑩　ベルトコンベアーの速さに等しい.

⑪⑫　力学的エネルギー保存則より

$$\dfrac{1}{2} kA^2 = \dfrac{1}{2} k \times {y_1}^2 + \dfrac{1}{2} m{V_0}^2$$

(4)　⑬　x の最小値 $= x_0 - A = \dfrac{\mu mg}{k} - A$

(5)　⑭　ベルトコンベアーからみた相対速度 $= 0$ のとき静止する

⑮　振動の中心 x_0 から等距離にある点では同じ速さであるから, x_0 に関して, x_1 の対称点の座標を求めればよい.

$$x_0 - (x_1 - x_0) = 2 x_0 - x_1 = \dfrac{2\mu mg}{k} - \dfrac{\mu_0 mg}{k}$$

$$= \dfrac{mg}{k}(2\mu - \mu_0)$$

Ⅲ
〔解答〕

(1)　$\rho = \left(\dfrac{Pm}{RT}\right) \times 10^{-3}$ kg/m³,

$\rho_\mathrm{B} = \left(\dfrac{Pm}{RT_\mathrm{B}}\right) \times 10^{-3}$ kg/m³

(2)　29, 1.2 kg/m³　　(3)　$F = (\rho - \rho_\mathrm{B}) V_\mathrm{B} g$ 〔N〕

(4)　$W = \dfrac{Pm}{R}\left(\dfrac{1}{T} - \dfrac{1}{T_\mathrm{B}}\right) V_\mathrm{B} \times 10^{-3}$ kg

(5)　$\dfrac{P_h}{P_0} = \left(\dfrac{T_h}{T_0}\right)^{\frac{\gamma}{\gamma-1}}$

(6)　$\dfrac{W_h}{W_0} = \left(\dfrac{T_\mathrm{B} - T_h}{T_\mathrm{B} - T_0}\right)\left(\dfrac{T_h}{T_0}\right)^{\frac{\gamma}{\gamma-1}}$

〔解答のプロセス〕

(1)　気体の質量を w〔kg〕とすると, 物質量

$n = \dfrac{w \times 10^3}{m}$ であるから,

状態方程式 $PV = \left(\dfrac{w \times 10^3}{m}\right) RT$ を変形して,

$\rho = \dfrac{w}{V} = \left(\dfrac{Pm}{RT}\right) \times 10^{-3}$ kg/m³

熱気球の内外の圧力は等しいから,

$\rho_\mathrm{B} = \left(\dfrac{Pm}{RT_\mathrm{B}}\right) \times 10^{-3}$ kg/m³

(2)　$m = \dfrac{1 \times 32 + 4 \times 28}{1 + 4} = 28.8$

密度 $\rho = \dfrac{1000 \times 10^2 \times 28.8}{8.3 \times 300} \times 10^{-3} = 1.15 = 1.2$

(3)　浮力 $= \rho V_\mathrm{B} g$〔N〕, 空気の重さ $= \rho_\mathrm{B} V_\mathrm{B} g$〔N〕であるから, 力のつりあいより

$\rho V_\mathrm{B} g - \rho_\mathrm{B} V_\mathrm{B} g - F = 0$

$\therefore\quad F = (\rho - \rho_\mathrm{B}) V_\mathrm{B} g$

(4)　(3)の $F = Wg$ だから, (1)の答えを代入して

$$Wg = \left(\dfrac{Pm}{RT} \times 10^{-3} - \dfrac{Pm}{RT_\mathrm{B}} \times 10^{-3}\right) V_\mathrm{B} g$$

$\therefore\quad W = \dfrac{Pm}{R}\left(\dfrac{1}{T} - \dfrac{1}{T_\mathrm{B}}\right) V_\mathrm{B} \times 10^{-3}$〔kg〕

(5)　高所での体積を V_h とすると, $P_0 {V_0}^\gamma = P_h {V_h}^\gamma$ が成り立つ.

また, 状態方程式より　$\dfrac{P_0 V_0}{T_0} = \dfrac{P_h V_h}{T_h}$ が成り立つから,

V_h を消去して, $P_0 {V_0}^\gamma = P_h \left(\dfrac{P_0 V_0 T_h}{T_0 P_h}\right)^\gamma$

$\therefore\quad \left(\dfrac{P_h}{P_0}\right)^{1-\gamma} = \left(\dfrac{T_0}{T_h}\right)^\gamma$

$\therefore\quad \dfrac{P_h}{P_0} = \left(\dfrac{T_0}{T_h}\right)^{\frac{\gamma}{\gamma-1}} = \left(\dfrac{T_h}{T_0}\right)^{\frac{\gamma}{\gamma-1}}$

(6)　(4), (5)より

$$\dfrac{W_h}{W_0} = \dfrac{\dfrac{P_h m}{R}\left(\dfrac{1}{T_h} - \dfrac{1}{T_\mathrm{B}}\right) V_\mathrm{B} \times 10^{-3}}{\dfrac{P_0 m}{R}\left(\dfrac{1}{T_0} - \dfrac{1}{T_\mathrm{B}}\right) V_\mathrm{B} \times 10^{-3}}$$

$$= \left(\dfrac{P_h}{P_0}\right) \cdot \dfrac{\left(\dfrac{1}{T_h} - \dfrac{1}{T_\mathrm{B}}\right)}{\left(\dfrac{1}{T_0} - \dfrac{1}{T_\mathrm{B}}\right)}$$

$$= \left(\dfrac{T_h}{T_0}\right)^{\frac{\gamma}{\gamma-1}} \times \left(\dfrac{T_0}{T_h}\right) \times \dfrac{T_\mathrm{B} - T_h}{T_\mathrm{B} - T_0}$$

$$= \left(\dfrac{T_\mathrm{B} - T_h}{T_\mathrm{B} - T_0}\right)\left(\dfrac{T_h}{T_0}\right)^{\frac{\gamma}{\gamma-1}}$$

Ⅳ
〔解答〕

(1)　$V = \dfrac{V_0}{d}|x|$〔V〕　　(2)　$x_{\max} = \dfrac{dW_0}{qV_0}$〔m〕

(3)　$v_{\max} = \sqrt{\dfrac{2W_0}{m}}$〔m/s〕, $x_a = 0$ m

(4)　$x = \left\{1 - \left(\dfrac{v}{v_{\max}}\right)^2\right\} x_{\max}$〔m〕,

図は〔解答のプロセス〕に示す.

(5)　$T_c = \dfrac{4d}{q V_0}\sqrt{2mW_0}$〔s〕

(6)　$B = \dfrac{2\pi m}{qT_c}$〔T〕

〔解答のプロセス〕

(1)　電場の強さ $E = \left|\dfrac{V_0}{d}\right|$ であるから, 求める電位 $V(x)$ は

$$V(x) = |Ex| = \frac{V_0}{d}|x| \text{ 〔V〕}$$

(2) 力学的エネルギー保存則より

$$\frac{1}{2}mv^2 + qV = W_0$$

$$\therefore \quad \frac{1}{2}mv^2 = W_0 - qV \quad \cdots\cdots①$$

運動エネルギー $\frac{1}{2}mv^2 \geqq 0$ であるから

$$W_0 - q \times \frac{V_0}{d}|x| \geqq 0$$

$$\therefore \quad \frac{dW_0}{qV_0} \geqq |x|$$

$$-\frac{dW_0}{qV_0} \leqq x \leqq \frac{dW_0}{qV_0}$$

よって，$x_{\max} = \dfrac{dW_0}{qV_0} \quad \cdots\cdots②$

(3) $0 \leqq qV \leqq qV_0$ であるから，①式より
$V = 0$ すなわち $x = 0$ の点で運動エネルギーは最大値 W_0 をとる．

$$W_0 = \frac{1}{2}m\,v_{\max}{}^2 \qquad \therefore \quad v_{\max} = \sqrt{\frac{2W_0}{m}}$$

(4) (1)の答えより

$$\begin{cases} x \geqq 0 \text{ のとき } \quad V(x) = \dfrac{V_0}{d}x \\[2mm] x < 0 \text{ のとき } \quad V(x) = -\dfrac{V_0}{d}x \end{cases} \text{ である．}$$

力学的エネルギー保存則は，$x \geqq 0$ のとき

$$\frac{1}{2}mv_{\max}{}^2 = \frac{1}{2}mv^2 + qV$$

$$= \frac{1}{2}mv^2 + \frac{qV_0}{d}x$$

②より $\dfrac{qV_0}{d} = \dfrac{W_0}{x_{\max}} = \dfrac{1}{x_{\max}} \times \dfrac{1}{2}mv_{\max}{}^2$ だから

$$\frac{1}{2}mv_{\max}{}^2 = \frac{1}{2}mv^2 + \frac{1}{2}mv_{\max}{}^2 \times \left(\frac{x}{x_{\max}}\right)$$

$$\therefore \quad x = \left\{1 - \left(\frac{v}{v_{\max}}\right)^2\right\}x_{\max}$$

xv 座標上では，$v = 0$ を軸とする放物線となる．
$x < 0$ のときも同様に求めて，

$$x = \left\{\left(\frac{v}{v_{\max}}\right)^2 - 1\right\}x_{\max}$$

荷電粒子は $x = x_{\max}$ から負の向きに運動するから
$v < 0$

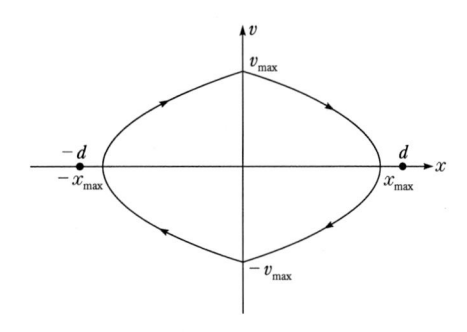

(5) $x \geqq 0$ の領域で荷電粒子の加速度

$a = -\dfrac{qE}{m} = -\dfrac{qV_0}{md}$ の等加速度運動をするから，

$x = 0$ から $x = x_{\max}$ に達するのに要する時間 t は

$$v = 0 = v_{\max} - \left(\frac{qV_0}{md}\right)t$$

より，

$$t = \frac{mdv_{\max}}{qV_0} = \frac{md}{qV_0}\sqrt{\frac{2W_0}{m}}$$

$x < 0$ の領域でも，同様に等加速度運動をするので，

$$T_c = 4t = \frac{4d}{qV_0}\sqrt{2mW_0} \text{ 〔s〕}$$

(6) 速度 v の円軌道の半径 r は

$$qvB = m\frac{v^2}{r} \text{ より } \quad r = \frac{mv}{qB}$$

したがって，周期 T は

$$T = \frac{2\pi r}{v} = \frac{2\pi m}{qB}$$

これを，T_c と等しくするのだから

$$T_c = \frac{2\pi m}{qB} \qquad \therefore \quad B = \frac{2\pi m}{qT_c} \text{ 〔T〕}$$

化　学

解答　　26年度

I

〔解答〕

問1. ア. $[Ag^+]^2[CrO_4^{2-}]$, $n＝3$

問2. $1.41×10^{-5}$ mol/L

問3. 銀イオン：$＋5.9×10^{-6}$ mol/L
　　　塩化物イオン：$－4.1×10^{-6}$ mol/L

問4. $＋1.00×10^{-5}$ mol/L

問5. $1.00×10^{-5}$ mol/L

問6. 方法：滴定を始める前のクロム酸イオンの濃度を
　　　　　　$5.00×10^{-3}$ mol/L とすればよい。
　　　差：0になる。

〔出題者が求めたポイント〕

溶解度積，モール法

〔解答のプロセス〕

問1. $Ag_2CrO_4(s) \rightleftarrows 2Ag^+ + CrO_4^{2-}$

$K_{sp}＝[Ag^+]^2[CrO_4^{2-}]$ だから，K_{sp} の単位は，

$(mol/L)^2 \cdot (mol/L)＝(mol/L)^3$

問2. $[Ag^+]＝[Cl^-]$ であるから，

$[Ag^+]^2＝2.00×10^{-10}$

$\therefore \quad [Ag^+]＝1.41×10^{-5}$ mol/L

問3. 下線部②は，Ag_2CrO_4 が飽和になったときなので

$[Ag^+]^2[CrO_4^{2-}]＝1.00×10^{-12}$

ここで，$[CrO_4^{2-}]＝0.00250＝2.50×10^{-3}$ を代入すると，

$[Ag^+]^2＝1.00×10^{-12}/2.50×10^{-3}$

$＝4.00×10^{-10}$ mol/L

$\therefore \quad [Ag^+]＝\sqrt{4.00×10^{-10}}＝2.00×10^{-5}$ mol/L

このとき，AgCl も飽和なので，下線部②における $[Cl^-]$ は，

$[Ag^+][Cl^-]＝2.00×10^{-10}$

ここで，$[Ag^+]＝2.00×10^{-5}$ を代入すると，

$[Cl^-]＝2.00×10^{-10}/2.00×10^{-5}$

$＝1.00×10^{-5}$ mol/L

以上から，$[Ag^+]$ の変化は，

$1.41×10^{-5} \rightarrow 2.00×10^{-5}$

$\therefore \quad 2.00×10^{-5}－1.41×10^{-5}$

$＝＋5.90×10^{-6}$ mol/L（増加）

$[Cl^-]$ の変化は，

$1.41×10^{-5} \rightarrow 1.00×10^{-5}$

$\therefore \quad 1.00×10^{-5}－1.41×10^{-5}$

$＝－4.10×10^{-6}$ mol/L（減少）

問4. 加えた Ag^+ と NO_3^- の物質量は同じである。
NO_3^- の増加量は，下線部①から下線部②までにおける水溶液中の Ag^+ の増加量と Cl^- の減少量の和に等しい。したがって，

$[NO_3^-]$ の増加量$＝5.90×10^{-6}＋4.10×10^{-6}$

$＝1.00×10^{-5}$ mol/L

なお，Cl^- の減少量は新たに生成した AgCl の生成量に対応する。

問5. 下線部②を滴定の終点と考えて求められる試料溶液中の Cl^- の物質量は，はじめから下線部②までに加えた NO_3^- の物質量と同じである。一方，実際の試料溶液中の Cl^- の物質量と対応する NO_3^- の物質量は，はじめから下線部①までに加えた NO_3^- の物質量になる。したがって，求める値は，$[NO_3^-]$ の増加量である。

$\therefore \quad [NO_3^-]$ の増加量$＝1.00×10^{-5}$ mol/L

問6. 滴定の終点である下線部①のときに，Ag_2CrO_4 が飽和となるように $[CrO_4^{2-}]$ を調整する。

$K_{sp}＝[Ag^+]^2[CrO_4^{2-}]$ より

$[CrO_4^{2-}]＝\dfrac{K_{sp}}{[Ag^+]^2}＝\dfrac{1.00×10^{-12}}{2.00×10^{-10}}$

$＝5.00×10^{-3}$ mol/L

滴定を始める前の $[CrO_4^{2-}]$ をこの濃度にすればよい。

II

〔解答〕

問1. A. $2H_2O \rightarrow O_2 + 4H^+ + 4e^-$
　　　B. $Ag^+ + e^- \rightarrow Ag$

問2. 2.00 A　　問3. $8.46×10^{22}$ 個 /m

問4. $－1.47×10^{-4}$ m/s

〔出題者が求めたポイント〕

硝酸銀水溶液の電気分解，電子の速さ

〔解答のプロセス〕

問1. 白金電極を用いているので電極の変化はない。電池の正極につながれた電極が陽極で，酸化が起こる。負極につながれた陰極で還元が起こる。

A；陽極　B；陰極

問2. 流れた電子は，

$\dfrac{0.597}{32.0}×4＝0.0746$ mol

電流を i(A)とすると，

$\dfrac{i×60×60}{9.65×10^4}＝0.0746 \quad \therefore \quad i＝2.00$ A

問3. 銅線の質量は，1.00 mm$^2＝1.00×10^{-2}$ cm^2 だから，

$1.00×10^{-2}×1.00×10^2×8.94＝8.94$ g

この中に含まれる銅原子は，

$\dfrac{8.94}{63.6}×6.0×10^{23}＝8.46×10^{22}$ 個

したがって，自由電子は，1.00 m 当たり $8.46×10^{22}$ 個存在する。

問4. 自由電子の平均の速度を v(m/s)とすると，

$v×8.46×10^{22}＝\dfrac{2.00}{9.65×10^4}×6.02×10^{23}$

が成り立つ.

これより，$v＝1.47×10^{-4}$ m/s

ただし，電子の移動の方向は図中の矢印と逆向きなので負の値になる。

Ⅲ
〔解答〕
問 1. 水蒸気が発生しているかを調べるため。
問 2. 結晶 B に含まれている水和水がなくなり，無水物になったため。
問 3. 無水物が融点に達し，融解したため。
問 4. 黄色　　問 5. 136
問 6. 酢酸ナトリウム三水和物

〔出題者が求めたポイント〕
カルボン酸の化学式の決定，実験結果の説明，炎色反応，式量

〔解答のプロセス〕
問 1. 塩化コバルト紙は水 (水蒸気) の検出に用いられる。無水物が水と結合すると，赤色になる。
問 2. 結晶 B は水和水をもっているため加熱すると水溶液になり，さらに加熱すると水がなくなり固体になる。
問 4. ナトリウムの炎色反応。
問 5. 正塩 A は RCOONa と表される。この式量を M とすると，

$$\left(\frac{2.73 \times \frac{1000}{100}}{M}\right) \times 2 \times 1.85 = 1.23 \quad \text{が成り立つ。}$$

これより，$M = 82.1$
Na = 23.0 であるから，
RCOO$^-$ = 82.1 − 23.0 = 59.1
したがって，A の化学式は，CH$_3$COONa・nH$_2$O となる。
条件より，

$$\frac{1.51}{82.1 + 18n} = \frac{2.73}{82.1} \times \frac{1}{3}$$

これより，$n = 3$
したがって，B の化学式は，　CH$_3$COONa・3H$_2$O
式量は，82.1 + 18.0 × 3 = 136.1 ≒ 136

Ⅳ
〔解答〕
問 1. ア. 下　　イ. 上　　ウ. 上
問 2.
NO$_2$
NO$_2$
　　　　　　問 3. (d)　　問 4. ニトロベンゼン

問 5. 2C$_6$H$_5$NO$_2$ + 3Sn + 14HCl
　　　　　　　　→ 2C$_6$H$_5$NH$_3$Cl + 3SnCl$_4$ + 4H$_2$O
問 6. さらし粉，赤紫色

〔出題者が求めたポイント〕
芳香族化合物，アニリンの合成，酸化剤と還元剤，アニリンの検出

〔解答のプロセス〕
問 1. 混酸の水に対する比重は，1.6 で，下層になる。上層の液体に水を加えよく振ると，未反応のベンゼンは上層に来る。ニトロベンゼンは水より重い液体なので，下層の水層に存在する。はじめ濁っているが，塩化カルシウム (乾燥剤) を加え振り混ぜると透明になり，ニトロベンゼンの液滴が得られる。
問 2. ニトロベンゼンがさらにニトロ化され，ジニトロベンゼンが生成する可能性がある。ニトロベンゼンをニトロ化すると m 位に反応しやすい。このことを m (メタ) 配向性という。
問 3. A. 混酸中に NO$_2$$^+$ (ニトロニウムイオン) が生じベンゼンと反応する。H$_2$SO$_4$ は触媒である。
　　C. 金属は還元剤である。
問 4. ニトロベンゼンは淡黄色の液体である。水に溶けにくいので油滴になっている。
問 5. 生成したアニリンは，HCl と反応し，アニリン塩酸塩になって水溶液になる。
問 6. さらし粉は，CaCl(ClO)・H$_2$O で，ClO$^-$ (次亜塩素酸イオン) を含み，酸化作用を示す。

| 後　期 |

I

〔解答〕

問 1.　$2H_2O_2 \rightarrow 2H_2O + O_2$

問 2.　反応(1)：酸化剤　MnO_2, 還元剤　H_2O_2

　　　　反応(2)：酸化剤　H_2O_2, 還元剤　MnO

問 3.　反応(1)：$kK_1[H_2O_2]$

　　　　反応(2)：$kK_2b[H_2O_2]$

問 4.　$kK_1[H_2O_2] = kK_2b[H_2O_2]$ であるから，$b = K_1/K_2$

　　　　したがって，b は $[H_2O_2]$ の値によらず一定である。

問 5.　b の割合を高くするため，反応容器を振り，触媒表面に存在する H_2O や O_2 を除くようにする。

〔出題者が求めたポイント〕

過酸化水素の分解反応，触媒表面の考察，反応速度，酸化剤と還元剤

〔解答のプロセス〕

問 1.　(1)式と(2)式を辺々加えると反応式が得られる。

問 2.　酸化数の変化からわかる。(1)の反応では，酸化剤は酸化数が減少

　　　　$MnO_2 \rightarrow MnO$　Mn の酸化数は，$+4 \rightarrow +2$

　　　　還元剤は酸化数が増加

　　　　$H_2O_2 \rightarrow O_2$　O の酸化数は，$-1 \rightarrow 0$

　　　　（H_2O に注目すると，$-1 \rightarrow -2$ と減少するが，MnO_2 の O により酸化されているので，O の減少に注目する）

　　　　(2)の反応では，

　　　　$MnO \rightarrow MnO_2$　Mn の酸化数は，$+2 \rightarrow +4$

　　　　$H_2O_2 \rightarrow H_2O$　O の酸化数は，$-1 \rightarrow -2$

問 3.　反応速度は反応中間体の物質量に比例するので，

　　　　(1)　$v_1 = k[MnO(OH)(OOH)]$

　　　　(2)　$v_2 = k[MnOH(OOH)]$

　　　　と表される。

　　　　さらに，$a = K_1[H_2O_2]$，$c = K_2b[H_2O_2]$ の関係式を使って，v_1，v_2 の式を作ればよい。

問 4.　上記の(1)，(2)の反応速度式が，$v_1 = v_2$ になる。

　　　　$kK_1[H_2O_2] = kK_2b[H_2O_2]$ であるから，

　　　　$$b = \frac{K_1}{K_2}$$

　　　　ここで，K_1，K_2 は定数なので，b も定数になる。

問 5.　反応速度を増加させるには，反応中間体をより生成しやすくする必要がある。触媒表面に H_2O や O_2 が吸着していれば，反応中間体は生成しにくくなる。したがって，生成物（H_2O 及び O_2）を触媒表面から除く必要がある。

II

〔解答〕

問 1.　58.5 mL

問 2.　水蒸気圧分だけ大気圧より高くなるので注射内容

積が大きくなる。

問 3.　(ウ)

　　　　理由：①二酸化炭素の体積が熱運動により膨張する。

　　　　　　　②気体の溶解度が減少し，二酸化炭素の気体が増大する。

　　　　　　　③水蒸気圧が高くなり，その分体積が増大する。

問 4.　$1 \times 10^{6.4 - 2a}$ mol/L

問 5.　(ア)

　　　　理由：二酸化炭素は酸性酸化物で水酸化ナトリウムとよく反応するため。

〔出題者が求めたポイント〕

気体の溶解度，二酸化炭素の水溶液の濃度と pH，二酸化炭素の性質

〔解答のプロセス〕

問 1.　水が 50 mL あるので，

　　　　$0.83 \times 50 = 41.5$ mL 溶解する。

　　　　したがって，$50 - 41.5 = 8.5$ mL の二酸化炭素が気体として存在する。

　　　　∴　$50 + 8.5 = 58.5$ mL が注射器内の容積

問 2.　二酸化炭素の気体は，1.013×10^5 Pa。そこに水蒸気圧がプラスされるので，大気圧より高くなり体積が膨張する。

問 3.　気体の溶解度は温度が高くなるにつれ減少する。また，水蒸気圧は，温度が高くなるにつれ蒸発が盛んになるので高くなる。

問 4.　pH $= 6.4$ のとき $[CO_2] = [HCO_3^-]$ になるので，

　　　　$$K_a = \frac{[H^+][HCO_3^-]}{[CO_2]} = 1 \times 10^{-6.4}$$

　　　　また，pH $= a$ のとき，

　　　　$$K_a = \frac{[H^+][HCO_3^-]}{[CO_2]} = \frac{1 \times 10^{-a} \cdot 1 \times 10^{-a}}{[CO_2]}$$

　　　　したがって，

　　　　$$\frac{1 \times 10^{-2a}}{[CO_2]} = 1 \times 10^{-6.4}$$

　　　　∴　$[CO_2] = 1 \times 10^{6.4 - 2a}$ mol/L

問 5.　CO_2 は次のように反応し，よく溶ける。

　　　　$2NaOH + CO_2 \rightarrow Na_2CO_3 + H_2O$

　　　　このため気体の CO_2 が減少し，容積が小さくなる。

III

〔解答〕

問 1.　ア．(C)　　イ．(A)　　ウ．(C)　　エ．(C)

　　　　オ．(E)

問 2.　塩酸が過マンガン酸カリウムと反応するため使えない。

問 3.　$MnO_4^- + 8H^+ + 5e^- \rightarrow Mn^{2+} + 4H_2O$

$$O_2 + 4H^+ + 4e^- \rightarrow 2H_2O \qquad 分数 : \frac{5}{4}$$

問4.　1.25×10^{-5} mol　　問5.　25.0 mg/L

〔出題者が求めたポイント〕

COD の測定，酸化還元滴定，実験器具

〔解答のプロセス〕

問1.　ホールピペットは一定量の液体を正確に取る器具である。メスシリンダーと駒込ピペットはおおよその体積を取るときに使用する。実験1で80 mLの水を取る操作があるが，これは大よそでよいのでメスシリンダーを用いる。なお，駒込ピペットは少量のとき用いる。

問2.　HClと反応すると正確な測定値が得られない。

問3.　$MnO_4^- + 8H^+ + 5e^- \rightarrow Mn^{2+} + 4H_2O$

$KMnO_4$ 1 mol は 5 mol の電子を受け取る。

$O_2 + 4H^+ + 4e^- \rightarrow 2H_2O$

O_2 1mol は 4 mol の電子を受け取る。

したがって，$4x = 5$ として，$x = 5/4$ に相当

問4.　実験2で使用した $KMnO_4$ は，

$$5.00 \times 10^{-3} \times \frac{10.0}{1000} = 5.00 \times 10^{-5} \text{ mol}$$

実験2で残った $KMnO_4$ と実験4で使った $KMnO_4$ の合計が，実験3で用いた $Na_2C_2O_4$ と過不足なく反応したことになる。

過マンガン酸カリウムとシュウ酸ナトリウムとの反応は，

$$2MnO_4^- + 16H^+ + 5C_2O_4^{2-}$$
$$\rightarrow 2Mn^{2+} + 8H_2O + 10CO_2$$

化学反応式に直すと，

$$2KMnO_4 + 8H_2SO_4 + 5Na_2C_2O_4$$
$$\rightarrow K_2SO_4 + 2MnSO_4 + 5Na_2SO_4 + 8H_2O + 10CO_2$$

実験3で用いた $Na_2C_2O_4$ は，

$$1.25 \times 10^{-2} \times \frac{10.0}{1000} = 1.25 \times 10^{-4} \text{ mol}$$

実験2で残った $KMnO_4$ の物質量を x mol とすると，

$$\left(x + 5.00 \times 10^{-3} \times \frac{2.50}{1000}\right) : 1.25 \times 10^{-4} = 2 : 5$$

$$\therefore \quad x = 3.75 \times 10^{-5} \text{ mol}$$

したがって，実験2で試料水に含まれる有機物と反応した $KMnO_4$ は，

$$5.00 \times 10^{-5} - 3.75 \times 10^{-5} = 1.25 \times 10^{-5} \text{ mol}$$

問5.　$KMnO_4$ 1.25×10^{-5} mol を O_2 に換算すると，

$$1.25 \times 10^{-5} \times \frac{5}{4} \times 32.0 = 5.00 \times 10^{-4} \text{ g}$$

試料水1L当たりでは，

$$5.00 \times 10^{-4} \times 50 = 25.0 \times 10^{-3} \text{ g} = 25.0 \text{ mg}$$

Ⅳ

〔解答〕

問1.　A.

F.

問2.　実験2.　水素　　実験5.　二酸化炭素

問3.　6.45 g

問4.　① $R-CHO + 2Cu^{2+} + 5OH^-$
$$\rightarrow R-COO^- + Cu_2O + 3H_2O$$
　　② $R-CHO + 2[Ag(NH_3)_2]^+ + 3OH^-$
$$\rightarrow R-COO^- + 2Ag + 4NH_3 + 2H_2O$$

問5.　10 種類

〔出題者が求めたポイント〕

脂肪族化合物の推定，元素分析，酸化還元反応

〔解答のプロセス〕

問1.　実験1の結果から，試料中のC，H，Oの質量を求めると，

$$C : 11.0 \times \frac{12}{44} = 3.0 \text{ g}$$

$$H : 4.50 \times \frac{1 \times 2}{18} = 0.50 \text{ g}$$

$$O : 4.30 - (3.0 + 0.5) = 0.80 \text{ g}$$

原子数比は，

$$C : H : O = \frac{3.0}{12} : \frac{0.50}{1.0} : \frac{0.80}{16} = 0.25 : 0.50 : 0.05$$
$$= 5 : 10 : 1$$

組成式は，$C_5H_{10}O$ となる。

実験6から，

A 1 mol と Br_2 1 mol が反応するので，A は

を1つ含むことがわかる。

A の分子量を M とすると，

$$M + 79.9 \times 2 = M \times 3$$

これより，$M = 79.9 \fallingdotseq 80$（およその値）

$(C_5H_{10}O) \times n \fallingdotseq 80$　より $n = 1$

　　∴　分子式は，$C_5H_{10}O$ となる。

実験2から，A は $-OH$ をもつと推定できる。

実験3，4の結果から，A は第一級アルコールと分かる。

A は，不斉炭素原子を1つもち，鎖状化合物であるから，解答に示した構造式になる。

A を酸化するとカルボン酸Cが得られ，このCは実

験7から $\diagup C = C \diagdown$ を1個もつことがわかる。実験8
の反応は

$$CH_2 = CH - CH(CH_3) - COOH + CH_3OH$$
$$\rightarrow CH_2 = CH - CH(CH_3)COOCH_3 + H_2O$$
$$(F)$$

問2. 実験2の反応は,

$$2R - CH_2OH + 2Na \rightarrow 2R - CH_2ONa + H_2$$

実験5の反応は,

$$R - COOH + NaHCO_3$$
$$\rightarrow R - COONa + H_2O + CO_2$$

問3. A を $R - CH_2OH$ とすると, B は, $R - CHO$

B の生成量は, $\dfrac{6.30}{84.0} = 0.075 \text{ mol}$

したがって, 反応した A は,

$$0.075 \times 86.0 = 6.45 \text{ g}$$

なお, この反応は,

$$3R - CH_2OH + Cr_2O_7{}^{2-} + 14H^+$$
$$\rightarrow 3R - CHO + 2Cr^{3+} + 7H_2O$$

と示され, $K_2Cr_2O_7$ は, $14.7/294 = 0.050 \text{ mol}$ あるので,
反応は完全に進行する。

問4. アルデヒドを酸化するとカルボン酸になるが, 反
応液がアルカリなので, $R - COO^-$ になる。

問5. この反応は,

$$CH_2 = CH - CH(CH_3) - COOH + H_2$$
$$(C)$$
$$\rightarrow CH_3 - CH_2 - CH(CH_3) - COOH$$
$$(E)$$

(C)の異性体を示すと,

$$CH_2 = \underset{\overset{|}{CH_3}}{C} - CH_2 - COOH \quad CH_3 - CH = CH - CH_2 - COOH$$
$$（シス，トランス）$$

$$CH_3 - CH = \underset{\overset{|}{COOH}}{C} - CH_3 \quad \underset{CH_3}{\overset{CH_3}{>}} C = C \overset{H}{\underset{COOH}{<}}$$
$$（シス，トランス）$$

$$\underset{H}{\overset{C_2H_5}{>}} C = C \overset{H}{\underset{COOH}{<}} \quad \underset{HOOC}{\overset{C_2H_5}{>}} C = C \overset{H}{\underset{H}{<}}$$
$$（シス，トランス）$$

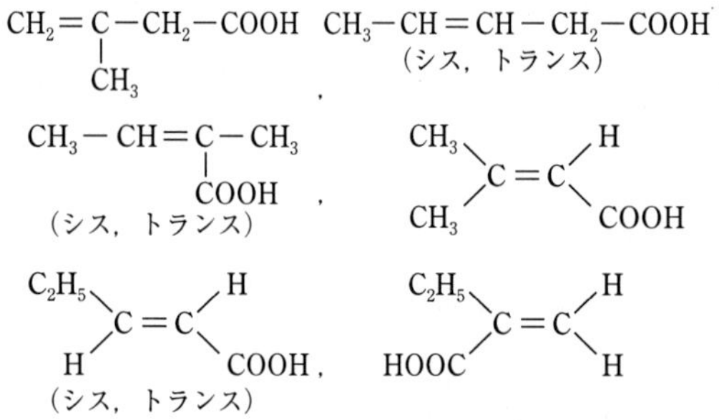

以上, 10種類になる。C を除いた9種類は, 不斉炭
素原子をもたない。

生　物

解答　26年度

I

〔解答〕

問1　(1)　電子　　(2)　水素イオン(H^+)

問2　炭水化物，脂質，核酸

問3　説明：同化は，小さな分子から大きな分子を合成
　　　する反応であり，エネルギーを取り込む反応で
　　　ある。　例：光合成(炭酸同化)

問4　名称：シアノバクテリア　　物質：H_2O
　　　岩石：ストロマトライト

問5　(1)　解糖系　　(2)　クエン酸回路

〔出題者が求めたポイント〕

　代謝に関する基本的な問題。

問1　ミトコンドリア内腔とマトリックス間に H^+ の濃
　　　度勾配が生じ，ミトコンドリア内膜に存在する
　　　ATP 合成酵素を H^+ が透過する間に ATP が合成
　　　される。

問2　生体を構成する有機物は，動物体ではタンパク質
　　　が，植物体では炭水化物が最多である。

問3　代謝は物質の変化にエネルギーの出入りが伴う。
　　　同化は小さい分子から大きい分子を合成する反応
　　　で，エネルギーを取り込む反応である。同化の例に
　　　は，光合成(炭酸同化)や窒素同化があげられる。

問4　地球の大気はシアノバクテリアによる光合成によ
　　　ってつくられたとされる。シアノバクテリアの活動
　　　によってストロマトライトと呼ばれる岩石が形成さ
　　　れる。

II

〔解答〕

問1　(1)(2)　ジャコブ，モノー　　(3)　オペロン
　　　(4)　プロモーター

問2　(A)　リンネ　　(B)　属　　(C)　種小

問3　調節タンパク質

問4　①　(ア)　プラスミド　　(イ)　制限酵素
　　　　　(ウ)　DNA リガーゼ
　　　②　調節遺伝子
　　　　　理由：導入された遺伝子によって調節タンパ
　　　　　ク質が合成され，オペレーターに結合
　　　　　することで RNA ポリメラーゼの結合
　　　　　を阻害するから。
　　　③　オペレーター
　　　　　理由：変異株 Y のオペレーターには異常が
　　　　　あり，調節タンパク質が結合できない
　　　　　ため，常に RNA ポリメラーゼが結合
　　　　　できるから。

〔出題者が求めたポイント〕

　オペロン説に関する標準的な問題。

問4　ラクトースオペロンは，グルコース存在下では抑
　　　制され，ラクトース存在下で活性化される。転写は
　　　RNA ポリメラーゼがプロモーターに結合すること
　　　で開始される。ラクトースオペロンでは調節遺伝子
　　　によって合成された調節タンパク質がオペレーター
　　　に結合することで，RNA ポリメラーゼがプロモー
　　　ターに結合することを阻害する。

III

〔解答〕

問1　(1)　卵割　　(2)　割球　　(3)　端黄卵
　　　(4)　不等割　　(5)　胞胚腔　　(6)　陥入
　　　(7)　原腸　　(8)　原口

問2　名称：卵黄　　機能：胚が発生するための栄養分。

問3　(ア)　胞胚　　(イ)　原腸胚

問4　形成体(オーガナイザー)

問5

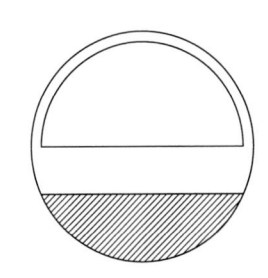

問6　問5で示した領域と動物極側の予定外胚葉域の部
　　　分を切出し，接触させることで中胚葉が誘導される
　　　ことを確認する。

問7　眼胞は眼杯となり，表皮から水晶体を誘導する。
　　　その後，水晶体は，表皮から角膜を誘導するととも
　　　に，眼杯に網膜を誘導する。

〔出題者が求めたポイント〕

　アフリカツメガエルの発生に関する標準的な問題。

問1　桑実胚期の胚内部の空所は卵割腔，胞胚期の胚内
　　　部の空所は胞胚腔と呼ばれる。

問2　卵黄の多い部分は次第に卵割が遅れる。

問5　図の(ア)は胞胚期である。内胚葉域が形成体とな
　　　り赤道付近の細胞を中胚葉へ誘導する。

問6　予定内胚葉域が中胚葉を誘導することを証明する
　　　ためには，予定内胚葉域を予定外胚葉域に接触させ
　　　て中胚葉が形成されることを確認する。

IV

〔解答〕

問1　(1)　視床下部　　(2)　脳下垂体後葉
　　　(3)　バソプレシン　　(4)　集合管

問2　塩類細胞

問3　塩類腺
問4　体内に浸透してくる水を収縮胞で体外に排出する。
問5　浸透圧の低下を防ぐために水を飲まず，えらから塩類を能動輸送で取り込み，腎臓で塩類の再吸収を高め，体液よりも低張な尿を多量に排出する。
問6　淡水中では淡水にすむ硬骨魚類のような，海水中では海にすむ硬骨魚類のような浸透圧調節のしくみに切替えることで対応している。
問7　ホルモン：鉱質コルチコイド
　　　分泌器官：副腎皮質

〔出題者が求めたポイント〕
　生物の浸透圧調節に関する標準的な問題。
問1　バソプレシンは間脳視床下部の神経分泌細胞でつくられるが，軸索を通り脳下垂体後葉から分泌される。
問6　淡水と海水を往来する硬骨魚類は，淡水型，海水型の浸透圧調節を切替えることができる。

後　期

Ⅰ

〔解答〕

問1　(1)　ヘモグロビン　(2)　血液凝固　(3)　食

問2　赤血球，血小板，白血球

問3　正の走性

問4　免疫：体液性免疫　　細胞：B 細胞

問5　細胞：記憶細胞
　　　特徴：抗原注射 1 回目より抗体産生速度が速く，
　　　　　　量も多い。

問6　実験2：血清 A に含まれる抗体 a と抗原 A が抗
　　　　　　原抗体反応を起こしたから。
　　　実験3：血清 A に含まれる抗体 a と抗原 B は抗
　　　　　　原抗体反応を起こさないから。

問7

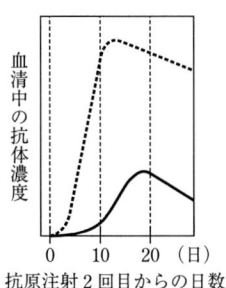

抗原注射 2 回目からの日数

〔出題者が求めたポイント〕

脊椎動物の血液と免疫に関する標準的な問題。

問2　血球の数は，血液 $1mm^3$ あたり，赤血球（男：
　　　410 〜 540 万，女：380 〜 480 万），血小板（10 〜 40
　　　万），白血球（4000 〜 1 万）である。

問4　ヘルパー T 細胞によって増殖・分化した B 細胞
　　　は，自身の細胞膜表面の抗体で抗原を認識し活性化
　　　される。活性化された B 細胞は抗体産生細胞となり，
　　　抗原に対して特異的な抗体を産生する。キラー T
　　　細胞による免疫を細胞性免疫という。

問5　抗原注射 2 回目の抗体産生を二次応答という。二
　　　次応答の抗体産生は 1 回目に比べて強くて速い。

問6　抗原と抗体は特異的に反応する。

問7　抗原 A は 1 回目の抗原注射，抗原 B は 2 回目の
　　　抗原注射にあたる。

Ⅱ

〔解答〕

問1　(1)　年齢ピラミッド　　(2)　幼若
　　　(3)　老齢（老化）　(4)　生命　(5)　生存曲線

問2　大量の卵を海水中に産卵し，親は子を保護しない。

問3　記号：C
　　　特徴：少数の子を出産し，親が子を保護する。

問4　(a)　1 年までの死亡率は雌雄で差がない。その

後，雄の死亡率は雌に比べて高くなる。雌の死亡率
は生涯を通じてほぼ一定である。
　　　(b)　雄：C　　雌：B

〔出題者が求めたポイント〕

個体群の年齢ピラミッド，生存曲線に関する標準的な
問題。

問2　図 1 の曲線 A は早死型と呼ばれ，親による子の
　　　保護が少なく，幼齢時の死亡率が高くなる。一般に
　　　多産となる。魚類や無脊椎動物に多く見られる。

問3　大型哺乳類の場合，親によって子が保護され，幼
　　　齢時の死亡率が低くなる。一般に少産となる。図 1
　　　の C は晩死型と呼ばれる。

問4　図 1 の横軸，相対齢 100 が雌雄それぞれの最長の
　　　寿命である。B は生涯にわたって死亡率がほぼ一定
　　　で平均型と呼ばれる。鳥類，は虫類，小型哺乳類に
　　　多く見られる。問題では齢が上がるに従って雄の死
　　　亡率が高まる傾向にあるので雄を C とした。1 年
　　　までの死亡率に差がないことから，成長した雌雄の
　　　生活の仕方に違いがあるためと考えられる。

Ⅲ

〔解答〕

問1　ATP の分解によって得たエネルギーで，Na^+ を
　　　細胞内から細胞外へ，K^+ を細胞外から細胞内へ輸
　　　送する。

問2　半透性

問3　(a)　四次構造　　(b)　二次構造

問4　合成装置：リボソーム
　　　RNA：tRNA（運搬 RNA，転移 RNA）

問5　水チャネルの数，水チャネルの開閉

問6　細胞膜は水をほとんど透過させない。しかし，
　　　mRNA 注入卵では水チャネルを介して細胞内に水
　　　が浸入するため細胞体積が増加した。

〔出題者が求めたポイント〕

細胞膜と物質の透過に関する標準的な問題。

問1　ナトリウムポンプは ATP のエネルギーを用いて
　　　濃度勾配に逆らって Na^+ と K^+ を輸送する。細胞
　　　外に 3 つの Na^+ を輸送するときに細胞内に 2 つの
　　　K^+ を輸送する。

問3　タンパク質の構造は一次構造から四次構造に分け
　　　られる。ポリペプチドを構成するアミノ酸の配列が
　　　一次構造。水素結合などによってポリペプチド
　　　鎖に生じるらせん状（α ーヘリックス）やシート状
　　　（β ーシート）の構造が二次構造。さらに，疎水結合
　　　や S − S 結合などによって形成される立体構造が三
　　　次構造。三次構造をもつ複数のポリペプチドから構
　　　成される構造が四次構造である。

問5　mRNA 注入卵では培養開始後 24 時間後には水チ

ャネルが見られ，以後徐々に増え続けることから，水の輸送量を変化させる要因は，水チャネルの開閉と数と考えられる。

問6　水分子は極性をもち，拡散による細胞膜の透過速度は大きくない。しかし水チャネルが存在すると水チャネルを介した細胞膜の水の透過性が大きくなる。

Ⅳ
〔解答〕

問1　(1)　減数分裂　　(2)　相同　　(3)　対合
　　　(4)　二価　　(5)　単相

問2　卵巣では1個の一次卵母細胞から1個の卵がつくられるが，精巣では1個の一次精母細胞から4個の精子がつくられる。

問3　雌：X 染色体　　雄：X 染色体，Y 染色体

問4　a：2　　n：23

問5　A：$X^H X^h$　　B：$X^H Y$

問6　様式：伴性遺伝　　例：血友病

〔出題者が求めたポイント〕

　ヒトの配偶子形成と伴性遺伝に関する標準的な問題。

問6　問題の遺伝様式はヒトの伴性劣性遺伝である。解答以外にこの遺伝様式を示す例は，赤緑色覚異常や筋ジストロフィーが知られる。

平成25年度

問　題　と　解　答

英　語

問題　　　　　　　　　　25年度

現在

前期試験

Ⅰ　下線部を和訳せよ。

　　Overwhelmed by more information than we can possibly hold in our heads, we're increasingly handing off the job of remembering to search engines and smart phones. <u>Google* is even reportedly working on eyeglasses that could one day recognize faces and supply details about whoever you're looking at</u>. But new research shows that outsourcing our memory — and expecting that information will be continually and instantaneously available — is changing our cognitive habits.
₍₁₎

　　Research conducted by Betsy Sparrow, an assistant professor of psychology at Columbia University, has identified three new realities about how we process information in the Internet age. First, her experiments showed that when we don't know the answer to a question, we now think about where we can find the nearest Web connection instead of the subject of the question itself. For example, the query "Are there any countries with only one color in their flag?" prompted study participants to think not about flags but about computers.

　　A second revelation: when we expect to be able to find information again later on, we don't remember it as well as when we think it might become unavailable. Sparrow's subjects were asked to type facts into a computer — for example, "The space shuttle *Columbia* disintegrated during re-entry over Texas in February 2003." Half were told that their work would be saved; the rest were told that their words would be erased. Those who believed that the computer would store the information recalled details less well on their own. Sparrow compares their situation to one we all experience in the hyperconnected real world: "Since search engines are continually available to us, we may often be in a state of not feeling we need to encode the information internally. When we need it, we will look it up." Sound familiar?

　　<u>The researchers' final observation: the expectation that we'll be able to locate information down the line leads us to form a memory not of the fact itself but of where we'll be able to find it</u>. "We are learning what the computer 'knows' and when we should attend to where we have stored information in our computer-based memories," Sparrow and her colleagues concluded in their report. "We are becoming symbiotic with our computer tools, growing into interconnected systems."
₍₂₎

　　Before you grow nervous about turning into a cyborg, however, you should know that this new symbiosis with our digital devices is really just a variant of a much more familiar phenomenon, what psychologists call transactive** memory. <u>This is the unspoken arrangement by which groups of people give out memory tasks to each individual, with information to be shared when needed</u>. In a marriage, one spouse might remember the kids' after-school appointments while the other keeps track of the recycling-pickup schedule. In a workplace team, one member may be the designated number cruncher*** while a colleague is charged with remembering client preferences. The way we delegate to our computers is simply an extension of this principle — an instance of transactive memory carried out on a very grand scale.
₍₃₎

　　But this handoff comes with a downside. <u>Skills like critical thinking and analysis must develop in the context of facts: we need something to think and reason about, after all</u>. And these facts can't be Googled as we go; they need to be stored in the original hard drive, our long-term memory. Especially in the case of children, "factual knowledge must precede skill," says Daniel Willingham, a professor of psychology at the University of Virginia — meaning that the days of drilling the multiplication table and memorizing the names of the Presidents aren't over quite yet. Adults, too, need to recruit a supply of stored knowledge in order to situate and evaluate new information they encounter. You can't Google context.
₍₄₎

（出典：*Time*, March 12 2012. 一部変更あり）

　　*Google: a major corporation which provides Internet-related products and services.

　　**transactive: relating to exchanges or interactions between people.

　　***number cruncher: people whose jobs involve dealing with numbers or mathematical calculations.

Ⅱ　下線部を和訳せよ。

Right from an early age, even before they can talk, people find that helping others is inherently rewarding, and they learn to be sensitive to who is helpful and who is not. Regions of the brain activated by helping are the same as those activated when people process other pleasurable rewards.

(1) Anyone who assumes that babies are just little egoists who enter the world needing to be socialized so that they can learn to care about others is overlooking other tendencies as species-typical. Humans are born predisposed to care how they relate to others. A growing body of research is persuading neuroscientists that Baruch Spinoza's* seventeenth-century proposal better captures the full range of tensions humans grow up with. "The endeavor to live in a shared, peaceful agreement with others is an extension of the endeavor to preserve oneself." Emerging evidence is drawing psychologists and economists alike to conclude that "our brains are wired to cooperate with others" as well as to reward or punish others for mutual cooperation.

Perhaps not surprisingly, helpful urges are activated most readily when people deal with each other face-to-face. Specialized regions of the human brain are given over to interpreting other people's vocalizations and facial expressions. Right from the first days of life, every healthy human being is avidly monitoring those nearby, learning to recognize, interpret, and even imitate their expressions. An innate capacity for empathizing with others becomes apparent within the first six months. By early adulthood most of us will have become experts at reading other people's intentions. (2) We are so attuned to the inner thoughts and feelings of those around us that even professionals trained *not* to respond emotionally to the suffering of others find it difficult not to be moved. Therapists face particular challenges in this respect. Empathy, the stock-in-trade of psychotherapists because it really does produce better results, turns out to be their worst nightmare as well. People who deal day-in-and-day-out with the troubles of others face such occupational hazards as "vicarious** traumatization" and "compassion fatigue," or face the threat of "catching" a client's depression.

New discoveries by evolutionarily minded psychologists, economists, and neuroscientists are propelling the cooperative side of human nature to center stage. New findings about how irrational, how emotional, how caring, and even how selfless human decisions can be are transforming disciplines long grounded in the premise that the world is a competitive place where to be a rational actor means being a selfish one. Researchers from diverse fields are converging*** on the realization: (3) while humans can indeed be very selfish, in terms of empathic responses to others and our eagerness to help and share with them, humans are also quite unusual, notably different from other apes.

（出典：Sarah Blaffer Hrdy, *Mothers and Others*. Harvard University Press, 2009. 一部変更あり）

*Baruch Spinoza: A Dutch philosopher (1632–77).

**vicarious: experienced in the imagination through the feelings or actions of another person.

***converge: meet or join at a particular point.

Ⅲ　下線部を英訳せよ。

(1) 今日，地球の多くの場所において，河川や湖水の多くが，過度の使用や汚染によって危険なほど枯渇してきている。(2) ちょうど石油紛争が 20 世紀の歴史にとって主要な問題の一つであったように，真水の危機が，世界の文明における新たな転換点を形成し始めている。(3) 21 世紀に生きる我々は，この惑星の限られた資源を，いかにして維持し利用し続けていくかという緊急の課題に取り組まなければならない。

数 学

問題

25年度

〔1〕 △ABC において，BC $= a$，CA $= b$，AB $= c$ として，頂点 A，B，C から対辺，またはその延長に下した垂線の長さをそれぞれ h_a，h_b，h_c とする。いま，△ABC 内の一点 P から，辺 BC，CA，AB，またはその延長に下した垂線の長さをそれぞれ x_a，x_b，x_c とする。点 O を平面上の定点とする。

(1) $ah_a = bh_b = ch_c$ を示せ。

(2) $\dfrac{x_a}{h_a} + \dfrac{x_b}{h_b} + \dfrac{x_c}{h_c}$ は，点 P の位置によらず一定であることを示せ。

(3) 点 P を通り BC に平行な直線をひき，辺 AB との交点を D とする。$\overrightarrow{OD}$ を $\overrightarrow{OA}$，$\overrightarrow{OB}$，h_a，x_a で表せ。

(4) $\overrightarrow{OP} = k\overrightarrow{OA} + l\overrightarrow{OB} + m\overrightarrow{OC}$，$k + l + m = 1$ となる k，l，m を x_a，x_b，x_c，h_a，h_b，h_c で表せ。

〔2〕 正の数 c は $c^2 = c + 1$ をみたすとする。n は自然数とする。

(1) c は無理数であることを示せ。

(2) $c^n = a_n c + b_n$ をみたす整数の組 (a_n, b_n) が存在することを示せ。

(3) 2 組の整数の組 (a_n, b_n)，(a'_n, b'_n) に対して，$c^n = a_n c + b_n$，$c^n = a'_n c + b'_n$ が成り立つならば，$a_n = a'_n$，$b_n = b'_n$ であることを示せ。

(4) m を自然数とする。(2)，(3) で一通りに定められた整数 a_n，a_{mn} に対して，a_{mn} は a_n の倍数であることを示せ。

〔3〕 $0 < \theta < \dfrac{\pi}{2}$ とする。

(1) 不等式 $\dfrac{-\theta^2}{2} \dfrac{1}{\cos\theta} < \log\cos\theta < \dfrac{-\theta^2}{2}$ を示せ。

(2) 極限 $\displaystyle\lim_{n\to\infty}\left(\cos\dfrac{\theta}{n}\right)^n$ を調べよ。

(3) 極限 $\displaystyle\lim_{n\to\infty}\left(\cos\dfrac{\theta}{n}\right)^{n^2}$ を調べよ。

〔4〕

(1) 2 つの異なる自然数 m，n に対して，$\displaystyle\int_{-1}^{1}\sin m\pi x \sin n\pi x\,dx$ を求めよ。

(2) 自然数 n に対して，$\displaystyle\int_{-1}^{1}\sin^2 n\pi x\,dx$ を求めよ。

(3) 自然数 n に対して，$\displaystyle\int_{-1}^{1}x\sin n\pi x\,dx$ を求めよ。

(4) N を自然数とし，$c_n\,(1 \leqq n \leqq N)$ を実数として，$f(x) = \displaystyle\sum_{n=1}^{N}c_n\sin n\pi x$ とおく。$c_n\,(1 \leqq n \leqq N)$ を変化させるとき，$\displaystyle\int_{-1}^{1}(x - f(x))^2\,dx$ が最小になる $c_n\,(1 \leqq n \leqq N)$ の値を求めよ。

〔5〕 9 本のくじがあり，当たりは 3 本，はずれは 6 本である。1 本ずつくじを引く。引いたくじはもとに戻さないとする。4 本のくじを引いた時点で，そのうちの当たりの数を X とする。また，自然数 $k\,(1 \leqq k \leqq 9)$ に対して確率変数 Y_k を，丁度 k 回目に引いたくじが当たりならば $Y_k = 1$，はずれならば $Y_k = 0$ と定める。

(1) X の確率分布を求めよ。

(2) 起こり得る列 $(Y_1, \cdots, Y_9)$ の総数を求めよ。

(3) k をひとつ固定するとき，$Y_k = 1$ である確率を求めよ。

(4) X の期待値を求めよ。

物 理

問 題　　　　　　　　　25年度

$$\boxed{\text{前期試験}}$$

Ⅰ　図のように，水平面上の点Pに高さ $2H$〔m〕の崖が垂直に立ち，崖の上は滑らかな水平面になっている。崖の端の点Oには質量 m〔kg〕の小球Aが置かれ静止している。点Pから距離 L〔m〕離れた点Qには高さ H〔m〕の薄いブロックが垂直に固定されている。ブロックの上部は滑らかな水平面である。

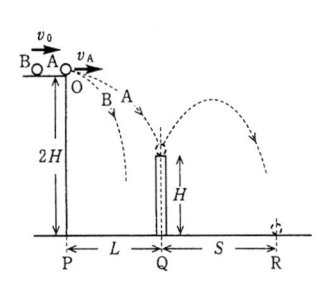

　崖の上の面上で，質量 M〔kg〕の小球Bを速さ v_0〔m/s〕で小球Aに衝突させると，小球Aと小球Bはそれぞれ水平方向の速さ v_A〔m/s〕および v_B〔m/s〕で崖を飛び出し，落下した。小球Aは崖を飛び出した後，ブロックの上面で跳ね返り，点Qから S〔m〕離れた水平面上の点Rに落下した。小球AとBとの衝突は，直線PQと平行な一直線上の完全弾性衝突であり，小球Aとブロックとの衝突は非弾性衝突(はねかえり係数 e; $0 < e < 1$)であった。重力加速度を g〔m/s²〕として，以下の問に答えよ。ただし，運動の向きは，水平方向は図の右向きを正，鉛直方向は上向きを正とする。

(1)　小球AとBが衝突した直後のそれぞれの速さ v_A および v_B を M, m, v_0 を用いて表せ。

(2)　小球AとBの両方が崖を飛び出すためには，M と m の間にはどんな関係がなければならないか。

(3)　v_A を M, m, H, L, g のうち適当なものを用いて表せ。

(4)　v_0 を M, m, H, L, g のうち適当なものを用いて表せ。

(5)　小球Aがブロックで跳ね返る直前の速度の鉛直成分 v_y〔m/s〕を M, m, H, L, g のうち適当なものを用いて表せ。

(6)　(a)　ブロックで跳ね返った直後の小球Aの速度の水平方向と鉛直方向の成分 V_x〔m/s〕，V_y〔m/s〕のそれぞれを M, m, H, L, g, e のうち適当なものを用いて表せ。

　　(b)　小球Aがブロック上で跳ね返ったのち，初めて水平面上に落ちるまでにかかる時間 T〔s〕を M, m, H, L, g, e のうち適当なものを用いて表せ。

　　(c)　点Qと点Rの間の距離 S を M, m, H, L, g, e のうち適当なものを用いて表せ。

　　(d)　$S = 2L$ となるためには，e の値はいくらでなければならないか。

(7)　ブロックとの衝突で小球Aが失う力学的エネルギーを K〔J〕と表すとき，

　　(a)　K を M, m, H, L, g, e のうち適当なものを用いて表せ。

　　(b)　小球Aとブロックの衝突が完全弾性衝突であったとすれば，K の値はいくらになるか。

Ⅱ　図のように，一端が壁に固定されたバネの他端に，振動数 f_0〔Hz〕の音を発しているおんさPが乗った台車を取り付けて，水平な xy 平面の x 軸上を運動するようにこれを設置した。おんさや台車の大きさは無視できる。バネが自然長のときのPの位置を原点 $O(0, 0)$ とする。Pを原点から A〔m〕離れた位置 $(A, 0)$ まで手で引いて，時刻 $t = 0$ のときに手を離したところ，Pは周期

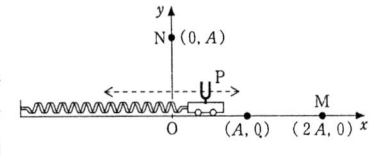

T〔s〕で x 軸上を単振動した。空気中の音速を V〔m/s〕とし，Pの速さが V を上回ることはないものとして，以下の問に答えよ。π はそのまま残してよい。

　Pの x 座標を時刻 t を用いた式で表すと $x = A\cos\dfrac{2\pi}{T}t$ となる。Pの速さの最大値は（　①　）〔m/s〕である。

　位置 $M(2A, 0)$ で音を観測するとき，Pが $(A, 0)$ の位置で発した音は（　②　）秒後にMに届き，振動数（　③　）×f_0 の音として聞こえる。観測者が聞く振動数の最大値を f_{MAX}〔Hz〕と表すと，$f_{MAX} = $（　④　）×$f_0$ である。この音はPの x 座標が（　⑤　）のときに発した音であり，Mに届くまでにかかった時間は（　⑥　）秒である。観測者が f_{MAX} を聞いてから最初に振動数 f_0 の音を聞くまでの時間は（　⑦　）秒である。

　次に，位置 $N(0, A)$ で音を観測するとき，Pが発した音がNで振動数 f_0 の音として聞こえるPの座標は（　⑧　）ヶ所存在する。Pの速度を v_P〔m/s〕，x 軸の正の向きとベクトル $\overrightarrow{PN}$ のなす角を θ〔rad〕とすると，v_P の観測者方向への成分は，v_P, θ を用いて（　⑨　）と表される。Pが位置 $(\dfrac{A}{2}, 0)$ を原点方向に通過する時に発した音は振動数（　⑩　）×f_0 としてNに届く。

Ⅲ　自己インダクタンス L〔H〕の2つのコイル L_1, L_2 を近づけておいたときの，2つのコイル
　　の間の相互インダクタンス M〔H〕を測定するために，図のような回路を用意した。抵抗 R_1,
　　R_2, R_3 はそれぞれ値 P〔Ω〕, Q〔Ω〕, R〔Ω〕の固定抵抗，R_4, R_5 は可変抵抗である。また，検
　　流計 G の内部抵抗を r〔Ω〕とし，コイル L_1, L_2 の抵抗はゼロとする。

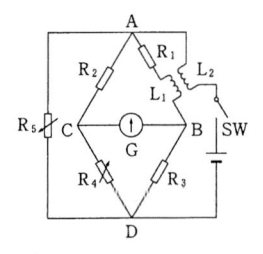

　　　　測定は，スイッチ SW を開閉したときも，その後も，検流計の針が常に振れることのない
　　ように可変抵抗 R_4, R_5 を調整して行う。A—B—D に流れる電流を x〔A〕，A—C—D に流れ
　　る電流を y〔A〕，抵抗 R_5 を流れる電流を z〔A〕とする。また，それぞれの電流の微少時間 $\varDelta t$
　　の間の変化を $\varDelta x$〔A〕，$\varDelta y$〔A〕，$\varDelta z$〔A〕とする。検流計の針が振れないようにしたときの抵抗
　　R_4, R_5 の値は，S〔Ω〕, W〔Ω〕であった。以下の文中の（　　）に P, Q, R, S, W, r, x, y, z, $\dfrac{\varDelta x}{\varDelta t}$, $\dfrac{\varDelta y}{\varDelta t}$, $\dfrac{\varDelta z}{\varDelta t}$ のうち，適
　　当なものを使った式あるいは等式を記入せよ。なお，⑩，⑫，⑬，⑭については P, Q, R, S, W のみを用いて答えよ。

　　　　A—D 間の電位差は，z を用いて表すと（　①　），y を用いて表すと（　②　）である。また，B—D 間の電位差は（　③　），
　　A—B 間の電位差 V_{AB}＝（　④　）＋L×（　⑤　）＋M×（　⑥　）である。

　　　　SW を閉じてから十分時間が経過すると電流は一定値になり，A—B 間の電位差は（　⑦　）となる。A—B 間と A—C 間の電位
　　差が等しいことから，等式（　⑧　）が成り立ち，また，B—D 間と C—D 間の電位差が等しいことから等式（　⑨　）が成り立
　　つ。これらから，S＝（　⑩　）が求まる。

　　　　SW を開閉した直後は電流が変化している。x, y, z が変化しているときも検流計の針が振れないためには，A—B 間と A—C
　　間の電位差が等しくなければならない。すなわち，V_{AB}＝（　⑪　）でなければならない。

　　　　また，B—D 間と C—D 間の電位差が等しいことから y＝（　⑫　）×x であり，また，A—B—D 間の電位差と A—R_5—D 間
　　の電位差が等しいことから，z＝（　⑬　）×x である。従って，$\varDelta y$ と $\varDelta z$ を $\varDelta x$ で表すことができ，（　⑥　）＝（　⑭　）×$\dfrac{\varDelta x}{\varDelta t}$
　　となる。以上から $\dfrac{\varDelta x}{\varDelta t}$ がゼロでないときも検流計の針が振れないことから，M＝$-L$÷（　⑭　）であることがわかる。L の前
　　にマイナス符号があるのは，自己誘導による起電力と相互誘導による起電力の向きが逆になっていることを表している。

Ⅳ　以下の問に答えよ。
（1）　3本の円筒シリンダー A，B，C が細管で連結されている。シリンダーの半径は，それぞれ
　　3.0 cm，4.0 cm，5.0 cm である。シリンダーに水を入れ，水面には質量が無視できるほど軽い
　　円型ピストンを装着した。ピストンは，シリンダー内の側面と密着しており，かつ滑らかに上下
　　に動くことができる。シリンダー C のピストンの上に質量 500 g のおもりをのせたとき，3つの

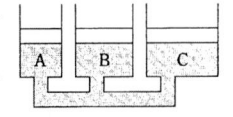

　　ピストンの高さを等しくするためには，シリンダー A，B のピストン上にのせるおもりの質量をそれぞれいくらにすればよい
　　か。さらにその後，シリンダー C のピストンの上に 250 g のおもりを加えたとき，シリンダー A，B のピストンはそれぞれ何
　　cm 上昇するか。必要ならば，大気圧を P〔Pa〕，水の密度は 1.0 g/cm³，円周率は π，重力加速度は g〔m/s²〕を用いよ。
（2）　容器に水を入れて，上皿はかりでその重さをはかると，550 g であった。球をバネはかりでつるして，この水の中に浸す
　　と，バネはかりの目盛りは 160 g で，上皿はかりの目盛りは 630 g になった。球の密度はいくらか。水の密度は 1.0 g/cm³ と
　　する。
（3）　長さ 60 cm，線密度 5.0×10^{-4} kg/m の弦の両端を固定し，張力を 45 N かけて振動させると，両端のみを節とする定常波
　　が生じた。この弦の基本振動数はいくらか。なお，この弦を伝わる波の速さ v〔m/s〕は，張力を T〔N〕，線密度を ρ〔kg/m〕と
　　すると，$v = \sqrt{\dfrac{T}{\rho}}$ である。
（4）　極板間の距離を変えられる平行平板コンデンサーがある。このコンデンサーとあるコイルを用いて共振回路を作った。コン
　　デンサーの極板間の距離が d_0〔m〕のとき，回路の共振周波数が f_0〔Hz〕であった。コンデンサーの極板間の距離だけを変える
　　ことによって，回路の共振周波数を $3f_0$ とするには，コンデンサーの極板間の距離 d〔m〕をいくらにすればよいか。

化 学

問題

25年度

$$\boxed{\text{前期試験}}$$

原子量は次の値を用いよ。C:12.0, H:1.00, O:16.0, N:14.0, S:32.0, Fe:56.0

Ⅰ 次の実験について，以下の問に答えよ。なお，気体は理想気体として扱うこと。

【実験1】 鉄粉と硫黄粉末を3：2の重量比でよく混合し，試験管に移して静かに加熱した。試験管内容物が赤熱状態になったら加熱をやめ，冷却後，生成した黒色の塊Aを取り出した。Aの一部をフラスコに取り，これに希硫酸を加えると気体Bが発生した。

【実験2】 Aの残りを細かく砕いた後に空気中で加熱すると，刺激臭のある気体Cが発生した。Cを純水に吸収させて得た溶液DのpHは3.0であった。この溶液Dに30％過酸化水素水を加え，よくかき混ぜた後，溶液のpHを測定したところ1.0となった。

【実験3】 銅片を濃硫酸と加熱して反応させたところ，気体Cを発生しながら銅片は融解し，反応後に水を加えると着色した溶液Eを生じた。また，気体Cを炭酸ナトリウム水溶液に通じて十分に吸収させ，溶液を得た。この溶液にさらに炭酸ナトリウム水溶液を加え，溶液を濃縮し，放置したところ，無色粉末状の結晶Fが得られた。この結晶を水に溶解し，硫黄の粉末を加えて加熱して反応させ，放置したところ，無色透明な粒状の結晶Gが析出した。<u>Gを水に溶解し，濃塩酸を加えると，気体Cが発生し，溶液は白濁した。</u>

問1 物質A，B，C，Fの化学式を記せ。

問2 【実験1】において，4.40 gのAを用いると標準状態で何LのBが発生するか，有効数字3桁で答えよ。

問3 【実験2】においてpHが変化した理由を，過酸化水素とCという言葉を用いて30字以内で答えよ。

問4 溶液Dに気体Bを通じたときに観察される反応の化学反応式を記せ。

問5 【実験3】において，溶液Eはどのような色を呈するか，後の選択肢より選び答えよ。また，その色の原因となっているイオンに配位している分子あるいはイオンの化学式を記せ。 色：赤褐色，淡桃色，橙色，黄色，淡緑色，青色

問6 下線部の化学反応式を記せ。

Ⅱ α-アミノ酸は一般式 $\begin{array}{c} \text{H}_2\text{N—CH—COOH} \\ | \\ \text{R} \end{array}$ で示される。そのアミノ酸の1つであるグリシンは，水溶液中で下式で示される3種類のイオンの電離平衡状態にあり，その組成は溶液のpHによって変化する。

$$\text{H}_3\text{N}^+\text{—CH—COOH} \underset{\text{H}^+}{\overset{\text{OH}^-}{\rightleftharpoons}} \text{H}_3\text{N}^+\text{—CH—COO}^- \underset{\text{H}^+}{\overset{\text{OH}^-}{\rightleftharpoons}} \text{H}_2\text{N—CH—COO}^- \qquad \text{式1}$$

グリシンの水溶液はpH 6.0のときに平衡混合物の電荷の合計，すなわち分子全体としての電荷が0となる。式1の電離に加え，置換基Rが酸性や塩基性を示す官能基をもつアミノ酸ではRが溶液のpHに応じたイオンの状態をとり，それがアミノ酸の分子全体としての電荷を決める。

表に示すアミノ酸分子のうちの異なる2つがアミド結合した化合物Xがある。Xに関する以下の文章を読み問に答えよ。

① Xを構成する2つのアミノ酸には，共に光学異性体が存在した。

② Xの水溶液に濃硝酸を加えて加熱し，さらにアンモニア水を加えて塩基性にしても色の変化がなかった。

③ Xの水溶液に水酸化ナトリウム水溶液を加えて加熱した後，酢酸鉛（Ⅱ）水溶液を加えても沈殿を生じなかった。

④ Xの水溶液を強塩基性にしたとき，Xの分子全体としての電荷は－1であった。

アミノ酸の名称	Rの示性式	下線部(1)のpH
グリシン	—H	6.0
アラニン	—CH₃	6.0
システイン	—CH₂SH	5.1
リシン	—(CH₂)₄NH₂	9.7
グルタミン酸	—(CH₂)₂COOH	3.2
チロシン	—CH₂C₆H₄OH	5.7

問1 下線部(1)のpHを何というか。

問2 ②の結果からXにどのアミノ酸が含まれていない事がわかったか，そのアミノ酸と呈色反応の名称を答えよ。

問3 ③の結果からXにどのアミノ酸が含まれていない事がわかったか，そのアミノ酸の名称を答えよ。また，含まれていたとき生じる沈殿の化学式を記せ。

問4 Xを完全に加水分解した溶液を強酸性にしたとき，得られた2つのアミノ酸の分子全体としての電荷はそれぞれいくつか，整数で答えよ。解答の順番は問わない。

問5 Xに無水酢酸を完全に反応させた。その後，水溶液を強酸性にしたときの分子全体としての電荷はいくつか，整数で答えよ。また，その理由を説明せよ。

問6 Xの考えられる構造式を全て記せ。ただし，問題文に示した一般式にならい，光学異性体を区別せずイオンでない形で示せ。

Ⅲ　リンゴ酸を少量の濃硫酸とともに加熱すると，分子内脱水反応がおき，分子式 $C_4H_4O_4$ で表される化合物 A，B，C が得られた。化合物 A，B は互いに幾何異性体の関係にあるが，その性質にはいくつかの違いがみられる。たとえば化合物 A の燃焼熱は化合物 B よりも　①　。これは化合物 B のほうが化合物 A よりも生成熱が大きいためである。また水に対する溶解度は化合物 A のほうが大きい。これは化合物 A の極性が化合物 B よりも　②　ためである。化合物 A，B，C をおだやかに加熱したところ，化合物 A は脱水し化合物 D となったが，化合物 B，C は変化しなかった。化合物 A，B は水素を付加させると同一の化合物 E になった。化合物 D は反応性が高く，おだやかな条件下でアニリンと反応し，化合物 F が得られた。

問 1　リンゴ酸の構造式を書け。また不斉炭素原子があれば＊印を付けよ。

問 2　化合物 C と F の構造式を書け。また不斉炭素原子があれば＊印を付けよ。

問 3　化合物 A，B，C のなかで臭素水を脱色させる作用のあるものはどれか。

問 4　　①　，　②　に当てはまる言葉としてふさわしい組み合わせを下から選び記号で答えよ。

　　(a)　①大きい，②大きい　　　(b)　①大きい，②小さい　　　(c)　①小さい，②大きい　　　(d)　①小さい，②小さい

問 5　化合物 D とアニリンをそれぞれ 1.00 g ずつ取り反応させたところ，化合物 F が 1.00 g 得られた。この反応の収率は何％か。答えは小数第 1 位を四捨五入して表せ。

Ⅳ　問題 A と B のうち，一方を選択して解答せよ。両方の問題に解答した場合は採点の対象外とする。

　問題A　次の文章を読み，以下の問に有効数字 3 桁で答えよ。

　【実験】　スルホ基を官能基とするイオン交換樹脂 10.0 g を，液体を通じることができる筒状の容器（カラム）に充填し，2.00 mol/L の塩酸を十分通じた後，カラムからの流出液が中性になるまで純水で洗浄した。次に 2.00 mol/L の NaCl 水溶液を通じたところ，流出液は最初は中性であったが，やがて酸性となり，再び中性にもどった。NaCl 水溶液を通じた以後の流出液をすべて集めて中和滴定の試料とした。この試料を中和するのに 0.400 mol/L の NaOH 水溶液が 25.0 mL 必要であった。

問 1　このイオン交換樹脂 10.0 g には，何個のスルホ基が存在するか。ただし，アボガドロ定数を 6.02×10^{23} /mol とする。

問 2　下線部(1)の 2.00 mol/L の塩酸の濃度を 4.00 mol/L にして【実験】と同じ操作を行うと，下線部(3)の中和に必要となる NaOH 水溶液は何 mL になると予想されるか。

問 3　イオン交換樹脂を 20.0 g に増やして【実験】と同じ操作を行うと，下線部(3)の中和に必要となる NaOH 水溶液は何 mL になると予想されるか。

問 4　下線部(2)の 2.00 mol/L の NaCl 水溶液の代わりに，濃度が未知の NaCl 水溶液 0.500 mL を通じた後，流出液が中性になるまで水洗した。NaCl 水溶液を通じた以後の流出液をすべて集めて試料とした。この試料には Na^+ が含まれておらず，また，この試料を中和するのに 0.200 mol/L の NaOH 水溶液 7.50 mL を要した。この NaCl 水溶液の濃度は何 mol/L であったか。

問 5　下線部(2)の 2.00 mol/L の NaCl 水溶液の代わりに，2.00 mol/L の NaOH 水溶液を通じた。これを十分に水洗し，流出液を集めて試料とした。これを 0.500 mol/L の塩酸で中和したところ，40.0 mL 必要であった。通じた NaOH 水溶液の量は何 mL であったか。

　問題B　次の文章を読んで，以下の問に答えよ。

　病気の原因に直接作用するのではなく，病気の症状を緩和する医薬品を　①　という。その代表例としてアセチルサリチル酸がある。これは，サリチル酸と無水酢酸から合成され，解熱鎮痛・抗炎症剤として使用される。またサリチル酸をメタノールとエステル化させた　②　は，揮発性の液体で，消炎鎮痛剤（外用塗布剤）として使われている。これらとは対照的に，病原菌に直接作用してその働きを阻害し，病気をその原因から治療する医薬品もある。その代表例がペニシリンであり，これは特定の微生物によって作られる化学物質で，他の微生物の発育や代謝を阻害する。このペニシリンのような物質を総称して　③　という。また，人工的に合成された化合物にも，抗菌作用を示すものがあり，スルファニルアミドがその例である。現在では，その誘導体が医薬品として用いられており，サルファ剤と呼ばれている。

問 1　文中の　①　～　③　に適切な語句を入れよ。

問 2　下線部(1)のアセチルサリチル酸の合成反応を構造式を用いて示せ。

問 3　下線部(1)の反応が 100 ％ の反応効率で進むとすると，23.0 g のサリチル酸からアセチルサリチル酸を何 g 得ることができるか。有効数字 3 桁で答えよ。

問 4　下線部(2)の反応を構造式を用いて示せ。

問 5　下線部(3)の化合物の構造式を書け。

生　物

問題

25年度

前期試験

Ⅰ　脊椎動物の筋肉は，骨格筋や心筋のような（　1　）と，内臓や血管などに存在する（　2　）に分けられる。骨格筋は（　3　）とよばれる細胞で構成され，その内部には多数の円筒状の構造の（　4　）が細胞の長軸方向に走っている。光学顕微鏡で観察すると（　4　）には明るく見える（　5　）と暗く見える（　6　）とが交互に配列している。ア骨格筋は（　7　）神経により支配され，意志によって収縮させることのできる（　8　）筋に分類される。図のように，カエルのふくらはぎより座骨神経のついた骨格筋（ひ腹筋）を取り出して神経筋標本を作成した。イ座骨神経より電気刺激を与え，記録計により筋肉の収縮曲線を記録すると，単一の電気刺激の時は，瞬間的な収縮の後，弛緩を示す（　9　）という現象が見られ，ウ電気刺激を短い間隔で繰り返し与えた時は，持続的な強い収縮が見られた。以下の設問に答えよ。ただし与える1回あたりの電気刺激の大きさや持続時間は同じものとする。

問1　（　1　）～（　9　）の空欄に適当な語句を入れよ。

問2　（　2　）の収縮の特徴をあげよ。

問3　下線部アを制御する大脳の新皮質の機能領域の名称を答えよ。

問4　下線部イにおいて，図の座骨神経のA点に単一の電気刺激を与えた時は7.5ミリ秒後に，B点に単一の電気刺激を与えた時は9.0ミリ秒後に，筋肉の収縮が見られた。

　　(1)　標本の座骨神経の，興奮の伝導速度(m/秒)を求めよ。（有効数字2桁）

　　(2)　C点に単一の電気刺激を与えた時，11ミリ秒後に筋肉が収縮した。B—C間の距離(cm)はいくらか。（有効数字2桁）

問5　図の標本に対し，下線部ウのような電気刺激をA点に次のように与えた。

　　(1)　電気刺激を低い頻度(15回／秒)で与えた時，下線部イの場合よりも大きく，ギザギザとした収縮曲線を示した。この収縮の名称を答えよ。

　　(2)　電気刺激をより高い頻度(30回／秒)で与えると，どのような形の収縮曲線を示すと考えられるかを述べよ。

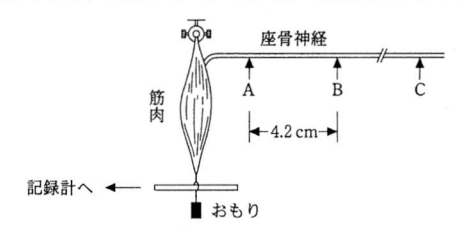

Ⅱ　化学物質としてのDNAは，1869年スイスの（　1　）によって傷口をおおう包帯についている膿に含まれた白血球の核から，タンパク質とは異なる物質として発見された。1928年グリフィスによってa形質転換という現象が発見されてその後，その原因となる物質がDNAであることが確かめられた。これらの結果からDNAが遺伝子の化学的本体であることが明らかになった。そして1953年ワトソンとクリックはDNAの（　2　）構造を提唱した。真核細胞では，DNAは通常（　3　）というタンパク質に巻きついて繊維状の構造体を形成して間期には核全体に分散している。（　4　）期になると，繊維状の構造体はさらに折りたたまれて棒状の（　5　）になる。ヒトの体細胞の（　5　）の数は（　6　）である。bヒトゲノムの塩基配列はすでに解読されている。その結果，個人ごとに塩基配列の異なる部分がたくさんあることがわかった。また，DNAは核だけではなく，細胞小器官であるミトコンドリアや（　7　）にも存在することがわかっている。以下の設問に答えよ。

問1　（　1　）～（　7　）の空欄に適切な語句を入れよ。

問2　DNAを構成するヌクレオチドの3つの要素の名称をあげよ。

問3　間期にはDNA量の変化に関わる重要な期が含まれる。その期の名称をあげよ。（略号可）

問4　下線部aについて，グリフィスが得た実験結果を「肺炎双球菌」，「R型」，「S型」，「病原性」という語句を全て用いて説明せよ。

問5　ハーシーとチェイスは，大腸菌にバクテリオファージ（ファージ）を感染させて，どのような実験結果を得たか。

問6　下線部bが医療に利用されている例を1つあげよ。

Ⅲ　生態系では，生物と無機的環境との間で窒素の循環が起こっている。大気中には体積の約80％もの窒素(N_2)が含まれているが，多くの生物はこれを直接利用することはできない。しかし，根粒菌などの窒素固定細菌がN_2をアンモニウムイオン(NH_4^+)に変え，硝化細菌がNH_4^+を硝酸イオン(NO_3^-)に変える。植物はNO_3^-を根から吸収し，道管を通じて葉の細胞に輸送して，還元酵素によってNH_4^+に変え，a 呼吸の過程で作られた有機酸に NH_4^+ を転移させてさまざまなアミノ酸を作る。こうしてできたアミノ酸はタンパク質や核酸などの有機窒素化合物の合成に用いられる。b 植物に含まれる有機窒素化合物は植食性動物に取り入れられ，その動物が捕食されることにより肉食性動物に取り入れられていく。植物や動物の枯死体・遺体・排出物などの有機窒素化合物は菌類や細菌類によって分解され NH_4^+ になる。再び硝化細菌が NH_4^+ を NO_3^- に変え，植物に再利用される。また，土壌中の NO_3^- は脱窒素細菌によって N_2 となり大気中に放出されて窒素は循環する。

問1　文章であげた生物群集は，生態系における各栄養段階の役割から3種類にわけられる。その名称をあげよ。

問2　ネンジュモなどのラン藻は窒素固定もできる独立栄養生物である。独立栄養生物とはどのような性質を持った生物か。

問3　根粒菌はマメ科植物の根に入り込んで根粒を作らせて利益を互いに与え合っている。このような異生物間の相互関係を何というか。また，根粒菌が植物から得ている利益とは何か。

問4　土壌中の NO_3^- は植物の根の細胞膜の膜輸送タンパク質による能動輸送によって細胞内に取り込まれる。能動輸送とは一般にどのような輸送か(A)。また，細胞膜はリン脂質分子がどのような配置をとった構造でできているかを，リン脂質分子の特徴と関連づけて述べよ(B)。

問5　下線部aで細胞質基質およびミトコンドリアにおいて有機酸が合成される反応経路の名称をそれぞれあげよ。

問6　下線部bのような生物間の一連のつながりを何というか。

問7　ヒトはタンパク質の分解で生じる有害な NH_4^+ を無害な成分に変えて排出している。これに関係する肝臓と腎臓のはたらきについて述べよ。

Ⅳ　アフリカのタンガニイカ湖には，さまざまな種類のシクリッドと呼ばれる淡水魚が生息している。それらは，a 湖内のいろいろな環境に応じて，また種間での相互作用によって，非常に多様な習性を持つ300以上の種に分かれている。そのうちの一種「ベリソダス・ミクロレピス」は，生きている魚のウロコのみを食べる習性を持つことが知られている。この魚には図のように，獲物の「左側の」ウロコのみを食べる個体(左利き)と，「右側の」ウロコのみを食べる個体(右利き)がいる。左利きでは，口が右向きに曲がっており，右利きでは口が左に曲がっている(図)。この「利き」の遺伝様式を調べるため，野外から採集した個体を用いた交雑実験が行われた。右利き同士を交雑すると，生まれる子はすべて右利きであった。右利きと左利きを交雑すると，右利きの子と左利きの子が1：1で生まれた。左利き同士を交雑して生まれる子は，左利き：右利き＝2：1であった。また，この交雑で生まれた左利き同士を交雑しても，左利き：右利き＝2：1であった。これらの比は，複数の異なる個体で実験を繰り返しても常に同じであった。この交雑における左利き・右利きの対立遺伝子をそれぞれL・Rとすると，右利きの遺伝子型は（　1　）であり，左利きは（　2　）であると推測できる。このとき左利き同士の交雑では，遺伝子型（　3　）の子はふ化前に死んでしまうため存在しないと考えられる。これは，この遺伝子が「利き」の決定に関わると同時に（　4　）の（　5　）遺伝子であることを示している。タンガニイカ湖において，b この魚の右利きと左利きの比は4：6から6：4の範囲で周期的に変動しており(平均すると右利き：左利き＝1：1)，この状態は長期にわたって保たれている。以下の設問に答えよ。

問1　下線部aのように，共通祖先を持つ特定の生物群が多様な環境に適応して分化することを何というか。

問2　この魚では，どちらの利きが優性か答えよ。

問3　（　1　）～（　5　）の空欄に適切な語句を入れよ。

問4　下線部bについて，左利きの割合が右利きの割合より高くなると，被食者は左からの捕食をより警戒するようになる。その結果，時間が経過すると左利きの割合はどう変化すると考えられるか。

問5　下線部bの現象が生じる理由について，被食者は体のどちら側を攻撃されるかを学習できると仮定して説明せよ。

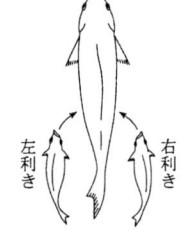

左利き　右利き

英　語

問題　　　25年度

後期試験

Ⅰ　下線部を和訳せよ。

A friend of mine, an accomplished academic in history and literature in her 70s, recently phoned to ask for medical advice on her own mini-stroke after being discharged from the hospital. Ever eager to learn something new, she pressed me on "the latest research" and asked what doctors around the country were doing for her condition. We discussed a few research studies, diagnostic tests and treatment options, but when I suggested she speak with her primary care doctor, she went silent for a while. When she spoke again, her once-confident voice sounded nearly childlike. "I don't really feel comfortable bringing it up," she said. While her doctor was generally warm and caring, "he seems too busy and uninterested in what I feel or want to say." "I don't want him to think I'm questioning his judgment," she added. "I don't want to upset him or make him angry at me!"

(1)For over a generation now, efforts to make medical practice more patient-friendly have focused on getting patients and doctors to work together to make decisions about care and treatment. Numerous research papers, conferences and advocacy organizations have been devoted to this topic of "shared decision-making." But one thing has been missing in nearly all of these earnest efforts to encourage doctors to share the decision-making process. That is, ironically, the patient's perspective.

Now a study published in the most recent issue of *Health Affairs* has begun to uncover some of that perspective, and the news is not good. In our enthusiasm for all things patient-centered, we seem to have taken the *thought* of including patient preferences for the *deed*.

The researchers conducted several focus groups with 48 patients from five primary care physicians in the San Francisco Bay area. First, they showed the patient participants a short video on several equally effective but very different treatment approaches for a heart ailment. Then, they asked them questions about what they did with their own doctors when faced with a choice among several treatment options that might be equally effective but could differ in lifestyle effects, cost or range of complications. (2)Finally, the researchers asked the participants if they were comfortable asking doctors about different treatments, discussing their values and preferences, or disagreeing with their doctors' recommendations.

The participants felt limited, almost trapped into certain ways of speaking with their doctors. They said they wanted to collaborate in decisions about their care but felt they couldn't because doctors often acted authoritarian, rather than authoritative. A large number worried about upsetting or angering their doctors and believed that they were best served by acting as "supplicants"* toward the doctor "who knows best." Many also believed that they could depend only on themselves for getting more information about treatments or diseases. Some even said they feared retribution** by doctors who could ultimately affect their care and how they did. (3)The findings go against previous optimistic assumptions about shared decision-making that were based mostly on studies that examined physicians' intent, but not patient perceptions. "Many physicians say they are already doing shared decision-making," said D. L. Frosch, lead author of the new study. "But patients still aren't perceiving the relationship as a partnership."

Interestingly, most participants in this study were over 50, lived in affluent areas and had attended graduate school. "It's hard to think that people from more disadvantaged backgrounds would find it any easier to question doctors," Dr. Frosch said. (4)While understanding health care issues and making themselves heard in discussions were not difficult in general for the participants, the skills and confidence they had in other settings appeared to become useless once they were in their doctors' offices. "People experience a different sense of self in the doctor-patient interaction."

Dr. Frosch and his colleagues are now planning to study whether there are better ways to encourage patient engagement. "It may take a little longer to talk through decisions and disagreements; but if we empower patients to make informed choices, we will all do much better in the long run," said Dr. Frosch.

（出典：*New York Times*, May 31 2012.　一部変更あり）

*supplicant: a person who asks or begs for something earnestly or humbly.

**retribution: punishment inflicted on someone as vengeance for a wrong or criminal act.

Ⅱ　下線部を和訳せよ。

Both status and connection can be used as means to get things done by talking.　Suppose you want to get an appointment with a plumber* who is fully booked for a month.　You may use strategies that manipulate your connections or your differences in status.　If you opt for status, you may operate either as one-down or one-up.　For example, one-up:　You let it be known that you are an important person, a city official who has influence in matters such as licensing and permits that the plumber has need of.　Or one-down:　You plaintively** inform the receptionist that you are new in town, and you have no neighbors or relatives to whom you could turn to take a shower or use the facilities.　You hope she will feel sorry for you and give you special consideration.　<u>Whether you take a one-up or one-down stance, both these approaches play on</u> <u>(1)</u> <u>differences in status by acknowledging that the two people involved are in asymmetrical relation to each other.</u>

On the other hand, you could try reinforcing your sameness.　If you are from the same town as the plumber's receptionist, or if you are both from the same country or cultural group, you may engage her in talk about your hometown, or speak in your home dialect or language, hoping that this will remind her that you come from the same community so she will give you special consideration.　If you know someone she knows, you may mention that person and hope this will create a feeling of closeness that will make her want to do something special for you.　<u>This is why it is useful to have a personal</u> <u>(2)</u> <u>introduction to someone you want to meet, transforming you from a stranger into someone with whom there is a personal</u> <u>connection.</u>

The example of talking to a plumber's receptionist illustrates options that are available whenever anyone tries to get something done.　Ways of talking are rarely if ever composed entirely of one approach or the other, but rather are composed of both and interpretable as either.　For example, many people consider name dropping to be a matter of status:　"Look how important I am, because I know important people."　But it is also a play on intimacy and close connections.　Claiming to know someone famous is a bit like claiming to know someone's mother or cousin or childhood friend — an attempt to gain approval by showing that you know someone whom others also know.　In name-dropping they don't actually know the people named, but they know *of* them.　You are playing on connections, in the sense that you bring yourself closer to the people you are talking to by showing you know someone they know of; but to the extent that you make yourself more important by showing you *know* someone they have *only heard of*, you are playing on status.

Much — even most — meaning in conversation does not, however, reside in the words spoken at all, but is filled in by the person listening.　Each of us decides whether we think others are speaking in the spirit of differing status or symmetrical connection.　<u>Whether individuals will tend to interpret someone else's words as one or the other depends more on the hearer's</u> <u>(3)</u> <u>own focus, concerns, and habits than on the spirit in which the words were used.</u>

（出典：Deborah Tannen, *You Just Don't Understand.* Harper, 1990.　一部変更あり）

*plumber: someone whose job is to repair water pipes, baths, toilets etc.
**plaintively: sadly and mournfully.

Ⅲ　下線部を英訳せよ。

幼児は周囲の情報を集めることに，従来考えられていたよりももっと積極的に関わっていることがわかってきた。ある研究で
(1)
7−8ヶ月の乳児にビデオアニメーションを見せたところ，<u>彼らはスクリーン上に現れる対象のパターンがあまりに予測可能で</u>
(2)
<u>あっても，あまりにでたらめであっても興味を失った。</u>幼児は，適度に彼らの関心を引く状況を捉えることによって，常に自分の周囲の世界を理解しようとしているのである。彼らは目の前にあるどんなものでもおもちゃにし，そこから学ぶことができ
る。<u>したがって，幼児に学習のための豊かな可能性をもたらすのは適度に刺激的な環境であって，斬新なおもちゃは必要ないの</u>
(3)
<u>である。</u>

数　学

問題

後期試験

〔1〕 xy 平面に3点 A$(0, 1)$，B$(0, -1)$，C$(-1, 0)$ をとる。実数 t に対して，直線 AC 上を動く
点 P$\left(\dfrac{-(t+1)}{2}, \dfrac{1-t}{2}\right)$ と，直線 BC 上を動く点 Q$\left(\dfrac{t-1}{2}, \dfrac{-(t+1)}{2}\right)$ がある。

(1) 直線 AQ，BP の方程式を t を用いて表せ。

(2) この2直線の交点 R を求めよ。

(3) (2)の点 R が描く曲線の方程式を導け。

(4) $t \to \infty$，$t \to -\infty$ のそれぞれに対して，(2)の点 R はどんな点に近づくか。

〔2〕 1辺の長さが1の正四面体 OABC の辺 OA，OB 上にそれぞれ点 P，Q を OP $= t$，OQ $= t(0 < t < 1)$ となるようにとる。P と Q を四面体 OABC の表面に沿い △OAB の内部を通らない折れ線 l で結ぶ。

(1) 四面体 OABC の表面を辺 OA，OB，OC に沿って切り開いたときの展開図から面 OAB を除いた図を描け。なお，図の各頂点には，対応する四面体の頂点 O，A，B，C の記号をつけよ。

(2) l が辺 AC，BC と交わるとの条件の下で，l の長さの最小値を t を用いて表せ。

(3) l の長さの最小値を t を用いて表せ。

〔3〕 a，b，c は $bc \neq 0$ をみたす実数とする。行列 $A = \begin{pmatrix} a & b \\ c & 0 \end{pmatrix}$ を用いた $\begin{pmatrix} x' \\ y' \end{pmatrix} = \begin{pmatrix} a & b \\ c & 0 \end{pmatrix} \begin{pmatrix} x \\ y \end{pmatrix}$ により平面上の点 (x, y) を

点 (x', y') に移す1次変換が直線 l をまた直線 l に移すとき，l を A 不変な直線とよぶ。

(1) 原点を通らない直線で A 不変なものが存在するとき，a，b，c のみたす条件を求めよ。

(2) a，b，c が(1)の条件をみたすとき，原点を通る直線で A 不変なものをすべて求め，直線の方程式を b，c で表せ。

〔4〕 $0 < x < 3$ の範囲で，$f(x) = \log \dfrac{1}{x+3} + \log \dfrac{1}{x} + \log \dfrac{1}{3-x}$ とおく。曲線 $y = f(x)$ を C と表す。

(1) $f(x)$ が極値をとるときの x の値と，極限 $\displaystyle\lim_{x \to +0} f(x)$，$\displaystyle\lim_{x \to 3-0} f(x)$ を調べて，曲線 C の概形を描け。

a，b を $0 < a < b < 3$，$f(a) = f(b)$ の条件をみたすようにとり，2点 P$(a, f(a))$，Q$(b, f(b))$ のそれぞれにおける曲線 C の接線の交点の x 座標を c とする。

(2) 条件 $f(a) = f(b)$ から導かれる a，b のみたす関係式を，できるだけ簡単な形で求めよ。

(3) a，b が(2)の関係式をみたしながら動くとき，c の値の範囲を求めよ。

〔5〕 数直線の原点に置いた石に対して，下記の操作 A をつぎつぎに行う。

操作 A：石が原点にあるときには2枚の硬貨を投げて，表が2枚なら石を $+2$ 移動させ，裏が2枚なら石を -2 移動させ，表，裏1枚ずつなら石は移動させない。石が原点以外の整数点にあるときには1枚の硬貨を投げて，表なら石を $+1$ 移動させ，裏なら石を -1 移動させる。

硬貨を投げるとき，表，裏の出る確率はそれぞれ $\dfrac{1}{2}$ とする。n を自然数とし，操作 A を n 回行った後に石のある点の座標を X_n とおく。

(1) $X_n = n + 1$ となる確率を求めよ。

(2) $n \geq 2$ であるとき，$X_n = n$ となる確率を求めよ。

(3) $n \geq 3$ であるとき，$X_n = n - 1$ となる確率を求めよ。

物 理

問 題

25年度

$\boxed{\text{後期試験}}$

I 図のように，質量 M〔kg〕の物体 M をなめらかで水平なテーブルの上に手で止めておき，これに2本の糸を結び，それぞれの他端に質量 m_1〔kg〕，m_2〔kg〕$(m_1 > m_2)$のおもり m_1，m_2をつけ，テーブル両端の定滑車にかけて鉛直下方にたらした。その後，手を離すと物体が動き始めた。そのときの m_1，m_2，M の加速度を a〔m/s²〕(向きは図において m_1 は下向き，m_2 は上向き，M は右向きを正)とし，m_1 と M を結ぶ糸の張力を T_1〔N〕，m_2 と M を結ぶ糸の張力を T_2〔N〕とする。m_1 が静止していた位置から x〔m〕だけ下降して床と完全非弾性衝突をして静止した。糸や定滑車は十分軽く質量は無視できるとし，重力加速度を g〔m/s²〕として，以下の問に答えよ。

(1) m_1についての運動方程式を a，m_1，m_2，M，T_1，T_2，g のうち必要な記号を用いて表せ。

(2) m_2についての運動方程式を a，m_1，m_2，M，T_1，T_2，g のうち必要な記号を用いて表せ。

(3) M についての運動方程式を a，m_1，m_2，M，T_1，T_2，g のうち必要な記号を用いて表せ。

(4) T_1，T_2を M，m_1，m_2，g のうち必要な記号を用いて表せ。

(5) m_1 が静止の位置から床に達するまでの時間 t_1〔s〕を x，M，m_1，m_2，g のうち必要な記号を用いて表せ。

(6) m_1 が床に衝突する直前の速度 v_1〔m/s〕はいくらか。x，M，m_1，m_2，g のうち必要な記号を用いて表せ。

(7) m_2はその後も上昇を続けて静止にいたるまでに，さらに y〔m〕だけ上昇した。$\dfrac{y}{x}$ の値を M，m_1，m_2，g のうち必要な記号を用いて表せ。また，このとき m_2 と M を結ぶ糸に働く張力を M，m_2，g で表せ。

II 図のように，水平な台の上に，2つの同形シリンダーを向かい合わせて固定し，それぞれのシリンダーに2つの同形ピストンを挿入し，それらを取手で連結した。シリンダーとピストンで囲まれた左側と右側の室を，それぞれ A 室，B 室と呼ぶ。ピストンとシリンダー間に摩擦はなく，2つのピストンはなめらかに動く。シリンダー，ピストン，取手は，熱を通さない材質でできているが，取手の内部には

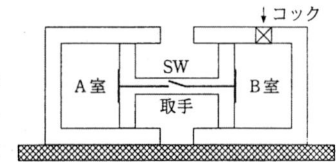

金属線が通してあり，スイッチ SW を閉じることによって，A 室と B 室間に限り熱がゆっくりと伝導する(金属線の熱容量は無視する)。また，B 室には外部と空気を出し入れするためのコックが取り付けられている。以下の文中の（　）に V_0，ΔV，γ のうち適切なものを使った式，または数値を記入せよ。ただし，A 室内の気体及び空気は理想気体として扱い，気体定数を R〔J/(mol·K)〕を用いよ。

(1) 大気圧 P_0〔Pa〕，室温 T_0〔K〕の部屋で，スイッチ SW と B 室のコックを開いてから，A 室を 1 mol の単原子分子気体で満たしたところ，A 室の体積と温度は，それぞれ V_0〔m³〕，T_A〔K〕で平衡状態になった。大気圧 P_0 は，（　①　）$\times RT_A$〔Pa〕と表せる。取手を右側にゆっくりと移動させてから停止させたとき，A 室の体積と温度の微小変化量をそれぞれ ΔV〔m³〕，ΔT〔K〕とすると，移動後の A 室の圧力は，（　②　）$\times R(T_A + \Delta T)$〔Pa〕である。単原子分子気体の断熱変化では，PV^{γ} が一定であるから，R を用いずに移動後の A 室の圧力を表すと，（　③　）$^{\gamma} \times P_0$〔Pa〕となる。これらの関係から，$\Delta T =$（　④　）$\times T_A$ と表せる。$|x| \ll 1$ のとき，近似式$(1+x)^a \fallingdotseq 1 + ax$ が成り立つことと，単原子分子気体の場合 $\gamma = \dfrac{5}{3}$ であることを利用して式を簡単にすると，$\Delta T = -$（　⑤　）$\times T_A$ となる。よって，A 室の気体は，外部に（　⑥　）$\times RT_A$〔J〕の仕事をしたことになる。

(2) この状態でコックを閉めたところ，B 室の体積は $V_0 - \Delta V$，B 室内の空気の物質量は 1 mol であった。このときの B 室の温度は，室温 T_0 と等しく，（　⑦　）$\times T_A$〔K〕である。ピストンをゆっくりと左に移動させ，2室の体積がそれぞれ V_0 となるところで停止させた。空気の場合 $\gamma = \dfrac{7}{5}$ とすると，このときの B 室の温度は，$\left(1 - (　⑧　) \times \dfrac{\Delta V}{V_0}\right) T_A$〔K〕である。

　ここで，スイッチ SW を閉じたところ，ゆっくりと A 室から B 室へ熱が移動し，やがて2室の温度は等しくなった。空気の定積モル比熱を $\dfrac{5}{2}R$ とみなすと，このときの2室の温度は（　⑨　）$\times T_A$〔K〕，この過程で A 室から B 室へ移動した熱量は，（　⑩　）$\times RT_A$〔J〕である。

Ⅲ 図のように，30.0 Ω の抵抗，自己インダクタンス L〔H〕のコイル，電気容量 C〔μF〕のコンデンサー，交流電流計を直列に接続し，周波数 50.0 Hz の交流電源とつないだとき，交流電流計の読みが 200 mA（実効値）であった。このとき，抵抗，コイル，コンデンサーそれぞれの電圧波形を測定すると，抵抗の両端の電圧波形は $V_R = V_0 \sin \omega t$ であった。コイルの両端の電圧の振幅は $2V_0$，位相は V_R に対して $\frac{1}{4}$ 周期進んだ波形であった。また，コンデンサーの両端の電圧の振幅は $\frac{2}{3}V_0$，位相は V_R に対して $\frac{1}{4}$ 周期遅れた波形であった。コイルや導線の抵抗は無視できるものとして，以下の（　）を埋めよ。有効数字は 3 桁とし，π は 3.14 として計算せよ。$\sqrt{2}$ はそのまま用いても構わない。

(1) 抵抗にかかる電圧の最大値 V_0 は（ ① ）〔V〕で，角周波数 ω は（ ② ）〔rad/s〕である。

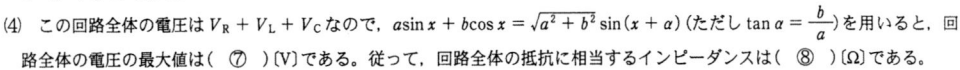

(2) コイルの両端にかかる電圧 V_L を ω と t〔s〕で表すと（ ③ ）〔V〕であり，コンデンサーの両端にかかる電圧 V_C は（ ④ ）〔V〕である。

(3) コイルのインダクタンス L は（ ⑤ ）〔H〕，コンデンサーの電気容量 C は（ ⑥ ）〔μF〕である。

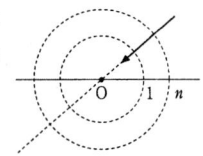

(4) この回路全体の電圧は $V_R + V_L + V_C$ なので，$a \sin x + b \cos x = \sqrt{a^2 + b^2} \sin(x + \alpha)$（ただし $\tan \alpha = \frac{b}{a}$）を用いると，回路全体の電圧の最大値は（ ⑦ ）〔V〕である。従って，回路全体の抵抗に相当するインピーダンスは（ ⑧ ）〔Ω〕である。

(5) この回路全体で 1 分間に消費されるエネルギーは（ ⑨ ）〔J〕である。

Ⅳ 以下の問に答えよ。

(1) 単振動をする質点が振動の中心から l_1〔m〕の距離にあるときの速さを v〔m/s〕，l_2〔m〕の距離にあるときの加速度の大きさを α〔m/s²〕とするとき，振幅 A〔m〕と周期 T〔s〕はいくらになるか。l_1, l_2, v, α のうち必要な記号を用いて表せ。

(2) 発電所から遠く離れたある地区に 1 組の送電線で電気が送られている。その地区内の 20 軒の家が同時に電気を使用すると，送電線で 2.0 % の電力損失が起こる。200 軒が同時に電気を使用すると，電力損失は何%になるか。一軒当たりの使用電力は，すべて同じとする。

(3) 一様な太さの針金 AC を，AB = BC かつ ∠ABC が直角となるように L 字型に曲げて A 点からぶら下げると，AB は鉛直線から角度 θ〔rad〕傾いて静止した。$\tan \theta$ を求めよ。

(4) 真空（屈折率 1）から屈折率 n（$n > 1$）の媒質に光が図のように入射した。図には，光線が媒質に入射した点 O を中心にして，半径 1 と半径 n の円が描かれている。屈折光の光路を図示せよ。なお，そのために用いた補助線とその様子（交点，直角など）も明示せよ。

化学

問題

【後期試験】

原子量は次の値を用いよ。C：12.0，H：1.00，O：16.0，Ag：108，Cu：63.5，N：14.0

I ベンゼン 100 g に酢酸 1.50 g を溶解させた溶液 A の凝固点を測定したところ，4.51 ℃であった。以下の間に答えよ。なお，ベンゼンの凝固点を 5.53 ℃，モル凝固点降下を 5.10 (K·kg)/mol とし，凝固はベンゼンの凝固を指すものとする。また，有効数字を考慮して答えよ。

問 1　溶液 A の酢酸がすべて単独の分子で存在していると仮定した場合，溶液 A の酢酸の質量モル濃度はいくらか，単位とともに答えよ。

問 2　凝固点降下から，溶液 A の溶質の質量モル濃度の総和はいくらと計算されるか，単位とともに答えよ。

問 3　溶液 A の酢酸の一部は二量体である構造 B をとると考えられる。構造 B を図示せよ。なお，水素結合がある点は点線で示せ。

問 4　溶液 A の凝固点において，酢酸のうち，何%が構造 B になっているか計算されるか。

問 5　ベンゼン 100 g に酢酸 2.70 g を溶解させた溶液の予想される凝固点を求めよ。単位は℃で表せ。

II ハロゲン化銀の化学変化を利用して，映像を記録する媒体の 1 つに白黒写真フィルムがある。ゼラチン溶液に臭化カリウム溶液と硝酸銀溶液を加えると，細かな淡黄色結晶 ア が沈殿する。この感光乳剤を合成樹脂膜に塗布したものが写真フィルムである。フィルムに光が当たると，感光性をもつ ア は光によって分解し， イ が生成する。フィルムを現像液に浸すと，潜像核のまわりにある未反応の ア 中の銀イオンが ウ されて イ となり，黒い像として目に見えるようになる。次にチオ硫酸ナトリウム Na₂S₂O₃ 水溶液に浸し，光が当たらなかった部分の未反応の ア を水に溶けやすい合物に変化させる。これをよく水で洗うと，光の当たった部分は黒く，当たらなかった部分は透明な，実物の明暗とは逆になったネガフィルムが得られる。一連の処理を行った廃液中には多量の銀イオンが含まれているので，銀の回収が行われている。これを印画紙に焼き付け，光の当たった部分は黒く，当たらなかった部分が透明になるが，これと写真を行うと写真ができあがる。このように，一連の処理が行われている。

問 1　 ア ， イ ， ウ に適切な語句を記入せよ。

問 2　下線部(1)と同様の方法で感光乳剤をつくろうとしたとき，適当でないハロゲン化カリウムを化学式で答えよ。

問 3　下線部(2)の化学反応式を示せ。

問 4　下線部(2)の操作を行う前にフィルム全体に強い光を当てると，印画紙に焼き付けた写真はどうなるか，結果と理由を答えよ。

問 5　使用済みの定着液から銀を回収するために電気分解を行った。定着液は下線部(2)の処理をした液である。

① 白金を電極として用いたとき，銀が析出するのは陽極か陰極か。またその時の反応をイオン反応式で記せ。

② 2.00 A の電流を一定時間流したところ 2.16 g の銀が析出した。有効数字 3 桁で答えよ。電流を流した時間は何秒か。

③ 電極に銅を用いた場合。②の条件で陽極の増減は何 g か。増加であれば＋を，減少であれば－をつけ有効数字 3 桁で答えよ。ファラデー定数は 9.65 × 10⁴ C/mol とする。

Ⅲ　蒸発皿にメタノールを入れて点火し，その炎の上に氷水を入れたフラスコをかざすと，<u>フラスコの底に液体が付着した。</u>この液体Sを集めてリトマス試験紙で調べたところ，酸性を示した。メタノールから生成し，水に溶けて酸性を示す可能性のある化合物はAとBである。1.0 mLの液体Sを試験管に取り，水酸化カルシウム水溶液を適量加えて振ったところ，全く変化が見られなかった。このことから，液体Sを酸性にした化合物はAであると考えられた。次に，5.0 mLの液体Sをビーカーに取り，少量のフェノールフタレイン溶液を加えて0.0050 mol/Lの水酸化ナトリウム水溶液で滴定したところ，4.0 mL加えた時点でビーカーを振り混ぜても赤色が消えなくなった。

問1　下線部の現象を何というか。

問2　化合物AとBの名称を書け。

問3　1.0 mLの液体Sに化合物Aは何g溶けているか。有効数字を考慮して答えよ。

問4　液体SのpHを小数第1位まで求めよ。ただし，酸性を示す反応の平衡定数をK〔mol/L〕とすると$\log_{10}K = -3.6$である。また，$\log_{10}2 = 0.30$とせよ。

問5　液体Sをしばらく放置しておいたところ酸性が強くなった。液体Sの中でどのような反応が起こったと考えられるか。その反応式を書け。

Ⅳ　高分子化合物AおよびBは，生分解性高分子として期待されているポリエステルである。Aを完全に加水分解させると単一の鎖状の化合物Cが得られた。また，Bを完全に加水分解させると，化合物DとEが同じ物質量ずつ得られた。化合物C，D，Eはいずれも炭素・水素・酸素のみから構成されている。化合物Cに水酸化ナトリウムを作用させると，化合物$C_4H_7O_3Na$が生成した。化合物Cには不斉炭素がなく，これをおだやかに酸化するとアルデヒド基を持つ化合物が得られた。化合物Dにはメチル基がなく，その炭素数は4であり，分子量は90であった。化合物Eを化合物Fと反応させると，6,6-ナイロンが得られた。

記入例1　　　　　　　　　　　記入例2

問1　高分子化合物A，Bの構造式を，記入例1にならって記せ。

問2　化合物C，Dの構造式を，記入例2にならって記せ。

問3　化合物E，Fの名称を記せ。

問4　化合物EとFが同じ物質量ずつ反応して鎖状の高分子化合物1つを生じたとき，その両端の官能基の名称を記せ。

問5　219gの化合物Eと171gの化合物Fが過不足なく反応して6,6-ナイロンを生成した。すべての6,6-ナイロン分子の両端がカルボキシル基であるものとして，以下の問に有効数字3桁で答えよ。

　⑷　生成した水は何gか。

　㈹　生成した6,6-ナイロンの平均分子量はいくらか。

生　物

問　題　　　25年度

後期試験

Ⅰ　生殖に関する以下の設問に答えよ。

問1　①～⑤が無性生殖をする時の生殖方法の名称を答えよ。複数回，同じ解答をしてもよい。

① サンゴ　　　　② アオカビ　　　　③ オニユリ　　　　④ 大腸菌　　　　⑤ ヒドラ

問2　有性生殖に関する以下の文章の空欄に適当な語句を入れよ。

　　アオミドロはある時期には，体細胞が（　1　）としての役割を果たし，その内容物が他の個体の（　1　）へ流れ込んで新しい個体をつくる。このように，（　1　）どうしが合体することを（　2　）という。精子と卵のような（　1　）の（　2　）を特に受精という。

問3　図1は被子植物の花粉母細胞から花粉四分子ができるまでを模式的に示している。花粉母細胞のはじめの核あたりのDNA量の相対値を2とすると，(イ)と(ロ)の核あたりのDNA量の相対値はそれぞれいくらか。

問4　被子植物では花粉はめしべの柱頭につくと発芽して花粉管を伸ばして胚のうに達する。この時，花粉管は胚のうの中の細胞から出される物質に誘引されていることがわかっている。どの細胞が花粉管の誘引に関与しているか調べるために，トレニアという胚のうの一部が露出した植物を用いて，胚のうの中の各細胞をレーザーで破壊した時の花粉管の誘引される割合を調べた。表はその結果である。

1)　この実験で，胚のうの一部が露出した植物を用いた利点は，胚のうの中の各細胞を破壊しやすいという点のほかにもう1つある。その利点を答えよ。

2)　表の結果から花粉管誘引に関与しているのはどの細胞と考えられるか。

3)　実験DとEの結果を比較して，考えられることを述べよ。

問5　重複受精について，精細胞とどの細胞が受精するのかそれぞれ答えよ。

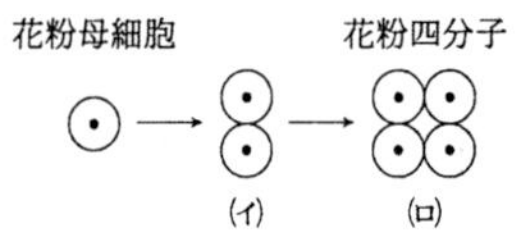

表　各細胞の存在と花粉管の誘引の割合

実験	卵細胞	中央細胞	助細胞	誘引された花粉管の割合
A	存在	存在	両方とも存在	約100 %
B	破壊	存在	両方とも存在	約100 %
C	存在	破壊	両方とも存在	約100 %
D	存在	存在	片方のみ破壊	約 70 %
E	存在	存在	両方とも破壊	0 %

花粉母細胞　　　花粉四分子

$\odot \rightarrow \overset{\odot}{\odot} \rightarrow \overset{\odot\odot}{\odot\odot}$

(イ)　　　(ロ)

図1

Ⅱ　ヒトの心臓は2心房2心室からなり，周期的活動(拍動)に伴って血液を送り出す。心臓のポンプ作用による血液の循環は内部環境の維持にとって重要である。拍動を制御しているのは右心房の上側にある（　1　）と呼ばれる場所で，ほぼ一定の周期で興奮する性質を持つ。このように他のしくみによらず継続して活動できる性質を（　2　）と呼ぶ。（　1　）が興奮する頻度を変化させることで心拍数が変わる。（　1　）の興奮はまず心房全体に伝わり収縮運動を引き起こす。心房の収縮によって右心房と左心房の血液はそれぞれ右心室と左心室に送り込まれる。心室は心房の収縮から少し遅れて収縮し，右心室から（　3　）へ，左心室から（　4　）へ血液を送り出す。この時，心房の拡張に伴い（　5　）と（　6　）の血液は右心房に，（　7　）の血液は左心房にもどる。以下の設問に答えよ。

問1　（　1　）～（　7　）の空欄に適当な語句を入れよ。ただし，（　3　）～（　7　）には血管の名称を入れよ。

問2　血液凝固に関与する血液中の有形成分と血しょう中のタンパク質の名称を1つずつ答えよ。

問3　体液性免疫に関与する血しょう中のタンパク質の名称を答えよ。

問4　下線部aを一般的に何というか。

問5　発生の過程で，心筋細胞はどの胚葉から分化してできるか。

問6　両生類の心臓の構造を簡潔に説明せよ。

問7　下線部bに関わる細胞膜の電位変化は何と呼ばれるか。また，その特徴を「閾値」という語句を使って説明せよ。

問8　ヒトの心臓では右心室に比べ左心室の筋肉はより厚くなっている。それは右心室と左心室のどのような機能の差を反映していると考えられるか述べよ。

Ⅲ (a)　植物群落の光合成による有機物生産を物質生産という。物質生産は群落内における葉の空間的配置(葉のつきかた)で大きく変わる。物質生産に関係する葉のつきかたなどを生産構造という。一定の面積内に存在する植物群落において，地面から一定の高さごとに植物体を刈りとり，光合成器官(葉)と非光合成器官に分けて集め，それぞれの重量を測定することで生産構造を明らかにすることができる(層別刈取法)。これらの結果を植物群落内の相対照度とともに図示したものを生産構造図という。

問 1　光合成速度に影響を与える環境要因を光の強さ以外に2つあげよ。

問 2　他の環境要因が一定の場合，光の強さと真の光合成速度はどのような関係になるか説明せよ。

問 3　図2は層別刈取法によって得られたアカザ群落の生産構造図を示している。

　　1)　高さ 130 cm から 0 cm にかけて，非光合成器官の重量は増加していることがわかる。一方，高さ 130 cm から 100 cm にかけて，相対照度と光合成器官の重量はそれぞれどのように変化しているか。

　　2)　高さ 100 cm から 0 cm にかけて，相対照度と光合成器官の重量はそれぞれどのように変化しているか。

　　3)　1)，2)の相対照度の変化はアカザの葉のつきかたとどのように関連しているかを，葉の重量変化を参考にして述べよ。

　　4)　1)～3)を参考にしてアカザ群落の物質生産の特徴を述べよ。

(b)　図3は，ある林の遷移に伴う生産者の年ごとの総生産量，純生産量，成長量を表している。

問 4　イは生産者の何の量か。また，林の年齢が増すにつれてどのように変化しているか。

問 5　林の年齢が 60 年までの成長量と時間軸で囲まれた面積(斜線部分)は，生産者の何の量に相当するか。

問 6　日本の東北地方にはブナやミズナラを(　A　)種とする極相林が多い。この群系を(　B　)という。A，Bの空欄に適当な語句を入れよ。

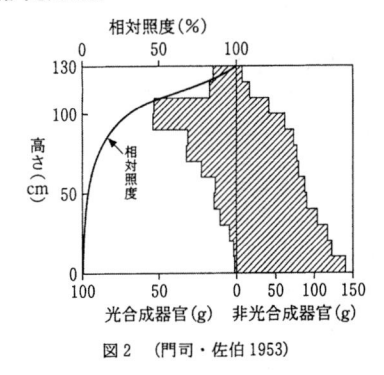

図2　(門司・佐伯 1953)

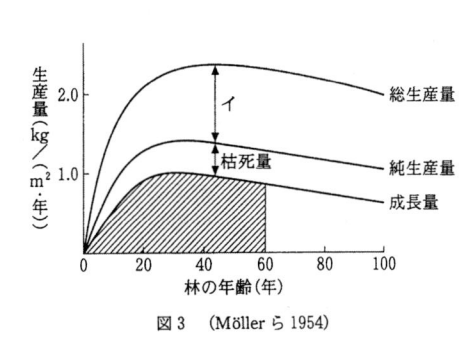

図3　(Möller ら 1954)

Ⅳ　次の文章を読み，設問に答えよ。

　　光を適刺激として受け取る受容器は目である。ヒトの目はカメラに似た構造をしており，目に入る光の量はカメラの絞りに相当する(　1　)によって調節され，瞳孔(ひとみ)が拡大・縮小する。瞳孔に入った光はレンズに相当する水晶体で屈折し，(　2　)を通って，フィルムに相当する(　3　)に像を結ぶ。(　3　)には，かん体細胞と錐体細胞の2種類の視細胞が分布している。視細胞で生じた興奮は視神経によって(　4　)に伝えられ(　5　)が生じる。

問 1　(　1　)～(　5　)の空欄に適切な語句をいれよ。

問 2　一般に適刺激とは何か，説明せよ。

問 3　瞳孔の拡大にはたらく自律神経は何か。

問 4　錐体細胞が特に多く分布しているところを何というか。また，ヒトの錐体細胞の種類を全てあげよ。

問 5　かん体細胞に存在し，光を受容するタンパク質は何か。また，その生成に必要なビタミンは何か。

問 6　明るいところから暗いところへ入ると，しばらくの間は何も見えないが，やがて見えるようになる。この反応を何というか。またこの時，かん体細胞の性質がどのように変化したか説明せよ。

問 7　遠近調節を「毛様筋」，「チン小帯」，「水晶体」という語句を全て用いて，視点を近くから遠くのものに移したときを例にそのしくみを説明せよ。

英　語

解答　25年度

Ⅰ　出題者が求めたポイント

[全訳]

　私たちは頭の中にためておける以上の情報に圧倒され、記憶するという仕事を次第にサーチエンジンやスマートフォンに受け渡しつつある。(1)うわさによると、Google は、顔を認識して目の前にいる人の詳しい情報を教えることができるようなメガネさえ、開発中らしい。しかし、新しい研究が示すところでは、記憶を外注すること—そして情報がたえず即座に手に入ると期待すること—は、私たちの認識の習慣を変化させている。

　コロンビア大学の心理学の助教授ベッツィー・スパロウが行なった研究は、私たちがインターネット時代に情報をどのように処理するかについて、3つの新しい現実を発見した。まず第一に彼女の実験が明らかにしたのは、ある問いに対する答えを知らない時、私たちはその問い自体の中身を考えるのでなく、どこに行けば一番近いウェブサイトが見つかるかを考えるというのである。たとえば、「国旗の色がたった1色の国はあるか」という質問を出されると、被験者たちは旗についてではなくコンピューターについて考え始めたのだ。

　2番目の発見は、私たちは後でまた情報を見つけることができるだろうと思うときには、情報が得られなくなるかもしれないと考えるときほど記憶しないということである。スパロウの被験者たちはコンピューターに、たとえば、「スペースシャトルコロンビアは、2003年2月に、テキサス州上空の再突入の際にばらばらになった。」というような事実を打ち込むように言われた。被験者の半分は文面は保存されると告げられ、もう半分は文面は削除されると告げられた。コンピューターが情報を保存すると信じた被験者の方が、自分自身で詳細を思い起こすことがうまくできなかった。スパロウは彼らの状況を、高度に結びついた現実世界で私たちみんなが経験する状況と比べている。「サーチエンジンは私たちにとって常に使えるものなので、私たちはしばしば、情報を内面的にコード化する必要を感じない状態にあるのかも知れない。必要になったときにそれを調べるのだ。」よく聞く話ではないか。

　(2)研究者の最後3番目の観察によると、これから先も情報を探せるだろうと予想すると、私たちは情報自体の記憶ではなく、それをどこで見つけられるかの記憶を作り上げるのだという。「私たちはコンピューターが何を『知っている』か、そして、コンピューター上のメモリーに保存していた情報のところにいつアクセスすればいいのかを、学んでいっている。」スパロウとそのチームは論文の中でそう結論づけた。「私たちはコンピューターという道具と共生するようになり、相互連携システムへと成長していっている。」

　しかし、あなたはサイボーグに変わるのではないかと心配する前に、私たちのデジタル装置とのこのような共生が、実のところ、心理学者が交換記憶(トランスアクティブメモリ・対人交流的記憶)と呼んでいるずっとよく知られている現象の、ただの変種であることを知るべきである。(3)これは、人間の集団がメモリータスクを個別のメンバーに配る時に使われる、必要な時に共有すべき情報との間で交わされる暗黙の協定である。結婚生活においては、配偶者の一方は子どもたちの放課後の約束を覚えているだろうし、もう一方はリサイクル品回収のスケジュールを忘れないでいる。職場のチームでは、あるメンバーは計算係に指名されるかもしれないが、別のメンバーは顧客の好みを覚える仕事に当たるかもしれない。私たちがコンピューターに委任するやり方は、単にこの原理の延長にすぎない。すなわち、非常に大きなスケールで行なわれる交換記憶の実例なのである。

　しかしこの受け渡しには悪い面が伴う。(4)批評的思考や分析のようなスキルは事実に即して発達しなければならない。結局のところ私たちは、考えるべき何か、推論すべき何かを必要とする。そしてこのような事実は Google で検索できない。それらは本来のハードドライブである私たちの長期記憶に保存されなければならない。特に子どもの場合、「事実を知ることがスキルよりも前に来なければならない。」と、バージニア大学の心理学教授、ダニエル・ウィリンガムは言っている。この意味は、掛け算表の練習や歴代大統領の名前を覚えることは、まだ全然終りではない。大人でも、出会った新しい情報を位置づけ評価するためには、蓄積された知識を動員する必要があるのだ。

[解答]

(1) うわさによると、Google は、顔を認識して目の前にいる人の詳しい情報を教えることができるようなメガネさえ、開発中らしい。

(2) 研究者の最後3番目の観察によると、これから先も情報を探せるだろうと予想すると、私たちは情報自体の記憶ではなく、それをどこで見つけられるかの記憶を作り上げるのだという。

(3) これは、人間の集団がメモリータスクを個別のメンバーに配る時に使われる、必要な時に共有すべき情報との間で交わされる暗黙の協定である。

(4) 批評的思考や分析のようなスキルは事実に即して発達しなければならない。結局のところ私たちは、考えるべき何か、推論すべき何かを必要とする。

Ⅱ　出題者が求めたポイント

[全訳]

　人はごく幼い時から、まだ話せない頃でさえ、他人を助けることは本来報われることだとわかっていて、だれが助けになってだれがそうでないかを、敏感に感

じ取ることを学ぶ。人を助けることで活性化する脳の分野は、人間が他の喜ばしい報酬を処理する時に活性化する分野と同じである。

　(1)赤ちゃんのことを、この世界に生れ落ちて、これから他人を気にかけることを学ぶように社会化されなければならない、ただのエゴイストだと思う人たちは、種の特徴である他の傾向を見逃している。人間は人といかに関わるかを気にする性向をもって生まれてくる。研究が増えるにつれて、神経科学者たちは、バルーク・スピノザの17世紀の提起は人間が生まれながら持っている緊張関係の全体を捉えているのではないかと思い始めている。「人と共有しあった平和的な協定を結んで生きようと努力することは、自分を生き延びさせようとする努力の延長である。」現れてくる証拠に動かされて、心理学者も経済学者も、「われわれの脳は互いと協力するように配線されている」、相互協力に対して賞賛したり罰したりするように配線されているのと同様であると、結論づけている。

　驚くべきことではないだろうが、助けようとする衝動は、人が面と向かって相対する時に最も活発になりやすい。人間の脳の特化された分野が、人の発する声や顔の表情を解釈するのに当てられる。人生の始まるまさに最初の日から、健康な人間のだれもが、自分の周りの人たちを熱心に観察し、その人たちの表情を理解し、解釈し、さらには真似することさえも覚えていく。人に共感するという生まれ持った能力は、最初の6か月で明らかになる。若い大人になるまでに、私たちのほとんどは、他の人たちの意図を読み取ることにかけてはエキスパートになる。(2)私たちは周りの人たちの心の中の考えや気分に非常によく同調するので、人の苦しみに感情的に反応しないように訓練されたプロフェッショナルでさえ、心を動かさないでいることは難しい。この点で、セラピストは特別な課題に直面する。共感は実に良い結果をもたらすので心理療法士の商売道具になっているのだが、これが最悪の悪夢にもなってしまうのだ。来る日も来る日も人のトラブルに関わっている人たちは、「身代わり心的外傷」「同情疲れ」のような職業的危機に直面したり、患者の抑うつに「感染する」恐れに直面したりする。

　進化論的考え方を持つ心理学者、経済学者、神経科学者たちによる新しい発見は、人間の特質の共同的な面を前面に押し出している。人間のする決断がいかに不合理で、いかに感情的で、いかに他人思いで、いかに無私無欲でさえあるのかが新しく発見されたことによって、世界は競争の場であり合理的に行動することイコール利己的に行動することなのだという前提の上に築かれた規範が、変えられつつある。さまざまな分野の研究者たちが、この認識に寄り集ってきている。それは、(3)人間は実に利己的であるかもしれないが、他人への同情的反応や人を助け人と分かち合いたいという熱望から見ると、人間はまた極めてユニークで、他の類人猿と著しく異なっているという認識である。

[解答]
(1) 赤ちゃんのことを、この世界に生れ落ちて、これから他人を気にかけることを学ぶように社会化されなければならない、ただのエゴイストだと思う人たちは、種の特徴である他の傾向を見逃している。
(2) 私たちは周りの人たちの心の中の考えや気分に非常によく同調するので、人の苦しみに感情的に反応しないように訓練されたプロフェッショナルでさえ、心を動かさないでいることは難しい。
(3) 人間は実に利己的なのかもしれないが、他人への同情的反応や、人を助け人と分かち合いたいという熱望から見ると、人間はまた極めてユニークで、他の類人猿と著しく異なっている。

Ⅲ　出題者が求めたポイント
[解答例]
(1) Today in many parts on earth, a lot of rivers and lakes are drying up to a dangerous extent because of excessive use or pollution.
(2) Just like the oil conflict, which was one of the main problems for the history of 20th century, the risk of losing fresh water is beginning to form a new turning point in the world civilization.
(3) We, living in 21st century, have to tackle with this urgent task; how to preserve and continue to make use of limited resources on this planet.

後期試験

■ 出題者が求めたポイント

[全訳]

　70代で、歴史と文学が専門の研究者である私の友人が、最近病院を退院したあとで私に電話をかけてきて、自分の軽い脳梗塞のことで医学的アドバイスを求めてきた。いつも新しいものを学ぶのに熱心な彼女は、私に「最新の研究」のことを訊き、国中の医師たちが彼女のような症状にどんな治療を行なってるのかを尋ねた。私たちは少し調査研究のこと、診断テストの事、治療の選択のことを話し合ったが、私が初期診療をした医師に話すよう勧めたところ、彼女はしばらく黙ってしまった。再び口を開いたとき、彼女のさっきは自信に満ちた声が、ほとんど子どものようになっていた。「そのことを持ち出すのはほんとに気が引けるの。」と彼女は言った。彼女のかかりつけの医師は普通に温かみがあって面倒見がよいのだが、「忙しすぎて、私が感じることや言いたいことに興味がないようなのよ。」「彼の判断に疑問を持っているように思われたくないの。」と彼女はつけ加えた。「彼を動揺させたり怒らせたりしたくないわ。」

　(1)これまで1世代以上にわたって、病気治療を患者にもっと優しいものにしていこうとする努力によって、看護や治療において患者と医師がいっしょになって決定を下していこうという事に焦点が当てられるようになった。多くの研究や会議や支持団体が、この「意思決定の共有」というテーマに力を注いできた。しかし、意思決定のプロセスの共有を医師に促そうとするこれらの熱心な努力のほとんどすべてには、ひとつのことが抜けている。それは、皮肉なことに、患者の観点である。

　「Health Affairs」の最新号に載った新しい研究がこの観点のいくつかを明らかにし始めたが、その内容は喜ばしいものではない。すべて患者中心でという意気込みの中で、私たちは医療「行為」に患者の希望を含めようという「考え」に至っているように思える。

　研究者たちは、サンフランシスコベイエリアの5人の初期治療医のところからきた48人の患者でいくつかのフォーカスグループを作った。最初彼らは参加した患者たちに、効果は同じだが方法が非常に異なる心臓病の治療を扱った短いビデオを見せた。それから、効果は同じだが生活への影響や費用や合併症の範囲が違っているいくつかの治療法の中からどれを選ぶかの問題になったときに、自分の医師とともに何をするかを、患者たちに尋ねた。(2)最後に、さまざまな治療法について医師に尋ねたり、自分のした評価と好みを話し合ったり、医師の勧めに同意しなかったりが、気兼ねなく出来るかどうかを患者たちに尋ねた。

　患者たちは限界を感じ、医師との話し合いではある一定の方向にほとんど追い込まれていた。患者たちは、医師と協力して治療の決定をしたいのだが、医師がしばしば知識豊かな人というより権威ある人のようにふ

るまうので、それができないのだと言った。多くの人たちが、医師を動揺させたり怒らせたりするのではないかと心配し、「一番よく知っている」医師に対して「嘆願者」としてふるまうのが一番うまく行くのだと信じていた。また多くの人が、治療や病気の情報をもっと得るのに頼れるのは自分だけだと思っていた。治療の内容や方法に最終的に影響力を持つ医師からの報復が怖いと言う人たちさえいた。(3)この発見は、意思決定の共有に関する以前の楽観的な推測の逆を行くものである。以前の推測はほとんど、医師の意図を調べるばかりで患者の見方を調べなかった研究に依拠したものであった。「多くの医師たちはすでに意思決定の共有をしていると言っています。」と、この新しい研究の主任研究者のD・L・フロッシュは言っている。「患者はこの関係をパートナーシップとはまだ認識していません。」

　興味深いことに、この研究のほとんどの参加者は50歳を越え、裕福な地域に住み、大学院に行っていた。「もっと恵まれない環境の人たちが、医師にもっと楽に質問できるとは考えにくいです。」と、フロッシュ博士は言った。(4)治療の内容を理解し、話し合いで意見を聞いてもらうことは、一般的には患者にとって難しいことではなかったのに、別の場面にいるとスキルと自信を持っていた彼らが、医師のオフィスにいったん入ると無力になってしまうようだった。「人々は医師と患者の相互関係の中では違う自分を経験するのです。」

　フロッシュ博士とそのチームは今、患者の参加を励ますもっと良いやり方があるのかどうかを研究する計画を立てている。「決定や不同意を意を尽くして話し合うにはもう少し時間がかかるかも知れません。しかし、情報を得た上での決定ができるように患者を励ますなら、長い目で見れば成果は上がっていくでしょう。」と、フロッシュ博士は言った。

[解答]

(1) これまで1世代以上にわたって、病気治療を患者にもっと優しいものにしていこうとする努力によって、看護や治療において患者と医師がいっしょになって決定を下していこうという事に焦点が当てられるようになった。

(2) 最後に、さまざまな治療法について医師に尋ねたり、自分のした評価と好みを話し合ったり、医師の勧めに同意しなかったりが、気兼ねなく出来るかどうかを患者たちに尋ねた。

(3) この発見は、意思決定の共有に関する以前の楽観的な推測の逆を行くものである。以前の推測はほとんど、医師の意図を調べるばかりで患者の見方を調べなかった研究に依拠したものであった。

(4) 治療の内容を理解し、話し合いで意見を聞いてもらうことは、一般的には患者にとって難しいことではなかったのに、別の場面にいるとスキルと自信を持っていた彼らが、医師のオフィスにいったん入ると無力になってしまうようだった。

II　出題者が求めたポイント

[全訳]

　地位もコネも、物事をお願いしてやってもらうための方法として使うことができる。1か月先までずっと予約が入っている水道工事店に、予約を入れたいとしよう。あなたはコネや地位の違いを駆使する戦略を使うだろう。地位を選ぶとすれば、下にいるか上にいるかである。たとえば上にいる場合。あなたは自分が重要人物、工事店が必要とする許認可のような事柄に影響を持つ、市の役人であることを知ってもらう。そして下にいる場合。あなたは、最近越してきたばかりでシャワーを浴びたり設備を使ったりするのを頼めるような隣人や親類はいないことを、受付の人に苦しげに訴える。あなたは彼女が同情して特別な配慮をしてくれることを望んでいる。(1)上から作戦をとるにしろ下から作戦をとるにしろ、このやり方はどちらも、関係する2人の人間が互いに不均衡な関係にあることを認めることによって地位の差を利用している。

　その一方で、あなたは同じであることを強調することもできる。あなたが工事店の受付の人と同じ町の出身だったり、国や文化が同じだった場合には、故郷の話に引き込んだり、故郷の言語や方言でしゃべったりして、それによって彼女が同じ共同体の出身だと思い出して特別な配慮をしてくれるのではないかと期待する。彼女の知り合いを誰か知っていたらその人の名前を出して、それで親近感が生まれて彼女があなたに特別なことをしてあげたいと思うようにならないかと期待するかもしれない。(2)だから、会いたい人に個人的な紹介があると有利なのである。それはあなたを未知の人物から個人的なつながりのある人物に変えてくれる。

　水道工事店の受付の人と話す時の例は、何かをやってもらいたいと思うときにいつでも使える選択肢を教えている。話のしかたはどちらかひとつだけで構成されるのはまず稀であって、むしろ両方の要素から構成されていたり、ひとつの要素がもう片方の要素にも解釈可能だったりする。たとえば、多くの人々は、名前を漏らすことは地位利用の事柄だと考えている。「私がどんなに重要人物か見てくれ、なぜって私は重要人物を知っているんだから。」しかしこれは親密さと関係の近さを使うことでもある。だれか有名な人を知っていると言うことは、だれそれのお母さんを知っているとか、従兄弟を知っているとか、幼なじみを知っているとか言うことに少し似ていて、相手が知っている人を自分も知っていると示すことで、承認を得ようとしているのだ。名前を出す場合、相手は名前の出た人を実際には知らないのだが、名前の出た人に「ついては」知っている。相手が名前を聞いたことのある人物をあなたが知っていると示して、話している相手との距離を縮めようとしているという意味で、あなたはコネを利用している。だが、相手が「ただ名前を聞いたことがあるだけ」の人物をあなたは「知っている」と示すことで、自分をより重要人物に見せているという点で

は、あなたは地位を利用しているのである。

　しかし、会話の中の多くの意味、ほとんどとさえ言えるくらい多くの意味は、話された言葉の中には全く存在せず、聞いている相手によって書き込まれる。相手が地位の違いを意図して話していると思うか、対称的なコネを意図して話していると思うかは、私たちそれぞれが決める。(3)個々人が相手の言葉をそのどちらだと解釈するかは、言葉が使われている意図よりも、聞き手自身の焦点の当て方、関心、癖などによって変わってくるのだ。

[解答]

(1)上から作戦をとるにしろ下から作戦をとるにしろ、このやり方はどちらも、関係する2人の人間が互いに不均衡な関係にあることを認めることによって地位の差を利用している。

(2)だから、会いたい人に個人的な紹介があると有利なのである。それはあなたを未知の人物から個人的なつながりのある人物に変えてくれる。

(3)個々人が相手の言葉をそのどちらだと解釈するかは、言葉が使われている意図よりも、聞き手自身の焦点の当て方、関心、癖などによって変わってくるのだ。

III　出題者が求めたポイント

[解答例]

(1) It has been found that young children are likely to gather information from around them more positively than ever thought. In a study, seven- to eight-month-old babies were shown animation video.

(2) They lost interest in the objects on the screen when their patterns were too predictable or too random. Infants are always trying to understand the world around them by focusing on what attracts their interest properly. They make toys out of anything before them and can learn from them.

(3) Therefore, it is a properly stimulating environment that brings infants great possibilities for leaning, and there is no necessity for novel toys.

数　学

解答　　　　25年度

1 出題者が求めたポイント（数学B・ベクトル）

△ABCの面積をSとする。

(1) すべてが2Sになっている。

(2) $ax_a+bx_b+cx_c=2S$に(1)を代入する。

(3) 点D, 点Aから辺BCに垂線を下し交点をQ, Rとする。
BD：BA＝DQ：AR

(4) (3)と同様に, 点Pを通りACに平行な直線をひき, 辺BCとの交点をEとし, $\overrightarrow{OE}$を$\overrightarrow{OA}$, $\overrightarrow{OB}$, h_b, x_bで表わす。$\overrightarrow{OP}=\overrightarrow{OD}+t\overrightarrow{BC}=\overrightarrow{OE}+s\overrightarrow{CA}$として, t, sをx_a, x_b, x_c, h_a, h_b, h_cで表わす。

〔解答〕

△ABCの面積をSとする。

(1) $\frac{1}{2}ah_a=S$, $\frac{1}{2}bh_b=S$, $\frac{1}{2}ch_c=S$
従って, $ah_a=bh_b=ch_c(=2S)$

(2) $\frac{1}{2}ax_a+\frac{1}{2}bx_b+\frac{1}{2}cx_c=S$

(1)より$a=\frac{2S}{h_a}$, $b=\frac{2S}{h_b}$, $c=\frac{2S}{h_c}$を代入

$\frac{2S}{2h_a}x_a+\frac{2S}{2h_b}x_b+\frac{2S}{2h_c}x_c=S$

$\frac{x_a}{h_a}+\frac{x_b}{h_b}+\frac{x_c}{h_c}=1$

(3) 点D, Aから辺BCに垂線を下し, 交点をQ, Rとする。
△DBQ∽△ABRより
BD：BA＝DQ；AR＝x_a：h_a
BD：DA＝x_a：h_a-x_a

$\overrightarrow{OD}=\frac{x_a\overrightarrow{OA}+(h_a-x_a)\overrightarrow{OB}}{h_a}$

(4) 点Pを通りACに平行な直線をひき, 辺ABとの交点をEとする。点E, Bから辺ACに垂線を下し, 交点をS, Tとする。△ECS∽△BCTより
BE：EC＝h_b-x_b：x_b

$\overrightarrow{OE}=\frac{(h_b-x_b)\overrightarrow{OC}+x_b\overrightarrow{OB}}{h_b}$

$\overrightarrow{OP}=\overrightarrow{OD}+t\overrightarrow{BC}=\overrightarrow{OE}+s\overrightarrow{CA}$とする。

$\overrightarrow{OP}=\frac{x_a}{h_a}\overrightarrow{OA}+\left(1-\frac{x_a}{h_a}-t\right)\overrightarrow{OB}+t\overrightarrow{OC}$

$\overrightarrow{OP}=s\overrightarrow{OA}+\frac{x_b}{h_b}\overrightarrow{OB}+\left(1-\frac{x_b}{h_b}-s\right)\overrightarrow{OC}$

より $s=\frac{x_a}{h_a}$, $t=1-\frac{x_b}{h_b}-\frac{x_a}{h_a}=\frac{x_c}{h_c}$

従って, $\overrightarrow{OP}=\frac{x_a}{h_a}\overrightarrow{OA}+\frac{x_b}{h_b}\overrightarrow{OB}+\frac{x_c}{h_c}\overrightarrow{OC}$

$k=\frac{x_a}{h_a}$, $\ell=\frac{x_b}{h_b}$, $m=\frac{x_c}{h_c}$

2 出題者が求めたポイント（数学A・論証）

(1) cを有理数とし, cを既約分数$\frac{b}{a}$とする。bがaの倍数であると矛盾を言う。

(2) $c^n=a_nc+b_n$ として, a_1, b_1が整数であることを示し, a_n, b_nが整数だとすると, a_{n+1}, b_{n+1}も整数であることを示す。

(3) cが無理数で, p, qが整数のとき,
$pc+q=0 \Leftrightarrow p=0, q=0$

(4) $c^2=c+1$の解をα, βとして, a_nをα, βで表わす。
$\beta\alpha$, $\beta+\alpha$, $\beta^2+\alpha^2$が整数であることを示し, $\beta^n+\alpha^n$が整数であることを示す。
$a_{mn}=a_n\Sigma(\beta\alpha$と$\beta^n+\alpha^n$の式)で表わす。

〔解答〕

(1) cを有理数とする。$c=\frac{b}{a}$と既約分数で表わせる。

$\frac{b^2}{a^2}=\frac{b}{a}+1$　より　$b^2=a(b+a)$

よって, bはaの倍数となり矛盾。
従って, cは無理数である。

(2) $c^2=c+1$ より $a_2=1$, $b_2=1$
$c^n=a_nc+b_n$となるとき, a_n, b_nは整数だとする。
$c^{n+1}=a_nc^2+b_nc=a_n(c+1)+b_nc$
$\quad =(a_n+b_n)c+a_n$
$a_{n+1}=a_n+b_n$, $b_{n+1}=a_n$
よって, a_{n+1}, b_{n+1}も整数である。
従って, $c^n=a_nc+b_n$とa_n, b_nが整数で表わせる。

(3) a_n, a'_n, b_n, b'_nが整数で, cは無理数である。
$(a_n-a'_n)c+(b_n-b'_n)=0$ より
$a_n-a'_n=0$, $b_n-b'_n=0$
従って, $a_n=a'_n$, $b_n=b'_n$

(4) (2)より $a_{n+2}=a_{n+1}+b_{n+1}$, $b_{n+1}=a_n$
$a_{n+2}=a_{n+1}+a_n$
$c^2=c+1$ より $c^2-c-1=0$の解をα, βとする。
$\alpha=\frac{1-\sqrt{5}}{2}$, $\beta=\frac{1+\sqrt{5}}{2}$ とする。$\alpha\beta=-1$
$\alpha+\beta=1$
$\alpha^2+\beta^2=\frac{6-2\sqrt{5}}{4}+\frac{6+2\sqrt{5}}{4}=3$
$\alpha^{n-1}+\beta^{n-1}=p$, $\alpha^n+\beta^n=q$とp, qが整数だとする。
$\alpha^{n+1}+\beta^{n+1}=(\beta^n+\alpha^n)(\beta+\alpha)$
$\quad -\beta\alpha(\beta^{n-1}+\alpha^{n-1})=q+p$
よって, $\alpha^{n+1}+\beta^{n+1}$も整数である。
従って, $\alpha^n+\beta^n$は整数である。
$a_{n+2}-\alpha a_{n+1}=\beta(a_{n+1}-\alpha a_n)$
$a_{n+2}-\beta a_{n+1}=\alpha(a_{n+1}-\beta a_n)$ より
$c^1=c, c^2=c+1$ より $a_1=1, a_2=1$
$a_{n+1}-\alpha a_n=(1-\alpha)\beta^{n-1}=\beta^n$
$a_{n+1}-\beta a_n=(1-\beta)\alpha^{n-1}=\alpha^n$

よって, $a_n = \dfrac{\beta^n - \alpha^n}{\beta - \alpha}$

$a_{mn} = \dfrac{\beta^{mn} - \alpha^{mn}}{\beta - \alpha}$

$\qquad = \dfrac{1}{\beta - \alpha} \displaystyle\sum_{i=1}^{m} \{\beta^{(m+1-i)n} \alpha^{(i-1)n} - \beta^{(m-i)n} \alpha^{in}\}$

$\qquad = \dfrac{1}{\beta - \alpha} \displaystyle\sum_{i=1}^{m} \beta^{(m-i)n} \alpha^{(i-1)n} (\beta^n - \alpha^n)$

$\qquad = \dfrac{\beta^n - \alpha^n}{\beta - \alpha} \displaystyle\sum_{i=1}^{m} \beta^{(m-i)n} \alpha^{(i-1)n}$

$m = 2\ell$ のとき,

$a_{mn} = a_n \displaystyle\sum_{i=1}^{\ell} \{\beta^{(m-i)n} \alpha^{(i-1)n} + \beta^{(i-1)n} \alpha^{(m-i)n}\}$

$\qquad = a_n \displaystyle\sum_{i=1}^{\ell} (\beta \alpha)^{(i-1)n} \{\beta^{(m-2i+1)n} + \alpha^{(m-2i+1)n}\}$

$m = 2\ell + 1$ のとき

$a_{mn} = a_n \left[\displaystyle\sum_{i=1}^{\ell} (\beta \alpha)^{(i-1)n} \{\beta^{(m-2i+1)n} + \alpha^{(m-2i+1)n}\} \right.$

$\qquad \left. + (\beta \alpha)^{\ell} \right]$

$\beta \alpha$, $\beta^{(m-2i+1)n} + \alpha^{(m-2i+1)n}$ が整数なので
a_{mn} は a_n の倍数である。

3 出題者が求めたポイント

（数学Ⅲ・微分法, 極限値）
(1) $y = f(x)$ が $f'(x) > 0$ で $f(0) = 0$ のとき,
$f(x) > 0$ である。
(2) (3)log にとつて, (1) を使う。
〔解答〕

(1) $f(\theta) = -\dfrac{\theta^2}{2} - \log\cos\theta$ とする。

$\quad f'(\theta) = -\theta - \dfrac{-\sin\theta}{\cos\theta} = -\theta + \tan\theta$

$\quad f''(\theta) = -1 + \dfrac{\cos^2\theta + \sin^2\theta}{\cos^2\theta} = \dfrac{1}{\cos^2\theta} - 1 > 0$

$\quad f'(0) = 0$　よって, $f'(\theta) > 0$
$\quad f(0) = 0$　よって, $f(\theta) > 0$

$\quad g(\theta) = -\log\cos\theta + \dfrac{\theta^2}{2\cos\theta}$ とする。

$\quad g'(\theta) = \tan\theta + \dfrac{2\theta\cos\theta + \theta^2\sin\theta}{2\cos^2\theta} > 0$

$\quad g(0) = 0$　よって, $g(\theta) > 0$

従って, $\dfrac{-\theta^2}{2} \cdot \dfrac{1}{\cos\theta} < \log\cos\theta < \dfrac{-\theta^2}{2}$

(2) $\log\left(\cos\dfrac{\theta}{n}\right)^n = n\log\cos\dfrac{\theta}{n}$

$\quad -\dfrac{\theta^2}{2n\cos\dfrac{\theta}{n}} < n\log\cos\dfrac{\theta}{n} < -\dfrac{\theta^2}{2n}$

より, $\displaystyle\lim_{n\to\infty} \log\left(\cos\dfrac{\theta}{n}\right)^n = 0$

従って, $\displaystyle\lim_{n\to 0}\left(\cos\dfrac{\theta}{n}\right)^n = 1$

(3) $\log\left(\cos\dfrac{\theta}{n}\right)^{n^2} = n^2\log\left(\cos\dfrac{\theta}{n}\right)$

$\quad -\dfrac{\theta^2}{2\cos\dfrac{\theta}{n}} < n^2\log\left(\cos\dfrac{\theta}{n}\right) < -\dfrac{\theta^2}{2}$

$\quad \displaystyle\lim_{n\to\infty} \log\left(\cos\dfrac{\theta}{n}\right)^{n^2} = -\dfrac{\theta^2}{2}$

従って, $\displaystyle\lim_{n\to\infty}\left(\cos\dfrac{\theta}{n}\right)^{n^2} = e^{-\frac{\theta^2}{2}}$

4 出題者が求めたポイント（数学Ⅲ・積分法）

(1) $\sin\alpha \sin\beta = -\dfrac{1}{2}\{\cos(\alpha + \beta) - \cos(\alpha - \beta)\}$

(2) $\sin^2\theta = \dfrac{1 - \cos 2\theta}{2}$

(3) $\displaystyle\int_{-1}^{1} g(x)f'(x)dx$

$\quad = [g(x)f(x)]_{-1}^{1} - \displaystyle\int_{-1}^{1} g'(x)f(x)dx$

(4) $c_n^2 - kc_n$ は, $\left(c_n - \dfrac{k}{2}\right)^2 - \dfrac{k^2}{4}$ より $c_n = \dfrac{k}{2}$ のとき,

最小値 $-\dfrac{k^2}{4}$ をとる。

〔解答〕

(1) $\displaystyle\int_{-1}^{1} \sin m\pi x \sin n\pi x \, dx$

$\quad = -\dfrac{1}{2}\displaystyle\int_{-1}^{1} \{\cos(m+n)\pi x - \cos(m-n)\pi x\} dx$

$\quad = -\dfrac{1}{2}\left[\dfrac{\sin(m+n)\pi x}{(m+n)\pi} - \dfrac{\sin(m-n)\pi x}{(m-n)\pi}\right]_{-1}^{1}$

$\quad = 0$

(2) $\displaystyle\int_{-1}^{1} \sin^2 n\pi x = \displaystyle\int_{-1}^{1}\left(\dfrac{1}{2} - \dfrac{1}{2}\cos 2n\pi x\right)dx$

$\quad = \dfrac{1}{2}\left[x - \dfrac{\sin 2n\pi x}{2n\pi}\right]_{-1}^{1} = \dfrac{1}{2}\{1 - (-1)\} = 1$

(3) $\displaystyle\int_{-1}^{1} x\sin n\pi x \, dx$

$\quad = \left[-x\dfrac{\cos n\pi x}{n\pi}\right]_{-1}^{1} + \displaystyle\int_{-1}^{1}\dfrac{1}{n\pi}\cos n\pi x \, dx$

$\quad = -\dfrac{\cos n\pi}{n\pi} - \dfrac{\cos n\pi}{n\pi} + \left[\dfrac{\sin n\pi x}{(n\pi)^2}\right]_{-1}^{1}$

$\quad = -\dfrac{2}{n\pi}\cos n\pi$

(4) $\displaystyle\int_{-1}^{1}(x - f(x))^2 dx$

$\quad = \displaystyle\int_{-1}^{1} x^2 dx - 2\displaystyle\int_{-1}^{1} xf(x)dx + \displaystyle\int_{-1}^{1}\{f(x)\}^2 dx$

$\displaystyle\int_{-1}^{1} x^2 dx = \left[\dfrac{x^3}{3}\right]_{-1}^{1} = \dfrac{1}{3} - \left(-\dfrac{1}{3}\right) = \dfrac{2}{3}$

$$-2\int_{-1}^{1} xf(x)dx = -2\sum_{n=1}^{N} c_n \int_{-1}^{1} x\sin n\pi x dx$$

$$= -\frac{4}{\pi}c_1 + \frac{4}{2\pi}c_2 - \frac{4}{3\pi}c_3 + \cdots + (-1)^N \frac{4}{N\pi}c_N$$

$$\int_{-1}^{1} \{f(x)\}^2 dx = \sum_{n=1}^{N} c_n^2 \int_{-1}^{1} \sin^2 n\pi x dx$$

$$= c_1^2 + c_2^2 + c_3^2 + \cdots + c_N^2$$

$$\int_{-1}^{1} (x - f(x))^2 dx = \sum_{n=1}^{N} \left\{ c_n^2 + (-1)^n \frac{4}{n\pi}c_n \right\} + \frac{2}{3}$$

$$= \sum_{n=1}^{N} \left[\left\{ c_n + (-1)^n \frac{2}{n\pi} \right\}^2 - \left(\frac{4}{n\pi} \right)^2 \right] + \frac{2}{3}$$

よって，$c_n = -(-1)^n \dfrac{2}{n\pi}$

5 出題者が求めたポイント (数学A・確率)

(1) 4回のうち r 回当たる確率は，$_4C_r \cdot \dfrac{_3P_r \cdot _6P_{4-r}}{_9P_4}$

(2) $Y_1 \sim Y_9$ のうち1となるものを3つ選ぶ。

(3) k 回以外の8回では，当たり2回，はずれ6回となる確率を求める。

(4) (1)の確率分布でX$=x_i$の確率p_iのとき，$\Sigma x_i p_i$

〔解答〕

(1) X$=0$の確率，$\dfrac{6 \times 5 \times 4 \times 3}{9 \times 8 \times 7 \times 6} = \dfrac{5}{42}$

X$=1$の確率，$_4C_1 \dfrac{3 \times 6 \times 5 \times 4}{9 \times 8 \times 7 \times 6} = \dfrac{20}{42} = \dfrac{10}{21}$

X$=2$の確率，$_4C_2 \dfrac{3 \times 2 \times 6 \times 5}{9 \times 8 \times 7 \times 6} = \dfrac{15}{42} = \dfrac{5}{14}$

X$=3$の確率，$_4C_3 \dfrac{3 \times 2 \times 1 \times 6}{9 \times 8 \times 7 \times 6} = \dfrac{2}{42} = \dfrac{1}{21}$

Xの確率分布表は

X	0	1	2	3
P	$\dfrac{5}{42}$	$\dfrac{10}{21}$	$\dfrac{5}{14}$	$\dfrac{1}{21}$

(2) $Y_1 \sim Y_9$ のうち，1となる3つを選ぶ。

$_9C_3 = 84$

(3) k 回以外は8回で，当たり2回

$_8C_2 \dfrac{3 \cdot 2 \cdot 6 \cdot 5 \cdot 4 \cdot 3 \cdot 2 \cdot 1}{9 \cdot 8 \cdot 7 \cdot 6 \cdot 5 \cdot 4 \cdot 3 \cdot 2} = \dfrac{1}{3}$

(4) $1 \times \dfrac{20}{42} + 2 \times \dfrac{15}{42} + 3 \times \dfrac{2}{42}$

$= \dfrac{20}{42} + \dfrac{30}{42} + \dfrac{6}{42} = \dfrac{56}{42} = \dfrac{4}{3}$

後 期

1 出題者が求めたポイント

（数学II・図形と方程式，数学III・極限値）

(1) 2点 (x_1, y_1)，(x_2, y_2) を通る直線の方程式は，

$$y = \frac{y_2 - y_1}{x_2 - x_1}(x - x_1) + y_1$$

(2) 連立方程式にする。

(3) R(x, y) とし，x, y を t で表わし，連立方程式で t を消去する。

(4) (2)で，各座標を$t \to \infty$, $t \to -\infty$ と極限値を求める。

〔解答〕

(1) AQ：$y = \dfrac{\dfrac{-t-1}{2} - 1}{\dfrac{t-1}{2} - 0}(x - 0) + 1$

よって，$y = -\dfrac{t+3}{t-1}x + 1$ （$t \neq 1$）

$x = 0$ （$t = 1$ のとき）

BP：$y = \dfrac{\dfrac{1-t}{2} + 1}{\dfrac{-t-1}{2} - 0}(x - 0) - 1$

よって，$y = \dfrac{t-3}{t+1}x - 1$ （$t \neq -1$）

$x = 0$ （$t = -1$）

(2) $-\dfrac{t+3}{t-1}x + 1 = \dfrac{t-3}{t+1}x - 1$

$\left(\dfrac{t-3}{t+1} + \dfrac{t+3}{t-1} \right)x = 2$ より $\dfrac{2(t^2+3)}{t^2-1}x = 2$

$x = \dfrac{t^2-1}{t^2+3}$, $y = \dfrac{t-3}{t+1} \cdot \dfrac{t^2-1}{t^2+3} - 1 = -\dfrac{4t}{t^2+3}$

(1)より $t = \pm 1$ のとき，$(0, \mp 1)$ で，これを満たす。

$R\left(\dfrac{t^2-1}{t^2+3}, -\dfrac{4t}{t^2+3} \right)$

(3) $x = 1 - \dfrac{4}{t^2+3}$ より $x - 1 = -\dfrac{4}{t^2+3}$

$y = t(x-1)$ より $t = \dfrac{y}{x-1}$ （$x \neq 1$）

$t^2 + 3 = -\dfrac{4}{x-1}$ より $\dfrac{y^2}{(x-1)^2} + 3 = -\dfrac{4}{x-1}$

$y^2 + 3(x-1)^2 = -4(x-1)$

従って，$y^2 + 3\left(x - \dfrac{1}{3} \right)^2 = \dfrac{4}{3}$

$x = 1$, $y = 0$ は入らない。

(4) $\displaystyle\lim_{t \to \infty} \dfrac{t^2-1}{t^2+3} = 1$, $\displaystyle\lim_{t \to \infty}\left(-\dfrac{4t}{t^2+3} \right) = 0$ ∴$(1, 0)$

$$\lim_{t\to-\infty}\frac{t^2-1}{t^2+3}=1,\quad \lim_{t\to-\infty}\left(-\frac{4t}{t^2+3}\right)=0\quad \therefore(1,\ 0)$$

2 出題者が求めたポイント（数学A・平面図形）

(2) OAとOBが向かい合う展開図から, PQが直線となるときの ℓ を求める。

(3) OAとOBが隣り合う展開図から, PQが直線となるときの ℓ を求める。(2)との比較をする。

〔解答〕

(1)

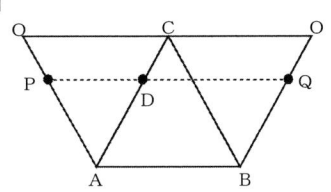

(2) (1)でPQが直線となるとき, ℓ が最小となる。

直線PQと辺ACの交点をDとすると,

$DQ=AB=1$

$\triangle APD\backsim\triangle AOC$

$PD:OC=AP:AO$

$PD=1-t$

$\ell=1+1-t=2-t$

(3) 右図の展開図で, PQが直線になるとき, ℓ が最小値となる場合がある。

$\ell^2=t^2+t^2-2tt\cos120°$

$\ell^2=3t^2$ より $\ell=\sqrt{3}\,t$

$2-t\geqq\sqrt{3}\,t$ とすると,

$t\leqq\dfrac{2\ (\sqrt{3}-1)}{(\sqrt{3}+1)(\sqrt{3}-1)}=\sqrt{3}-1$

従って, ℓ の最小値は

$$\begin{cases}\sqrt{3}\,t & (0<t\leqq\sqrt{3}-1)\\ 2-t & ((\sqrt{3}-1)<t<1)\end{cases}$$

3 出題者が求めたポイント（数学III・行列）

(1) 直線を $y=mx+k$ として, 点 $(t,\ mt+k)$ をAで変換して, $(x',\ y')$ を t で表わし, $y'=mx'+k$ となる $a,\ b,\ c$ を求める。

(2) (1)の条件のもとで, 直線 $y=mx$ として, 点 $(t,\ mt)$ をAで変換して, $(x',\ y')$ を t で表わし $y'=mx'$ となる m を求める。

〔解答〕

(1) 直線を $y=mx+k$ とする。

直線上の点を $(t,\ mt+k)$ とする。

$$\begin{pmatrix}x'\\y'\end{pmatrix}=\begin{pmatrix}a&b\\c&0\end{pmatrix}\begin{pmatrix}t\\mt+k\end{pmatrix}=\begin{pmatrix}(a+bm)t+bk\\ct\end{pmatrix}$$

$x'=(a+bm)t+bk,\ y'=ct$

$ct=m(a+bm)t+mbk+k$

$(bm^2+am-c)t+mbk+k=0$

$bm^2+am-c=0,\ (mb+1)k=0$

$k\neq0$ より $m=-\dfrac{1}{b}$

$\dfrac{1}{b}-\dfrac{a}{b}-c=0$ より $a=1-bc$

(2) 直線を $y=mx$ とし, 直線上の点を $(t,\ mt)$ とする。

$$\begin{pmatrix}x'\\y'\end{pmatrix}=\begin{pmatrix}a&b\\c&0\end{pmatrix}\begin{pmatrix}t\\mt\end{pmatrix}=\begin{pmatrix}(a+bm)t\\ct\end{pmatrix}$$

$x'=(a+bm)t,\ y'=ct$

$ct=m(a+bm)t$ より

$(bm^2+am-c)t=0$ (1)を代入

$bm^2+(1-bc)m-c=0$

$(bm+1)(m-c)=0\quad \therefore m=-\dfrac{1}{b},\ c$

従って, $y=-\dfrac{1}{b}x$ と $y=cx$

4 出題者が求めたポイント（数学III・微分法）

(1) $f(x)$ を微分し, 増減表をつくりグラフの概形を描く。極限値を求める。

(2) $y=f(x)$ より関係式を導く。

(3) $y=f(x)$ の上の点 $(t,\ f(t))$ における接線の方程式は, $y=f'(t)(x-t)+f(t)$ 連立方程式で c を求める。

$a\neq b$ のとき, $a^2+b^2>2ab$

〔解答〕

(1) $f'(x)=\dfrac{x+3}{1}\left(-\dfrac{1}{(x+3)^2}\right)+\dfrac{x}{1}\left(-\dfrac{1}{x^2}\right)$

$\qquad +\dfrac{3-x}{1}\left(-\dfrac{-1}{(3-x)^2}\right)$

$\quad =-\dfrac{1}{x+3}-\dfrac{1}{x}-\dfrac{1}{x-3}$

$\quad =-\dfrac{3x^2-9}{x(x-3)(x+3)}=-\dfrac{3(x-\sqrt{3})(x+\sqrt{3})}{x(x-3)(x+3)}$

x	0		$\sqrt{3}$		3
$f'(x)$		$-$	0	$+$	
$f(x)$		↘		↗	

$f(x)=\log\dfrac{1}{(x+3)x(3-x)}$

$\lim_{x\to+0}\log\dfrac{1}{(x+3)x(3-x)}=\infty$

$\lim_{x\to3-0}\log\dfrac{1}{(x+3)x(3-x)}=\infty$

(2) $\dfrac{1}{(a+3)a(3-a)}=\dfrac{1}{(b+3)b(3-b)}$

より

$-b^3+9b=-a^3+9a$

$b^3-a^3-9(b-a)=0$

$(b-a)(b^2+ab+a^2-9)=0$

$b\neq a$ より

$b^2+ab+a^2=9$

(3) $y=f(x)$ の上の $(a,\ f(a))$ での接線の方程式は

$y=-\dfrac{3a^2-9}{a(a^2-9)}(x-a)+f(a)$

$y=f(x)$の上の$(b, f(b))$での接線の方程式は

$$y=-\frac{3b^2-9}{b(b^2-9)}(x-b)+f(b)$$

$$\left\{\frac{3a^2-9}{a(a^2-9)}-\frac{3b^2-9}{b(b^2-9)}\right\}x=\frac{3a^2-9}{a^2-9}-\frac{3b^2-9}{b^2-9}$$

(2)より $a^2-9=-b(a+b)$, $b^2-9=-a(a+b)$

$$\frac{3a^2-9}{a(a^2-9)}-\frac{3b^2-9}{b(b^2-9)}=\frac{3a^2-9-3b^2+9}{-ab(a+b)}$$

$$=\frac{3(a^2-b^2)}{-ab(a+b)}=-\frac{3(a-b)}{ab}$$

$$\frac{3a^2-9}{a^2-9}-\frac{3b^2-9}{b^2-9}=1+\frac{2a^2}{a^2-9}-1-\frac{2b^2}{b^2-9}$$

$$=\frac{2(a^3-b^3)}{-ab(a+b)}=\frac{2(a-b)(a^2+ab+b^2)}{-ab(a+b)}$$

$$=-\frac{18(a-b)}{ab(a+b)}-\frac{3(a-b)}{ab}x=-\frac{18(a-b)}{ab(a+b)}$$

$$-\frac{3(a-b)}{ab}x=-\frac{18(a-b)}{ab(a+b)}$$

よって，$c=\dfrac{6}{a+b}$

(2)より $(a+b)^2-ab=9$ $\therefore (a+b)^2=9+ab$

$a^2+b^2>2ab$ $(a\neq b)$

$a^2+ab+b^2>3ab$ より $9>3ab$

よって，$0<ab<3$

よって， $9<(a+b)^2<12$

$$3<a+b<2\sqrt{3}$$

よって，$\dfrac{6}{2\sqrt{3}}<c<\dfrac{6}{3}$

従って，$\sqrt{3}<c<2$

5 出題者が求めたポイント（数学A・確率）

(1) 1回目＋2で2回目以降＋1のとき。

(2) 1回目0, 2回目＋2で3回目以降＋1のとき。

(3) 1回目＋2, 2〜n回目で，＋1が$n-2$回と，－1が1回のとき。

　　確率pの事象がn回の試行でr回起こる確率は，

$$_nC_r p^r(1-p)^{n-r}$$

〔解答〕

(1) 1回目表が2枚で，2回目以降表がでるとき，

$$\left(\frac{1}{4}\right)\left(\frac{1}{2}\right)^{n-1}=\left(\frac{1}{2}\right)^{n+1}=\frac{1}{2^{n+1}}$$

(2) 1回目表1枚裏1枚で，2回目表が2枚，3回目以降表がでるとき。

$$\left(\frac{2}{4}\right)\left(\frac{1}{4}\right)\left(\frac{1}{2}\right)^{n-2}=\left(\frac{1}{2}\right)^{n+1}=\frac{1}{2^{n+1}}$$

(3) 1回目表が2枚で，2〜n回目で$n-2$枚が表，1枚が裏がでるとき。

$$\left(\frac{1}{4}\right)_{n-1}C_1\left(\frac{1}{2}\right)\left(\frac{1}{2}\right)^{n-2}=(n-1)\left(\frac{1}{2}\right)^{n+1}=\frac{n-1}{2^{n+1}}$$

物　理

| 前　期 |

Ⅰ 出題者が求めたポイント…運動量保存則, 水平投射, 斜方投射, 斜め衝突と反発係数

(1) 運動量保存則より

$$Mv_0 = Mv_B + mv_A \cdots ①$$

はねかえり係数 = 1 だから $1 = -\dfrac{v_B - v_A}{v_0} \cdots ②$

①, ②を解いて

$$v_A = \frac{2Mv_0}{M+m} [m/s], \quad v_B = \frac{M-m}{M+m}v_0 [m/s] \cdots (答え)$$

(2) $v_A > 0$ かつ $v_B > 0$ だから $M > m \cdots (答え)$

(3) 小球Aは初速度 v_A の水平投射運動をするから, 点Oからブロック上面に到達する時間を t_0 とすれば

$$\begin{cases} L = v_A t_0 \\ -H = -\dfrac{1}{2}gt_0^2 \end{cases} \quad が成り立つ。$$

2式より t_0 を消去して, $L = v_A \sqrt{\dfrac{2H}{g}}$

$$\therefore v_A = L\sqrt{\frac{g}{2H}} [m/s] \quad \cdots (答え)$$

(4) (1)と(3)の答えより

$$v_0 = \frac{(M+m)}{2M}v_A$$

$$= \left(\frac{M+m}{2M}\right)L\sqrt{\frac{g}{2H}} [m/s] \quad \cdots (答え)$$

(5) $v_y^2 = -2g(-H)$ と $v_y < 0$ より

$$v_y = -\sqrt{2gH} [m/s] \quad \cdots (答え)$$

(6) (a) なめらかな水平面との衝突では, 水平方向の速度は変化しない。

$$V_x = v_A = L\sqrt{\frac{g}{2H}} [m/s] \quad \cdots (答え)$$

$$e = -\frac{V_y}{v_y} より V_y = -ev_y = e\sqrt{2gH} [m/s] \cdots (答え)$$

(b) 鉛直方向の運動は初速度 V_y の投げ上げであるから

$$-H = V_y T - \frac{1}{2}gT^2 \quad が成り立つ。$$

$$\therefore T = \frac{V_Y + \sqrt{V_Y^2 + 2gH}}{g} \quad (\because T > 0)$$

(a) の答えを代入して

$$T = \frac{e\sqrt{2gH} + \sqrt{e^2 \times 2gH + 2gH}}{g}$$

$$= (e + \sqrt{e^2 + 1})\sqrt{\frac{2H}{g}} [s] \quad \cdots (答え)$$

(c) $S = V_x \times T = L\sqrt{\dfrac{g}{2H}} \times (e + \sqrt{e^2+1})\sqrt{\dfrac{2H}{g}}$

$$= (e + \sqrt{e^2+1})L [m] \quad \cdots (答え)$$

(d) $(e + \sqrt{e^2+1})L = 2L$ より $2 = e + \sqrt{e^2+1}$

よって, $e = \dfrac{3}{4}$ ……(答え)

(7) $K = \dfrac{1}{2}m(v_x^2 + v_y^2) - \dfrac{1}{2}m(V_X^2 + V_Y^2) = \dfrac{1}{2}m(v_y^2 - V_Y^2)$

$$= \frac{1}{2}m(2gH - e^2 \times 2gH) = (1-e^2)mgH [J] \cdots (答え)$$

(b) (a) において, $e = 1$ だから $K = 0$ $\cdots (答え)$

Ⅱ 出題者が求めたポイント…単振動, ドップラー効果

① $v = \dfrac{dx}{dt} = -\dfrac{2\pi A}{T}\sin\dfrac{2\pi}{T}t$ だから

速さの最大値 $V_{MAX} = \dfrac{2\pi A}{T}$ ……(答え)

② $(a, 0)$ で発した音が $(2a, 0)$ に達するのは

$\dfrac{2a - a}{V} = \dfrac{A}{V}$ 秒後 $\dfrac{A}{V}$ $\cdots (答え)$

③ 静止した状態で出た音であるから, ドップラー効果はおこらない。 $1 \cdots (答え)$

④ Mに向かう速度は点Oを通過するとき V_{MAX} となるので,

$$f_{MAX} = \frac{V}{V - V_{MAX}}f_0 = \frac{VT}{VT - 2\pi A}f_0$$

$$\frac{VT}{VT - 2\pi A} \quad \cdots (答え)$$

⑤ $0 \cdots (答え)$

⑥ $(0, 0)$ で発した音が $(2A, 0)$ に達するのは $\dfrac{2A}{V}$ 秒後。

$$\frac{2A}{V} \quad \cdots (答え)$$

⑦ 台車が原点Oから $(A, 0)$ に到達するのは $\dfrac{T}{4}$ 秒後であり

$(A, 0)$ で発した音が M にとどくのは, さらに $\dfrac{A}{V}$ 秒後だから,

求める時間差 $= \left(\dfrac{T}{4} + \dfrac{A}{V}\right) - \dfrac{2A}{V} = \dfrac{T}{4} - \dfrac{A}{V} \cdots (答え)$

⑧ 台車の速度の $\overrightarrow{PN}$ 成分が0のときであるから

$(-A, 0) (0, 0) (A, 0)$ の3カ所ある。 $3 \cdots (答え)$

⑨ $v_p \cos\theta$ ……(答え)

⑩ $x = \dfrac{A}{2}$ のとき, $\dfrac{A}{2} = A\cos\dfrac{2\pi}{T}t$ だから

$$\cos\frac{2\pi t}{T} = \frac{1}{2}$$

台車が原点方向に運動していることに注意して,

$$v_p = -\frac{2\pi A}{T}\sqrt{1 - \cos^2\frac{2\pi}{T}t}$$

$$= -\frac{\sqrt{3}\,\pi A}{T}$$

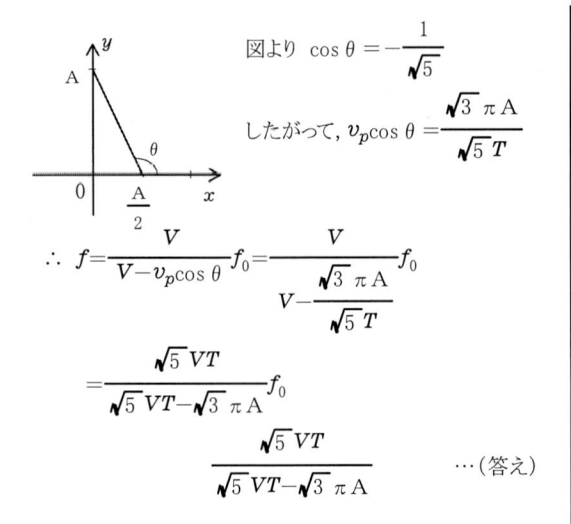

図より $\cos\theta = -\dfrac{1}{\sqrt{5}}$

したがって， $v_p\cos\theta = \dfrac{\sqrt{3}}{\sqrt{5}}\dfrac{\pi A}{T}$

$$\therefore\ f = \dfrac{V}{V-v_p\cos\theta}f_0 = \dfrac{V}{V-\dfrac{\sqrt{3}\ \pi A}{\sqrt{5}\ T}}f_0$$

$$= \dfrac{\sqrt{5}\ VT}{\sqrt{5}\ VT-\sqrt{3}\ \pi A}f_0$$

$$\dfrac{\sqrt{5}\ VT}{\sqrt{5}\ VT-\sqrt{3}\ \pi A}\qquad \cdots（答え）$$

Ⅲ 出題者が求めたポイント…電位，自己誘導相互誘導，キルヒホッフの法則

① AD間の電位差$=Wz[V]$ …（答え）

② AD間の電位差$=V_{AC}+V_{CD}$
$=(Q+S)y[V]$ …（答え）

③ $V_{BD}=Rx[V]$ …（答え）

④⑤⑥ L_2に流れる電流は，$x+y+z[A]$である。
L_1の両端の電圧は自己誘導起電力と相互誘導起電力の和とR_1によるものの和であるから，

$$V_{AB}=Px+L\dfrac{\triangle x}{\triangle t}+M\dfrac{\triangle(x+y+z)}{\triangle t}$$

$$=Px+L\dfrac{\triangle x}{\triangle t}+M\left(\dfrac{\triangle x}{\triangle t}+\dfrac{\triangle y}{\triangle t}+\dfrac{\triangle z}{\triangle t}\right)$$

④の答え$\cdots Px$， ⑤の答え$\cdots\dfrac{\triangle x}{\triangle t}$，

⑥の答え$\dfrac{\triangle x}{\triangle t}+\dfrac{\triangle y}{\triangle t}+\dfrac{\triangle z}{\triangle t}$

⑦ $\triangle x=\triangle y=\triangle z=0$ であるから，$V_{AB}=Px[V]\cdots$（答え）

⑧題意より $Px=Qy$ …（答え）

⑨題意より $Rx=Sy$ …（答え）

⑩⑧÷⑨より $\dfrac{P}{R}=\dfrac{Q}{S}$ $\therefore S=\dfrac{QR}{P}[\Omega]$ …（答え）

⑪ 題意より $V_{AB}=V_{AC}=Qy[V]$ …（答え）

⑫ ⑨の答えより，$y=\dfrac{Rx}{S}\dfrac{R}{S}$ …（答え）

⑬ $V_{ABD}=V_{AB}+V_{BD}=Qy+Rx$
$$=\left(Q\times\dfrac{Rx}{S}+Rx\right)\ (\because ⑫)$$
したがって，①を用いて
$$\dfrac{QR}{S}x+Rx=Wz\qquad \therefore z=\left(\dfrac{QR+SR}{SW}\right)x$$
$$\dfrac{(Q+S)R}{SW}\qquad \cdots（答え）$$

⑭⑫，⑬より
$$\triangle y=\dfrac{R}{S}\triangle x,\ \triangle z=\dfrac{(Q+S)}{SW}R\triangle x\quad だから$$
$$\dfrac{\triangle x}{\triangle t}+\dfrac{\triangle y}{\triangle t}+\dfrac{\triangle z}{\triangle t}=\left\{1+\dfrac{R}{S}+\dfrac{(Q+S)}{SW}R\right\}\triangle x$$

$$1+\dfrac{R}{S}+\dfrac{(Q+S)}{SW}R\qquad \cdots（答え）$$

（注）⑥の符号は，$M=-L\div(⑭)$と表されることより＋とわかる。コイルL_1とL_2の位置関係が不明なので，⑥の解答時点では正，負ともにありうる。

Ⅳ 出題者が求めたポイント…水圧，浮力，弦の振動，共振周波数，コンデンサーの電気容量と極板間距離

(1) 3つのピストンの高さが等しいので，各ピストンにはたらく圧力Pが等しければよい。

$$P=P+\dfrac{m_A g}{S_A}=P+\dfrac{m_B g}{S_B}=P+\dfrac{m_C g}{S_C}$$

$$\therefore\dfrac{m_A}{S_A}=\dfrac{m_B}{S_B}=\dfrac{m_C}{S_C}$$

ここで，

$$m_A=\dfrac{S_A}{S_C}m_C=\dfrac{3^2}{5^2}\times500=180[g]\qquad \cdots（答え）$$

$$m_B=\dfrac{S_B}{S_C}m_C=\dfrac{4^2}{5^2}\times500=320[g]\qquad \cdots（答え）$$

ピストンAとBの上昇距離$\triangle x$は等しい。ピストンCの下降距離を$\triangle y$とすると

$$S_A\triangle x+S_B\triangle x=S_C\triangle y\quad が成り立つ。$$

$$\pi\times3^2\triangle x+\pi\times4^2\triangle x=\pi\times5^2\triangle y\quad だから，$$
$$9\triangle x+16\triangle x=25\triangle y\qquad \therefore\triangle x=\triangle y$$

ピストンA，BとCとの高低差は$2\triangle x$となり，この高さに対応する水柱による圧力がシリンダーCに$250g$加えたことによる圧力増加分と等しくなればよい。

$$\rho\, g\times2\triangle x=\dfrac{250g}{S_C}$$

$$\therefore\triangle x=\dfrac{250}{2\rho\, S_C}=\dfrac{250}{2\times1\times\pi\times5^2}=\dfrac{5}{\pi}[cm]\cdots（答え）$$

(2) ばねばかりと上皿はかりで（容器＋水＋球）をささえているから，球の重さをxとすると，$550+x=160+630$
$\therefore x=240[g]$
また，上皿ばかりの増加分が浮力の反作用分であるから
浮力の大きさ$=630-550=80[g]$

したがって，水の密度$=1.0\ g/cm^3$ より
球の体積$=80[cm^3]$となる。

よって，求める球の密度$=\dfrac{240g}{80cm^3}=3.0[g/cm^3]$
$\cdots（答え）$

(3) 基本振動の波長 $\lambda=2\times0.60=1.2m$，

$$v=\sqrt{\dfrac{45}{5.0\times10^{-4}}}=3.0\times10^2[m/s]$$

$$\therefore f=\dfrac{v}{\lambda}=\dfrac{3.0\times10^2}{1.2}=2.5\times10^2[Hz]\quad \cdots（答え）$$

(4) コンデンサーの電気容量$C=\varepsilon\dfrac{S}{d}$（$\varepsilon$:誘電率，$S$:極板面積，$d$:極板間距離）で求められる。
また，コイルの自己インダクタンスをLとすると，

共振周波数 $f=\dfrac{1}{2\pi\sqrt{LC}}=\dfrac{\sqrt{d}}{2\pi\sqrt{L\varepsilon S}}$

となるので, fは$\sqrt{d}$に比例する。よって, f_0を3倍にするには, 極板間距離を9倍にすればよい。

$$d=9d_0[m]\cdots（答え）$$

Ⅰ 出題者が求めたポイント… 3 物体の運動方程式，等加速度運動

(1)（答え）$m_1\alpha=m_1g-T_1$

(2)（答え）$m_2\alpha=T_2-m_2g$

(3)（答え）$M\alpha=T_1-T_2$

(4)(1)＋(2)＋(3)より

$$(m_1+m_2+M)\alpha=(m_1-m_2)g$$

$$\therefore \alpha=\frac{m_1-m_2}{m_1+m_2+M}g$$

(1), (2)に代入して

$$T_1=m_1(g-\alpha)=\frac{m_1(M+2m_2)}{m_1+m_2+M}g[N]\cdots（答え）$$

$$T_2=m_2(g+\alpha)=\frac{m_2(M+2m_1)}{m_1+m_2+M}g[N]\cdots（答え）$$

(5)等加速度運動であるから, $x=\frac{1}{2}\alpha t_1^2$ より

$$t_1=\sqrt{\frac{2x}{\alpha}}=\sqrt{\frac{2(m_1+m_2+M)}{(m_1-m_2)g}x}[s]\cdots（答え）$$

(6)$v_1=\alpha t_1=\frac{(m_1-m_2)g}{m_1+m_2+M}\times\sqrt{\frac{2(m_1+m_2+M)}{(m_1-m_2)g}x}$

$$=\sqrt{\frac{2(m_1-m_2)gx}{m_1+m_2+M}}[m/s]\cdots（答え）$$

(7)Mとm_2の加速度をβ, m_2とMを結ぶ糸にはたらく張力をT_2'として, Mとm_2についての運動方程式をたてると

$$\begin{cases}M\beta=-T_2'\\m_2\beta=T_2'-m_2g\end{cases}$$

これより,

$$\beta=\frac{-m_2}{m_2+M}g$$

$$T_2'=-M\beta=\frac{m_2M}{m_2+M}g[N]\qquad\cdots（答え）$$

m_2は初速度v_1, 加速度βの等加速度運動をするから

$$0^2-v_1^2=2\beta y \quad より \quad y=-\frac{v_1^2}{2\beta}$$

(6)の答えを用いて

$$y=-\frac{\dfrac{2(m_1-m_2)gx}{(m_1+m_2+M)}}{2\times\left(\dfrac{-m_2g}{m_2+M}\right)}=\frac{(m_1-m_2)(m_2+M)}{m_2(m_1+m_2+M)}x$$

$$\therefore \frac{y}{x}=\frac{(m_1-m_2)(m_2+M)}{m_2(m_1+m_2+M)}\qquad\cdots（答え）$$

Ⅱ 出題者が求めたポイント…気体の状態方程式，ポアッソンの式，近似計算，内部エネルギーの保存

(1)①A室内の気体の圧力は$P_0[Pa]$だから, 状態方程式より $P_0V_0=1\times RT_A$

$$\therefore P_0 = \frac{RT_A}{V_0} \quad \cdots\cdots\cdots\cdots (\mathcal{P})$$

②移動後の圧力をP'とすると,

$$P'(V_0+\triangle V) = R(T_A+\triangle T)$$

$$\therefore P' = \frac{R(T_A+\triangle T)}{V_0+\triangle V} \quad \cdots\cdots\cdots\cdots (\mathcal{I})$$

③断熱変化だから, $P_0 V_0^\gamma = P'(V_0+\triangle V)^\gamma$

$$\therefore P' = \left(\frac{V_0}{V_0+\triangle V}\right)^\gamma P_0 \cdots (\mathcal{\dot{\mathcal{V}}})$$

④(ア)〜(ウ)の3式を用いて

$$P' = \frac{R(T_A+\triangle T)}{V_0+\triangle V} = \left(\frac{V_0}{V_0+\triangle V}\right)^\gamma P_0$$

$$= \left(\frac{V_0}{V_0+\triangle V}\right)^\gamma \times \frac{RT_A}{V_0}$$

$$\therefore 1+\frac{\triangle T}{T_A} = \left(\frac{V_0+\triangle V}{V_0}\right)^{1-\gamma}$$

$$\therefore \triangle T = \left\{\left(\frac{V_0+\triangle V}{V_0}\right)^{1-\gamma} - 1\right\} T_A$$

⑤$\triangle T = \left\{1+\left(\frac{\triangle V}{V_0}\right)^{1-\gamma} - 1\right\} T_A$

$$\fallingdotseq \left(1+(1-\gamma)\frac{\triangle V}{V_0} - 1\right) T_A$$

$$\fallingdotseq \left(1-\frac{5}{3}\right)\frac{\triangle V}{V_0} T_A \fallingdotseq -\frac{2}{3}\times\frac{\triangle V}{V_0} T_A$$

⑥熱力学の第1法則より

$$\triangle U = 0 - W_{する} \quad \therefore W_{する} = -\triangle U = -\frac{3}{2}\times R\triangle T$$

$$\therefore W_{する} = -\frac{3}{2}R\times\left(-\frac{2\triangle V}{3V_0}T_A\right) = \frac{\triangle V}{V_0}\times RT_A$$

(2)⑦状態方程式より $P_0(V_0-\triangle V) = RT_0$, (ア)を用いて

$$\therefore T_0 = \frac{P_0(V_0-\triangle V)}{R} = \frac{1}{R}\times\frac{RT_A}{V_0}\times(V_0-\triangle V)$$

$$= \left(\frac{V_0-\triangle V}{V_0}\right)T_A$$

⑧求める温度をT_Bとする。②〜④と同様にして

$$P'' = \frac{RT_B}{V_0} = P_0\left(\frac{V_0-\triangle V}{V_0}\right)^\gamma = \frac{RT_A}{V_0}\times\left(\frac{V_0-\triangle V}{V_0}\right)^\gamma$$

$$\therefore T_B = \left(1-\frac{\triangle V}{V_0}\right)^\gamma T_A \fallingdotseq \left(1-\gamma\frac{\triangle V}{V_0}\right)T_A$$

$$\fallingdotseq \left(1-\frac{7}{5}\cdot\frac{\triangle V}{V_0}\right)T_A$$

⑨A室の気体の体積が断熱圧縮によりV_0に戻るとき, $\triangle V=0$だから圧力はP_0に温度はT_Aになる。気体全体は断熱容器に入っているので, 内部エネルギーの和は保存される。最終的な気体の温度をTfとすると

$$\frac{3}{2}RT_A+\frac{5}{2}R\left(1-\frac{7\triangle V}{5V_0}\right)T_A = \frac{3}{2}RTf+\frac{5}{2}RTf \quad \text{が}$$

成り立つ。

$$\therefore T_f = \left(1-\frac{7\triangle V}{8V_0}\right)T_A$$

定積変化だから, 移動した熱量QはAの内部エネルギーの減少量に等しい。

$$Q = \frac{3}{2}R(T_A-T_f) = \frac{21\triangle V}{16V_0}RT_A$$

(答え)①$\cdots\dfrac{1}{V_0}$　②$\cdots V_0+\triangle\dfrac{1}{v}$　③$\cdots\dfrac{V_0}{V_0+\triangle V}$

④$\cdots\left(\dfrac{V_0+\triangle V}{V_0}\right)^{1-\gamma} -1$　⑤$\cdots\dfrac{2\triangle V}{3V_0}$　⑥$\cdots\dfrac{\triangle V}{V_0}$

⑦$\cdots\dfrac{V_0-\triangle V}{V_0}$　⑧$\cdots\dfrac{7}{5}$　⑨$\cdots 1-\dfrac{7\triangle V}{8V_0}$

⑩$\cdots\dfrac{21\triangle V}{16V_0}$

Ⅲ 出題者が求めたポイント…交流回路(抵抗, コイル, コンデンサー)

(1)① $V_0 = \sqrt{2}\times0.200\times30.0 = \sqrt{2}\times6.00[V]$

　　　　　　　　　　　　(答え)$\sqrt{2}\times6.00$

② $\omega = 2\pi f = 2\times3.14\times50.0 = 314([rad/s]$

　　　(答え)3.14×10^2

(2)③ $V_L = 2V_0\sin\left\{\omega\left(t+\frac{1}{4}T\right)\right\} = 2V_0\cos\omega t$

$$= 12.0\sqrt{2}\cos\omega t$$

　　　　　　　　(答え)$1.20\sqrt{2}\times10^1\cos\omega t$

④ $V_C = \frac{2}{3}V_0\sin\left\{\omega\left(t-\frac{1}{4}T\right)\right\} = -\frac{2V_0}{3}\cos\omega t$

$$= -4.00\sqrt{2}\cos\omega t$$

　　　　　　　(答え)$-4.00\sqrt{2}\cos\omega t$

(3)⑤ $2V_0 = I_0\omega L$ だから,

$$L = \frac{2V_0}{I_0\omega} = \frac{2\times\sqrt{2}\times6.00}{0.200\sqrt{2}\times3.14\times10^2} = 0.1910$$

　　　　　　　(答え)1.91×10^{-1}

⑥ $\frac{2}{3}V_0 = \frac{I_0}{\omega C}$ だから

$$C = \frac{3I_0}{2V_0\omega} = \frac{3\times\sqrt{2}\times0.200}{2\times6\sqrt{2}\times3.14\times10^2} = 0.0001592$$

　　　　　　(答え)1.59×10^2

(4)⑦ $V = V_R+V_L+V_C$

$$= V_0\sin\omega t+2V_0\cos\omega t-\frac{2}{3}V_0\cos\omega t$$

$$= V_0\sin\omega t+\frac{4}{3}V_0\cos\omega t = \frac{5}{3}V_0\sin(\omega t+\alpha)$$

$$= \frac{5}{3}\times\sqrt{2}\times6.00\sin(\omega t+\alpha)$$

$$=10\sqrt{2}\sin(\omega t+\alpha) \quad \text{ただし、} \tan\alpha=\frac{4}{3}$$

$$\text{（答え）}10.0\sqrt{2}$$

⑧インピーダンスをZとすると

$$I_0 Z=\frac{5}{3}V_0 \quad \therefore Z=\frac{5V_0}{3I_0}=\frac{5\times6.00\sqrt{2}}{3\times0.200\sqrt{2}}=50.0$$

$$\text{（答え）}5.00\times10^1$$

(5)⑨抵抗でのみエネルギーが消費される。

$$E=RI_e^2\times60=30.0\times0.200^2\times60.0=72.0$$

$$\text{（答え）}7.20\times10^1$$

Ⅳ 出題者が求めたポイント…単振動、送電線の電力損失、Ｌ型針金の重心、屈折の法則と作図

(1) $x=A\sin\omega t$とすると、$v=A\omega\cos\omega t$、

$\alpha=-A\omega^2\sin\omega t=-\omega^2 x$ であるから

$$\ell_1=A\sin\omega t_1\cdots①$$
$$v=A\omega\cos\omega t_1\cdots②$$
$$\alpha=\omega^2\ell_2 \quad\cdots③ \qquad \text{が成り立つ。}$$

③より $\omega=\sqrt{\dfrac{\alpha}{\ell_2}}$ $\therefore T=\dfrac{2\pi}{\omega}=2\pi\sqrt{\dfrac{\ell_2}{\alpha}}$

①、②と$\sin^2\omega t_1+\cos^2\omega t_1=1$ より

$$(\ell_1\omega)^2+v^2=(A\omega)^2$$

$$\therefore A=\sqrt{\ell_1^2+\left(\frac{v}{\omega}\right)^2}=\sqrt{\ell_1^2+\frac{v^2}{\left(\dfrac{\alpha}{\ell_2}\right)}}$$

$$=\sqrt{\ell_1^2+\frac{\ell_2}{\alpha}v^2}$$

$$\text{（答え）}A=\sqrt{\ell_1^2+\frac{\ell_2}{\alpha}v^2}, \quad T=2\pi\sqrt{\frac{\ell_2}{\alpha}}$$

(2)

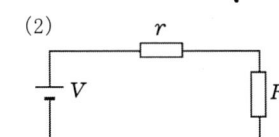

送電線の抵抗をr、20軒分の合成抵抗をRとすると

$$I=\frac{V}{R+r} \quad \text{であるから、}$$

電力損失の割合は $\dfrac{I^2 r}{I^2(R+r)}=\dfrac{r}{R+r}=0.02$となる。

$$\therefore R=49r$$

200軒分の合成抵抗R'はR10個の並列合成抵抗に等しいから $R'=\dfrac{R}{10}$

したがって、求める電力損失の割合は

$$\frac{I^2 r}{I^2(R'+r)}=\frac{r}{R'+r}=\frac{r}{\dfrac{1}{10}\times49r+r}=0.169$$

$$\text{（答え）}17\%$$

(3)

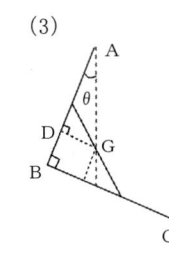

AB部分の重心はABの中点、BC部分の重心はBCの中点であるので、全体の重心GはそれらのGはそれらの中点となる。GからABに引いた垂線の足をDとすると、

$$AD=\frac{3}{4}AB, \quad DG=\frac{1}{4}AB$$

また、AGは鉛直線と一致するので

$$\tan\theta=\frac{DG}{AD}=\frac{1}{3} \quad \text{（答え）}\frac{1}{3}$$

(4)屈折の法則より $\sin\theta_1=n\sin\theta_2$

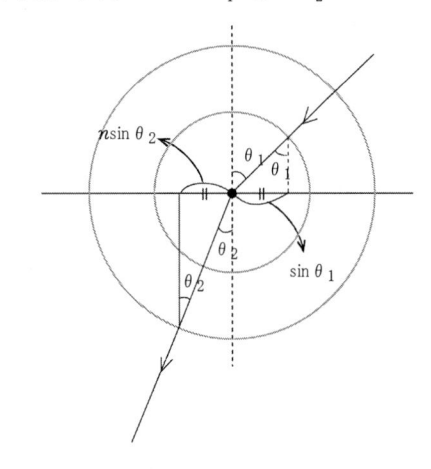

化 学

解答　　　25年度

1 出題者が求めたポイント……硫黄の化合物、化学反応の量的関係、化学反応式

問1. 各実験における反応を整理する。

実1. $Fe + S \to FeS (A)$

$FeS + H_2SO_4 \to FeSO_4 + H_2S (B)$

実2. $4FeS + 7O_2 \to 2Fe_2O_3 + 4SO_2 (C)$

$SO_2 + H_2O \to H_2SO_3 (D)$

$H_2SO_3 + H_2O_2 \to H_2SO_4 + H_2O$

実3. $Cu + 2H_2SO_4 \to CuSO_4 + 2H_2O + SO_2$

水を加えると、$CuSO_4$水溶液

$Na_2CO_3 + SO_2 \to Na_2SO_3 + CO_2$ (F)

$Na_2SO_3 + S \to Na_2S_2O_3 (G)$

下線部は解答欄参照

問1. A；硫化鉄(II)　　B；硫化水素

C；二酸化硫黄　　F；亜硫酸ナトリウム

問2. 上記に示した化学反応式から

$FeS = 88.0$として

$$\frac{4.40 (g)}{88.0 (g/mol)} \times 22.4 (L/mol) = 1.12 (L)$$

問3.

上記に示したように、H_2O_2により、

$H_2SO_3(弱酸) \to H_2SO_4(強酸)$

と酸化されたためである。

問4. 酸化還元反応である。

$SO_2 + 4H^+ + 4e^- \to S + 2H_2O$

$H_2S \to 2H^+ + S + 2e^-$

2つの式からe^-を消去すると、

$SO_2 + 2H_2S \to 3S + 2H_2O$

問5. $CuSO_4$水溶液中では、

$[Cu(H_2O)_4]^{2+}$ テトラアクア銅(II)イオン が存在し、青色を呈する。

問6. この変化は次のように二段階で考える。

$Na_2S_2O_3 + HCl \to NaHSO_3 + S + NaCl$

$NaHSO_3 + HCl \to NaCl + H_2O + SO_2$

[解答]

問1. A. FeS　B. H_2S　C. SO_2　F. Na_2SO_3

問2. 1.12 (L)

問3. Cが過酸化水素により酸化され強酸である硫酸になったため。(28字)

問4. $2H_2S + SO_2 \to 2H_2O + 3S$

問5. 色；青色　　配位している分子；H_2O

問6. $Na_2S_2O_3 + 2HCl \to 2NaCl + S + SO_2 + H_2O$

2 出題者が求めたポイント……アミノ酸, ジペプチド

問1. 等電点では陽イオンと陰イオンの濃度が等しい。大部分が双性イオンとして存在する。

問2. ベンゼン環をもつアミノ酸が存在するか否かが判定できる。存在すると、黄色に呈色し、塩基性にすると橙黄色に呈色する。

問3. この実験により、アミノ酸がSを含むか否かが判定できる。Sが含まれていると、

$Pb^{2+} + S^{2-} \to PbS$　硫化鉛(II)(黒色)を生成

問4. 実験①からグリシンを含まないことがわかる。また、実験②、③からシステイン及びチロシンを含まないことがわかる。

したがって、Xは、アラニン、リシン、グルタミン酸のいずれか2つを含む。

実験④の結果を考慮すると、Xは、アラニンとリシンから成ることがわかる。

1例を示すと、

$$\begin{array}{c} CH_3 \quad\quad H \\ H_2N-C-C-N-C-COO^- \\ H\ O\ H\ \ CH_2-CH_2-CH_2-CH_2-NH_2 \end{array}$$

Xを加水分解し、強酸性にすると、

$$\begin{array}{c} CH_3 \quad\quad H \\ H_3\overset{+}{N}-C-COOH, \quad H_3\overset{+}{N}-C-COOH \\ H \quad\quad\quad CH_2-CH_2-CH_2-CH_2-\overset{+}{N}H_3 \\ (+1) \quad\quad\quad (+2) \end{array}$$

問5. 無水酢酸を反応させると、

$$-NH_2 + (CH_3CO)_2O \to -N-\overset{O}{\overset{\|}{C}}-CH_3 + CH_3COOH$$
$$\quad\quad\quad\quad\quad\quad H\ O$$

と反応し、アミノ基が変化する。

アミノ基は、強酸性にすると、$-\overset{+}{N}H_3$に変化するが、アセチル化するとこの変化は起こらない。

問6. 解答欄参照

[解答]

問1. 等電点

問2. アミノ酸；チロシン

呈色反応；キサントプロテイン反応

問3. アミノ酸；システイン　　沈殿；PbS

問4. アラニン；+1　　リシン；+2

問5. 電荷；0

理由；アミノ基がアセチル化されたため、H^+が結合できなくなったため。

問6.

$$\begin{array}{c} CH_3 \quad\quad O \\ H_2N-CH-C-N-CH-C-OH \\ O\ H\ \ CH_2-CH_2-CH_2-CH_2-NH_2 \end{array}$$

$$\begin{array}{c} CH_3 \quad\quad\quad\quad\quad\quad\quad O \\ H_2N-CH-C-N-CH_2-CH_2-CH_2-CH_2-CH-C-OH \\ O\ H \quad\quad\quad\quad\quad\quad NH_2 \end{array}$$

$$\begin{array}{c} CH_3 \\ HO-C-CH-N-C-CH-NH_2 \\ O\quad\ H\ O\ \ CH_2-CH_2-CH_2-CH_2-NH_2 \end{array}$$

3 出題者が求めたポイント……リンゴ酸の誘導
体，有機化合物の識別，化学反応の量的関係

問1. リンゴ酸を加熱すると脱水反応が起き，幾何異性体
の関係にあるA，Bを生じたということから，その構
造を推定できる。

どちらがシス体かは，おだやかに加熱したところA
のみが脱水しDになったことから，Aがシス体(マレ
イン酸)と判定できる。

両者の構造式を比較すると，

A；　H＼　C＼COOH
　　　　C
　　　H／　C＼COOH

極性分子で水への溶解度が
大きい。
79 g/ 水 100 g

B；　HOOC＼　／H
　　　　　C
　　　H／　C＼COOH

分子の構造が対称的で，無
極性分子である。水への
溶解度は小さい。
0.7 g/ 水 100 g

生成熱を比較するとBの方がAより大きいので，B
のもつエネルギーがAより小さいことを意味する。し
たがって燃焼熱はAの方が大きくなる。

A；1367 kJ/mol　　B；1338 kJ/mol

問2. A，Bは水素付加させると，

HOOC-CH_2-CH_2-COOH　コハク酸(E)

になる。

Dは，アニリンと次のように反応する。

H＼　O
　C＝C
　　　　O　＋　NH_2 →　HOOC-CH＝CH-C-N◯
H＼　C　　　　　　　　　　　　(F)　　　‖　‖
　　　O　　　　　　　　　　　　　　　O　H

Fに不斉炭素原子はない。

問3. いずれも ＞C＝C＜ をもっているのでBr_2が付加
する。

問4. 問1の解説で示してある。

問5. D，アニリン，Fの分子量は，それぞれ，98，93，
191である。

Dは，$\dfrac{1.00}{98} = 0.0102$ (mol)

アニリンは，$\dfrac{1.00}{93} = 0.0108$ (mol)

少ない方のDが完全に反応すれば，Fが0.0102
(mol)得られる。

Fが，$\dfrac{1.00}{191} = 0.00523$ (mol)

得られたので，収率は，

$\dfrac{0.00523}{0.0102} \times 100 = 51.2 \fallingdotseq 51\%$

[解答]
問1.
H　O
H-C-C-OH
HO-C*-C-OH
H　O

問2.
C；O＝C-O-C＝O　　　F；O
　　　CH_2-*CH-OH　　　　　　　C-CH＝CH-C-N◯
　　　　　　　　　　　　HO　　　　　　‖
　　　　　　　　　　　　　　　　　　O

問3. A，B　　問4. (a)
問5. 51%

4 [問題A]出題者が求めたポイント……イオン
交換樹脂，中和滴定

問1. 塩酸を通すと，すべて-SO_3H になっている。
NaCl水溶液を通じると，
-SO_3H ＋ Na^+ → -SO_3Na ＋ H^+
流出液は，HCl水溶液である。この流出液を中和する
のに，$0.400 \, (mol/L) \times \dfrac{25.0}{1000} \, (L) = 1.00 \times 10^{-2} \, (mol)$
必要であった。

したがって，H^+ は 1.00×10^{-2} (mol) 溶けていたの
で，スルホ基は，
$1.00 \times 10^{-2} \times 6.02 \times 10^{23} = 6.02 \times 10^{21}$ (個)
存在する。

問2. スルホ基がすべて-SO_3Hになっている点は同じで
ある。したがって，中和に必要なNaOH水溶液の体積
は25.0 (mL)である。4.00 mol/Lの塩酸を用いると，
早く-SO_3Hにすることができる。

問3. イオン交換樹脂を2倍にしているので，-SO_3Hが
2倍になる。つまり交換能力が2倍になった。
したがって，中和に必要なNaOH水溶液は，
$25.0 \times 2 = 50.0$ (mL)

問4. 流出液にNa^+を含んでいないので，すべてのNa^+
が交換し，H^+を出したことになる。
中和に要したNaOHは，
$0.200 \, (mol/L) \times \dfrac{7.50}{1000} \, (L) = 1.50 \times 10^{-3} \, (mol)$

NaCl水溶液の濃度を $x \, (mol/L)$ とすると，
$x \, (mol/L) \times \dfrac{0.500}{1000} \, (L) = 1.50 \times 10^{-3} \, (mol)$
が成り立つ。　$x = 3.00$ (mol/L)

問5. イオン交換樹脂のスルホ基は，NaOH水溶液を通
すことにより，
-SO_3H ＋ NaOH → -SO_3Na ＋ H_2O
流出液には残りのNaOHが含まれている。
通じたNaOH水溶液をV (mL)とすると，
$2.00 \times \dfrac{V}{1000} = 1.00 \times 10^{-2} + 0.500 \times \dfrac{40.0}{1000}$
$V = 15.0$ (mL)

[解答]
問1. 6.02×10^{21}[個]　　問2. 25.0 [mL]
問3. 50.0 [mL]　　問4. 3.00 [mol/L]
問5. 15.0 [mL]

[問題 B]出題者が求めたポイント……医薬品，サリチル酸誘導体，化学反応の量的関係，化学反応式

問1. 医薬品は，大きく対症療法薬と化学療法薬に分けられる。

問2. この合成反応をアセチル化という。

問3.

$$\text{(サリチル酸)} + (CH_3CO)_2O \rightarrow \text{(アセチルサリチル酸)} + CH_3COOH$$

サリチル酸の分子量は，138
アセチルサリチル酸の分子量は，180
したがって，x(g) 生成したとすると，
138：180 = 23.0：x, x = 30.0 (g)

問4. 濃硫酸を触媒として用いる。

問5. p-アミノベンゼンスルホンアミドである。
スルファニル酸の構造式は，
$$H_2N-\bigcirc-SO_3H$$
この -SO_3H が -SO_2NH_2 になったものがスルファニルアミドである。

[解答]

問1.①対症療法薬　②サリチル酸メチル　③抗生物質

問2.

問3. 30.0 [g]

問4.

問5. $H_2N-\bigcirc-SO_2NH_2$

---

1 出題者が求めたポイント……質量モル濃度，凝固点降下，水素結合

問1. 酢酸の物質量は，$\dfrac{1.50\,(g)}{60.0\,(g/mol)} = 0.0250\,(mol)$
したがって，$0.0250 \times \dfrac{1000}{100} = 0.250\,(mol/kg)$

問2. 質量モル濃度を m (mol/kg) とすると，
$5.10 \times m = 5.53 - 4.51$, $m = 0.200\,(mol/kg)$

問3. 酢酸は水素結合により二量体を形成している。

問4. $2CH_3COOH \rightleftarrows (CH_3COOH)_2$
二量体が x(mol) 形成されたとする。
全物質量は，
$0.250 - 2x + x = 0.250 - x\,(mol)$
$5.10 \times (0.250 - x) = 1.02$　が成り立つので，
$x = 0.050$
したがって，$2 \times 0.050 = 0.100\,(mol)$　が二量体になっている。
$\dfrac{0.100}{0.250} \times 100 = 40.0\,(\%)$　が構造 B になっている。

問5. ベンゼン 1000 (g) に酢酸 27.0 (g) 溶かした。
その物質量は，$\dfrac{27.0\,(g)}{60.0\,(g/mol)} = 0.45\,(mol)$
$0.450 \times 0.40 = 0.180\,(mol)$　が二量体になっているので，全物質量は，
$0.450 - 0.180 + 0.090 = 0.360\,(mol)$
したがって，$5.10 \times 0.36 = 1.836 \fallingdotseq 1.84$℃降下する。
故に，凝固点は，$5.53 - 1.84 = 3.69$℃

[解答]

問1. 0.250 [mol/kg]　　問2. 0.200 [mol/kg]

問3.

問4. 40.0 [%]　　問5. 3.69 [℃]

2 出題者が求めたポイント……ハロゲン化銀，化学反応式，電気分解

問1. $Ag^+ + Br^- \rightarrow AgBr$　臭化銀が沈殿する。
感光すると，$2AgBr \rightarrow 2Ag + Br_2$　と分解し銀を生じる。現像液は還元剤で，$Ag^+ + e^- \rightarrow Ag$　と反応する。

問2. ハロゲン化銀の中で，AgF のみ水に溶ける。したがって，KF は用いることができない。

問3. ハロゲン化銀は $Na_2S_2O_3$ 水溶液によく溶ける。
$AgX + 2Na_2S_2O_3 \rightarrow 3Na^+ + [Ag(S_2O_3)_2]^{3-} + NaX$
錯イオンを形成するためである。

問4. 感光しなかった AgBr が感光してしまう。

問5.
①定着液には Ag^+ が含まれている。陰極で還元反応が起こる。
②析出した銀は，$\dfrac{2.16\,(g)}{108\,(g/mol)} = 2.00 \times 10^{-2}\,(mol)$

電流を流した時間を t(秒) とすると，

$$\frac{2.00 \times t}{9.65 \times 10^4} = 2.00 \times 10^{-2}, \quad t = 9.65 \times 10^2 \,(秒)$$

③陽極では，$Cu \rightarrow Cu^{2+} + 2e^-$ の反応で溶け出す。
溶け出した銅は，

$$2.00 \times 10^{-2} \times \frac{1}{2} \times 63.5 = 6.35 \times 10^{-1}\,[g]$$

0.635 (g) 減少する。

[解答]
問1. ア.AgBr　イ.Ag　ウ.還元
問2. KF
問3. $AgBr + 2Na_2S_2O_3 \rightarrow Na_3[Ag(S_2O_3)_2] + NaBr$
問4. 結果；像がなく白いまま
　　理由；すべての臭化銀が感光してしまったため
問5. ①陰極，$Ag^+ + e^- \rightarrow Ag$
　　②$9.65 \times 10^2$ 秒　③ $-0.635\,[g]$

3 **出題者が求めたポイント……脂肪族化合物の推定，pH，中和滴定**

メタノールの燃焼は，

$$2CH_3OH + 3O_2 \rightarrow 2CO_2 + 4H_2O$$

生成した水蒸気が冷やされ，液体の水になる。
燃焼により CO_2 を生じるとともに，メタノールの酸化により，次の反応が起こる。

$$\underset{(ホルムアルデヒド)}{CH_3OH \rightarrow HCHO} \underset{(ギ酸)}{\rightarrow HCOOH}$$

水に溶けて酸性を示す可能性があるのは，

$$CO_2 \;\; 及び \;\; HCOOH$$

液体 S に $Ca(OH)_2$ 水溶液を加えても

$$Ca(OH)_2 + CO_2 \rightarrow CaCO_3 + H_2O$$

の変化が見られなかったので，CO_2 が検出されなかったことになる。
したがって，A はギ酸である。

問3. この時の中和反応は，

$$HCOOH + NaOH \rightarrow HCOONa + H_2O$$

中和滴定から，$HCOOH$ の物質量は，

$$0.0050\,(mol/L) \times \frac{4.0}{1000}\,(L) = 2.0 \times 10^{-5}\,(mol)$$

1.0 mL 中に溶けている $HCOOH$ の質量は，$HCOOH = 46$ として

$$2.0 \times 10^{-5} \times \frac{1}{5} \times 46 = 1.84 \times 10^{-4} \fallingdotseq 1.8 \times 10^{-4}\,(g)$$

問4. ギ酸のモル濃度は，

$$\frac{2.0 \times 10^{-5}}{5.0/1000} = 4.0 \times 10^{-3}\,(mol/L)$$

$HCOOH \rightarrow HCOO^- + H^+$ の電離度を α とすると，

$$K = \frac{[HCOO^-][H^+]}{[HCOOH]} = \frac{C\alpha \cdot C\alpha}{C(1-\alpha)} = \frac{C\alpha^2}{1-\alpha}$$
$$= 1 \times 10^{-3.6}$$

（ただし，C はギ酸のモル濃度）
ここで，$1 - \alpha \fallingdotseq 1$ とすると，

$$\alpha = \frac{1}{2} \times \sqrt{10^{-0.6}}$$

したがって，$[H^+] = 4.0 \times 10^{-3} \times \dfrac{1}{2} \times \sqrt{10^{-0.6}}$
$$= 2.0 \times 10^{-3.3}$$
$$\therefore \;\; pH = -\log 2.0 \times 10^{-3.3} = 3.0$$

問5. 液体 S にはホルムアルデヒド(HCHO)が溶けているので，この物質が酸化され HCOOH になったと考えられる。

[解答]
問1. 凝縮
問2. A；ギ酸　　　B；二酸化炭素
問3. $1.8 \times 10^{-4}\,[g]$　　問4. 3.0
問5. $2HCHO + O_2 \rightarrow 2HCOOH$

4 **出題者が求めたポイント……高分子化合物，有機化合物の推定，6,6-ナイロンの合成**

高分子化合物 A，B を加水分解させた結果，得られた物質を推定する。

化合物 E が 6,6-ナイロンの原料であるから，アジピン酸，$HOOC\text{-}(CH_2)_4\text{-}COOH$ とわかる。したがって，D は 2 価のアルコールで，炭素の数が 4　分子量 90，メチル基がないという条件より，$HO\text{-}(CH_2)_4\text{-}OH$(1,4-ブタンジオール)と推定できる。

A を加水分解すると C のみを生じるので，C には，-OH と -COOH の 2 つの官能基が含まれていることがわかる。C を中和するとモノナトリウム塩が得られるので，-COOH は 1 つ含まれている。不斉炭素原子がなく，酸化すると -CHO を生じるので，第一級アルコールの構造をもつことから，

$$HO\text{-}CH_2\text{-}CH_2\text{-}CH_2\text{-}COOH \;\; と推定できる。$$

ナトリウム塩の化学式は，$C_4H_7O_3Na$ で条件に合う。

問1. 記入例1の末端がないことに気をつける。末端を書くと，
A；$H{\text{+}}O\text{-}(CH_2)_3\text{-}\overset{\displaystyle |}{\underset{\displaystyle O}{C}}{\text{+}}_n OH$

B；$H{\text{+}}O\text{-}(CH_2)_4\text{-}O\text{-}\overset{\displaystyle |}{\underset{\displaystyle O}{C}}\text{-}(CH_2)_4\text{-}\overset{\displaystyle |}{\underset{\displaystyle O}{C}}{\text{+}}_n OH$

問2. 解答欄参照
問3, 4.
アジピン酸(E)とヘキサメチレンジアミン(F)が縮重合すると，6,6-ナイロンが得られる。

$$H{\text{+}}N\text{-}(CH_2)_6\text{-}N\text{-}\overset{\displaystyle |}{\underset{\displaystyle O}{C}}\text{-}(CH_2)_4\text{-}\overset{\displaystyle |}{\underset{\displaystyle O}{C}}{\text{+}}_n OH$$

両端の官能基は，$-NH_2$ と $-COOH$ である。
問5. (イ)
E，F それぞれの物質量は，

$$E；\frac{219\,(g)}{146\,(g/mol)} = 1.50\,(mol)$$

$$F；\frac{171\,(g)}{116\,(g/mol)} = 1.474\,(mol)$$

重合反応は，
$$nHOOC\text{-}(CH_2)_4\text{-}COOH + nH_2N\text{-}(CH_2)_6\text{-}NH_2$$
$$\rightarrow {\text{+}}\overset{}{\underset{\displaystyle O}{C}}\text{-}(CH_2)_4\text{-}\overset{}{\underset{\displaystyle O}{C}}\text{-}\overset{}{\underset{\displaystyle H}{N}}\text{-}(CH_2)_6\text{-}\overset{}{\underset{\displaystyle H}{N}}{\text{+}} + 2nH_2O$$

　　反応式より，ヘキサメチレンジアミンとアジピン酸の物質量比は1：1で反応する。
　　ヘキサメチレンジアミンが完全に反応し，もう1分子のアジピン酸が結合し，重合体の両端がカルボキシ基である。

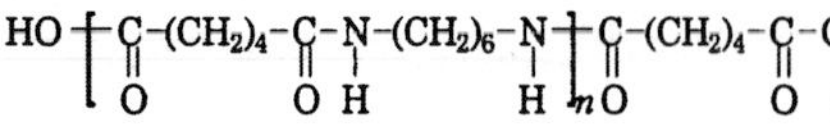

$$HO \underset{O}{+} \overset{}{C}-(CH_2)_4-\underset{O}{\overset{}{C}}-\underset{H}{\overset{}{N}}-(CH_2)_6-\underset{H}{\overset{}{N}} \underset{n}{+} \underset{O}{\overset{}{C}}-(CH_2)_4-\underset{O}{\overset{}{C}}-OH \quad (※)$$

反応式より，ヘキサメチレンジアミン n (mol) から水 $2n$ (mol) 生成するから，

$$1.474 \times 2 \times 18.0 = 53.06 \fallingdotseq 53.1 \,(g)$$

(ロ) (※) 式の重合体からわかるように重合体1分子につき，－COOH 基を2個存在する。重合体の分子量を M とすると，

$$\frac{(219 + 171 - 53.1)}{M} \times 2 = 1.50 - 1.474$$

$$M = 25915 \fallingdotseq 2.59 \times 10^4$$

[解答]

問1.　A ；

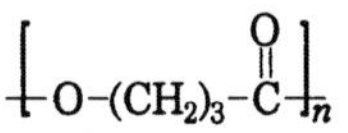

$$\left[-O-(CH_2)_3-\overset{O}{\overset{\|}{C}} \right]_n$$

　　　　B ；

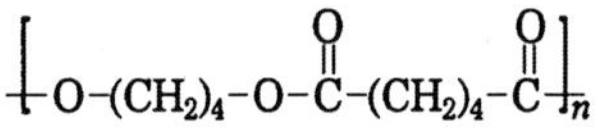

$$\left[-O-(CH_2)_4-O-\overset{O}{\overset{\|}{C}}-(CH_2)_4-\overset{O}{\overset{\|}{C}} \right]_n$$

問2.　C ；$HO-CH_2-CH_2-CH_2-\underset{O}{\overset{}{C}}-OH$

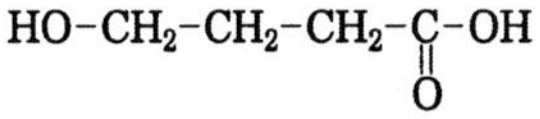

　　　　D ；$HO-CH_2-CH_2-CH_2-CH_2-OH$

問3.　E ；アジピン酸　F ；ヘキサメチレンジアミン

問4.　アミ基，カルボキシ基

問5.　(イ) 53.1 [g]　　(ロ) 2.59×10^4

生　物

解答　25年度

Ⅰ　出題者が求めたポイント(Ⅰ.筋収縮)

筋収縮に関する頻出問題である。

問1　筋肉の種類は次のようにまとめられる。

種類	横紋筋		平滑筋
	骨格筋	心筋	内臓筋
	随意筋	不随意筋	
横紋の有無	あり		なし
細胞の構造	多核体	単核体	
収縮の速さ	速い		緩やか
収縮の大きさ	大きい		小さい

問2　平滑筋は小さな紡錘形の細胞からなる。また、横紋筋と比べたアクチンの相対的含有量が多いが、アクチンとミオシンが規則正しく並び筋節構造を取る筋原繊維が見られない。このため、収縮が小さく、緩やかである。

問4　(1)次のように計算できる。

$$4.2 \times 10^{-2}(m)/\{(9.0 - 7.5) \times 10^{-3}(s)\} = 28 (m/s)$$

(2)B−C間の距離を活動電流が流れるのに要する時間は、(11 − 9.0) = 2.0m秒である。(1)より求めた伝導速度を用いて、次のように計算できる。

$$1000(ms) : 28 \times 10^2(cm) = 20 (ms) : x (cm)$$
$$X = 5.6(cm)$$

問5　筋収縮の様子は、単位時間に与える刺激の回数で変化する。与える刺激の頻度が上がると、単収縮→不完全強縮→強縮と変化する。

〔解答〕

問1　1横紋筋　2平滑筋　3筋繊維　4筋原繊維　5明帯
　　6暗帯　7運動　8随意　9単収縮

問2　横紋筋に比べて収縮が緩やかで小さい。

問3　一次運動野　　問4(1)28 m/秒　(2)5.6 cm

問5　(1)不完全強縮　(2)急激な上昇後しばらくゆるやかに上昇を続けるなめらかな曲線を描く。

Ⅱ　出題者が求めたポイント(Ⅰ.DNAの構造・研究史)

DNAの構造などに関する基本的な問題である。

問3　間期は、G1期、S期、G2期からなる。S期はDNA合成期ともいい、DNAの複製が行われる。

問4　グリフィスは、肺炎双球菌を用いて形質転換という現象を発見した。この形質転換を引き起こす原因物質がDNAであることを明らかにすることで、DNAが遺伝子の本体であることを示したのがエイブリーである。

問5　バクテリオファージは大腸菌に感染するウイルスである。このウイルスはDNAとタンパク質の殻からなり、細菌に感染すると、DNAだけを大腸菌内に注入する。このためDNAの構成元素であるPとタンパク質の構成元素であるSの放射性同位体を用いることで、遺伝子として働く物質がどちらであるか明らか

にすることができる。

問6　ヒトゲノムを個人ごとに比較すると異なっている部分が多くある。例えば、塩基配列の中で300塩基に1塩基程度の割合で塩基が異なっている部分がある。これを一塩基多型(スニップ)という。こうした配列の違いは、遺伝子の働きの質的・量的な違いになっている。

〔解答〕

問1　1ミーシャ　2二重らせん　3ヒストン　4分裂
　　5染色体　646　7葉緑体

問2　リン酸・デオキシリボース・塩基

問3　S期(DNA合成期)

問4　肺炎双球菌には病原性のあるS型とないR型とがある。加熱殺菌したS型菌と生きているR型菌を混ぜてネズミに注射すると、ネズミが死に、ネズミの体内から生きたS型菌が発見された。

問5　P (リン)に放射性同位体を用いた場合に、大腸菌内から放射線が検出され、S (イオウ)に放射性同位体を用いた場合には、大腸菌内から放射線が検出されなかった。

問6　塩基配列の差による薬に対する副作用や効き方の違いを利用して、一人一人に適合した投薬を行う(オーダーメイド医療)。

Ⅲ　出題者が求めたポイント(Ⅱ.窒素循環)

問1　生物群集を構成する各個体群は、生態系における役割から生産者・消費者・分解者に分けられる。

問2　光合成や化学合成を行い、自ら無機物から有機物を合成できる生物を独立栄養生物という。これに対して、生産者が作る有機物に依存した生物を従属栄養生物という。

問3　根粒菌は窒素固定を行い、共生する植物体に無機窒素化合物を供給する。一方、植物体は根粒菌に光合成産物である糖を与えている。

問4　能動輸送はエネルギーを積極的に消費し、濃度勾配に逆らって物質を輸送するしくみである。細胞膜はリン脂質の二重層にタンパク質が流動的に存在する。

問6　生物間の捕食と被食のつながりを食物連鎖という。実際の生態系ではその関係は複雑であり、食物網をなす。

問7　肝臓における尿素の合成、腎臓における尿の生成を説明すればよい。

〔解答〕

問1　生産者・消費者・分解者

問2　無機物質から生存に必要なすべての有機物質を合成できる生物。

問3　共生　植物から光合成産物である糖をもらう。

問4　(A)ATPのエネルギーを利用して、濃度勾配に逆らって物質を輸送するしくみ。

(B)疎水部と親水部からなるリン脂質が、疎水部を互いに向い合せにして二層に並んだ構造をとる。

問5 細胞質基質：解糖系 ミトコンドリア：クエン酸回路(TCA回路) 問6 食物連鎖

問7 肝臓：オルニチン回路により NH_4^+ から尿素を合成する。腎臓：血液中に含まれる尿素をろ過し尿中に排出する。

Ⅳ 出題者が求めたポイント(Ⅰ.遺伝)

致死遺伝子の基本的な問題である。

問1 同一グループの生物が、それぞれの環境に適した形態や行動を持つ系統に分化することを適応放散という。オーストラリアに見られる有袋類の分化が代表的な例である。

問2 左利き同士の交雑で右利きが生じることから、左利きの個体に右利きの遺伝子の働きが隠れていたことになる。これより、右利きの遺伝子が劣性遺伝子であり、左利きの遺伝子が優性遺伝子であることがわかる。

問4 問題文中に、左利きと右利きの個体が周期的に変化するとある。このことから、左利きの割合が右利きの割合より高かったのが逆転して、右利きの割合の方が高くなる。

問5 警戒の強い側の個体は捕食ができず個体数が減る。逆にその反対側は警戒がゆるむため捕食が増え個体数が増える。被食者が攻撃の多い側を学習できると仮定すれば、警戒する方向が個体数の変化(＝攻撃回数の変化)に合わせて周期的に変化することになる。その結果、捕食者の右利きと左利きの個体数の割合も周期的に変化する。

〔解答〕

問1 適応放散 問2 左

問3 1 RR 2 LR 3 LL 4劣性 5致死

問4 右利きより少なくなる。

問5 攻撃の多い側を学習した被食者は、多い側の警戒を強くする。このため、警戒された側の捕食者は捕食ができず個体数が減る。逆に、反対側の捕食者は、警戒がゆるむことで捕食が進み個体数が増える。この結果、多く攻撃される側が逆転し、被食者はこの変化を学習し警戒する側を変える。この繰り返しにより、個体数は周期的に変動する。

Ⅰ 出題者が求めたポイント(Ⅰ生殖)

問1 多細胞動物で分裂により増えるものは、下等なものが多く、再生力が強い。サンゴやクラゲなどの刺胞動物やプラナリアなどの扁形動物などがある。

問2 アオミドロは雌雄の違いが生じている最も原始的な生物である。多数の細胞からなる二つの個体は、接合して接合子を作る。この時、片方の個体の細胞の原形質を別の個体の細胞に注入して原形質を合体させるが、原形質を送り込む個体と、受け取る個体が決まっている。

問3 分裂前にはDNAが複製される。つまり、花粉母細胞の核あたりのDNA量は減数分裂前に2倍になり「4」となっている。

問4 胚のうは通常胚珠で覆われている。トレニアでは胚のうが胚珠の外に突き出ているので、生きたまま受精を観察し操作できる。胚のうの各種細胞を紫外線レーザーで破壊することが可能である。

〔解答〕

問1 ①分裂 ②胞子 ③栄養生殖 ④分裂 ⑤出芽

問2 1配偶子 2接合 問3 (イ)2 (ロ)1

問4 1)生きたままの状態で受精の観察ができる。

2)助細胞

3)助細胞が2つあることで、1つが機能しない場合でも受精を助けることができる。(花粉管の誘因の割合は助細胞の量に相関する。)

問5 卵細胞と中央細胞(2つの極核)

Ⅱ 出題者が求めたポイント(Ⅰ.ヒトの心臓)

問1 心臓の拍動は、右心房上部にある洞房結節をペースメーカーとした刺激伝導系により自動的に調節されている。血液の流れは、上下の大静脈→右心房→右心室→肺動脈、肺静脈→左心房→左心室→大動脈となっている。

問2 血液の有形成分(細胞成分)は、赤血球・白血球・血小板である。血小板は血液凝固に関与する因子を持つ。血しょう中に含まれる凝固因子には、プロトロンビンやフィブリノーゲンなどのタンパク質がある。

問3 体液性免疫に関与するB細胞は、形質細胞に分化し抗体を作る。抗体はグロブリンと呼ばれるタンパク質からなる。

問5 心筋細胞は中胚葉から分化する側板から形成される。

問7 細胞の膜電位は、静止時には細胞内が細胞外に対し負になっている(静止電位)。刺激により膜電位が逆転することを細胞が興奮するというが、この時の膜電位の変化を活動電位という。

問8 血液循環には、肺循環(心臓→肺→心臓)と体循環(心臓→全身→心臓)がある。血液を全身に循環させるためには、心臓から血液を力強く押し出す必要がある。このため左心室の壁が発達し厚くなっている。

〔解答〕
問1　1 洞房結節　2 自動性　3 肺動脈　4 大動脈
　　5 上大静脈　6 下大静脈(5と6は順不同)　7 肺静脈
問2　有形成分：血小板　タンパク質：フィブリノーゲン
問3　グロブリン　問4　恒常性　問5　中胚葉
問6　2 心房1 心室
問7　活動電位　閾値以上の刺激により、膜電位が負の
　　状態から短時間に正となり、再び負に戻る。
問8　右心室と左心室から送り出される血液は、異なる
　　血液循環を作る。左心室は全身を巡る体循環を作る
　　ため、血液を強く押し出せるように筋肉が厚くなる。

Ⅲ　出題者が求めたポイント(Ⅱ.生産構造図・森林の生産量)

問1　光合成は光の影響を直接受ける反応と、受けない
　　反応からなる。光の影響を直接受けない反応は、酵
　　素反応により二酸化炭素を固定・同化する反応であ
　　る。このため、温度・二酸化炭素濃度の環境要因が限
　　定要因となる。
問2　弱光では光が限定要因に、強光では光以外の環境
　　要因が限定要因になる。このため、ある一定以上の
　　光の強さ(光飽和点)までは、光合成速度が上昇する。
　　光飽和点以上の光の強さでは、光合成速度は一定に
　　なる。
問3　アカザ群落の生産構造図は、広葉型となる。広葉
　　型の草本は、広い葉を水平につける。成長に伴い上
　　部に葉をつけるため、植生内部に光が差し込みにく
　　くなり、照度は急激に減少する。このため下部の葉
　　は枯死する。
問4　純生産量は総生産量から呼吸量を引いた値にな
　　る。呼吸量は森林の発達に従って増加するが、ある
　　程度森林が発達した状態からは変化しなくなる。
〔解答〕
問1　温度　二酸化炭素濃度
問2　光飽和点までは光合成速度は光の強さに比例し、
　　光飽和点を超えると光を強くしても光合成速度は増
　　加しない。
問3　1)相対照度は急激に減少する。光合成器官の重量
　　も急激に増え、100 cm付近が最大量となる。
　　2)相対照度はさらに減少し、0 cm(林床部)で0にな
　　る。光合成器官の重量も100 cm付近をピークに減少
　　し0 cmではほぼ0になる。
　　3)アカザは上部に水平に葉を広げるため、相対照度
　　が急激に減少する。
　　4)アカザの物質生産は上部で盛んに行われるが、下
　　部での物質生産の効率は低い。
問4　イ 呼吸量　呼吸量は森林の年齢が増すにつれて増
　　加するが、ある年齢以上では呼吸量は変化しなくな
　　る。
問5　60年間の生産者の地上部と地下部の成長量(また
　　は現存量(総生物量))
問6　A 優占　B 夏緑樹林(落葉広葉樹林)

Ⅳ　出題者が求めたポイント(Ⅰ.光受容器)

　眼の構造、光受容のしくみについての基本的な問題で
ある。
問2　受容器はそれぞれ受容できる刺激の種類と範囲が
　　決まっている。この刺激を適刺激という。
問3　瞳孔の大きさは自律神経系により調節される。瞳
　　孔を大きくするために働くのは交感神経である。
問4　錐体細胞は赤錐体、緑錐体、青錐体の3種類があ
　　り、それぞれの細胞には特定の範囲の波長に反応す
　　る視物質(タンパク質)が含まれる。
問5　かん体細胞が持つ視物質はロドプシンである。ロ
　　ドプシンはオプシンとビタミンAのレチナールから
　　合成される。
問6　明順応と暗順応はかん体細胞の感度の変化によ
　　る。明るいところではロドプシンが分解され濃度が
　　低下しているため感度が低い。暗い所に移動すると、
　　ロドプシンの分解が減りロドプシンの蓄積が進み、
　　濃度が高くなる。これにより徐々に感度が上昇し、
　　弱い光でも物が見えるようになる。
〔解答〕
問1　1 虹彩　2 ガラス体　3 網膜　4 大脳　5 視覚
問2　各受容器が受容できる刺激の種類と範囲を適刺激
　　という。
問3　交感神経　問4　黄斑　赤錐体・青錐体・緑錐体
問5　タンパク質：ロドプシン　ビタミン：ビタミンA
問6　暗順応　ロドプシン濃度が上昇し、かん体細胞の
　　感度があがる。
問7　毛様筋が外側に弛緩し、チン小帯が緊張すること
　　で、水晶体がチン小帯に引っ張られて薄くなる。(こ
　　れにより水晶体の屈折率が低下し、焦点距離が長く
　　なり網膜に正しく像が結ばれる。)

平成24年度

問　題　と　解　答

英　語

問題　　　　　　　　　24年度

前期試験

Ⅰ　下線部を和訳せよ。

Is man an ape or an angel, as Benjamin Disraeli* asked in a famous debate about Darwin's theory of evolution? Are we merely chimps with a software upgrade? Or are we in some true sense *special*, a species that transcends the mindless fluxions of chemistry and instinct? (1) Many scientists, beginning with Darwin himself, have argued the former: that human mental abilities are merely elaborations of faculties that are ultimately of the same *kind* we see in other apes. This was a radical and controversial proposal in the nineteenth century — some people are still not over it — but ever since Darwin published his world-shattering treatise on the theory of evolution, the case for man's primate origins has been bolstered a thousandfold. Today it is impossible to seriously refute this point: We are anatomically, neurologically, genetically, physiologically apes. Anyone who has ever been struck by the uncanny near-humanness of the great apes at the zoo has felt the truth of this.

I find it odd how some people are so ardently drawn to either-or dichotomies. "Are apes self-aware *or* are they automata?" "Is life meaningful *or* is it meaningless?" "Are humans 'just' animals *or* are we exalted?" As a scientist I am perfectly comfortable with settling on categorical conclusions — when it makes sense. But with many of these supposedly urgent metaphysical dilemmas, I must admit I don't see the conflict. For instance, why can't we be a branch of the animal kingdom *and* a wholly unique and gloriously novel *phenomenon* in the universe?

I also find it odd how people so often slip words like "merely" and "nothing but" into statements about our origins. Humans are apes. So too we are mammals. We are vertebrates. We are pulpy, throbbing colonies of tens of trillions of cells. We are all of these things, but we are not "merely" these things. And we are, in addition to all these things, something unique, something unprecedented, something transcendent. We are something truly new under the sun, with uncharted and perhaps limitless potential. We are the first and only species whose fate has rested in its own hands, and *not* just in the hands of chemistry and instinct. (2) On the great evolutionary stage we call Earth, I would argue there has not been an upheaval as big as us since the origin of life itself. When I think about what we are and what we may yet achieve, I can't see any place for snide** little "merelies."

Any ape can reach for a banana, but only humans can reach for the stars. Apes live, contend, breed, and die in forests — end of story. Humans write, investigate, create, and quest. We splice genes, split atoms, launch rockets. We peer upward into the heart of the Big Bang and delve deeply into the digits of pi. Perhaps most remarkably of all, we gaze inward, piecing together the puzzle of our own unique and marvelous brain. It makes the mind reel. (3) How can a three-pound mass of jelly that you can hold in your palm imagine angels, contemplate the meaning of infinity, and even question its own place in the cosmos? Especially awe inspiring is the fact that any single brain, including yours, is made up of atoms that were forged in the hearts of countless, far-flung stars billions of years ago. These particles drifted for eons and light-years until gravity and chance brought them together here, now. (4) These atoms now form a conglomerate*** — your brain — that can not only ponder the very stars that gave it birth but can also think about its own ability to think and wonder about its own ability to wonder. With the arrival of humans, it has been said, the universe has suddenly become conscious of itself. This, truly, is the greatest mystery of all.

（出典：V. S. Ramachandran, *The Tell-Tale Brain*, W. W. Norton & Company, 2011.　一部変更あり）

　*Benjamin Disraeli: British statesman and writer (1804–81)

　**snide: unkind, cynical

　***conglomerate: a group of different things gathered together

Ⅱ　下線部を和訳せよ。

　　We like to think of ourselves as rational creatures. We watch our backs, weigh the odds, pack an umbrella. But both neuroscience and social science suggest that we are more optimistic than realistic. On average, we expect things to turn out better than they wind up being. People hugely underestimate their chances of getting divorced, losing their job or being diagnosed with cancer; expect their children to be extraordinarily gifted; envision themselves achieving more than their peers; and overestimate their likely life span (sometimes by 20 years or more).

　　The belief that the future will be much better than the past and present is known as the optimism bias. It abides in every race, region and socioeconomic bracket. <u>Schoolchildren playing when-I-grow-up are rampant optimists, but so are grown-ups: A 2005 study found that adults over 60 are just as likely to see the glass half full as young adults.</u>
(1)

　　You might expect optimism to erode under the tide of news about violent conflicts, high unemployment, tornadoes and floods and all the threats and failures that shape human life. Collectively we can grow pessimistic — about the direction of our country or the ability of our leaders to improve education and reduce crime. But private optimism, about our personal future, remains incredibly resilient. A survey conducted in 2007 found that while 70 % thought families in general were less successful than in their parents' day, 76 % of respondents were optimistic about the future of their own family.

　　Overly positive assumptions can lead to disastrous miscalculations — make us less likely to get health checkups, apply sunscreen or open a savings account, and more likely to bet the farm on a bad investment. But the bias also protects and inspires us: It keeps us moving forward rather than to the nearest high-rise ledge*. <u>Without optimism, our ancestors might never have ventured far from their tribes and we might all be cave dwellers, still huddled together and dreaming of light and heat.</u>
(2)

　　To make progress, we need to be able to imagine alternative realities — better ones — and we need to believe that we can achieve them. Such faith helps motivate us to pursue our goals. Optimists in general work longer hours and tend to earn more. Economists at Duke University found that optimists even save more. And although they are not less likely to divorce, they are more likely to remarry.

　　Even if that better future is often an illusion, optimism has clear benefits in the present. Hope keeps our minds at ease, lowers stress and improves physical health. Researchers studying heart-disease patients found that optimists were more likely than nonoptimistic patients to take vitamins, eat low-fat diets and exercise, thereby reducing their overall coronary risk. A study of cancer patients revealed that pessimistic patients under the age of 60 were more likely to die within eight months than nonpessimistic patients of the same initial health, status and age.

　　In fact, a growing body of scientific evidence points to the conclusion that optimism may be hardwired by evolution into the human brain. The science of optimism, once scorned as an intellectually suspect province of pep rallies** and smiley faces, is opening a new window on the workings of human consciousness. <u>What it shows could fuel a revolution in psychology, as the field comes to grips with accumulating evidence that our brains aren't just stamped by the past.</u> They are (3) constantly being shaped by the future.

（出典：*Time*, June 6, 2011. 一部変更あり）

　　*ledge: a narrow horizontal surface projecting from a wall, cliff, or other surface
　　**pep rally: a meeting at a school before a sports event, when cheerleaders lead the students in encouraging their team to
　　　　win

Ⅲ　英訳せよ。

(1) 米国の学校教育ではここ十年の間，リーディングと数学が重視されていたために，歴史や社会科といった他の科目の成績が下がってきている。
(2) 教育の専門家が言っているように，子供たちが自国の政治や文化がどのように発展してきたかを知り，どうすればよりよい国民になれるかを学ぶ上で，歴史は必要不可欠である。
(3) 私たちの人生の質は概して，自分の起源を学ぶことによってのみ高められるのであり，過去を知らなければ未来もないのである。

数　学

問題

24年度

$$\boxed{\text{前期試験}}$$

〔1〕 実数列 $a_1,\ a_2,\ a_3,\ \cdots$ に対して，$S_n = a_1 + a_2 + \cdots + a_n$ とおくとき，

$S_n = -n^3 + 6n^2 - 11n + 6 + (n-2)a_n\ (n = 1,\ 2,\ 3,\ \cdots)$ が成り立つとする。

(1) $n \geq 2,\ n \neq 3$ のとき a_n を a_{n-1} を用いて表せ。

(2) $a_3 = 3$ として，すべての自然数 n について a_n を求めよ。

(3) $a_3 = 3,\ n \geq 3$ とするとき，$\displaystyle\sum_{k=3}^{n} \frac{1}{a_k}$ を求めよ。

〔2〕 (1) $\log(x + \sqrt{x^2+1})$ の導関数を求めよ。

(2) $y = \sqrt{x^2+1}$ とおくと y は $y = x\dfrac{dy}{dx} + \dfrac{1}{y}$ をみたすことを示せ。

(3) 不定積分 $\displaystyle\int \sqrt{x^2+1}\ dx$ を求めよ。

(4) 双曲線 $y^2 - x^2 = 1$ と2直線 $x = -1,\ x = 1$ で囲まれる図形の面積を求めよ。

〔3〕 与えられた自然数 n に対して，$a^2 + b^2 + c^2 = n,\ a \geq b \geq c$ をみたす自然数の組 $(a,\ b,\ c)$ を求める問題を考える。

(1) $n = 114$ のとき，解 $(a,\ b,\ c)$ が存在すれば，$7 \leq a \leq 10$ であることを示せ。

(2) n を4で割ったときの余りが2であるとき，解 $(a,\ b,\ c)$ が存在すれば，$a,\ b,\ c$ のうち1つが偶数，他の2つが奇数であることを示せ。

(3) $n = 114$ のとき，すべての解を求めよ。

〔4〕 空間に四面体 OABC がある。$\triangle$OAB, $\triangle$OBC, $\triangle$OCA の垂心をそれぞれ P, Q, R とする。ここで三角形の垂心とは，各頂点からそれぞれの対辺またはその延長に下ろした3本の垂線の交点である。次の記号を用いる。

$$\overrightarrow{OA} = \vec{a},\ \overrightarrow{OB} = \vec{b},\ \overrightarrow{OC} = \vec{c},\ |\vec{a}| = a,\ |\vec{b}| = b,\ |\vec{c}| = c,\ \vec{a} \cdot \vec{b} = f,\ \vec{b} \cdot \vec{c} = g,\ \vec{c} \cdot \vec{a} = h$$

(1) 直線 OA 上の点 D が $\vec{a} \perp \overrightarrow{BD}$ をみたすとき，$\overrightarrow{OD}$ を $\vec{a},\ a,\ f$ を用いて表せ。

(2) $\overrightarrow{OP}$ を $\vec{a},\ \vec{b},\ a,\ b,\ f$ を用いて表せ。

(3) $a = b = c = 1$ かつ $f = g = h$ のとき，3直線 AQ, BR, CP は1点で交わることを示し，その交点を M とするとき，$\overrightarrow{OM}$ を $\vec{a},\ \vec{b},\ \vec{c}$ と f を用いて表せ。

〔5〕 数直線上で点を単位時刻ごとに移動させ，時刻 n における点の位置を $X_n\ (n = 0,\ 1,\ 2,\ \cdots)$ と表す。$X_0 = 1$ として，1以上の n については，

$X_{n-1} = 1$ または 2 のとき，硬貨を投げて表が出れば $X_n = X_{n-1} - 1$，裏が出れば $X_n = X_{n-1} + 1$ とする。

$X_{n-1} = 0$ または 3 のとき，$X_n = X_{n-1}$ とする。

X_n が 0, 1, 2, 3 となる確率をそれぞれ $p_n,\ q_n,\ r_n,\ s_n$ とする。特に $p_0 = r_0 = s_0 = 0,\ q_0 = 1$ である。

(1) $p_2,\ q_2,\ r_2,\ s_2$ を求めよ。

(2) $n \geq 2$ のとき，$p_{n-2},\ q_{n-2},\ r_{n-2},\ s_{n-2}$ を用いて $p_n,\ q_n,\ r_n,\ s_n$ を表せ。

(3) n が偶数のとき，n を用いて $p_n,\ q_n,\ r_n,\ s_n$ を表せ。

物 理

問題

24年度

前期試験

I 半径 L〔m〕の軽い滑車が点 O を中心に鉛直面を自由に回転できるようになっている。この滑車の外周上の一点に、質量 $2m$〔kg〕の小さなおもり P を埋め込んで、滑車といっしょに動くようにした。また滑車には軽くて細いひもを介して、質量 m〔kg〕のおもり Q を図のようにぶら下げた。ひもの端は P に固定されており、滑車が動くとおもり Q が上下するようになっている。ひもは十分に長く、Q が滑車にぶつかることはない。滑車の質量や摩擦は無視してよいものとする。重力加速度を g〔m/s²〕として、以下の問に答えよ。ただし、滑車の回転角度は θ〔rad〕で表し、P が O の鉛直下にあるときを $\theta = 0$、反時計回りを正とする。また、Q の運動に関しては、鉛直下方向を正とする。

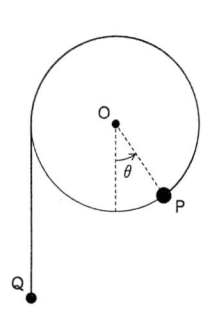

(1) $\theta = 0$ の状態では、滑車は反時計回りに回転しようとする。滑車が回転しない状態を維持するには、P に対して滑車の接線方向にいくらの力を加えればよいか。

(2) (1)の状態から P に加えた力を除くと、Q は下降し始める。動き始めた瞬間の Q の加速度を求めよ。

(3) (1)の状態に戻してから、P を手で支えながら滑車をゆっくり動かすと、$0 < \theta < \dfrac{\pi}{2}$ の範囲で手の力を必要とせず釣り合う位置がある。このときの角 θ の値はいくらか。

次に、$\theta = \dfrac{\pi}{2}$ まで滑車を回転させ、この状態のまま滑車が回転しないように手で止めた。

(4) $\theta = \dfrac{\pi}{2}$ の時、Q は(1)の状態（$\theta = 0$）よりどれだけ下がっているか。

(5) 滑車から手を離すと、滑車は時計回りに回転を始め、Q は上昇を始めた。動き始めた瞬間の Q の加速度を求めよ。

(6) 時計回りに回転を始めた滑車は、やがて回転方向が反転する。この反転する位置について正しい記述を選び、記号で答えよ。

　(ア) $\theta > 0$ で回転方向が反転する

　(イ) $\theta = 0$ で回転方向が反転する

　(ウ) $\theta < 0$ で回転方向が反転する

(7) Q は上下に往復運動を繰り返すことになる。この一連の運動の中で Q の速さが示す最大値を求めよ。また、そのときの θ の値はいくらか。

II 以下の問に答えよ。なお、　①　から　⑤　については V と w、　⑥　から　⑧　については n, m, w のうち、必要なものを用いて解答せよ。また、　⑨　から　⑪　は x, y, z の等式を、　⑫　は、L, ρ, F を用いた式を記せ。

(1) 音源 S が発する音の振動数 f_0〔Hz〕、波長 λ〔m〕、および音速 V〔m/s〕を求めるために観測をした。2個のマイク M1、M2 を図のように音源 S をはさんで直線上に配置した。そして、2個のマイクで音を検出し、その出力を足し合わせてスピーカー SP を鳴らすようにした。まず、マイク M2 を静止させた状態で、マイク M1 を音源 S から遠ざかるように一定速度 w〔m/s〕で動かした。M1 は、振動数 $f = f_0 \times$　①　〔Hz〕の音を受信する。従って、スピーカー SP からは1秒間に $n = f_0 \times$　②　回のうなりが聞こえる。次に、マイク M1 と M2 をともに静止させたまま、音源 S をマイク M1 の方向に速度 w で動かすと、M1 は振動数 $f_1 = f_0 \times$　③　〔Hz〕の音を受信し、M2 は振動数 $f_2 = f_0 \times$　④　〔Hz〕の音を受信する。従って、スピーカーからは1秒間に $m = f_0 \times$　⑤　回のうなりが聞こえる。これらの測定から、音源が出す音の振動数 f_0 は　⑥　、音速 V は　⑦　と求められる。また、波長 λ は、　⑧　である。

マイク M2　　音源 S　　マイク M1

スピーカー SP

(2) 一般に弦の基本振動数 f〔Hz〕は、弦の長さ L〔m〕、線密度 ρ〔kg/m〕と張力 F〔N〕で定まり、

$$f = C \times L^x \times \rho^y \times F^z \quad (C \text{ は次元のない定数})$$

で与えられる。物理量の単位は、時間、長さ、質量の3つの量の組み合わせで決まることを考えれば、上式の両辺について、長さの次元を比較すると　⑨　という x, y, z が満たすべき式がえられる。また、時間と質量の次元についてもそれぞれ比較して、　⑩　と　⑪　という2つの式がえられる。これらの3つの連立方程式を解くと、弦の基本振動数を与える式は

$$f = C \times \boxed{⑫}$$

となる。

Ⅲ 真空中に一辺の長さが a〔m〕の正方形の領域 PQRS があり，正方形の内部には磁束密度 B〔Wb/m²〕の一様な磁場がある。磁場の方向は正方形の面（紙面）に垂直で面の裏から表に向いている（図1）。正方形の外部には磁場はない。この磁場に平行に，一辺の長さが a の正方形の金属板を図2のように置いた。金属板1の相対する辺の中点は，点Pと点Sに一致するように，また金属板2の相対する辺の中点は点Qと点Rに一致するように置かれ，2枚でコンデンサーを形成している。

磁場のある領域の中へ，質量 m〔kg〕，電荷 q〔C〕をもつ荷電粒子を速さ v〔m/s〕で入射させたときの運動を考える。粒子は，正方形 PQRS が作る平面内で，PQ の中点 M から辺 PQ に垂直に入射させた。

(1) $v = v_1$〔m/s〕とすると，コンデンサーが帯電していないとき，粒子は点 R に到達した。

① 粒子の電荷は正であるか負であるかを記せ。

② 粒子が点 R に到達したときの速さ v_R〔m/s〕はいくらか。v_R を a，B，m，q，v_1 の中の適当な記号を使って表せ。

③ v_1 はいくらか。a，B，m，q の中の適当な記号を使って表せ。

次に，金属板1と金属板2の間に電位差 V_1〔V〕を与えると，荷電粒子は辺 RS の中点 N に到達するようになった。（金属板1と金属板2の間の空間には一様な電場が作られると考えてよいものとしよう。）

④ このとき荷電粒子は，領域の中でどのような経路をたどると考えられるか，簡潔に記せ。

⑤ 金属板1と金属板2のどちらの電位が高いか。

⑥ 電位差 V_1 はいくらか。a，B，m，q の中の適当な記号を使って表せ。

(2) 荷電粒子が磁場の領域に入射するときの速さを $v = v_2$〔m/s〕に変えると，コンデンサーが帯電していなければ，粒子は MQ の中点 L に到達するようになった。

⑦ 点 L における粒子の速度の向きを記せ。

次に，金属板1と金属板2の間に電位差 V_2〔V〕を与えると，粒子は辺 RS の中点 N に到達するようになった。

⑧ 電位差 V_2 は V_1 の何倍になるか。$\dfrac{V_2}{V_1}$ の値を記せ。

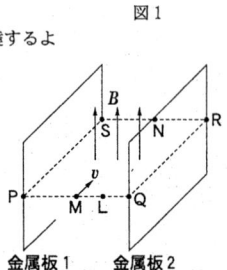

図1

図2

金属板1　金属板2

Ⅳ 以下の問に答えよ。

(1) 水の入った容器の中に発熱量 17.0 kW のヒーターを入れて加熱している。水温は 100 ℃ になっており，さらに加熱すると水が蒸発して，容器が空になる恐れがある。それを避けるため，水量が一定値を保つように水を注入したい。1分間に何 g の水を注入すればよいか。ただし，注入する水の水温は 30 ℃ で，水の比熱および気化熱は，それぞれ 4.18 J/(g・K)，2.26 kJ/g である。

(2) 次の文章の下線部が正しければ○を，誤っていれば正しい語句を解答欄に記入せよ。

① 正に帯電している棒をスチール製の空き缶に近づけると，電磁誘導により金属中の自由電子が移動し，スチール缶が棒に(a) 引き寄せられる。その棒を遠ざけてから，負に帯電させた棒を近づけると，スチール缶は遠ざけられる。なお，棒とスチール(b)　　　　　　　　　　　　　　　　　　　　　　　　　　　　　　(c) 缶が接触することはないものとする。

② 20 ℃ の部屋から 5 ℃ の室外に出た音の高さは高く，速さは遅く，波長は長くなる。(d)　　　　(e)　　　　(f)

(3) 金属Aと金属Bでできた王冠がある。AとBの割合を調べるため，王冠と同じ質量のAの塊とBの塊を用意した。そして，水をいっぱい入れた容器に，王冠，Aの塊，Bの塊を沈めると，それぞれ，水が 640 cm³，400 cm³，800 cm³ あふれ出た。王冠中の金属Aの質量の割合は何パーセントか。

(4) 図のように 30 V，12 V の電池と，60 Ω，30 Ω の抵抗，および可変抵抗 R を接続して回路を作った。

① R の抵抗値を 20 Ω にすると，R に流れる電流はいくらか。

② 30 Ω の抵抗に電流が流れないようにするには，R の抵抗値をいくらにすればよいか。

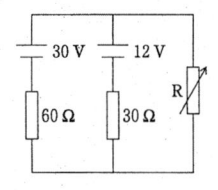

化 学

問題　　　24年度

$\boxed{\text{前期試験}}$

原子量は次の値を用いよ。H：1.0，C：12.0，O：16.0，Br：80.0

Ⅰ　同じ物質量の酢酸とエタノールが入っているビーカーに少量の硫酸を加えた後，時々かき混ぜながら 25℃ で反応させた。反応液の一定量(少量)を一定時間ごとに取り，水で希釈した後，水酸化ナトリウム水溶液を用いて中和滴定を行ったところ，時間の経過とともに，中和に要した水酸化ナトリウム水溶液の滴下量 v〔mL〕が一定の値 v_1〔mL〕になった。

問 1　$v = v_1$ になったとき，酢酸エチルの体積は反応液全体の中で何パーセントを占めているか。有効数字を考慮して答えよ。ただし，酢酸，エタノール，酢酸エチル，水の密度(g/cm³)は室温でそれぞれ 1.1，0.80，0.90，1.0 として求めよ。この反応の 25℃ での平衡定数 K は 4.0 である。また，混合による各物質の体積変化は起こらないものとする。

問 2　反応を始めた時の v を v_0〔mL〕とすると，滴下量が $\frac{v_0 + v_1}{2}$〔mL〕になった時，酢酸エチルの物質量は酢酸の物質量の何倍になるかを答えよ。ただし，中和滴定のために液を取った後の反応液の液量に変化は無いものとする。

問 3　平衡状態にある上記反応液に少量の無水酢酸を加えると，酢酸エチルの物質量はどう変化するか。以下の記号で答えよ。
ア）減少する　　イ）変化しない　　ウ）増加する

問 4　無水酢酸の加水分解の反応の平衡定数 K_1 はどのように表すことができるか。関係する物質の濃度を，例に示したように示性式を [ ] で囲んで示せ。　例　[CH₃OH]

問 5　無水酢酸を加えて平衡状態になった時に，次の反応の平衡定数を K，K_1 を使って示せ。

無水酢酸　＋　エタノール $\rightleftharpoons$ 酢酸エチル　＋　酢酸

Ⅱ　化合物 A は炭素および水素から構成され分子量は 110 であり炭素鎖に枝分かれのない直鎖構造を持つ。55 mg の化合物 A を完全燃焼させると二酸化炭素 176 mg と水 63 mg が得られた。また，化合物 A に臭素を作用させたところ，付加反応が起こり化合物 B が生じた。(1) 化合物 B は不斉炭素原子を持つ。さらに，化合物 A をオゾン分解すると化合物 C および化合物 D のみが得られた。化合物 C，D はいずれもフェーリング液を還元して赤色沈殿を生じた。(2) 化合物 C はヨードホルム反応が陽性であった(3) が，化合物 D は陰性であった。

オゾン分解とは，以下に示すように，オゾンと反応させた後，亜鉛で還元させることにより炭素-炭素二重結合を開裂させ，カルボニル化合物を生成する反応である。

$$\begin{array}{c} R_1 \\ R_2 \end{array} C=C \begin{array}{c} R_3 \\ R_4 \end{array} \quad \xrightarrow[\text{Zn}]{O_3} \quad \begin{array}{c} R_1 \\ R_2 \end{array} C=O + O=C \begin{array}{c} R_3 \\ R_4 \end{array}$$

問 1　化合物 A の分子式を答えよ。

問 2　化合物 A，C，D の構造式を答えよ。ただしシス-トランス異性体は考慮しなくてよい。

問 3　下線部(1)について，1.0 g の化合物 A を完全に臭素と反応させるには何 g の臭素が必要か。答えは小数第 2 位を四捨五入して記せ。また，この反応で臭素が消費されたことを確認する方法を述べよ。

問 4　下線部(2)の赤色沈殿の化学式を記せ。

問 5　化合物 C を用いた下線部(3)の化学反応式を書け。

問 6　化合物 A の可能な構造をシス-トランス異性体を考慮してすべて書け。

Ⅲ　ハロゲンは $\boxed{\text{ア}}$ 族元素であり，価電子は $\boxed{\text{イ}}$ 個であるため，単体は $\boxed{\text{ウ}}$ として存在し，化合物においてハロゲンの原子からの価標は 1 本であることが多い。しかし，ときには配位結合によりハロゲンの原子が 2 つ以上の原子と結合した化合物も存在する。(1) ハロゲンの単体や化合物の性質のいくつかは電気陰性度を考えることでよく説明することができる。たとえば $\boxed{\text{エ}}$ の単体と H₂O の反応においては，$\boxed{\text{エ}}$ の原子の電気陰性度が非常に大きいため，$\boxed{\text{エ}}$ の単体が(2) H₂O を酸化する反応が起こる。また，$\boxed{\text{オ}}$ の単体と H₂O の反応においては，$\boxed{\text{オ}}$ の原子の電気陰性度が大きいた

めに，一方の原子に OH⁻ が接近すると，他方の原子が A として遊離し，残った原子と OH⁻ が結合して B を生じる。さらに カ の単体と H₂O の反応においては オ と同様の反応が起こるが，その速度は オ の場合と比べて遅い。(3)

問1　 ア ～ カ に適当な語句または数字を入れよ。

問2　A，Bに適当な化学式（イオン式を含む）を入れよ。

問3　下線部(1)の例を1つ挙げよ。化学式で記せ。

問4　下線部(2)の反応の反応式を書け。

問5　下線部(3)の理由を説明せよ。

Ⅳ　ある物質が ア と化合したり イ を失ったりするとその物質は酸化されたといい，一方ある物質が イ と化合したり ア を失ったりするとその物質は還元されたという。酸化還元を電子の授受で考えると，ある物質が電子を失った時その物質は ウ されたといい，ある物質が電子を得た時その物質は エ されたという。一つの反応では，電子を失った物質があればその電子を得た物質があるので， ウ と エ は必ず対になって起こる。

　メチレンブルーは青色の色素であるが，これが エ されたロイコメチレンブルーは無色となるので，酸化還元の指示薬として用いられる。100 mL の丸底フラスコに水 30 mL を入れ，グルコース 2 g を加えて溶かす。ここに 3 mol/L 水酸化ナトリウム水溶液 4 mL を加え，ついで 0.05 ％ メチレンブルー水溶液 1 mL を加える。よく混ぜてゴム栓をして静置すると(1) オ 色になった。それを激しく振ると カ 色になり，しばらく静置すると再び オ 色になった。(2)　(3)

問1　 ア ～ カ に適切な語句を入れよ。

問2　下線部(1)の変化はグルコースのもつ官能基によるものである。グルコース分子は六員環構造をしているが，水溶液中ではごく一部が開環し鎖状構造をもつ。この鎖状構造の構造式を記せ。さらに，下線部(1)の色の変化を起こした官能基を線で囲み，その名称を記せ。

問3　次の糖のうち，上の実験においてグルコースの代わりにならないものをすべて選び記号で答えよ。

問4　下線部(2)で色が変化した理由を述べよ。

問5　下線部(3)で色が変化した理由を述べよ。

生 物

問題　24年度

前期試験

I　次の文章を読み，設問に答えよ。

ヒトの腎臓は，腹腔内の背側に左右一対あり，内部に（　1　）と呼ばれる構造が，腎臓1個あたりに約100万個ほど存在する。（　1　）は，（　2　）と（　3　）から構成され，（　2　）は（　4　）が糸球体を包む構造をとっている。腎動脈から腎臓に流入した血液は，糸球体でろ過され，（　4　）へ出て原尿となり，（　3　）で生体に必要な成分が血液に再吸収される。再吸収されなかった老廃物の尿素などは（　5　）を経て，腎うからぼうこうへ送られ，尿として排出される。

問1　（　1　）〜（　5　）の空欄に適当な語句を入れよ。

問2　(1)　健康なヒトの場合，血しょう中に存在し，糸球体でほとんどろ過されない生体成分名（　①　）と，原尿からほぼ完全に再吸収される水以外の生体成分名（　②　）を1つずつ答えよ。

　　　(2)　糸球体でのろ過と，原尿からの再吸収という2つの物質輸送のしくみの違いを説明せよ。

問3　腎臓には，尿生成というはたらき以外に，血液に関して何を一定に保つはたらきがあるか，1つ答えよ。

問4　物質Aは体内で合成も分解もされず，糸球体でろ過され，血液に再吸収されることもなく，全て尿中に排出される物質である。それゆえに物質Aを利用して，糸球体からろ過されて生成される原尿量を知ることができる。健康なヒトに物質Aを投与後，物質Aの血しょう中濃度，原尿中濃度，尿中濃度を測定したところ，それぞれ1.1 mg/mℓ，1.1 mg/mℓ，132 mg/mℓであった。1分あたりの尿生成量は1 mℓとする。

　　　(1)　原尿から尿中へ移行した物質Aの濃縮率(倍)を答えよ。（有効数字2桁）

　　　(2)　1日あたりの原尿生成量(ℓ/日)を答えよ。（有効数字3桁）

　　　(3)　原尿中の物質B(5 mg/mℓ)のうち90％は再吸収される。物質Bの尿中排出量(g/時間)を答えよ。（有効数字2桁）

II　光合成に関する次の文章を読み，設問に答えよ。

太陽光には色々な波長の光が含まれるが，光合成に有効な光はおもに赤色光と青紫色光である。このことを示す「光の波長と光合成速度との関係を示したグラフ」を，光合成の（　1　）スペクトル(曲線)という。光合成には，まず光エネルギーによって葉緑体の（　2　）に存在するクロロフィルなどの光合成色素が活性化される（　3　）と（　4　）という2つの反応系がある。（　3　）では光エネルギーによってクロロフィルが活性化し，電子が電子伝達系に放出される。（　3　）で起こる反応にともない（　5　）が分解され，H^+と電子と（　6　）が放出される。電子伝達系では，電子が流れる際に生じる（　2　）の膜を介したH^+の濃度勾配を用いてATP合成酵素によりATPが合成される。この反応過程を（　7　）という。（　4　）では光エネルギーによってクロロフィルが活性化し，H^+および電子伝達系から渡された電子が酸化型補酵素と結合して還元型補酵素を生成する。生成されたATPや還元型補酵素を用いて二酸化炭素を還元し，有機物(炭水化物)が合成される。この反応は（　8　）回路と呼ばれ，葉緑体の（　9　）で行われる。

問1　（　1　）〜（　9　）の空欄に適当な語句を入れよ。

問2　下線部中の（　7　）に対して，好気呼吸でATPが合成される反応過程を何というか。また，好気呼吸では，どの細胞小器官の，どの膜を介したH^+の濃度勾配を用いてATPが合成されているか。

問3　右図は，15℃と30℃における，ある植物の葉にさまざまな強さの光を照射したときの二酸化炭素吸収速度(相対値)を示している。30℃の場合，補償点と光飽和点の光の強さ(相対値)を答えよ。（有効数字1桁）　また15℃と30℃で光飽和点が異なる理由を説明せよ。

問4　光の強さの相対値が6で15℃から30℃に温度を上昇させたとき，光が必要で二酸化炭素を必要としない反応(明反応)と，光は必要なく二酸化炭素を必要とする反応(暗反応)の速度はそれぞれ何倍になると考えられるか。（有効数字2桁）

問5　15℃と30℃において，この葉に光の強さが6(相対値)の光を1日のうち5時間だけ照射した。1日後，葉内の有機物(炭水化物)の量は増加するか，減少するか。それぞれ計算結果を示して答えよ。ただし転流はないものとする。（有効数字2桁）

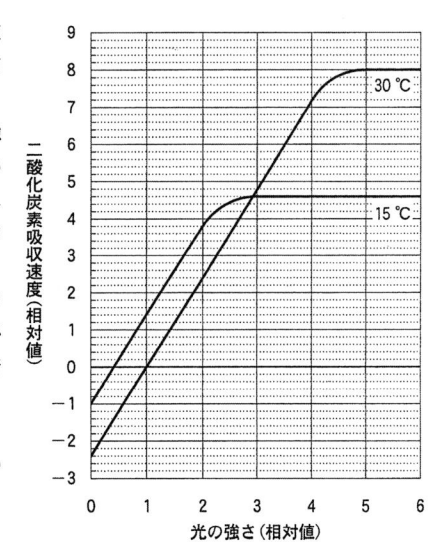

Ⅲ 動物の発生に関する次の文章を読み，図1〜図3を参考にして設問に答えよ。

イモリの卵から，筋肉や脊索などの中胚葉性の組織が，どのようにできてくるかを調べるためにフォークトは次のような実験をした。

〔実験1〕 胞胚（図1）の各割球が，神経胚・尾芽胚のどのような組織になるかを特有な手法で調べ，図2にまとめた。

問1 特有な手法とはどのような手法か，その名称を答えよ。

問2 図2のような図は一般に何と呼ばれるか。

問3 図2のイ，ロの部分からは将来何ができるか。

問4 図2の内胚葉の部分とイの部分の割球を比べると内胚葉の部分のほうが大きい。この理由を述べよ。

〔実験2〕 原腸胚が完成する直前の胚を得て，その断面を描いて図3を得た。

問5 図3中のa〜eの名称は何か。下記から選べ。

　　1 胞胚腔　　　　　2 内胚葉　　　　　3 原腸　　　　　4 外胚葉　　　　　5 中胚葉

問6 図2のイ，ロは図3のどの部分に相当するか。a〜eの記号で答えよ。

問7 原腸胚を経過した胚は背―腹軸より頭部―尾部軸が伸びて尾芽胚になる。この尾芽胚のおおまかな形を描き，その図に頭部および尾部を示せ。

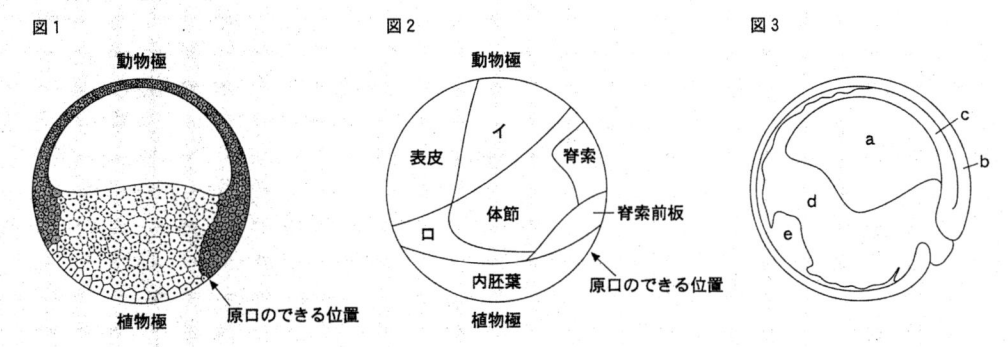

〔図1　脊椎動物発生学　久米又三編(1966)を改変，図3　Vogt(1929)を改変〕

Ⅳ 次の文章を読み，設問に答えよ。

カダヤシ科のプラティとソードテールは，近縁な小型の魚類であり，いずれも白っぽい体色をしている。また，飼育下で雑種を作ることができる。プラティとソードテールを交雑して得られるF_1では，体表に黒い斑点（黒色腫）が形成される。このF_1の黒色腫は良性であり，したがってF_1は生存できる。黒色腫が形成されるかどうかという形質は，互いに独立に遺伝する2種類の遺伝子によって説明できる。黒色腫の形成に関与するのはT遺伝子で，その対立遺伝子であるt遺伝子は黒色腫の形成に関与しない。T遺伝子はt遺伝子に対して優性である。R遺伝子とその対立遺伝子であるr遺伝子は，T遺伝子のはたらきによる黒色腫形成の抑制に関与している。R遺伝子とr遺伝子は不完全優性の関係にある。プラティ（遺伝子型：$TTRR$）とソードテール（遺伝子型：$ttrr$）を交雑して得られるF_1とソードテールとの交雑実験で得られる子では，体表に黒色腫を持たない個体（正常），良性の黒色腫を形成し生存できる個体（良性），および悪性の黒色腫を形成しすぐに死んでしまう個体（悪性），という3通りの表現型がみられた。悪性の個体を調べたところ，それらの個体は全てr遺伝子のホモ接合体であった。

問1 F_1の遺伝子型を答えよ。

問2 F_1にソードテールを交雑して得られる子の遺伝子型を，分離比とともに全て答えよ。

問3 F_1にソードテールを交雑して得られる子の表現型の分離比を求めよ。

問4 R遺伝子とr遺伝子が不完全優性の関係にあることを実験結果から説明せよ。

問5 プラティとソードテールを交雑して得られるF_1どうしを交雑した場合，F_2に現れる正常，良性，悪性の表現型を示す個体の遺伝子型を全て答えよ。

問6 問5の交雑におけるF_2の表現型の分離比はどうなると予測されるか。

英　語

問題

24年度

後期試験

I　下線部を和訳せよ。ただし，下線部(4)に関しては，"the latter"の指示内容を明確にすること。

Individuals of many animal species exploit the experience and hard work of others by learning things from them socially. (1)When individuals socially learn to the degree that different populations of a species develop different ways of doing things, biologists now speak of culture. In this very broad perspective, many animal species live in culturally distinct groups, including a variety of species of birds, marine mammals, and primates.

Humans, of course, are the paradigmatic cultural species. Unlike their nearest great-ape relatives, who all live in Africa or Asia in the general vicinity of the equator, humans have spread out all over the globe. Everywhere they go, they invent new artifacts and behavioral practices for dealing with the exigencies of the local environment. In the Arctic, indigenous populations build igloos and hunt whales in kayaks, whereas in the Tropics they build straw huts and hunt terrestrial mammals with bows and arrows. For humans such artifacts and behavioral practices are not niceties but necessities. Few humans could survive in either the tundra or a tropical rainforest in the absence of a cultural group possessed of relevant, preexisting artifacts and behavioral practices. (2)In terms of the number of things an individual human must socially learn, human culture, as compared with that of other animal species, is quantitatively unique.

But there are two clearly observable characteristics of human culture that mark it as qualitatively unique as well. The first is what has been called cumulative cultural evolution. Human artifacts and behavioral practices often become more complex over time (they have a "history"). An individual invents an artifact or way of doing things that is adequate to the task, and others quickly learn it. But then if another individual makes some improvement, everyone, including developing children, tends to learn the new and improved version. This produces a kind of cultural ratchet*, as each version of the practice stays solidly in the group's repertoire until someone comes up with something even newer and more improved. (3)This means that just as individual humans biologically inherit genes that have been adaptive in the past, they also culturally inherit artifacts and behavioral practices that represent something like the collective wisdom of their ancestors. To date, no animal species other than humans has been observed to have cultural behaviors that accumulate modifications and so ratchet up in complexity over time.

The second clearly observable feature of human culture that marks it as unique is the creation of social institutions. Social institutions are sets of behavioral practices governed by various kinds of mutually recognized norms and rules. For example, all human cultures engage in mating and marriage in the context of their own rules. If one violates these rules, one is sanctioned in some way, perhaps even ostracized** totally. As a part of the process, humans actually create new culturally defined entities, for example, husbands and wives (and parents), who have culturally defined rights and obligations. As a different example, all human cultures have rules and norms for sharing or possibly trading food and other valuable objects. In the process of exchange, some objects may be accorded the cultural status of money (e.g., specially marked paper), which gives them a certain, culturally backed role. Other sets of rules and norms create leaders of the group, such as chiefs and presidents, who have special rights and obligations to make decisions, or even create new rules, for the group. As for the cultural ratchet, so for social institutions: (4)No animal species other than humans has been observed to have anything even vaguely resembling the latter.

（出典：Michael Tomasello, *Why We Cooperate*, MIT Press, 2009. 一部変更あり）

*ratchet: a machine part consisting of a wheel or bar with teeth on it, which allows movement in only one direction

**ostracize: exclude from the society or group

II　下線部を和訳せよ。

We are all natural-born runners, although many of us forget this fact. I will never forget when I first ran barefoot as a child on the warm sand of a lonely wooded road in Germany, where I smelled the pines, heard wood pigeons coo, and saw bright green tiger beetles running or flying ahead of me. I will never, *never* forget running on asphalt pavement on October 4, 1981, more than thirty years later. On that day I raced a 100-kilometer distance in Chicago with 261 other men and women. When I began to think about what running is all about for us humans, and why I raced, I was surprised at the vividness of my distant memories, and at my new revelations. There were many worlds between the small boy running barefoot on the sand and the forty-one-year-old biologist wearing Nikes on the Chicago pavement. But now these memories (1) were intertwined in my mind with the larger scheme of human existence that relates to our kinship with animals and goes back to the dawn of humankind. Those thoughts gave new meaning to this race.

Movement is almost synonymous with life. With elongating stems and twirling tendrils, plants race one another toward light. Similarly, the seeds of many plants compete to be first on the right piece of ground. Some may travel hundreds of miles by ingenious and diverse mechanisms: being carried by wind or water, or being ferried by berry-eating birds or fur-bearing mammals.

Animals move primarily on their own power: They harness chemical energy by means of muscles. But like plants, we humans have recently harnessed the wind, water, and other animals to carry us. And increasingly, our species, unlike any other, is tapping the energy from coal, oil, and the atom for locomotion.

Throughout the hundreds of millions of years of animal evolution, there has been selective pressure on some species to be able to travel farther and quicker, and to do it more economically and under ever more adverse conditions than either their competitors or their predators. Both predators and prey have to move faster or die. An anonymous runner captured the notion in this now-famous aphorism: "Every morning in Africa, an antelope wakes up. It knows it must outrun the fastest lion, or it will be killed. Every morning in Africa, a lion wakes up. It knows it must run faster than the fastest antelope, or it will starve. It doesn't matter whether you're a lion or an antelope — when the sun comes up, you'd better be running." Of course, these animals don't need to know — they must only be fast.

With the help of our infinite imagination and the technologies it has produced, we now travel faster, more economically, (2) and well beyond the range of our muscle power. But for millions of years, our ultimate form of locomotion was running. We are, deep down, still runners, whether or not we declare it by our actions. And our minds, as much as our lungs and muscles, are a vital force that empowers our running. Whenever one of us jogs down a road or when we line up to race in a marathon, we are not only celebrating life in general and our individual aliveness but we are also exercising our fantasies while acknowledging reality. We are secure in the knowledge that there is no magic. Which is not to say the world is only of simple logic, because although it may be simple in its design, it is awesomely complex in its details.

I've run at varying distances and intensities almost all of my life, probably because the primal unadorned simplicity of running appeals to me. Various games incorporate running, but only running itself touches the pure and basic essence of (3) their tension between speed and endurance, stripped bare of our everyday world of technology.

(出典：Bernd Heinrich, *Why We Run*, Harper Collins, 2002. 一部変更あり)

Ⅲ　下線部を英訳せよ。

　　最近の研究によると，ある種のスズメの歌に「方言」があることがわかった。スズメを含む多くの鳥類は，歌を親鳥や近所の鳥から習う。その学習の過程で，世代から世代へと受け継がれていく間違いがあり，それによって同じ種の中で異なる方言が作り出されるのだ。(1) 実験を行った研究者たちは，メスは，オスの歌が耳慣れたものであるときにはそのオスに四倍反応しやすいことを発見した。(2) メスが近所のオスの方を好むことによって，いつか新たな種が生じることになるかもしれない。(3)

数　学

問題

24年度

$$\boxed{\text{後期試験}}$$

[1]　△ABC の内心を I, 辺 BC, CA, AB と△ABC の内接円との接点をそれぞれ D, E, F とする。AB $= c$, BC $= a$, CA $= b$
とおく。

(1)　AE $=$ AF を示せ。

(2)　AE の長さを a, b, c で表せ。

(3)　内接円の半径 r を a, b, c で表せ。

(4)　AI の長さを a, b, c で表せ。

[2]　O$(0,\ 0,\ 0)$ を原点とする空間に 3 点 A$(1,\ 1,\ -1)$, B$(-1,\ 5,\ 1)$, C$(1,\ 1,\ 1)$ をとる。点 A, B, C を通る
平面上の点 P に対して,

$$\overrightarrow{\text{AP}} = s\overrightarrow{\text{AB}} + t\overrightarrow{\text{AC}}$$

をみたす 2 つの実数 $(s,\ t)$ を対応させる。

(1)　P が $\angle$AOP $= \angle$BOP をみたすとき, $(s,\ t)$ がみたす関係式を求めよ。

(2)　$\angle$AOP $= \angle$BOP $= \angle$COP をみたす点 P の座標を求めよ。

[3]　$f_0(x)$ を 3 次多項式とする。$f_n(x) = e^{-x}\dfrac{d}{dx}(e^x f_{n-1}(x))$ により $f_n(x)$ $(n = 1,\ 2,\ 3,\ \cdots)$ を定義する。

(1)　$f_{n-1}(x)$ とその導関数 $f'_{n-1}(x)$ を用いて $f_n(x)$ を表せ。

(2)　$f_0(x)$, $f'_0(x)$, $f''_0(x)$, $f'''_0(x)$, n を用いて $f_n(x)$ を表せ。ただし, $f'_0(x)$, $f''_0(x)$, $f'''_0(x)$ はそれぞれ $f_0(x)$ の 1 次,
2 次, 3 次導関数である。

(3)　$f_0(x) = x^3$ のとき, $n \geqq 2$ ならば, x についての方程式 $f_n(x) = 0$ は異なる 3 つの実数解をもつことを示せ。

[4]　a, b は関係式 $\displaystyle\int_0^1 (x - a)(x - b)\,dx = 0$ をみたすとする。

(1)　a を用いて b を表せ。

(2)　$0 \leqq a \leqq b \leqq 1$ が成り立つ a の範囲を求めよ。

(3)　(2)の範囲の a に対して, $\displaystyle\int_0^1 |(x - a)(x - b)|\,dx = -2\int_a^b (x - a)(x - b)\,dx$ を証明せよ。

(4)　(2)の範囲で $\displaystyle\int_0^1 |(x - a)(x - b)|\,dx$ が最小となるときの a の値を求めよ。

[5]　n 個のさいころを同時に投げて, 出た目の最小値を X, 最大値を Y とする。

(1)　$X \geqq 2$ となる確率を求めよ。

(2)　$Y = 6$ となる確率を求めよ。

物　理

問　題

$$\boxed{後期試験}$$

Ⅰ　右図のように，水平面からの角度がそれぞれ α〔rad〕と β〔rad〕の斜面 A と B がつな
がっている（$0<\alpha<\beta<\dfrac{\pi}{2}$）。斜面 A 上の点 P に，質量 m〔kg〕の小球を静かに置く
と，斜面上をすべりだした。小球の速度は徐々に増加し，斜面 A と B の境界線上の点
O で斜面 A から離れた。重力加速度を g〔m/s²〕として，以下の問に答えよ。

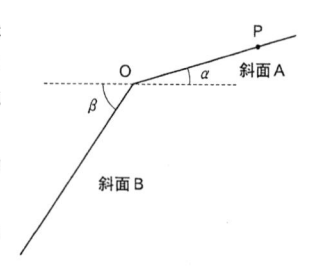

(1)　斜面 A と小球との間の摩擦係数を μ として，斜面 A をすべる小球の斜面方向の加
速度の大きさを求めよ。

(2)　距離 OP が d〔m〕であるとき，小球がその距離をすべるのに必要な時間 T〔s〕を求め
よ。

(3)　点 O での小球の速さ v_0〔m/s〕を求めよ。

(4)　小球が，点 P から点 O に至るまでに，斜面 A との摩擦によって失うエネルギーを求めよ。

(5)　小球は，点 O を時刻 $t_0=0$〔s〕に通過し，斜面 A から離れた後，斜面 B と時刻 t_1〔s〕に衝突した。小球の運動が，斜面に平
行な方向と垂直な方向に分けられることに注意して，時刻 t_1 を求めよ。（v_0 を使ってよい）

(6)　その後も，小球は斜面 B と衝突をくり返し，衝突のたびに小球の斜面に垂直な向きの速さは減少していった。小球と斜面
B との間の反発（はね返り）係数を e（$0<e<1$）とし，斜面 B と n 回目に衝突する時刻を t_n〔s〕（n は自然数）とするとき，比
$\dfrac{t_{n+1}-t_n}{t_n-t_{n-1}}$ を求めよ。

(7)　小球は，斜面 B と無限回の衝突をくり返した後，斜面 B 上をすべりだした。その時刻 t_∞〔s〕を求めよ。（t_1 を使ってよい）

(8)　小球が，点 O を通過してから斜面 B 上をすべりだすまでに，斜面 B との衝突で失うエネルギーを求めよ。（v_0 を使ってよ
い）

Ⅱ　以下の文章の空欄（①～③と⑦は数値，④～⑥，⑧は式）を埋めよ。

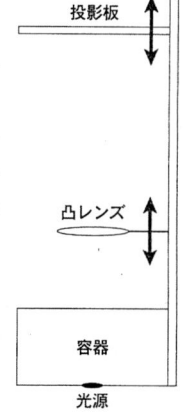

図のように，フタのない容器の底に小さな光源を置き，光源の真上には薄い凸レンズと投影板が取り
付けられている。凸レンズと投影板は可動式で，光源からのそれぞれの高さが測定できるようになって
いる。この装置を用いて液体の屈折率を測定する。

容器に液体が入っていない状態で，投影板を光源から 100.0 cm の距離に設定して下方から上方へレ
ンズを移動すると，光源から 20.0 cm の高さで投影板に光源の像ができた。このことから，このレン
ズの焦点距離が（　①　）cm であることが分かる。さらに上方へレンズを移動すると，再び 100.0 cm
の高さの投影板に光源の（　②　）倍の大きさ（長さ）の像ができた。

次に，容器に深さ 6.0 cm になるように液体を入れ，液面が静かになってからレンズを光源から
20.0 cm の高さにすると，投影板が光源から 164.0 cm の位置で像ができた。したがって，レンズから
見かけの光源の位置までの距離は（　③　）cm である。

いま，光源から出た光が液体から空気中に入射するとき，その入射角と屈折角をそれぞれ i〔rad〕，
r〔rad〕とし，空気の屈折率を 1.0 とすると，液体の屈折率 n は i と r を用いて（　④　）と表される。ま
た，液面から光源までの距離を d〔cm〕，液面から見かけの光源までの距離を d'〔cm〕とすると，d' は d と i と r を用いて
（　⑤　）と表される。角 θ〔rad〕が十分に小さいときには $\tan\theta \fallingdotseq \sin\theta \fallingdotseq \theta$ が成り立つので，i と r が十分に小さいとすれば，屈
折率 n は d と d' を用いて（　⑥　）と表される。以上の結果より，この液体の屈折率は（　⑦　）である。

このような焦点距離 f〔cm〕のレンズを取り付けた装置を用いると，液体の深さ L〔cm〕，投影板に像が出来たときのレンズの
光源からの距離 x〔cm〕，投影板の光源からの距離 y〔cm〕を測定すれば，これらを式（　⑧　）に代入することで液体の屈折率を
求めることができる。

Ⅲ　次の（　　　）に適当な式を入れて問に答えよ。ただし，②，③，④，⑤は μ_0，a，N_1，N_2，ℓ_1，ℓ_2 の中の適当な記号を用い
て表せ。

(1)　細い針金を半径 a〔m〕で N_1 回巻いて長さ ℓ_1〔m〕のソレノイド K_1 を作成し，真空中に置いた。このソレノイドに電流 I_1〔A〕

を流したとき，ソレノイドの内部に一様な磁場が発生した。真空の透磁率を μ_0〔H/m〕とすると，磁束密度 B は $\mu_0 \dfrac{N_1}{\ell_1} I_1$〔T〕と表され，ソレノイドを貫く磁束 ϕ_1〔Wb〕は a と B を用いて（　①　）〔Wb〕となる。時刻 t から $t + \Delta t$ の間にソレノイドを流れる電流が ΔI_1〔A〕だけ変化したとき，磁束変化を $\Delta\Phi_1$〔Wb〕とすると，$\Delta\Phi_1 = $（　②　）$\times \Delta I_1$〔Wb〕となる。この磁束変化はソレノイドに自己誘導を引き起こし，この誘導起電力を V_1 とすると，$V_1 = $（　③　）$\times \dfrac{\Delta\Phi_1}{\Delta t}$〔V〕となる。一方，ソレノイドの自己インダクタンス L〔H〕を用いると $V_1 = -L \dfrac{\Delta I_1}{\Delta t}$〔V〕となるので，$L$ は（　④　）〔H〕と表される。

　ソレノイド K_1 の外側に，細い針金を K_1 と同径・同心で同じ向きに N_2 回巻いて，長さ ℓ_2〔m〕の図1のようなソレノイド K_2 を作成した（$\ell_1 > \ell_2$）。ソレノイド K_1 に流れる電流の時間変化 $\dfrac{\Delta I_1}{\Delta t}$〔A/s〕はソレノイド K_2 に誘導起電力 V_2 を引き起こす。このとき相互インダクタンスを M〔H〕とすると，誘導起電力は $V_2 = -M \dfrac{\Delta I_1}{\Delta t}$〔V〕となるので，この相互インダクタンスは（　⑤　）〔H〕と表される。

(2)　ソレノイド K_1 に図2に示すような電流 I_1 を流した。このときソレノイド K_2 に発生する誘導起電力 V_2 の時間変化を解答欄に描け。ただし，相互インダクタンスは 0.5〔H〕とする。

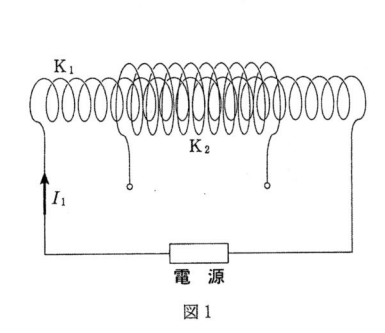

図1

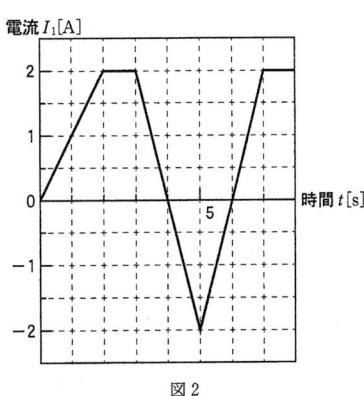

図2

Ⅳ　以下の問に答えよ。

(1)　2.0 kg の水を容器に入れ，その中に 0.60 kW のヒーターを入れて加熱した。はじめの水温は 30 ℃ であった。100 分間加熱すると，残っている水の質量は何 kg になっているか。なお，水の比熱は 4.18 J/(g・K)，蒸発熱は 2256 J/g である。

(2)　水面下 300.0 m まで潜ると，水面との圧力差は何気圧になるか。ただし，水の密度は 1.00 g/cm³，重力加速度は 9.80 m/s²，1 気圧は 1.013×10^5 Pa とする。

(3)　一辺 a〔m〕の正三角形の頂点を A，B，C とする。頂点 A に $+Q$〔C〕，頂点 B に $-Q$〔C〕の電荷を置くと，点 C で電場の強さは E〔V/m〕であった。辺 AB の中点 M での電場の強さは E の何倍か。

(4)　次の文章の下線部が正しければ〇を，誤っていれば正しい語句を解答欄に記入せよ。

① 　白色光をプリズムに入射させると，屈折してでてくる光は虹色に分解される。これを光の回折(a)という。ガラスや水では波長が短い青い光のほうが，波長が長い赤い光より，屈折率が小さく(b)，光の速さが遅い(c)。

② 　夏，地上で湿った空気が熱せられると膨張して密度が小さく(d)なり，上昇気流となり上空に移動する。上空ほど気圧が低いので，空気は上昇しながら等温膨張(e)をして温度が低下(f)する。そのため，水蒸気が凝結して雲ができる。

化 学

問題

24年度

$$\boxed{\text{後期試験}}$$

Ⅰ ハロゲン化銀の溶解度について次の実験を行った。以下の問に答えよ。答は有効数字2桁で記せ。また原子量は，Ag：107.9，Cl：35.5，I：126.9とし，$1 \gg a$ の場合 $\sqrt{1+a} \fallingdotseq 1 + \dfrac{a}{2}$ と近似できるものとせよ。

【実験1】 AgCl飽和水溶液を正確に1Lはかり取って分析したところ，1.9×10^{-3} g のAgClが溶解しており，同様にAgI飽和水溶液1Lには 3.4×10^{-5} g のAgIが溶けていた。

【実験2】 0.100 mol/L の塩酸 0.100 L に 0.100 mol/L の硝酸銀水溶液 0.100 L を加えたところ，AgClが沈殿した。この沈殿と水溶液とを分離したところ，水溶液は 0.200 L 回収でき，沈殿の体積は無視できた。またこの水溶液には，Ag^+ と Cl^- が同じモル濃度で存在していた。

【実験3】 0.110 mol/L の塩酸 0.100 L に，0.100 mol/L の硝酸銀水溶液 0.100 L を加えた。実験2の沈殿と水溶液を分離する操作を行ったところ，同様に 0.200 L の水溶液と体積を無視できる沈殿を得た。

問1 AgClとAgIの溶解度積はそれぞれいくらになるか。単位とともに答えよ。

問2 実験2の水溶液 0.200 L には，何 mol の Ag^+ が溶けているか。

問3 実験3の水溶液 0.200 L には，何 mol の Ag^+ が溶けているか。

問4 実験3の塩酸の代わりに同じ濃度と体積のKI水溶液を用いたところ，同様に 0.200 L の水溶液と体積を無視できる沈殿を得た。この水溶液には，何 mol の Ag^+ が溶けているか。

問5 0.100 mol/L の塩酸 0.050 L に，0.100 mol/L の KI 水溶液 0.050 L を混ぜ合わせた。この溶液に 0.100 mol/L の硝酸銀水溶液を加えていくと，最初はAgIのみが沈殿したが，やがてAgClも沈殿するようになった。AgClが沈殿しはじめた時の水溶液に含まれる I^- の Cl^- に対する濃度の比の値 $\dfrac{[I^-]}{[Cl^-]}$ を求めよ。

Ⅱ 分子式が C_9H_{12} で表される芳香族炭化水素 $\boxed{\text{ア}}$，$\boxed{\text{エ}}$，$\boxed{\text{シ}}$，$\boxed{\text{セ}}$ についての下記の記述を読み，問に答えよ。

(1) $\boxed{\text{ア}}$ は，酸素で酸化すると $\boxed{\text{イ}}$ を生じ，これを希硫酸で処理すると $\boxed{\text{ウ}}$ とフェノールを生じた。

(2) $\boxed{\text{エ}}$ は，過マンガン酸カリウムを用いた酸化反応によりテレフタル酸を与えた。また $\boxed{\text{エ}}$ は，鉄粉の存在下に暗所で塩素と反応させると2つの構造異性体 $\boxed{\text{オ}}$，$\boxed{\text{カ}}$ を生じた。さらに $\boxed{\text{エ}}$ は，光を照射して塩素と反応させると3つの構造異性体 $\boxed{\text{キ}}$，$\boxed{\text{ク}}$，$\boxed{\text{ケ}}$ を生じ，$\boxed{\text{キ}}$ のみが光学異性体を持った。$\boxed{\text{キ}}$ を加水分解すると，1つのヒドロキシ基を持つ $\boxed{\text{コ}}$ が得られた。$\underline{\boxed{\text{コ}} \text{にヨウ素と水酸化ナトリウム}}_{①}$を加えて加熱すると，黄色の結晶が析出するとともに化合物 $\boxed{\text{サ}}$ を生成した。

(3) $\boxed{\text{シ}}$ に濃硝酸と濃硫酸の混酸を作用させたところ，1種類の生成物 $\boxed{\text{ス}}$ を与えた。

(4) $\boxed{\text{セ}}$ に濃硝酸と濃硫酸の混酸を作用させたところ，$\underline{\text{互いに異性体の関係にある複数の生成物が得られた}}_{②}$。これらの化合物はいずれも，硫酸酸性の過マンガン酸カリウム水溶液で酸化されて，分子式が $C_8H_5NO_6$ で表される化合物を生じ，さらに加熱により分子式が $C_8H_3NO_5$ で表される化合物 $\boxed{\text{ソ}}$ に変化した。

問1 化合物 $\boxed{\text{ア}}$，$\boxed{\text{イ}}$，$\boxed{\text{ウ}}$，$\boxed{\text{エ}}$，$\boxed{\text{シ}}$，$\boxed{\text{ス}}$，$\boxed{\text{セ}}$ の構造式を記せ。

問2 下線部①の化学反応式を記せ。

問3 下線部②の生成物の種類は何種類か，その数を記せ。

問4 (4)の分子式 $C_8H_3NO_5$ で表される化合物として考えられる構造式をすべて記せ。

Ⅲ タンパク質に特有な呈色反応のうち，$\boxed{\text{ア}}$ 反応はタンパク質中のチロシンやフェニルアラニンがもつ $\boxed{\text{イ}}$ がニトロ化されたために起こる。また，タンパク質の水溶液に水酸化ナトリウム水溶液と硫酸銅(Ⅱ)水溶液を加えると $\boxed{\text{ウ}}$ 色になる反応を $\boxed{\text{エ}}$ 反応という。これはタンパク質中の2つ以上の $\boxed{\text{オ}}$ 結合の存在によっておこる。$\boxed{\text{エ}}$ 反応を応用してタンパク質の定量を行うために，検量線を用いた以下の実験を行った。検量線を用いた定量とは，濃度がわかっている標準物質の溶液(標準溶液)を用いて，その濃度とそれに対する呈色の強さをグラフにプロットし，両者の直線関係を用いて，濃度が分からないタンパク質溶液(未知試料)の濃度を決定する方法である。タンパク質の定量では，標準物質としてアルブミンと呼ばれるタンパク質を用いる。

【実験操作】

1. タンパク質の検出試薬を作製した。

2. 6本の試験管それぞれに，5.0 mg/mL アルブミン溶液を 0.0，0.2，0.4，0.6，0.8，1.0 mL ずつ取り，水を加えて全量を 1.0 mL にした。

3. 6本の試験管それぞれに検出試薬 3.0 mL を加えてよく混合し，室温で30分反応させた。

4. 各溶液の呈色の強さを測った。結果を下の表に示す。

5.0 mg/mL アルブミン溶液の体積(mL)	0.0	0.2	0.4	0.6	0.8	1.0
呈 色 の 強 さ	0.00	0.10	0.23	0.34	0.42	0.55

5. 未知試料を正確に10倍に希釈し，その1.0 mLを試験管に取った。

6. この試験管に検出試薬3.0 mLを加えてよく混合し，室温で30分反応させたのち呈色の強さを測定すると0.30となった。

問1　ア ～ オ に適切な語句を入れよ。

問2　実験操作1で作製した検出試薬は，1.0 L中に0.75 molの水酸化ナトリウム，0.0060 molの硫酸銅(Ⅱ)五水和物($CuSO_4 \cdot 5H_2O$)，0.020 molの酒石酸ナトリウムカリウムを含む水溶液である。この溶液100 mLを作るために必要な水酸化ナトリウムと硫酸銅(Ⅱ)五水和物の質量(g)を有効数字2桁で求めよ。原子量は次の値を用いよ。H：1，O：16，Na：23，S：32，Cu：64

問3　実験操作5で未知試料を正確に希釈した。この実験操作を行う器具として最適な組み合わせを以下より2つ選べ。
　　　駒込ピペット，ホールピペット，ビュレット，ビーカー，メスフラスコ，メスシリンダー

問4　表に示した測定結果を用いて，標準溶液のアルブミン濃度を横軸に，呈色の強さを縦軸にとって検量線を作成した。検量線として正しいものを選びその記号を書け。

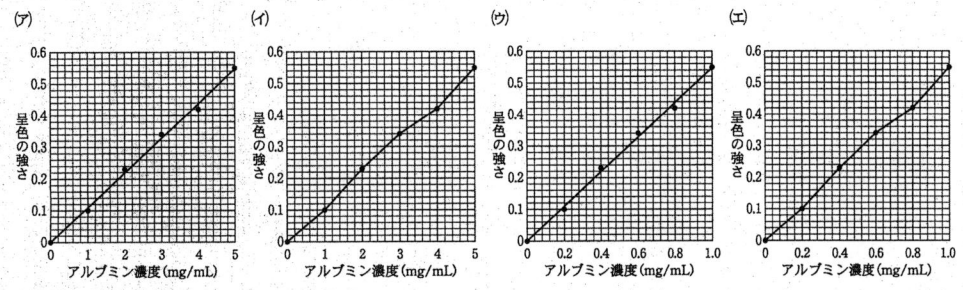

(ア)　　　　　　　(イ)　　　　　　　(ウ)　　　　　　　(エ)

問5　問4で選んだ検量線を用いて，未知試料のタンパク質濃度をアルブミンの濃度に換算して求めよ。単位はmg/mLとし有効数字2桁で答えよ。

Ⅳ　カルシウムに関する次の文章を読んで，問に答えよ。

(1) カルシウムの単体は比較的やわらかく，ナイフで切ると光沢のある表面が現れたが，放置すると次第に曇ってきた。表面が充分に曇ったのちに冷水に入れるとやや遅れて泡を発生して溶け，白い沈殿Aを生じた。

(2) (1)の液体を沪過してAを除いた沪液に二酸化炭素を通じると，白い沈殿Bが生じた。

(3) Aを強熱すると，白い粉末Cが得られた。

(4) Cをコークスとともに強熱すると，Dが得られた。Dに水を加えると気体Eが発生し，Aが残った。

(5) しっくい(漆喰)はAを主成分とする建築材料である。

問1　化合物A～Dを組成式で，また化合物Eを構造式で，それぞれ記せ。

問2　(1)では2つの反応が起こっている。最初に起こる反応と次に起こる反応を反応式で記せ。

問3　乾燥したBを頑丈なピストン付きのシリンダーに入れてシリンダー内を真空にし，シリンダー内の温度TをT_0になるまで加熱したところ，図の点Qに示すようにシリンダー内の圧力PがP_0，容積VがV_0となった。この状態からTをT_0に保ったままVを増加させたところ，Pは右に示すように変化した。

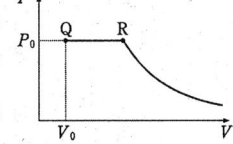

a) QR間の点において，シリンダー内ではどのような平衡が成立しているか。反応式を記せ。ただし，化合物Bを左辺に取ること。

b) 点Qから点Rまで変化する間，a)の反応はどちらに進むか。(①右，②左，③どちらにも進まない)から選び数字で答えよ。

c) 点Qから点Rまで変化する間，シリンダーへの熱の出入りはどうなるか。理由とともに記せ。

d) 点Rでは何が起こっているか説明せよ。

問4　しっくいを水に溶いて壁に塗ったあと，時間がたつと水をかけても溶け落ちなくなる。その理由を説明せよ。

生　物

問　題

24年度

後期試験

Ⅰ　タンパク質に関する次の文章を読み，設問に答えよ。

　酵素は主にタンパク質からなり，その（　1　）部位の立体構造に適合する特定の（　2　）にしか作用しない。この性質を（　3　）という。（　2　）は酵素の（　1　）部位に結合して（　4　）をつくる。（　2　）ではないが，それとよく似た立体構造を持つ物質が（　2　）と共存する場合，両者が（　1　）部位を奪い合い，本来の酵素反応が抑えられる。このような阻害を（　5　）阻害という。また，酵素が正常に働くためには低分子の非タンパク質性の有機物である（　6　）を必要とするものもある。

　細胞質にある（　7　）で合成されるさまざまなタンパク質はそのまま細胞質基質にとどまったり，（　8　）である核やミトコンドリア，あるいは細胞膜に配置されたりして細胞の各場所でそれぞれの機能を発揮する。また，合成されたタンパク質の一部は（　9　）を通過してゴルジ体で受け取られ，球状の（　10　）に包まれて細胞膜に運ばれ，細胞外に分泌される。それらのタンパク質の中には，消化腺から分泌される消化酵素などがある。

問１　（　1　）〜（　10　）の空欄に適当な語句を入れよ。

問２　ヒト（成人）の胃液に含まれる消化酵素であるタンパク質分解酵素の名称をあげよ。また，この酵素の最適 pH が２であることの意義を説明せよ。

問３　神経細胞の細胞膜に配置されるタンパク質の中にナトリウムチャネルがある。活動電位が発生する際のナトリウムチャネルのはたらきを述べよ。

問４　透過型電子顕微鏡で観察されるゴルジ体の断面の模式図を描け。

問５　（　7　）で合成された後，核内に送られて働くタンパク質の例を１つあげ，そのはたらきを述べよ。

Ⅱ　植物の根における刺激と反応に関する次の文章を読み，設問に答えよ。

　植物の根は，土壌から水や無機塩類を吸収して植物体の地上部に輸送するための器官である。根は先端にある根端分裂組織で
形成された細胞が伸長することによって成長する。その成長方向はさまざまな刺激によって制御されており，負の光屈性，正の
重力屈性，および正の水分屈性という性質を備えている。

　水分の濃度勾配によってもたらされる水分屈性を研究するためには，重力による刺激と水分の濃度勾配による刺激を区別して
与える必要があり，そのために実験方法に関してさまざまな工夫がなされてきた。その一つとして，根が重力屈性を全く示さな
いエンドウマメの突然変異体（Ageotropum）を利用した実験が行われた。その実験は，土壌中と土壌に接している空気の間で湿
度（相対湿度）に差がない条件下（実験条件 A）と，土壌に接している空気の方が土壌中より湿度が低い条件下（実験条件 B）で行わ
れた。湿度以外の他の実験条件は同じで，実験はすべて暗黒下で行われた。その結果，野生株の根は実験条件Aおよび B では，
両方とも全て土壌中，すなわち重力の方向に向かって成長した。一方，Ageotropum は，実験条件 A では各根はあらゆる方向
に成長し，根端を土から突き出す芽生えも観察された。実験条件 B では Ageotropum は実験条件 A と同じように各根はあらゆ
る方向に成長し，根端を土から突き出す芽生えも観察されたが，やがて土から突き出した根は成長方向を変えて，すべて根端を
土壌に突き入れているのが観察された。

問１　下線部１で，水を吸収するために発達する根の細胞の名称をあげよ(1)。また，この細胞は根のどの細胞から分化したものか(2)。

問２　「正の屈性」とは，一般的にどのような性質を示しているのか説明せよ。

問３　根の屈性は，ある植物ホルモンの組織内での不均等な分布による不均等な成長により起こる。その植物ホルモン名を下記から選び，記号で答えよ。

　　ア　ジベレリン　　　　イ　エチレン　　　　ウ　オーキシン　　　エ　サイトカイニン　　　オ　アブシシン酸

問４　根では，水分の濃度勾配を受容する部位と重力を受容する部位とは同じと考えられている。その部位の名称を示せ。

問５　下線部２で，野生型の植物体を用いて重力の影響をなくす実験を行うためには植物体をどのような環境におけばよいか，２種類答えよ。

問６　下線部３で，なぜ実験は暗黒下で行う必要があるのか説明せよ。

問７　下線部４のような結果が得られた理由を説明せよ。

Ⅲ　恒温動物であるヒトの体温は環境の温度変化に関係なく一定範囲に保たれている。そのしくみとして，皮膚の温度（　1　）で感知された外界の温度変化や，間脳で直接感知された血流の温度変化などの情報が，体温の調節中枢である間脳の（　2　）で統合されたのち，体温を一定に維持するための指令が効果器に出され，発熱量と放熱量が調節される。皮膚や血液の温度が低下すると（　2　）の体温調節中枢が興奮し，この興奮が（　3　）によって皮膚の（　4　），立毛筋，（　5　）や心臓に伝えられる。（　4　）や立毛筋は収縮して熱の放散が抑制される。また，（　5　）からはアドレナリンが分泌され，発熱量が増加する。さらに間脳の（　2　）からの（　6　）によって（　7　）から甲状腺（　8　）や副腎皮質（　8　）が分泌され，甲状腺からは甲状腺ホルモンである（　9　）が，副腎皮質からは（　10　）が分泌される。これらのはたらきによっても，発熱量が増加する。

問1　（　1　）〜（　10　）の空欄に適当な語句を入れよ。

問2　下線部1で心臓はどのようなしくみで体温上昇に寄与しているか説明せよ。

問3　下線部2は心臓以外に主に2つの器官が関与している。それぞれの器官がどのようなはたらきをしているか説明せよ。

問4　暑さや運動によって体温が上昇した場合，生体内では，どのようにして放熱量を増加させているか，主な2つの方法を答えよ。

Ⅳ　次の文章を読み，設問に答えよ。

イギリスの病院臨床医であったアーチボルド・ギャロッドは，健康だが尿が暗褐色になる幼児のアルカプトン尿症に関心を示し，「アルカプトン」（正確にはホモゲンチジン酸）がチロシンの分解産物であること（図1）をもとに，アルカプトン尿症の患者の尿中にホモゲンチジン酸が多量に存在する理由を考えた。さらに，アルカプトン尿症がメンデルの法則に従って遺伝することを見出した。後年，ビードルとテータムはアカパンカビの野生株にX線を照射し，多数の突然変異株を得，それらのうちで，ある種のアミノ酸などを与えると野生株と同様に生育できる，いわゆる（　1　）株を用いて解析を行った。当時，アカパンカビではアルギニンが図2の順で合成されることがすでにわかっていたが，彼らが用いたいくつかの（　1　）株（ア〜ウ）では，最少培地（M1）にオルニチン，シトルリン，アルギニンのいずれかを与えると生育した（表）。X線照射が遺伝子に変化を与えることはすでに知られていたので，この実験結果とギャロッドの考えを考慮して，彼らは後に（　2　）と呼ばれる説を提唱した。

図1　チロシン分解経路の一部（ヒト）

酵素A　　　　　　　　酵素B
チロシン　⇒　ホモゲンチジン酸　⇒　マレイルアセト酢酸

図2　アルギニン合成経路（アカパンカビ）

酵素a　　　　　酵素b　　　　　酵素c
オルニチン前駆体　⇒　オルニチン　⇒　シトルリン　⇒　アルギニン

表　下線部2の実験結果（＋は生育する，－は生育しないことを示す）

培地（組成）	野生株	株ア	株イ	株ウ
M1（最少培地）	＋	－	－	－
M1＋オルニチン	＋	＋	－	－
M1＋シトルリン	＋	＋	＋	－
M1＋アルギニン	＋	＋	＋	＋

問1　（　1　）と（　2　）の空欄に適当な語句を入れよ。

問2　（　2　）の観点からみると，下線部1はどのような理由によると考えられるか。図1を参考にして答えよ。

問3　一般的に最少培地とはどのような培地か。

問4　本実験を行うにあたり，それに先立って，下線部2で用いた株（ア〜ウ）は，野生株と同様に完全培地では生育できることを確認する必要がある。その理由を述べよ。

問5　表より，アルギニンはアカパンカビの生育に必須と考えられるが，野生株が最少培地で生育できるのはなぜか。

問6　表より，株（ア〜ウ）はそれぞれ，なぜある培地では生育できなくなったと考えられるか。図2を参考にして答えよ。

英　語

解答

24 年度

Ⅰ　出題者が求めたポイント

[全訳]

　人間はサルか天使か。ベンジャミン・ディズレーリはダーウィンの進化論をめぐる有名な論争の中で尋ねた。私たちはソフトウェアが更新されたチンパンジーにすぎないのか。それとも私たちは本当の意味で「特別」、つまり、化学作用と本能の心ない関数を超越する種なのだろうか。(1)ダーウィン自身を始めとする多くの科学者たちは前者を主張した。すなわち、人間の精神的な能力は、他の類人猿に見られるのと根本的には同じ「種類」の能力を、単に精巧にしただけであると言ったのだ。これは19世紀においては過激で論争を呼ぶ提起であった ― いまだにそれを乗り越えていない人たちもいる ― が、ダーウィンが世界を揺るがすような進化論に関する論文を発表して以来、人間の起源を霊長類とする主張は多くの支持を得てきた。今日、次の点をまじめに否定するのは不可能である。私たちは解剖学的、神経学的、発生学的、生理学的にサルである。今までに、動物園のサルの気味悪いほどの人間らしさに衝撃を受けたことのある人なら誰でも、これが真実だと感じたことがあるだろう。

　どのようにしてあれかこれかの二分法に、そんなに熱心にひきつけられる人たちがいるのか、私には奇妙なことに思える。「サルは自意識があるのか、それとも考えなしに動いているのか。」「人生には意味があるのか、それとも意味はないのか。」「人間は『ただの』動物にすぎないのか、それとも高尚になっているのか。」私は科学者なので、断定的な結論を下すほうが完璧に安らぐ。それが理に叶っているならばである。しかし、これらの推測の域を出ない性急な形而上学的ジレンマの多くに関しては、私は対立点がわからないことを認めなければならない。たとえば、どうして私たちは、動物王国の1支流であって、なおかつ、宇宙の全く他に類を見ない輝かしく新奇な「現象」であってはいけないのだろうか。

　また、人々がどのようにして、私たちの起源にかんする言説の中に、「単に」だの「にすぎない」だのという言葉をこれほどしばしばすべり込ませるのかも、私には奇妙なことに思える。人間はサルである。だから私たちも哺乳類である。私たちは脊椎動物である。私たちは何十兆もの細胞のどろどろした脈打つ集合体である。私たちはこれらのもののすべてであるが、私たちはこのようなものに「すぎない」のではない。そして私たちは、これらすべて以上に、他に類を見ない何か、先例のない何か、超越した何かなのである。私たちは太陽の下にいる真に新しい何か、規制のない、おそらくは限りのない可能性を内に秘めたものである。私たちはわが運命を、ただ化学作用と本能の手の中で

はなく、自分自身の手の中に置いた、最初にして唯一の種である。(2)地球と呼ぶ偉大なる進化の舞台において、生命そのものが始まって以来、私たちほど大きな地殻変動はなかったと私は主張したい。私たちが何者なのか、やがて何を達成するのかを考えるとき、そこには皮肉でちっぽけな「～にすぎない」が入る余地などないと私は思う。

　どのサルもバナナに手が届くが、人間だけが星に手が届く。サルは生き、争い、子を産み、そして死ぬ。これでおしまい。人間は書き、研究し、創造し、そして探求する。私たちは遺伝子を接合し、原子を分裂させ、ロケットを打ち上げる。私たちは、上を見上げてビッグバンの中心にも目を凝らし、πの桁にも深く分け入る。すべての中でおそらくもっとも注目すべきは、私たちが内側に目を向けて、自身の独特で驚くべき脳のパズルを組み立てていくことだろう。これには頭がくらくらする。　(3)手のひらに載せることのできる3ポンドのゼリー状の塊が、どうやって天使を想像し、無限大の意味を思索し、宇宙における自分の位置を問うことさえできるのだろうか。とりわけ畏敬の念を起こさせるのは、あなたのも含めてどの脳も、数十億年昔に数限りない遠くの星々の中心で鍛造された原子からできているという事実である。これらの粒子は何十億光年も漂ったあげくに、重力と偶然によって、ここに、今、もたらされた。(4)これらの原子は今や集合体－あなたの脳－を形成し、その脳は、まさに自分に生を与えてくれたそれらの星々のことを、考えることができるようになっている。のみならず、脳はまた、考える能力について考えるという、自分の能力について考えることもできるのである。人間がやって来たことで、宇宙は突然それ自身を意識するようになった。これが、真に、すべてのうちの最大のミステリーなのである。

[解答]

(1) ダーウィン自身を始めとする多くの科学者たちは前者を主張した。すなわち、人間の精神的な能力は、他の類人猿に見られるのと根本的には同じ「種類」の能力を、単に精巧にしただけであると言ったのだ。

(2) 地球と呼ぶ偉大なる進化の舞台において、生命そのものが始まって以来、私たちほど大きな地殻変動はなかったと私は主張したい。

(3) 手のひらに載せることのできる3ポンドのゼリー状の塊が、どうやって天使を想像し、無限大の意味を思索し、宇宙における自分の位置を問うことさえできるのだろうか。

(4) これらの原子は今や集合体－あなたの脳－を形成し、その脳は、まさに自分に生を与えてくれたそれらの星々のことを、考えることができるようになっている。のみならず、脳はまた、考える能力について考えるという、自分の能力について考えることもできるのである。

Ⅱ　出題者が求めたポイント

[全訳]

　私たちは自らを理性的な生き物だと考えるのが好きだ。私たちは気を配り、勝算をはかり、傘をたたむ。だが、神経科学も社会科学も、私たちは現実主義というより楽天主義だと言っている。概して、私たちは物事を、予想できる姿よりもうまく行くだろうと期待する。人々は、離婚、失業、癌の診断の可能性を大幅に低く見積もり、わが子にとてつもない才能があると期待し、自分が同僚よりも業績が上がることを思い描き、予想される寿命を多く(時には20年以上多く)見積もる。

　未来は過去や現在よりもずっと良くなるだろうという考えは、楽天主義的偏見として知られている。これはどの民族、どの宗教、どの社会階層にもある。(1)「大きくなったら」ゲームをしている小学生たちは、はげしく楽天家だけれども、大人も同じである。2005年の調査では、60歳以上の人も若い人たちと全く同じように、グラスに入っている水は半分だと思う傾向にあるとわかった。人間の生活を形作る暴力的な紛争、高い失業率、竜巻や洪水などのあらゆる脅威や失敗に関するニュースの流れの中では、楽天主義は崩壊するだろうと思われるかもしれない。集団としての私たちは、国の方向性や教育を改善し犯罪を減らすためのリーダーたちの能力について、悲観的になることもある。だが、個人の中にある自分の未来に関する楽観主義は、いまだに信じがたいほど元気である。2007年に行われた調査によると、70％の人たちは、家族一般としては親たちの時代よりうまくいっていないと考える一方で、こと自分の家族の将来に関しては、回答者の76％が楽観的であった。

　楽観的過ぎる仮定は悲惨な計算違いに至ることがある。なかなか検診を受けなかったり、日焼け止めを塗らなかったり、預金口座を開かなかったり、そして農地を悪い投資に賭けてしまったりもする。だが、この偏見は私たちを守ったり励ましたりもする。私たちを一番近場の高い岩棚へではなく、前へと進ませ続ける。(2)楽観主義がなかったら、私たちの先祖は部族を離れて冒険に乗り出すことはなく、私たちはみな洞窟生活者で、体を寄せ合って光と熱を夢見ていたかもしれない。

　進歩するためには、私たちは代わりとなる現実—より良い現実—を想像することができなければならないし、それを達成できるのだと信じなければならない。このような信念は、私たちに目標を追求しようという気持ちを起こさせる助けとなる。一般的に言って、楽観主義者の働く時間は長く、稼ぎは多い傾向にある。離婚が少ないわけではないが、再婚することが多い。

　そのより良い未来がしばしば幻想であったとしても、楽観主義者は現在の明白な利益を得る。希望は心を穏やかにし、ストレスを減らし、体の健康を増進させる。心の病気の患者を調べている研究者たちは、楽観的な患者はそうでない患者よりも、ビタミンを摂取し、低脂肪の食事を食べ、運動をし、よって全体的な心臓病のリスクを減少させることを発見した。癌患者の研究では、60歳以下で悲観主義の患者は、初めは同じような健康状態や地位や年齢にあった悲観主義でない患者より、8ヶ月以内に死ぬ確率が高いことが明らかになった。

　実は、ますます多くの科学的証拠が、楽観主義は進化によって人間の脳にしっかり組み込まれているのだろうという結論を示しているのである。楽観主義の科学は、かつては学問的に疑わしい決起集会とスマイルバッジの分野だとして嘲笑されていたけれども、今は人間の意識の作用を見る新たな窓を開けつつある。(3)楽観主義の科学が示すことは、心理学における革命を煽るかもしれない。この分野が、私たちの脳はただ単に過去によって刻印されているのではないという証拠の蓄積と格闘するにつれて。私たちの脳はたえず未来によって形作られているのだ。

[解答]

(1)「大きくなったら」ゲームをしている小学生たちは、はげしく楽天家だけれども、大人も同じである。2005年の調査では、60歳以上の人も若い人たちと全く同じように、グラスに入っている水は半分だと思う傾向にあるとわかった。

(2)主観主義がなかったら、私たちの先祖は部族を離れて冒険に乗り出すことはなく、私たちはみな洞窟生活者で、体を寄せ合って光と熱を夢見ていたかもしれない。

(3)楽観主義の科学が示すことは、この分野が、私たちの脳はただ単に過去によって刻印されているのではないという証拠の蓄積と格闘するにつれて、心理学における革命を煽るようになるかもしれない。

Ⅲ　出題者が求めたポイント

[解答例]

(1) For a decade, school education in the U.S.A. has been making much of reading and mathematics and, therefore, the scores of other subjects, including history or social studies, are decreasing.

(2) As specialists in education insist, history is essential for children to know how the politics and the culture of their country have developed and to learn how they can be better people.

(3) The qualities of our lives are generally improved only by learning the origin of ourselves. Those who have no knowledge of the past would have no future.

後期試験

Ⅰ　出題者が求めたポイント

[全訳]

　多くの動物の種の個体は、他の個体から社会的に学ぶことによって、その経験や労力を活用する。(1)個体が社会的に学んで、種のさまざまな集団がさまざまな方法で発展させる程度にまでなれば、生物学者は文化と言う。このような非常に広い見地に立つと、多くの動物の種は、鳥や海洋哺乳類や霊長類のいろいろな種を含む文化的に異なったグループで生きている。

　人間ももちろん文化的な種である。すべてが赤道近辺全体にわたるアフリカやアジアに住んでいるもっとも近い親類の大型類人猿と違って、人間は世界中に広がっている。彼らはどこへ行こうと、その地域の環境が必要とするような新しい道具や行動習慣を発明する。北極地域ではそこに住む人たちがイグルーを作り、カヤックで鯨を捕る。一方で熱帯では藁小屋を作り、弓矢で陸生哺乳類を捕る。人間にとってこのような行動習慣は良いものと言うより必要なものである。適切な前からある道具や行動習慣を所有する文化的グループがいなければ、人間はツンドラでも熱帯雨林でも生き延びることはできないだろう。(2)ひとりの人間が社会的に学ばなければならない物事の数からすると、人間の文化は他の種の動物のそれと比べて量的に類を見ない。

　人間の文化を質的にも類を見ないものにしているはっきりと観察できる特徴がふたつある。ひとつは累積的な文化の発展と呼ばれてきたものである。人間の道具と行動習慣は、しばしば年とともにしだいに複雑なものになる(つまりそれらは「歴史」を持つ)。ひとりが仕事に合った道具ややり方を発明すると、他の者はすぐにそれを学ぶ。しかし、やがて、別の者がなにか改良を加えると、発達途中の子どもたちを含むすべての者が、この新しい改良版を学ぼうとする。これが一種の文化的ラチェットを産む。これは、習慣のひとつの型は、だれかがさらに新しく改良されたものを思いつくまで、しっかりとグループのレパートリーであり続けるというものだ。(3)これの意味するところは、個々の人間たちが過去に適応性があった遺伝子を生物学的に受け継ぐのと同じように、彼らは祖先の集団的知恵のようなものを代表する道具や行動習慣を、文化的にも受け継ぐということである。変更を蓄積し、そうして時と共に複雑さを増していった文化的行動を持つことが観察されている動物の種は、今のところ人間以外にはない。

　人間の文化を類を見ないものにしているはっきりと観察できる特徴のふたつ目は、社会制度の創造である。社会制度というのは、さまざまな種類の互いに認め合った規範や規則によって行われる行動規範のセットである。たとえばすべての人間の文化は、自分たち自身のルールの背景の中でペアになったり結婚したりするのに関わる。だれかがこのルールを破ると、その人は

なんらかの制裁を受け、完全に村八分にされることさえあるだろう。この過程の一部として、人間は実際に、文化的に定義された新しい実体、たとえば夫、妻、(そして親)を創造する。それらは文化的に定義された権利と義務を有する。違う例としては、すべての人間の文化は、食べ物などの大事なものを共有する、あるいは場合によっては交換するための規則や規範を持っている。交換の過程で、いくつかの物は文化的なお金(たとえば特別な印のついた紙)の地位を付与されるかも知れない。これがその物に文化的に裏打ちされたある役割を与える。また別の規則や規範のセットは、族長や社長などグループのリーダーを創造する。彼らは集団のために決定を下す特別な権限や義務、あるいは新しい規則を決める権限や義務さえ持つ。文化的ラチェットと社会制度。(4)わずかなりとも後者に似ているなにかを持っていることが観察された動物の種は、人間以外にはない。

[解答]

(1)個体が社会的に学んで、種のさまざまな集団がさまざまな方法で発展させる程度にまでなれば、生物学者は文化と言う。

(2)ひとりの人間が社会的に学ばなければならない物事の数からすると、人間の文化は他の動物の種のそれと比べて量的に類を見ない。

(3)これの意味するところは、個々の人間たちが過去に適応性があった遺伝子を生物学的に受け継ぐのと同じように、彼らは祖先の集団的知恵のようなものを代表する道具や行動習慣を、文化的にも受け継ぐということである。

(4)わずかなりとも社会制度に似ているなにかを持っていることが観察された動物の種は、人間以外にはない。

Ⅱ　出題者が求めたポイント

[全訳]

　私たちの多くが忘れている事実であるが、私たちはみんな生まれながらのランナーである。子どもの頃、ドイツの人里離れた樹間の道の温かい砂の上を初めて裸足で走ったときのことを、私は決して忘れないだろう。そこで松のにおいをかぎ、モリバトがクーというのを聞き、鮮やかな緑のハンミョウが走ったり私の頭上を飛んだりするのを見た。私は、30年以上後の1981年10月4日にアスファルトの舗装路を走ったことを、決して決して忘れないだろう。その日私は、他の261人の男女と一緒に、シカゴで100キロの距離を走った。私たち人間にとって走るとは何なのか、そして私はなぜ走るのかを考えるようになったとき、私は遠い記憶の鮮やかさに、そして私が新しく得た啓示に驚いた。裸足で砂の上を走っている小さな少年と、シカゴの舗装路の上のナイキをはいている41歳の生物学者の間には、たくさんの世界があった。(1)しかし今、この2つの思い出は私の心の中で、動物との近似性に関連し人類の夜明けへとさかのぼる、人間の存在のもっと大きなも

くろみと絡み合った。そのような思いは、このレースに新たな意味をもたらした。

動くことは生命とほとんど同義である。茎を伸ばし、ひげをくるくる巻きながら、植物は光の方へと互いに競い合う。同様に、多くの植物の種(たね)は、地上の良い場所を最初に取ろうと競争する。風や水で運ばれたり、実を食べる鳥や毛皮で覆われた哺乳動物に運ばれたりという、巧妙で多様な仕組みによって、何百マイルも旅するものもあるかもしれない。

哺乳動物は主に自分自身の力で動く。彼らは筋肉という手段で化学エネルギーを利用する。しかし、植物のように、最近私たち人間は自分を運ぶのに風や水や他の動物を使っている。そして次第に私たちの種は、他のものと違って、石炭や石油や原子力を移動のために利用するするようになってきている。

動物の進化の数億年を通じて、いくつかの種には、自分の競争相手あるいは捕食者よりももっと遠く、もっと速く移動できること、もっと効率よく、はるかに不利な状況でもそれをすることという淘汰の圧力がかかっていた。捕食者も獲物もともに、より速く動かなければ死ぬことになる。ある無名のランナーが次のような今では有名になった警句の中に思いを表現した。「アフリカで毎朝アンテロープが目を覚ます。それは最も速いライオンよりも速く走らなければならないことを知っている。そうでなければ殺されるだろう。アフリカで毎朝ライオンが目を覚ます。それは最も速いアンテロープよりも速く走らなければならないことを知っている。そうでなければ飢えるだろう。あなたがライオンなのかアンテロープなのかはどうでもいい。太陽が昇るときあなたは走っていなければならない。」もちろん、これらの動物は知る必要はない。彼らはただ速くなければならないだけだ。

(2)私たちの果てしない想像力とそれが産み出したテクノロジーのおかげで、私たちは今、より速く、より効率よく、そして私たちの筋力の範囲を超えて移動する。だが、数百万年の間、私たちの基本的な移動の形態は走ることであった。私たちは行動で宣言しようとしまいと、心の奥ではまだランナーである。そして肺や筋肉と共に、私たちの頭も、私たちの走りを可能にする大事な力である。道路をジョギングするときはいつも、また、マラソンのスタートラインに並ぶ時、私たちは命というもの、そして自分が元気でいることを讃えているだけでなく、現実を認めながらも幻想を働かせているのだ。魔法なんかないと知って、私たちは安心する。これは、世界は単純な論理だというのではない。なぜなら、その意匠は単純かもしれないが、細部はすばらしく複雑だからである。

私はこれまでの人生でほとんどずっと、さまざまな距離をさまざまな力で走ってきた。その理由はおそらく、走ることの原始的で飾り気のない単純さが私を惹きつけるからだろう。(3)さまざまなゲームにランニングは組み込まれているが、ランニングそれ自体だけが、テクノロジーの日常世界を引き剥がされて、スピード

と持久力の間の緊張の、純粋で基本的な真髄に触れる。

[解答]

(1) しかし今、この2つの思い出は私の心の中で、動物との近似性に関連し人類の夜明けへとさかのぼる、人間の存在のもっと大きなもくろみと絡み合った。

(2) 私たちの果てしない想像力とそれが産み出したテクノロジーのおかげで、私たちは今、より速く、より効率よく、そして私たちの筋力の範囲を超えて移動する。

(3) さまざまなゲームにランニングは組み込まれているが、ランニングそれ自体だけが、テクノロジーの日常世界を引き剥がされて、スピードと持久力の間の緊張の、純粋で基本的な真髄に触れる。

Ⅲ 出題者が求めたポイント

[全文英訳]

A recent research shows that a kind of "dialect" is found in songs of some sparrows. A lot of birds including sparrows learn songs from their parents or their neighborhood. (1) In the process of learning, some mistakes are descended from generation to generation, which produces different dialects in the same species. (2) The researchers who conducted the experiment discovered that female sparrows are likely to react to male sparrows singing their familiar songs four times as strongly as to other male sparrows. (3) Such a preference of female sparrows for their neighboring males might result in generating a new species some day.

[解答]

(1) In the process of learning, some mistakes are descended from generation to generation, which produces different dialects in the same species.

(2) The researchers who conducted the experiment discovered that female sparrows are likely to react to male sparrows singing their familiar songs four times as strongly as to other male sparrows.

(3) Such a preference of female sparrows for their neighboring males might result in generating a new species some day.

数　学

解答　24年度

1 出題者が求めたポイント（数学B・数列）

(1) nに$n-1$を代入し，S_n-S_{n-1}を辺々引く。

$$S_n-S_{n-1}=a_n$$

(2) $a_n=a_1+\sum_{k=1}^{n-1}(a_{k+1}-a_k)\ (n\geqq2)$

(3) $\dfrac{1}{n(n+1)}=\dfrac{1}{n}-\dfrac{1}{n+1}$　を利用する。

〔解答〕

(1) $S_n=-n^3+6n^2-11n+6+(n-2)a_n\cdots①$

$S_{n-1}=-(n-1)^3+6(n-1)^2-11(n-1)$
$\qquad\qquad\qquad+6+(n-3)a_{n-1}$

$S_{n-1}=-n^3+9n^2-26n+24+(n-3)a_{n-1}\cdots②$

①−②を辺々計算する。

$a_n=-3n^2+15n-18+(n-2)a_n-(n-3)a_{n-1}$

$(n-3)a_n-(n-3)a_{n-1}=3n^2-15n+18$

$(n-3)(a_n-a_{n-1})=3(n-2)(n-3)$

従って，$a_n=a_{n-1}+3(n-2)$

(2) $a_{n+1}-a_n=3(n-1)$

$a_3-a_2=3,\ a_2-a_1=0$　より　$a_1=a_2=0$

$a_n=0+3\sum_{k=1}^{n-1}(k-1)=3\left\{\dfrac{(n-1)n}{2}-(n-1)\right\}$

$\qquad=\dfrac{3(n-1)}{2}(n-2)=\dfrac{3}{2}(n-1)(n-2)$

(3) $\dfrac{1}{(n-1)(n-2)}=\dfrac{1}{n-2}-\dfrac{1}{n-1}$

$\sum_{k=3}^{n}\dfrac{1}{a_k}=\dfrac{2}{3}\sum_{k=3}^{n}\dfrac{1}{(k-1)(k-2)}$

$\qquad=\dfrac{2}{3}\sum_{k=3}^{n}\left(\dfrac{1}{k-2}-\dfrac{1}{k-1}\right)$

$\qquad=\dfrac{2}{3}\left\{\left(1-\dfrac{1}{2}\right)+\left(\dfrac{1}{2}-\dfrac{1}{3}\right)+\cdots+\left(\dfrac{1}{n-2}-\dfrac{1}{n-1}\right)\right\}$

$\qquad=\dfrac{2}{3}\left(1-\dfrac{1}{n-1}\right)=\dfrac{2(n-2)}{3(n-1)}$

2 出題者が求めたポイント（数学III・微分積分）

(1) $y=f(u),\ u=g(x)$のとき，$\dfrac{dy}{dx}=\dfrac{dy}{du}\cdot\dfrac{du}{dx}$

(2) 右辺を計算する。

(3) $\displaystyle\int f(x)dx=xf(x)-\int xf'(x)dx$

(1)，(2)を使う。

(4) (3)を使って定積分する。

〔解答〕

(1) $u=x+\sqrt{x^2+1}$　とする。

$\dfrac{dy}{du}=\dfrac{1}{u},\ \dfrac{du}{dx}=1+\dfrac{2x}{2\sqrt{x^2+1}}$

$\dfrac{dy}{dx}=\dfrac{1}{x+\sqrt{x^2+1}}\left(\dfrac{\sqrt{x^2+1}+x}{\sqrt{x^2+1}}\right)$

$\qquad=\dfrac{1}{\sqrt{x^2+1}}$

(2) $\dfrac{dy}{dx}=\dfrac{2x}{2\sqrt{x^2+1}}=\dfrac{x}{\sqrt{x^2+1}}$

$x\dfrac{dy}{dx}+\dfrac{1}{y}=\dfrac{x^2}{\sqrt{x^2+1}}+\dfrac{1}{\sqrt{x^2+1}}=\dfrac{x^2+1}{\sqrt{x^2+1}}$

$\qquad=\sqrt{x^2+1}=y$

従って，$y=x\dfrac{dy}{dx}+\dfrac{1}{y}$

(3) $\displaystyle\int\sqrt{x^2+1}\,dx=x\sqrt{x^2+1}-\int\dfrac{x^2}{x^2+1}dx$

(2)より　$\dfrac{x^2}{x^2+1}=\sqrt{x^2+1}-\dfrac{1}{\sqrt{x^2+1}}$

$\displaystyle\int\sqrt{x^2+1}\,dx=x\sqrt{x^2+1}-\int\sqrt{x^2+1}\,dx$

$\qquad\qquad\qquad\qquad+\displaystyle\int\dfrac{1}{\sqrt{x^2+1}}dx$

よって，$\displaystyle\int\sqrt{x^2+1}\,dx=\dfrac{1}{2}x\sqrt{x^2+1}+\dfrac{1}{2}\int\dfrac{1}{\sqrt{x^2+1}}dx$

(1)より

$\displaystyle\int\sqrt{x^2+1}\,dx=\dfrac{1}{2}x\sqrt{x^2+1}+\dfrac{1}{2}\log(x+\sqrt{x^2+1})+C$

(4) $y^2=x^2+1$　より　$y=\pm\sqrt{x^2+1}$

y軸に関して左右対称なので，

$2\displaystyle\int_0^1 2\sqrt{x^2+1}\,dx$

$=2\left[x\sqrt{x^2+1}+\log(x+\sqrt{x^2+1})\right]_0^1$

$=2(\sqrt{2}+\log(1+\sqrt{2}))$

$=2\sqrt{2}+2\log(1+\sqrt{2})$

3 出題者が求めたポイント（数学A・論証）

(1) a^2はnから$b=c=1$を引いたもの以下で，$a=b=c$よりも値が大きい。

(2) 奇数の2乗は，4で割った余りが1。偶数の2乗は4で割った余りは0。であることを示す。

3つの数が，すべて奇数，奇数2と偶数1，奇数1と偶数，すべて偶数の場合を計算し，奇数が2と偶数が1つのときのみに4で割った余りが2となることを示す。

(3) $a=7,8,9,10$を代入し，b,cを探す。

〔解答〕

(1) $b=c=1$とすると，$n-2=112$

$10^2<112<11^2$　より　aの最大値は10

$a=b=c$とすると，この値は$\dfrac{n}{3}=38$

$6^2<38<7^2$　より　aの最小値は7

従って，$7\leqq a\leqq10$

(2) 奇数を$2k-1$とする。

$(2k-1)^2 = 4k^2 - 4k + 1 = 4(k^2 - k) + 1$

よって, 奇数の2乗は4で割った余りは1

偶数を2ℓとする。

$(2\ell)^2 = 4\ell$

よって, 偶数の2乗は4で割った余りは0

a, b, cすべて奇数のとき,

2乗を$4n_1+1, 4n_2+1, 4n_3+1$とする。

$a^2 + b^2 + c^2 = 4n_1 + 1 + 4n_2 + 1 + 4n_3 + 1$

$\quad\quad\quad\quad = 4(n_1 + n_2 + n_3) + 3$

4で割った余りは3。

奇数が2個, 偶数が1個のとき,

2乗を$4n_1+1, 4n_2+1, 4n_3$とする。

$a^2 + b^2 + c^2 = 4n_1 + 1 + 4n_2 + 1 + 4n_3$

$\quad\quad\quad\quad = 4(n_1 + n_2 + n_3) + 2$

4で割った余りは2。

奇数が1個, 偶数が2個のとき,

2乗を$4n_1+1, 4n_2, 4n_3$とする。

$a^2 + b^2 + c^2 = 4n_1 + 1 + 4n_2 + 4n_3$

$\quad\quad\quad\quad = 4(n_1 + n_2 + n_3) + 1$

4で割った余りは1。

すべてが偶数のとき,

2乗を$4n_1, 4n_2, 4n_3$とする。

$a^2 + b^2 + c^2 = 4n_1 + 4n_2 + 4n_3 = 4(n_1 + n_2 + n_3)$

4で割った余りは0。

従って, 4で割った余りが2のときは, a, b, cのうち偶数が1つで奇数が2つである。

(3) $a=7, b=7, c=4$

$a=8, b=7, c=1$

$a=8, b=5, c=5$

従って, $(a, b, c) = (7, 7, 4), (8, 7, 1), (8, 5, 5)$

4 **出題者が求めたポイント**（数学B・ベクトル）

(1) $\overrightarrow{OD} = t\overrightarrow{a}$とおいて, $\overrightarrow{a} \perp \overrightarrow{BD}$より$t$を求める。

$\overrightarrow{a} \perp \overrightarrow{BD} \Leftrightarrow \overrightarrow{a} \cdot \overrightarrow{BD} = 0$

(2) $\overrightarrow{BP} = k\overrightarrow{BD}$とおいて, $\overrightarrow{OP}$を$\overrightarrow{a}, \overrightarrow{b}$で表わす。

$\overrightarrow{b} \perp \overrightarrow{AP} \Leftrightarrow \overrightarrow{b} \cdot \overrightarrow{AP} = 0$ よりkを求める。

(3) $\overrightarrow{AQ}$上の点の位置ベクトルを$\overrightarrow{OA} + \ell\overrightarrow{AQ}$, $\overrightarrow{BR}$上の位置ベクトルを$\overrightarrow{OB} + m\overrightarrow{BR}$として, 両者が等しいとして, ℓ, mを求める。

この点をMとする。

$\overrightarrow{OM} = \dfrac{n_2\overrightarrow{OC} + n_2\overrightarrow{OP}}{n_1 + n_2}$に変形すると, Mは線分CPを$n_1 : n_2$の比に内分する点となりCP上の点となる。

〔解答〕

(1) $\overrightarrow{OD} = t\overrightarrow{a}$とおく。$\overrightarrow{BD} = t\overrightarrow{a} - \overrightarrow{b}$

$\overrightarrow{a} \cdot (t\overrightarrow{a} - \overrightarrow{b}) = 0$ より $|\overrightarrow{a}|^2 t = \overrightarrow{a} \cdot \overrightarrow{b}$

$t = \dfrac{f}{a^2}$ 従って, $\overrightarrow{OD} = \dfrac{f}{a^2}\overrightarrow{a}$

(2) $\overrightarrow{BP} = k\overrightarrow{BD}$とおく。$\overrightarrow{OP} = \overrightarrow{OB} + k\overrightarrow{BD}$

$\overrightarrow{OP} = \dfrac{f}{a^2}k\overrightarrow{a} + (1-k)\overrightarrow{b}$

$\overrightarrow{AP} = \left(\dfrac{f}{a^2}k - 1\right)\overrightarrow{a} + (1-k)\overrightarrow{b}$

$\overrightarrow{b} \perp \overrightarrow{AP}$ より $\overrightarrow{b} \cdot \overrightarrow{AP} = 0$

$\left(\dfrac{f}{a^2}k - 1\right)\overrightarrow{a} \cdot \overrightarrow{b} + (1-k)|\overrightarrow{b}|^2 = 0$

$\left(\dfrac{f}{a^2}k - 1\right)f + (1-k)b^2 = 0$

よって, $k = \dfrac{a^2(f - b^2)}{f^2 - a^2b^2}$

$\overrightarrow{OP} = \dfrac{f(f - b^2)}{f^2 - a^2b^2}\overrightarrow{a} + \dfrac{f^2 - a^2b^2 - a^2(f - b^2)}{f^2 - a^2b^2}\overrightarrow{b}$

$\quad = \dfrac{f(f - b^2)}{f^2 - a^2b^2}\overrightarrow{a} + \dfrac{f(f - a^2)}{f^2 - a^2b^2}\overrightarrow{b}$

(3) $\overrightarrow{OP} = \dfrac{f(f-1)}{f^2 - 1}\overrightarrow{a} + \dfrac{f(f-1)}{f^2 - 1}\overrightarrow{b} = \dfrac{f}{f+1}\overrightarrow{a} + \dfrac{f}{f+1}\overrightarrow{b}$

同様に,

$\overrightarrow{OQ} = \dfrac{g(g - c^2)}{g^2 - b^2c^2}\overrightarrow{b} + \dfrac{g(g - b^2)}{g^2 - b^2c^2}\overrightarrow{c}$

$\quad = \dfrac{f}{f+1}\overrightarrow{b} + \dfrac{f}{f+1}\overrightarrow{c}$

$\overrightarrow{OR} = \dfrac{h(h - c^2)}{h^2 - a^2c^2}\overrightarrow{a} + \dfrac{h(h - a^2)}{h^2 - a^2c^2}\overrightarrow{c}$

$\quad = \dfrac{f}{f+1}\overrightarrow{a} + \dfrac{f}{f+1}\overrightarrow{c}$

AQとBRの交点をMとする。

$\overrightarrow{OM} = \overrightarrow{OA} + \ell\overrightarrow{AQ}$とする。

$\quad = (1 - \ell)\overrightarrow{a} + \dfrac{f\ell}{f+1}\overrightarrow{b} + \dfrac{f\ell}{f+1}\overrightarrow{c}$

$\overrightarrow{OM} = \overrightarrow{OB} + m\overrightarrow{BR}$とする。

$\quad = \dfrac{fm}{f+1}\overrightarrow{a} + (1 - m)\overrightarrow{b} + \dfrac{fm}{f+1}\overrightarrow{c}$

よって, $1 - \ell = \dfrac{fm}{f+1}, \dfrac{f\ell}{f+1} = 1 - m,$

$\dfrac{f\ell}{f+1} = \dfrac{fm}{f+1}$

よって, $\ell = m = \dfrac{f+1}{2f+1}$

$\overrightarrow{OM} = \dfrac{f}{2f+1}\overrightarrow{a} + \dfrac{f}{2f+1}\overrightarrow{b} + \dfrac{f}{2f+1}\overrightarrow{c}$

$\overrightarrow{OM} = \dfrac{f+1}{2f+1}\left\{\dfrac{f}{f+1}\overrightarrow{a} + \dfrac{f}{f+1}\overrightarrow{b}\right\} + \dfrac{f}{2f+1}\overrightarrow{c}$

$\quad = \dfrac{(f+1)\overrightarrow{OP} + f\overrightarrow{c}}{2f+1}$

Mは線分CPを$f+1 : f$に内分する点だからCP上の点でもある。

従って, 3直線AQ, BR, CRは1点Mで交わる。

$\overrightarrow{OM} = \dfrac{f}{2f+1}(\overrightarrow{a} + \overrightarrow{b} + \overrightarrow{c})$

5 出題者が求めたポイント
（数学A・確率, 数学B・数列）

(1) 概形図をつくり, 確率を計算する。

(2) (1)を参考にして, $p_{n-2}, q_{n-2}, r_{n-2}, s_{n-2}$ のときの p_n, q_n, r_n, s_n を求める。

(3) 初項が a, 公比が r の等比数列の一般項 a_n は,

$$a_n = ar^{n-1}$$

$$\sum_{k=1}^{n} ar^{k-1} = a\frac{1-r^n}{1-r}$$

〔解答〕

(1)

1回目が表がでる。$p_2 = \dfrac{1}{2}$

1回目裏, 2回目表がでる。$q_2 = \left(\dfrac{1}{2}\right)^2 = \dfrac{1}{4}$

1回目裏, 2回目裏がでる。$s_2 = \left(\dfrac{1}{2}\right)^2 = \dfrac{1}{4}$

$p_2 = \dfrac{1}{2}, \ q_2 = \dfrac{1}{4}, \ r_2 = 0, \ s_2 = \dfrac{1}{4}$

(2) (1)より, n が偶数のとき,

$$p_n = p_{n-2} + \frac{1}{2}q_{n-2}, \quad q_n = \frac{1}{4}q_{n-2}, \quad r_n = 0,$$

$$s_n = s_{n-2} + \frac{1}{4}q_{n-2},$$

n の奇数のとき,

$$p_n = p_{n-2} + \frac{1}{4}r_{n-2}, \quad q_n = 0, \quad r_n = \frac{1}{4}r_{n-2}$$

$$s_n = s_{n-2} + \frac{1}{2}r_{n-2}$$

(3) $p_n = \dfrac{1}{2}\left\{ 1 + \dfrac{1}{4} + \left(\dfrac{1}{4}\right)^2 + \cdots\cdots + \left(\dfrac{1}{4}\right)^{\frac{n}{2}-1} \right\}$

$= \dfrac{1}{2} \cdot \dfrac{1}{1-\dfrac{1}{4}}\left\{ 1 - \left(\dfrac{1}{4}\right)^{\frac{n}{2}} \right\} = \dfrac{2}{3}\left\{ 1 - \left(\dfrac{1}{2}\right)^n \right\}$

$q_n = \dfrac{1}{4}\left(\dfrac{1}{4}\right)^{\frac{n}{2}-1} = \left(\dfrac{1}{4}\right)^{\frac{n}{2}} = \left(\dfrac{1}{2}\right)^n$

$r_n = 0$

$s_n = \dfrac{1}{4}\left\{ 1 + \dfrac{1}{4} + \left(\dfrac{1}{4}\right)^2 + \cdots + \left(\dfrac{1}{4}\right)^{\frac{n}{2}-1} \right\}$

$= \dfrac{1}{4} \cdot \dfrac{1}{1-\dfrac{1}{4}}\left\{ 1 - \left(\dfrac{1}{4}\right)^{\frac{n}{2}} \right\} = \dfrac{1}{3}\left\{ 1 - \left(\dfrac{1}{2}\right)^n \right\}$

---

1 出題者が求めたポイント（数学I・三角比）

(1) $\triangle AFI \equiv \triangle AEI$ を証明する。直角三角形同しの合同条件は, 斜辺と他の一辺（他の一角）が等しいことを示す。

(2) $AE=x, CD=y, BF=z$ として, $x+y, y+z, z+x$ を a, b, c で表わし, x を a, b, c で表わす。

(3) $\triangle ABC$ の面積をS, 内接円の半径を r とすると,

$$\cos A = \frac{b^2+c^2-a^2}{2bc}, \quad S = \frac{1}{2}bc\sin A$$

$$\frac{1}{2}(a+b+c)r = S$$

(4) $\triangle AEI$ が直角三角形より三平方の定理を用いる。

〔解答〕

(1) $\triangle AFI$ と $\triangle AEI$ とにおいて,

$\angle AFI = \angle AEI (\because \angle R)$

$AI = AI (\because 共通)$

$FI = EI (\because 円の半径)$

直角三角形同しで斜辺と他の一辺が等しいので

$\triangle AFI \equiv \triangle AEI$

$\therefore \ AF = AE$

(2) $AE=x, CD=y, BF=z$ とおく。

(1)より $AF=x$

(1)と同様に, $\triangle CEI \equiv \triangle CDI$ より $CE=y$

(1)と同様に, $\triangle BDI \equiv \triangle BFI$ より $BD=z$

$x+y=b, \ y+z=a, \ x+z=c$

$x+y+x+z=b+c$ より $2x+a=b+c$

$$AE = \frac{b+c-a}{2}$$

(3) $\triangle ABC$ の面積をSとする。

$$\cos A = \frac{b^2+c^2-a^2}{2bc}, \quad S = \frac{1}{2}bc\sin A$$

$$S = \frac{1}{2}bc\sqrt{1 - \left(\frac{b^2+c^2-a^2}{2bc}\right)^2}$$

$$= \frac{1}{4}\sqrt{(2bc)^2 - (b^2+c^2-a^2)^2}$$

$$= \frac{1}{4}\sqrt{(2bc-b^2-c^2+a^2)(2bc+b^2+c^2-a^2)}$$

$$= \frac{1}{4}\sqrt{(a-b+c)(a+b-c)(b+c-a)(b+c+a)}$$

$\dfrac{1}{2}(a+b+c)r = S$ より

$$r = \frac{\sqrt{(a+b+c)(b+c-a)(a+c-b)(a+b-c)}}{2(a+b+c)}$$

(3) $AI^2 = \left(\dfrac{b+c-a}{2}\right)^2 + \dfrac{(b+c-a)(a+c-b)(a+b-c)}{4(a+b+c)}$

$$AI^2 = \frac{(b+c-a)\{b^2+2bc+c^2-a^2+a^2-b^2+2bc-c^2\}}{4(a+b+c)}$$

$$AI^2 = \frac{4bc(b+c-a)}{4(a+b+c)}$$

従って, $AI = \sqrt{\dfrac{bc(b+c-a)}{a+b+c}}$

2 出題者が求めたポイント (数学B・ベクトル)

(1) $\overrightarrow{AB}$, $\overrightarrow{AC}$, $\overrightarrow{AP}$, $\overrightarrow{OP}$ を求める。

$$\cos\angle AOP=\frac{\overrightarrow{OA}\cdot\overrightarrow{OP}}{|\overrightarrow{OA}||\overrightarrow{OP}|}$$

$\cos\angle AOP=\cos\angle BOP$ より求める。

(2) $\cos\angle AOP=\cos\angle COP$ と(1)より求める。

〔解答〕

(1) $\overrightarrow{AB}=(-2, 4, 2)$, $\overrightarrow{AC}=(0, 0, 2)$

$\overrightarrow{AP}=(-2s, 4s, 2s+2t)$

$\overrightarrow{OP}=\overrightarrow{OA}+\overrightarrow{AP}=(-2s+1, 4s+1, 2s+2t-1)$

$OA=\sqrt{3}$, $OB=\sqrt{27}=3\sqrt{3}$

$\overrightarrow{OA}\cdot\overrightarrow{OP}=-2s+1+4s+1-2s+2t+1=-2t+3$

$\cos\angle AOP=\dfrac{-2t+3}{\sqrt{3}\,OP}$

$\overrightarrow{OB}\cdot\overrightarrow{OP}=2s-1+20s+5+2s+2t-1=24s+2t+3$

$\cos\angle BOP=\dfrac{24s+2t+3}{3\sqrt{3}\,OP}$

$\dfrac{-2t+3}{\sqrt{3}\,OP}=\dfrac{24s+2t+3}{3\sqrt{3}\,OP}$

$24s+8t-6=0$ より $12s+4t-3=0$

(2) $OC=\sqrt{3}$, $\cos\angle COP=\dfrac{4s+2t+1}{\sqrt{3}\,OP}$

$\dfrac{-2t+3}{\sqrt{3}\,OP}=\dfrac{4s+2t+1}{\sqrt{3}\,OP}$ より $s+t=\dfrac{1}{2}$

$t=-s+\dfrac{1}{2}$ を(1)の結果に代入して、

$s=\dfrac{1}{8}$, $t=\dfrac{3}{8}$, 従って, $P\left(\dfrac{3}{4}, \dfrac{3}{2}, 0\right)$

3 出題者が求めたポイント

(数学III・微分法, 数学B・数列)

(1) 与式を計算する。

(2) $f_n(x)=f_0(x)+a_n f_0'(x)+b_n f_0''(x)+c_n f_0'''(x)$ として $f_{n+1}(x)$ を計算し, a_{n+1} と a_n, b_{n+1} と b_n, c_{n+1} と c_n の関係式をつくり n の式にする。

初項が x, 公差が d の等差数列の一般項 x_n は,

$x_n=x+d(n-1)$

$\displaystyle\sum_{k=1}^{n}k^2=\frac{1}{6}n(n+1)(2n+1)$, $\displaystyle\sum_{k=1}^{n}k=\frac{1}{2}n(n+1)$

(3) $f_n(x)$ を微分する。

$f_n'(x)=0$ とし, 異なる2つの実数解をもつ $D>0$。

2つの実数解を α, β ($\alpha<\beta$) とし, $f_n(\alpha)$ が極大値,

$f_n(\beta)$ が極小値のとき, $f_n(\alpha)\cdot f_n(\beta)<0$ ならば,

$f_n(\alpha)>0>f_n(\beta)$ となり $f_n(x)=0$ は,

$x<\alpha$, $\alpha<x<\beta$, $\beta<x$ の範囲でそれぞれ1つの実数解をもつ。

〔解答〕

(1) $f_n(x)=e^{-x}(e^x f_{n-1}(x)+e^x f_{n-1}'(x))$ より

$f_n(x)=f_{n-1}(x)+f_{n-1}'(x)$

(2) $f_n(x)=f_0(x)+a_n f_0'(x)+b_n f_0''(x)+c_n f_0'''(x)$

とする。

$f_{n+1}(x)=f_0(x)+(a_n+1)f_0'(x)+(b_n+a_n)f_0''(x)$
$\qquad\qquad +(c_n+b_n)f_0'''(x)$

よって, $a_{n+1}=a_n+1$, $b_{n+1}=b_n+a_n$, $c_{n+1}=c_n+b_n$

$f_1(x)=f_0(x)+f_0'(x)$, $a_1=1$

$a_n=1+1(n-1)=n$

$b_n=\displaystyle\sum_{k=1}^{n-1}a_k=\sum_{k=1}^{n-1}k=\frac{n(n-1)}{2}$

$c_n=\displaystyle\sum_{k=1}^{n-1}\frac{k(k-1)}{2}$

$=\dfrac{1}{2}\left\{\dfrac{(n-1)n(2n-1)}{6}-\dfrac{(n-1)n}{2}\right\}$

$=\dfrac{n(n-1)(n-2)}{6}$

$f_n(x)=f_0(x)+n f_0'(x)+\dfrac{n(n-1)}{2}f_0''(x)$
$\qquad\qquad +\dfrac{n(n-1)(n-2)}{6}f_0'''(x)$

(3) $f_0(x)=x^3$ のとき,

$f_0'(x)=3x^2$, $f_0''(x)=6x$, $f_0'''(x)=6$ より

$f_n(x)=x^3+3nx^2+3n(n-1)x+n(n-1)(n-2)$

$f_n'(x)=3x^2+6nx+3n(n-1)$

$f_n'(x)=0$ とすると, $3(x^2+2nx+n^2-n)=0$

$D'(D/4)=n^2-(n^2-n)=n>0$

よって, $f_n'(x)$ は異なる2つの実数解をもつ。

実数解を α, β ($\alpha<\beta$) とする。

$\alpha+\beta=-2n$, $\alpha\beta=n^2-n$

x		α		β	
$f_n'(x)$	$+$	0	$-$	0	$+$
$f_n(x)$	↗		↘		↗

$f_n(x)$ は $x=\alpha$ で極大値, $x=\beta$ で極小値をとる。

$\alpha^2+2n\alpha+n^2-n=0$ より $\alpha^2=-2n\alpha-n^2+n$

$f_n(\alpha)=\alpha(-2n\alpha-n^2+n)+(-6n^2\alpha-3n^3+3n^2)$
$\qquad\qquad +(3n^2-3n)\alpha+n^3-3n^2+2n$

$=-2n\alpha^2+(-4n^2-2n)\alpha-2n^3+2n$

$=-2n(-2n\alpha-n^2+n)+(-4n^2-2n)\alpha-2n^3+2n$

$=-2n\alpha-2n^2+2n=-2n(\alpha+n-1)$

同様に, $f_n(\beta)=-2n(\beta+n-1)$

$f_n(\alpha)\cdot f_n(\beta)=4n^2(\alpha+n-1)(\beta+n-1)$

$=4n^2\{\alpha\beta+(\alpha+\beta)(n-1)+(n-1)^2\}$

$=4n^2\{n^2-n-2n(n-1)+n^2-2n+1\}$

$=-4n^2(n-1)<0$ ($\because n\geqq2$)

よって, $f_n(\alpha)>0>f_n(\beta)$ ($\alpha<\beta$)

よって, $f_n(x)=0$ となる x の値は, $x<\alpha$,

$\alpha<x<\beta$, $\beta<x$ の区間に1つずつある。

従って, $f_n(x)=0$ は異なる3つの実数解をもつ。

4 出題者が求めたポイント (数学III・微分積分)

(1) 関係式を計算する。

(2) $0\leqq a$, $a\leqq b$, $b\leqq 1$ の共通範囲を求める。

(3) $|f(x)|=\begin{cases} f(x) & (f(x)\geqq0) \\ -f(x) & (f(x)<0) \end{cases}$

$F(x)=\displaystyle\int(x-a)(x-b)dx$ とするとよい。

(4) $\displaystyle\int_a^b (x-a)(x-b)\,dx = -\frac{(b-a)^3}{6}$

$y = \displaystyle\int_0^1 |(x-a)(x-b)|\,dx = \frac{k}{6}z^{\frac{3}{2}}$ を計算し,

z を $f(a)$ とし,$f(a)$ を a で微分し,増減表をつくる。

〔解答〕

(1) $\displaystyle\int_0^1 \{x^2 - (a+b)x + ab\}\,dx$

$\displaystyle = \left[\frac{x^3}{3} - \frac{a+b}{2}x^2 + abx\right]_0^1 = \frac{1}{3} - \frac{a+b}{2} + ab$

$\dfrac{1}{3} - \dfrac{a+b}{2} + ab = 0$ より $b = \dfrac{3a-2}{6a-3}$

(2) $0 \leqq a$ ……………………①

$a \leqq \dfrac{3a-2}{6a-3}$ より $(6a-3)^2 a \leqq (3a-2)(6a-3)$

$6(2a-1)(3a^2-3a+1) \leqq 0,\ 6a-3 \neq 0$

$3a^2 - 3a + 1 = 3\left(a - \dfrac{1}{2}\right)^2 + \dfrac{1}{4} \geqq 0$ なので

従って,$a < \dfrac{1}{2}$ …………②

$\dfrac{3a-2}{6a-3} \leqq 1$ より $(3a-2)(6a-3) \leqq (6a-3)^2$

$2(2a-1)(3a-5) \geqq 0$ かつ $6a-3 \neq 0$

よって,$a < \dfrac{1}{2},\ \dfrac{5}{3} \leqq a$ …………③

①,②,③より $0 \leqq a < \dfrac{1}{2}$

(3) $F(x) = \dfrac{1}{3}x^3 - \dfrac{a+b}{2}x^2 + abx$ とする。

$\displaystyle\int_0^1 (x-a)(x-b)\,dx = F(1) - F(0) = 0$

$\displaystyle\int_0^1 |(x-a)(x-b)|\,dx = \int_0^a (x-a)(x-b)\,dx$

$\displaystyle - \int_a^b (x-a)(x-b)\,dx + \int_b^1 (x-a)(x-b)\,dx$

$= F(a) - F(0) - F(b) + F(a) + F(1) - F(b)$

$= F(1) - F(0) - 2(F(b) - F(a))$

$= -2\{F(b) - F(a)\} = -2\displaystyle\int_a^b (x-a)(x-b)\,dx$

従って,

$\displaystyle\int_0^1 |(x-a)(x-b)|\,dx = -2\int_a^b (x-a)(x-b)\,dx$

(4) $y = -2\displaystyle\int_a^b (x-a)(x-b)\,dx$ とする。

$b - a = \dfrac{3a-2}{6a-3} - a = \dfrac{-6a^2+6a-2}{6a-3}$

$y = -\dfrac{-2(b-a)^3}{6} = \dfrac{1}{3}\left(\dfrac{-6a^2+6a-2}{6a-3}\right)^3$

$f(a) = \dfrac{-6a^2+6a-2}{6a-3}$ とする。

$f(a)$ の最小値は,y の最小値

$f'(a) = \dfrac{(-12a+6)(6a-3) - 6(-6a^2+6a-2)}{(6a-3)^2}$

$= -\dfrac{2(6a^2-6a+1)}{3(2a-1)^2}$

$6a^2 - 6a + 1 = 0$ のとき,$a = \dfrac{3 \pm \sqrt{3}}{6}$

a	0		$\dfrac{3-\sqrt{3}}{6}$		$\dfrac{1}{2}$
$f'(a)$		$-$	0	$+$	
$f(a)$		↘		↗	

従って,$a = \dfrac{3-\sqrt{3}}{6}$

5 出題者が求めたポイント (数学A・確率)

(1) n 回とも 1 以外の目がでる確率。

(2) n 回とも 6 以外の目がでる確率を求めて,1から引く。

(3) n 回で 6 の目が入っている場合の数 a を求める。

a のうち,1 が入っていないものの数を 6 の個数によって数え和 b を求める。$a - b$ を求める。

$(1+x)^n = {}_nC_0 + {}_nC_1 x + {}_nC_2 x^2 + \cdots + {}_nC_n x^n$

〔解答〕

(1) n 回とも 1 以外なので,$\left(\dfrac{5}{6}\right)^n$

(2) みんな 6 以外の確率は,$\left(\dfrac{5}{6}\right)^n$

よって,$Y = 6$ の確率は,$1 - \left(\dfrac{5}{6}\right)^n$

(3) n 個の順列で 6 が入っているものの数は,

$6^n - 5^n$ (通り)

この中で 1 が入っていないものの数を求める。

6 が 1 個のとき,${}_nC_{n-1} \cdot 4^{n-1}$

6 が 2 個のとき,${}_nC_{n-2} \cdot 4^{n-2}$

$\vdots \qquad \vdots$

6 が k 個のとき,${}_nC_k \cdot 4^{n-k}$

6 が n 個のとき,${}_nC_0 \cdot 4^{n-n}$

また,

$(1+x)^n = {}_nC_0 + {}_nC_0 + {}_nC_x + {}_nC_2 x^2 + \cdots + {}_nC_n x^n$

$(1+x)^n = \displaystyle\sum_{k=0}^{n-1} {}_nC_k x^k + x^n$

よって,$\displaystyle\sum_{k=0}^{n-1} {}_nC_k x^k = (1+x)^n - x^n$

従って,$\displaystyle\sum_{k=0}^{n-1} {}_nC_k (4)^k = 5^n - 4^n$

n 個の順列で 1 と 6 が入っているものの数は,

$(6^n - 5^n) - (5^n - 4^n) = 6^n - 2 \cdot 5^n + 4^n$

$X = 1,\ Y = 6$ となる確率は,

$\dfrac{6^n - 2 \cdot 5^n + 4^n}{6^n} = 1 - 2\left(\dfrac{5}{6}\right)^n + \left(\dfrac{2}{3}\right)^n$

物　理

解答　　　24年度

前期試験

I **出題者が求めたポイント**…滑車に埋め込まれたおもりの運動

(1) 点Oのまわりのモーメントの和＝0　より

$mgL+FL=0$　$\therefore F=-mg$

　　　　（答）接線方向左向き, $mg[N]$

(2) 運動方程式より　$(m+2m)a=mg$　$\therefore a=\dfrac{1}{3}g$

　　　　（答）$\dfrac{1}{3}g\ [m/s^2]$

(3) 点Oのまわりのモーメントの和＝0　より

$T\times L-2mg\times L\sin\theta=0$

Qにはたらく力のつりあいより

$T=mg$

$\therefore mg\times L-2mgL\sin\theta=0$

$\therefore\sin\theta=\dfrac{1}{2}$　（答）$\theta=\dfrac{\pi}{6}[rad]$

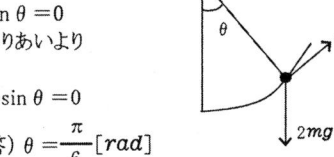

(4) Pは$\dfrac{1}{4}$回転しているので，　$2\pi L\times\dfrac{1}{4}=\dfrac{\pi}{2}L$

　　　　（答）$\dfrac{\pi}{2}L[m]$

(5) 運動方程式より　$(m+2m)a=mg-2mg$

$\therefore a=-\dfrac{1}{3}g[m/s^2]$

(6) $\theta=0$の位置を基準として，力学的エネルギー保存則を適用する。

$2mgL-mg\times\dfrac{\pi}{2}L=2mgL(1-\cos\theta)-mgL\theta$

$\qquad\qquad\qquad\qquad+\dfrac{1}{2}(m+2m)v^2\cdots①$

$\dfrac{3}{2}mv^2=mgL\left(2\cos\theta-\dfrac{\pi}{2}+\theta\right)$

$v=0$となるθは　$f(\theta)=2\cos\theta+\theta-\dfrac{\pi}{2}=0$　の解である。

$f'(\theta)=1-2\sin\theta$

$f'(\theta)=0$となる$\theta=\dfrac{\pi}{6}$

θ	0		$\dfrac{\pi}{6}$	
$f'(\theta)$		＋	0	－
	$2-\dfrac{\pi}{2}$	↗	$\sqrt{3}-\dfrac{\pi}{3}$	↘

$f(0)=2-\dfrac{\pi}{2}>0$　だから，$f(\theta)=0$　となる　$\theta<0$

　　　　（答）（ウ）

(7) $\theta=\dfrac{\pi}{6}$のとき　$f(\theta)$は最大値$=\sqrt{3}-\dfrac{\pi}{3}$

$\therefore\dfrac{3}{2}mv^2=mgL\times\left(\sqrt{3}-\dfrac{\pi}{3}\right)$

　　　　（答）$v=\sqrt{\dfrac{2}{3}gL\left(\sqrt{3}-\dfrac{\pi}{3}\right)}$

$\theta:\dfrac{\pi}{6}\ [rad]$

II **出題者が求めたポイント**…ドップラー効果, うなり, 次元解析

(1)① 静止している音源から出る音波の波長　$\lambda=\dfrac{V}{f_0}$だから,

$f=\dfrac{V-w}{\left(\dfrac{V}{f_0}\right)}=\dfrac{V-w}{V}\times f_0$

② $n=f_0-\dfrac{V-w}{V}\times f_0=\dfrac{w}{V}\times f_0$

③ $f_1=\dfrac{V}{\left(\dfrac{V-w}{f_0}\right)}=\dfrac{V}{V-w}\times f_0$

④ $f_2=\dfrac{V}{\left(\dfrac{V+w}{f_0}\right)}=\dfrac{V}{V+w}\times f_0$

⑤ $m=f_1-f_2=\dfrac{V}{V-w}f_0-\dfrac{V}{V+w}f_0=\dfrac{2wV}{V^2-w^2}f_0$

⑥ ②, ⑤よりVを消去する。

$m=\dfrac{2w\times(wf_0/n)}{\left(\dfrac{wf_0}{n}\right)^2-w^2}f_0=\dfrac{2f_0{}^2 n}{f_0{}^2-n^2}$

$m(f_0{}^2-n^2)=2f_0{}^2 n$　$\therefore f_0{}^2=\dfrac{mn^2}{m-2n}$

$\therefore f_0=n\sqrt{\dfrac{m}{m-2n}}$

⑦ ②より　$V=\dfrac{w}{n}\times f_0=w\sqrt{\dfrac{m}{m-2n}}$

⑧ $\lambda=\dfrac{V}{f_0}=\dfrac{w\times\sqrt{\dfrac{m}{m-2n}}}{n\times\sqrt{\dfrac{m}{m-2n}}}=\dfrac{w}{n}$

①の答え…$\dfrac{V-w}{V}$, ②の答え…$\dfrac{w}{V}$, ③の答え…$\dfrac{V}{V-w}$,

④の答え…$\dfrac{V}{V+w}$, ⑤の答え…$\dfrac{2wV}{V^2-w^2}$,

⑥の答え…$n\sqrt{\dfrac{m}{m-2n}}$, ⑦の答え…$w\sqrt{\dfrac{m}{m-2n}}$

⑧の答え…$\dfrac{w}{n}$

(2) $Hz=\dfrac{1}{s}=s^{-1}$, $N=kgms^{-2}$であるから,

$s^{-1}=(m^1)^x\times(kg\times m^{-1})^y\times(kg\times m\times s^{-2})^z$

$\qquad=m^{x-y+z}kg^{y+z}s^{-2z}$

⑨ $0=x-y+z$

⑩ $-1=-2z$

⑪ $0=y+z$

⑫　⑩⑪⑨より　$z=\dfrac{1}{2}$, $y=-\dfrac{1}{2}$, $x=-1$

$$f=C\times L^{-1}\rho^{-\frac{1}{2}}F^{\frac{1}{2}}=C\times\dfrac{1}{L}\sqrt{\dfrac{F}{\rho}}$$

⑨の答え…$0=x-y+z$, ⑩の答え…$-1=-2z$,
⑪の答え…$0=y+z$

⑫の答え…$\dfrac{1}{L}\sqrt{\dfrac{F}{\rho}}$

Ⅲ 出題者が求めたポイント…電場, 磁場中の荷電粒子の運動

(1)①図1で進行方向右向きに力を受けているので
　　$q>0$　(答) 正

② ローレンツ力は仕事をしないから
　　$v_R=v_1$　(答) v_1

③ 粒子は等速円運動をする。
　　この半径をrとすると

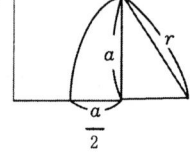

$$r^2=a^2+\left(r-\dfrac{a}{2}\right)^2$$
$$=a^2+r^2-ar+\dfrac{1}{4}a^2\qquad\therefore r=\dfrac{5}{4}a$$

運動方程式より

$$m\dfrac{v_1^2}{r}=qv_1B\quad\therefore v_1=\dfrac{qBr}{m}=\dfrac{5qBa}{4m}\qquad(答)\dfrac{5qBa}{4m}$$

④ (答) MNを結ぶ直線

⑤ 点Mにおいて右向きのローレンツ力を打ち消すので,
　左向きの電場が生じている。　(答) 金属板2

⑥ 電場からの力 $qE=q\times\dfrac{V_1}{a}=qv_1B$

$$\therefore V_1=av_1B=a\times\dfrac{5qBa}{4m}\times B\qquad(答)\dfrac{5qB^2a^2}{4m}$$

(2)⑦ Mから時計まわりの円運動をしてLに到着する。
　　　　　　　　　　　(答) $N\to M$の向き

⑧ 半径$\dfrac{a}{8}$の円運動だから③より $v_2=\dfrac{qB}{m}\times\dfrac{a}{8}$

　⑥と同様に $\dfrac{V_2}{a}=v_2B$　$\therefore V_2=av_2B$

$$\dfrac{V_2}{V_1}=\dfrac{a\times\dfrac{qBa}{8m}\times B}{\dfrac{5qB^2a^2}{4m}}=\dfrac{1}{10}\qquad(答)\dfrac{1}{10}$$

Ⅳ 出題者が求めたポイント…小問集合

(1) 1分間にm(g)の水を注入して, 水量を一定に保つのに必要な熱量

$$=m\times4.18\times(100-30)+m\times2.26\times10^3[J]\cdots①$$

1分間に供給される電力量$=17.0\times10^3\times60\cdots②$

①=② より

$$m=\dfrac{17.0\times10^3\times60}{4.18\times70+2.26\times10^3}=\dfrac{17.0\times10^3\times60}{2.55\times10^3}$$
$$=4.00\times10^2[g]\qquad(答)4.00\times10^2[g]$$

(2) 振動数は温度が変化しても一定である。
　(答) (a) 静電誘導　(b) ○　(c) 引き寄せられる
　　　 (d) 変化しない　(e) ○　(f) 短く

(3) この質量をm(g)とする。
　王冠中のAの質量の割合をx(%), Bの質量の割合を
　$(100-x)$(%)とすると

$$\dfrac{m}{640}=\dfrac{m}{400\times\dfrac{x}{100}+800\times\left(\dfrac{100-x}{100}\right)}$$

　これを解いて$x=40$　　　　　　(答) 40%

(4) 図のように電流I_1, I_2, I_3を定める。
　キルヒホッフの法則より

$$\begin{cases} I_1+I_2=I_3\cdots(\mathrm{i})\\ 30-I_3R-60I_1=L\cdots(\mathrm{ii})\\ 12-I_3R-30I_2=0\cdots(\mathrm{iii})\end{cases}$$

(ⅰ)より I_1を消去する。

$$30-I_3R-60(I_3-I_2)=0$$
$$\therefore 30-(60+R)I_3+60I_2=0\cdots(\mathrm{iv})$$

(ⅲ)×2+(ⅳ)

$$54-(2R+60+R)I_3=0$$

① $R=20$のとき $I_3=\dfrac{54}{3\times20+60}=0.45A$
　　　　　　　　　　　　　　　(答) 0.45A

② (ⅲ), (ⅳ)で $I_2=0$とすると
$$12-I_3R=0\cdots(\mathrm{v})$$
$$30-(60+R)I_3=0\cdots(\mathrm{vi})$$

(ⅵ)-(ⅴ):
$$18-60I_3=0\quad\therefore I_3=\dfrac{18}{60}=\dfrac{3}{10}$$

(ⅴ)に代入して $R=\dfrac{12}{I_3}=\dfrac{12}{\left(\dfrac{3}{10}\right)}=40$　　(答) 40Ω

後期試験

I 出題者が求めたポイント…斜方投射された物体と斜面との衝突

(1) 図のようにx, y軸を定めると
運動方程式は，
$$\begin{cases} x : ma = mg\sin\alpha - \mu N \\ y : 0 = N - mg\cos\alpha \end{cases}$$
2式より $ma = mg\sin\alpha - \mu mg\cos\alpha$
$$\therefore a = g(\sin\alpha - \mu\cos\alpha)\ [m/s^2]\cdots(答)$$

(2) 等加速度運動であるから $d = \dfrac{1}{2}aT^2$
$$\therefore T = \sqrt{\frac{2d}{a}} = \sqrt{\frac{2d}{g(\sin\alpha - \mu\cos\alpha)}}\ [s]\cdots(答)$$

(3) $v_0 = aT$
$$= a\sqrt{\frac{2d}{a}} = \sqrt{2ad}$$
$$= \sqrt{2gd(\sin\alpha - \mu\cos\alpha)}\ [m/s] \cdots(答)$$

(4) 失ったエネルギー＝動摩擦力がした仕事
$$= \mu N \times d = \mu mgd\cos\alpha\ [J] \cdots(答)$$

(5) 斜面に平行にX軸，垂直な方向に
Y軸を図のように定める。
このとき，小球に働く重力mgを
X, Y軸に分解すると
$mg\sin\beta, -mg\cos\alpha$となる。
したがって，X軸方向には
$g\sin\beta$，Y軸方向には
$-g\cos\beta$の等加速度運動をする。
t秒後の物体の位置 (X, Y)は
$$\begin{cases} X = v_0\cos(\beta - \alpha)t + \dfrac{1}{2}(g\sin\beta)t^2 \\ Y = v_0\sin(\beta - \alpha)t - \dfrac{1}{2}(g\cos\beta)t^2 \end{cases}$$
t_1では Y=0
$$\therefore 0 = t_1\left\{ v_0\sin(\beta - \alpha) - \frac{1}{2}(g\cos\beta)t_1 \right\}$$
$t_1 \neq 0$だから，$t_1 = \dfrac{2v_0\sin(\beta - \alpha)}{g\cos\beta}\ [s]\cdots(答)$

(6) 1回目の衝突直後のY方向の速度
$= e \times v_0\sin(\beta - \alpha)$だから
$$t_2 - t_1 = \frac{e \times 2v_0\sin(\beta - \alpha)}{g\cos\beta}$$
$$t_n - t_{n-1} = \frac{e^{n-1} \times 2v_0\sin(\beta - \alpha)}{g\cos\beta},$$
$$t_{n+1} - t_n = \frac{e^n \times 2v_0\sin(\beta - \alpha)}{g\cos\beta}$$
$$\therefore \frac{t_{n+1} - t_n}{t_n - t_{n-1}} = \frac{e^n}{e^{n-1}} = e \cdots(答)$$

(7) $T_1 = t_1 - t_0,\ T_n = t_n - t_{n-1}$ とすると，(6)より
$T_{n+1} = eT_n$
となり $\{T_n\}$は公比e，初項t_1の等比数列である。
$$\therefore T_n = t_1 \times e^{n-1}$$

また，$t_n = (t_n - t_{n-1}) + (t_{n-1} - t_{n-2}) + \cdots + (t_1 - t_0)$
$$= T_n + T_{n-1} + \cdots + T_1$$
$$= \sum_{k=1}^{n} T_k = \sum_{k=1}^{n} t_1 \times e^{k-1} = \frac{t_1(1 - e^n)}{1 - e}$$
したがって，$t_\infty = \dfrac{t_1}{1 - e}\ [s]$　　　$\cdots(答)$

(8) $v_0\sin(\beta - \alpha) = V_0$とする。
1回目の衝突で失うエネルギー$= \dfrac{1}{2}mV_0^2 - \dfrac{1}{2}m(eV_0)^2$
$$= \frac{1}{2}mV_0^2(1 - e^2)$$
n回目の衝突で失うエネルギー
$$= \frac{1}{2}m(e^{n-1}V_0)^2 - \frac{1}{2}m(e^nV_0)^2$$
$$= \frac{1}{2}mV_0^2(e^{2n-2} - e^{2n})$$
したがって，斜面との衝突で失うエネルギー
$$= \sum_{k=1}^{\infty} \frac{1}{2}mV_0^2(e^{2k-2} - e^{2k})$$
$$= \frac{1}{2}mV_0^2 \times (e^{-2} - 1) \sum_{n=1}^{\infty} e^{2k}$$
$$= \frac{1}{2}mV_0^2 \times (e^{-2} - 1) \times \frac{e^2}{1 - e^2}$$
$$= \frac{1}{2}mV_0^2$$
$$= \frac{1}{2}mv_0^2\sin^2(\beta - \alpha)\ [J]\cdots(答)$$

II 出題者が求めたポイント…レンズ，光の屈折

① 凸レンズと光源の距離$a = 20.0cm$, 凸レンズと投影板の距離$b = 80.0cm$だから
$$\frac{1}{20} + \frac{1}{80} = \frac{1}{f}\quad \therefore f = \frac{80}{5} = 16.0cm\quad ①の答え\cdots16.0$$

② 光の逆進性より，aとbの値を入れかえたときにも像ができる。倍率$= \dfrac{b}{a} = \dfrac{20}{80} = 0.25$　　　②の答え…0.25

③ 求める距離をa'とすると
$$\frac{1}{a'} + \frac{1}{164 - 20} = \frac{1}{16}$$
これより $a' = 18cm$　　　③の答え…18.0

④ 屈折の法則より $n\sin i = 1 \times \sin r$
$$\therefore n = \frac{\sin r}{\sin i}\quad ④の答え$$

⑤ 右図より，$\dfrac{x}{d} = \tan i,\ \dfrac{x}{d'} = \tan r$
xを消去して
$$\frac{\tan i}{\tan r} = \frac{d'}{d}$$
$$\therefore d' = \frac{\tan i}{\tan r} \times d\cdots ⑤の答え$$

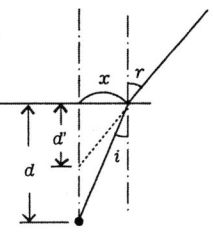

⑥ $i, r \ll 1$のとき，
$$d' \fallingdotseq \frac{\sin i}{\sin r} \times d$$

④の答えを用いて, $d' = \dfrac{d}{n}$ ∴$n = \dfrac{d}{d'}$ …⑥の答え

⑦ 凸レンズから波面までの距離は $20-6=14.0cm$ であるので,

$$d' + 14 = 18 \quad ∴d' = 4.0cm$$

したがって, $n = \dfrac{d}{d'} = \dfrac{6}{4} = 1.5$ $\qquad 1.5$…⑦の答え

⑧ レンズと光源とのみかけの距離 $= (x-L) + \dfrac{L}{n}$

レンズと投影板の距離 $= y - x$ であるから

$$\dfrac{1}{(x-L) + \dfrac{L}{n}} + \dfrac{1}{y-x} = \dfrac{1}{f} \qquad …⑧の答え$$

Ⅲ 出題者が求めたポイント…自己誘導, 相互誘導

(1) $\Phi = BS = \pi a^2 B$ $\qquad …①の答え$

$$\triangle\Phi_1 = \triangle\left(\pi a^2 \times \mu_0 \dfrac{N_1}{\ell_1} I_1\right) = \dfrac{\pi\mu_0 a^2 N_1}{\ell_1}\triangle I_1$$

$$\dfrac{\pi\mu_0 a^2 N_1}{\ell_1} \qquad …②の答え$$

ファラデーの電磁誘導の法則 $V_1 = -N_1 \dfrac{\triangle\Phi_1}{\triangle t}$

$$-N_1 …③の答え$$

$$V_1 = -N_1 \times \dfrac{\pi\mu_0 a^2 N_1}{\ell_1} \times \dfrac{\triangle I_1}{\triangle t} = -\dfrac{\pi\mu_0 a^2 N_1^2}{\ell_1} \times \dfrac{\triangle I_1}{\triangle t}$$

$$∴L = \dfrac{\pi\mu_0 a^2 N_1^2}{\ell_1} \qquad \dfrac{\pi\mu_0 a^2 N_1^2}{\ell_1} \quad …④の答え$$

$$V_2 = -N_2 \dfrac{\triangle\Phi_1}{\triangle t} = -\dfrac{\pi\mu_0 a^2 N_1 N_2}{\ell_1} \times \dfrac{\triangle I_1}{\triangle t}$$

$$∴M = \dfrac{\pi\mu_0 a^2 N_1 N_2}{\ell_1} \qquad \dfrac{\pi\mu_0 a^2 N_1 N_2}{\ell_1} \quad …⑤の答え$$

(2) $t = 0 \sim 2s \quad \dfrac{\Delta I_1}{\Delta t} = 1, \ V_2 = -0.5 \times 1 = -0.50V$

$\quad 2 \sim 3s \quad \dfrac{\Delta I_1}{\Delta t} = 0, \ V_2 = 0V$

$\quad 3 \sim 5s \quad \dfrac{\Delta I_1}{\Delta t} = -2, \ V_2 = -0.5 \times (-2) = +1.0V$

$\quad 5 \sim 7s \quad \dfrac{\Delta I_1}{\Delta t} = +2, \ V_2 = -0.5 \times 2 = -1.0V$

$\quad 7 \sim 8s \quad \dfrac{\Delta I_1}{\Delta t} = 0, \ V_2 = 0$

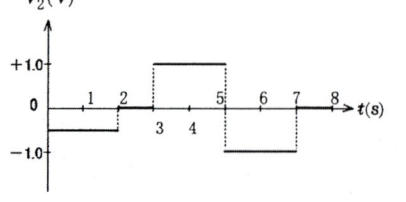

Ⅳ 出題者が求めたポイント…小問集合

(1) 0.60kWのモーターを100分間加熱したとき供給される エネルギーQは

$$Q = 0.60 \times 10^3 \times 100 \times 60(s) = 3.6 \times 10^6(J)$$

2.0kgの水を100℃まで上昇させるのに必要な熱量

$$= 4.18 \times 2 \times 10^3 \times (100-30) = 5.85 \times 10^5(J)$$

したがって, $(3.6 \times 10^6 - 5.85 \times 10^5)$Jの熱で, $m(g)$の 水を蒸発させるとすると

$$(36 \times 10^5 - 6 \times 10^5) = m \times 2256$$

$$∴m = 1329 = 1.3(kg)$$

残っている水の質量 $= 2.0 - 1.3 = 0.7(kg)$ $\quad 0.7kg$…(答)

(2) 圧力差 $\Delta p = \rho gh = 1.00 \times 10^3(kg/m^3)$
$$\times 9.80(m/s^2) \times 300(m)$$
$$= 2.94 \times 10^6(Pa)$$
$$= \dfrac{2.94 \times 10^6}{1.013 \times 10^5} = 29.02 \quad 29.0気圧…(答)$$

(3) 図より $E = k_0 \dfrac{Q}{a^2}$

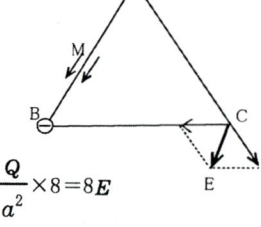

$$E_M = k_0 \times \dfrac{Q}{\left(\dfrac{a}{2}\right)^2} \times 2 = k_0 \dfrac{Q}{a^2} \times 8 = 8E$$

$$8倍…(答)$$

(4) (a) 分散 (b) 大きく (c) ○ (d) ○
(e) 断熱膨張 (f) ○ $\qquad …(答)$

化　学

解　答　24 年度

Ⅰ　出題者が求めたポイント……化学平衡

問1. 平衡定数が4.0なので，平衡時の酢酸とエタノールの物質量がx，酢酸エチルと水の物質量は$2x$となる。

$$\frac{(2 \times 88.0)/0.90}{(60.0/1.1) + (46.0/0.80) + \{(2 \times 88.0)/0.90\} + \{(2 \times 18.0)/1.0\}} \times 100 \fallingdotseq 57\%$$

問2. 滴下量が$\dfrac{v_0 + v_1}{2}$になるのは平衡に達するまでの半分の時点なので，酢酸エチルの物質量をx (mol)とすると，酢酸の物質量は$2x$ (mol)となる。

問3. 無水酢酸は加水分解して酢酸を生じる(水が減少し酢酸が増加する)ので，酢酸エチル生成の方向に平衡は移動する。

問5. $K \times K_1 = \dfrac{[CH_3COOC_2H_5][CH_3COOH]}{[(CH_3CO)_2O][C_2H_5OH]}$

[解答]

問1. 57%

問2. 0.50倍

問3. ウ)

問4. $\dfrac{[CH_3COOH]^2}{[(CH_3CO)_2O][H_2O]}$

問5. $K \cdot K_1$

Ⅱ　出題者が求めたポイント……有機物の構造決定

問1. Cは$176 \times \dfrac{12.0}{44.0} = 48$ mg，Hは$55 - 48 = 7$ mg

$C : H = \dfrac{48}{12.0} : \dfrac{7}{1.0} = 4 : 7$

$(C_4H_7)_n = 110$　より　$n = 2$

問2. 一般式がC_nH_{2n-2}であることと，オゾン分解の生成物などを考慮すると，化合物Aは対称性をもったジエンである。

問3. A : $Br_2 = 1 : 2 = \dfrac{1}{110} : \dfrac{x}{160.0}$

$x \fallingdotseq 2.9$ g

[解答]

問1. C_8H_{14}

問2. A : $CH_3-CH=CH-CH_2-CH_2-CH=CH-CH_3$

C : $CH_3-\overset{\displaystyle O}{\overset{\|}{C}}-H$　　D : $H-\overset{\displaystyle O}{\overset{\|}{C}}-CH_2-CH_2-\overset{\displaystyle O}{\overset{\|}{C}}-H$

問3. 2.9 g

臭素の赤褐色が無色になることで確認できる。

問4. Cu_2O

問5. $CH_3CHO + 3I_2 + 4NaOH$
$\rightarrow CHI_3 + HCOONa + 3NaI + 3H_2O$

問6.

Ⅲ　出題者が求めたポイント……ハロゲン

問3. 塩素のオキソ酸を考える。

問5. 電気陰性度の差。

[解答]

問1. ア 17　イ 7　　ウ 二原子分子　エ フッ素
　　オ 塩素　カ 臭素

問2. A Cl^-　　B $HClO$

問3. $HClO_2$($HClO_3$，$HClO_4$などでもよい)

問4. $2F_2 + 2H_2O \rightarrow 4HF + O_2$

問5. 臭素の方が電気陰性度が小さくイオンになりにくいため。

Ⅳ　出題者が求めたポイント……糖類の還元性

問3. (ア)ガラクトース　(イ)トレハロース
　　(ウ)セロビオース　(エ)マルトース
　　(オ)スクロース
　　トレハロースとスクロースは還元性がない。

[解答]

問1. ア 酸素　イ 水素　ウ 酸化　エ 還元
　　オ 無　カ 青

問2.
アルデヒド基

問3. (イ)(オ)

問4. ロイコメチレンブルーが容器中の酸素により酸化されたから。

問5. メチレンブルーが溶液中のグルコースにより還元されたから。

後期試験

Ⅰ 出題者が求めたポイント……溶解度積

問1. AgCl は $\left(\dfrac{1.9 \times 10^{-3}}{143.4} \div 1\right)^2 \fallingdotseq 1.75 \times 10^{-10}$

AgI は $\left(\dfrac{3.4 \times 10^{-5}}{234.8} \div 1\right)^2 \fallingdotseq 2.09 \times 10^{-14}$

問2. $\left(\dfrac{1.9 \times 10^{-3}}{143.4} \div 1\right) \times 0.200 \fallingdotseq 2.6 \times 10^{-6}$

問3. 水溶液中には未反応の Cl^- が 0.001 mol 残っている。

$[Cl^-] = \dfrac{0.001}{0.200} = 5.0 \times 10^{-3}$ mol/L

$[Ag^+] = \dfrac{1.75 \times 10^{-10}}{5.0 \times 10^{-3}} = 3.50 \times 10^{-8}$ mol/L

$3.50 \times 10^{-8} \times 0.200 = 7.0 \times 10^{-9}$ mol

問4. $[Ag^+] = \dfrac{2.09 \times 10^{-14}}{5.0 \times 10^{-3}} = 4.18 \times 10^{-12}$ mol/L

$4.18 \times 10^{-12} \times 0.200 \fallingdotseq 8.4 \times 10^{-13}$ mol

問5. $\dfrac{[I^-]}{[Cl^-]} = \dfrac{[Ag^+][I^-]}{[Ag^+][Cl^-]} = \dfrac{2.09 \times 10^{-14}}{1.75 \times 10^{-10}} = 1.19 \times 10^{-14}$

[解答]
問1. AgCl 1.8×10^{-10} (mol/L)^2
AgI 2.1×10^{-14} (mol/L)^2
問2. 2.6×10^{-6} mol
問3. 7.0×10^{-9} mol
問4. 8.4×10^{-13} mol
問5. 1.2×10^{-4} mol

Ⅱ 出題者が求めたポイント……有機物の構造推定

(ア) 　(イ) 　(ウ) $CH_3-\underset{O}{\overset{}{C}}-CH_3$

(エ)

(オ)(カ)

(キ)

(ク)(ケ) CH_3-〇$-CH_2-CH_2-Cl$　$Cl-CH_2-$〇$-CH_2-CH_3$

(コ) 　(サ) CH_3-〇$-\underset{O}{\overset{}{C}}-ONa$

(シ) 　(ス) 　(セ)

問3.

問4.

[解答]
問1. 上記参照
問2.

問3. 4
問4.

Ⅲ 出題者が求めたポイント……タンパク質, 検量線

問2. NaOH は $\dfrac{w/40}{0.100} = 0.75$ ∴ $w = 3.0$ g

$CuSO_4 \cdot 5H_2O$ は $\dfrac{w/250}{0.100} = 0.0060$ ∴ $w = 0.15$ g

問4. 実験操作2で調製したアルブミン濃度の最大値は 5.0 mg/mL である。また検量線は折れ線ではなく直線で引く。

[解答]
問1. (ア) キサントプロテイン　(イ) ベンゼン環
(ウ) 赤紫　(エ) ビウレット　(オ) ペプチド
問2. NaOH は 3.0 g
$CuSO_4 \cdot 5H_2O$ は 0.15 g
問3. ホールピペット, メスフラスコ
問4. (ア)　問5. 5.27 mg/mL

Ⅳ 出題者が求めたポイント……カルシウムの化合物

(1) $Ca + 2H_2O \rightarrow Ca(OH)_2 + H_2$
(2) $Ca(OH)_2 + CO_2 \rightarrow CaCO_3 + H_2O$
(3) $Ca(OH)_2 \rightarrow CaO + H_2O$
(4) $CaO + 3C \rightarrow CaC_2 + CO$
$CaC_2 + 2H_2O \rightarrow Ca(OH)_2 + C_2H_2$

問3. (b) 気体の物質量が増加する方向へ進む。

[解答]
問1. A $Ca(OH)_2$　B $CaCO_3$　C CaO
D CaC_2　E $H-C\equiv C-H$
問2. $CaO + H_2O \rightarrow Ca(OH)_2$
$Ca + 2H_2O \rightarrow Ca(OH)_2 + H_2$
問3. (a) $CaCO_3 \rightleftarrows CaO + CO_2$
(b) ①
(c) 熱分解は吸熱反応であるが, 温度が保たれているので, シリンダーへ熱が入り込んでいる。
(d) $CaCO_3$ が全て分解した。
問4. $Ca(OH)_2$ が空気中の CO_2 と反応して $CaCO_3$ になったから。

生　物

解答　24年度

Ⅰ　出題者が求めたポイント(Ⅰ.腎臓)

問1.　腎単位(ネフロン)は、腎臓の構造と働きの基本単位である。腎単位は腎小体(糸球体とボーマンのう)と細尿管からなり、腎小体で血液(血しょう)がろ過され、細尿管で必要な成分がろ液(原尿)から再吸収される。こうして尿が形成され、集合管、腎うを通り、輸尿管によってぼうこうへ送られる。

問2.　(1)血球や血しょう成分のタンパク質はろ過されない。グルコースやアミノ酸などは、エネルギー源、生体構成成分として必要であり、ほぼすべてが再吸収される。
(2)糸球体でのろ過は、輸入細動脈に入る血液の血圧による。血圧が上昇するとろ過速度は増加し、血圧が低下するとろ過速度は減少する。細尿管での再吸収は細胞膜における物質輸送と浸透による。グルコースやナトリウムイオンなどは能動輸送により再吸収される。近位曲尿細管やヘンレのループでは、塩化物イオンなどは受動輸送により再吸収されている。

問3.　腎臓の働きは老廃物(特に窒素老廃物)を体外へ排出するために尿を形成することと共に、体液の浸透圧を一定に保つことにある。老廃物である尿素はすべて捨てずに一部を再吸収するのは浸透圧の調節のためである。また、ろ過、再吸収する物質の種類、量を調整し血液の量および組成を調整している。

問4.　(1)濃縮率は、尿中濃度を血しょう濃度で割ることにより求められる。
　　132(mg/ml) ÷ 1.1(mg/ml) = 120(倍)
(2)(1)より原尿量は尿量の120倍になる。よって、次のように計算できる。
　　1(ml/min)×(60×24)(min)×120(倍)/1000(ml)
　　　= 172.8(l/日) = 173(l/日)
(3) 1分あたりの尿生成量は1mlであるので、1時間では60mlの尿が生成される。この中に含まれる物質Bの量は次のように計算できる。
　　{1(ml/min)×60(min)×120×5(mg/ml)}×0.1
　　　= 3600(mg) = 3.6(g)

〔解答〕
問1.1腎単位(ネフロン)　2腎小体(マルピーギ小体)　3細尿管　4ボーマンのう　5集合管
問2.(1)①タンパク質　②グルコース　(2)糸球体でのろ過は、血圧による。これに対して、再吸収は能動輸送、受動輸送、浸透による。
問3.浸透圧
問4.(1)120倍　(2)173(l/日)　(3)3.6(g/時間)

Ⅱ　出題者が求めたポイント(Ⅰ,Ⅱ.光合成)

問1.　光合成の過程は、①光化学反応、②電子伝達系、③光リン酸化、④カルビン・ベンソン回路の4つの過程からなる。①～③の過程はチラコイドで、④の過程はストロマで行われる。①の光化学反応には光化学系ⅠとⅡがあり、クロロフィルが光エネルギーによって活性化され電子が放出される。光化学系Ⅱから放出された電子は電子伝達系を伝わり、光化学系Ⅰに渡される。光化学系Ⅱでは水の分解により電子を補うことになる。

問2.　好気呼吸においても、電子伝達系に伴って、マトリックス側から膜間腔へ水素イオンが輸送され、濃度勾配が作られる。ミトコンドリアの内膜にあるATP合成酵素は、この濃度勾配を利用してATPの合成を行う。これを酸化的リン酸化という。

問3.　光合成は温度の影響を受ける酵素反応と、光の影響を受ける光化学反応とがある。15℃では光の強さが2.8以上で温度が限定要因となっている。このため、温度を30℃に上げれば、光合成速度(二酸化炭素吸収速度)はさらに速くなるので、光飽和点が大きくなる。

問4.　光の強さが6のとき、温度が限定要因となる。つまり、暗反応が律速段階となり、光合成反応全体の速度を決めていて、明反応の速度は15℃と30℃で違いはない。温度を30℃に上げると、光が律速段階となるので、明反応の速度は変わらないが、暗反応の速度が10.4÷5.6=1.85(倍)になる。

問5.　表中の二酸化炭素吸収速度が相対値であり、有機物の具体的な増減量を求めることはできない。あくまで増加したか、減少したかを二酸化炭素吸収速度により示せばよい。1日のうち5時間が明期、19時間が暗期となる。暗期は呼吸による有機物の消費だけになるので、1日後の有機物量の増減は次のように計算で示せる。
　　15℃：(4.6×5)−(1.0×19) = 4.0
　　30℃：(8.0×5)−(2.2×19) = −1.8

〔解答〕
問1.1作用　2チラコイド　3光化学系Ⅱ　4光化学系Ⅰ　5水　6酸素　7リン酸化　8カルビン・ベンソン回路　9ストロマ
問2.　反応過程：酸化的リン酸化　細胞小器官：ミトコンドリアの内膜
問3.　補償点：1　光飽和点：5　光の強さが3～5において、15℃では温度が限定要因に。30℃では光の強さが限定要因となっているため。
問4.　明反応：1.7倍　暗反応：1.9倍
問5.　15℃：2.7　増加する　30℃：3.8　減少する

Ⅲ　出題者が求めたポイント(Ⅰ.発生のしくみ)
発生のしくみに関する基本的な問題である。

問1.　フォークトは生体に無害な色素を用いて、胚の表面を染め分け、各部位が将来どのような組織、器官になるかを調べた。

問4.　イモリの卵は、植物極側に卵黄が多く偏って存在する。このため、卵割は不等割するため、植物極側の細胞が動物局側の細胞より大きくなる。

問5.　aの部分は胞胚期(図1)では胞胚腔があった場所になる。原腸胚後期(図3)の時期には、陥入により胞胚腔がeの位置にまで押しやられている。そして、胞胚期に胞胚腔があった位置には原腸が作られる。

〔解答〕
問1.　局所生体染色法　問2.　原基分布図(予定運命図)
問3.　イ. 神経　ロ. 側板
問4.　植物極側に卵黄が多く分布していたため。
問5.　a3　b4　c5　d2　e1　　問6. イb　ロc
問7.

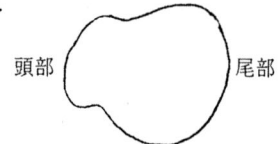

　　　頭部　　　　　　　　　　尾部

Ⅳ　出題者が求めたポイント(Ⅰ. 遺伝)

　T遺伝子に対する抑制力が、R(r)遺伝子が不完全優性なため、RR、Rr、rrの個体で異なる。その結果、正常、良性、悪性の3種の形質が存在する。

問2　F_1(TtRr)の配偶子の分離比は、T(t)とR(r)は独立なため、TR : Tr : tR : tr = 1 : 1 : 1 : 1になる。よって、ソードテール(ttrr)との交雑で得られる子の遺伝子型は、TtRr : Ttrr : ttRr : ttrr = 1 : 1 : 1 : 1となる。

問3　Tを持たない個体は黒色腫ができない正常個体となる。Tを持つ個体では、RRでは正常、Rrでは良性、rrでは悪性になる。

問4　Rとrに優性の法則が成り立てば、プラティとソードテールの交雑で得られるF_1のTtRrは、Tを持つがその働きを抑制され、黒色腫が形成されず正常個体になるはずである。

〔解答〕
問1.　TtRr
問2.　TtRr : Ttrr : ttRr : ttrr = 1 : 1 : 1 : 1
問3.　良性 : 悪性 : 正常 = 1 : 1 : 2
問4.　プラティとソードテールの交雑で得られるF_1のTtRrが、正常個体にならずに黒色腫が形成されることから。
問5.　正常 : TTRR, TtRR, ttRR, ttRr, ttrr
　　　良性 : TTRr, TtRr
　　　悪性 : TTrr, Ttrr
問6.　正常 : 良性 : 悪性 = 7 : 6 : 3

後 期 試 験

Ⅰ　出題者が求めたポイント(Ⅱタンパク質)

問1.　各種タンパク質は固有の立体構造を持ち、その働きに深く関わる。酵素タンパク質には活性部位と呼ばれる部位があり、特定の立体構造を持った物質(基質)だけが結合し、酵素−基質複合体を作り、基質に作用する。この活性部位と基質との関係は、鍵穴と鍵の関係に例えられる。基質に立体構造が似た物質(阻害剤)が存在すると、活性部位を基質と奪い合うため、反応が阻害される。これを競争(又は拮抗)阻害という。

問2.　各酵素には、最も活性が高くなる最適pHがある。酵素が働く環境はさまざまなpHにあり、そこで働く酵素の最適pHがその場のpH条件にあると都合がよい。胃は塩酸の分泌によりpH2の強酸性になっている。

問3.　静止時にはナトリウムチャネルタンパク質は閉じた状態になっている。活動電位が発生する時、チャネルタンパク質の立体構造が変化して、チャネルが開いた状態になる。これにより、ナトリウムイオンが濃度の高い細胞の外側から内側に流れ込む。

問4.　ゴルジ体は、扁平な円盤状の袋が重なった構造をしている。

問5.　核内では、DNAの複製、転写などの反応が行われる。このため、核内にはDNAポリメラーゼ(DNA合成酵素)やRNAポリメラーゼ(RNA合成酵素)などが含まれる。

〔解答〕
問1.　1 活性　2 基質　3 基質特異性　4 酵素−基質複合体　5 競争　6 補酵素　7 リボソーム　8 細胞小器官　9 小胞体　10 小胞(分泌顆粒)
問2.　酵素名 : ペプシン　意義 : 胃の中が塩酸の分泌によってpH2になっていることは、最適pHが2のペプシンが食物中のタンパク質を分解するのに都合がよい。
(別解)最適pHが2であることで、ペプシンが胃だけで限定的に働くように調節されていることになる。
問3.　チャネルを開き、細胞外のナトリウムイオンを細胞内に取込む。
問4.

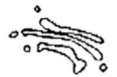

問5.　DNAポリメラーゼ

Ⅱ　出題者が求めたポイント(Ⅰ. 植物の運動)

問1.　根には無数の根毛が生え、土壌との接触面積を広げることで、水の吸収を助けている。
問2.　根や茎が刺激源に対して一定の方向に屈曲する成長運動を屈性といい、刺激源の方向に屈曲する屈性を正の屈性、刺激源とは反対の方向に屈曲する屈性を負の屈性という。
問3.　オーキシンは植物体の成長を促進させる物質とし

て発見されたが、その後の研究でインドール酢酸という化学物質であることがわかった。ナフタレン酢酸などにもインドール酢酸と同様な作用があることがわかり、現在ではこれらの化学物質を総称してオーキシンと呼んでいる。

問4.　根ではオーキシンが先端方向に極性移動し、根冠で反転して基部に向かって上昇する。このため根冠を除去した幼葉鞘を横にしても重力屈性が見られなくなる。このことから、根冠が重力の方向を感知すると考えられる。

問5.　重力の影響をなくすには、単純に無重力の環境や水中などの重力の影響を受けにくい環境で実験を行えばよい。

問6.　屈性の刺激源として、光、重力、湿度、接触、化学物質がある。

問7.　突然変異体には正の水分屈性が備わっているため、湿度の高いほうへ根は成長伸張する。

〔解答〕
問1.　(1)根毛　(2)表皮細胞
問2.　根や茎が刺激源の方向に屈曲する性質。
問3.　ウ　　問4.　根冠　　問5.　無重力の空間、水中
問6.　光が屈性の刺激になるため。
問7.　Ageotropum は正の水分屈性の性質を持っているから。

III　出題者が求めたポイント(I.体温調節)

問1.　動物は外界の刺激に対して反応するが、その過程は、受容器→神経系→効果器となっている。皮膚には温点、冷点という温度受容器がある。間脳の視床下部が体温中枢となり、ホルモンや自律神経を介して発熱量と放熱量が調節される。発熱量の調節は骨格筋の収縮によるふるえ産熱、心臓の拍動、肝臓での代謝を調節することで行われる。放熱量の調節は、立毛筋の収縮や皮膚の血管の収縮、汗腺からの発汗量の調節などにより行われる。

問2.　拍動が促進されることで、心筋ではエネルギーを作り出すために代謝が促進され、それにともない熱が発生する。

〔解答〕
問1.　1受容器　2視床下部　3交感神経　4血管　5副腎髄質　6放出ホルモン　7脳下垂体前葉　8刺激ホルモン　9チロキシン　10糖質コルチコイド
問2.　拍動が促進され、心筋細胞での代謝が進み、発熱が増加する。(別解)血液の循環量を増やすことで全身への熱の運搬を促す。
問3.　骨格筋が収縮を繰り返し震えることで発熱を促進する。肝臓での代謝が促進することで発熱が促進する。
問4.　汗腺からの発汗量を増やす。皮膚血管を拡張させる。

IV　出題者が求めたポイント(I.一遺伝子一酵素説)

問1.　ビートルとテータムは、アカパンカビの突然変異株であるアルギニン要求株を用いて、一つの遺伝子が一種類の酵素の合成に関与し、それらの酵素の働きにより形質が決まるという一遺伝子一酵素説という仮説を立てた。

問2.　図1より、酵素Bが働かないと、ホモゲンチジン酸が尿中に蓄積することになる。つまり、アルカプトン尿症の患者は、酵素Bの遺伝子に突然変異が起きていると考えられる。

問3.　生育に必要な最少限の成分を含んだ培地を最少培地という。これに対して、最少培地に各種アミノ酸、数種のビタミン類を含む培地を完全培地という。

問4.　アルギニン要求以外の条件・因子が生育に影響を与えないことを確認する必要がある。このような実験を対照実験という。

問5.　野生株は、酵素a、酵素b、酵素cを持つ。このため、呼吸過程で生じるαケトグルタル酸から作られるグルタミン酸をオルニチン前駆物質としてアルギニンを作ることができる。

〔解答〕
問1.　(1)栄養要求(アルギニン要求)　(2)一遺伝子一酵素説
問2.　酵素Bの遺伝子に変異がおき、酵素Bが作られないため。
問3.　生育に必要な最少限の成分を含んだ培地。
問4.　アルギニン要求以外の条件が生育に影響を与えないことを確認する必要がある。
問5.　野生株は、酵素a、酵素b、酵素cを持ち、オルニチン前駆物質からアルギニンを作ることができるから。
問6.　株アは酵素a、株イは酵素b、株ウは酵素cが欠損しているため。

平成23年度

問　題　と　解　答

英 語

問題

Ⅰ 下線部を和訳せよ。

Calling a dog "the dog"

It is the nature of scientific study of non-human animals that a few individual animals who have been thoroughly poked, observed, trained, or dissected come to represent their entire species. Yet with humans we never let one person's behavior stand for all of our behavior. (1) If one man fails to solve a Rubik's cube in an hour, we do not extrapolate* from that that all men will so fail (unless that man had bested every other man alive). Here our sense of individuality is stronger than our sense of shared biology. When it comes to describing our potential physical and cognitive capacities, we are individuals first, and members of the human race second.

By contrast, with animals the order is reversed. Science considers animals as representatives of their species first, and as individuals second. We are accustomed to seeing a single animal or two kept in a zoo as representative of their species; to zoo management, they are even unwitting "ambassadors" of the species. Our view of the uniformity of species members is well exemplified in our comparison of their intelligence. To test the hypothesis, long popular, that a bigger brain indicates (2) greater intelligence, the brain volumes of chimpanzees, monkeys, and rats were compared with human brains. Sure enough, the chimp's brain is smaller than ours, the monkey's smaller than the chimp's, the rat's a mere cerebellum-sized** node of the primates' brains. That much of the story is fairly well known. What is more surprising is that the brains used, for comparative purposes, were the brains of just two or three chimpanzees and monkeys. These couple of animals unlucky (3) enough to lose their heads for science were henceforth considered perfectly representative monkeys and chimps. But we had no idea if they happened to be particularly big-brained monkeys, or abnormally small-brained chimps. (Of course, researchers soon found brains bigger than ours: the dolphin's brain is larger, as are the brains of physically larger creatures such as whales and elephants. The "big brain" myth has long been overturned.)

Similarly, if a single animal or small group of animals fails in a psychological experiment, the species is tainted with the brush of failure. Although grouping animals by biological similarity is clearly useful shorthand, there is a strange result: we tend to speak of the species as though all members of the species were identical. We never make this slip with humans. If a dog, given the choice between a pile of twenty biscuits and a pile of ten biscuits, chooses the latter, the conclusion is often stated with the definite article: "the dog" cannot distinguish between large and small piles — not "a dog" cannot so distinguish.

So when I talk about *the dog,* I am talking implicitly about *those dogs studied to date.* The results of many well-performed experiments may eventually allow us to reasonably generalize to *all dogs,* period. But even then, the variations among individual dogs will be great: your dog may be an unusually good smeller, may never look you in the eye, may love his dog bed and hate to be touched. Not every behavior a dog does should be interpreted as telling, or taken as something intrinsic: (4) sometimes they just *are,* just as we are.

(出典：Alexandra Horowitz, *Inside of a Dog,* Scribner, 2009. 一部変更あり)

*extrapolate : to use known facts as a basis for general statements about a situation or about what is likely to happen in the future

**cerebellum : the bottom part of your brain that controls your muscles

Ⅱ　下線部を和訳せよ。

　　I'd be the last person to discourage children from playing sports. Indeed, I wish many more would move away from their computers, put down their iPods and cellphones and devote more time and energy to physical activities. But for many children and adolescents, the problem is the opposite of being sedentary. <u>Encouraged by parents and coaches, many with (1) visions of glory and scholarships, too many young athletes are being pushed to the point of breaking down, physically and sometimes emotionally.</u>

　　The statistics cited by Mark Hyman in his book, "Until It Hurts: America's Obsession with Youth Sports and How It Harms Our Kids", are sobering indeed: "Every year more than 3.5 million children under 15 require medical treatment for sports injuries, nearly half of which are the result of simple overuse." Injuries are only part of the problem, Mr. Hyman wrote. As adults become more and more involved, he noted, "with each passing season youth sports seem to stray further and further from its core mission of providing healthy, safe and character-building recreation for children."

　　Mr. Hyman, a sports journalist, was prompted to tackle this subject in part by his own misguided behavior as the father of an athletically talented son. At 13, Ben Hyman was a prized pitcher for a local team when his shoulder began to hurt — and hurt enough for him to complain — just before the start of league playoffs. Despite a professional assessment that Ben's problem was caused by throwing too many baseballs and a recommendation to rest his arm up to a month, his father put him in the game, and again three days later, urging him to "blaze a trail to the championship." <u>When the injured boy began (2) lamely throwing balls at home plate, Mr. Hyman realized his foolish shortsightedness in putting winning ahead of his son's well-being.</u>

　　The problem was put into focus three years ago by the American Academy of Pediatrics' Council on Sports Medicine and Fitness. In a report in the academy's journal, *Pediatrics*, Dr. Joel S. Brenner wrote, "Overuse injuries, overtraining and burnout among child and adolescent athletes are a growing problem in the United States." The goal of youth participation in sports, the council said, "should be to promote lifelong physical activity, recreation and skills of healthy competition." "Unfortunately," it went on, "too often the goal is skewed toward adult (parent/coach) goals either implicitly or explicitly. As more young athletes are becoming professionals at a younger age, there is more pressure to grab a piece of the 'professional pie,' to obtain a college scholarship or to make the Olympic team." But most young athletes and their parents fail to realize that depending on the sport, only a tiny few — 2 to 5 out of 1,000 high school athletes — ever achieve professional status.

　　Clearly we've gone too far when the emphasis on athletic participation and performance becomes all-consuming and causes injuries that can sometimes compromise a child's future. The sports surgeon Dr. James R. Andrews said that he now sees four times as many overuse injuries in youth sports as he did just five years ago and that more children today are having to undergo surgery for chronic sports injuries. A major factor in the rising injury rate is the current emphasis on playing one sport all year long, which leaves no time for muscles and joints to recover from the inevitable microtrauma that occurs during practice and play. <u>With increased specialization, there is also no cross-training that would enable other (3) muscles to strengthen and lighten the load.</u>

　　Even when a sport is done seasonally, daily practice can result in problems. The pediatrics council recommends that young athletes "have at least one to two days off per week from competitive athletics, sport-specific training and competitive practice to allow them to recover both physically and psychologically."

（出典：*The New York Times*, May 24, 2010. 一部変更あり）

Ⅲ　下線部を英訳せよ。

　　ここ二百年の科学技術の発展によって，新しい概念を表す英語の語彙や表現が増えた。また，<u>世界の異なる地域で英語が使用 (1) されるようになったことと，コミュニケーションがより簡単により速くなったことが相まって，結果として，何千という新しい 語が出現することとなった。</u>19世紀から20世紀にかけて作られた『オックスフォード英語辞典』の構成を見れば，こうした語彙 の変遷がはっきりとわかる。<u>この辞書は，もはや死語になってしまったものも含め，1150年以降の全ての英単語を収録してい (2) る。</u><u>そこには，それぞれの語が初めて使われたのはいつか，そしてどのようにその意味が何世紀もの間に変化を遂げてきたの (3) かが，豊富な例とともに示されている。</u>

数　学

問題　　　　　　　　　　　　　　23年度

[1]　$f(x) = -x^3 - 3x + 10$ とおき，点 P$(t, f(t))$ における曲線 $y = f(x)$ の接線を l とする。

  (1)　直線 l と x 軸の交点および l と y 軸の交点の座標を求めよ。

  (2)　正の数 t が動くとき，l, x 軸，y 軸の 3 直線で囲まれる三角形の面積 $S(t)$ の最小値を求めよ。

[2]　半径 1 の円に内接している四角形 ABCD において，A，B，C，D は反時計回りに並んでいて，$\angle A = \angle D = 120°$ である。AD $= a$ とおく。

  (1)　対角線 BD，AC の長さは a によらず一定であることを示し，それらの長さを求めよ。

  (2)　$\triangle$ACD と $\triangle$DBA は合同であることを示せ。

  (3)　辺 BC の長さを a を用いて表せ。

[3]　原点を O$(0, 0, 0)$ とする空間に O と 5 点 A$(\sqrt{2}, 0, 1)$，B$(0, \sqrt{2}, 1)$，C$(1, 1, 0)$，D$(\sqrt{2}, 0, 0)$，E$(0, \sqrt{2}, 0)$ を頂点とする右図のような立体 K がある。

  (1)　四角形 ADEB は長方形であることを示せ。

  (2)　四角形 ADEB を含む平面と直線 OC は直交することを示せ。

  (3)　立体 K の体積，四面体 AODC の体積，四面体 OABC の体積をそれぞれ求めよ。

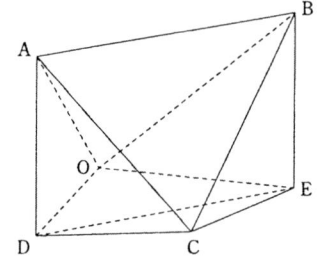

[4]　(1)　a を定数として，定積分 $\displaystyle\int_0^a (t+1)e^t\,dt$ を計算せよ。

  (2)　すべての負でない整数 k に対して，$\displaystyle\int_k^{k+1} e^t\,dt = Ae^k$，$\displaystyle\int_k^{k+1} (t+1)e^t\,dt = Be^k + Cke^k$ が成り立つような，k によらない定数 A, B, C を求めよ。

  (3)　n を自然数とする。級数 $\displaystyle\sum_{k=0}^n e^k$, $\displaystyle\sum_{k=0}^n ke^k$ のそれぞれの値を n を用いて表せ。

[5]　箱が A，B の 2 つあって，始めにそれぞれに白札が 1 枚と赤札が 1 枚入っている。また，操作 S とは次の操作を意味するものとする。

    操作 S：両方の箱をよくかき混ぜてから，札を 1 枚ずつ取り出して，

        それらの札を取り出した箱とは異なる方の箱に入れる。

したがって，各箱の札の数は操作 S の前後で変わらず 2 枚である。また自然数 n に対して，始めの状態から操作 S を次々に n 回行なった後に箱 A にある白札の枚数が 1 である確率を p_n とする。

  (1)　p_1 を求めよ。

  (2)　p_{n+1} を p_n を用いて表す漸化式を求めよ。

  (3)　$\displaystyle\lim_{n \to \infty} p_n$ を求めよ。

物 理

問 題

23年度

I 底面積 S〔cm²〕，高さ L〔cm〕，質量 m〔g〕の直方体の容器に，ロウを流し込み，固まってから密封した。この容器を水に入れると，上部を $L/4$ だけ出して浮かんだ。水の密度を $1\,\mathrm{g/cm^3}$，固まったロウの密度を ρ〔g/cm³〕，重力加速度を g〔cm/s²〕，水の抵抗は無視できるものとして，以下の問に答えよ。なお，容器の運動は鉛直方向に限られるものとする。

(1) 流し込んで固まったロウの体積 V〔ml〕を求めよ。

(2) 容器を少しだけ押し下げて手を離すと，容器は上下方向に振動を始めた。このときの周期 T〔s〕を求めよ。

(3) 浮いている容器を，その上面が水面と等しいところまで押し下げて手を離した。このとき，振動する容器の速さの最大値 v_1〔cm/s〕を求めよ。

(4) 次に，容器をその底面が水面と接する位置まで持ち上げ，手を離した。容器の上面が水面に達したときの速さ v_2〔cm/s〕を求めよ。

(5) (4)の状態から，容器が沈んで最も深い位置に達したとき，水面から容器の上面までの距離 D〔cm〕を求めよ。

II 一辺の長さが L〔m〕の正方形をした2枚の薄い金属平板AとBがある。これらを，辺を揃えたまま上下に d〔m〕離して水平に設置し，起電力 V〔V〕の電源と，抵抗1，抵抗2，および2つのスイッチをつないで，図1のような回路とした。抵抗1，2の抵抗値はそれぞれ R_1〔Ω〕，R_2〔Ω〕であり，それ以外の部分の抵抗は無視してよい。また，初期段階でスイッチは2つとも開いており，A，B共に帯電していない。以下の操作はすべて真空中で行った。真空の誘電率を ε〔F/m〕，重力加速度を g〔m/s²〕，AB間に作られる電場は一様で，回路の自己誘導は無いものとして(1)から(5)の空欄を埋め，(6)の問に答えよ。

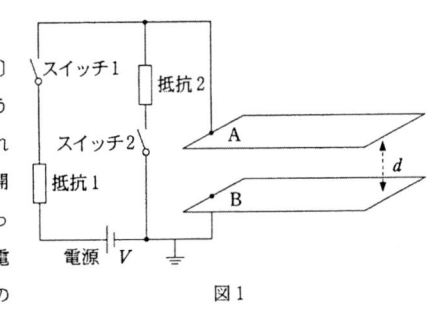

図1

(1) スイッチ1を閉じた直後に抵抗1を流れる電流は ① 〔A〕である。その後，時間が十分に経過すると，AB間の電位差は ② 〔V〕，電場の強さは ③ 〔V/m〕となる。AとBで形成されるコンデンサの電気容量は ε を使って ④ 〔F〕と表すことができるので，金属板Aには ⑤ 〔C〕の電気量がたくわえられたことになる。ここまでに電源がした仕事は ⑥ 〔J〕であり，その間に抵抗1で発生した熱量は ⑦ 〔J〕である。

(2) その後，スイッチ1を開いてから，次にスイッチ2を閉じた。この直後に抵抗2を流れる電流は ⑧ 〔A〕である。時間が十分に経過すると抵抗2に電流が流れなくなる。この間に抵抗2で発生した熱量は ⑨ 〔J〕である。

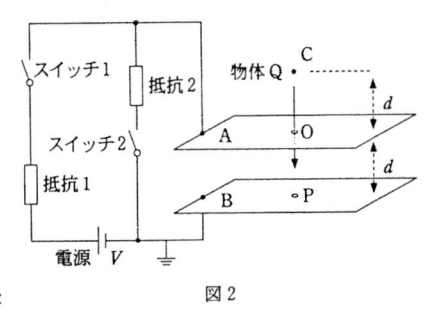

図2

(3) (2)の後，スイッチ2を閉じたままスイッチ1も閉じた。この直後，抵抗1を流れる電流は ⑩ 〔A〕である。十分に時間が経過すると，AB間の電位差は ⑪ 〔V〕となる。

(4) 続けてスイッチ2だけ開くと，その直後に抵抗1を流れる電流は ⑫ 〔A〕となる。

(5) 図2のように，AとBの中心に小さな穴OとPをあけた。OはPの鉛直上方にある。スイッチ1，2を閉じて十分に時間が経ったあと，Oの鉛直上方で距離 d〔m〕の点Cから質量 m〔kg〕，電荷 $-q$〔C〕（$q>0$）を持つ小さな物体Qを自由落下させたところ，Oを通過した後OP間を等速で運動し，Pを通過して落下した。O，Pの穴や，物体Qの持つ電荷は，AB間の電場や電気容量に影響を与えていないとすると，q は ⑬ 〔C〕と表される。

(6) 次に，スイッチ1は閉じたままスイッチ2を開き，十分に時間が経ったあと(5)と同じ物体QをCから落下させたところ，物体QはOとPを通過して落下した。このとき，R_1 と R_2 の間に成り立つ関係式を答えよ。また，Oを通過した後の物体Qの速さの最小値 $v_{\min}$〔m/s〕を，q を使わない式で表せ。

Ⅲ 単原子分子理想気体は断熱変化において，圧力を P〔Pa〕，体積を V〔m³〕で表したとき $PV^\gamma =$ 一定$(\gamma = 5/3)$という関係を満たす。図のように断熱壁で囲まれた容器の中に滑らかに動く断熱性のピストンがあり，それが容器をⅠとⅡの室に分けている。それぞれの室には圧力 P_0〔Pa〕，体積 V_0〔m³〕，温度 T_0〔K〕の理想気体が1モルずつ入っている。室Ⅰに入っている気体をヒーターで暖めたところ，ピストンはゆっくりと動いて圧力が aP_0〔Pa〕になったところで静止した。次の問に答えよ。

(1) 室Ⅱの気体の体積はいくらか。a, V_0 で表せ。

(2) 室Ⅱの気体の温度はいくらか。a, T_0 で表せ。

(3) 室Ⅱの気体がされる仕事はいくらか。a, P_0, V_0 で表せ。

(4) 室Ⅰの気体の温度はいくらか。a, T_0 で表せ。

(5) 室Ⅰの気体はヒーターから熱量を得て，室Ⅱの気体に仕事をする。この仕事は，ピストンが十分ゆるやかに動くので，すべて室Ⅱの気体に与えられる。室Ⅰの気体がヒーターから得た熱量はいくらか。a, P_0, V_0 で表せ。

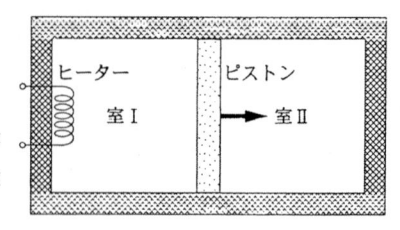

Ⅳ 以下の問に答えよ。

(1) 遠隔地にある発電所から都市に送電すると送電線により電力損失が生じる。1軒の家のみが電気を使用している場合，送電線で失われる電力は，発電所が供給した全電力の 1.0% であった。消費電力がどの家でも同じとすると，121軒の家が同時に電気を使ったとき，送電線での電力損失は何%になるか。

(2) 球状のガスタンクの半径を求めたい。そのため，適当な長さの細い板をもってタンクの中に入り，板の一端をタンクの最低点Oに固定し，他端をタンクの内面に接触させた。その点をAとする。Aから小球をすべらせたところ，4.0 秒でO点に到達した。タンクの半径はいくらか。板と小球の間に摩擦はないものとし，重力加速度は 9.8 m/s² とする。

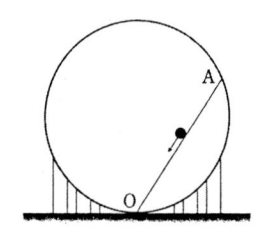

(3) 圧力 $3P$，体積 V のとき温度 T の気体(状態A)を右図のように A→B→C→A と変化させた(各点を結ぶ線はいずれも直線である)。この過程で気体の温度が最も高いときの温度 T_1 と，最も低いときの温度 T_2 は，それぞれ T の何倍か。

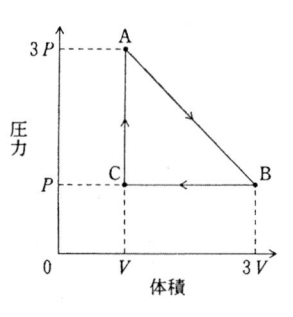

(4) 抵抗値 R〔Ω〕の抵抗が3本ある。これらを1本，2本，あるいは3本使って作ることができる抵抗の値をすべて記せ。

化 学

問 題

23年度

I 原子は，中心にある1個の □A□ と，それをとりまく何個かの □B□ からできている。さらに □A□ は，正の電荷をもつ □C□ と電荷をもたない □D□ からできている。 □A□ の中の □C□ の数は，各元素に固有であり，この数を元素の □E□ という。また □A□ のなかの □C□ と □D□ の数の和を □F□ という。原子の中には □E□ が同じでも □F□ が異なる原子が存在することがあり，これらを互いに □G□ という。 □G□ の中には放射線を放って他の原子に変化するものがある。このような □G□ を □H□ という。また他の原子に変化する現象を壊変という。 □H□ が壊変してもとの量の半分になるまでの時間を半減期といい，これは □H□ の種類によって決まっている。半減期を T，もとの原子数を N_0，時間 t が経過したときの原子数を N とすると，これらには $N = N_0\left(\frac{1}{2}\right)^{\frac{t}{T}}$ という関係がある。

問1 □A□ ～ □H□ の中に適切な語句を入れよ。

問2 $^{32}_{15}\mathrm{P}$ で表される原子には，何個の □C□ と □D□ が含まれているか。

問3 $^{32}_{15}\mathrm{P}$ の半減期は14.3日である。この原子が壊変して，もとの量の4分の1になるには，何日かかるか。また5分の1になるのは何日かかるか。ただし $\log_{10}2 = 0.301$ として計算し，有効数字3桁で答えよ。

問4 32.0 g の $^{32}_{15}\mathrm{P}$ がある。最初の1秒間に何個の $^{32}_{15}\mathrm{P}$ 原子が壊変しているか，有効数字3桁で答えよ。ただしアボガドロ定数を 6.02×10^{23}/mol とし，x が1より十分小さければ $\left(\frac{1}{2}\right)^x = 1 - 0.693\,x$ と近似できるものとする。

II 雨水には大気中の二酸化炭素が溶け込んでいるため pH が5.6程度の弱い酸性を示す。これについて考えてみよう。空気中に含まれる二酸化炭素は水に溶け □ア□ を生じる。20℃で 1.0×10^5 Pa の二酸化炭素が水に接しているとき，20℃の水 1.0 L に溶ける二酸化炭素は0.94 Lであるが，全部が □ア□ になり，また気体の溶解による液体の体積変化は無視できるとすれば， □ア□ の濃度は（ a ）mol/L となる。いま，空気と接している雨水では，空気中の二酸化炭素と水中の □ア□ が平衡状態にある。空気にはその体積の0.034 %の二酸化炭素が含まれるので，二酸化炭素を理想気体とみなすと，20℃，1.0×10^5 Pa での二酸化炭素の分圧は（ b ）Pa となり，水中の □ア□ 濃度は， □イ□ の法則より（ c ）mol/L となる。ここで， □ア□ は2段階に電離するが第2段階の電離度は非常に小さいので無視できる。(1)（ c ）mol/L の濃度における第1段階の電離度は0.18であるので，水中の水素イオン濃度は（ d ）mol/L となる。したがって，二酸化炭素が溶け込んだ雨水の pH は $-\log_{10}$（ d ）すなわち約5.6 となる。

一方，自動車や工場から排出されるガスには窒素酸化物や硫黄酸化物が含まれ，大気中の水や酸素と反応して □ウ□ や硫酸を生じる。これらの酸が溶け込み pH が5.6よりも小さくなった雨を一般に □エ□ とよんでいる。 □エ□ は河川・土壌や生態系へ悪影響を与え，また大理石やコンクリートでできた建造物を劣化させる。(2)このような □エ□ の原因となる窒素や硫黄の酸化物の排出を抑えるため，工場に排煙脱硝装置や脱硫装置を設置している。脱硫の方法として日本で普及しているのは，石灰石の懸濁液に二酸化硫黄を含む排煙を吹き込み亜硫酸カルシウムを生成させ，(3)さらに空気で酸化してセッコウとする方法である。

問1 □ア□ ～ □エ□ に適切な語句を入れよ。

問2 下線部(1)について，2段階の電離の反応式を記せ。

問3 （ a ）～（ d ）に適切な数値を入れよ。気体定数は 8.3×10^3 Pa・L/(mol・K) とし，有効数字2桁で答えよ。

問4 下線部(2)について，大理石の主成分である物質と □エ□ に含まれる硫酸との反応を化学反応式で記せ。

問5 下線部(3)の反応を化学反応式で記せ。

Ⅲ　よく磨いた鉄の小片を2本の試験管AとBに入れ，試験管Aに希硫酸を，試験管Bに希塩酸を加えたところ，いずれも気体を発生して完全に溶け，共に淡緑色の溶液が得られた。試験管Aの溶液の一部をとり，過酸化水素水を加えて温めると，溶液の色が変化した。また，試験管Aの溶液の一部をとり，ゆっくりと濃縮すると，青緑色の結晶が得られた。つづいて，試験管A，Bを空気中で十分な時間放置すると，溶液の色が変化した。これらの試験管の溶液を水酸化ナトリウム水溶液で中和して，試験管Aから溶液Cが，試験管Bから溶液Dが得られた。

　　沸騰水に溶液Dを加えると赤色の溶液が得られた。この溶液はチンダル現象を示したので，大きな粒子を含むことが分かった。この溶液をセロハン袋に入れて水中にしばらく浸しておいたところ，赤い色の粒子はセロハン袋の中に残った。このセロハン袋の外の液体Eを回収した。同様に沸騰水に溶液Cを加えていくと赤色となったが，放置すると沈殿が生じた。

問1　下線部(1)で起こる反応を反応式で書け。
問2　下線部(2)で試験管Aの溶液はどのような色に変化するか。このときに起こる反応をイオン反応式で書け。
問3　下線部(3)で生じた結晶の組成式を書け。
問4　下線部(4)の赤い色の粒子を構成する物質の名称を書け。また，このような粒子を何と呼ぶか。
問5　液体Eに硝酸銀水溶液を加えると，どのような変化を示すか。
問6　下線部(5)で沈殿が生じたのはなぜか。その理由を書け。

Ⅳ　化合物A〜Gは同じ$C_5H_{10}O$の分子式を持ち，互いに構造異性体である。濃硫酸とともに高温で加熱すると，AとDからは同じ化合物Hが生じ，BからはIが生じ，またCからはIとその構造異性体Jが生じた。一方，E，F，およびGは変化がなかった。また，二クロム酸カリウムの硫酸酸性溶液とともに注意深く温めると，　ア　，　イ　，およびDのみが反応し，それぞれから順にK，L，およびMが生じた。K，L，およびMのうち，KとMはフェーリング液と反応して赤色沈殿を生じた。なお，以上の化合物の記号を付けるにあたって立体異性体は区別していない。

問1　　ア　および　イ　に入る化合物A〜Gの記号を答えよ。
問2　化合物Aの構造式を示せ。
問3　A〜Mのうちのあるものは，ヨウ素と水酸化ナトリウムの水溶液を加えて温めると黄色結晶を生じた。それはどれか，記号を答えよ。
問4　A〜Mのうち光学異性体を持つものの記号を答えよ。
問5　A〜Mのうち幾何異性体を持つものの記号を答えよ。
　　なお，問3〜5は該当するものをすべて答えること。

　　核磁気共鳴という現象を利用した分析方法により，化合物の有する水素のうち化学的に同じ性質を持つものどうしをひとまとめにしてグループ分けすることができる。例えばエタノールの場合，図のようにⒶを付けた3個の水素，Ⓑを付けた2個の水素，およびⒸを付けた1個の水素の3つのグループに分けられる。

Ⓐ　　Ⓑ
Ⓐ H－C－C－OH Ⓒ
　　Ⓐ　　Ⓑ

　　この方法で調べたところ，Eの水素は3個，2個，2個，および3個の4つのグループに，またFの水素は6個と4個の2つのグループに分けられた。

問6　Gの構造式を示せ。また，Gの水素はどのようなグループに分けられると考えられるか。下線部にならって答えよ。

生　物

問題　　　　　　　　　　　　23年度

Ⅰ　生体には，細菌やウイルスなどさまざまな異物が侵入したり，がん細胞が生じたりしている。これらを非自己物質として認識し，排除しようとするしくみが生体にはあり，これを免疫という。免疫はリンパ系を構成する器官によって行われ，そこにはリンパ球などの免疫担当細胞が多く存在している。リンパ球には（　1　）で作られ胸腺で成熟する（　2　）と，（　1　）で成熟する（　3　）がある。抗体が関与する免疫は（　4　）免疫と呼ばれる。（　4　）免疫では生体内に侵入した異物が抗原として認識され，抗体の働きによって排除される。一方，抗体が関与せずに異物が排除される免疫を（　5　）免疫という。

　　抗体は（　6　）と総称されるタンパク質で，H鎖とL鎖と呼ばれる2種類のポリペプチド鎖が結合したものが2つ合わさったY字形をしている。H鎖とL鎖のY字型に開いた先端部は抗体ごとに異なり，（　7　）と呼ばれ，抗原と結合する部分である。（　4　）免疫においては，まず異物が体内に侵入するとリンパ節で（　8　）などに取り込まれる。これらの細胞から（　2　）は抗原情報を受け取り，活性化され増殖し，（　9　）と呼ばれる物質を分泌する。（　9　）は抗原情報を認識した（　3　）を活性化する。活性化された（　3　）は分裂・増殖した後，抗体産生細胞に分化して抗体を分泌する。抗体は抗原と反応し，抗原と抗体からなる複合体をつくり，（　8　）の作用などによって排除される。一方，抗原情報を認識した（　3　）の一部は（　10　）細胞として体内に残る。この（　10　）細胞は再び同じ異物が侵入した際ただちに増殖して抗体産生細胞に分化し，短時間に多量の抗体を産生する。

問1　（　1　）～（　10　）の空欄に適当な語句を入れよ。

問2　リンパ系を構成する器官として胸腺やリンパ節，胸管などのリンパ管以外にどのような器官があるか。1つあげよ。

問3　ヒトのA型の血液とB型の血液を混合した時起こる抗原抗体反応を，凝集素α，凝集素β，凝集原A，凝集原Bに着目して説明せよ。

問4　抗体を利用した治療法に血清療法がある。どのような治療法か。また，どのような病気の治療に用いられるか，例を2つあげよ。

Ⅱ

問1　ドイツの植物学者シュライデン，動物学者シュワンが提唱した細胞説とはどのような説か(a)。その後，ドイツの病理学者フィルヒョウはある考えを示し，その結果，細胞説は広く認められるようになった。その考えとは何か(b)。

問2　以下は光学顕微鏡用ミクロメーターの使用法についての説明である。（　1　）～（　5　）の空欄に適当な語句を入れよ。

　　　2種類のミクロメーターを顕微鏡の所定の場所にセットする。（　1　）ミクロメーターは視野の中で常に見えている。（　2　）ミクロメーターの目盛にピントを合わせ，（　3　）レンズを回して両目盛が平行になるようにする。両目盛が一致している場所を2ヶ所探し，その中に含まれるそれぞれの目盛数を数える。その結果（　4　）ミクロメーター1目盛当たりの長さが求められる。この長さは各レンズの（　5　）の組み合わせによって異なる。

問3　光学顕微鏡を使用した以下の実験・観察に関する設問に答えよ。

　　＜実験1＞タマネギのりん片葉の内側にかみそりの刃で約5mm間隔に碁盤目状に刻みを入れ，ピンセットで表皮の小片をはがした。スライドグラス上の水滴にその表皮片を浸し，カバーグラスをかけてプレパラートを作製し，光学顕微鏡で表皮細胞を観察した。

　　　a）観察の際，しぼりはどのような目的で使用されるか。

　　　b）リボソーム，細胞膜，細胞壁，ミトコンドリアのうち実験1で観察できないものをすべて答えよ。

　　＜実験2＞16％のスクロース水溶液にタマネギ表皮片を浸し，実験1と同様に表皮細胞を観察した。

　　　c）このとき，すべての細胞で原形質分離が観察された。細胞膜の物質透過性に注目してその理由を述べよ。

　　＜実験3＞タマネギ表皮片を酢酸カーミン液に浸し，実験1と同様に表皮細胞を観察した。

　　　d）どの細胞小器官が，何色に染色されたか。

Ⅲ　下記の問題の解答を所定欄（2行以内）に記入せよ。

　①　エンゲルマンがアオミドロと好気性細菌を用いた実験で得た結果と，明らかにしたことがらは何か。

　②　細胞内の代謝では，複数の酵素反応が続いて起こることで最終産物が作られることが多い。そしてこの最終産物の濃度はある調節機構によって一定に保たれている。この調節機構を何というか。また，それはどのような調節か。

　③　明るい所から薄暗い所に入ると，はじめはまわりが良く見えないが，しばらくすると見えるようになる。この際，光に対す

る網膜の感度はどのように変化したか。また，その感度の変化の名称を示し，さらにその感度の変化のしくみを答えよ。

④ 呼吸商とは何か。また，呼吸商の値から明らかになることは何か。

Ⅳ ヒトの赤血球中には，34%(質量パーセント濃度)のヘモグロビン(Hb)が含まれている。Hb分子は(1)種類のポリペプチド鎖が2本ずつ集合した構造をしている。それぞれのポリペプチド鎖は，(2)イオンを持つヘムという化合物を含んでいる。全体のHbに対する酸素ヘモグロビン(HbO₂)の割合(%)と酸素(O₂)分圧の関係を示したグラフを(3)という。下図は三種類の二酸化炭素(CO₂)分圧条件における(3)を示す。曲線bは肺胞内のCO₂分圧に対応している。例えば，ア 平地に適応している人が高山に登ると，肺胞内のO₂分圧が低くなり，頭痛や吐き気などの症状が起きることがある。この時，(3)から，肺胞内のHbO₂の割合が(4)していることがわかる。また，イ (3)は，CO₂分圧によって影響され，CO₂分圧が高くなると，曲線bは曲線(5)の方向に移動する。血液中を占める赤血球の割合を40%，血液および赤血球の比重を1.0，HbO₂の割合が100%の時のHb1gあたりの酸素結合量を1.34 mℓ(37℃，標準大気圧)とし，以下の設問に答えよ。

問1 (1)～(5)の空欄に適当な語句あるいは記号を入れよ。

問2 血液100 mℓ中のヘモグロビン量(g)を求めよ(有効数字2桁)。

問3 下線部アより，肺胞内のO₂分圧60 mmHgの高山では，平地に比べ肺胞内の酸素ヘモグロビンの酸素結合量は，血液100 mℓあたり何mℓ(37℃，標準大気圧)変化したか(有効数字2桁)。ただし，平地における肺胞内のO₂分圧は100 mmHg，平地と高山における肺胞のCO₂分圧および血液中のヘモグロビン量は同じとする。

問4 問1の空欄(5)で選択した曲線は，ある組織のCO₂分圧における結果である。曲線bのO₂分圧100 mmHgの動脈血がその組織(O₂分圧40 mmHg)へ運ばれた時，動脈血の酸素ヘモグロビンの何%が酸素を放出するか(有効数字2桁)。

問5 下線部イのヘモグロビンの性質は，呼吸の活発な組織への酸素運搬において，生理的にどのような利点があるか説明せよ。

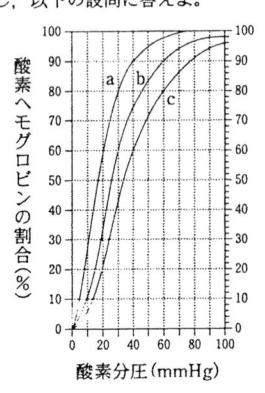

(縦軸)酸素ヘモグロビンの割合(%)
(横軸)酸素分圧(mmHg)

Ⅴ 野生型のシロイヌナズナの茎頂分裂組織では，外側から順にがく，花弁，おしべ，めしべという構造が同心円状に形成され(それぞれの領域をア，イ，ウ，エとする)，花ができる。花の構造の分化は3種類の調節遺伝子A，B，Cの組み合わせによって決まっており，A遺伝子だけが働くと「がく」が，A遺伝子とB遺伝子が働くと「花弁」が，B遺伝子とC遺伝子が働くと「おしべ」が，C遺伝子だけが働くと「めしべ」が形成される。下表は，野生型と調節遺伝子A，B，Cそれぞれの働きを欠く突然変異体(それぞれA変異体，B変異体，C変異体とする)におけるA，B，Cそれぞれの遺伝子の働く領域を調べた実験の結果を示している。以下の設問に答えよ。

表 野生型および突然変異体の各領域で働く調節遺伝子名

実験番号		ア	イ	ウ	エ
①	野生型	A	A, B	B, C	C
②	A変異体	C	B, C	B, C	C
③	B変異体	A	A	C	C
④	C変異体	A	A, B	A, B	A

問1 A変異体のアの領域には何が形成されるか。また，本来あるべき構造が別の構造に置き換わる突然変異を何というか。

問2 実験①，②より，野生型ではC遺伝子はウ，エの領域でしか働いていないが，A変異体ではC遺伝子は全ての領域で働いている。この結果より，野生型では，ア，イの領域でA遺伝子はC遺伝子の働きにどのような影響を与えていると考えられるか。

問3 B遺伝子の働く領域は，A遺伝子の存在とは無関係に決まっている。このように結論できる理由を，実験①～④のうち，どれとどれの結果を比較したかを明記して説明せよ。

問4 遺伝子BとCの両方の働きを欠いた植物を作ることにした。B変異体とC変異体は交雑できないため，以下の方法を用いた。B変異体とC変異体が交雑できない理由を答えよ。また以下の文章の(1)～(7)の空欄に適当な語句を入れよ。

　　野生型の遺伝子型をBBCC，B変異体の遺伝子型をbbCC，C変異体の遺伝子型をBBccと表すことにする。Bはbに対して，Cはcに対して優性の対立遺伝子である。得たい植物の遺伝子型は(1)である。遺伝子型BbCCの植物のめしべに，遺伝子型BBCcの植物のおしべの花粉をつけて交雑した。この交雑により得られた次世代の種子を播いたところ，遺伝子型が(2)，(3)，(4)，(5)の植物が(6)の比で現れた。これらの植物すべてを自家受粉させ，さらに次世代の植物の種子を1920粒収穫した。この種子のうち，理論的には(7)粒の種子が(1)の植物となると考えられる。

英　語

解答　23年度

Ⅰ　出題者が求めたポイント

[全訳]

　完全に閉じ込められ、観察され、訓練され、解剖された数少ない個々の動物が、その種全体を代表することになるというのが、人間以外の動物を研究するときの科学的研究の性格である。(1)しかし人間に関しては、1人の人間の行動に私たちみんなの行動を代表させることを、私たちは決してしない。1人の人間がルービックキューブを1時間で解けないとしても、（その人が生きている他のすべての人よりできる人でなければ）、そのことからすべての人間が解けないとは推定しない。ここでは、私たちの個性という感覚は、私たちの生物として共有しているという感覚よりも強い。私たちが内に持っている身体と認識の能力を述べることとなると、私たちはまず個人であって、次に人類の一員なのである。

　対照的に動物については順序が逆だ。科学は動物をまずはその種の代表と見なし、次に個体と見なす。私たちは動物園で飼われている1、2匹の動物を、種の代表と見ることに慣れている。動物園経営にとって、彼らは種の無意識の「大使」である。種の中の個体が均一であるという私たちの見方は、彼らの知能を比較する時によく示される。(2)脳が大きい方が頭がいいというしるしだという、昔からよく言われている仮説を調べるために、チンパンジーやサルやネズミの脳の容量が人間の脳と比べられた。確かに、チンパンジーの脳は私たちより小さく、サルの脳はチンパンジーより小さく、ネズミの脳は単に霊長類の脳の小脳サイズの結節にすぎない。そこまでの話はかなりよく知られていることだ。もっと驚くべきは、使われた脳が、比較が目的ではあるが、たった2、3匹のチンパンジーとサルの脳だったことだ。(3)不運にも科学のために頭を失うことになったこれらの対の動物は、それ以降、サルとチンパンジーを完璧に代表する者と見なされたのである。なのに私たちは、彼らがたまたま特別に脳の大きいサルなのではとか、異常に脳の小さいチンパンジーなのではとは、全く思いもしなかったのだ。（もちろん研究者たちはすぐに私たちの脳より大きい脳を見つけた。イルカの脳はもっと大きい。クジラやゾウなど私たちより体の大きな生き物の脳が大きいのと同様である。「大きい脳」の神話はずっと前から覆されている。）

　同じく、動物の個体や小さな集団が心理テストで間違えると、その種は失敗というひとはけで汚されてしまう。生物学的同質性で動物をグループ分けするのは便利な省略法であるが、そこにはおかしな結果がくる。それは、私たちは種を語るときに、あたかも種のすべてのメンバーが同じであるかのように見なしてしまいがちだということである。この文言を人間に当てはめることは決してない。あるイヌが20枚のビスケットの山か10枚の山を選ばされて後者を選んだとしたら、結論は定冠詞をつけて述べられることがしばしばである。つまりこうなる。「イヌというもの」は大きい山と小さい山を区別することができない。「一匹のイヌ」は区別できない、というのではないのだ。

　そういうわけで、私は「イヌというもの」について話す時には、「今までに研究されたイヌたち」という意味を暗に含めて話している。多くのすぐれた実験の結果が出れば、最終的に「すべてのイヌ」に一般化することも間違いではなくなるだろう。しかしその時でさえ、個々のイヌ間の違いは大きい。あなたのイヌは異常に鼻がいいのかもしれない、あなたの目をまともに見ないかもしれない、自分の寝床が大好きなのかもしれない、触られるのが大嫌いなのかもしれない。(4)あるイヌのする行動のすべてが、本能的な何かを語っていると解釈されたり、本能なのだと受け取られたりすべきではない。彼らはたまたまその時にそうなのである。これは私たちと同じだ。

[解答]

(1) しかし人間に関しては、1人の人間の行動に私たちみんなの行動を代表させることを、私たちは決してしない。

(2) 脳が大きい方が頭がいいというしるしだという、昔からよく言われている仮説を調べるために、チンパンジーやサルやネズミの脳の容量が人間の脳と比べられた。

(3) 不運にも科学のために頭を失うことになったこれらの対の動物は、それ以降、サルとチンパンジーを完璧に代表する者と見なされたのである。

(4) あるイヌのする行動のすべてが、本能的な何かを語っていると解釈されたり、本能なのだと受け取られたりすべきではない。彼らはたまたまその時にそうなのである。これは私たちと同じだ。

Ⅱ　出題者が求めたポイント

[全訳]

　私は子どもたちにスポーツを奨励しないのでは決してない。実際、もっと多くの子どもたちがコンピューターから離れ、i-Podsと携帯電話を下に置き、もっと多くの時間とエネルギーを身体活動に当ててほしいと願っている。しかし、多くの子どもたちや若者たちにとって、問題は不活発とは逆である。(1)栄光や奨学金を願う親やコーチに励まされて、あまりに多くの若いアスリートたちが、身体的に、時には心理的に壊れる寸前まで追いやられている。

　マーク・ハイマンによって彼の本「負傷するまで－若者のスポーツに取りつかれたアメリカ、それが子どもたちをどう傷つけているか」に引用された統計は、実に率直である。「毎年15歳以下の子どもたちの350万人以上が、スポーツによるけがで医学的治療を必要としている。その内のおよそ半分は単に酷使による。」け

がは問題のほんの一部にすぎないと、ハイマン氏は書いた。大人が参入するにつれて、「シーズンを追うごとに、若者のスポーツは、子どもたちに健康で安全で人格形成に役立つレクリエーションを提供するというその本来の使命からは、次第に遠いところへと逸脱していくように見える。」

スポーツジャーナリストであるハイマン氏は、一部は自分自身が、アスリートとして才能のあった息子を持つ父親として誤った行動をとったことから、この問題に取り組むことになった。13歳で肩が痛み始めた時、ベン・ハイマンは地域の野球チームの栄光あるピッチャーであったが、口に出すくらいにまで痛むようになったのは、リーグのプレイオフの開始直前であった。ベンの問題はボールを投げすぎることが原因で、1か月は腕を休ませた方がいいと専門家に言われたにもかかわらず、父はベンを試合に出し、さらに3日後には「優勝への道を切り拓け」と彼を励ました。(2)けがを負った少年がホームプレートに下手くそなボールを投げ始めるようになった時に、ハイマン氏は息子の健康より勝つことを優先した自分の愚かな視野の狭さを理解した。

この問題は3年前に American Academy of Pediatrics' Council on Sports Medicine and Fitness（スポーツ医学とフィットネスに関するアメリカ小児学会）によって取り上げられた。学会の機関紙 Pediatrics の中の報告で、ジョエル・S・ブレンナー医師は書いた。「子どもや若者のアスリートにおける使いすぎによるけがや過度のトレーニングや燃え尽きは、アメリカで増加しつつある問題となっている。」その評議会が言うには、若者のスポーツ参加の目的は「一生にわたる身体活動、レクリエーション、そして健全な競争の技術を促進することであるべだ。」「悪いことに、」とそれは続く。「その目的はあまりにしばしば、暗黙の内にまたはあからさまに、大人（親/コーチ）の目的の方へと歪められている。若いうちにプロになるアスリートが増えるにつれて、『プロのパイ』のかけらを掴もう、大学の奨学金を手に入れよう、オリンピックのチームに入ろうとするプレッシャーは強くなる。」しかし、ほとんどの若きアスリートとその親たちは、スポーツに頼っても、ごくわずか－1000人の高校生アスリートの内の2人から5人－しかプロの地位を獲得しないということがわかっていない。

運動に参加し競技することにばかり力点が置かれ、それによって、時には子どもの将来を危うくしかねない傷を負わせるのは、明らかに度を越している。スポーツ外科医のジェイムズ・R・アンドリューズ医師は、若者のスポーツにおいて今は5年前の4倍の数の使いすぎによるけがを見ていると言い、慢性的なけがで手術を受けなければならない子どもたちの数は今増えていると言った。けがの割合の上昇の大きな要因は、年間通して休みなくひとつのスポーツをすることが、昨今強調されているからである。このため、練習中や試合中に起こる避けがたい小さな傷から回復する時間が、

筋肉や関節には残されていないこととなる。(3)専門性が高まれば、他の筋肉を強化し負荷を軽くする事ができるような相乗りのトレーニングもできない。

シーズンスポーツの場合でも、毎日の練習が問題になることがある。小児科学会は、若いアスリートは「身体的回復と心理的回復の両方ができるように、競争、特化したトレーニング、競技練習を1週間に少なくとも1日から2日は休むほうがよい」と勧めている。

[解答]
(1) 栄光や奨学金を願う親やコーチに励まされて、あまりに多くの若いアスリートたちが、身体的に、時には心理的に壊れる寸前まで追いやられている。
(2)けがを負った少年がホームプレートに下手くそなボールを投げ始めるようになった時に、ハイマン氏は息子の健康より勝つことを優先した自分の愚かな視野の狭さを理解した。
(3)専門性が高まれば、他の筋肉を強化し負荷を軽くする事ができるような相乗りのトレーニングもできない。

Ⅲ　出題者が求めたポイント

[解答例]

Development in science and technology in these two hundred years has increased English vocabulary and expressions which show new ideas. Also, (1)usage of English in different parts of the world and easier and more rapid communication resulted in emergence of thousands of new words. You will realize these changes in vocabulary when you see the content of "Oxford English Dictionary", which was made from nineteenth century to twentieth century. (2)This dictionary contains all of the English words after 1150, including those that are no more used today. (3)It illustrates, together with a lot of examples, when each word appeared first and how its meaning has changed for centuries of time.

[解答]
(1) usage of English in different parts of the world and easier and more rapid communication resulted in emergence of thousands of new words.
(2) This dictionary contains all of the English words after 1150, including those that are no more used today.
(3) It illustrates, together with a lot of examples, when each word appeared first and how its meaning has changed for centuries of time.

数　学

解答　23年度

1 出題者が求めたポイント（数学III・微分法）

(1) $y=f(x)$ の上の点 $(t, f(t))$ における接線の方程式は，
$$y=f'(t)(x-t)+f(t)$$

(2) ℓ と x 軸との交点A，ℓ と y 軸との交点をBとすると，
$$S(t)=\frac{1}{2}\mathrm{OA}\cdot\mathrm{OB} \quad (\text{Oは原点})$$
$S(t)$ を t で微分し，増減表をつくる。

〔解答〕

(1) $f'(x)=-3x^2-3$
$$\ell : y=(-3t^2-3)(x-t)-t^3-3t+10$$
$$\ell : y=(-3t^2-3)x+2t^3+10$$
ℓ と x 軸との交点をA，ℓ と y 軸との交点をBとする。

ℓ に $y=0$ を代入して，$x=\dfrac{2t^3+10}{3t^2+3}$

ℓ に $x=0$ を代入して，$y=2t^3+10$

$\mathrm{A}\left(\dfrac{2t^3+10}{3t^2+3}, 0\right)$，$\mathrm{B}(0, 2t^3+10)$

(2) $S(t)=\dfrac{1}{2}\left(\dfrac{2t^3+10}{3t^2+3}\right)(2t^3+10)=\dfrac{2}{3}\dfrac{(t^3+5^2)}{t^2+1}$

$$\frac{dS(t)}{dt}=\frac{2}{3}\frac{2\cdot 3t^2(t^3+5)(t^2+1)-2t(t^3+5)^2}{(t^2+1)^2}$$

$$=\frac{4}{3}\frac{t(t^3+5)(2t^3+3t-5)}{(t^2+1)^2}$$

$$=\frac{4}{3}\frac{t(t-1)(t^3+5)(2t^2+2t+5)}{(t^2+1)^2}$$

t	0		1	
$S(x)$		$-$	0	$+$
$S'(x)$		↗		↘

よって，$S(t)$ は $t=1$ のとき最小となる。

最小値は，$S(1)=\dfrac{2}{3}\dfrac{(1^3+5)^2}{1^2+1}=12$

2 出題者が求めたポイント（数学I・三角比）

(1) $\triangle\mathrm{ABD}$ の外接円の半径Rのとき，$\dfrac{\mathrm{BD}}{\sin\mathrm{A}}=2\mathrm{R}$

(2) 同一弧の上に立つ円周角は等しい。これより，二辺と夾角が等しいことを言う。

(3) $\triangle\mathrm{ABD}$ において，
$$\mathrm{BD}^2=\mathrm{AB}^2+\mathrm{AD}^2-2\mathrm{AB}\cdot\mathrm{AD}\cos\mathrm{A}$$
$$\mathrm{BC}=\mathrm{AB}\cos\angle\mathrm{ABC}+\mathrm{AD}+\mathrm{DC}\cos\angle\mathrm{DCB}$$

〔解答〕

(1) $\triangle\mathrm{ABD}$，$\triangle\mathrm{DCA}$ はともに円に内接しているので，

$\dfrac{\mathrm{BD}}{\sin 120°}=2$ より $\mathrm{BD}=2\sin 120°=\sqrt{3}$

$\dfrac{\mathrm{AC}}{\sin 120°}=2$ より $\mathrm{AC}=2\sin 120°=\sqrt{3}$

BD，ACは a によらず一定で，ともに $\sqrt{3}$ である。

(2) 弧BCに立つ円周角同じなので，$\angle\mathrm{BAC}=\angle\mathrm{BDC}$
$$\angle\mathrm{CAD}=120°-\angle\mathrm{BAC}=120°-\angle\mathrm{BDC}=\angle\mathrm{BDA}$$

よって，$\angle\mathrm{CAD}=\angle\mathrm{BDA}$ ………①
$\triangle\mathrm{ACD}$ と $\triangle\mathrm{DBA}$ とにおいて，
$$\mathrm{AD}=\mathrm{DA} \quad (\text{共通})$$
$$\mathrm{AC}=\mathrm{DB} \quad ((1)\text{より})$$
$$\angle\mathrm{CAD}=\angle\mathrm{BDA} \quad (①\text{より})$$
二辺と夾角が等しいので，$\triangle\mathrm{ACD}\equiv\triangle\mathrm{DBA}$

(3) $\mathrm{AB}=x$ とする。
$$x^2+a^2-2ax\cos 120°=\sqrt{3}^2$$
$$x^2+ax+a^2-3=0$$
$$x>0 \text{より} \quad x=\frac{-a+\sqrt{12-3a^2}}{2}$$
$$\mathrm{BC}=2x\cos 60°-3a^2+a=\frac{a+\sqrt{12-3a^2}}{2}$$

3 出題者が求めたポイント（数学B・空間ベクトル）

(1) $\overrightarrow{\mathrm{AB}}=\overrightarrow{\mathrm{DE}}$，$\overrightarrow{\mathrm{AD}}=\overrightarrow{\mathrm{BE}}$，$\overrightarrow{\mathrm{AD}}\perp\overrightarrow{\mathrm{AB}}$ を示す。
$$\overrightarrow{\mathrm{AD}}\perp\overrightarrow{\mathrm{AB}}\Leftrightarrow\overrightarrow{\mathrm{AD}}\cdot\overrightarrow{\mathrm{AB}}=0$$

(2) $\overrightarrow{\mathrm{AD}}\perp\overrightarrow{\mathrm{OC}}$，$\overrightarrow{\mathrm{DE}}\perp\overrightarrow{\mathrm{OC}}$ を示す。

(3) OCとDEとの交点をHとすると，
立体Kは，底面ABDEで高さOHの四角錐と底面ABDEで高さHCの四角錐である。
四面体AODCは，底面が $\triangle$ODCで高さがAD。
四面体BOECは，底面が $\triangle$OECで高さがBE。
四面体OABCは，立体Kから四面体AODCと四面体BOECを引いたもの。
$\triangle$ABCの面積をSとすると，
$$\cos\mathrm{A}=\frac{\mathrm{AB}^2+\mathrm{AC}^2-\mathrm{BC}^2}{2\mathrm{AB}\cdot\mathrm{AC}}, \quad S=\frac{1}{2}\mathrm{AB}\cdot\mathrm{AC}\sin\mathrm{A}$$

〔解答〕

(1) $\overrightarrow{\mathrm{AB}}=(-\sqrt{2}, \sqrt{2}, 0)$，$\overrightarrow{\mathrm{DE}}=(-\sqrt{2}, \sqrt{2}, 0)$
$\overrightarrow{\mathrm{AD}}=(0, 0, -1)$，$\overrightarrow{\mathrm{BE}}=(0, 0, -1)$
$\overrightarrow{\mathrm{AB}}\cdot\overrightarrow{\mathrm{AD}}=0+0+0=0$ より $\angle\mathrm{DAB}=\angle\mathrm{R}$
従って，$\overrightarrow{\mathrm{AB}}=\overrightarrow{\mathrm{DE}}$，$\overrightarrow{\mathrm{AD}}=\overrightarrow{\mathrm{BE}}$，$\angle\mathrm{DAB}=\angle\mathrm{R}$
なので，四角形ADBEは長方形である。

(2) $\overrightarrow{\mathrm{OC}}=(1, 1, 0)$
$\overrightarrow{\mathrm{AD}}\cdot\overrightarrow{\mathrm{OC}}=0+0+0=0$ より $\mathrm{AD}\perp\mathrm{OC}$
$\overrightarrow{\mathrm{DE}}\cdot\overrightarrow{\mathrm{OC}}=-\sqrt{2}+\sqrt{2}+0=0$ より $\mathrm{DE}\perp\mathrm{OC}$
直線OCは，平面上の2直線ADとDEとで直交するので，直線OCは四角形ADEBを含む平面と直交する。

(3) $\mathrm{AB}=\sqrt{2+2+0}=2$，$\mathrm{AD}=\sqrt{0+0+1}=1$
$\mathrm{OC}=\sqrt{1+1+0}=\sqrt{2}$
OCとDEの交点をHとすると，立体Kの体積は，
$$\frac{1}{3}(2\times 1)\mathrm{OH}+\frac{1}{3}(2\times 1)\mathrm{CH}=\frac{2}{3}\mathrm{OC}=\frac{2}{3}\sqrt{2}$$
$\overrightarrow{\mathrm{DO}}=(-\sqrt{2}, 0, 0)$，$\overrightarrow{\mathrm{DA}}=(0, 0, 1)$
$\overrightarrow{\mathrm{DO}}\cdot\overrightarrow{\mathrm{DA}}=0$，$\overrightarrow{\mathrm{DA}}\cdot\overrightarrow{\mathrm{DE}}=0$，よって，四面体AODCは底面が $\triangle$ODCで高さがDA。
$$\mathrm{DO}=\sqrt{2}, \quad \mathrm{DC}=\sqrt{(\sqrt{2}-1)^2+1^2}=\sqrt{4-2\sqrt{2}}$$

$$\cos\angle DOC = \frac{2+2-4+2\sqrt{2}}{2\sqrt{2}\sqrt{2}} = \frac{1}{\sqrt{2}}$$

△DOCの面積は, $\dfrac{1}{2}\sqrt{2}\sqrt{2}\sqrt{1-\dfrac{1}{2}} = \dfrac{1}{2}\sqrt{2}$

四面体AODCの体積は, $\dfrac{1}{3}\dfrac{1}{2}\sqrt{2}\cdot 1 = \dfrac{1}{6}\sqrt{2}$

$\overrightarrow{EO}=(0,\ -\sqrt{2},\ 0),\ \overrightarrow{EB}=(0,\ 0,\ 1)$

$\overrightarrow{ED}=(\sqrt{2},\ -\sqrt{2},\ 0)$

$\overrightarrow{EO}\cdot\overrightarrow{EB}=0,\ \overrightarrow{ED}\cdot\overrightarrow{EB}=0$　よって, 四面体BOCEは底面が△OECで高さがBE。

$EO=\sqrt{2},\ EC=\sqrt{1^2+\left(\sqrt{2}-1\right)^2}=\sqrt{4-2\sqrt{2}}$

$$\cos\angle COE = \frac{2+2-4+2\sqrt{2}}{2\sqrt{2}\sqrt{2}} = \frac{1}{\sqrt{2}}$$

四面体BOCEの体積は,

$$\frac{1}{3}\left(\frac{1}{2}\sqrt{2}\sqrt{2}\sqrt{1-\frac{1}{2}}\right)\cdot 1 = \frac{1}{6}\sqrt{2}$$

四面体OABCの体積は, $\dfrac{2}{3}\sqrt{2}-\dfrac{1}{6}\sqrt{2}-\dfrac{1}{6}\sqrt{2}=\dfrac{1}{3}\sqrt{2}$

4　出題者が求めたポイント（数学Ⅲ・積分法）

$$\int f(x)g'(x)dx = f(x)g(x)-\int f'(x)g(x)dx$$

(3) $\displaystyle\sum_{k=1}^{n}r^{k-1}=\frac{r^n-1}{r-1},\ S=\sum_{k=0}^{n}ke^k$ とおいて, $S-eS$ を計算する。

〔解答〕

(1) $\displaystyle\int_0^a (t+1)e^t dt = \left[(t+1)e^t\right]_0^a - \int_0^a e^t dt$

$=\left[(t+1)e^t\right]_0^a - \left[e^t\right]_0^a$

$=(a+1)e^a-1-(e^a-1)=ae^a$

(2) $\displaystyle\int_k^{k+1} e^t dt = \left[e^t\right]_k^{k+1} = (e-1)e^k$

　　従って, $A=e-1$

$\displaystyle\int_k^{k+1}(t+1)e^t dt = \left[(t+1)e^t\right]_k^{k+1} - \left[e^t\right]_k^{k+1}$

$=(k+1)e^{k+1}+e^{k+1}-ke^k-e^k-(e^{k+1}-e^k)$

$=ee^k+(e-1)ke^k$

　　従って, $B=e,\ C=e-1$

(3) $\displaystyle\sum_{k=0}^{n}e^k=+e^1+e^2+\cdots\cdots+e^n$

$=\dfrac{e^{n+1}-1}{e-1}$

$S=\displaystyle\sum_{k=0}^{n}ke^k$ とする。

$S=0+e^1+2e^2+3e^3+\cdots\cdots+ne^n$

$eS=0+1e^2+2e^3+\cdots\cdots+(n-1)e^n+ne^{n-1}$

$(1-e)S=e+e^2+e^3+\cdots\cdots+e^n-ne^{n-1}$

$(1-e)S=e\dfrac{e^n-1}{e-1}-ne^{n+1}=\dfrac{\{-n(e-1)+1\}e^{n-1}-e}{e-1}$

$S=\dfrac{(ne-n-1)e^{n-1}+e}{(e-1)^2}$

5　出題者が求めたポイント（数学B・数列）

(1) 両方の箱から同じ色の札をとる確率

(2) A, Bの箱がそれぞれ同じ色の札2枚となったら, 操作Sで, A, Bとも赤白1枚ずつとなる。p_{n+1}をp_nで表わす。

(3) $p_{n+1}=ap_n+b$のとき, $\alpha=a\alpha+b$となるαを求め, $p_{n+1}-\alpha=a(p_n-\alpha)$とする。

$p_n-\alpha=(p_1-\alpha)a^{n-1}$で$p_n$を求める。

〔解答〕

(1) Aから白, Bから白をとる確率は, $\dfrac{1}{2}\times\dfrac{1}{2}=\dfrac{1}{4}$

Aから赤, Bから赤をとる確率は, $\dfrac{1}{2}\times\dfrac{1}{2}=\dfrac{1}{4}$

$p_1=\dfrac{1}{4}+\dfrac{1}{4}=\dfrac{1}{2}$

(2) n回目白札が1のとき, $n+1$回目白札1となる確率は

(1)より$\dfrac{1}{2}$。よって, $\dfrac{1}{2}p_n$

n回目白札が2又は0のとき, $n+1$回目の操作では必ず白札1となる。よって, $1-p_n$

$p_{n+1}=\dfrac{1}{2}p_n+1-p_n$　より　$p_{n+1}=-\dfrac{1}{2}p_n+1$

(3) $\alpha=-\dfrac{1}{2}\alpha+1$ とすると, $\alpha=\dfrac{2}{3}$

従って, $p_{n+1}-\dfrac{2}{3}=-\dfrac{1}{2}\left(p_n-\dfrac{2}{3}\right)$

$p_1-\dfrac{2}{3}=\dfrac{1}{2}-\dfrac{2}{3}=-\dfrac{1}{6}$

$p_n-\dfrac{2}{3}=-\dfrac{1}{6}\left(-\dfrac{1}{2}\right)^{n-1}$

$\therefore p_n=\dfrac{2}{3}+\dfrac{1}{3}\left(-\dfrac{1}{2}\right)^n$

$\displaystyle\lim_{n\to\infty}\left\{\dfrac{2}{3}+\dfrac{1}{3}\left(-\dfrac{1}{2}\right)^n\right\}=\dfrac{2}{3}$

物　理

解答　　　23年度

Ⅰ　出題者が求めたポイント……浮力と単振動

(1) (容器＋ロウ)に働く重力と浮力がつりあう。

$$(m + \rho V)g = \frac{3}{4}LS \times 1 \times g$$

$$\therefore V = \frac{3LS - 4m}{4\rho}[ml] \qquad \cdots 答$$

(2) 下向きを正、容器とロウの質量の和をMとする。

$$M = m + \rho V = \frac{3LS}{4}である。$$

Δxだけ押し下げたとき、運動方程式は、

$$Mg - \left(\frac{3}{4}L + \Delta x\right)Sg = Ma \qquad \therefore -Sg\Delta x = Ma$$

これより、ばね定数 $k = Sg$　の単振動をすることが分かる。

$$\therefore \quad 周期\ T = 2\pi\sqrt{\frac{M}{k}} = 2\pi\sqrt{\frac{\left(\frac{3LS}{4}\right)}{Sg}}$$

$$= \pi\sqrt{\frac{3L}{g}}[s] \qquad \cdots 答$$

(3) この場合、振幅が$\dfrac{L}{4}$の単振動であるから、

$$\frac{1}{2}k\left(\frac{L}{4}\right)^2 = \frac{1}{2}Mv_1{}^2 より、$$

$$v_1 = \left(\frac{L}{4}\right)\sqrt{\frac{k}{M}} = \frac{L}{4} \times \sqrt{\frac{Sg}{\left(\frac{3LS}{4}\right)}} = \frac{1}{2}\sqrt{\frac{gL}{3}}[cm/s]$$

$$\cdots 答$$

(4) 単振動の中心はつり合いの位置で、上面が$\dfrac{1}{4}$だけ水面より上にあるときである。

この場合は、$\dfrac{3L}{4}$持ち上げたので、エネルギー保存則より、

$$\frac{1}{2}k\left(\frac{3L}{4}\right)^2 = \frac{1}{2}Mv_2{}^2 + \frac{1}{2}k\left(\frac{L}{4}\right)^2 \ が成り立つ。$$

$$\therefore v_2 = L\sqrt{\frac{k}{2M}} = L \times \sqrt{\frac{Sg}{2 \times \left(\frac{3LS}{4}\right)}} = \sqrt{\frac{2gL}{3}}[cm/s]$$

$$\cdots 答$$

(5) 容器が完全に水中に沈んでしまうと単振動ではなくなる。
浮力($= LSg$)がした仕事は力学的エネルギーの変化量に等しいから、

$$0 - \left(\frac{1}{2}Mv_2{}^2 + MgD\right) = -LSg \times D$$

$$\therefore \frac{1}{2}Mv_2{}^2 = LSgD - MgD$$

$$\frac{1}{2} \times \frac{3LS}{4} \times \frac{2gL}{3} = LSgD - \frac{3LS}{4}gD = \frac{LSgD}{4}$$

$$\therefore \quad D = L \qquad \cdots 答$$

Ⅱ　出題者が求めたポイント……コンデンサー、スイッチの切り替え、電場のした仕事

(1) ① コンデンサーABの電圧＝0だから、抵抗1に電圧Vがかかる。

$$I = \frac{V}{R_1} \qquad \cdots ①の答$$

② 回路に電流が流れないので、抵抗1の電圧＝0

$$\therefore コンデンサーABの電圧 = V \qquad V\cdots②の答$$

③ 電場の強さ$E = \dfrac{V}{d}$　　　$\cdots ③の答$

④ 電気容量$C = \varepsilon\dfrac{S}{d}$より、$\varepsilon\dfrac{L^2}{d}$　　$\cdots ④の答$

⑤ $Q = CV$より　$\varepsilon\dfrac{L^2 V}{d}$　　$\cdots ⑤の答$

⑥ 電源は電荷Qを電圧Vに逆らって移動させる。

$$\therefore 仕事 = QV = \frac{\varepsilon L^2 V^2}{d} \qquad \cdots ⑥の答$$

⑦ ⑥の仕事のうち、$\dfrac{1}{2}QV$がコンデンサーに蓄えられ、

残りの$\dfrac{1}{2}QV$が熱エネルギーになる。

$$\therefore \quad \frac{\varepsilon L^2 V^2}{2d} \qquad \cdots ⑦の答$$

(2) ⑧ コンデンサーの電圧Vが抵抗2に加わる。

$$I = \frac{V}{R_2} \qquad \cdots ⑧の答$$

⑨ コンデンサーに蓄えられたエネルギー$\dfrac{1}{2}QV$が全て熱エネルギーに変わる。

$$\therefore \quad \frac{\varepsilon L^2 V^2}{2d} \qquad \cdots ⑨の答$$

(3) ⑩ コンデンサーの電圧＝抵抗2の電圧＝0だから、抵抗1に電圧Vがかかる。

$$I = \frac{V}{R_1} \qquad \cdots ⑩の答$$

⑪ コンデンサーには電流は流れず、抵抗1と抵抗2には等しい電流が流れる。

$$I' = \frac{V}{R_1 + R_2}　また、AB間の電圧＝抵抗2の電圧$$

$$= I'R_2 = \frac{R_2 V}{R_1 + R_2} \qquad \cdots ⑪の答$$

(4) ⑫ 抵抗1に加わる電圧 $= V - \dfrac{R_2 V}{R_1 + R_2} = \dfrac{R_1 V}{R_1 + R_2}$

したがって、抵抗1に流れる電流 $= \left(\dfrac{R_1 V}{R_1 + R_2}\right) \div R_1$

$$= \frac{V}{R_1 + R_2} \qquad \cdots ⑫の答$$

(5) ⑬ AB 間の電場の強さ $E' = \dfrac{\left(\dfrac{R_2V}{R_1+R_2}\right)}{d} = \dfrac{R_2V}{d(R_1+R_2)}$

等速運動であるから、物体 Q にはたらく合力 $= 0$ より、$mg - qE' = 0$

$$\therefore\ q = \frac{mg}{E'} = \frac{mgd(R_1+R_2)}{R_2V} \qquad \cdots ⑬ の答$$

(6) AB 間の電圧 $= V$ であるから、物体 Q が O から P まで移動する間に電場は、$(-q)V$ の仕事をする。点 P において運動エネルギーが正であるには、（重力のする仕事＋電場のする仕事）が正であればよい。すなわち、$0 < mg \times 2d - qV$ が成り立つ。

$\therefore\ qV < 2mgd$ ⑬の答えを用いて、

$$\frac{mgd(R_1+R_2)}{R_2V} \times V < 2mgd \quad \therefore R_1 + R_2 < 2R_2$$

$$\therefore\ R_1 < R_2 \qquad \cdots 答$$

極板 B の上方 x の距離にある点 R における速さを v とする。O から R まで電場がする仕事 $= -qE(d-x)$

$= -q\dfrac{V}{d}(d-x)$ であるから、

$$\frac{1}{2}mv^2 = mg(2d-x) - \frac{qV}{d}(d-x)$$

$$\therefore\ \frac{1}{2}mv^2 = 2mgd - qV + x\left(\frac{qV}{d} - mg\right)$$

⑬の答より、$\dfrac{qV}{mgd} = \dfrac{R_1+R_2}{R_2} > 1$

$$\therefore\ \frac{qV}{d} - mg > 1$$

したがって、運動エネルギーが最小になるのは $x = 0$ のときである。

$$\frac{1}{2}mv_{\min}{}^2 = 2mgd - qV = 2mgd - \frac{mgd(R_1+R_2)}{R_2}$$

$$= mgd\left(\frac{R_2-R_1}{R_2}\right)$$

$$\therefore\ v_{\min} = \sqrt{\frac{2gd(R_2-R_1)}{R_2}} \qquad \cdots 答$$

Ⅲ 出題者が求めたポイント……気体の断熱変化

(1) ピストンにはたらく力のつりあいより、室Ⅱの圧力 $= aP_0$

$PV^\gamma = $ 一定より、$P_0V_0{}^\gamma = (aP_0)V_2{}^\gamma$

$$\therefore\ V_2 = \left(\frac{1}{a}\right)^{\frac{1}{\gamma}}V_0 = a^{-\frac{3}{5}}V_0[m^3] \qquad \cdots 答$$

(2) ボイル・シャルルの法則より、

$$\frac{P_0V_0}{T_0} = \frac{(aP_0) \times \left(\frac{1}{a}\right)^{\frac{3}{5}}V_0}{T_2}$$

$$\therefore\ T_2 = a \times \left(\frac{1}{a}\right)^{\frac{3}{5}}T_0 = a^{\frac{2}{5}}T_0[K] \qquad \cdots 答$$

(3) 室Ⅱがされる仕事を W_2 とすると熱力学第1法則より、

$$W_2 = \Delta U_2 = \frac{3}{2}R\Delta T = \frac{3}{2}R\left(a^{\frac{2}{5}} - 1\right)T_0$$

また、状態方程式より、$P_0V_0 = RT_0$

$$\therefore\ W_2 = \frac{3}{2}\left(a^{\frac{2}{5}} - 1\right)P_0V_0[J] \qquad \cdots 答$$

(4) 室Ⅰの体積 $= V_0 + (V_0 - V_2) = 2V_0 - V_2$

ボイル・シャルルの法則より、

$$\frac{P_0V_0}{T_0} = \frac{(aP_0) \times (2V_0 - V_2)}{T_1}$$

$$\therefore\ T_1 = \frac{a(2V_0 - V_2)}{V_0}T_0 = \frac{aT_0}{V_0}\left(2V_0 - a^{-\frac{3}{5}}V_0\right)$$

$$= \left(2a - a^{\frac{2}{5}}\right)T_0[K] \qquad \cdots 答$$

(5) 熱量 Q は、ふたつの気体の内部エネルギー増加分に等しいから、

$$Q = \Delta U_1 + \Delta U_2 = \frac{3}{2}R(T_1 - T_0) + \frac{3}{2}R\left(a^{\frac{2}{5}} - 1\right)T_0$$

$$= \frac{3}{2}RT_0\left(2a - a^{\frac{2}{5}} - 1 + a^{\frac{2}{5}} - 1\right)$$

$$= \frac{3}{2}RT_0(2a - 2)$$

状態方程式 $P_0V_0 = RT_0$ を用いて、
$$Q = 3P_0V_0(a-1)[J] \qquad \cdots 答$$

Ⅲ 出題者が求めたポイント……小問集合(送電線の電力損失、斜面上の落下運動、$P-V$図、抵抗の接続)

(1) 一軒の家の消費電力を P、送電線を流れる電流を I、送電線の抵抗を r とする。

$$\frac{I^2r}{P+I^2r} = \frac{1}{100} \qquad \therefore\ P = 99I^2r \qquad \cdots ①$$

121軒の家があるとすると、送電線を流れる電流は $121 \times I$ となる。

$$\frac{(121I)^2r}{121P + (121I)^2r} \times 100 = \frac{121I^2r}{P + 121I^2r} \times 100 \cdots ②$$

②式に①式を代入して P を消去する。

$$\frac{121I^2r}{99I^2R + 121I^2r} \times 100 = \frac{121}{220} \times 100 \qquad 55\% \cdots 答$$

(2) 板と水平面との角度を θ とすると、小球の加速度 $a = 9.8 \times \sin\theta$、また、板の長さ $= 2 \times R\sin\theta$ である。

等加速度運動の公式 $x = \dfrac{1}{2}at^2$ を用いて、

$$2R\sin\theta = \frac{1}{2} \times 9.8\sin\theta \times 4^2$$

$$\therefore\ R = 4 \times 9.8 = 39.2 \qquad\qquad 39[m] \cdots 答$$

(3) 原点から離れている双曲線上の点ほど温度が高いから、図の過程中では
$(2V, 2P)$ の点が最も温度が高く、点 C が最も温度が低い。

ボイル・シャルルの法則より、

$$\frac{2P \times 2V}{T_1} = \frac{PV}{T_2} = \frac{3PV}{T}$$

$$\therefore\ T_1 = \frac{4}{3}T, \ T_2 = \frac{1}{3}T \qquad \cdots 答$$

(4) 抵抗の組合せは次の7通りである。

①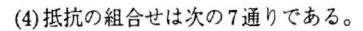

②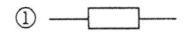

③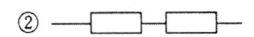

④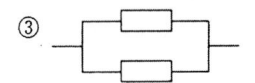

⑤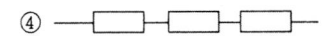

⑥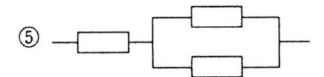

⑦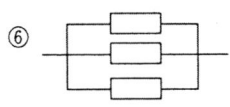

$$R, 2R, \frac{1}{2}R, 3R, \frac{3}{2}R, \frac{1}{3}R, \frac{2}{3}R \qquad \cdots 答$$

化　学

解答　23年度

Ⅰ　出題者が求めたポイント……原子の構造，半減期

問2. 陽子の数＝原子番号
　　中性子の数＝質量数－原子番号

問3. 4分の1のときの量を$\frac{1}{4}N_0$とすると

$$\frac{1}{4}N_0 = N_0\left(\frac{1}{2}\right)^{\frac{t}{T}} より \frac{t}{T}=2$$

$$\therefore t = 28.6 日$$

5分の1のときの量を$\frac{1}{5}N_0$とすると

$$\frac{1}{5}N_0 = N_0\left(\frac{1}{2}\right)^{\frac{t}{T}} を \frac{2}{10}N_0 = N_0\left(\frac{t}{2}\right)^{\frac{t}{T}} とし$$

$$\log\frac{2}{10} = \frac{t}{T}\log\frac{1}{2}$$

$$\therefore t \fallingdotseq 33.2 日$$

問4. 32.0 gの$^{32}_{15}P$は6.02×10^{23}個なので
　　1秒間に壊変した個数は

$$N_0 - N_0\left(\frac{1}{2}\right)^{\frac{t}{T}} = N_0\left\{1-\left(\frac{1}{2}\right)^{\frac{t}{T}}\right\}$$

$$\fallingdotseq N_0\left\{1-\left(1-0.693\times\frac{1}{T}\right)\right\}$$

$$\fallingdotseq 3.38\times10^{17}個$$

[解答]
問1. A 原子核　B 電子　C 陽子　D 中性子
　　E 原子番号　F 質量数　G 同位体
　　H 放射性同位体
問2. Cの数 15個　　Dの数 17個
問3. 4分の1になる日数 28.6日
　　5分の1になる日数 33.2日
問4. 3.38×10^{17}個

Ⅱ　出題者が求めたポイント……気体の性質，炭酸

問3. (a) $PV = nRT$ より
　　　$n = (1.0\times10^5\times0.94)/(8.3\times10^3\times293)$
　　　　$= 3.86\times10^{-2} \fallingdotseq 3.9\times10^{-2}$ mol
　　　$\therefore 3.9\times10^{-2}$ mol/L
　　(b) $1.0\times10^5\times(0.034\times100) = 34$ Pa
　　(c) $(34/1.0\times10^5)\times3.86\times10^{-2} = 1.31\times10^{-5}$ mol/L
　　　　　　　　　　　　$\fallingdotseq 1.3\times10^{-5}$ mol/L
　　(d) $[H^+] = c\alpha$
　　　　$= 1.31\times10^{-5}\times0.18$
　　　　$= 2.35\times10^{-6} \fallingdotseq 2.4\times10^{-6}$ mol/L

[解答]
問1. ア 炭酸　イ ヘンリー　ウ 硝酸　エ 酸性雨
問2. $H_2CO_3 \rightleftarrows H^+ + HCO_3^-$
　　$HCO_3^- \rightleftarrows H^+ + CO_3^{2-}$

問3. a 3.9×10^{-2}　b 34　c 1.3×10^{-5}　d 2.4×10^{-6}
問4. $CaCO_3 + H_2SO_4 \rightarrow CaSO_4 + H_2O + CO_2$
問5. $CaCO_3 + SO_2 \rightarrow CaSO_3 + CO_2$

Ⅲ　出題者が求めたポイント……鉄，コロイド

問2. $Fe^{2+} \rightarrow Fe^{3+}$ なので淡緑色から黄褐色になる
問5. $Ag^+ + Cl^- \rightarrow AgCl$(白沈)

[解答]
問1. A $Fe + H_2SO_4 \rightarrow FeSO_4 + H_2$
　　B $Fe + 2HCl \rightarrow FeCl_2 + H_2$
問2. 黄褐色　$2Fe^{2+} + H_2O_2 + 2H^+ \rightarrow 2Fe^{3+} + 2H_2O$
問3. $FeSO_4 \cdot 7H_2O$
問4. 水酸化鉄(Ⅲ)　コロイド
問5. 白色の沈殿が生じる。
問6. 水酸化鉄(Ⅲ)がSO_4^{2-}により凝析したため。

Ⅳ　出題者が求めたポイント……有機化合物の構造

問題文よりA～Dは以下のアルコール，E～Gは以下のエーテルである。

A.　C-C-C　　B.　C-C-C-C-OH
（構造式略）
C.　C-C-C*-C　D.　C-C-C-OH
（構造式略）
E.　C-C-C-O-C　F.　C-C-O-C-C
G.　C-C-O-C
（構造式略）

問1. アルコールの酸化を考える。第1級アルコールからはアルデヒド，第2級アルコールからはケトン，第3級アルコールは酸化されにくい。
問3. H～Mは以下の構造である。ヨードホルム反応を考える。
H.　C-C=C　　I.　C-C-C=C　　J.　C-C=C-C
K.　C-C-C-CHO　L.　C-C-C-C（=O）
M.　C-C-CHO

問4. 不斉炭素原子を有するのはC

[解答]
問1. B，C
問2.
$$CH_3-\overset{CH_3}{\underset{OH}{C}}-CH_3$$
問3. C，L　　問4. C　　問5. J
問6. 構造式
$$CH_3-\overset{H}{\underset{CH_3}{C}}-O-CH_3$$
6個と1個と3個

生　物

解答　　　　　　23年度

Ⅰ　出題者が求めたポイント(Ⅱ・免疫)

問1.　体液性免疫に関する説明文の穴埋め問題である。ヘルパーT細胞に抗原情報を提示するのは、マクロファージよりも樹状細胞であることが分かってきている。抗原と抗体の複合体や侵入する異物を食作用で取り込み除去する先天的免疫の中心をなすのがマクロファージや好中球などである。

問2.　脾臓は体内で最大のリンパ系器官であり、古くなった血球の除去を行う。骨髄を解答してもよい。

問3.　血液の凝集反応は、抗原抗体反応の一種である。赤血球の表面に凝集原があり、血清中に凝集素が含まれる。凝集原は抗原、凝集素は抗体に相当する。

問4.　血清療法は、他の生物に抗体を作らせ、その抗体を含む血清を利用する治療法である。近年は血清から抗体だけを精製して治療に用いるようになってきている。ジフテリア、破傷風、ヘビ毒中毒症、ボツリヌス中毒症の治療に利用されている。

〔解答〕

問1.(1)骨髄　(2)T細胞　(3)B細胞　(4)体液性
　　(5)細胞性　(6)グロブリン　(7)可変部(抗原結合部位)
　　(8)樹状細胞(マクロファージ)　(9)サイトカイン
　　(10)記憶

問2.　ひ臓

問3.　A型血液には凝集原Aと凝集素β、B型血液には凝集原Bと凝集素αがある。凝集原Aと凝集素α、凝集原Bと凝集素βはそれぞれ抗原と抗体の関係にあり、抗原抗体反応を起こすため、両血液を混ぜると赤血球の凝集反応が見られる。

問4.　ウマなどの動物に毒素や病原体を注射して抗体を作らせ、その抗体を含む血清を患者に注射してする治療法である。
　　破傷風・ヘビ毒中毒症

Ⅱ　出題者が求めたポイント(Ⅰ・細胞説，顕微鏡観察)

問1.　シュライデンとシュワンは、さまざまな生物の顕微鏡観察に基づいて、すべての生物の構造と機能の基本単位が細胞であること提唱している。その後、フィルヒョウが細胞分裂の観察から「細胞は細胞から」と唱え、細胞説が普遍性を持つことを示した。

問2.　対物ミクロメーターには、1mmを100等分した目盛り(絶対目盛り)が刻まれている。接眼ミクロメーターには等間隔の目盛り(相対目盛り)が刻まれている。各倍率ごとに、接眼ミクロメーターの相対目盛りが何μmになるかを対物ミクロメーターを用いて計算しておく。

問3. a)しぼりを開きすぎると明るすぎ立体感が無くなる。逆に、絞りすぎると視野が暗くなりすぎる。

b)リボソームは電子顕微鏡でないと観察できない。ミトコンドリアは光学顕微鏡で見えるが、染色しないと見えづらい。

〔解答〕

問1. (a)生物体の構造と機能の基本単位は細胞であるという考え。
　　(b)すべての細胞は細胞から生じるという考え。

問2.(1)接眼　(2)対物　(3)接眼　(4)接眼　(5)倍率

問3. a)しぼりによりコントラストを調節し、焦点深度を調節する。
　　b)リボソーム
　　c)細胞膜が半透性のため、高張液であるスクロース水溶液側に水が浸透し、原形質の体積が減少したため。
　　d)核　赤紫色

Ⅲ　出題者が求めたポイント(Ⅰ,Ⅱ・呼吸，光合成・明暗順応など)

① アオミドロと好気性細菌を用いて、光合成が葉緑体で行われ酸素を放出していることや光合成に特定の波長の光が利用されていることを明らかにした。

② アロステリック酵素は、アロステリック部位に特定の調節物質(例えば最終生産物)が結合すると、酵素タンパク質の立体構造が変化する。このため基質結合部位に基質が結合できなくなる(アロステリック効果)。負のフィードバック調節にこのアロステリック効果が働いている。

③ 明暗順応は、網膜上のかん体細胞に含まれるロドプシンの濃度変化による。

〔解答〕

① 暗所でアオミドロにプリズムで分けた光を照射すると、青紫と赤の光の当たった部分に好気性細菌が集まった。　葉緑体は特定の波長の光を使って光合成を行っている。

② フィードバック調節　最終産物が一連の反応系の最初の酵素反応に関与する酵素のアロステリック部位に結合することで、酵素の活性が失われ、酵素反応が抑制されることで最終産物の濃度を保つ調節。

③ 網膜の感度は高くなる。暗順応　明るいところではかん体細胞中のロドプシンが分解され濃度が低く感度が低くなっている。薄暗い所に入ると、ロドプシンの分解が抑えられ、濃度が高くなり感度が上がる。

④ 好気呼吸で生じる二酸化炭素と吸収した酸素の体積比を呼吸商という。呼吸商を調べることで、呼吸基質を知ることができる。

Ⅳ　出題者が求めたポイント(Ⅰ・酸素解離曲線)

問2　100ml中の赤血球の質量：$100(ml) \times 1.0 \times 40/100 = 40(g)$　100ml中のHbの量：$40(g) \times 1.0 \times 34/100 = 13.6(g)$

問3.　高山と平地での酸素ヘモグロビンの割合は、90％と98％である。また、100 ml中のヘモグロビンの質量は問2で求めた値を用いると、求める値は下記の通り計算できる。

$$13.6 \times 1.34(ml) \times (98-90)/100 = 1.46(ml)$$

問4.　グラフより動脈血での酸素ヘモグロビンの割合は98％、組織での酸素ヘモグロビンの割合は60％であることがわかる。これより酸素解離度は次の通り計算できる。

$$(98-60)/98 \times 100 = 38.78(\%)$$

問5.　呼吸の活発な組織では二酸化炭素分圧が高くなっているため、ヘモグロビンは酸素と結合しにくくなる。このため酸素ヘモグロビンからの酸素の遊離が進み、組織への酸素運搬が盛んに行われる。

〔解答〕

問1.(1)2　(2)鉄　(3)酸素解離曲線　(4)低下
　　(5)曲線c

問2.　14g

問3.　1.5ml

問4.　39％

問5.　二酸化炭素分圧が高いと、ヘモグロビンが酸素と結合し難くなる性質は、呼吸が活発で二酸化炭素分圧が高い組織において、酸素ヘモグロビンが酸素を遊離し組織に渡すのに都合がよい。

Ⅴ　出題者が求めたポイント(Ⅰ,Ⅱ・遺伝と遺伝子)

問1.　野生型を用いた実験(①)より、C遺伝子だけがはたらくとめしべが形成されることがわかる。ホメオティック遺伝子に変異が生じると、本来形成されるべき構造が別の構造に置き換えられる。この変異をホメオティック変異という。

問2.　本来C遺伝子は全領域で働いているが、A遺伝子がその働きを抑制してしまう。このため、野生型などではA遺伝子が働く領域ではC遺伝子の働きが見られない。

問3.　実験②はA遺伝子の働きがない条件、実験④はA遺伝子の働きがある条件であり、どちらの条件でも、領域イとウでB遺伝子の働きがある。つまり、B遺伝子はA遺伝子の影響を受けないことがわかる。

問4.　bbccの遺伝子型の個体は、bcをもつ個体の自家受精により生じる。(2)〜(5)の遺伝子型の中でbcを持つ個体は、BbCcである。よって、F₂に現れるbbccの個体数は次のように計算できる。1920×1/(16×4) = 30(粒)

〔解答〕

問1　めしべ　ホメオティック変異

問2　A遺伝子はC遺伝子の働きを抑制する。

問3　②④

問4　(1)bbcc　(2)BBCC　(3)BBCc　(4)BbCC
　　(5)BbCc　(6)1：1：1：1　(7)30

平成22年度

問 題 と 解 答

英　語

問題

前 期 試 験

Ⅰ　下線部を和訳せよ.

Obesity and smoking may be the most conspicuous causes of illness in the developed world, but physical factors don't account for everything. Your psychology — namely, your personality and outlook on life — can be just as important to your well-being as exercising and eating right. And especially these days, with the global economy tumbling toward a depression, it's a good time to prevent yourself from slipping into one too. (1)

An entire science has grown up around the perils of negative thinking (as well as the power of positive psychology), and the latest findings confirm that a pessimistic outlook not only kindles anxiety, which can put people at risk for chronic mental illnesses like depression, but may also cause early death and set people up for a number of physical ailments, ranging from the common cold to heart disease and immune disorders.

Optimism, meanwhile, is associated with a happier and longer life. Over the course of a recent eight-year study, University of Pittsburgh researchers found that optimistic women outlived dour ones. Which may be good news for the motivational gurus out there, but what about the rest of us who aren't always so cheerful? Are we destined for sickness and failure? Or is it possible to master the principles of positivity the same way we might learn a new hobby or follow a recipe? (2) The answer from the experts seems to be yes. But it does take effort. Seeing the sunny side doesn't come easily.

Most people would define optimism as being eternally hopeful, endlessly happy, with a glass that's perpetually half full. But that's exactly the kind of deluded cheerfulness that positive psychologists wouldn't recommend. "Healthy optimism means being in touch with reality," says Tal Ben-Shahar, a Harvard professor who taught the university's most popular course, Positive Psychology, from 2002 to 2008. "It certainly doesn't mean being Pollyannaish and thinking everything is great and wonderful."

Ben-Shahar describes realistic optimists as "optimalists" — not those who believe everything happens for the best, but those who make the best of things that happen.

In his own life, Ben-Shahar uses three optimalist exercises, which he calls PRP. When he feels down — say, after giving a bad lecture — he grants himself *permission* (P) to be human. He reminds himself that not every lecture can be a Nobel winner: some will be less effective than others. (3) Next is *reconstruction* (R). He analyses the weak lecture, learning lessons for the future about what works and what doesn't. Finally, there's *perspective* (P), which involves acknowledging that in the grand scheme of life, one lecture really doesn't matter.

Studies suggest that people who are able to focus on the positive fallout from a negative event — basically, cope with failure — can protect themselves from the physical toll of stress and anxiety.

Being optimistic doesn't mean shutting out sad or painful emotions. As a clinical psychologist, Martin Seligman, who runs the Positive Psychology Center at the University of Pennsylvania, says he used to feel proud whenever he helped depressed patients rid themselves of sadness, anxiety or anger. "I thought I would get a happy person," he says. "But I never did. What I got was an empty person." That's what prompted him to launch the field of positive psychology. Instead of focusing only on righting wrongs and lifting misery, he argued, psychologists need to help patients foster good mental health through constructive skills, like Ben-Shahar's PRP. The idea is to teach patients to strengthen their strengths rather than simply improve their weaknesses. "It's not enough to clear away the weeds and underbrush," Seligman says. "If you want roses, you have to plant a rose."

When a loved one dies or you lose your job, for example, it's normal and healthy to mourn. You're supposed to feel sad and even depressed. But you can't cocoon yourself in sadness for too long. A study of HIV-positive men whose partners had died found that the men who allowed themselves to grieve while also seeking to accept the death were better able to bounce back from the tragedy. Men who focused only on the loss as opposed to, say, viewing the death as a relief of their partner's suffering, tended to grieve longer, presumably because they couldn't find a way out of their sadness. (4)

(注)

guru：専門家，権威者　　　Pollyannaish：極めて楽天的な (Pollyanna は Eleanor Porter の小説の主人公の名前)

Ⅱ　下線部を和訳せよ。

　The mystery of how we make decisions is one of the oldest mysteries of the mind. Even though we are defined by our decisions, we are often completely unaware of what's happening inside our heads during the decision-making process.

　In 1982, a patient named Elliot walked into the office of neurologist Antonio Damasio. A few months earlier, a small tumor had been cut out of Elliot's cortex, near the frontal lobe of his brain. Before the surgery, Elliot had been a model father and husband. He'd held down an important job in a large corporation and was active in his local church. But the operation changed everything. Although Elliot's IQ had stayed the same — he still tested in the 97th percentile — he now exhibited one psychological flaw: he was incapable of making a decision.

　(1) This dysfunction made normal life impossible: routine tasks that should have taken ten minutes now required several hours. Elliot endlessly deliberated over irrelevant details, like whether to use a blue or black pen, what radio station to listen to, and where to park his car. When he chose where to eat lunch, Elliot carefully considered each restaurant's menu, seating plan, and lighting scheme, and then drove to each place to see how busy it was. But all this analysis was for naught: Elliot still couldn't decide where to eat. His indecision was pathological.

　Before long, Elliot was fired from his job. That's when things really began to fall apart. He started a series of new businesses, but they all failed. He was taken in by a con man and was forced into bankruptcy. His wife divorced him. The IRS began an investigation. He moved back in with his parents. As Damasio put it, "Elliot emerged as a man with a normal intellect who was unable to decide properly, especially when the decision involved personal or social matters."

　But why was Elliot suddenly incapable of making good decisions? What had happened to his brain? Damasio's first insight occurred while talking to Elliot about the tragic turn his life had taken. "He was always controlled," Damasio remembers, "always describing scenes as a dispassionate, uninvolved spectator. Nowhere was there a sense of his own suffering, even though he was the protagonist. ... I never saw a tinge of emotion in my many hours of conversation with him: no sadness, no impatience, no frustration." (2) Elliot's friends and family confirmed Damasio's observations: ever since his surgery, he'd seemed strangely devoid of emotion, numb to the tragic turn his own life had taken.

　To test this diagnosis, Damasio hooked Elliot to a machine that measured the activity of the sweat glands in his palms. (When a person experiences strong emotions, the skin is literally aroused and the hands start to perspire. Lie detectors operate on the basis of this principle.) Damasio then showed Elliot various photographs that normally triggered an immediate emotional response: a severed foot, a naked woman, a house on fire, a handgun. The results were clear: Elliot felt nothing. No matter how grotesque or aggressive the picture, his palms never got sweaty. He had the emotional life of a mannequin.

　This was a completely unexpected discovery. At the time, neuroscience assumed that human emotions were *irrational*. (3) A person without any emotions — in other words, someone like Elliot — should therefore make better decisions. His cognition should be uncorrupted.

　What, then, had happened to Elliot? Why couldn't he lead a normal life? To Damasio, Elliot's pathology suggested that emotions are a crucial part of the decision-making process. When we are cut off from our feelings, the most banal decisions became impossible. A brain that can't feel can't make up its mind.

　(注)

　　cortex：(大脳)皮質　　　　　con man：詐欺師　　　　　the IRS：the Internal Revenue Service((米国の)内国歳入庁)

Ⅲ　下線部を英訳せよ。

　(1) 毎年，50万人以上の母親が妊娠や出産に関連した原因で死亡している。そして，生後28日間におよそ400万人の子供が毎年死亡している。これらの死亡数の99％は，発展途上国が占めており，緊急に救いの手を必要としている。(2) これらの死は，もし彼らが基本的保健医療サービスを受けることができさえすれば，防ぐことができたであろう。　(3) 我々は，彼らを救う知識と手段を持っている。今必要なのは，彼らを救う意志だけだ。

数　学

〔1〕　すべての実数で微分可能な関数 $f(x)$, $g(x)$ とそれぞれの導関数 $f'(x)$, $g'(x)$ が関係式

$$f'(x) = g(x),$$
$$g'(x) = -f(x)$$

をみたすとする。

(1)　$F(x) = f(x)\cos x - g(x)\sin x$,

　　　$G(x) = f(x)\sin x + g(x)\cos x$

　　で定義された関数 $F(x)$, $G(x)$ に対して, それぞれの導関数 $F'(x)$, $G'(x)$ を計算せよ。

(2)　$f(0) = 1$, $g(0) = 0$ のとき, $f(x)$, $g(x)$ はどのような関数か。

〔2〕　自然数 n に対して次のようにおく。

$$a_n = 1 + \frac{1}{2} + \cdots + \frac{1}{n} - \log n,$$
$$b_n = 1 + \frac{1}{2} + \cdots + \frac{1}{n} - \log(n+1)$$

(1)　$n \geqq 2$ のとき, $a_n < a_{n-1}$, $b_n > b_{n-1}$ を示せ。

不等式 $1.09 < \log 3 < 1.1$ を用いて, (2), (3)に答えよ。

(2)　$n \geqq 2$ のとき, $b_n > 0.4$ を示せ。

(3)　$n \geqq 3$ のとき, $0.4 < a_n < 0.75$ を示せ。

〔3〕　空間の原点を $O(0, 0, 0)$ とする。3点 $A(2, 2, 3)$, $B(-1, 4, 2)$, $C(2, -4, -3)$ を通る平面を α とする。

(1)　空間の点 P が平面 α の上にあるためには, 実数 s, t が存在して

$$\overrightarrow{OP} = s\overrightarrow{OA} + t\overrightarrow{OB} + (1 - s - t)\overrightarrow{OC}$$

　　となることが必要十分であることを示せ。

(2)　平面 α が x 軸, y 軸, z 軸と交わる点を K, L, M とする。この3点の座標を求めよ。

〔4〕　すべての実数で $f(x)$ は連続な導関数 $f'(x)$ をもつ関数として, $g(x) = \displaystyle\int_{-1}^{1} f'(t)f(x-t)dt$ とおく。一般に関数 $h(x)$ において, 常に $h(-x) = h(x)$ が成り立つとき $h(x)$ は偶関数, 常に $h(-x) = -h(x)$ が成り立つとき $h(x)$ は奇関数であるという。

(1)　$f(x)$ が偶関数ならば $f'(x)$ は奇関数, $f(x)$ が奇関数ならば $f'(x)$ は偶関数であることを示せ。

(2)　$f(x)$ が偶関数または奇関数であるとき, $g(x)$ は奇関数であることを示せ。

(3)　$f(x) = x^n$（n は自然数）のとき $g(x)$ は整式である。その $g(x)$ の0でない最高次の項を求めよ。

〔5〕　1, 2, 3の目がそれぞれ2面ずつに書かれたさいころがある。数直線上の点 x（x は整数）に置かれた石を次のような操作 A で別の点に移動させる。

　　　　　点 x に置かれた石に対する操作 A：上のさいころを投げて出た目を Z（$1 \leqq Z \leqq 3$）とする。

　　　　　$x \geqq 0$ ならば石を点 $(x - Z)$ に移動させ, $x < 0$ ならば点 $(x + Z)$ に移動させる。

始めに石を数直線の原点 O に置く。1回目の操作 A で石が移動した点を X_1 とする。これを繰り返し, 点 X_{n-1} に置かれた石に対して n 回目の操作 A を行って石が移動した点を X_n とする。

(1)　事象 $X_n = 0$ が起きる確率を p_n とおく（$n \geqq 1$）。数列 $\{p_n\}$ は, 初項 $p_1 = 0$ と漸化式 $p_{n+1} = \dfrac{1}{3}(1 - p_n)$（$n \geqq 1$）をみたすことを示せ。

(2)　(1)の初項と漸化式で定められる数列 $\{p_n\}$ の一般項を求めよ。

(3)　事象 $X_n = -3$ が起きる確率を q_n とおく（$n \geqq 1$）。q_n を n を用いて表せ。

物　理

問　題

22 年度

前　期　試　験

Ⅰ　ケプラーは惑星が太陽を1つの焦点として楕円運動していることを見出した。このことに関連した次の問に答えなさい。ただし，太陽の質量を M〔kg〕，惑星の質量を m〔kg〕，万有引力定数を G〔N·m²/kg²〕とし，太陽および惑星は質点とみなせるものとする。

(1)　惑星と太陽を結ぶ線分が単位時間に通過する面積を面積速度といい，線分の長さ r，速さ v，線分と速度のなす角 θ を用いて，$\dfrac{1}{2}rv\sin\theta$ と表される。ケプラーは，惑星が楕円軌道を運行しているとき，この面積速度が一定であることを見出した。惑星が太陽に最も近づいた位置（近日点）における惑星と太陽との距離を r_1〔m〕，惑星の速さを v_1〔m/s〕，最も離れた位置（遠日点）における惑星と太陽との距離を r_2〔m〕，惑星の速さを v_2〔m/s〕とするとき，v_1/v_2 を r_1 および r_2 を用いて表せ。

(2)　惑星の力学的エネルギー E〔J〕を $\{m,\ M,\ G,\ r_1,\ r_2\}$ のうち適当と思われる記号を用いて表せ。ただし，位置エネルギーは無限遠点における値をゼロとする。

(3)　面積速度 S〔m²/s〕を $\{m,\ M,\ G,\ r_1,\ r_2\}$ のうち適当と思われる記号を用いて表せ。

(4)　楕円は2つの焦点からの距離の和が一定であるような点の集まりである。楕円の長軸の長さ $2a$〔m〕，短軸の長さ $2b$〔m〕として r_1，r_2 を a および b を用いて表せ。

(5)　楕円の面積は πab〔m²〕で表される。これを利用して惑星の公転周期 T〔s〕を $\{m,\ M,\ G,\ a,\ b\}$ のうち適当と思われる記号を用いて表せ。

Ⅱ　十分に大きな水面上で，原点 O から p〔m〕$(p>0)$ 離れた x 軸上の2点 P，P′ を波源として，同時刻に同波形の円形波を発生させた。波源が単独の時，波源での時刻 t〔s〕の水面の変位 z〔m〕は，$z = A\sin\dfrac{2\pi}{T}t$ で表される単振動であった。ただし，A〔m〕は振幅，T〔s〕は周期である。その振動は，速さ v〔m/s〕の正弦波として水面上を伝わる。十分に時間が経過したと考え，以下の問に答えよ。

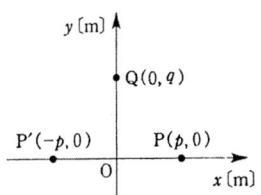

(1)　この正弦波の波長 λ〔m〕を求めよ。

(2)　時刻 t〔s〕の原点 O における水面の変位 z_0〔m〕を求めよう。一般に，円形波が平面上を広がるとき，その振幅は距離に応じて減衰することが知られている。点 P で発生した正弦波が原点 O に到達するとき，その振幅は A_0〔m〕に減衰しているとしよう。また，その正弦波が原点 O に到達するには t' 秒かかる。その遅れと，点 P′ で発生した正弦波との重ね合わせを考慮すると，$z_0 = 2A_0\sin\dfrac{2\pi}{T}(t-t')$ と書ける。t' を求めよ。

(3)　$p = n\lambda$（n は自然数）の関係が成り立つとき，PP′ 間にできる振動を弱めあう点（節）の数を n で示せ。

(4)　原点 O から q〔m〕$(q>0)$ 離れた y 軸上の点 Q での，水面の変位 z_q〔m〕の時間変化を式で表せ。ただし，点 P で発生した正弦波が点 Q に到達するとき，その振幅は A_q〔m〕に減衰しているものとする。

(5)　2点 P，P′ を波源とした2つの円形波によって，xy 平面上には合成波ができている。その波の y 軸上における様子を観察したところ，合成波の山は，原点から y 軸上に沿って移動していた。この山が，点 Q を通る時の速さは，波源の作る正弦波の速さ v の何倍か。

(6)　原点 O が合成波の山になっているとき，y 軸上の隣の山までの距離を，波源が作る正弦波の波長 λ と p を用いて求めよ。また，この距離を波長 λ の5倍にしたい時，p は λ の何倍にしたらよいか。

Ⅲ　図1および図2は，それぞれ電球LおよびダイオードDの電圧－電流曲線である。以下の問に答えよ。ただし，用いる電池および検流計の内部抵抗は無視できるものとし，(1)～(3)の解答には単位も記せ。また，(4)では正しい語句を選び，記号を記せ。

(1)　電球Lと100Ωの抵抗を直列に接続し，その両端を1.5Vの電池につないだ。電球Lを流れる電流の値を求めよ。

(2)　ダイオードDと50Ωの抵抗を直列に接続し，その両端に0.5Vの電池を順方向に電流が流れるようにつないだ。ダイオードDを流れる電流の値を求めよ。

(3)　電球LとダイオードDを，1.0kΩの抵抗，抵抗r，1.7Vの電池，および検流計Gと，図3のように接続した。このとき，検流計には電流が流れなかった。電球Lを流れる電流I_L，ダイオードDを流れる電流I_D，および抵抗rの抵抗値rを求めよ。

(4)　図3の回路で1.0kΩの抵抗を取り外して断線すると，電球は①　（a. 明るくなる，b. 暗くなる）。また，図3の回路でダイオードDを逆向きに接続すると，電球は②　（c. 明るくなる，d. 暗くなる）。

(5)　電球とダイオードの抵抗の特性について図1，図2から分かることを記せ。また，電球の抵抗がそのような特性を示す理由を簡潔に説明せよ。

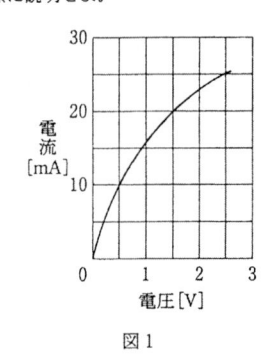

図1

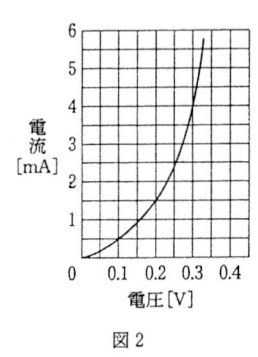

図2

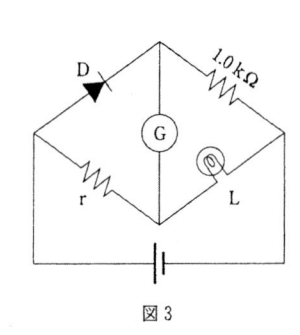

図3

Ⅳ　以下の問に答えよ。

(1)　遠隔地にある発電所から都市に送電すると送電線で電力損失が生じる。一軒の家のみが電気を使用している場合，送電線で失われる電力は，発電所が供給した全電力の0.25％であった。消費電力がどの家でも同じだとすると，何軒の家が同時に電気を使うと，送電線での電力損失が30％になるか。

(2)　満月の夜，5円玉の穴から月をのぞくと，目から5円玉までの距離が約56cmのところで月がぴったりと入った。月の表面における重力加速度は地球の表面における重力加速度の約1/6であることが知られている。これらの事実を用いて月の質量を計算してみよう。5円玉の穴の直径を5mm，月と地球の平均距離を3.8×10^5km，万有引力定数を6.7×10^{-11}N·m²/kg²，地球の表面における重力加速度を9.8m/s²として計算すると，その結果は実際の月の質量に対して5％以内の誤差であった。この計算結果を参考にすると，実際の月の質量は以下の(a)～(f)のどれか。

(a)　7.3×10^{16}kg　　(b)　2.9×10^{17}kg　　(c)　7.3×10^{22}kg　　(d)　2.9×10^{23}kg　　(e)　7.3×10^{24}kg　　(f)　2.9×10^{25}kg

(3)　水平の床の上に2枚の平面鏡A，Bをその間の角度が90°で交わるよう垂直に立てた。光源を鏡Aから1.0m，鏡Bから2.0m，床から7.0mの位置に置き，鏡Aから9.0m，鏡Bから6.0m，床から1.0mの位置で観察した。光源の像はいくつ見えるか。また，鏡の反射率（鏡への入射光線に対する反射光線の明るさの比）が0.90とすると，最も暗い像の明るさは，光源を直接見たときの明るさの何倍になっているか。

(4)　下記の物理量の次元を，質量，長さ，時間の次元[M]，[L]，[T]を組み合わせて表せ。（例：速度LT^{-1}）

①　加速度　　②　電力(W)　　③　遠心力　　④　万有引力定数　　⑤　バネ定数

化 学

問 題

前 期 試 験

Ⅰ　金属結晶とは金属原子が金属結合により規則正しく配列してできた結晶である。金属の原子は　ア　が小さいので各原子の価電子は、　イ　となって全ての原子に共有される。代表的な金属の結晶格子には　ウ　立方格子，　エ　立方格子，六方最密構造などがあり，各単位格子には　ウ　立方格子では　オ　個，　エ　立方格子では　カ　個の原子が含まれる。また，1個の金属原子に隣接する原子の個数は　ウ　立方格子では8個，　エ　立方格子では　キ　個である。しかしこれらの結晶構造は，温度や圧力などを変えると変化(相転移)するものもあり，例えば鉄は温度が910℃以下では　ウ　立方格子であるα鉄，910℃以上だとより充填率の高い　エ　立方格子であるγ鉄となる。このように同一の元素から構成される単体であり，結晶構造，結合様式などが異なる物質群を互いに　ク　と呼ぶ。

解答に平方根が含まれる場合は，小数に直さないで答えよ。

問1　　ア　～　ク　に入る適切な語句，数値を記せ。

問2　　ウ　立方格子，　エ　立方格子の単位格子の1辺の長さをそれぞれa，bとし，鉄原子の半径をrとするとき，a，bをrを用いて表せ。

問3　鉄原子の半径が変わらないと仮定すると，α鉄からγ鉄に相転移する場合，γ鉄の密度はα鉄の何倍になるか。

問4　γ鉄は最大の充填率を持つが，格子内には炭素原子などの他原子が侵入できる多数の隙間をもつ。炭素を0.02〜2％含ませることにより鉄のもつ強度を高めたものを何と呼ぶか答えよ。また，原子半径rの　エ　立方格子の格子中心の隙間に他の原子を含ませると仮定した場合，含ませることのできる原子半径の最大値を計算し，rを用いて表せ。

問5　α鉄とγ鉄以外で　ク　の組合せの例を一つ示せ。

Ⅱ　分子内にアミノ基とカルボキシル基をもつ化合物をアミノ酸という。また，この2種類の官能基が同一炭素に結合しているものを$α$-アミノ酸といい，一般式 $R - CH(NH_2) - COOH$ で表す。アラニン($R = CH_3$)は式(1)のように水溶液中でアミノ基やカルボキシル基が電離した構造をとり，互いに平衡状態にある3種類のイオンA，B，Cとして存在する。　ア　イオンであるA，　イ　イオンであるB，　ウ　イオンであるCの割合は溶液のpHによって変化する。A，B，Cの平衡混合物の電荷が全体として0になるpHを　エ　と呼ぶ。

$$
\begin{array}{ccccc}
\overset{\displaystyle CH_3}{\underset{\displaystyle |}{}} & \overset{K_1}{\overset{OH^-}{\rightleftharpoons}} & \overset{\displaystyle CH_3}{\underset{\displaystyle |}{}} & \overset{K_2}{\overset{OH^-}{\rightleftharpoons}} & \overset{\displaystyle CH_3}{\underset{\displaystyle |}{}} \\
H_3N^+ - CH - COOH & \underset{H^+}{} & H_3N^+ - CH - COO^- & \underset{H^+}{} & H_2N - CH - COO^- \\
A & & B & & C
\end{array}
\tag{1}
$$

リシン($R = (CH_2)_4 - NH_2$)は式(2)のように水溶液中で互いに平衡状態にある4種類のイオンD，E，F，Gとして存在する。

$$
D \underset{H^+}{\overset{OH^-}{\rightleftharpoons}} E \underset{H^+}{\overset{OH^-}{\rightleftharpoons}} F \underset{H^+}{\overset{OH^-}{\rightleftharpoons}} G
\tag{2}
$$

複数のアミノ酸がカルボキシル基とアミノ基間で結合することによって生じたアミド結合を特に　オ　結合という。アミド結合を形成すると，結合に関与したアミノ基とカルボキシル基は電離しなくなる。

問1　　ア　～　オ　に適切な語句を記せ。

問2　リシンの　イ　イオンを示すのはどれか，イオンD〜Gから選べ。

問3　イオンA，B，CおよびH+の濃度を，それぞれ[A]，[B]，[C]および$[H^+]$として，アラニンの電離定数K_1，K_2をイオンの濃度で表せ。

問 4　アラニンの平衡混合物の電荷が全体として 0 になるときの pH を求めよ。アラニンの電離定数は，$K_1 = 10^{-2.35}$ mol/L，$K_2 = 10^{-9.87}$ mol/L である。

問 5　リシンに無水酢酸を完全に反応させた。この生成物を強酸性にしたときの分子全体の電荷はいくつになるか，数値で答えよ。また，その理由を簡潔に述べよ。

Ⅲ　竹田治君は希硫酸中に亜鉛板と銅板を入れてボルタ電池を作った。図のように電位差計に接続したところ，最初，電位差は約 1 V を示したが，その後，すぐに大幅に低下した。希硫酸中に過酸化水素水を加えると，電位差の低下は大幅に抑えられた。

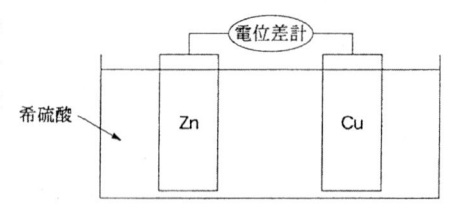

問 1　放電時の正極と負極での反応をそれぞれ化学反応式で示せ。

問 2　電位差がすぐに低下したのはなぜか，その理由を答えよ。

問 3　過酸化水素水を加えたとき，電位差の低下が抑えられたのはなぜか。

問 4　ダニエル電池も電極として亜鉛板と銅板を用いているが，ボルタ電池と違って，電位差の低下が起りにくい仕組みになっている。ダニエル電池とボルタ電池の違いを簡潔に述べよ。

問 5　ボルタ電池やダニエル電池のように，電極に亜鉛を用いた電池は充電することができない。その理由を述べよ。

問 6　正極に酸化鉛(Ⅳ)，負極に鉛，電解液に希硫酸を用いた鉛蓄電池は充電が可能である。

　　①　放電時に鉛蓄電池の正極と負極で起る反応を化学反応式で示せ。

　　②　充電時に鉛蓄電池全体ではどのような反応が起るか，一つの化学反応式で示せ。

Ⅳ　トウモロコシから得られるデンプンをグルコースに変えてから，酵母を用いた発酵によってエタノールを作ることができる。得られたエタノールは蒸留により濃度を高めて，代替燃料としても用いられる。グルコースから燃料用エタノールを作るために以下の実験を行った。10.0 % グルコース水溶液 1000 g に適量の乾燥酵母を加えた後，無酸素状態にして室温で放置した。細かい泡が出てきたので，この気体を回収して，その体積を測ったところ標準状態で 17.7 L であった。気体を回収した直後に，液を加熱して発酵を止めた。次いで，この発酵液の蒸留を行い，エタノールを含む蒸留液 19.9 g を得た。このうちの 1.99 g に蒸留水を加えて正確に 100 mL にした。この液の 10.0 mL を硫酸酸性にして 0.200 mol/L 過マンガン酸カリウム水溶液で滴定したところ，すべてのエタノールを酢酸に変えるのに 16.5 mL を要した。

　　数値はすべて有効数字 3 桁で答えよ。ただし，加えた酵母の重量，および下線部(1)で発生した気体に含まれる水蒸気の量は無視するものとする。原子量は以下の値を用いよ。H：1.0, C：12.0, O：16.0

問 1　デンプンをグルコースに変える方法を一つ述べよ。

問 2　下線部(1)で発生した気体の名称を記せ。化学的にその気体の種類を調べるための反応の反応式を書け。

問 3　グルコースが発酵によってすべてエタノールに変化した場合，何 g のエタノールが生成するか。

問 4　気体を回収した直後の発酵液のエタノール濃度は，下線部(1)の気体の量から計算すると何 % になるか。

問 5　気体を回収した直後の発酵液のエタノール濃度は，実際には問 4 で求めた値よりも大きい。その理由を述べよ。

問 6　下線部(2)の滴定の終点はどのようにして決められるか。

問 7　下線部(2)の反応の反応式を書け。

問 8　蒸留後のエタノール濃度は何 % か。

生　物

問　題

前　期　試　験

22年度

Ⅰ　以下の文章(a), (b)および(c)のうちから2つを選んで空欄に適当な語句を入れて文章を完成し，それを解答用紙の所定欄に記入せよ(選択した文章名を所定欄に記入せよ)。

(a) 原核生物は単細胞からなり，細胞小器官のような構造物を持たない。原核生物は(1)類と真正細菌類に分類される。(1)類には，好熱菌，好塩菌，メタン細菌などがあり，真正細菌類には，(2)栄養生物である大腸菌，納豆菌など，(3)栄養生物で化学合成を行う硝化菌など，(3)栄養生物で光合成を行う(4)などがある。一方，真核生物の細胞は核を含む細胞小器官を持つ。細胞小器官のうち，(5)は，原始的な嫌気性原核生物の細胞内に取り込まれた原始的な(6)性原核生物が起源であると考えられている。植物細胞の(7)は，一部の原始的真核生物の細胞内に取り込まれた原始的な(4)が起源であると考えられている。このような説は(8)と呼ばれ，アメリカの生物学者(9)により提唱された。(8)を支持する証拠として，(5)と(7)はそれぞれ独自のDNAを持つことや，(10)枚以上の膜で囲まれていることなどがあげられる。

(b) 同一地域において生活している多様な個体群の集合を(1)という。自然環境と(1)は，複雑に相互作用する(2)を構成している。相互作用のうち，もっとも基本的なものは被食と(3)の相互関係であり，その一連のつながりは(4)と呼ばれる。植物プランクトンを(3)する小魚は，肉食性の魚類などに食べられる。この場合，植物プランクトンは(2)における(5)にあたる。相互作用には他にもさまざまな種類がある。福岡県柳川市を流れるある川には，淡水魚の一種であるタナゴの仲間が6種生息する。6種のタナゴのうちの1種であるヤリタナゴは，春に二枚貝のえらの中に産卵するが，別の種であるカネヒラは同じ場所で秋に二枚貝のえらの中に産卵する。これは，それぞれのタナゴ類が二枚貝をめぐって種間(6)を行った結果，異なる(7)を持つようになった例と考えられる。生活空間や活動時間をずらすことにより(7)を分けることを(8)という。タナゴは二枚貝に産卵することで，受精卵や稚魚が食われるリスクを避けることができ利益を得るが，二枚貝はタナゴの産卵によって死亡率が高まるなどの不利益を受ける。このような，相互作用する生物の一方が片方に不利益を与える関係を(9)という。二枚貝では，タナゴの卵を吐き出して産卵を避ける行動が進化している。一方タナゴでは，卵に突起を持つなど，貝から吐き出されないような形質が進化している。このような種間関係に起因する進化は(10)といわれる。

(c) 血糖値(血糖濃度)の調節はホルモンと自律神経によって行われている。食事の後には血糖値が一時的に増加する。血糖値が増加した血液がすい臓を流れるとランゲルハンス島のB細胞(β細胞)から(1)が分泌される。またこの血液が視床下部を流れると血糖調節中枢が興奮する。この興奮が(2)神経を通してすい臓に伝わり，(1)を分泌させ，組織中の(3)の消費および肝臓での(4)の合成を促進する。この過程により血糖値が通常の状態に戻る。逆に血糖値が減少すると，(2)神経と拮抗する(5)神経の興奮によって(6)からアドレナリンが分泌され，また，すい臓のランゲルハンス島のA細胞(α細胞)から(7)が分泌される。この二つの過程によって肝臓に貯えられていた(4)の分解が促され，血糖値が増加する。さらに，(8)から分泌される糖質コルチコイドや(9)から分泌されるチロキシン，(10)から分泌される成長ホルモンも血糖値を増加させる。

Ⅱ　下記の問題の解答を所定欄(2行以内)に記入せよ。

① あるDNA断片をプラスミドに組み込んだ。この時どのような操作を行ったか。使用する2種類の酵素名をあげて説明せよ。

② 細胞膜の能動輸送を，Na^+，K^+，ATPという語句を用いて説明せよ。

③ メセルソンとスタールによって実験的に証明されたDNAの複製機構は何とよばれるか。またどのような機構か説明せよ。

④ 回転の方向を感じるヒトの受容器の名称をあげ，その受容のしくみを説明せよ。

⑤ ウニの原腸胚期における陥入とはどのような現象か，胚葉分化に留意して述べよ。

⑥　ボイセン＝イェンセンはマカラスムギ幼葉鞘を用いて光屈性に関する実験を行った。その実験結果により得られた結論を説明せよ。

⑦　健康なヒトの尿中に血球が出現しないのはどのようなしくみによるものか説明せよ。

⑧　光合成における光化学系Ⅱの果たす役割を述べよ。

Ⅲ　キイロショウジョウバエのさなぎの集団において羽化は周期的に観察される。野生型および突然変異体①のさなぎの集団を12時間明，12時間暗の周期で飼育した。ある日の明期の終了時から4日間連続暗条件におき，その間に羽化したさなぎの数を1時間ごとに数えた。野生型さなぎの集団では約24時間周期で羽化が観察された。また，突然変異体①のさなぎの集団では約28時間周期で羽化が観察された。野生型のメスと突然変異体①のオスを交配して得られたF₁の集団の羽化の周期は，オス・メスともに約24時間だった。羽化の周期は遺伝的に決まっており，「約24時間の羽化の周期を決定する遺伝子A」と「約28時間の羽化の周期を決定する遺伝子a」はX染色体上の対立遺伝子である。羽化の周期を決定する遺伝子のX染色体上の位置を決めるために，すでにX染色体上の相対的位置が分かっている劣性遺伝子「鮮紅色眼遺伝子b」を持つ鮮紅色眼のメス，および劣性遺伝子「切れ翅遺伝子c」を持つ切れ翅のメスを準備し，「遺伝子a」，「遺伝子b」，「遺伝子c」の間の組換え価を求めた。「遺伝子b」および「遺伝子c」の優性の対立遺伝子は，それぞれ「遺伝子B」および「遺伝子C」である。下記の設問に答えよ。ただし，約24時間の羽化の周期の表現型を[A]，約28時間の羽化の周期の表現型を[a]，野生型の眼の色(赤色眼)の表現型を[B]，鮮紅色眼の表現型を[b]とあらわすことにする。たとえば羽化が約24時間周期で赤色眼の表現型の場合は[AB]と答えること。

問 1　「遺伝子A」は「遺伝子a」に対して優性の遺伝子である。理由を説明せよ。

問 2　突然変異体①のオスと鮮紅色眼のメスを交配してできたF₁の表現型をオスとメスに分けて答えよ。

問 3　問2の交配で得られたF₁のオスとメスを交配した場合，どのような表現型の個体があらわれるか。オスとメスに分けて全て答えよ。

問 4　問3の交配により得られた表現型の個体数を用いて「遺伝子a」と「遺伝子b」の間の組換え価を求めるには，どうすればよいか答えよ。

問 5　「遺伝子a」と「遺伝子b」の間の組換え価が18.7％，「遺伝子a」と「遺伝子c」の間の組換え価が31.7％，「遺伝子b」と「遺伝子c」の間の組換え価が13.0％だった場合，「遺伝子a」と「遺伝子b」と「遺伝子c」はどのような順で並んでいるか答えよ。

Ⅳ　ある神経細胞に微小電極を刺し，細胞の外側を基準(0 mV)として細胞内外の電位差(細胞内電位)を測定した。電気刺激をいろいろな強さで一定時間神経細胞に与え，その時起こる細胞内電位変化の時間経過を記録した。図の下側は，与えた5つの電気刺激(①〜⑤)の方向と強さを示している。細胞内電位を正の方向に変化させる電気刺激を正(＋)，負の方向に変化させる電気刺激を負(−)で示しており，①と③，②と④の電気刺激は同じ強さである。また図の上側は，5つの電気刺激(①〜⑤)を与えた時の細胞内電位変化の時間経過を示している。下記の設問に答えよ。

問 1　電気刺激前の細胞内電位を何というか。

問 2　④と⑤の電気刺激によってみられる細胞内電位変化を何というか。

問 3　③と④の電気刺激による細胞内電位変化の結果を，閾値（いきち）という語句を使用して説明せよ。

問 4　④と⑤の電気刺激による細胞内電位変化の結果から何が言えるか。

問 5　②と④の電気刺激による細胞内電位変化の結果から何が言えるか。

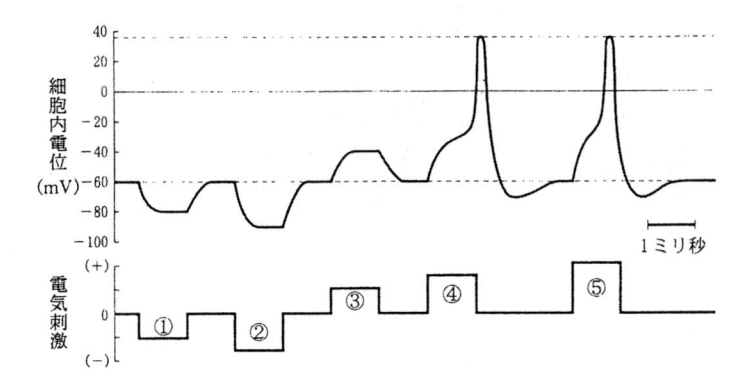

英　語

解答　22 年度

Ⅰ　出題者が求めたポイント

[全訳]

　肥満と喫煙は先進国において、病気の最も疑わしい原因かもしれないが、肉体的な要因がすべてを説明するわけではない。あなたの心理状態、すなわちあなたの性格や人生の展望が、運動や正しい食事とちょうど同じように、あなたの幸せにとって重要なことかもしれない。(1)そして特に最近のように、グローバル経済が後退へと向かっているときには、あなたまでもが後退へと滑り落ちるのを避けるのにいい機会だ。

　科学全体が(ポジティブな心理の力だけでなく)ネガティブな考え方の危険性の周りに発達してきた。そして最新の発見が実証したところによると、悲観的な展望は心配をかきたて、人々をうつ病のような慢性の精神的病にしてしまうばかりでなく、早死にの原因となったり、人々を、普通の風邪から心臓発作や免疫不全症まで数多くの体の病気になりやすくするのである。

　一方、楽天性はより幸せで長い人生と結びついている。最近の8年に渡る研究で、ピッツバーグ大学の研究者たちは、楽観的な女性の方が陰気な女性よりも長生きすることを発見した。人にやる気を起こさせたいそちらの先生たちにとってどちらが良いニュースであれ、他の、いつも生き生きとしてばかりもいられない者たちはどうなるのだろう。私たちは病気や失敗へと運命づけられているのだろうか。(2)あるいは、私たちが新しく趣味を覚えたり、レシピにならったりするのと同じような方法で、ポジティブの原理を習得することは可能なのだろうか。

　専門家による答えはイエスのようだ。しかし、それには努力が要る。明るい面を見ようとすることは簡単にはできない。

　たいていの人々は楽観主義を、たえず希望にあふれ、永遠に幸せな、常に半分中身の入ったグラスを持った状態と定義づけるだろう。しかしこれはまさに、ポジティブな心理学者なら勧めないような勘違いの快活さの類である。「健康な楽観主義は現実に触れていることを意味しています。」と、ハーバード大学で2002年から2008年まで、大学の最も人気のコース「ポジティブ心理学」を教えた教授、タル・ベンシャハールは言う。「確かにそれは、ポリアンナみたいになって、すべてがすばらしい、すてきと考えるということではないのです。」

　ベンシャハールは現実的な楽観主義者を「楽観現実主義者」と表現する。すべてが一番良い方向に起こると信じる人たちではなく、起こったことで最善を尽くす人たちのことである。

　自身の生活の中で、ベンシャハールは3つの楽観現実主義的訓練をし、それをPRPと呼んでいる。気分が落ち込むとき、たとえば拙い講義を行ったときなど、彼は自分に人間的であることの許し(P)を与える。(3)彼は、すべての講義がノーベル賞ものであるわけはない、中にはできの悪いものもあるのだと、自分に言いきかせる。次は再構築(R)である。彼は下手だった講義を分析し、何がうまく行って何がうまく行かなかったのかについて、将来のための教訓を学ぶ。最後に、展望(P)がある。これは、人生という大きな流れの中ではひとつの講義は実は大したことではないと認識することである。

　研究からわかっているのは、ネガティブな出来事からきたポジティブな結果に目を向けられる人、基本的には失敗と折り合える人は、体にくるストレスや不安の害から身を守ることができるということである。

　楽観的であることは、悲しさや痛みの感情をシャットアウトすることではない。ピッツバーグ大学でポジティブ心理学センターを運営している臨床心理学者のマーティン・セリグマンが言うには、彼が手助けして、うつ状態の患者が悲しみや不安や怒りから脱け出せたときには、以前にはいつも誇りを感じたものだった。「私は幸せな人間を得るだろうと思っていました。」と彼は言う。「でも、そうはなりませんでした。私が得たのは空っぽの人間だったのです。」このことに促されて、彼はポジティブ心理学の分野を立ち上げた。心理学者は、間違いを正したり、惨めさを軽くすることにのみ焦点を当てるのではなく、患者を助けて、ベンシャハールのPRPのような建設的な技法を使って精神の健康を養えるようにすることが必要なのだと、彼は主張した。考え方としては、単に弱さを改善するよりも、強さを強化するように患者を指導するというものだ。セリグマンは言う。「雑草や下草を刈り取るだけでは十分ではありません。バラが欲しければ、バラを植えなければならないのです。」

　たとえば愛する者が死んだとき、仕事を失くしたとき、嘆くのは正常で健康なのだ。当然悲しく思い、うつになることさえあるだろう。しかしそんなに長く悲しみの殻に閉じこもることはできない。パートナーが死んでしまったHIVの男性患者の調査の結果では、死を受け入れようと努める間に悲しむのを自分に許した人たちは、悲劇からうまく立ち直ることができることがわかった。(4)死をパートナーの苦しみからの解放と捉えるのとは反対に、喪失にのみとらわれた人たちは、おそらくは悲しみから抜け出る道を見つけることができないために、悲しみがより長く続く傾向にあった。

[解答]

全訳中の下線部(1)(2)(3)(4)を参照。

Ⅱ　出題者が求めたポイント

[全訳]

　私たちがどういうふうに物事を決定するのかという謎は、最も古くからある心の謎のひとつである。私たちが決定によって定義づけられるとしても、決定のプロ

セスの間、私たちの頭の中で何が起こっているのかについて、私たちはしばしば完全に無自覚である。

1982 年にエリオットという名の 1 人の患者が、神経科医のアントニオ・ダマシオの診察室にやって来た。数か月前に、エリオットの脳の前頭葉近くの大脳皮質から、小さな腫瘍が切り取られていた。手術前、エリオットは理想の父親、理想の夫であった。彼は大きな会社の重要な職に就き、地域の教会の活動もしていた。しかし手術がすべてを変えてしまった。エリオットの IQ は同じままだった－テストでは 97 パーセンタイル順位と出た－が、彼は今、ひとつの心理学的欠陥を見せていた。彼は決定を下すことができなかったのである。

(1)この機能障害は普通の生活を不可能にする。10 分しかかからないはずの日常的な仕事に数時間が必要となったのである。彼は見当違いの瑣末なこと、たとえば青のペンを使うか黒のペンを使うかとか、どのラジオ局を聴くかとかどこに車を停車するかということに、終わりなき熟慮をめぐらせた。どこでランチを取るかを選ぶとき、エリオットはそれぞれのレストランのメニュー、座席順、灯りの点し方を熟考し、それから混み具合を見るためにそれぞれのレストランまで車を走らせた。だがこのすべての分析は無駄に終わった。エリオットはなお、どこで食べるのかを決められなかったからだ。彼の決断力のなさは病的であった。

ほどなくして、エリオットは仕事を首になった。それは物事が実際にばらばらになり始めたときだった。彼は次々に新しい事業を始めたが、それらはすべて失敗した。彼は詐欺師に取り込まれて、破産へと追い込まれた。妻は彼と離婚した。IRS が捜査を始めた。彼は両親の所に引きこもった。ダマシオの言うように、「エリオットは、特に個人的な事柄や社会的な事柄が絡むときに適切な決定ができない、普通の知性を持った人間として、出現したのです。」

しかし、エリオットはなぜ、突然適切な決定ができなくなったのだろうか。ダマシオの最初の洞察は、エリオットと彼の人生がたどった悲劇的な転換について話し合っているときに現れた。「彼は常に統制されていました。」とダマシオは思い起こす。「情熱のない、巻き込まれていない傍観者として、場面を語るのです。彼自身の苦しみの場面がどこにもありませんでした。たとえ自分が主人公であってもです。…彼との何時間もの会話の中に、感情のようなものは全く見えませんでした。悲しみも、いらいらも、不満も、全くです。」
(2)エリオットの友人たちと家族はダマシオの観察を裏づけた。手術以降、彼は不思議に感情が欠け、自分の人生がたどった方向転換に無関心なように見えていた。

この診断を試すために、ダマシオはエリオットを、手のひらの汗腺の活動を測る機械にかけた。(人が強い感情を経験すると、皮膚が文字通り盛り上がって、手は発汗する。うそ発見器はこの原理を基本にして動く。)それからダマシオは、普通は即座に感情的反応を引き起こすようなさまざまな写真、たとえば切断された足とか、裸の女性とか、燃えている家とか、拳銃と

かの写真を、エリオットに見せた。結果は明らかだった。エリオットは何も感じなかった。写真がどんなにグロテスクだったり刺激的だったりしても、彼の手のひらが汗をかくことはなかった。彼はマネキンの感情生活を送っていたのだ。

これは完全に予期せぬ発見だった。その当時、神経学では人間の感情は非合理的だとされていた。(3)それゆえ、感情のない人間、言い換えればエリオットのような人間は、より良い決定を下すはずだ。彼の決定は純粋なはずだ。

では、エリオットに何が起こったのだろうか。彼はなぜ普通の生活が送れなかったのか。エリオットの病状はダマシオに、感情は意志決定プロセスの欠かせない部分だということを示唆した。私たちは感情から切り離されると、最も平凡な決定さえできなくなる。感じることのできない脳は、決心することができないのである。

[解答]
全訳中の下線部 (1) (2) (3) を参照。

Ⅲ　出題者が求めたポイント

(1) Every year more than 500,000 mothers are dying for reasons related to pregnancy or childbirth and 4 million babies are dying within 28 days after their births. 99% of these deaths occur in developing countries, which require urgent help.

(2) These deaths would have been avoided if only they had had basic health care and medical services.

(3) We have knowledge and means to help them. All we need now is our will to save them.

[解答]
全訳中の下線部 (1) (2) (3) を参照。

数　学

解答 22年度

1 出題者が求めたポイント　(数学Ⅲ・微分法)

(1) それぞれの導関数を求め，$f'(x)$, $g'(x)$ に与式を代入する。

(2) $f(0)=1$ より　$f(x)=\cos x$ として，$f'(x)$ をも求めてみる。

〔解答〕

(1) $F'(x)=f'(x)\cos x-f(x)\sin x-g'(x)\sin x-g(x)\cos x$
$\quad\quad =g(x)\cos x-f(x)\sin x+f(x)\sin x-g(x)\cos x$
$\quad\quad =0$

$\quad\, G'(x)=f'(x)\sin x+f(x)\cos x+g'(x)\cos x-g(x)\sin x$
$\quad\quad =g(x)\sin x+f(x)\cos x-f(x)\cos x-g(x)\sin x$
$\quad\quad =0$

(2) $x=0$ のとき，1 となるのは，$\cos x$
$\quad f(x)=\cos x$ とする。$f'(x)=-\sin x$
$\quad g(x)=-\sin x$ より　$g'(x)=-\cos x=-f(x)$
$\quad$ 従って，$f(x)=\cos x$, $g(x)=-\sin x$

2 出題者が求めたポイント　(数学Ⅲ・積分法)

(1) $\log n-\log(n-1)=\displaystyle\int_{n-1}^{n}\frac{1}{x}dx$ で $\displaystyle\int_{n-1}^{n}\left(\frac{1}{x}-\frac{1}{n}\right)dx>0$

$\quad \log(n+1)-\log n=\displaystyle\int_{n}^{n+1}\frac{1}{x}dx$ で $\displaystyle\int_{n}^{n+1}\left(\frac{1}{n}-\frac{1}{x}\right)dx>0$

$\quad$ を使う。

(2) b_2 を計算し，(1) を使う。

(3) $a_n>b_n$ を言って，a_3 を計算し，(1) を使う。

〔解答〕

(1) $a_{n-1}-a_n=-\log(n-1)-\dfrac{1}{n}+\log n$

$\quad =\displaystyle\int_{n-1}^{n}\frac{1}{x}dx-\frac{1}{n}=\int_{n-1}^{n}\left(\frac{1}{x}-\frac{1}{n}\right)dx>0$

$\quad n\geqq 2$ なので，$a_{n-1}>a_n$

$\quad b_n-b_{n-1}=\dfrac{1}{n}-\log(n+1)+\log n$

$\quad =\dfrac{1}{n}-\displaystyle\int_{n}^{n+1}\frac{1}{x}dx=\int_{n}^{n+1}\left(\frac{1}{n}-\frac{1}{x}\right)dx>0$

$\quad n\geqq 2$ なので，$b_n>b_{n-1}$

(2) $n=2$ のとき，

$\quad b_2=1+\dfrac{1}{2}-\log 3=1.5-\log 3>0.4$

$\quad$ (1) より，$b_n>b_{n-1}$ であるから．
$\quad$ 従って，$b_n>0.4$　$(n\geqq 2)$

(3) $a_n-b_n=\log(n+1)-\log n>0$
$\quad$ よって，$a_n>b_n>0.4$　$\quad\quad \therefore a_n>0.4$
$\quad n=3$ のとき，
$\quad a_3=1+\dfrac{1}{2}+\dfrac{1}{3}-\log 3=\dfrac{11}{6}-\log 3<0.75$

$\quad$ (1) より，$a_n<a_{n-1}$ であるから，$\quad\quad \therefore a_n<0.75$
$\quad$ 従って，$0.4<a_n<0.75$　$(n\geqq 3)$

3 出題者が求めたポイント　(数学B・ベクトル)

(1) 点Pが平面ABC上にあるのは，実数 m, n が存在して，$\overrightarrow{\mathrm{CP}}=m\overrightarrow{\mathrm{CA}}+n\overrightarrow{\mathrm{CB}}$ が成り立つとき。
$\quad$ これから，与式を導くのと，与式からこれを導く。

(2) $\overrightarrow{\mathrm{OP}}$ の x 座標，y 座標，z 座標を s, t で表わし，$y=z=0$, $x=z=0$, $x=y=0$ を代入する。

〔解答〕

(1) 点Pが平面ABC上にあるとき，実数 s, t が存在して，
$\quad \overrightarrow{\mathrm{CP}}=s\overrightarrow{\mathrm{CA}}+t\overrightarrow{\mathrm{CB}}$ が成り立つ。
$\quad \overrightarrow{\mathrm{OP}}-\overrightarrow{\mathrm{OC}}=s(\overrightarrow{\mathrm{OA}}-\overrightarrow{\mathrm{OC}})+t(\overrightarrow{\mathrm{OB}}-\overrightarrow{\mathrm{OC}})$
$\quad \overrightarrow{\mathrm{OP}}=s\overrightarrow{\mathrm{OA}}+t\overrightarrow{\mathrm{OB}}+(1-s-t)\overrightarrow{\mathrm{OC}}$
$\quad$ よって，点Pが平面ABC上にあるとき，この式が成り立つ。
$\quad$ 実数 s, t が存在して，次式が成り立つとする。
$\quad \overrightarrow{\mathrm{OP}}=s\overrightarrow{\mathrm{OA}}+t\overrightarrow{\mathrm{OB}}+(1-s-t)\overrightarrow{\mathrm{OC}}$
$\quad \overrightarrow{\mathrm{OP}}-\overrightarrow{\mathrm{OC}}=s(\overrightarrow{\mathrm{OA}}-\overrightarrow{\mathrm{OC}})+t(\overrightarrow{\mathrm{OB}}-\overrightarrow{\mathrm{OC}})$
$\quad \overrightarrow{\mathrm{CP}}=s\overrightarrow{\mathrm{CA}}+t\overrightarrow{\mathrm{CB}}$
$\quad$ よって，点Pは平面ABC上の点である。
$\quad$ 従って，空間の点Pが平面 α の上にあるためには，実数 s, t が存在して，
$\quad \overrightarrow{\mathrm{OP}}=s\overrightarrow{\mathrm{OA}}+t\overrightarrow{\mathrm{OB}}+(1-s-t)\overrightarrow{\mathrm{OC}}$
$\quad$ となることが必要十分である。

(2) $\overrightarrow{\mathrm{OP}}=(x, y, z)$ とする。
$\quad x=2s-1t+2(1-s-t)=-3t+2$
$\quad y=2s+4t-4(1-s-t)=6s+8t-4$
$\quad z=3s+2t-3(a-s-t)=6s+5t-3$
$\quad$ K (x軸，$y=z=0$)
$\quad 6s+8t-4=0$
$\quad 6s+5t-3=0$
$\quad$ より，$t=\dfrac{1}{3}$, $s=\dfrac{2}{9}$, $x=1$
$\quad$ 従って，K $(1, 0, 0)$
$\quad$ L (y軸，$x=z=0$)
$\quad -3t+2=0$
$\quad 6s+5t-3=0$
$\quad$ より，$t=\dfrac{2}{3}$, $s=-\dfrac{1}{18}$, $y=1$
$\quad$ 従って，L $(0, 1, 0)$
$\quad$ M (z軸，$x=y=0$)
$\quad -3t+2=0$
$\quad 6s+8t-4=0$
$\quad$ より，$t=\dfrac{2}{3}$, $s=-\dfrac{2}{9}$, $z=-1$
$\quad$ 従って，M$\left(0, 0, -1\right)$

4 出題者が求めたポイント　(数学・Ⅲ関数)

(1) $f'(-x)=\displaystyle\lim_{h\to 0}\dfrac{f(-x+h)-f(-x)}{h}$ を変形する。

(2) $g(x)$を $-t=u$ とおいて式変形する。

u をさらにかえて，$g(-x)$ を (1) を使って，$-g(x)$ を導く。

[解答]

(1) $f(x)$ が偶関数のとき，$f(-x)=f(x)$

$f'(-x)=\lim_{h\to 0}\dfrac{f(-x+h)-f(-x)}{h}$

$=\lim_{h\to 0}\dfrac{f(-(x-h))-f(-x)}{h}$

$=\lim_{h\to 0}\dfrac{f(x-h)-f(x)}{h}$

$=\lim_{h\to 0}\left\{-\dfrac{f(x)-f(x-h)}{h}\right\}=-f'(x)$

従って，$f'(-x)=-f'(x)$ より $f'(x)$ は奇関数。

$f(x)$ が奇関数のとき，$f(-x)=-f(x)$

$f'(-x)=\lim_{h\to 0}\dfrac{f(-x+h)-f(-x)}{h}$

$=\lim_{h\to 0}\dfrac{f(-(x-h))-f(-x)}{h}$

$=\lim_{h\to 0}\dfrac{-f(x-h)+f(x)}{h}$

$=\lim_{h\to 0}\left\{\dfrac{f(x)-f(x-h)}{h}\right\}=f'(x)$

従って，$f'(-x)=f'(x)$ より $f'(x)$ は偶関数。

(2) $g(x)=\displaystyle\int_{-1}^{1}f'(t)f(x-t)dt$ で $-t=u$ とおく。

$\dfrac{du}{dt}=-1, \quad t=-1 \rightarrow 1, \quad u=1 \rightarrow -1$

u をさらに変えると

$g(x)=\displaystyle\int_{1}^{-1}f'(-u)f(x+u)(-du)$

$=\displaystyle\int_{-1}^{1}f'(-u)f(x+u)du$

$f(x)$ が偶関数のとき，$f'(x)$ は奇関数

$g(-x)=\displaystyle\int_{-1}^{1}f'(-t)f(-x+t)dt$

$=\displaystyle\int_{-1}^{1}[-f'(t)]f(x-t)dt=-g(x)$

$\therefore g(-x)=-g(x)$. よって，$g(x)$ は奇関数

$f(x)$ が奇関数のとき，$f'(x)$ は偶関数

$g(-x)=\displaystyle\int_{-1}^{1}f'(-t)f(-x+t)dt$

$=\displaystyle\int_{-1}^{1}f'(t)[-f(x-t)]dt=-g(x)$

$\therefore g(-x)=-g(x)$. よって，$g(x)$ は奇関数

従って，$f(x)$ が偶関数または奇関数であるとき，$g(x)$ は奇関数である。

(3) $f(x)=x^n$, $f'(t)=nt^{n-1}$

n が奇数か偶数かによって異なるので，$(x-t)^n$ の x の次数の上から2つの項を考える。

$\displaystyle\int_{-1}^{1}nt^{n-1}(x-t)^{n-1}dt=\int_{-1}^{1}(nt^{n-1}x^n-n^2t^nx^{n-1})dt$

$=\left[t^nx^n-\dfrac{n^2}{n+1}t^{n+1}x^{n-1}\right]_{-1}^{1}$

$=\left\{[1^n-(-1)^n]x^n-\dfrac{n^2}{n+1}[(1)^{n+1}-(-1)^{n+1}]x^{n-1}\right\}$

n が奇数のとき，$2x^n$

n が偶数のとき，$-\dfrac{2n^2}{n+1}x^{n-1}$

---

5 出題者が求めたポイント

(数学A・確率，数学B・数列)

(1) $X_n\neq 0$ でなければならない。どこにいても $\dfrac{1}{3}$ の確率で $X_{n+1}=0$ となる。

(2) $p_{n+1}-\alpha=-\dfrac{1}{3}(p_n-\alpha)$ となる α を求める。

(3) $X_n=-3$ となるには，$X_{n-1}=0$ であるかでるとき。

[解答]

(1) $X_n\neq 0$ の確率は，$1-p_n$

0以外の点から0の確率は，$\dfrac{1}{3}$ だから，

$p_{n+1}=\dfrac{1}{3}(1-p_n)$

始めから0なので，X_1 は0にならない。$p_1=0$

(2) $p_{n+1}-\alpha=-\dfrac{1}{3}(p_n-\alpha)$ とすると

$p_{n+1}=-\dfrac{1}{3}p_n+\dfrac{1}{3}$ より

$\dfrac{4}{3}\alpha=\dfrac{1}{3} \quad \therefore \alpha=\dfrac{1}{4}$

$p_n-\dfrac{1}{4}=\left(-\dfrac{1}{3}\right)^{n-1}\left(0-\dfrac{1}{4}\right)$

従って，$p_n=-\dfrac{1}{4}\cdot\left(-\dfrac{1}{3}\right)^{n-1}+\dfrac{1}{4}$

(3) $X_n=-3$ となるには，$X_{n-1}=0$ でなければならない。

n 回目で3の目が出るとき，$X_n=-3$ となる。

$p_{n-1}=-\dfrac{1}{4}\left(-\dfrac{1}{3}\right)^{n-2}+\dfrac{1}{4}\left(\dfrac{1}{3}\right)^{n-1}$

$q_n=\dfrac{1}{12}+\dfrac{1}{4}\left(-\dfrac{1}{3}\right)^{n-2}=\dfrac{1}{12}+\dfrac{1}{4}\left(\dfrac{1}{3}\right)^{n-1}$

物　理

解答　22年度

I 出題者が求めたポイント…ケプラーの法則

(1) $\frac{1}{2}r_1v_1\sin90° = \frac{1}{2}r_2v_2\sin90°$ ∴ $\frac{v_1}{v_2} = \frac{r_2}{r_1}$ ……（答）

(2) $E = \frac{1}{2}mv_1^2 - G\frac{mM}{r_1} = \frac{1}{2}mv_2^2 - G\frac{mM}{r_2}$ …………①

上式に（1）の（答）を代入して，v_2 を消去する。

$\frac{1}{2}v_1^2 - \frac{GM}{r_1} = \frac{1}{2}\left(\frac{r_1v_1}{r_2}\right)^2 - \frac{GM}{r_2}$

整理して，

$\frac{1}{2}v_1^2 = \frac{r_2GM}{r_1(r_1+r_2)}$ …………………②

①，②より，

$E = m\left\{\frac{r_2GM}{r_1(r_1+r_2)}\right\} - G\frac{mM}{r_1} = -G\frac{mM}{r_1+r_2}$ …………（答）

(3) $S = \frac{1}{2}r_1v_1$ と②式より，

$S = \frac{1}{2}r_1\sqrt{\frac{2r_2GM}{r_1(r_1+r_2)}} = \sqrt{\frac{r_1r_2GM}{2(r_1+r_2)}}$ …………………（答）

(4) 題意より，$2\sqrt{(a-r_1)^2+b^2} = 2a$ ………③

$r_1 + r_2 = 2a$ …………………④

③式より，$(a-r_1)^2+b^2 = a^2$ ∴ $r_1 = a \pm \sqrt{a^2-b^2}$

$r_1 < a$ だから，

$r_1 = a - \sqrt{a^2-b^2}$，$r_2 = a + \sqrt{a^2-b^2}$ …………………（答）

(5)（3）と（4）の答えより，$S = \sqrt{\frac{r_1r_2GM}{2(r_1+r_2)}} = \sqrt{\frac{b^2GM}{4a}}$

また，$S = \frac{\pi ab}{T}$ だから，$T = \frac{\pi ab}{S} = \frac{\pi ab}{b\sqrt{\frac{GM}{4a}}}$

$= 2\pi\sqrt{\frac{a^3}{GM}}$ …………（答）

II 出題者が求めたポイント…水波の干渉，波の式，位相

(1) $\lambda = vT$ [m] …………（答）

(2) $t' = \frac{p}{v}$ …………（答）

(3) 腹の位置 x は，$|(x+p)-(p-x)| = m\lambda$ $(m = 0, 1, 2,\cdots)$ より，

$x = 0, \pm\frac{\lambda}{2}, \pm\frac{2\lambda}{2}, \cdots, \pm\frac{2n\lambda}{2}$ である。したがって，節の数は $4n$ …………………（答）

(4) $z_q = 24_q\sin\frac{2\pi}{T}\left(t - \frac{\sqrt{p^2+q^2}}{v}\right)$ …………………（答）

(5) 題意より，時刻 t，位置 q における位相と，時刻 $(t+\Delta t)$，位置 $(q+\Delta q)$ における位相は等しいから，

$\frac{2\pi}{T}\left(t - \frac{\sqrt{p^2+q^2}}{v}\right) = \frac{2\pi}{T}\left(t+\Delta t - \frac{\sqrt{p^2+(q+\Delta q)^2}}{v}\right)$

∴ $\sqrt{p^2+q^2} + v\Delta t = \sqrt{p^2+(q+\Delta q)^2}$

両辺を2乗して，Δt，Δq の2乗の項を無視すると次式を得る。

$\frac{\Delta q}{\Delta t} = \frac{\sqrt{p^2+q^2}}{q}v$ $\quad$ $\frac{\sqrt{p^2+q^2}}{q}$ 倍 …………（答）

(6) 題意より，原点と隣の山との位相差は 2π である。隣の山までの距離を r とすると，

$\frac{2\pi}{T}\left(t - \frac{p}{v}\right) = \frac{2\pi}{T}\left(t - \frac{\sqrt{p^2+q^2}}{v}\right) + 2\pi$

$\sqrt{p^2+q^2} = p + \lambda$ ∴ $p^2 + r^2 = (p+\lambda)^2$

∴ $r = \sqrt{2p\lambda+\lambda^2}$ …………………（答）

$5\lambda = \sqrt{2p\lambda+\lambda^2}$ を解いて，$P = 12\lambda$，12倍 ………（答）

III 出題者が求めたポイント…非線形抵抗（電球，ダイオード）を含む電気回路

(1) 電球の両端の電圧を V_L，流れる電流を I_L とすると，

$V_L + 100I_L = 1.5$

これを図1の中に書き入れ，交点の座標を求めると，

$V_L = 0.5$ [V]，$I_L = 10$ [mA] …………（答）

(2) ダイオードの両端の電圧を V_D，流れる電流を I_D とすると，$V_D + 50I_D = 0.5$

（1）と同様にして，$V_D = 0.3$ [V]，$I_D = 4$ [mA]（答）

(3) $V_D = rI_L$ …………………①

$V_L = 1000I_D$ …………………②

$1.7 = rI_L + V_L$ …………………③

$1.7 = V_D + 1000I_D$ …………………④

が成り立つ。

④と図2より，$V_D = 0.2$ [V]，$I_D = 1.5$ [mA] …⑤

⑤と②より，$V_L = 1.5$ [V]，

図2より，$I_L = 20$ [mA] …………………⑥

①より，$r = 10$ [Ω]

$I_L = 20$ [mA]，$I_D = 1.5$ [mA]，$r = 10$ [Ω]（答）

(4)① ダイオードを流れた電流が検流計を下向きに流れ，電球 L を通過するので，電球は明るくなる。

(a)……（答）

② ダイオード→検流計→電球の電流が無くなるので暗くなる。(d) …………………………（答）

(5) 電球の場合は加えた電圧が高くなるほど抵抗が大きくなり，電流が流れにくくなり，ダイオードの場合は加えた電圧が高くなるほど抵抗が小さくなり，電流が流れやすくなる特性を持つ。

理由：フィラメントに電流を流すと発熱し，フィラメント中の原子やイオンの熱振動が増して，自由電子の移動を妨げるため。

Ⅳ　出題者が求めたポイント…小問集合（送電線の電力損失, 重力加速度と月の質量, 反射による像, 次元）

(1) 一軒の家の消費電力をP, 送電線を流れる電流をI, 送電線の抵抗をrとする。

$$\frac{I^2 r}{P + I^2 r} = \frac{25}{10000} \quad\cdots\cdots\cdots\cdots\cdots ①$$

n軒の家があるとすると, 送電線を流れる電流はnIとなる。

$$\frac{(nI)^2 r}{nP + (nI)^2 r} = \frac{30}{100} \quad\cdots\cdots\cdots\cdots ②$$

①より, $P = 399 I^2 r$となり, ②に代入してnを求める。よって$n = 171$軒$\cdots\cdots\cdots\cdots\cdots\cdots\cdots\cdots$（答）

(2) 重力加速度と月の質量の関係は, $g' = \dfrac{GM}{r^2}$

$\therefore M' = \dfrac{g' r^2}{G}$である。

ここで月の半径rは,

$0.56 : 5 \times 10^{-3} = 3.8 \times 10^5 \times 10^3 : 2r$より,

$$r = \frac{5 \times 10^{-3} \times 3.8 \times 10^8}{2 \times 0.56} = 1.7 \times 10^6$$

したがって, $M' = \dfrac{\dfrac{9.8}{6} \times \left(1.7 \times 10^6\right)^2}{6.7 \times 10^{-11}} = 7.0 \times 10^{22}$

(c)$\cdots\cdots$（答）

(3)

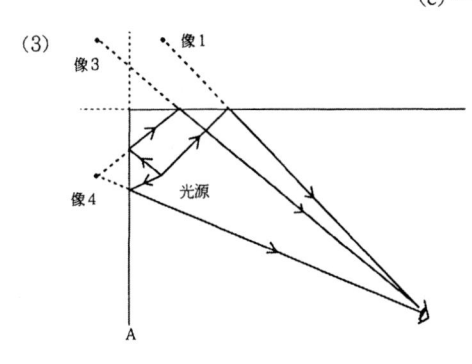

像3　像1　像4　光源　A

2回反射するので, 0.81（倍）　3つ, 0.81（倍）·（答）

(4) ① SIで加速度の単位を表すと, $\dfrac{m}{s^2}$　$LT^{-2}$$\cdots\cdots$（答）

② 電力$P = \dfrac{W}{t}$だから,

単位は$\dfrac{J}{s} = \dfrac{Nm}{s} = \dfrac{kgm/s^2 \times m}{s}$　$ML^2 T^{-3}$$\cdots\cdots\cdots$（答）

③ 遠心力の単位は$N = kgm / s^2$　$MLT^{-2}$$\cdots\cdots\cdots\cdots$（答）

④ $G = \dfrac{Fr^2}{mM}$より, 単位は$\dfrac{kgm/s^2 \times m^2}{kg \times kg}$　$M^{-1} L^3 T^{-2}$·（答）

⑤ $k = \dfrac{F}{x}$より, 単位は$\dfrac{kgm/s^2}{m}$　$MT^{-2}$$\cdots\cdots\cdots\cdots\cdots$（答）

化　学

解答　22年度

Ⅰ　出題者が求めたポイント……金属の結晶格子，同素体

問2. 体心立方格子では
$$(4r)^2 = (\sqrt{2}a)^2 + a^2 \text{ より } a = \frac{4\sqrt{3}}{3}r$$

面心立方格子では
$$(4r)^2 = b^2 + b^2 \text{ より } b = 2\sqrt{2}r$$

問3. α 鉄の密度は　　γ 鉄の密度は

問4. 炭素を $0.02 \sim 2.0\%$ 含む鉄を鋼(こう)という。
含ませることができる原子の半径をRとすると
$$2R = b - 2r = 2\sqrt{2}r - 2r \quad \therefore R = (\sqrt{2}-1)r$$

問5. 斜方硫黄と単斜硫黄とゴム状硫黄
黒鉛とダイヤモンドとフラーレン
酸素とオゾン
黄リンと赤リンなどがある。

[解答]
問1. (ア) イオン化エネルギー　(イ) 自由電子　(ウ) 体心
(エ) 面心　(カ) 2　(キ) 4　キ 12　(ク) 同素体

問2. $a = \dfrac{4\sqrt{3}}{3}r$　$b = 2\sqrt{2}r$

問3. $\dfrac{4\sqrt{6}}{9}$ 倍

問4. 名称：鋼　，原子半径の最大値：$(\sqrt{2}-1)r$

問5. 黄リンと赤リンなど

Ⅱ　出題者が求めたポイント……アミノ酸

問2. リシンは側鎖にアミノ基をもつ塩基性アミノ酸。

問4. $[A]=[C]$ であるので，$K_1 \times K_2 = [H^+]^2$ となる。
$$[H^+]^2 = 10^{-2.35} \times 10^{-9.87} = 10^{-12.22}$$
$$\therefore [H^+] = 10^{-6.11} \quad \text{よって pH は } 6.11$$

問5. 無水酢酸によりアミノ基はアセチル化される。

[解答]
問1. (ア) 陽　(イ) 双性　(ウ) 陰　(エ) 等電点　(オ) ペプチド

問2. F

問3. $K_1 = \dfrac{[B][H^+]}{[A]}$　　$K_2 = \dfrac{[C][H^+]}{[B]}$

問4. 6.11

問5. 電荷：0
理由：強酸性ではカルボキシル基は電離せず，無水酢酸によりリシンのアミノ基は2つともアセチル化されているから。

Ⅲ　出題者が求めたポイント……電池

問2, 3. ボルタ電池では，銅板に水素が付着し H^+ の還元反応が妨げられるなどの理由で，起電力が低下する。これを分極という。過酸化水素などの酸化剤を加えれば，H_2 は H_2O に酸化されるので分極を防ぐことができる。

問4. ダニエル電池の正極活物質は Cu^{2+} なので，分極は起こらない。

問5. Zn^{2+} よりも H^+ の方が還元されやすい。

問6. ①の半反応式を足すと放電時の反応式になる。この逆反応が充電時の反応式である。

[解答]
問1. 正極：$2H^+ + 2e^- \rightarrow H_2$
　　　負極：$Zn \rightarrow Zn^{2+} + 2e^-$

問2. 銅板が水素で覆われ分極が生じたため。

問3. 過酸化水素により水素が酸化されるため。

問4. ダニエル電池は両極が隔膜で隔てられ，銅(Ⅱ)イオンが正極活物質となっている。

問5. 充電しようとすると Zn^{2+} よりも H^+ の方が還元されるから。

問6. ①正極：$PbO_2 + 4H^+ + SO_4^{2-} + 2e^-$
$$\rightarrow PbSO_4 + 2H_2O$$
　　　負極：$Pb + SO_4^{2-} \rightarrow PbSO_4 + 2e^-$
　　　② $2PbSO_4 + 2H_2O \rightarrow Pb + 2H_2SO_4 + PbO_2$

Ⅳ　出題者が求めたポイント……発酵，酸化還元滴定

問1. デンプンに希硫酸を加えて加熱する，デンプンにアミラーゼ，マルターゼを加えて 40℃ に保つなどの方法がある。

問3. $C_6H_{12}O_6 \rightarrow 2C_2H_5OH + 2CO_2$
$$1000 \times \frac{10}{100} \times \frac{2}{180} \times 46 \fallingdotseq 51.1 \text{ g}$$

問4. 発生した CO_2 は $\dfrac{17.7}{22.4} \times 44 \fallingdotseq 34.77 \text{ g}$

生成したエタノールは　$\dfrac{17.7}{22.4} \times 46 \fallingdotseq 36.35 \text{ g}$

$$\frac{36.35}{1000 - 34.77} \times 100 \fallingdotseq 3.77\%$$

問8. $0.200 \times \dfrac{16.5}{1000} : x = 4 : 5 \quad \therefore x = 4.125 \times 10^{-3} \text{ mol}$
含まれていたエタノールはこの100倍なので
$$\frac{4.125 \times 10^{-3} \times 100 \times 46}{19.9} \times 100 \fallingdotseq 95.4\%$$

[解答]
問1. デンプンに希硫酸を加えて加熱する。

問2. 名称：二酸化炭素
　　　反応式：$Ca(OH)_2 + CO_2 \rightarrow CaCO_3 + H_2O$

問3. 51.1 g　　問4 3.77%

問5. 発生した CO_2 の一部が水に溶解してしまうため。

問6. 過マンガン酸カリウムの赤紫色が消えずに，うすい赤紫色が残った点を終点とする。

問7. $4KMnO_4 + 6H_2SO_4 + 5C_2H_5OH$
$$\rightarrow 2K_2SO_4 + 4MnSO_4 + 5CH_3COOH + 11H_2O$$

問8. 95.4%(あるいは 95.3%)

生　物

解答　22年度

Ⅰ 出題者が求めたポイント(ⅠⅡ・系統，生物群集，内分泌)

(a) (1)界より上位の分類群としてドメインがあり，真正細菌(原核生物)，古細菌(原核生物)，真核生物の3つのグループに分けられる。

(a) (4)光合成を行う真正細菌には，非酸素発生型の光合成細菌もあるが，葉緑体の起源となった酸素発生型の光合成を行う細菌はシアノバクテリア(らん藻類)である。

〔解答〕

(a) (1)古細菌　(2)従属　(3)独立　(4)シアノバクテリア
　　(5)ミトコンドリア　(6)好気　(7)葉緑体
　　(8)共生説　(9)マーガリス　(10)2

(b) (1)生物群集　(2)生態系　(3)捕食　(4)食物連鎖
　　(食物網)　(5)生産者　(6)競争　(7)ニッチ
　　(生態的地位)　(8)すみわけ　(9)寄生　(10)共進化

(c) (1)インスリン　(2)副交感　(3)グルコース
　　(4)グリコーゲン　(5)交感　(6)副腎髄質
　　(7)グルカゴン　(8)副腎皮質　(9)甲状腺
　　(10)脳下垂体前葉

Ⅱ 出題者が求めたポイント(ⅠⅡ・記述説明)

⑥　ボイセン＝イェンセンは，幼葉鞘の先端部を切り取り，寒天をはさんでも光に対する屈曲成長が起こることを明らかにし，雲母片を先端にはさんで，光の照射方向に対しする屈曲成長がどのように起こるかを明らかにした。寒天をはさんでも屈曲成長が起こることから，水溶性の物質であることが推察される。また，雲母片の差し込む方向によって屈曲成長の起こり方が変化することから，成長を促進する物質が先端部で光の当たらない側に多くなることが推察される。

〔解答〕

①　制限酵素を用いて切断したプラスミドとDNA断片を作成し，それらを混合してDNAリガーゼを作用させることで目的のDNA断片を組み込んだプラスミドを作成する。

②　ATPのエネルギーを消費して，細胞内外の濃度差に逆らってNa^+を細胞外に，K^+を細胞内に膜を通過させるはたらきを能動輸送という。

③　DNAの2重鎖の一方の鎖をもとに新しい相補的な鎖を作る複製方法。2重鎖の一方がもとのDNAの鎖であるので半保存的複製という。

④　からだの回転は半規管で受容する。回転による半規管内のリンパ液の動きが，感覚細胞の感覚毛を動かすことで身体の動きが刺激として受容される。

⑤　ウニの原腸陥入は，植物極の位置から胞胚腔に向けて細胞が移動することで起こる。原腸が形成されることで，外胚葉，内胚葉，中胚葉が位置的に区分される。

⑥　幼葉鞘の先端部で作られる物質は水溶性で，光の当たらない側を多く下方に伝わり，先端より下部の成長する部分の成長を促進する。

⑦　腎臓の腎小体で，糸球体からボーマンのうへ血液成分のろ過が行われ原尿が形成される際に，血球はボーマンのうへろ過されないため。

⑧　光化学系Ⅱでは，光エネルギーによって，クロロフィルから高エネルギー状態の電子が生じる。水の分解が起こって電子が補充され，酸素が発生し，H^+がチラコイド内腔にたまる。

Ⅲ 出題者が求めたポイント(Ⅰ・遺伝)

問3.4.　F1の雌雄の交配

	XAB	XAb	XaB	Xab
XAb				
Y	[AB]	[Ab]	[aB]	[ab]

このオスの分離比は，F1メスの配偶子の比率を反映している。

([AB]＋[ab])/([AB]＋[Ab]＋[aB]＋[ab])×100

問5.組換え価から，遺伝子a〜c間が最も離れていることがわかる。　a (18.7) b (13.0) c

〔解答〕

問1.F1がすべて「約24時間の羽化をする周期」をもつ個体になるから。

問2.オス[Ab]，メス[AB]

問3.オス[AB][Ab][aB][ab]，メス[AB][Ab]

問4.オスについて，組換えで生じた[AB]と[ab]のオスの全個体数に占める割合を求める。

問5.遺伝子a，遺伝子b，遺伝子cの順

Ⅳ 出題者が求めたポイント(Ⅰ・神経の興奮)

問4.閾値以上では刺激の大きさに関係なく，活動電位が一定の大きさになることは，「全か無かの法則」である。

問5.刺激が，静止電位をより低下させる場合には活動電位は生じない。

〔解答〕

問1.静止電位　問2.活動電位

問3.　③の電気刺激の強さは，活動電位を生じる閾値よりも小さいために活動電位が生じないが，④の電気刺激の強さは，活動電位を生じる閾値よりも大きいために活動電位が生じた。

問4.　閾値以上の刺激に対しては，刺激の強さに関係なく，一定の活動電位が生じる。

問5.活動電位が生じるためには，刺激の強さだけでなく，刺激の質(±)も関係する。

(別解)刺激によって，静止電位よりも膜電位が上昇する場合には活動電位を生じるが，静止電位よりも膜電位が低下する場合には活動電位を生じない。

平成21年度

問 題 と 解 答

英　語

問題

前期試験

21 年度

Ⅰ　下線部を和訳せよ。

What's behind the world food crisis?

These days you hear a lot about the world financial crisis. But there's another world crisis under way — and it's hurting a lot more people.

I'm talking about the food crisis. Over the past few years the prices of wheat, corn, rice and other basic foodstuffs have doubled or tripled, with much of the increase taking place just in the last few months.

High food prices dismay even relatively well-off Americans, but they're truly devastating in poor countries, where food often accounts for more than half a family's spending.

There have already been food riots around the world. (1) Food-supplying countries, from Ukraine to Argentina, have been limiting exports in an attempt to protect domestic consumers, leading to angry protests from farmers — and making things even worse in countries that need to import food.

How did this happen? The answer is a combination of long-term trends, bad luck — and bad policy.

Let's start with the things that aren't anyone's fault.

First, there's the march of the meat-eating Chinese — that is, the growing number of people in emerging economies who are, for the first time, rich enough to start eating like Westerners. (2) Since it takes about 700 calories' worth of animal feed to produce a 100-calorie piece of beef, this change in diet increases the overall demand for grains.

Second, there's the price of oil. Modern farming is highly energy-intensive: a lot of BTUs go into producing fertilizer, running tractors and, not least, transporting farm products to consumers. With oil persistently above $100 per barrel, energy costs have become a major factor driving up agricultural costs.

High oil prices, by the way, also have a lot to do with the growth of China and other emerging economies. Directly and indirectly, these rising economic powers are competing with the rest of us for scarce resources, including oil and farmland, driving up prices for raw materials of all sorts.

Third, there has been a run of bad weather in key growing areas. In particular, Australia, normally the world's second-largest wheat exporter, has been suffering from an epic drought.

OK, I said that these factors behind the food crisis aren't anyone's fault, but that's not quite true.

The rise of China and other emerging economies is the main force driving oil prices, (3) but the invasion of Iraq — which proponents promised would lead to cheap oil — has also reduced oil supplies below what they would have been otherwise.

And bad weather, especially the Australian drought, is probably related to climate change. So politicians and governments that have stood in the way of action on greenhouse gases bear some responsibility for food shortages.

Where the effects of bad policy are clearest, however, is in the rise of demon ethanol and other biofuels.

The subsidized conversion of crops into fuel was supposed to promote energy independence and help limit global warming. But this promise was, as Time magazine bluntly put it, a "scam."

This is especially true of corn ethanol: even on optimistic estimates, producing a gallon of ethanol from corn uses most of the energy the gallon contains. (4) But it turns out that even seemingly "good" biofuel policies, like Brazil's use of ethanol from sugar cane, accelerate the pace of climate change by promoting deforestation.

(注)

BTU(British Thermal Unit)：　英国熱量単位

scam：　いかさま

Ⅱ　下線部を和訳せよ。

Patients today often complain of feeling that they are merely peripheral phenomena in the busy schedule of a general practitioner or consultant. One study found that hospital patients were less satisfied with the way medical staff communicated with them than they were with the food they were served. The rising use of computers in general practice means that doctors are often typing in data as they speak with patients, sometimes reducing eye contact to a bare minimum. In the US, the average time a patient is allowed to speak in a first consultation before being interrupted by their physician is twenty-three seconds.

Primary-care medicine today is generally directed at the management of patients. They should be kept as healthy as possible, and the frequency of their visits kept to an ideal minimum. It is important to recognize that although no doctor would be averse to curing a patient, this is not always the cardinal aim, especially given the prevalence of chronic illnesses like heart disease and diabetes which can be managed but not cured. Most doctors have to cope with a staggering workload and ever-increasing bureaucracy, so it is hardly surprising that there is less and less time to listen to the individual.

Yet without careful listening, can more than a partial aspect of illness ever be grasped? Many patients complain of not being properly listened to and of receiving hasty advice. They are often left feeling literally unrecognized. One survey even found that in 50 per cent of medical encounters, the patient and the doctor disagreed as to what the main presenting problem was. If today's hospital has become what one physician has called 'a mosaic of specialties', patients are turning elsewhere to find different forms of recognition and receptiveness. Doctors before the Second World War were already lamenting how the study of disease had begun to overshadow the study of the patient. Commenting on the changes he had witnessed in the first decades of the twentieth century, an Austrian writer said that 'disease meant now no longer what happens to the whole man but what happens to his organs'.

This movement away from biography and particularity towards fragmentation inevitably encourages a wide range of alternative and complementary therapies. In America the number of visits to alternative practitioners exceeds the number of all visits to primary-care physicians. Today, more than a third of the American population use so-called alternative therapies. And significantly, more than 70 per cent of these people don't tell their conventional doctors about these treatments. One might wonder what effect this has on assessments of the efficacy of conventional treatments.

The expansion of alternative practices is sometimes explained as a consequence of the medical profession's unwillingness to listen to its patients. For much of the medicine practiced today, the body is merely the sum of its parts and little more. In a 1,400-page best-selling textbook for medical students, lip service is paid in the first chapter to the doctor-patient relationship, before the book gets down to the real business of the human organism. Doctors are told to show empathy by indicating to the patient that their experiences are recognized and accepted, yet the suggested phrasing of questions and responses to patients reads like extracts from a bad foreign language primer. Likewise, scare quotes around phrases like 'treat the whole patient' seem to imply that they shouldn't be taken too serious.

(注)

　scare quotes:　注意を促す引用符

Ⅲ　英訳せよ。

(1)　世界の金融市場は深刻な気分の揺れを経験しているが，ファッションも同様である。

(2)　経済の暗い気分を反映して，デザイナーたちは明るい色から黒に戻りつつある。

(3)　歴史的に言うと，ファッションの流行や好みはしばしば経済的変化と連動している。

数　学

問題　21年度

前 期 試 験

〔1〕　$A = \begin{pmatrix} 2a+1 & -a-1 \\ 2a+2 & -a-2 \end{pmatrix}$ とおく。すべての自然数 n に対して，A^n を求めよ。

〔2〕　a を定数として，$f(x) = 4x^3 - ax^2 + (a-3)x$ とおく。$f(0) = 0$，$f(1) = 1$ である。

(1)　$0 \leq f(\frac{1}{2}) \leq 1$ となる a の範囲を求めよ。

(2)　$0 \leq x \leq 1$ のとき $0 \leq f(x) \leq 1$ となる a の範囲を求めよ。

〔3〕

(1)　$0 \leq x \leq \dfrac{1}{3}$ のとき，つぎの不等式が成り立つことを示せ。

$$2(1 + x^2) \leq \frac{1}{1+x} + \frac{1}{1-x} = \frac{2}{1-x^2} \leq 2(1 + x^2) + \frac{x^2}{4}$$

(2)　不等式 $\dfrac{56}{81} \leq \log 2 \leq \dfrac{56}{81} + \dfrac{1}{324}$ を示せ。

〔4〕

(1)　p を素数，k を $1 \leq k \leq p-1$ である自然数とするとき，二項係数 ${}_pC_k$ は p で割り切れることを証明せよ。

(2)　p は素数で，$p > 2$ とする。自然数 m，n に対して，$A = (m+n)^p - m^p - n^p$ は $2p$ で割り切れることを証明せよ。

〔5〕　袋の中に数字 1，2，3 を 1 つずつ書いた 3 個の球が入っている。袋から球を取り出し，書かれた数字を見て，球を袋に戻す。この試行を 4 回行うとき，数字 n が取り出された回数を X_n とする（$n = 1$，2，3）。$X_1 + X_2 + X_3 = 4$ である。

(1)　X_n の期待値 $E(X_n)$ を求めよ（$n = 1$，2，3）。（$E(X_1) = E(X_2) = E(X_3)$ であることを使ってもよい。）

(2)　$i \geq 0$，$j \geq 0$ かつ $i + j \leq 4$ をみたす整数 i，j に対して，事象 $X_2 = i$，$X_3 = j$ が起きる確率 $P(X_2 = i, X_3 = j)$ を，i，j を用いて表せ。

(3)　$k = 1$，2，3，4 に対して，事象 $X_2 X_3 = k$ が起きる確率 $P(X_2 X_3 = k)$ を計算せよ。

(4)　$X_2 X_3$ の期待値 $E(X_2 X_3)$ を計算せよ。

物　理

問題

前期試験

21年度

Ⅰ　水平面と半径 r〔m〕の1/4円筒面がなめらかにつながった状態の断面を図1に示す。図中の直線AB、円弧BCはそれぞれ水平面と円筒面の断面であり、運動はすべてこの断面内で起こるものとする。点Aには壁があり、ばね定数 k〔N/m〕のばねの左端が固定されている。ばねの右端は質量 $3m$〔kg〕の物体Pに接合されている。この状態でばねが自然長になっているときの板Pの右端の位置をOとする。いま、図2のようにPを点Aの方向に距離 d〔m〕(OB間の距離より十分に小さい)だけ動かして手でおさえ、Pに接するように質量 m〔kg〕の小物体Qを置いた。摩擦やQの大きさは考えないものとし、重力加速度を g〔m/s²〕として、以下の文の(　　)に当てはまる式を m, g, r, k, d から適当なものを使って答えよ。ただし、符号が関係する場合は、位置や速度および力に関しては右方向を正、高さに関してはABの高さを0、上方向を正とする。

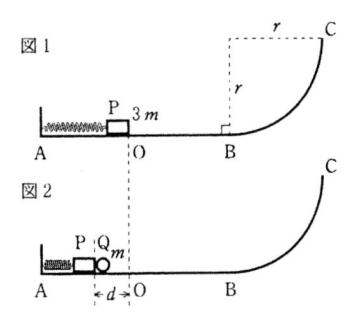

図1

図2

　　図2の状態で、ばねが壁に及ぼす力は(　①　)〔N〕である。この状態から、Pをおさえていた手を離すと、PはQを押しながらBの方向に動き出し、やがてQはPを離れて等速直線運動を始める。PとQが離れるのはOからの距離が(　②　)〔m〕の位置であり、このときの速度はP、Q共に(　③　)〔m/s〕である。その後Pは周期(　④　)〔s〕、振幅(　⑤　)〔m〕の単振動をはじめる。一方、Pと離れたあとのQは、やがて円弧を登る。QがCよりも下で折り返すには、Bを通過する前のQの速度は(　⑥　)〔m/s〕より小さくなければならないので、d は(　⑦　)〔m〕よりも小さくなければならない。折り返したQはBを通過した後、単振動しているPと衝突する。ばねが伸びきった瞬間にこの衝突が起こる場合、衝突が弾性衝突であるとすると、衝突後のPの運動は、周期(　⑧　)〔s〕、振幅(　⑨　)〔m〕の単振動となり、衝突後のQは円弧を高さ(　⑩　)〔m〕まで上る。

Ⅱ　地球Eから L〔m〕離れた位置にある惑星Pの周りの円軌道を周回している人工衛星Sから、波長 λ_0〔m〕の光が地球に送られている(図1)。その光を地球上で測定すると、波長 λ〔m〕は時間とともに変化した。$X = (\lambda - \lambda_0)/\lambda_0$ と置くと、X は図2のような周期的な変化を示した。X の極大値は X_0 で極小値は $-X_0$、周期は T〔s〕であった。光速を c〔m/s〕として以下の問に答えよ。なお、人工衛星の円軌道と、地球と惑星を結ぶ直線は、同一平面上にあるとする。また、光の波長を測定している間は、地球と惑星の位置は変化せず、人工衛星だけが動いているとし、地球の自転も考えないものとする。

(1)　人工衛星の速さはいくらか。また、円軌道の半径はいくらか。

(2)　人工衛星が惑星の裏側にきたときには、惑星に隠れて光が地球に届かない。図2の波長の変化を示す曲線が $X = 0$ になる時点をAおよびC、X が極大になる時点をB、極小になる時点をDとして、光が観測されないのはどの時点の近傍か、記号で答えよ。また、そのように判断した理由を簡潔に述べよ。

(3)　AからB、BからC、CからD、Dから次のAまでの時間をそれぞれ T_1〔s〕、T_2〔s〕、T_3〔s〕、T_4〔s〕とする。光速 c が有限であるため、$T_1 + T_2$ と $T_3 + T_4$ は異なるが、その差はいくらか。

(4)　T_1, T_2, T_3, T_4, の中で、最大のものはどれか。また、最小のものはどれか。

(5)　X の変動曲線から L を求めたい。$T_1 + T_4$ と $T_2 + T_3$ の差は d〔s〕であった。L はいくらか。なお、L は人工衛星の円軌道の半径と比べて十分大きいとする。また θ の絶対値が十分小さい場合には、$\sin\theta = \theta$ と近似できることを使ってよい。

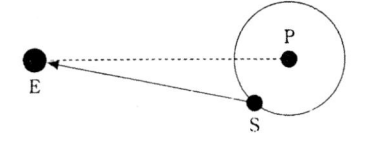

図1

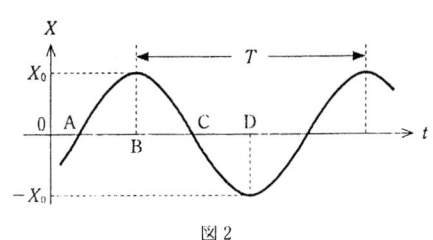

図2

Ⅲ　図のように，一様な直方体の導体板 ABCDA'B'C'D' がある。辺 AB，辺 AD および辺 AA' の長さはそれぞれ ℓ〔m〕，w〔m〕，d〔m〕である。面 ABB'A' 及び面 DCC'D' の中心をそれぞれ L，M で表す。面 ADD'A' を起電力 E〔V〕の電池の正極，面 BCC'B' を負極に接続すると，導体には，電流 I〔A〕が流れた。電流のキャリア1個の電荷を q〔C〕，導体内のキャリアの密度を N〔m^{-3}〕で表す。

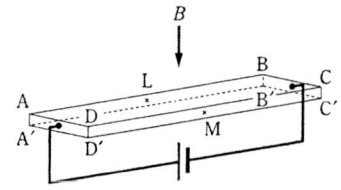

(1)　導体に外から磁界をかけていないとき，この導体の中のキャリアは，全体として面 ABB'A' と面 ABCD に対して平行な直線運動をしている。キャリアの速さ v_0〔m/s〕を {d, w, ℓ, E, I, q, N} の中から適当と思われる記号を使って表せ。

(2)　上のように導体に電流を流したまま，磁束密度 B〔T〕の一様な磁界をかけた。磁界は，面 ABCD に垂直で，面 ABCD から面 A'B'C'D' の方を向いている。このとき，導体内を運動しているキャリアには磁界による力が働き，キャリアは面 ABB'A' あるいは面 DCC'D' の方に引き寄せられる。それによって，導体内には，面 ABB'A' に垂直な方向の電荷分布に偏りが生じ，面 ABB'A' に垂直な電界が出来る。この電界がキャリアに及ぼす力 $\vec{F_E}$〔N〕は，やがて，磁界がキャリアに及ぼす力 $\vec{F_B}$〔N〕と釣り合うようになり，キャリアは面 ABB'A' に平行な直線運動をするようになる。こうしてできた電荷分布の偏りは，点 L と点 M の間に電位差 V〔V〕を生じる。このときの，キャリアの速さ v_B〔m/s〕は，導体内のどの場所をとっても，導体に外から磁界がかかっていないときと同じである（すなわち $v_B = v_0$）と考えてよいものとしよう。

(a)　磁界をかけ始めたとき，キャリアは（イ. 面 ABB'A' の方に引き寄せられる，ロ. 面 DCC'D' の方に引き寄せられる）。$q > 0$ の場合と $q < 0$ のそれぞれの場合について，（　　　）の中の正しい方の記号を答えよ。

(b)　力 $\vec{F_E}$ と力 $\vec{F_B}$ とが釣り合うようになったのちの，

(ⅰ)　$\vec{F_B}$ の大きさを {d, w, ℓ, I, q, N, B} の中から適当と思われる記号を使って表せ。

(ⅱ)　$\vec{F_E}$ の大きさを {d, w, ℓ, I, q, N, B} の中の適当と思われる記号と V とを使って表せ。

(ⅲ)　N を {d, w, ℓ, I, q, B} の中の適当と思われる記号と V とを使って表せ。

(ⅳ)　点 L と点 M の電位はどちらが高いか。$q > 0$ と $q < 0$ のそれぞれの場合について記せ。

Ⅳ　以下の問に答えよ。

(1)　速さ v〔m/s〕，質量 m〔kg〕の小球 A が，静止している同じ質量の小球 B に弾性衝突した。衝突後，小球 A は静止することなく速さ v_A〔m/s〕で衝突前の方向に対して角度 α〔rad〕の方向に飛び去り（A'），小球 B は速さ v_B〔m/s〕で角度 β〔rad〕の方向に飛び去った（B'）。v_A, v_B, β を m, v, α のうち必要な記号を用いて表せ。

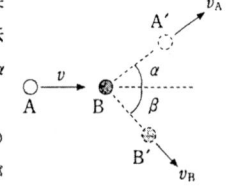

(2)　トンネルに向かって電車が速さ 108 km/h で走っている。警笛を鳴らしたら3秒後にトンネルの入り口で反射したこだまが聞こえた。風は進行方向に向かって 10 m/s で吹いている。こだまが返ってきたときの電車とトンネルの間の距離はいくらか。このときの空気中の音速を 340 m/s として，小数点以下1桁まで求めよ。

(3)　1気圧の空気中に長さ L〔m〕の両開きの気柱管が用意されている。

(ⅰ)　この管内にできる音の基本振動数はいくらになるか。ただし，音速は v〔m/s〕とし，開口端補正は無視できるものとする。

(ⅱ)　気温が上がるとこの基本振動数は大きくなるか，小さくなるか，それとも変わらないか答えよ。このとき，気柱管の長さは変わらないものとする。

(4)　長さ 30.0 cm，断面積 4.0×10^{-2} cm^2 の導線に 1.5 mV の電圧をかけると 0.50 A の電流が流れた。導線の抵抗率を求めよ。

(5)　右の図のように，はく検電器の頭部金属板が，スイッチ S をもつ導線で接地できるようになっている。はじめ検電器は帯電していないので，金属はくは閉じている。　次の文の（　　　）の中の正しいものの記号を解答欄に記せ。

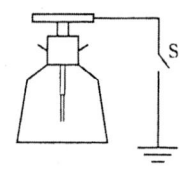

　　スイッチ S を開いたまま，負に帯電している帯電体を検電器の頭部金属板に接触させることなく近づけると，金属はくが開いた。このときスイッチ S を閉じると，金属はくは（① a. 閉じた，b. 開いたままであった）。このあと，スイッチ S を開いてから帯電体を遠ざけると，金属はくは（② a. 閉じた，b. 開いた）状態になる。このときの検電器は（③ a. 正に帯電している，b. 負に帯電している，c. 帯電していない）。

化　学

問題

前期試験

21年度

原子量は次の値を用いよ。C：12.0，O：16.0，H：1.0，K：39.1，I：126.9

Ⅰ　山野忠和君は塩酸の濃度を決定するために以下の実験を行った。

【実験1】　シュウ酸二水和物$(COOH)_2 \cdot 2H_2O$ を正確に 0.630 g はかりとり，　　ア　　に入れた。これに蒸留水 60 cm³ を加え，かきまぜて完全に溶かした。これを 100 cm³ の　　イ　　にうつし，　　ア　　を少量の蒸留水で洗い，洗液を　　イ　　に注ぎ入れた。この操作を数回繰り返し，シュウ酸水溶液を完全に　　イ　　に流し入れた。　　イ　　の標線まで蒸留水を加えよく混合し，この溶液を　　ウ　　を用いて正確に 20 cm³ とり　　エ　　にいれ，指示薬溶液を1滴加えた。次に，　　エ　　内の溶液をかき混ぜながら，容量 25 cm³ の　　オ　　にいれた水酸化ナトリウム水溶液を滴下し，滴定に要した水酸化ナトリウム水溶液の体積を求めた。

【実験2】　濃度不明の塩酸を正確に 10 倍希釈し，これを　　ウ　　を用いて正確に 20 cm³ とり，実験1と同じように水酸化ナトリウム水溶液で滴定した。

問1　ア～オに最適な器具の名称を下から選び記号で答えよ。ただし，同じ記号を複数回選んでもよい。

(a)　メスフラスコ　　　　　(b)　ビーカー　　　　　　(c)　メスシリンダー

(d)　ビュレット　　　　　　(e)　ホールピペット　　　(f)　駒込ピペット

問2　洗浄後の器具をすぐに使用する場合，器具ア～オのうちで，(A)蒸留水でぬれた状態でそのまま用いてよいもの，(B)はかりとる溶液で内部をよく洗って用いるものはどれか，それぞれア～オで記せ。

問3　実験1で滴定前の溶液に指示薬を加えたとき，溶液の色は変化しなかった。用いた指示薬の名称を答えよ。また，水酸化ナトリウム水溶液で滴定を行う際に，正しい終点を示すのはどの時点か，以下より選び記号で答えよ。

(A)　滴下したときに溶液が着色し，振り混ぜた瞬間色が消えるとき。

(B)　滴下したときに溶液が着色し，振り混ぜてもわずかに色が残るとき。

(C)　滴下したときに溶液が着色し，振り混ぜても濃く色が残るとき。

問4　実験1の滴定を始める前と終了したときの，そのガラス器具を正面から見たのが右図である。滴定前，滴定後の水酸化ナトリウム水溶液の液面の目盛りを読みとれ。また，水酸化ナトリウム水溶液のモル濃度を有効数字を考慮して求めよ。

（滴定前）　（滴定後）

問5　塩酸の濃度を求めるために，なぜ実験1と実験2の二段階の滴定をおこなったか，その理由を用いた試薬の化学的性質に基づいて述べよ。

Ⅱ　グリセリンに直鎖状炭化水素基を持つモノカルボン酸が複数個結合した化合物Aがある。これらのカルボン酸は同じ炭素数を持ち，互いに構造が異なっている。化合物A 1.00 g をグリセリンとカルボン酸に完全に加水分解させるのに，水酸化カリウムが 0.442 g 必要であった。また，化合物A 1.00 g にはヨウ素が 3.00 g 結合した。化合物Aのカルボン酸をすべて硫酸酸性下で過マンガン酸カリウムを用いて酸化を行うと，生成した物質の中にプロピオン酸(CH_3-CH_2-COOH)とシュウ酸は存在したが，マロン酸$(HOOC-CH_2-COOH)$と酢酸は存在しなかった。

問1　化合物Aのグリセリンとカルボン酸の結合の名称を答えよ。

問2　水酸化カリウムで化合物Aを加水分解する反応のことを一般に何と呼ぶか。

問3　化合物Aとヨウ素を反応させる時，その反応完了点をどのようにして調べることができるか。

問4　カルボン酸が2個結合していると考えた場合の化合物A，および3個結合していると考えた場合の化合物Aの分子量を，有効数字を考慮してそれぞれ答えよ。

問 5　カルボン酸が 2 個の場合と 3 個の場合で，化合物 A　1 mol に対してそれぞれ何 mol のヨウ素が結合するか，小数第 1 位まで示せ。

問 6　問 5 の結果から化合物 A のグリセリンにいくつのカルボン酸が結合していると考えられるか。

問 7　化合物 A のグリセリンに結合しているカルボン酸の構造式をすべて書け。幾何異性体は区別しなくてよい。

Ⅲ　原子の中では電子は原子核の周りを取りまく　ア　に分かれて存在する。　ア　は原子核に近いものから順に K 殻，L 殻…とアルファベットを含む名前がつけられている。ある原子中の電子で最も外側の　ア　にある電子を　イ　という。　イ　が K 殻，L 殻…に存在する原子をそれぞれ，第 1 周期の原子，第 2 周期の原子…という。　イ　の数を n とすると，n の最大値はそれぞれの周期について決まっており，n が最大値を取らないときの　イ　を　ウ　という。　イ　が L 殻にある原子 X の n は X の原子番号 a と $n =$　エ　の関係にある。

X において原子核の電荷による静電気的な力は K 殻の電子によって部分的に打ち消されて L 殻に届く。X の原子核と K 殻の電子をひとまとめにしたものの電荷は電気素量（陽子や電子のもつ電気量の絶対値）の　オ　倍に等しい。この電荷と L 殻の電子との間の静電気的引力によって L 殻の電子が原子核に引きつけられていると考えることができる。このことから，X のうち n が小さいものは　イ　を失い，n が大きいものは n が最大値になるまで余分の電子を受け取り，それぞれ陽イオン，陰イオンとなりやすいこと，また X が他の原子と共有結合を作ったとき，共有している電子を引きつける強さは　オ　が大きくなるにしたがって大きくなることがわかる。

問 1　ア～オの中に適当な語句または数式を入れよ。

問 2　下線部を数値で表したものを何と呼ぶか。

問 3　n が最大値をとったときの X は何か，その元素名を答えよ。

問 4　n が 4 以上の X の化合物のうち，電気的に中性であり，しかも化合物中に存在する電子の総数が，問 3 で答えた X と同じものは 4 つ存在する。これらの化合物の 1.013×10^5 Pa における沸点を下に示す。それぞれどの化合物の値と考えられるか，分子式で答えよ。またそのように判断した理由を説明せよ。

(a) -161℃　　　　　(b) -33℃　　　　　(c) 20℃　　　　　(d) 100℃

問 5　問 4 の化合物のうち，無極性分子はどれか。立体構造がわかるような構造式で答え，それを用いて無極性分子となる理由を説明せよ。

Ⅳ　トルエン，フェノール，アニリン，安息香酸の各 2 g を約 20 cm³ のエーテルに溶かした試料がある。亀田芳香さんは以下の操作により各成分の分離をおこなった。

(1)　試料を 2 mol/L の水酸化ナトリウム水溶液 20 cm³ とともに分液漏斗に入れ，よく振り混ぜた。しばらく放置した後に，上層 A と下層 B を分離して取り出した。

(2)　B に二酸化炭素を通じたところ物質が分離してきた。分離した化合物 C を除いた後に，残った液に 2 mol/L の塩酸を少しずつ加えたところまた化合物 D が分離してきた。

(3)　A に 2 mol/L の塩酸 20 cm³ を加えてよく振り混ぜて，しばらく放置した後に，上層 E と下層 F に分離して取り出した。

(4)　F を分液漏斗に移し，これに 3 mol/L の水酸化ナトリウム水溶液 20 cm³ とエーテル 20 cm³ を加えてよく振り混ぜた。しばらく放置した後に，上層を蒸発皿に移して溶媒を蒸発させて化合物 G を得た。

(5)　E を蒸発皿に移して溶媒を蒸発させて化合物 H を得た。

問 1　常温常圧下ではトルエン，フェノール，アニリン，安息香酸の状態は固体，液体，気体のいずれか，それぞれについて答えよ。

問 2　C，D，G，H の化合物の名称を答えよ。

問 3　C，D，G，H のそれぞれを温水に加え，よく振り混ぜた後に，塩化鉄（Ⅲ）水溶液を加えた。このとき青紫色に発色したものはどれか，記号で答えよ。

問 4　(2) で二酸化炭素を通じることによって C が分離した。これは C のどのような性質によっているか。

問 5　G を確認するにはどうしたらよいか，加える化合物名と，そのときの変化を答えよ。

問 6　(4) で水酸化ナトリウム水溶液を加えることによって G が生成する反応を化学反応式で示せ。

生　物

問題　　　　21年度

前　期　試　験

Ⅰ　以下の文章(a)、(b)および(c)のうちから2つを選んで空欄に適当な語句を入れて文章を完成し、それを解答用紙の所定欄に記入せよ(選択した文章名を所定欄に記入せよ)。

(a)　草本群落の物質生産を知るためには、（　1　）を作る。地表から一定の高さごとに植物体を切り取り、各高さごとに（　2　）(葉)と（　3　）(葉以外)の重量を測定して図示する。この方法を（　4　）という。また、前もって群落の地表からの高さにそって（　5　）を測定し、相対（　5　）の減少の様子も図に書き加える。この図を（　1　）という。ソバや（　6　）のような（　7　）の群落では（　2　）が比較的（　8　）に集中するので、光はさえぎられて群落内部では光は急激に弱くなる。一方、ススキやチカラシバのような（　9　）の群落では群落内部まで光が届くので、（　10　）でも（　2　）の量が多い。

(b)　古生代カンブリア紀末期に最初の脊つい動物である（　1　）のない魚類が出現した。（　2　）紀になって魚類は急激に多様化した。その多様化には、口のすぐ後ろのえらを支える骨格(鰓弓)から変化した（　1　）の形成が深く関わっている。また、総鰭類(生きている化石といわれるシーラカンスはこの仲間に属する)に見られる胸びれの内部の太い骨格が、（　2　）紀後期に出現した原始的な（　3　）の水中生活から陸上生活への移行を可能にしたと考えられている。（　3　）の最古の化石として知られる（　4　）はこの胸びれの骨格が進化したと考えられる（　5　）を持っていた。さらに消化管の一部が（　6　）に発達し、（　6　）循環が獲得され、呼吸器や循環器の様式も変化した。魚類の中で現在最も繁栄している硬骨魚類のほとんどは（　7　）を使って浮力の調節を行うが、これも消化管の一部が進化してできたものである。新生代には哺乳類が多様化した。胎生と哺乳により、変化の激しい環境下でも子孫を残すことができるようになり、地上・水中などの環境に応じ、独自の進化をとげ多様化した。また哺乳類は、は虫類や鳥類と同じように胚発生時に外界に水を必要としない（　8　）が形成されることから、（　8　）類に分類されている。この頃の哺乳類の化石として、近畿圏でも大阪市でナガスクジラが、滋賀県大津市でムカシマンモスが、兵庫県明石市でアケボノゾウが見つかってきている。このように、共通の祖先から多様な生活環境に応じて分化していくことを（　9　）という。一方、祖先の異なる生物がよく似た環境に適応して似た形態を個別に進化させることを（　10　）と呼ぶ。

(c)　脊つい動物の器官形成は各胚葉の共同作業で、一定の秩序に従って進められる。どの胚葉からどのような組織、器官ができるかは基本的にすべての脊つい動物に共通である。外胚葉から表皮と（　1　）が分化する。（　1　）は前部がふくらんで（　2　）に、後部は伸びて（　3　）になる。表皮は、中胚葉から分化する血管が豊富な（　4　）と共に皮ふを形成する。中胚葉からは（　5　）、体節、（　6　）、（　7　）が分化する。（　5　）は脊ついの形成に重要な役割を果たすが、後に退化する。体節からは皮ふの一部の（　4　）、骨格、（　8　）などができる。（　6　）からは腎臓や輸尿管などの排出器官ができる。（　7　）は内外二層にわかれ、それぞれ（　8　）などに分化する。（　7　）の内外層のすきまは（　9　）になる。内胚葉からは（　10　）と上皮が分化し、上皮に中胚葉由来の（　8　）や血管と外胚葉由来の神経が加わって、それぞれの器官ができる。

Ⅱ　金魚と水草を同じ水槽にいれて，水中の二酸化炭素量の時間変化を測定して図1のような結果を得た。実験開始(0分)直後は水槽を暗所に置き，5分後にある一定の強さの光を照射した。次に10分後に水槽から金魚だけを取り出し，水槽内は水草だけにして光の照射を続けた。ただし，水槽中の二酸化炭素濃度は水草の光合成速度の限定要因とはなっていない。実験中，水温およびpHは一定で，外気と水槽中の気体の移動はないものとする。下記の設問に答えよ。

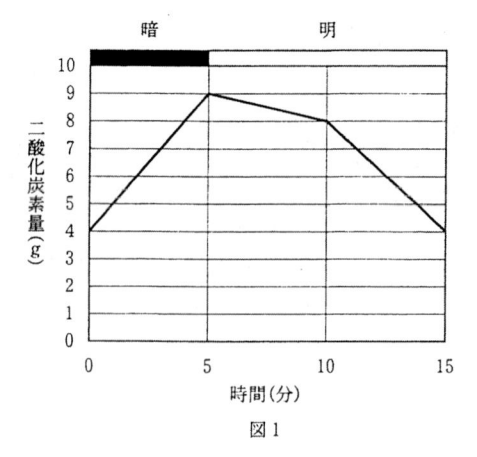
図1

問1　金魚の呼吸速度(g/分)はいくらか。

問2　水草の真の光合成速度(g/分)はいくらか。

問3　水草の呼吸速度(g/分)はいくらか。

問4　実験を行った光の強さの範囲では，水草の光合成速度は光の強さに比例しているものとすると，水草の光補償点は実験で照射した光の強さの何%か(有効数字2桁)。

Ⅲ　下記の問題の解答を所定欄(2行以内)に記入せよ。

① ミツバチダンスの研究で有名なフリッシュは，視覚の二重説(視細胞は2種類あり，それらが別々の機能を担っている)を魚の学習実験で明らかにした。どのような実験であったと考えられるか。

② 胆汁はどの器官で作られ，消化管のどの部位に分泌されるか。またどのような働きがあるか。

③ 花粉症におけるアレルギー反応のしくみを説明せよ。

④ 2匹のカエルから摘出した2つの心臓A，B(Aは副交感神経を残したままの心臓，Bは副交感神経を切除した心臓)を使って神経伝達物質の存在を示唆したレーウィ(レービィ)の実験とはどのような実験で，どのような結果が得られたか。

⑤ ヒト体細胞における染色体の数と種類を男女に分けて説明せよ。

⑥ 筋収縮の際サルコメアの幅がせまくなる原因を，アクチンフィラメント，ミオシンフィラメントという語句を用いて説明せよ。

⑦ UUU(Uはウラシル)のコドンがフェニルアラニンを指定することを示唆したニーレンバーグらの実験はどのような実験か。

⑧ 水にさした葉のついた枝と成熟したリンゴを同じ密閉した容器に入れておくと，リンゴを入れていない場合に比べ落葉が促進された。落葉が促進された理由を落葉のしくみとともに説明せよ。

Ⅳ　ある動物細胞を材料にして，外液の浸透圧と細胞の体積との関係を調べる実験を一定の温度条件下で行った。時間0分で外液の浸透圧を変化させ，その後は外液の浸透圧を一定に保った。その時の細胞体積の相対的変化を図2に示した。元の外液の浸透圧は7.3気圧である。時間0分から1分までは細胞内の溶質量は変化しないものとする。下記の設問に答えよ。

問1　外液の浸透圧を変化させた時の細胞体積の変化に関与する細胞膜の性質の名称を示し，説明せよ。

問2　外液の浸透圧を変化させる前の細胞の浸透圧は何気圧か(有効数字2桁)。理由とともに述べよ。

問3　(1)　時間0分から1分までの間，水は細胞外あるいは細胞内のどちらに移動したか。理由とともに述べよ。

　　　(2)　時間0分で外液の浸透圧をどのように変化させたと考えられるか。理由とともに述べよ。

問4　時間1分では細胞内の浸透圧は何気圧か(有効数字2桁)。

問5　時間1分以降，水は細胞外あるいは細胞内のどちらに移動したか。また，その水の移動が起きたのはどのような理由によるものと考えられるか。

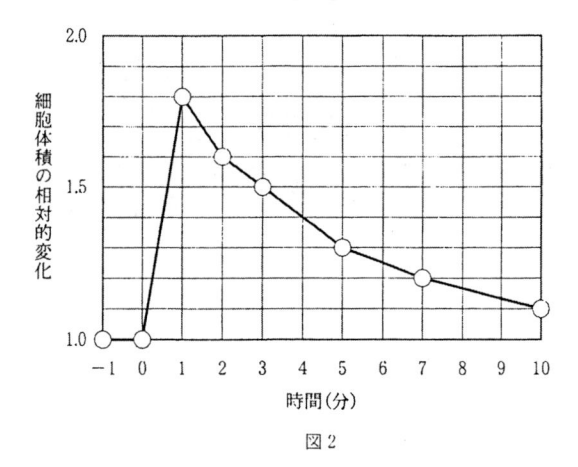

図 2

英　語

解答

21 年度

Ⅰ　出題者が求めたポイント

[全訳]

　世界食糧危機の背後にあるものは何でしょうか。

　最近あなたがたは世界財政危機について多くのことを聞いています。しかし、もうひとつの危機が進行中であり、はるかに多くの人々を傷つけています。

　私は食糧危機のことを言っているのです。ここ数年にわたって、小麦、とうもろこし、米などの基本食糧の価格が2倍3倍になっています。価格高騰の多くがこの数ヶ月だけで起こっています。

　食糧価格の高騰は、比較的暮らしの豊かなアメリカ人さえ愕然とさせていますが、貧しい国々においては実に壊滅的です。そのような国では食糧はしばしば、家族の出費の半分以上を占めているのです。

　すでに世界中で食糧暴動が起こっています。(1)ウクライナからアルゼンチンにいたるまでの食糧供給国は、国内の消費者を守る意図で輸出の制限を行ってきました。これが農家からの怒りの抗議を引き起こし、食糧を輸入する必要のある国々において事態をさらに悪化させています。

　このようなことがどうして起こったのでしょうか。答えは、長期にわたる世界の動向、不運、そして悪い政策です。

　誰のせいでもないことから始めてみましょう。

　まず第一に、肉食国家中国が出てきたことです。つまり、新興経済の中で、初めて西洋と同じような食生活を始めるくらい豊かになった人々の数が、増えてきたのです。(2)100カロリーの牛肉一切れを生産するには、700カロリー分の動物飼料を必要とするので、このような食生活の変化は、穀物に対する需要全般を増加させます。

　二番目に、石油の価格があります。現代農業は高度にエネルギー集約型です。多くのエネルギーが、肥料を生産したり、トラクターを動かしたり、とりわけ農産物を消費者へ運ぶ方へと行っています。石油は1バレル100ドル以上を維持しつづけているので、エネルギーコストが農業生産コストを押し上げる大きな要因になっています。

　ところで、高い石油価格はまた、中国その他の新興国の成長にも大きく関わっているのです。これらの上昇していく経済力は、すべての種類の原料価格を押し上げ、石油や農地を始めとする乏しい資源をめぐって、直接あるいは間接的に他の国々と競合しています。

　三番目に、基幹の栽培地域での悪天候の連続があります。特に、オーストラリアは通常は世界第二の小麦輸出国ですが、けた外れの旱魃に苦しんでいます。

　そうです、私は食糧危機の裏にあるこれらの要因は誰のせいでもないと言いました。しかしそれは全くの真実というわけではありません。

　中国その他の新興国の登場は、石油価格を押し上げる大きな力ですが、(3)イラク侵攻－これを言い出した人たちはこれで石油は安くなると約束したのですが－イラク侵攻もまた、石油の供給を、侵攻がなかった場合の予想よりも以下のレベルに減少させています。

　それに悪天候、特にオーストラリアの旱魃は、おそらくは気候変動に関連しています。ですから、温室ガスに関わる行動を妨害している政治家や政府は、食糧不足にいくらかの責任を負っているのです。

　しかし、悪い政策の影響が最もはっきりしている所は、悪魔のエタノールやその他のバイオ燃料の出現にあります。

　補助金がついてなされる穀物から燃料への転換は、エネルギー自立を促進し地球温暖化を抑えるのに役立つとされていました。しかし、この約束は、雑誌タイムがずばり言っているように「詐欺」でした。

　これは特にコーンエタノールに当てはまります。楽観的に計算しても、1ガロンのエタノールを生産するには、その1ガロンが内包するエネルギーのほとんどを使うのです。(4)しかし、ブラジルでやっているサトウキビからとったエタノールの利用のような、一見「良い」バイオ燃料政策でも、森林破壊を進めることによって、気候変動のスピードを加速させているということが判明しています。

[解答]

全訳中の下線部(1)〜(4)を参照。

Ⅱ　出題者が求めたポイント

[全訳]

　現代の患者がしばしば不満を漏らすのは、一般の開業医あるいは顧問医の忙しいスケジュールの中では、自分が単なる周辺的な現象であるような感じがするということである。(1)ある研究によると、入院患者は出される食事に対してよりも、医療スタッフが患者とコミュニケーションを取るときのやり方に対して、より満足度が低かった。一般的な診療でコンピューターを使うことが増えたことで、医者は患者と話しながらデータを入力していることが多くなり、時にはアイコンタクトが最小限に減ってしまうこともある。合衆国においては、患者が最初の診察で、医者に中断されるまでしゃべることが許されている時間の平均は、23秒であった。

　今日のプライマリーケア(第一次診療)は大体において、患者の管理に向けられている。患者はできる限り健康でなければならず、病院に来る回数は最小限に抑えなければならない。患者を治すことを嫌う医者はいないだろうが、これが常に主目的というわけではないことを認識することが重要である。管理はできるが完治できない、心臓病や糖尿病などの慢性疾患が広がっ

ている場合は特にそうである。ほとんどの医者は、圧倒的な仕事量や増加し続ける事務管理と、折り合いをつけてやっていかなければならないので、患者ひとりひとりに耳を傾ける時間がどんどん減っていくのは、驚くほどのことではないのだ。

しかし、注意深く耳を傾けることなしには、病気の部分的な面以上のことは把握できないのではないだろうか。ほとんどの患者は、話を聞いてくれないことと、助言を忙しく与えられることに不満を抱いている。彼らは文字通り理解されていないという気持ちのまま放っておかれることがしばしばである。診療のうちの50パーセントで、当面の主要な問題は何かということについて患者と医者の意見が一致しないとする研究さえあった。もし現代の病院が、ある医者が呼んだところの「専門家のモザイク」になってしまっているとしたら、患者は違う形の理解と受け入れを求めて他の所へ行こうとする。第二次世界大戦より以前の医者たちがすでに、病気の研究がいかに患者の研究に影を落とすようになってきたかを嘆いている。(2)あるオーストリアの作家は、20世紀の最初の10年の間に目撃した変化を批評して、「病気はもはや、その人全体に起こっていることではなく、その人の器官に起こっていることなのだろう」と言った。

患者の人生の歴史性と特殊性から離れて断片へと向かうこの動きは、必然的にさまざまな代替および補助の医療の隆盛を促す。アメリカでは代わりの医者のところに行く患者数が、プライマリーケアの医者を訪ねるすべての患者数を超えている。今日ではアメリカの人口の3分の1以上が、いわゆる代替の医療を使っている。そして重要なことに、このような人たちの70%以上が、この治療のことをかかりつけの医者に言っていないのだ。これがそれまでの治療の治療効果の評価に、どんな影響を及ぼすだろうかと患者は考えるのかもしれない。

代替の治療の広がりは時に、医学の専門職が患者の話を聞こうとしないことの結果であると説明されることがある。今日行われている医療の多くにとって、体は単に器官の集合であって、それ以上のものではない。よく売れている医学生のための1400ページの教科書の中では、人間の器官という本題に移る前に、医者と患者の関係が第一章で口先ばかりで申し訳のように取り上げられている。医者は、患者の体験を理解し受け入れていますよと患者に告げることによって、患者に共感を示しなさいと言われている。(3)しかし、そこに提示されている患者との問答の文言を読むと、へたな外国語入門書からの引用のようだ。そしてまた、「まるごとの患者を治療する」というように語句を囲んでいる引用符が、それらの語句をあまりにまじめに受け取らないようにと言っているかのようである。

[解答]
全訳中の下線部(1)～(3)を参照。

Ⅲ　出題者が求めたポイント

[解答例]

(1) The financial market in the world is now experiencing a serious sway of mood and so is fashion.

(2) Dark mood in economy being reflected, designers are returning from bright colors to black.

(3) Historically, fashion and trend are often associated with economical changes.

数　学

解答　21年度

1 出題者が求めたポイント

(1)（数学C・行列、数学B・数列）

$A^n = \begin{pmatrix} x_n & y_n \\ z_n & w_n \end{pmatrix}$ として，漸化式をつくる。

$x_{n+1}+y_{n+1}$, $x_{n+1}+2y_{n+1}$, $z_{n+1}+w_{n+1}$, $z_{n+1}+2w_{n+1}$ を求める漸化式に直して，x_n+y_n, x_n+2y_n, z_n+w_n, z_n+2w_n を a と n で表わし，x_n, y_n, z_n, w_n を求める。

〔解答〕

$A^n = \begin{pmatrix} x_n & y_n \\ z_n & w_n \end{pmatrix}$ とする。

$\begin{pmatrix} x_{n+1} & y_{n+1} \\ z_{n+1} & w_{n+1} \end{pmatrix} = \begin{pmatrix} x_n & y_n \\ z_n & w_n \end{pmatrix}\begin{pmatrix} 2a+1 & -a-1 \\ 2a+2 & -a-2 \end{pmatrix}$

$= \begin{pmatrix} 2(x_n+y_n)a+x_n+2y_n & -(x_n+y_n)a-x_n-2y_n \\ 2(z_n+w_n)a+z_n+2w_n & -(z_n+w_n)a-z_n-2w_n \end{pmatrix}$

$x_{n+1}+y_{n+1} = a(x_n+y_n)$, $x_1+y_1 = a$

よって，$x_n+y_n = a\cdot a^{n-1} = a^n$

$x_{n+1}+2y_{n+1} = -(x_n+2y_n)$, $x_1+2y_1 = -1$

よって，$x_n+2y_n = -1\cdot(-1)^{n-1} = (-1)^n$

$\therefore y_n = (-1)^n - a^n$, $x_n = 2a^n - (-1)^n$

$z_{n+1}+w_{n+1} = a(z_n+w_n)$, $z_1+w_1 = a$

よって，$z_n+w_n = a\cdot a^{n-1} = a^n$

$z_{n+1}+2w_{n+1} = -(z_n+2w_n)$, $z_1+2w_1 = -2$

よって，$z_n+2w_n = -2\cdot(-1)^{n-1} = 2(-1)^n$

$\therefore w_n = 2(-1)^n - a^n$, $z_n = 2a^n - 2(-1)^n$

従って，$A^n = \begin{pmatrix} 2a^n-(-1)^n & -a^n+(-1)^n \\ 2a^n-2(-1)^n & -a^n+2(-1)^n \end{pmatrix}$

2 出題者が求めたポイント（数学II・微分法）

(1) 不等式を解く。

(2) $f'(x) = 0$ となる x を求めると，$\frac{1}{2}$ と k で (1) より k の値は $0 < k < 1$ 内にあることを確かめる。$f(k)$ を求めて，$0 \leqq f(k) \leqq 1$ となる a の値の範囲と (1) との共通範囲が解である。

〔解答〕

(1) $f\left(\frac{1}{2}\right) = \frac{4}{8} - \frac{a}{4} + \frac{a-3}{2} = \frac{a-4}{4}$

$0 \leqq \frac{a-4}{4} \leqq 1$ より $4 \leqq a \leqq 8$

(2) $f'(x) = 12x^2 - 2ax + a - 3$

$\quad = (2x-1)(6x-a+3)$

$0 \leqq f\left(\frac{1}{2}\right) \leqq 1$ は (1) より $4 \leqq a \leqq 8$

$4 \leqq a \leqq 8$ では，$0 < \frac{1}{6} \leqq \frac{a-3}{6} \leqq \frac{5}{6} < 1$

$f\left(\frac{a-3}{6}\right) = \frac{4(a-3)^3}{216} - \frac{a(a-3)^2}{36} + \frac{(a-3)^2}{6}$

$= -\frac{1}{108}(a-3)^2(a-12)$

よって，$0 \leqq f\left(\frac{a-3}{6}\right) \leqq 1$ ならばよいので，

$f\left(\frac{a-3}{6}\right) = g(a) = -\frac{1}{108}(a^3-18a^2+81a-108)$

とする。

$g'(a) = -\frac{1}{36}(a-3)(a-9)$

$g'(a)$ は $4 \leqq a \leqq 8$ では常に正である。

$g(4) = \frac{2}{27}$, $g(8) = \frac{25}{27}$

よって，$4 \leqq a \leqq 8$ で，$0 < g(a) < 1$

従って　$4 \leqq a \leqq 8$

3 出題者が求めたポイント（数学II・式の証明，数学III・積分法）

(1) $\frac{1}{1-x^2} = 1 + x^2 + \frac{x^4}{1-x^2}$

$\frac{x^2}{a}$ と $\frac{x^2}{b}$ は，$a \geqq b$ ならば，$\frac{x^2}{a} \leqq \frac{x^2}{b}$

(2) $a \leqq x \leqq b$ で，常に $y_1 \leqq y_2$ ならば

$\int_a^b y_1 dx \leqq \int_a^b y_2 dx$, 各辺を $0 \sim \frac{1}{3}$ で定積分する。

〔解答〕

(1) $\frac{2}{1-x^2} = 2(1+x^2) + \frac{2x^4}{1-x^2}$

$0 \leqq x \leqq \frac{1}{3}$ では，$1-x^2 > 0$, $2x^4 \geqq 0$

よって，$\frac{2x^4}{1-x^2} \geqq 0$

従って，$2(1+x^2) \leqq \frac{2}{1-x^2}$ ……………………①

$\frac{2x^4}{1-x^2} = \frac{x^2}{\dfrac{1-x^2}{2x^2}}$ であるので，

$f(x) = \frac{1-x^2}{2x^2} - 4$ とする。

$f(x) = \frac{1}{2x^2} - \frac{9}{2} = \frac{1}{2}\frac{(1+3x)(1-3x)}{x^2}$

$0 < x \leqq \frac{1}{3}$ では，$x^2 > 0$, $1+3x > 0$, $1-3x \geqq 0$

よって，$f(x) \geqq 0$

$\therefore \quad \frac{2x^4}{1-x^2} \leqq \frac{x^2}{4}$ より $\frac{2}{1-x^2} \leqq 2(1+x^2) + \frac{x^2}{4}$

$x = 0$ のとき，$\frac{2}{1-x^2} = 2$, $2(1+x^2) + \frac{x^2}{4} = 2$

従って，$\frac{2}{1-x^2} \leqq 2(1+x^2) + \frac{x^2}{4}$ ……………………②

①，②より　$2(1+x^2) \leqq \frac{2}{1-x^2} \leqq 2(1+x^2) + \frac{x^2}{4}$

(3) $\int_0^{\frac{1}{3}}(2+2x^2)dx=\left[2x+\frac{2}{3}x^3\right]_0^{\frac{1}{3}}=\frac{56}{81}$

$\int_0^{\frac{1}{3}}\frac{2}{1-x^2}dx=\int_0^{\frac{1}{3}}\left(\frac{1}{1+x}+\frac{1}{1-x}\right)dx$

$=\left[\log(1+x)-\log(1-x)\right]_0^{\frac{1}{3}}=\log\frac{4}{3}-\log\frac{2}{3}$

$=\log\frac{4}{3}\left(\frac{3}{2}\right)=\log 2$

$\int_0^{\frac{1}{3}}\frac{x^2}{4}dx=\left[\frac{1}{12}x^3\right]_0^{\frac{1}{3}}=\frac{1}{324}$

(1) より

$\int_0^{\frac{1}{3}}2(1+x^2)dx=\int_0^{\frac{1}{3}}\frac{2}{1-x^2}dx\leqq\int_0^{\frac{1}{3}}\left\{(1+x^2)+\frac{x^2}{4}\right\}dx$

だから

従って，$\frac{56}{81}\leqq\log 2\leqq\frac{56}{81}+\frac{1}{324}$

4 出題者が求めたポイント （数学A・二項定理）

(1) $_pC_k=\dfrac{p!}{k!(p-k)!}$ で，p が素数であることに注目する。

(2) $(m+n)^p=\sum_{k=0}^{p}{}_pC_k m^k n^{p-k}$ …………… ①

m または n が2の倍数のとき，$1\leqq k\leqq p-1$ で，
$m^k n^{p-k}$ はすべての2の倍数である。
m かつ n が奇数のとき，$m^k n^{p-k}$ は奇数なので，
$m^k n^{p-k}=2x_k+1$ として考える。
$\sum_{k=1}^{p-1}{}_pC_k$ は①式に，$m=1$, $n=1$ を代入する。

〔解答〕

(1) $_pC_k=\dfrac{p!}{k!(p-k)!}$ で整数である。

分子の素因数 p は素数なので，p より小さい整数とは互いに素である。

従って，$_pC_k=p\dfrac{(p-1)!}{k!(p-k)!}$ となり，$_pC_k$ は p で割り切れる。

(2) $A=\sum_{k=1}^{p-1}{}_pC_k m^k n^{p-k}$ で，$_pC_k$ は p の倍数であるから，
$_pC_k=py_k$ とする。（y_k は整数）
m または n が2の倍数のとき，$1\leqq k\leqq p-1$ で，
$m^k n^{p-k}$ はすべての2の倍数であるから $m^k n^{p-k}=2x_k$
（x_k は整数）とする。$A=\sum_{k=1}^{p-1}(py_k)(2x_k)=2p\sum_{k=1}^{p-1}y_k x_k$

よって，A は $2p$ で割り切れる。
m と n が共に奇数のとき，$1\leqq k\leqq p-1$ で，
$m^k n^{p-k}$ はすべて奇数であるから $m^k n^{p-k}=2x_k+1$ とする。（x_k は整数）

$A=\sum_{k=1}^{p-1}(py_k)(2x_k+1)=2p\sum_{k=1}^{p-1}y_k x_k+\sum_{k=1}^{p-1}{}_pC_k$

$(m+n)^p=\sum_{k=1}^{p-1}{}_pC_k m^k n^{p-k}+m^p+n^p$ で，$m=1$,

$n=1$ とすると，$\sum_{k=1}^{p-1}{}_pC_k=2^p-2=2(2^{p-1}-1)$

より2の倍数で $_pC_k$ は p の倍数でもあるので，
$\sum_{k=1}^{p-1}{}_pC_k$ は $2p$ の倍数。よって，$\sum_{k=1}^{p-1}{}_pC_k=2pl$（$l$ は整数）

で表される。よって，

$A=2p\left(\sum_{k=1}^{p-1}y_k x_k+l\right)$ となり $2p$ で割り切れる。

従って，A は $2p$ で割り切れる。

5 出題者が求めたポイント （数学C・確率）

(1) $E(X+Y)=E(X)+E(Y)$
確率 p の事象が n 回の試行で r 回起こる確率は，
$_nC_k p^r(1-p)^{n-r}$

(2) 4回のうち，1を $4-i-j$，2を i，3を j 並べる順列を考える。

(3) 各 k に対して，X_2, X_3 のとる値を求めて，(2) の式で計算する。

(4) $E(X_1, X_2)=\sum_{k=1}^{4}kP(X_2X_3=k)$

〔解答〕

(1) $E(X_1+X_2+X_3)=4$
$E(X_1)+E(X_2)+E(X_3)=4$
$E(X_1)=E(X_2)=E(X_3)$ なので，
$E(X_1)=E(X_2)=E(X_3)=\dfrac{4}{3}$

(2) $_4C_i\cdot{}_{4-i}C_j\left(\dfrac{1}{3}\right)^4=\dfrac{1}{81}\dfrac{4!}{i!(4-i)!}\dfrac{(4-i)!}{j!(4-i-j)!}$

$=\dfrac{8}{27\,i!j!(4-i-j)!}$

(3) $k=1$ のとき，$(X_2, X_3)=(1,1)$

$\dfrac{8}{27\cdot1!1!2!}=\dfrac{4}{27}$ ∴ $P(X_2X_3=1)=\dfrac{4}{27}$

$k=2$ のとき $(X_2, X_3)=(1,2),(2,1)$

$\dfrac{8}{27\cdot2!1!1!}\times2=\dfrac{8}{27}$ ∴ $P(X_2X_3=2)=\dfrac{8}{27}$

$k=3$ のとき，$(X_2, X_3)=(1,3)(3,1)$

$\dfrac{8}{27\cdot3!1!0!}\times2=\dfrac{8}{81}$ ∴ $P(X_2X_3=3)=\dfrac{8}{81}$

$k=4$ のとき，$(X_2, X_3)=(2,2)$

$\dfrac{8}{27\cdot2!2!0!}=\dfrac{2}{27}$ ∴ $P(X_2X_3=4)=\dfrac{2}{27}$

(4) $E(X_2X_3)=1\times\dfrac{4}{27}+2\times\dfrac{8}{27}+3\times\dfrac{8}{81}+4\times\dfrac{2}{27}$

$=\dfrac{36}{27}=\dfrac{4}{3}$

物　理

解答　21年度

Ⅰ　出題者が求めたポイント……単振動、力学的エネルギー保存、弾性衝突

・$-kd$　　　　…（①の答）

・Q が離れるのは、速さが最大になったときである。
0　　　　　…（②の答）

・$\dfrac{1}{2}kd^2 = \dfrac{1}{2}(m+3m)v^2$　より、$v = \dfrac{d}{2}\sqrt{\dfrac{k}{m}}$
　　　　　　　…（③の答）

・単振動の周期　$2\pi\sqrt{\dfrac{3m}{k}}$　　…（④の答）

・$\dfrac{1}{2}\times 3mv^2 = \dfrac{1}{2}kA^2$　より、$A = v\sqrt{\dfrac{3m}{k}} = \dfrac{\sqrt{3}\,d}{2}$
　　　　　　　…（⑤の答）

・C で速さ $=0$　より、$\dfrac{1}{2}mV^2 = mgr$　$V = \sqrt{2gr}$
　　　　　　　…（⑥の答）

・$\dfrac{d}{2}\sqrt{\dfrac{k}{m}} < \sqrt{2gr}$ より、$d < 2\sqrt{\dfrac{2mgr}{k}}$　…（⑦の答）

・運動量保存則より、$3mv_P + mv_Q = -mv$、反発係数
$= 1 = -\dfrac{v_P - v_Q}{0-(-v)}$　を解くと、

$v_P = -\dfrac{1}{2}v = -\dfrac{d}{4}\sqrt{\dfrac{k}{m}}$、$v_Q = \dfrac{1}{2}v = \dfrac{d}{4}\sqrt{\dfrac{k}{m}}$

を得る。

単振動の周期　$T = 2\pi\sqrt{\dfrac{3m}{k}}$　　　…（⑧の答）

・$\dfrac{1}{2}kA^2 + \dfrac{1}{2}3mv_P^2 = \dfrac{1}{2}kB^2$ より、$\dfrac{\sqrt{15}}{4}d$　…（⑨の答）

・$\dfrac{1}{2}mv_Q^2 = mgh$　$\therefore$ $h = \dfrac{v_Q^2}{2g} = \dfrac{kd^2}{32mg}$…（⑩の答）

Ⅱ　出題者が求めたポイント……ドップラー効果

(1) 人工衛星の速さを v、発している光の振動数を f_0 とすると、最短波長 $\lambda_{\min} = \dfrac{c-v}{f_0}$、$\lambda_0 = \dfrac{c}{f_0}$、

最長波長 $\lambda_{\max} = \dfrac{c+v}{f_0}$ である。したがって、

$X_0 = \dfrac{\lambda_{\max} - \lambda_0}{\lambda_0} = \dfrac{\dfrac{c+v}{f_0} - \dfrac{c}{f_0}}{\dfrac{c}{f_0}} = \dfrac{v}{c}$、

$-X_0 = \dfrac{\lambda_{\min} - \lambda_0}{\lambda_0} = -\dfrac{v}{c}$

$\therefore$ $v = cX_0 \,[m/s]$　　　…（答）

周期 T で運動しているから、$2\pi r = vT$ より、

半径 $r = \dfrac{vT}{2\pi} = \dfrac{cTX_0}{2\pi}\,[m]$　　　…（答）

(2)　記号：C…（答）

（理由）

　人工衛星 S と地球 E を結ぶ直線 ES が円の接線になり人工衛星が地球に向かっているときに発した光の波長は最短になり、地球から遠ざかるときに発した光の波長は最長になる。人工衛星は反時計回りにまわっているとすると、図2の A に対応する光が発した点を A' 等と書くことにすれば、地球に近づくときが D'、遠ざかるときが B' であるから、B', D' は図のように決まる。また、波長の変化 $=0$ は直線 ES が点 P を通るときである。以上より、惑星 P の裏側は C' となり、地球では C の近傍で光が観測されない。　…（答）

(3) 題意より、

$$T_1 + T_2 = \frac{\pi r}{v} + \frac{L+r}{c} - \frac{L-r}{c} = \frac{\pi r}{v} + \frac{2r}{c}、$$

$$T_3 + T_4 = \frac{\pi r}{v} + \frac{L-r}{c} - \frac{L+r}{c} = \frac{\pi r}{v} - \frac{2r}{c}$$

$$\therefore\ T_1 + T_2 - (T_3 + T_4) = \frac{4r}{c} = \frac{2TX_0}{\pi}\,[s]\cdots（答）$$

(4) 人工衛星が A' を通過した時刻を $t=0$、$ED' = EB' = \sqrt{L^2 - r^2} = L - \Delta$、
弧 $A'B' =$ 弧 $A'D' = l$ とする。

A' を発した光が地球に到達する時刻 t_1 は $\dfrac{L-r}{c}$

B' を発した光が地球に到達する時刻 t_2 は $\dfrac{l}{v} + \dfrac{L-\Delta}{c}$

C' を発した光が地球に到達する時刻 t_3 は $\dfrac{\pi r}{v} + \dfrac{L+r}{c}$

D' を発した光が地球に到達する時刻 t_4 は

$$\frac{2\pi r - l}{v} + \frac{L-\Delta}{c}$$

再び A' を発した光が地球に到達する時刻 t_5 は

$$\frac{2\pi r}{v} + \frac{L-r}{c}$$

したがって、T_1 から T_4 は以下のようになる。

$$T_1 = t_2 - t_1 = \frac{l}{v} + \frac{r-\Delta}{c}、\quad T_2 = t_3 - t_2 = \frac{\pi r - l}{v} + \frac{r+\Delta}{c}$$

$$T_3 = t_4 - t_3 = \frac{\pi r - l}{v} - \frac{r+\Delta}{c}、\quad T_4 = t_5 - t_4 = \frac{l}{v} - \frac{r-\Delta}{c}$$

$\pi r - l > l$ であり、$\Delta \cong 0$ だから、最大は T_2、最小は T_4 である。　　　…（答）

(5)　$T_1 + T_4 = \dfrac{2l}{v}$、$T_2 + T_3 = \dfrac{2(\pi r - l)}{v}$

$$\therefore \quad T_2 + T_3 - (T_1 + T_4) = \frac{2\pi r - 4l}{v} = \frac{2\pi r}{v} - \frac{4l}{v} = d$$

$$\therefore \quad l = \frac{\pi r}{2} - \frac{vd}{4}$$

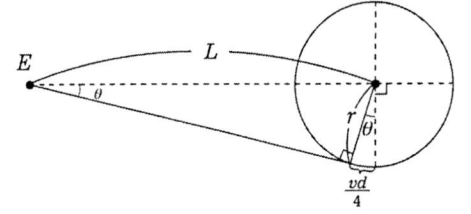

図のように θ を定めると、$\sin \theta = \dfrac{r}{L}$、$\theta = \dfrac{\dfrac{vd}{4}}{r} = \dfrac{vd}{4r}$

$\sin \theta \fallingdotseq \theta$ より、$\dfrac{r}{L} = \dfrac{vd}{4r}$

$$\therefore \quad L = \frac{4r^2}{vd} = \frac{4\left(\dfrac{cTX_0}{2\pi}\right)^2}{cX_0 d} = \frac{cT^2 X_0}{\pi^2 d}[m] \cdots (答)$$

Ⅲ　出題者が求めたポイント……ホール効果

(1) $I = envS$ より，$I = |q|Nv_0 wd \therefore v_0 = \dfrac{I}{|q|Nwd}[\mathrm{m/s}]$
$\cdots$（答）

(2) (a) $q > 0$, $q < 0$ ともに（イ）

(b)（ⅰ）$|\overrightarrow{F_B}| = |q|v_0 B = \dfrac{BI}{Nwd}[\mathrm{N}]$

（ⅱ）$|\overrightarrow{F_E}| = |q|E = \dfrac{|q|V}{w}[\mathrm{N}]$

（ⅲ）$|\overrightarrow{F_B}| = |\overrightarrow{F_E}|$ より $\dfrac{BI}{Nwd} = \dfrac{|q|V}{w}$

$\qquad \therefore N = \dfrac{BI}{|q|Vd}[I/\mathrm{m}^3] \qquad \cdots$（答）

（ⅳ）$q > 0$ のときは L, $q < 0$ のときは

$\qquad\qquad\qquad\qquad\qquad M \cdots$（答）

Ⅳ　出題者が求めたポイント……小問集合(2次元の弾性衝突、こだまによる距離の測定、開管による共鳴、抵抗率、はく検電器)

(1) 弾性衝突だから、運動量と共に力学的エネルギーが保存され、①〜③式が成り立つ。

$$\frac{1}{2}mv^2 = \frac{1}{2}mv_A^2 + \frac{1}{2}mv_B^2 \qquad \cdots\cdots ①$$

$$mv = mv_A \cos \alpha + mv_B \cos \beta \qquad \cdots\cdots ②$$

$$0 = mv_A \sin \alpha - mv_B \sin \beta \qquad \cdots\cdots ③$$

②、③と $\cos^2 \alpha + \sin^2 \alpha = 1$ を用いて、
$v_A^2 = v_B^2 + v^2 - 2vv_B \cos \beta \quad \cdots\cdots④$ を得る。

①を用いて、v_A^2 を消去する。$0 = 2v_B(v_B - v\cos\beta)$
$\quad \therefore \quad v_B = v\cos\beta \ (\because v_B \neq 0) \qquad \cdots\cdots⑤$

⑤を④に代入して、$v_A = v\sin\beta \quad \cdots\cdots⑥$を得る。

③、⑤、⑥より、$\cos\beta = \sin a$, $\sin\alpha = \cos\left(\dfrac{\pi}{2} - a\right)$

だから、$\beta = \dfrac{\pi}{2} - a \qquad \cdots\cdots⑦$

答えは以下の通りである。

$$v_A = v\cos\alpha , \ v_B = v\sin\alpha , \ \beta = \frac{\pi}{2} - a \quad \cdots(答)$$

(2) $108km/h = 30m/s$ である。求める距離を x とすると、

$$\frac{x + 3 \times 30}{340 + 10} + \frac{x}{340 - 10} = 3 \qquad x = 465.88$$

$$\therefore \quad 465.9[m] \qquad\qquad\qquad \cdots(答)$$

(3) ①基本振動の波長 $\lambda = 2L$ だから、$f = \dfrac{v}{2L}[Hz]$
$\qquad\qquad\qquad\qquad\qquad\qquad\qquad \cdots(答)$

②気温が上がると音速が速くなるので、基本振動数は大きくなる。 $\qquad\qquad \cdots(答)$

(4) $R = \rho\dfrac{\ell}{S}$ だから、$V = RI = \rho\dfrac{I\ell}{S}$

$$\therefore \rho = \frac{SV}{I\ell} = \frac{4.0 \times 10^{-2} \times 10^{-4} \times 1.5 \times 10^{-3}}{0.5 \times 30 \times 10^{-2}}$$
$$= 4.0 \times 10^{-8}[\Omega m] \qquad\qquad\qquad \cdots(答)$$

(5) a（閉じた）$\cdots$（①の答）
$\quad b$（開いた）$\cdots$（②の答）
$\quad a$（正に帯電）$\cdots$（③の答）

(別)
(1)①式より、v, v_A, v_B は v を斜辺とする直角三角形をつくるので、$\alpha + \beta = 90°$

化　学

解答　21 年度

前 期 試 験

Ⅰ　出題者が求めたポイント……中和滴定

問2. ホールピペットとビュレットは正確な濃度の液体をはかりとるので，蒸留水で濡れたまま使用せずに，共洗いをしてから使用する。

問3. 弱酸と強塩基の中和滴定なので，中和点付近に変色域のあるフェノールフタレインを使用する。

問4. 最小目盛りの1/10まで読み取る。

シュウ酸標準液の濃度は

$$\frac{0.630}{126 \times 0.100} = 5.00 \times 10^{-2} \text{ mol/L}$$

水酸化ナトリウム水溶液の濃度は

$$2 \times 5.00 \times 10^{-2} \times (20/1000) = 1 \times x \times (17.55/1000)$$

$$\therefore \quad x \fallingdotseq 0.11 \text{ mol/L}$$

[解答]

問1. ア(b)　イ(a)　ウ(e)　エ(b)　オ(d)

問2. (A)ア，イ，エ　(B)ウ，オ

問3. フェノールフタレイン，(B)

問4. (滴定前) 0.50 cm³　(滴定後) 18.05 cm³
　　(濃度) 0.11 mol/L

問5. 水酸化ナトリウムは潮解性があり，また空気中の CO_2 も吸収するので正確な濃度の溶液を調製できないが，シュウ酸二水和物は潮解性もなく正確な濃度の溶液を調製できるから。

Ⅱ　出題者が求めたポイント……油脂

問2. 強塩基によるエステルの加水分解をけん化という。

問3. 実際には過剰量のヨウ素を添加して，油脂とヨウ素を完全に反応させてから，残ったヨウ素を酸化還元滴定により定量する。

問4. (2個の場合)

$$A : KOH = 1 : 2 = \frac{1.00}{M} : \frac{0.442}{56.1} \quad \therefore M \fallingdotseq 254$$

（3個の場合）

$$A : KOH = 1 : 3 = \frac{1.00}{M} : \frac{0.442}{56.1} \quad \therefore M \fallingdotseq 381$$

問5,6. 問題文よりカルボン酸の炭素数が5であると予想される。そのカルボン酸が全て飽和であるとすると
(2個の場合) $C_3H_5OH(OCOC_4H_9)_2 = 260$
分子量は254なので不飽和結合は3カ所存在する。
従って，結合するヨウ素は3.0 mol
(3個の場合) カルボン酸2個で3.0 molなので
3.0 ×(3/2) = 4.5 mol

[解答]

問1. エステル結合　問2. けん化

問3. 加えたヨウ素の色が無色にならなくなった点が反応終了点。

問4. (2個) 254　(3個) 381

問5. (2個) 3.0mol　(3個) 4.5mol　　問6. 2個

問7. $CH_3-CH_2-CH=CH-COOH$,
$CH_2=CH-CH_2-CH_2-COOH$

Ⅲ　出題者が求めたポイント……原子の構造

問3. 第2周期で最大の最外殻電子をもつのはネオン。

問4. (a) CH_4　(b) NH_3　(c) HF　(d) H_2O

問5. CH_4 は無極性分子。

[解答]

問1. (ア)電子殻　(イ)最外殻電子　(ウ)価電子　(エ) $a-2$
　　(オ) n

問2. 電気陰性度　　問3 ネオン

問4. (a) CH_4　(b) NH_3　(c) HF　(d) H_2O
　　無極性分子である CH_4 は最も沸点が低い。NH_3, HF, H_2O はどれも水素結合を形成するので沸点は電気陰性度の差に応じて高くなるはずであるが，H_2O は2カ所で水素結合を形成するので最も沸点が高くなる。

問5.
H-C(H)(H)-H　正四面体構造をとり，極性のベクトルが全体で打ち消されるため。

Ⅳ　出題者が求めたポイント……有機物の分離

問1. それぞれの融点は以下の通り。
トルエン(−93℃)，フェノール(43℃)，
アニリン(−6.3℃)，安息香酸(122℃)

問2. 上層がエーテル層，下層が水層になる。水酸化ナトリウムによりフェノールと安息香酸はナトリウム塩となり水層に移動する。アニリンは塩酸によりアニリン塩酸塩となり，水層に移動する。

問3. フェノール類は塩化鉄(Ⅲ)水溶液により青紫～赤紫に呈色する。

問5. アニリンはさらし粉で酸化すると赤紫色を呈する。

[解答]

問1. (トルエン) 液体　(フェノール) 固体
　　(アニリン) 液体　(安息香酸) 固体

問2. (C) フェノール　(D) 安息香酸
　　(G) アニリン　　(H) トルエン

問3. C

問4. フェノールは炭酸よりも弱い酸であるため。

問5. (加える) さらし粉，(変化) 赤紫色を呈する。

問6.
C₆H₅-$^+NH_3Cl^-$ + NaOH
→ C₆H₅-NH_2 + NaCl + H_2O

生　物

解答　21 年度

Ⅰ　出題者が求めたポイント（Ⅱ・生産構造図，Ⅱ・進化，Ⅰ・発生）

(a) 植物の生産構造についての基本的な知識を問う問題である。広葉型の植物では上層部で多くの光を吸収するので，下層での相対照度は大きく低下する。イネ科型の植物では下層での照度が比較的高い。

(b) 脊椎動物の進化の過程についての基本的な知識を問う問題である。

　脊椎動物では，古生代のカンブリア紀に無顎類から顎をもつ魚類が出現した。顎をもつことにより捕食機能が増大したと考えられている。大気中の酸素の増加によってオゾン層が形成され，陸上植物が出現（シルル紀）するのを追うようにして両生類が現れた（デボン紀）。動物の陸上生活への適応として，乾燥に対する皮膚の発達や肺呼吸の他に，生殖，発生過程における胚膜の発達が重要である。

(c) 脊椎動物の器官は複数の組織や，胚葉の由来をもつ。例えば消化管は，その内腔の上皮は内胚葉由来で，その周りにある平滑筋，結合組織，しょう膜は中胚葉由来である。内胚葉からは呼吸器，消化器，膀胱，甲状腺の上皮などと鰓，中耳が分化する。

[解答]

(a) (1) 生産構造図　(2) 同化器官　(3) 非同化器官
　　(4) 層別刈取法　(5) 照度　(6) ヤエナリ　(7) 広葉型
　　(8) 上層　(9) イネ科型　(10) 下層

(b) (1) 顎　(2) デボン　(3) 両生類　(4) イクチオステガ
　　(5) 前肢　(6) 肺　(7) 浮き袋　(8) 羊膜　(9) 適応放散
　　(10) 収束進化

(c) (1) 神経管　(2) 脳　(3) 脊髄　(4) 真皮　(5) 脊索
　　(6) 腎節　(7) 側板　(8) 筋肉　(9) 体腔　(10) 中耳(鰓)

Ⅱ　出題者が求めたポイント（Ⅱ・呼吸と光合成）

金魚の呼吸速度を A，水草の呼吸速度を B とすると，A＋B が最初の 5 分間の呼吸速度である。

A＋B＝$(9－4)/5＝1$(g/分)

水草の光合成速度を C とすると，5〜10分の二酸化炭素量の変化の速度は　A＋B－C である。

A＋B－C＝$－1/5＝－0.2$(g/分)，

A＋B＝1なので，C＝1.2(g/分)

10〜15分の二酸化炭素量の変化の速度は B－C である。B－C＝$－4/5＝－0.8$(g/分)，C＝1.2 なので，B＝0.4(g/分)　さらに，A＝0.6(g/分)

問4. 水草の光合成速度が 1.2(g/分) で，呼吸速度が 0.4(g/分) である。光合成速度は光の強さに比例するという前提なので，呼吸速度と同じになる光の強さは，

0.4/1.2×100＝33.3%

有効数字2桁なので，33%

[解答]
問 1. 0.6(g/分)　　問 2. 1.2(g/分)
問 3. 0.4(g/分)　　問 4. 33%

Ⅲ　出題者が求めたポイント（Ⅰ,Ⅱ・記述解答問題）

[解答]

① 異なる色とえさのある場所との関係を学習させ，えさがない場合にも特定の色を識別できることを明らかにした。

② 胆汁は，肝臓で作られ胆のうに貯留され，十二指腸に分泌される。脂肪の乳化にはたらき，脂肪分解酵素の働きを助ける。

③ 花粉が鼻の粘膜につくと，その抗原刺激によって肥満細胞からヒスタミンなどの物質が放出され，血管の拡張や粘液の過剰な分泌促進などが起こる。

④ 心臓 A から心臓 B にリンゲル液が流れるようにして，心臓 A の副交感神経を刺激すると，心臓 A の拍動が遅くなるとともに，心臓 B の拍動も遅くなる。

⑤ ヒトの体細胞の染色体数は 46 本で，男は常染色体 22 種類を 2 本ずつと，性染色体である X 染色体，Y 染色体を 1 本ずつもつ。よって，24 種類。女は，常染色体 22 種類を 2 本ずつと，性染色体である X 染色体を 2 本もつ。よって，23 種類。

⑥ 筋収縮ではミオシンフィラメントを挟んだ両側にあるアクチンフィラメントがミオシンフィラメントに滑り込んでアクチンフィラメントの間隔が短くなる。

⑦ 人工的にウラシルだけからなる mRNA を合成し，これを用いてタンパク質合成を行ったところ，フェニルアラニンのみからなるポリペプチドが作られた。

⑧ リンゴから出るエチレンが，葉柄の枝への付着部分での離層形成を促進するので落葉が促進された。

Ⅳ　出題者が求めたポイント（Ⅰ・浸透圧）

問2. PV＝一定なので P×1.0＝7.3×1.8　P＝13.14

[解答]
問 1. 半透性，溶媒や小さな分子の溶質は通過できるが，大きな分子の溶質が透過できないような，膜の性質。

問 2. 13 気圧，PV＝一定なので，時間 0 の時の細胞の体積(1.0)と浸透圧の積は，1 分後の細胞の体積と外液の浸透圧の積と同じになると考える。

問 3.
(1) 細胞外から細胞内へ，細胞の体積が増加しているので

(2) 外液の浸透圧を下げたので，浸透圧の高い細胞内に水が浸透し，体積が増えた。

問 4. 4.1 気圧。

問 5. 細胞内から細胞外へ，細胞内の溶質が細胞外に移動することで水の移動が起こった。

大阪医科大学　医学部入試問題と解答

平成 30 年 7 月 12 日　初版第 1 刷発行

編　集　　みすず学苑中央教育研究所

発行所　　株式会社ミスズ　　　　　　　　　　　　定価　本体 4,700 円＋税

　　　　　〒167－0053

　　　　　東京都杉並区西荻南 2 丁目 1 7 番 8 号

　　　　　　　　　ミスズビル 1 階

　　　　　電　話　0 3（5 9 4 1）2 9 2 4(代)

印刷所　　タカセ株式会社

●本シリーズ掲載の入試問題について、万一、掲載許可手続きに遺漏や不備があると思われる
　ものがありましたら、当社までお知らせ下さい。

●乱丁・落丁等につきましてはお取り替えいたします。

●本書の内容についてのお問合せは、具体的な質問内容を明記のうえ、ハガキ・封書を当社宛
　にお送りいただくか、もしくは下記のメールアドレスまでお問合せ願います。

〈 お問合せ用メールアドレス : info-mgckk@misuzu-gakuen.jp 〉